急重症医学新进展

The Advances of the Emergency and
Critical Care Medicine

主　编　蒋国平　蔡　挺　王　谦
副主编　童跃峰　许兆军　陆远强

中国环境出版社·北京

图书在版编目（CIP）数据

急重症医学新进展/蒋国平，蔡挺，王谦主编. —北京：中国环境出版社，2013.3
ISBN 978-7-5111-1344-3

Ⅰ.①急… Ⅱ.①蒋…②蔡…③王… Ⅲ.①急性病—诊疗 ②险症—诊疗 Ⅳ.①R459.7

中国版本图书馆 CIP 数据核字（2013）第 037314 号

出版人	王新程
策划编辑	徐于红
责任编辑	俞光旭
责任校对	扣志红
封面设计	金 喆

出版发行	中国环境出版社
	（100062 北京市东城区广渠门内大街 16 号）
	网　　址：http://www.cesp.com.cn
	电子邮箱：bjgl@cesp.com.cn
	联系电话：010-67112765（编辑管理部）
	010-67121726（生态图书出版中心）
	发行热线：010-67125803，010-67113405（传真）
印 刷	北京中科印刷有限公司
经 销	各地新华书店
版 次	2013 年 3 月第 1 版
印 次	2013 年 3 月第 1 次印刷
开 本	889×1194　1/16
印 张	35
字 数	800 千字
定 价	98.00 元

【版权所有。未经许可，请勿翻印、转载，违者必究。】
如有缺页、破损、倒装等印装质量问题，请寄回本社更换

本书编委名单

主　编　蒋国平　蔡　挺　王　谦
副主编　童跃峰　许兆军　陆远强
编　委

　　　　蒋国平　浙江大学医学院附属第二医院
　　　　蔡　挺　浙江省宁波市第二医院
　　　　王　谦　浙江省温州市人民医院
　　　　陆远强　浙江大学医学院附属第一医院
　　　　许兆军　浙江省宁波市第二医院
　　　　童跃峰　浙江省永康市人民医院
　　　　王沈华　浙江大学医学院附属第二医院
　　　　吴定钱　浙江大学医学院附属第二医院
　　　　文　怀　浙江大学医学院附属第二医院
　　　　徐永山　浙江大学医学院附属第二医院滨江院区
　　　　陈大庆　浙江省温州医学院附属第二医院
　　　　朱烈烈　浙江省温州医学院附属第二医院
　　　　林露阳　浙江省温州医学院附属第二医院
　　　　陈新国　浙江省温州市人民医院
　　　　张雪良　浙江省温州市人民医院
　　　　温晓红　浙江省湖州市第一医院
　　　　唐坎凯　浙江省湖州市第一医院
　　　　嵇朝晖　浙江省湖州市第一医院
　　　　徐颖鹤　浙江省台州医院
　　　　楼永海　浙江省台州医院
　　　　陈　琨　浙江省金华市中心医院
　　　　楼小华　浙江省金华市中心医院
　　　　严建平　浙江省金华市中心医院

倪笑媚　浙江省永康市人民医院
王益群　浙江省永康市人民医院
张红军　浙江省东阳市人民医院
蒋世平　浙江省东阳市虎鹿医院
雷李梅　浙江省丽水市立医院
尚建基　浙江丽水市景宁人民医院
陈童恩　浙江省宁波市第二医院
杨　群　浙江省宁波市第二医院
王子鸿　浙江省宁波市第二医院
胡旭军　浙江省宁波市第二医院
刘　鹏　浙江省宁波市第二医院
陈碧新　浙江省宁波市第二医院
陈培服　浙江省宁波市第二医院
吕卫星　浙江省宁波市第二医院
丁　涛　浙江省宁波市第二医院
石永伟　浙江省宁波市第二医院
倪　旻　浙江省宁波市第二医院
邬　弋　浙江省宁波市第二医院
蒋　森　浙江省宁波市第二医院
詹晔斐　浙江省宁波市第二医院
何　盛　浙江省宁波市第二医院
史笑笑　浙江省宁波市第二医院
王　娅　浙江省宁波市第二医院
张玉楚　浙江省宁波市第二医院
谢战杰　浙江省宁波市第二医院
荀　凯　浙江省宁波市第二医院
乐元洁　浙江省宁波市第二医院
朱雷雷　浙江省宁波市第二医院
叶　琳　浙江省宁波市第二医院

序　言

重症医学系一年轻的学科，但近年该学科的发展速度迅猛快捷、日新月异，新知识、新理念、新技术层出不穷，充分显示出年轻学科的蒸蒸日上、勃勃生机。

近年，急重症医学的发展已进入了一个新的阶段：在设备条件紧跟国内外科技发展的同时，专业队伍的建设已经形成较大的规模，并增强不同学科之间、不同国别之间的学术交流。采取多种形式和手段提高急重症医学专业人员的内涵素质、服务技术水平，全方位地提高了我国急重症医学的科研、临床、教学水平。

重症医学临床诊疗的共同特点是必须把握急重症患者的整体性、时效性、预期性，由蒋国平教授主编的《急重症医学新进展》系集合了近年的急重症医学新进展，尤其是 2012 年新推出的诊疗指南，注重急重症患者早期诊断、早期干预治疗、早期并发症防治、生命支持治疗综合集成技术等，在诊疗全过程中充分贯彻急重症患者处置的整体性、时效性、预期性原则，结合多年的临床实践体会编著而成。本书注重新进展与临床实践的结合，内容丰富，图文并茂，易于读者理解，具有较高的临床实践和学术价值，有助于各科与急危重症医学相关的专业医生，尤其是急危重症从业人员了解急重症医学最新进展参考使用。

中华急诊医学杂志总编辑

急诊医学博士生导师

中华医学会急诊分会原主任委员

前 言

近 30 年来，随着改革开放的深入展开，人民生活水平不断提高，对医疗的需求也随之水涨船高，给临床医生带来压力的同时，也促进了我国医疗事业的快速发展，尤其是医学科学技术的发展给急危重症带来了革命性的变化：监护设备不断更新、生命支持设备智能化程度越来越高、救护治疗及其转运条件明显改善，并且急危重症的救治新理念、新知识、新技术不断涌现。这些硬件设备和软件的科学思想不断现代化给急危重症医务人员提供了施展技术的舞台，也给急危重症患者带来了生命的希望——急危重症的救治成功率大幅提高；同时，现实的社会需求和专业知识技术的不断快速更新，迫使临床医生必须与时俱进，积极了解国内外新技术、新知识、新理念。

江浙地区得益于改革开放的春风，省市县各级医院均得到了快速的发展，特别是急危重症医学的设备条件和救治技术水平有了长足的进步，在满足患者和社会需求的同时，使急危重症医学的学科发展在国内进入领先行列。

近年来，随着急危重症医学的发展进入了一个新的阶段：在设备条件紧跟国内外发展的同时，采取各种不同手段强调提高急危重症医学专业人员的内涵素质、服务技术水平；积极采取走出去或请进来的方法参与国内外的学术交流，全方位地提高了我国急危重症医学的科研、临床、教学水平。如浙江大学医学院附属第二医院急诊医学科多年来坚持派人赴法国第六大学——国际急性呼吸窘迫综合征研究的权威单位研学、交流，与美国哈佛大学医学院急救与灾难医学进行多方交流等。与此同时，不断加强急危重症医学的研究并取得了丰硕的成果，如蒋国平医生在美国 ICU 学会主刊杂志《Critical Care Medicine》等高影响因子的医学权威杂志发表长篇研究论文，大大加快了急重症医学新理念、新知识、新技术的交流、更新，在扩大国际影响的同时，也提高了自身的素质和能力。

本书的编写参考了国内外最新进展，特别是 2012 年的较多新指南，注重于急危重症患者早期诊断、早期干预治疗、早期防治并发症、生命支持治疗的集成技术的临床实践体会，充分贯彻急危重症患者处置的整体性、时效性、预期性原则，组织了现代化三级医院临床一线工作数十年的急危重症医学专业人员编写了《急重症医学新进展》，以期方便相关人员了解国内外最新的急危重症医学发展新理念、新知识、新技术，并供有关读者阅读参考。

本书图文并茂，易于读者阅读理解，适用于各科与急危重症医学相关的专业医生，尤其是急危重症从业人员、研究生、晋升中高级职称考试的相关人员、社区医生、全科医生、实习医师、进修医生和医学院在校生阅读，了解急危重症医学最新进展。

由于笔者水平及见识所限，虽历经近一年的多次讨论、写作，书中难免有考虑不周、思维褊狭、知识技术的疏漏、用词表达欠准确等不足之处，恳请广大读者和专家批评指正。

编　者

目 录

第一章 急危重症的快速识别及其处理原则 ... 1
第一节 急危重症医学的特点及病情严重度分级 ... 1
第二节 急危重症的快速识别技术 ... 2
第三节 从症状快速识别急危重症 ... 4
第四节 查体发现急危重症 ... 8
第五节 从症状体征的矛盾发现急危重症 ... 9
第六节 生命体征监测发现急危重症 ... 10
第七节 危急值监测发现急危重症 ... 10
第八节 急危重症的处理原则 ... 12

第二章 急危重症患者安全转运技术 ... 14
第一节 概述 ... 14
第二节 急救转运过程中的不安全因素 ... 15
第三节 院前或院际安全转运 ... 20
第四节 院内安全转运 ... 22
第五节 急危重症患者转运的注意事项 ... 23

第三章 急危重症的氧合技术 ... 36
第一节 氧疗概述 ... 36
第二节 吸氧治疗（氧疗）的适应证 ... 37
第三节 氧疗方法 ... 38
第四节 常见急危重病的氧疗技术 ... 44
第五节 氧疗的不良反应 ... 46
第六节 进展与评述 ... 47

第四章 急危重症气道开放及其管理技术 ... 50
第一节 概述 ... 50
第二节 气道评估方法 ... 51
第三节 手法开放气道技术 ... 53
第四节 人工气道的建立 ... 55

第五节　纤维支气管镜在急危重症气道管理中的应用 73
　　第六节　急危重症患者人工气道的管理 75
　　第七节　技术进展与综合评述 77

第五章　急性呼吸道梗阻急救技术 80
　　第一节　概述 80
　　第二节　急性呼吸道梗阻病因与快速诊断方法 80
　　第三节　急性呼吸道梗阻诊断及其救治 81

第六章　急性呼吸窘迫综合征进展及其评述 88
　　第一节　概述 88
　　第二节　急性呼吸窘迫综合征2012柏林新定义 88
　　第三节　急性呼吸窘迫综合征的认识深化与展望 91

第七章　人工呼吸机应用技术进展 95
　　第一节　人工呼吸机简介 95
　　第二节　无创正压通气（NPPV） 97
　　第三节　有创机械通气 99
　　第四节　常见疾病的人工呼吸机治疗策略 110
　　第五节　人工呼吸机应用对人体病理生理影响、应对措施及注意事项 118
　　第六节　机械通气患者的监测 119
　　第七节　可能出现的并发症及其防治 123

第八章　肺动脉高压诊治进展 127
　　第一节　肺动脉高压的定义及分类 127
　　第二节　肺动脉高压的诊断 129
　　第三节　肺动脉高压的治疗 133
　　第四节　肺动脉高压的预后 136

第九章　心肺脑复苏术 137
　　第一节　概述 137
　　第二节　心肺脑复苏技术 138
　　第三节　特殊情况下的心肺复苏 149
　　第四节　脑复苏的近期研究进展 151

第十章 2012 ESC 心肌梗死新定义及其进展 164
- 第一节 急性心肌梗死概述 164
- 第二节 心肌缺血和心肌梗死的病理学特征 164
- 第三节 心肌梗死中心肌损伤的生物标志物测定 165
- 第四节 心肌梗死的诊断新标准及分类 166
- 第五节 确保心肌梗死研究计划和临床试验质量要求 175
- 第六节 心肌梗死的重新定义对公共政策的影响 176

第十一章 急性心力衰竭诊治进展 179
- 第一节 急性心力衰竭的定义、诱因、病因 179
- 第二节 急性心力衰竭的分类及其严重度分级 181
- 第三节 急性心衰的病理生理 184
- 第四节 急性心力衰竭的诊断 185
- 第五节 急性心力衰竭的紧急治疗 191
- 第六节 收缩性心衰患者的治疗 198
- 第七节 "保留"射血分数的心衰（舒张性心衰）药物治疗 202
- 第八节 急性心衰常见伴随情况的治疗 202
- 第九节 心衰患者评估 205
- 第十节 冠脉重建手术、瓣膜手术 206
- 第十一节 心室辅助装置和心脏移植 208
- 第十二节 心衰患者的整体管理 210
- 第十三节 姑息性支持治疗 212
- 第十四节 心衰较常用的预后变量 212

第十二章 恶性心律失常的诊治进展 214
- 第一节 恶性心律失常定义及概述 214
- 第二节 恶性心律失常的诊断方法 214
- 第三节 常见恶性心律失常快速诊断方法及急救 219
- 第四节 恶性心律失常诊治进展及综合评述 241

第十三章 主动脉球囊反搏治疗技术新进展 254
- 第一节 概述 254
- 第二节 主动脉球囊反搏机制 254
- 第三节 主动脉球囊反搏技术适应证、禁忌证及其操作 254
- 第四节 并发症及其防治措施 259

第五节　IABP 常见故障及其排除方法 ... 260

第六节　技术进展及综合评述 ... 260

第十四章　重症患者胃肠功能障碍及其处理技术进展 ... 264

第一节　WGAP 建议的有关胃肠功能障碍定义 ... 264

第二节　胃肠道症状 ... 269

第十五章　创伤现场急救技术及其新理念 ... 274

第一节　创伤概述、初步评估与救治原则 ... 274

第二节　创伤现场救治四大技术 ... 277

第三节　相关进展及综合评述 ... 284

第十六章　严重多发创伤的诊治进展 ... 291

第一节　严重多发创伤概述 ... 291

第二节　严重多发创伤患者的临床特点及急救体系 ... 291

第三节　严重多发创伤患者"生存链"急救流程及培训 ... 292

第四节　严重多发创伤患者的早期评估 ... 293

第五节　应急救治 ... 299

第六节　严重多发创伤患者的二次评估 ... 301

第七节　严重多发创伤急救技术 ... 303

第八节　特殊创伤的诊断与治疗 ... 305

第九节　严重多发创伤的进展及评述 ... 319

第十七章　急性肾损伤新理念及血液净化治疗进展 ... 336

第一节　急性肾损伤新进展 ... 336

第二节　急危重症血液净化技术进展 ... 339

第三节　血液净化技术进展及其综合评述 ... 355

第十八章　深静脉血栓、肺栓塞、抗血栓治疗进展 ... 361

第一节　抗血栓治疗和血栓形成预防进展 ... 361

第二节　深静脉血栓、肺栓塞诊治进展 ... 375

第三节　颅内静脉窦与脑静脉血栓形成的诊治进展 ... 385

第十九章　急性中毒诊断与治疗技术进展 ... 392

第一节　概述 ... 392

第二节	中毒机理	394
第三节	中毒的临床表现及诊断	396
第四节	中毒的处理原则	398
第五节	中毒的血液净化治疗	403
第六节	急性有机磷农药中毒毒物浓度监测及其临床应用	406
第七节	特殊中毒的诊治进展	408
第八节	重金属污染诊疗指南（试行）	431

第二十章　颅高压危象诊治进展 ... 444

第一节	定义及概述	444
第二节	脑疝形成的相关因素与病程发展的一般规律	444
第三节	颅高压危象的快速诊断	445
第四节	颅高压危象紧急治疗	446
第五节	颅高压危象的病因及降颅压治疗	446

第二十一章　急性危象的诊疗进展 ... 454

第一节	急性危象的特点及诊疗技巧	454
第二节	以代谢紊乱为特征的急性危象快速诊治	456
第三节	超高热危象	469
第四节	溶血危象	470
第五节	再生障碍危象	471
第六节	血卟啉病危象	474
第七节	重症肌无力危象	476
第八节	狼疮危象	477
第九节	重症中暑	479

第二十二章　蛛网膜下腔出血的诊治进展 ... 482

第一节	定义、分类、分级	482
第二节	蛛网膜下腔出血的诊断	484
第三节	蛛网膜下腔出血的治疗	487

第二十三章　急危重症内镜诊治进展 ... 500

第一节	纤维支气管镜在急危重症的应用	500
第二节	上消化道内镜在急危重症中的应用	519
第三节	内镜在急危重症肠道疾病的应用	520

第二十四章 急危重症的超声技术应用进展 ... 523
- 第一节 概述 ... 523
- 第二节 超声在急危重症肺部疾病的应用 ... 523
- 第三节 容量的评估 ... 528
- 第四节 超声导引的穿刺技术 ... 529
- 第五节 超声在急诊创伤中的应用 ... 530
- 第六节 超声在心力衰竭心脏失同步评价中的应用 ... 531
- 第七节 超声造影在急危重症中的应用 ... 531
- 第八节 介入超声在急危重症中的应用 ... 531
- 第九节 超声的其他应用 ... 532

第二十五章 连续肾脏替代治疗中抗菌药物剂量调整 ... 533
- 第一节 影响抗感染药物疗效的因素 ... 533
- 第二节 抗菌药物剂量调整 ... 534

第二十六章 神经退行性病变生物标志物进展 ... 540
- 第一节 概述 ... 540
- 第二节 神经退行性疾病生物标志物 ... 540

第一章　急危重症的快速识别及其处理原则

第一节　急危重症医学的特点及病情严重度分级

一、急危重症医学的特点

急危重症医学的特点可总结为以下几点：

1．疾病发生的危急性、突发性：急危重症疾病的发生常具有危急性、突然性的特点，常常使周围见到的人猝不及防，因此大多处于惊慌失措的焦急失态的困境之中。

2．疾病发生的不可预测性：急危重症的发生常常具有不可预测的特性。

3．应对的即时性、诊治的时效性要求较高：临床医生对疾病诊疗时限的限制性，面对急危重症患者，留给医生的诊断及其救治时间常常十分紧迫，需要在极短时间内对患者的基本状况进行快速判断评估，对生命存在威胁的急危重症患者需要立即进行生命救治，其应对的即时性、诊治的时效性要求较高。

4．患者及其家属情绪焦急、易冲动：急危重症患者及其家属到达医院时，常常显得焦躁不安、情绪容易激动，或显得惊慌失措、极其冲动，甚至造成就医环境的紊乱无序；亦给医护人员带来极大的精神压力，影响专业人员的诊断及其处置。

5．病情的整体性把握：对急危重症的诊断和治疗需要充分把握病情的整体性特点，注意整体与局部、主要与次要的关系把握。这具体体现为三层含义：①局部与整体、主要矛盾与次要矛盾关系：有时可能急危重症患者集多种疾病于一身，这时要分清哪个疾病对生命是主要危险，则立即处理具有对生命直接威胁的主要问题。②整体效应关系：有时多部位损伤或多个疾病，从单个部位的损伤或损害来看并不严重，但不同的器官病变相加的协同效应对患者的生命构成直接威胁。如肺部感染和肾功能不全或衰竭同时存在，较单个病变的严重程度大得多，特别容易继发急性心力衰竭等多种并发症，出现1+1＞3或4的效应。③急危重症的专业化一体化整体管理：指对急危重症患者的分科诊治（片面注重本专业局部创伤特征）、注重会诊改为系统化急危重症专业化、一体化诊治管理，并注重疾病所引起的全身整体改变。

6．诊治措施的适度性：急危重症患者的诊治措施要根据患者的机体对疾病诊断治疗措施的耐受能力、基本性质、经济状况、宗教生活习惯、家属意愿等综合决定。急危重症患者常系多系统多器官病变、病人的耐受性较差，对其检查、治疗措施的耐受能力需做充分评估，慎重考虑诊疗措施的适度性再作决定。如对晚期癌症、恶液质状态的急危重症患者宜以减少痛苦为诊断治疗重点，而不以延长生命为第一要旨。

7．诊治技术的综合性：急危重症患者病变大多影响多系统或器官，需多项先进技术的综合、及时、合理应用，才能达到最大疗效，且常需在床边缺少必要条件下迅速完成高难度的技术操作，故对专业人员的技能水平、心理抗压能力等素质要求特别高。

因此，急危重症专业的医护人员对急危重症的快速判断及其处理技术的训练、培养十分重要，特别重要的是需要从某些貌似轻症的患者中，及时快速地找出重症患者，并进行确定性救治，以挽救患者生命。

高素质、高技能、高水平的人才，利用高科技的先进医疗设备和技术，打破传统的医学模式和手段，迅速及时地抢救急诊危重病患者的生命，是急危重症医学的重点任务，也是我们急危重症医护工作者的责任。

二、重症患者病情严重度分级

美国ICU学会（the American College of Critical Care Medicine，Society of Critical Care Medicine）对ICU重症患者病情严重程度分级标准如下：

1. 重症Ⅰ级

（1）需要监测2个或2个以上系统或脏器的患者。如呼吸支持＋循环支持治疗（血管活性药物或辅助循环支持）等。

（2）伴有慢性基础疾病合并脏器功能衰竭，或慢性基础疾病急性发作加重合并脏器功能衰竭的患者。

2. 重症Ⅱ级

单一脏器功能障碍或衰竭，需要脏器功能支持治疗或监测。如吸氧条件$FiO_2 \geq 50\%$、心率≥120次/min，持续1h以上、体温低于35℃持续1h以上、低血压、GCS≤10分且存在恶化风险者。

3. 重症Ⅲ级

（1）病情平稳但仍需要加强监护治疗者，至少2～6h内进行一次气道管理、4h一次病情观察的患者。

（2）需要专业管理和治疗的患者，如血液净化治疗、气管切开、硬膜外镇痛治疗等。

4. 重症Ⅳ级

（1）病情稳定，可转出ICU，患者可进行口服或常规鼻饲，监测频次可超过4h一次者。

（2）因其他原因滞留ICU。

（3）家属放弃积极抢救，仅维持一般治疗者。

三、各级病情严重程度监护治疗要求

Ⅰ级、Ⅱ级需要连续监测心电、血压、呼吸、指端脉搏氧饱和度、尿量、意识状态等，必要时作有创血流动力学监测、呼吸力学监测、血液净化治疗等。

Ⅲ级监护要求：心电、血压、呼吸、指端脉搏氧饱和度监测，必要时血液净化支持治疗。

Ⅳ级常规的心电、血压、呼吸、指端脉搏氧饱和度监测。

第二节 急危重症的快速识别技术

一、急危重症的快速识别技术

临床判断需要以最简单、最简捷有效的方法发现急危重症患者。

从笔者30多年的临床实践体会到最快速简便的识别急危重症方法可以总结为：一看二听三摸。即首先通过观察患者及其家属送医时的神态、意识、面色、呼吸、痛苦貌、有无抽搐、口吐白沫、两眼凝视或上翻、特殊的体位特征判断患者病情是否危急重，这一能力需要经过一定时间的临床锻

炼、实践，并不断总结才能提高。在看的同时，耳听送患者就医家属急促的步态、惊慌的嘈杂声、呼叫声、患者的呻吟声、喉鸣音、喘鸣音、呼吸音、肠鸣音等可以即刻判断患者是否为急危重症。再者根据患者的表现、快速检查最可能发生病变的部位、快速判断病变的性质、特点，作出初步诊断，并根据患者疾病的急危重程度决定是否需要立即抢救、生命支持治疗等。

对一般的患者可以主要依据一般状况和生命体征快速判断患者病情的轻重缓急，根据情况采用边救治、边诊断或先救治、再诊断的原则，尽可能争取不失时机的抢救患者生命。

因此，临床急危重症专业医生采集病史和查体需要根据病情的轻重缓急先问、查主要的，酌情考虑再补充或仔细询问病史，以便作出快速诊断。处理患者时应重点明确、有条不紊，即使病因并未完全清楚，也需要首先关注哪些生理指标是威胁生命并急需纠正的，及时、快速地判断出危及生命的异常情况，并给予简捷、有效的治疗措施，如生命支持治疗、输液、输氧等，为进一步检查治疗争取时间。

早期发现急危重症对于赢得抢救时间、明确诊断，进而早期施以确定性的有效干预治疗非常重要。而有些重症患者难以快速、有效的识别，比如年老体弱患者，因身体机能逐渐衰退、反应不敏感、疼痛或反射等可能较为迟钝，即使病变较为严重，亦可能症状体征表现不明显或被其他基础疾病等症状所掩盖。再如年老、免疫功能较差或使用免疫抑制药物的患者，大多应激反应差，即使存在严重感染临床表现可能连发热也不明显，甚至可能为低体温；某些高处坠落或车祸的创伤患者，出现复合、多发创伤可能性大，极其容易遗漏危重征象或被其他征象掩盖；还有一些特殊疾病，如严重心律失常、急性心肌梗死、夹层动脉瘤、重症心肌炎、爆发性胰腺炎、宫外孕等，常常平素身体"健康"，突发疾病，很难作提前预测，甚至连抢救的时机都可能没有。对于急危重症病人来说，早期的准确、有效干预有可能改变预后，但对急危重症专业医生来说，又是极大的挑战。下面结合笔者的临床实践经验浅谈几点体会。

二、急危重症患者快速诊断的基本准则

（一）注意患者最本质最痛苦的症状和体征特点

有些患者主诉很多，要善于抓住最本质的疾病特点进行深入问诊、简捷必要的查体、辅助化验和特殊检查相结合，作出最合理科学的诊断。

（二）病人不动设备动、病人不动医生动原则

对急危重症患者的诊治要尽可能地做到将检查设备移至患者床边进行，如进行会诊尽可能地将会诊医生请到患者床边，减少搬动，以免增加痛苦，这也是现代医学伦理的基本要求；除非是某些大型仪器设备无法搬动到患者床边的例外。

（三）动态观察、反复分析

在作出初步诊断后，不能满足于现有的诊断，需要临床医生注重动态观察、反复分析比较、思考，合理解释患者的各种表现，尽快作出最准确的诊断，即最佳证据原则。

（四）坚持一元化、常见病为主诊断原则

对急危重症的诊断应坚持一元化、常见病为主诊断原则，提高个人技术素养、精湛技艺、精益求精。

实在难以用一元论解释时可用多元论诊断，尤其是随着老龄化社会的到来，常常会集多种疾病

于一身。故既不能过于教条、墨守成规，又要进行动态观察，反复分析，作出最准确的诊断，以免满足于初步的诊断，错过最佳的治疗时机。尤其是近年心脑血管性疾病越来越多，其早期诊断对临床医生是极大的挑战，因早期症状与体征大多很不一致，待出现明显的体征时，常常病情已非常严重，错过了最佳的治疗时机。

（五）遵守法律法规、人文道德准则、风俗习惯

遵守法律法规、人文道德准则、风俗习惯等伦理习性。

三、急危重症诊疗的注意事项

急危重症诊疗的注意事项如下。

（一）可能故意隐瞒病史

某些患者可能故意隐瞒病史，如年轻未婚女性以腹痛就诊即很可能隐瞒性生活史等重要病史，可能会给及时准确诊断带来较大困难；再如自杀服毒的患者常隐匿服毒史等，需注意甄别，必要时可进行相关检查确诊；有时宁愿信其有，不能信其无，以免延误最佳抢救时机。

（二）注意易被患者主诉或痛苦所忽视或掩盖的主症（征）

在问症或查体时，需要特别注意观察患者和家属的神态、表情，并注重易被患者主诉或痛苦所忽视或掩盖的主症（征），在注重主征的同时，待患者生命体征稳定后必须进行全面的体格检查，特别注意较隐匿、易疏忽，或被主征所掩盖的病征（症）。

第三节　从症状快速识别急危重症

急危重症患者病情重进展快，需要接诊医生在短时间内抓住患者的主要危、急、重症状的特点，结合患者的既往史，给予一个或几个倾向性的诊断和快速处理。有些患者常常不能自己提供病史，目击者、家属、医护人员的信息提供非常重要。需要了解的主要症状，如有无创伤、有无手术、月经情况、有无服用药物或中毒等。下面就几个急危重症常见的症状表现加以分析。

一、突然倒地、昏迷、发绀

患者突然倒地、发绀、大小便失禁、呼叫无反应或抽搐等表现，很有可能系心跳呼吸骤停。心跳呼吸骤停是最严重的急危重症，是正在发生的死亡的症状。第一目击者发现后应即刻进行心肺复苏抢救处理。

二、意识障碍与昏迷

意识障碍是急危重症患者的常见病症，意识是指对自我和环境状态的认知，意识障碍则指人体对周围环境及自身状态的识别和觉察能力出现障碍，多由于高级神经中枢功能活动（意识、感觉、运动）受损所引起，严重的意识障碍表现为昏迷。昏迷患者除了觉醒能力障碍及意识活动丧失外，随意运动、感觉和反射功能均发生障碍，对外界刺激无言语和行为反应，大脑的广泛病变、脑干网状结构功能的损害、心跳骤停、严重心律失常等颅内外疾病均可致昏迷。临床上根据患者对声、光、痛等刺激的反应以及各种反射障碍表现来判断昏迷的深浅程度。

1. 浅昏迷

患者意识丧失，无随意运动，对声、光刺激无反应，对疼痛刺激可出现痛苦表情或肢体退缩防御性反应，角膜反射、瞳孔对光反射、吞咽反射等生理性反射存在，呼吸、血压、脉搏一般无明显改变。

2. 深昏迷

患者意识全部丧失，各种强刺激不能唤醒，全身肌肉可松弛或痉挛。无自主运动，所有深浅反射均消失，生命体征出现不同程度改变如呼吸不规则或血压下降等。

临床上很多症候如嗜睡、昏睡、晕厥、醒状昏迷、闭锁综合征、癔症性抑制等貌似昏迷，但有实质性的不同，要注意掌握其不同特点进行鉴别。

昏迷的原因甚多，临床上常分为颅内病变、颅外疾病或全身性疾病引起。颅内病变通常先有大脑或脑干受损的定位症状和体征如脑神经损害、肢体瘫痪、局限性抽搐、偏侧锥体束征、意识障碍和精神症状，常伴有明显的颅内高压和脑膜刺激征，或与其他症状同时出现。颅外疾病或全身性疾病的原发性病变在颅外脏器，主要通过影响代谢而继发脑部弥漫性损害，临床上大多无局灶性神经定位体征，也缺乏脑膜刺激征。

（1）颅内病变

颅内幕上病变：颅内血肿、硬膜下血肿、硬膜外血肿、脑梗死、脑肿瘤、脑脓肿等。

颅内幕下病变：脑干血肿、脑干梗死、脑干肿瘤、脑干脱髓鞘、小脑出血、小脑脓肿等。

颅内广泛性病变：各种脑炎（病毒性脑炎、乙脑、各种细菌性脑炎、森林脑炎）、脑型疟疾、脑膜型白血病、风湿性脑脉管炎、高血压脑病、蛛网膜下腔出血、癫痫、脑挫伤等。

（2）颅外疾病或全身性疾病

代谢障碍性疾病：尿毒症、肝性脑病、肺性脑病、糖尿病昏迷、低血糖性昏迷、酸中毒、垂体危象、甲亢危象、黏液性水肿昏迷、肾上腺皮质机能减退症、电解质异常、库欣式综合征、嗜铬细胞瘤等。

外源性中毒：感染中毒性脑病（大叶肺炎、败血症、菌痢、恙虫病）、工业化学物品中毒、农药中毒、药物中毒、植物毒中毒、煤气中毒、硫化氢中毒及酒精中毒等。

物理性与缺氧性损害：中暑、电击、溺水、高山性昏迷、休克、心脏骤停后、贫血及各种原因引起的严重低氧血症等。

发现意识障碍或昏迷患者，结合患者的疾病史、发病的经过伴随症状作出或排除部分诊断，按即刻危及生命、可能危及生命、暂无生命危险顺序诊断处理。

三、窒息及呼吸困难

呼吸困难是呼吸功能不全的一个重要症状。患者主观上感到空气不足，客观上表现为呼吸费力或呼吸不适，严重时出现鼻翼扇动、发绀、张口呼吸、端坐呼吸等。辅助呼吸肌参与呼吸活动，并可有呼吸频率、节律、呼吸深度的改变。窒息是最严重的呼吸困难，可立即威胁生命。

呼吸困难病因众多，全身各系统疾病几乎均会产生呼吸困难，但以呼吸系统和循环系统功能障碍最为多见（约占85%）。

1. 肺源性呼吸困难

临床呼吸困难的表现可分为吸气性呼吸困难、呼气性呼吸困难及混合性呼吸困难。按病变解剖位置分上呼吸道病变、肺实质病变、肺血管病变、胸廓病变、胸外病变、心脏疾病、神经肌肉疾病、中毒等。

（1）上呼吸道病变：鼻咽部、喉、气管等上呼吸道病变的特点所致的呼吸困难大多为吸气性呼吸困难、吸气时带喘鸣音等，可伴声嘶或失音，呼吸深大但不快，三凹征阳性可见于异物阻塞、肿瘤、血管性水肿、炎症水肿（咽喉炎、喉痉挛、会厌炎、咽后脓肿、咽旁脓肿、假膜性喉炎、细菌性气管炎、支气管炎等），或气管软化、气管狭窄[先天性或获得性（插管后）]等。

（2）肺实质病变：如支气管哮喘、慢性阻塞性肺疾病（CQPD）、感染（肺炎、肺脓肿、肺结核等）、创伤（肺挫伤、肺出血）、肺水肿（非心源性）、肺膨胀不全（或肺不张）、肺纤维化、环境/职业性肺部疾病（煤矿工人尘肺、矽肺、石棉沉着症等）、急性呼吸窘迫综合征（ARDS）、传染性非典型肺炎（SARS）、禽流感、自身免疫病（系统性红斑狼疮等）、肺部肿块[良/恶性肿瘤（原发或转移性）]、肺间质性病变等。

（3）肺血管疾病：主要有肺栓塞（如血栓、空气、脂肪、羊水等引起的肺栓塞）、原发性或继发性肺动脉高压、静脉闭塞性疾病、血管炎（如风湿或胶原病）、血管病、动静脉瘘等。

（4）胸膜、胸壁疾病：主要为创伤（血胸、气胸、连枷胸、肋骨骨折等）、非创伤（自发性气胸等）、感染（脓胸、结核性胸膜炎等）、乳糜胸、胸腔积液、胸膜粘连、胸膜肿块（胸膜瘤/恶性胸膜瘤）、胸廓异常（漏斗胸、脊柱后侧凸等）。

（5）胸外病变：因胸廓扩张受限引起肺容量减少所致，如腹部膨胀或鼓肠、高度胃扩张、腹部肿块、横膈损伤、膈肌破裂、膈肌麻痹、腹腔间隔室综合征等。

2. 心源性呼吸困难

常见于左、右心功能不全或全心功能不全。呼吸困难是左心衰竭最重要的症状，早期多为夜间睡眠时发作性端坐呼吸。严重者咳粉红色泡沫痰，出现心动过速、奔马律、双肺湿啰音。当左心衰合并右心衰时，呼吸困难可减轻，而发绀可出现或加重。心源性呼吸困难常在劳动、使用体力或仰卧位时加重，休息或坐位时减轻。

（1）心肌病变：如冠状动脉病（缺血、梗死）、心肌炎、心肌病、风湿性或自身免疫性心肌病（狼疮、结节病或其他侵犯心肌的疾病）。

（2）心脏传导系统异常：室上性心动过速、室性心动过速、房室传导阻滞等心律失常。

（3）心包病变：如心包炎、心包填塞等。

（4）先天性心脏病和心瓣膜病：如主动脉、二尖瓣、三尖瓣、肺动脉的反流或狭窄。发绀型先天性心脏病分流（房间隔缺损、室间隔缺损、卵圆孔未闭、动脉导管未闭等）。

（5）甲亢性心力衰竭、心输出量异常等。

3. 神经与肌病性呼吸困难

中枢神经系统疾病（如脑外伤、肿瘤、中毒、脑血管意外）直接累及呼吸中枢引起呼吸困难，常伴有呼吸节律不整、抽泣样呼吸、潮式呼吸、呼吸暂停等。外周神经病变如高位颈髓的损伤、出血、炎症、压迫、退行性变、肿瘤等，或神经—肌肉突触处病变如重症肌无力综合征、破伤风等，肌肉病变：如多发性肌炎、肌萎缩、周期性麻痹等。

4. 中毒或其他

代谢性酸中毒（尿毒症、糖尿病酮症酸中毒）、药物性酸中毒均可刺激呼吸中枢，使呼吸深、快，可伴有鼾声。吗啡类、巴比妥类药物中毒使呼吸中枢受抑制，出现呼吸缓慢或潮式呼吸。一氧化碳中毒、氰化物中毒、亚硝酸盐中毒、有机磷农药中毒、海洛因等毒品吸食过量等均可引起呼吸困难。重度贫血、高铁血红蛋白血症等，因组织细胞缺氧，引起呼吸慢而深。大出血与休克时，因缺血及血压下降，刺激呼吸中枢而致呼吸困难。

四、胸痛

胸痛是常见的主诉症状，指原发于胸部或由躯体其他部位放射到胸部的疼痛。其原因多样，程度不一，且不一定与疾病的部位和严重程度相一致。

胸痛可以是致命性疾病，如心肌梗死、不稳定性心绞痛、主动脉夹层、肺栓塞或食管破裂等的首发症状或主要症状；也可能是自限性、非致命性或精神性疾病，如胸壁劳损、胃食管反流病、带状疱疹或神经官能症等的表现。尽管病因多种多样，临床医生特别是急危重症专业医生首先要识别并处理潜在的致命性胸部疼痛或疾病。

1．心脏疾病：如急性心肌梗死、心绞痛、心包炎、心肌炎、心瓣膜病如主动脉狭窄等。

2．肺部疾病：如肺炎、急性胸膜炎等感染、气胸、急性胸膜炎肺栓塞、慢性阻塞性肺疾病急性发作、胸膜或肺部肿瘤等。

3．纵隔疾病：如纵隔的炎症、气肿、肿瘤等。

4．食管病变：如食管炎特别是念珠菌性食管炎、胃食管反流病、胡桃钳食管（食管痉挛所致）、食道异物、食管破裂等。

5．主动脉病变：如主动脉夹层、动脉瘤、主动脉炎等。

6．腹部及后腹膜疾病：如胆囊炎、胆石症、胃或十二指肠溃疡（伴或不伴穿孔）、肝炎、肝脓肿、膈下脓肿、脾梗死、急性胰腺炎、镰状细胞危象、腹部肿瘤、后腹膜病变等。

7．胸壁疾病：如肋软骨炎、肋间神经炎、带状疱疹、胸壁挫伤、肋骨骨折、胸肌劳损或撕裂等。

表 1-1 常见急危重症胸痛原因

器官系统	危 重	紧 急
心血管	急性心肌梗死、急性冠脉缺血、主动脉夹层、心包填塞	不稳定性心绞痛、冠脉痉挛、变异性心绞痛、可卡因诱发性胸痛、心包炎、心肌炎
肺部	肺栓塞，张力性气胸	气胸、纵隔炎
胃肠道	食管破裂	食管撕裂、胆囊炎、胰腺炎

五、消化道大出血

消化道大出血是临床常见且严重的症状。常表现为呕血、黑粪或便血。出血部位在曲氏韧带以上（包括食管、胃、十二指肠、上段空肠及胆、胰管）者称为上消化道出血，而曲氏韧带以下的肠道出血称为下消化道出血。其临床表现取决于出血的部位、范围、出血量及出血速度及其伴发的疾病。

一般出血量的估计成人消化道出血大于 10 mL，愈创木法大便检测可出现大便潜血阳性，出血达到 60~100 mL，可发生黑粪。上消化道短时间内出血 250~300 mL 可引起呕血。出血量超过 400~500 mL 时，可出现临床症状。中等量失血（占全身血容量的 15% 左右，约 700 mL）即使出血较缓慢，均可引起贫血或进行性贫血、头晕、软弱无力，突然起立时可产生晕厥、口渴、肢体冷感及血压偏低等。大量出血达全身血量的 30%~50%（1 500~2 000 mL）即可产生休克，临床表现为烦躁不安或神志不清、面色苍白、四肢湿冷、口唇发绀、呼吸困难、血压降低（收缩压<10.7 kPa，即 80 mmHg）、脉压差变小（<3.33~4.0 kPa 即 25~30 mmHg）及脉搏快而弱（脉搏>120 次/min）等。病情严重者，可导致死亡。

1．上消化道出血常见原因：食管病变、食管胃底静脉曲张破裂、食管贲门黏膜撕裂征、反流性食管炎、食管溃疡、食管癌、食管裂孔疝、食管物理化学损伤、食管异物等。

（1）胃及十二指肠疾病：消化性溃疡、应激性溃疡、胃炎、胃癌、胃黏膜脱垂、十二指肠炎、十二指肠憩室、胃扩张、胃扭转等。

（2）胆道胰腺疾病：胆道结石或肿瘤、胆道蛔虫病、胰腺炎、胰腺癌等。

2. 下消化道出血常见原因

（1）小肠疾病：急性出血性坏死性肠炎、肠结核、克隆病、空肠憩室或溃疡、小肠肿瘤、小肠息肉、肠套叠等。

（2）结肠疾病：细菌性痢疾、阿米巴痢疾、溃疡性结肠炎、结肠肿瘤、憩室、息肉等。

（3）直肠疾病：直肠肿瘤、直肠损伤、非特异性直肠炎、结核性直肠炎等。

（4）肛管疾病：痔疮、肛裂等。

（5）其他疾病：邻近器官病变如消化道周围器官病变亦可引起消化道出血。全身性出血性疾病如血液病、尿毒症、感染、药物和应激等均可致消化道出血。

六、急性腹痛

腹痛指由于多种原因引起的腹腔内外脏器的病变导致的腹部疼痛，是急诊临床常见症状之一。引起急性腹痛的原因包括腹腔脏器、腹腔外脏器和全身性病变。

1. 腹腔脏器病变

（1）炎症：急性胃炎、急性胃肠炎、急性胆囊炎、急性胰腺炎、急性阑尾炎、腹膜炎、盆腔炎等。

（2）穿孔：胃穿孔、肠穿孔、胆囊穿孔等。

（3）阻塞或扭转：急性胃扭转、急性肠梗阻、胆道结石梗阻、输尿管结石梗阻、大网膜扭转、卵巢囊肿扭转等。

（4）损伤、破裂：肝脏破裂、脾破裂、异位妊娠破裂、卵巢囊肿破裂等。

（5）血管病变：肠系膜动脉栓塞、肠系膜动脉血栓形成、肠系膜静脉血栓形成、脾梗死、肾梗死、腹主动脉瘤、主动脉夹层等。

（6）其他：急性胃扩张、急性胃肠痉挛、痛经等。

2. 腹腔外脏器与全身性病变

（1）胸部病变：大叶性肺炎、胸膜炎、肋间神经痛、带状疱疹、急性心包炎、急性心肌梗死、心绞痛等。

（2）中毒及代谢性疾病：重金属（铅、铊、砷等）中毒、糖尿病酮症酸中毒、血卟啉病等。

（3）变态反应性疾病：腹型过敏性紫癜、腹型风湿热。

（4）其他：如急性溶血性疾病、腹型癫痫的腹痛表现等。

第四节　查体发现急危重症

急危重症患者病情重进展快，医生应迅速检查确认有无威胁生命的征象，再系统性检查其余重要器官的功能。

一、呼吸系统

重点检查有无发绀、呼吸节律和频率、呼吸辅助肌肉活动、三凹征、观察胸廓活动幅度及对称性、气管位置、有无异常呼吸音、叩诊浊音或过清音、捻发感等。发绀考虑患者有缺氧情况。蝉鸣性呼吸见于上呼吸道部位阻塞性病变，哮喘性呼吸见于哮喘、肺气肿等，紧促式呼吸、呼吸浅速带弹性，见于胸膜炎、胸腔肿瘤、肋骨骨折和胸背部扭伤、颈胸椎疾病引起疼痛等，不规则呼吸、点头式呼吸、潮式呼吸见于垂危患者，深大呼吸见于代谢性酸中毒、糖尿病酮症酸中毒等患者。呼音消失见于气胸、胸腔积液、肺不张、转移性肿瘤等。

二、循环系统

重点检查外周灌注指标如温度、颜色、弹性等。听诊注意心音频率、节律、有无心脏杂音、叩诊心脏浊音界、触诊心尖搏动位置、震颤、脉搏节律有无异常、有无奇脉等。患者嘴唇及全身皮肤呈青紫苍白色或灰白色，遍体湿凉，少尿考虑有休克。心率缓慢或过快考虑有心律失常等，心音低钝遥远、奇脉考虑有心包填塞等。

三、神经系统

重点检查语言对答反应、眼球位置（有无凝视等）、瞳孔大小、是否对称、直接和间接对光反应、角膜反射是否存在、眼底有否视乳头水肿及出血斑点等；面纹是否对称、有否瘫痪体征及不随意运动、疼痛刺激反应有无异常、生理反射与病理反射有无异常，脑膜刺激征及植物性功能情况等。

对患者中枢神经系统及肢体运动进行评估时，应记录格拉斯哥（Glasgow）评分，瞳孔大小和反应。双侧瞳孔扩大可见于肉毒中毒、双侧视神经或动眼神经损伤，或晚期脑疝、心跳呼吸骤停复苏后等，癫痫发作时，或巴比妥类、可待因、氰化物、麻黄碱等中毒均可出现瞳孔变化。一侧瞳孔扩大见于天幕病变或动脉瘤压迫动眼神经；双瞳孔缩小如针尖样见于脑桥出血、有机磷中毒等。视乳头水肿提示颅内高压。玻璃体下出血见于蛛网膜下腔出血。脑膜刺激征是脑膜炎或蛛网膜下腔出血的主要体征。

除了上述的步骤外，还应迅速对患者体表进行详细的体格检查，首先查看皮肤是否苍白、发绀、黄染、红斑或潮红等。皮肤是潮湿还是干燥、是水肿还是瘀斑肿胀，皮疹也应该进行描述。指甲是仍在原位还是破裂出血。对眼睛进行检查时应观察瞳孔有无异常及巩膜有无黄染，结膜苍白意味着贫血，关注结膜有无水肿以及水肿的程度。腹部触诊在重症患者的检查中是必不可少的一部分，触诊肝脾时，应记录下肝脾的大小、质地、边缘情况、有无触痛。若腹部有触痛时，应确定触痛的范围、程度；若触及包块时，应确定所触及包块的大小、质地、活动度等。评价腹肌的紧张度、腹部膨隆的程度及反跳痛也是非常重要的。听诊有无血清杂音及肠鸣音存在。所有育龄女性都应考虑是否存在宫内或宫外怀孕的可能。如果情况允许的话，还应同时对患者的背部及胁部、中枢及外周神经的感觉和运动功能进行检查。

第五节　从症状体征的矛盾发现急危重症

有些急危重症患者的症状体征往往不一致，如对多年高血压患者，突然出现剧烈腹痛，但腹部查体无阳性体征，应注意腹主动脉夹层动脉瘤、肠系膜上动脉综合征、肠系膜上动脉血栓形成等，应进一步检查彩色多普勒超声、腹部血管造影、CTA 或 MRA。有些患者，全身症状较为严重，但局部定位体征出现可能较晚，如严重寒战、弛张高热患者，早期可无阳性体征，但在1～2周后可出现右下胸肋部或肝区叩痛等，应高度怀疑肝脓肿或化脓性胸膜炎等；老年应激反应差，临床表现症状体征均可不明显，特别应注意仔细动态观察、比较鉴别；创伤患者，某些严重威胁生命的局部创伤可被疼痛、应激或其他的症状体征所掩盖，容易遗漏危重问题；还有严重心律失常等，突然发生并加重，很难预测。

第六节 生命体征监测发现急危重症

1. 血压（BP）

收缩压＜90 mmHg[①]或舒张压＜60 mmHg 应考虑休克的可能性（感染性休克、创伤性休克、低血容量性休克、心源性休克及过敏性休克等）。应特别注意休克的早期表现，如指端循环不良、毛细血管充盈时间明显延长、心率过快、脉压差减小、尿量减少等。

收缩压＞200 mmHg 或舒张压＞120 mmHg 以上即应考虑高血压急症、高血压危象、急进型恶性高血压、肾性高血压、嗜铬细胞瘤等。

2. 心率及心律

正常心率 60～100 次/min、听诊心律整齐、清晰有力、无杂音，脉搏有力。

心率＜50 次/min 的缓慢型心律失常（心动过缓、传导阻滞、逸搏心律等），心率（快或慢）及（或）心律（不规律）的改变，房颤时可有脉短绌。

3. 指端脉搏氧饱和度

指端脉搏氧饱和度＜90%提示缺氧，应予吸氧等处理。

4. 体温

体温＞39℃甚至＞40℃为高热，提示感染及中暑、中枢神经病变、甲亢危象等。

体温＜36℃甚至不升，提示休克等。

第七节 危急值监测发现急危重症

临床医生一般的问诊、查体、生命体征监测等均未能发现有价值的病情情况，需做临床分析，推测最可能的疾病方向进行相关检查。

所谓的危急值：即是当某种检查结果出现时，说明患者正处于生命的危险边缘状态，患者的生命直接受到严重疾病的威胁，必须进行立即救治。此时，如果临床医生能及时得到检查信息，迅速给予患者有效的干预措施或必要的治疗，即有可能挽救患者生命，否则就有可能出现严重后果，失去最佳抢救时机。

因此，临床科室与医技科室应建立密切联系，信息相互反馈，以便及时发现威胁患者生命的急危重症，并进行及时有效的救治。为提高实际的医疗质量、减少医疗差错，建议建立相关的危急值报告医疗制度、处理危急值的程序和流程及其必要的奖惩措施，并真正落实到实际工作中。

一般的危急值报告项目如下，供参考。

1. 微生物检查发现危急值

血液检出致病菌、脑脊液墨汁染色阳性、粪便检查霍乱弧菌阳性。

2. 病理检查发现危急值

恶性肿瘤出现切缘阳性（术中快速冰冻病理切片）。

3. 超声或放射检查危急状况

腹部空腔脏器破裂、肠系膜动脉栓塞、大范围肺动脉栓塞、实质性脏器损伤或破裂大出血或血

[①] 1 mmHg=133.3 Pa。

管破裂出血等。

4．化验检查发现危急值

表1-2 血液学检查发现危急值

序号	检查项目	单位	低于	高于	备注
1	白细胞计数（WBC）	10⁹/L	2.0	50	首诊病人或特发性减低
2	血小板计数（PLT）	10⁹/L	20 10（血液科）	—	首诊病人或特发性减低
3	血红蛋白（HGB）	g/L	60	—	首诊病人或特发性减低
4	凝血酶原时间（PT）	s	—	50.0	或INR≥3.0
5	中性粒细胞计数（NE）	10⁹/L	0.5	—	
6	活化部分凝血活酶时间（APTT）	s	—	100	
7	血浆纤维蛋白原（FBG）	g/L	0.6		
8	血糖（GLU）	mmol/L	2.8	22.4	空腹血糖或随机血糖
9	血钾（K）	mmol/L	2.8	6.2	
10	血钠（Na）	mmol/L	120	160	
11	血钙（Ca）	mmol/L	1.5	3.25	
12	肌钙蛋白（Trop-I）	ng/mL	—	2.0	首诊病人或首次增高
13	动脉血液（pH）		7.20	7.60	
14	动脉血液（PaCO₂）	mmHg	20	80	
15	动脉血液（PaO₂）	mmHg	40		

附一　病理科、超声检查科、放射科报告流程

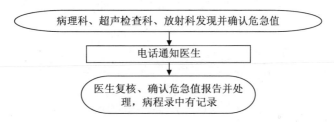

图1-1　病理科、超声检查科、放射科报告流程

附二　检验科报告流程

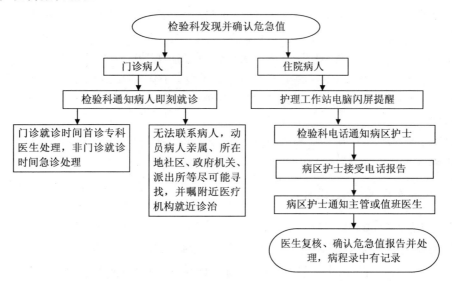

图1-2　检验科报告流程

第八节 急危重症的处理原则

一、急危重症的救治原则

在抢救的过程中，要充分体现整体性、时效性、预期性原则。

第一原则为救治生命：急危重症往往突发、不可预测，病情难辨多变，病程进展快、预后差，抢救应争分夺秒、强化时间观念，以抢救生命为第一原则，故即使在一时查不清病因的时刻如存在生命危险，应立即做生命支持治疗，尽可能地延长有效治疗时间，给病因治疗争取时间，度过威胁生命的"鬼门关"。

第二保护重要脏器：对器官功能的保护要贯彻于抢救的整个过程之中，防治多器官功能障碍，先稳定病情再弄清病因。

第三在早期即注意脏器功能的恢复可能性：当急危重症威胁生命时，首先应予生命支持治疗，再行疾病本质的认识，进行适当的检查，作出准确的诊断，进一步作合理的治疗。如感染性休克，应尽可能维持循环的稳定，为患者争取尽可能多的有效治疗时间，同时予以强力抗感染治疗。

在进行生命救治过程中重点应注意以下几个方面：

1. 通畅气道

快速病情评估的同时，气道开放永远是第一优先的，任何病人均应首先开放并保持呼吸道通畅。必要时给予鼻咽、口咽通气管或气管插管、机械通气治疗。

2. 合理氧合

针对不同年龄、不同疾病采用合理氧合策略，既是治疗的目标，也是其他治疗的前提。建立确定性气道开放的同时，应予氧气吸入维持血氧饱和度＞93%。

3. 循环支持治疗

开放静脉通道、维持循环基本功能需求。静脉通道开放是维持血容量或液体复苏的前提条件，建立静脉通道的同时可留取必要的血标本以送有关检查。

4. 病因或其他治疗

在进行生命支持治疗时，如能明确病因，可同步进行病因治疗。如急性中毒者给予充分洗胃、清肠，减少毒物吸收入血，并应用毒物拮抗药或解毒剂。感染性休克患者给予抗休克治疗的同时予抗感染治疗等。高血压危象者适当控制血压，并注意保护脏器功能。心律失常患者给予除颤或抗心律失常药，控制过快心室率。尿毒症者给予血液净化治疗。颅内占位或出血者请专科协助治疗等。

5. 维持水、电解质和酸碱平衡，必要时给予营养代谢支持治疗

6. 防治并发症

根据不同的疾病特性，采用预期性治疗防治并发症的发生或发展。如患者处于病情危重的应激状态，可及早予抑制胃酸分泌、防治应激性溃疡的药物治疗。

二、急危重症治疗的注意事项

急危重症治疗的注意事项：

1. 抓住疾病各个阶段的主要矛盾为突破重点，兼顾营养代谢免疫支持治疗。
2. 注重动态观察，严防不同病情阶段主要矛盾的转化，如气道梗阻患者如果系不易清除的异物梗阻或炎症性上呼吸道梗阻，则宜立即行环甲膜穿刺、环甲膜切开或紧急气管切开等开通气道，解决气体交换的缺氧问题这一主要矛盾，待开通气道后再继续清除异物或抗炎消肿治疗。

3．诊断不明确时宜行中性治疗、生命支持治疗。

4．老年患者用药宜慎重，注重各脏器功能的保护，根据脏器功能状态调整药物剂量、用药间隔时间等。

5．各种治疗措施宜权衡利弊，将治疗效益最大化，治疗风险最小化。当今医学的发展趋向呈高度专业化、精细化，但随着老龄化社会的到来常是集多种疾病于一身，给治疗带来首尾不能相顾的矛盾、难处。

6．加强与家属的沟通、交流。

三、急危重症救治的医护配合

急危重症患者抢救要求分秒必争，协调的医护配合能提高抢救效率。医生是指挥者、执行者，要求沉着冷静、思维清晰，快速判断病情，合理治疗，掌控抢救现场，做好医患沟通、医护沟通工作。护士是执行者、配合者、协同抢救者，要求动作迅速、技术熟练、配合默契、记录准确，必要时及时提醒医生。

参考文献

[1] Guidelines for intensive care unit admission, discharge, and triage. Task Force of the American College of Critical Care Medicine, Society of Critical Care Medicine[J]. Crit Care Mde, 1999, 27: 633-638.

[2] 黄孝金. 225 例急诊患者病情指征研究分析[J]. 中外医疗, 2011（22）: 84-85.

[3] 施琴, 郭东风, 许晓春. 改良 ABCD 评分法在危重急诊患者中的应用价值[J]. 中国血液流变学杂志, 2010, 20（3）: 411-413, 359.

[4] 刘志. 不断加强急诊内涵建设: 急诊与危重病质量管理的核心. //《中华急诊医学杂志》第十届组稿会暨第三届急诊医学青年论坛论文集, 2011, 6（2）: 245-246.

[5] 王连馥, 闫波, 薛峥. 急危重病人病情严重程度评估 600 例临床研究. //第二十六届航天医学年会暨第九届航天护理年会论文汇编. 2010, 26-29.

[6] 闫新明, 霍晋, 逯林欣, 等. 急诊科疾病阶段分类评估与价值相关性研究[J]. 中国药物与临床, 2012, 12（3）: 308-309.

（编写：唐坎凯　吕卫星　严建平　陈童恩　王沈华　蔡挺　蒋国平）

第二章 急危重症患者安全转运技术

第一节 概述

急危重症患者定义：危重病患者是指那些有一个或多个系统功能障碍或器官功能衰竭，生存依赖于先进的仪器，需要监测和治疗。

急危重病人的安全转运是急危重症患者日常管理、急救工作的重要组成部分，是临床急危重症患者的必要检查、治疗过程中或转送至他院诊疗中必然遇到的问题。患者的安全转运主要涉及院外转运和院内转运。日常碰到最多的是院内转运，将急危重症患者转运至辅助检查科室、手术室，或从急诊室、手术室转运至 ICU 等。由于所转运的病人病情复杂、危重、耐受意外打击或伤害的能力大大减弱，且多有特殊的治疗措施同时存在，并有急救转运过程中环境条件的限制、意外病情变化难以预计，如果急救转运制度不完善、医疗救治措施不到位等因素将给转运过程带来困难，直接影响患者安全转运，甚至造成病人的病情加重、再损伤或死亡等严重后果。曾有学者对 11 000 名患者的转运安全问题进行研究，使用普通救护车转运者死亡 484 例，而急危重症医学专业救护设备和救护人员转运者仅死亡 66 例，充分说明安全转运到达目的地的专业化培训、管理及其处置的重要性。

如何进行急危重症患者的安全转运是考验急危重症医学专业人员救治能力和水平的问题。有学者报道，仅医院内转运重症患者不良事件的发生率可高达 50%～70%。其中，包括心率、血压、呼吸、神志改变，严重者可直接影响生命，如心跳呼吸骤停、严重低氧血症、痰液堵塞呼吸道、呕吐物误吸致窒息、创伤患者损伤加重或出血加剧等。目前，国内尚缺乏相应规范或相关指南。本文对此结合作者多年临床实践经验做一总结，供临床一线急危重症医学专业人员参考。

一般来说，对急危重症患者在转运前必须进行充分的利弊评估、转运前设备器材的检查和准备、转送目的地的联系和救护设备准备及安排、转运前患者的防治准备，并需有一名有经验的相关专业医生和护士，加之必要的护送人员至少 2 人，陪同护送人员应具有相关的急救基本技能、生命支持技术及其管理能力等，如快速解除气道梗阻、心肺复苏等。

近年来，随着相关先进转运设备和便携式监护设备逐渐应用，且新的急危重症医学技术、知识、理念的不断普及、推广，加强了急危重症患者安全转运管理，严格急救转运技术人员的培训，落实相关急救转运制度，认真对待转运流程交接中的各个环节等，完善了转运措施，使院外、院内的急危重患者得到了安全转运，取得了良好的效果。

第二节 急救转运过程中的不安全因素

一、病人本身存在的不安全因素

（一）病情不稳定

病情危重的患者多有单个或多个脏器的严重病变，如复合性外伤、严重感染、多脏器衰竭等，病情复杂，病情不稳定，在转运过程中随时发生病情恶化，影响安全转运。

（二）病人特殊的病情管理要求及其治疗措施所带来的不安全因素

危重病人有多种特殊治疗措施，如携带氧气、气管插管、人工呼吸机、留置静脉通道、输液、输血、输注药物、骨折的固定装置等，在转运过程中常易发生管道扭曲、滑脱、移位或输注药物的速度改变等，给病人的治疗带来不良的后果，影响安全转运。

二、转运环境条件的限制对安全转运的影响

（一）转运现场急救条件的限制

院外呼救的病人涉及各专科的疾病，病种多样，病况复杂，时刻都有病情变化，即使按要求备用了各种急救物品和设备，也难完全满足对病情变化的需要，使急救人员在现场不能很好地控制病情，给转运带来困难，另外，急救现场条件所限，如地震灾害现场或交通事故伤伤员被挤在狭小的空间内难以进行有效抢救，另外光线不明亮、静脉穿刺等抢救技术操作易失败，外伤事故时围观人群拥挤，声音杂乱影响听诊等诊断措施的进行，延长了急救时间，急救人员不能在有效的时间内稳定病情，安全转运。

（二）转运途中监护急救困难

在转运途中，由于担架、推车和急救车的颠簸以及病人无意识的不配合等，实施急救监护措施非常困难，脉搏数不清，血压测不准，抽吸药液困难等直接影响监护治疗效果，从而影响了安全转运。

三、急救转运技术对安全转运的影响

熟练的抢救搬运技术是安全转运成功的关键，抢救技术不熟练、搬运措施不得当直接造成抢救失败和再损伤等异常情况，影响了安全转运。

四、急救转运制度不完善对安全转运的影响

（一）搬运和监护不同步

由于急救搬运人员培训不到位或配备的不合理，在转运的过程中抢救人员既忙于急救护理又忙于搬运，使急救和转运不能连续的同步进行，削弱了对病人的监护，当病情发生变化时不易及时发现，有可能失去最佳抢救时机，影响安全转运。

（二）急救转运物品不完善及备用不齐全

各项物品准备不完善，备用不齐全是影响安全转运的重要因素。应急物品和药品备用不齐全可使转运途中中断治疗和抢救而影响安全转运，转运工具准备不完善，没有及时维修，功能不良等影响安全转运。

（三）与接收科室或单位配合不协调

转运时，医护人员和接收科室协调欠妥当，接收科的床位、监护设备和吸氧装置等准备不完善，当病人转到时不能及时顺利地接受治疗和监护而影响安全转运。

（四）交接制度不完善

运送医护人员将病人转到后，与接收科室或接收单位的医护人员床边交接不严密细致，使接收科室或接收单位的医护人员不能详细地了解病人的病情、治疗护理措施、心理状态等，使下一步的治疗护理措施缺乏依据信息，措施欠合理有序，影响治疗护理效果而影响了安全转运。

五、急危重症患者安全转运前的相关准备及其条件

（一）急危重症患者安全转运前的风险评估

1. 充分的风险评估

转运目的是为了使患者获得更好的诊治措施，但转运存在风险，因此，转运前应该充分评估转运的获益及风险。如果不能达到上述目的，则应重新评估转运的必要性。通常，在现有条件下积极处理后血流动力学仍不稳定、不能维持有效气道开放、通气及氧合的患者不宜转运。但需立即外科手术干预的急症（如胸、腹主动脉瘤破裂等），视病情与条件仍可积极转运。

急危重症患者院内安全转运的决策由主管医师及患者家属决定，院际转运则需由转出医院主管医师和接收医院共同商议，并且最终应由接收医院主管医师决定。转运前应将转运的必要性和潜在风险告知，获取患者及其家属的知情同意并签字。患者不具备完全民事行为能力时，应当由其法定代理人签字；患者因病无法签字时，应当由其授权的人员签字。紧急情况下，为抢救患者的生命，在法定代理人或被授权人无法及时签字的情况下（例如挽救生命的紧急转运），可由医疗机构负责人或者授权的负责人签字。对急危重症患者转运前应进行充分的风险评估，建立系统的规范风险评估表并执行到位见附录一。

2. 不宜进行安全转运的患者

对急危重症患者经积极处理后血流动力学仍不稳定、不能维持有效气道开放、通气及氧合的患者不宜转运。

3. 与患者家属充分沟通与风险告知

与患者家属充分沟通、详细告知途中可能的风险及其可能的并发症，并签好相关同意书、必要的授权书等。

4. 转运方案的制订

（1）确定转运目的地，评估转运的距离和时间。

（2）道路的选择或运输方式。如果距离大于 150 km，航空运输是首选。

（3）选择准确的监测方法和设备。

（4）预测可能的并发症。

（5）携带的药物和器械。
（6）按照可用性和病人的特征选择运输工具。

5. 院内转运前的交流、协调和合作

（1）应通过医—医和（或）护—护交接以落实治疗的延续性。交接内容包括病情与治疗计划。
（2）转运前，接收科室要保证可以立即对来到的患者进行治疗或检查。
（3）及时通知转运的其他相关人员（如电梯等），以便从时间上能配合转运，并保证所需设备。
（4）主治医师要对转运经过清楚。病历资料由原治疗科室送出，内容包括转运指征以及转运全过程中患者状况。

（二）急危重症患者安全转运的专业人员准备

通常需要配备一名有丰富临床经验的急危重症专业医生、一名急危重症专业护士、救护车驾驶员（路途遥远时须配两名）和必要的护工若干名。

（三）转送医疗设备准备

转运设备的准备主要为：具充电电池的多功能监护仪、体外起搏除颤仪、便携式呼吸机、便携式吸引器、便携式充电微量注射泵、便携式可充电照明应急灯等充好电、处备用状态。另需准备简易呼吸器、充满氧气的足够途中使用的氧气瓶、听诊器、气管插管器材或紧急气管切开器材等。必要时，需携带便携式起搏器、可移动 IABP 仪、便携式 ECMO 设备等。

所有转运设备都必须能够通过转运途中的电梯、门廊等通道，转运人员须确保所有转运设备正常运转并满足转运要求。所有电子设备都应能电池驱动并保证充足的电量。

普通转运床因为不能安全固定必需的医疗设备，不能满足重症患者的转运需求。因此，需要使用符合要求的重症转运床。重症转运床除具有普通转运床的功能外，还应该能够携带监护仪、呼吸机、输液泵、储氧瓶、负压吸引设备、药品等，所有设备应该固定在与患者同一水平面或低于患者水平面。转运床应与救护车上的担架系统匹配。

（四）静脉输液管路和必要的穿刺、置管用品

静脉穿刺用品及其静脉输液用具如止血带、输液器、输血器、静脉三通接头、加压输液用具、穿刺针、消毒手套、消毒棉签、消毒纱布、绷带及其胸穿、腹穿等穿刺、置管消毒用品。对某些患者，可能尚需血管钳、手术剪等简易手术用具。

（五）转运途中使用的急救治疗药物准备

转运途中使用的急救治疗药物准备除特殊疾病外一般多为抢救用药，如肾上腺素等血管活性药物、胺碘酮等抗心律失常药物、镇静止痉药物、恶性高血压患者的降压药物、甘露醇等降颅高压药物等。

（六）转运工具的准备

救护车等转运工具的准备主要为保障转运工具的正常运转、转运救护车汽油等用品是否足够，事先了解转运道路是否通畅、安全等，并充分预估转运途中可能遇到的故障及其应急处置措施的准备。

（七）与接收部门、接收单位联系

与接收部门、接收单位联系可能到达的时间、需要准备的相关条件和救护设备，最好能联系并

落实到具体联系人、接收单位负责人、具体的接收人员及其联系电话等。

（八）病历及其检查资料等转院资料的准备

病历及其检查资料等转院资料的准备主要为准备相关的住院前和住院后的病情相关的主诉、现病史、既往史、个人史、家族史、住院诊治经过等病历资料和血液学、病原学、CT片、MRI片、X线片等客观检查资料，并需要明确说明可能的并发症及其注意事项等。

（九）其他

如需要使用的通信设备需充好电、带够需要的费用等。

六、急危重症患者安全转运前、转运中和转运到达后的相关工作

（一）急危重症患者安全转运前的再次检查与准备

1. 骨折固定是否牢固

急危重症患者转运前再次检查骨折处固定是否妥当、稳定，特别是对颈髓损伤者、不稳定骨盆骨折者、严重移位的骨折等需特别注意保护。对创伤患者应使用颈托等保持脊柱稳定，长骨骨折应行夹板固定。

2. 控制抽搐、稳定病情

控制惊厥、癫痫发作并预防复发，降颅压，使颅内压降至正常水平。

3. 转运途中预估需要的准备

（1）肠梗阻和机械通气的患者需要安置鼻胃管。
（2）如转运时间较长，转运前需要留置尿管。
（3）胸腔闭式引流，在转运过程中引流必须保持在患者身体平面下方。

4. 转运前再次评估

（1）有无其他隐匿性创伤？特别是颈椎、胸部、肋骨部位？是否气胸？
（2）有无胸腔内出血或腹腔内出血？
（3）有无长骨或骨盆骨折？
（4）是否有全面的检查？
（5）是否有全面的治疗？

（二）重复检查各种管路

重复检查各种管路如气管插管、气管套管、各种引流管、胃管、导尿管、中心静脉导管、漂浮导管、有创监测置管固定稳妥，临时起搏导管和导线与起搏器的连接牢固。

（三）转运途中循环功能的保障

与病情相关的危险循环状态：低血压、高血压、心动过速或过缓、恶性心律失常、输液管路脱落或长度不足、微泵等电池不足、输液架出现问题等。

1. 转运途中静脉通路的保障

转运前应保持两条通畅的静脉通路。必须保证一条可靠的静脉输液通路，以备途中应急救治所用。

2. 转运途中循环功能的保障

转运前必须控制活动性出血等导致低血容量的病因，进行有效的液体复苏，必要时使用血管活性药物维持患者循环功能稳定。待血流动力学基本稳定[收缩压（SBP）≥90 mmHg，平均动脉压（MAP）≥65 mmHg]后方可转运。

3. 转运前循环功能再次评估

（1）收缩压＞120 mmHg？
（2）心率＜120 次/min？
（3）脏器、组织、末梢循环灌注情况？
（4）静脉通道情况？
（5）循环血容量是否得到补充？
（6）是否需要输血？
（7）尿量如何？
（8）有无持续性出血？在什么部位？

（四）转运前呼吸道的保障

与病情相关的主要呼吸危险因素：低氧血症、高气道压、分泌物阻塞、剧烈咳嗽、呼吸回路断开、呼吸管路漏气、密封不足、氧气源不足、电池不足、无负压吸引或吸引力不足等。

1. 人工气道的保障

对急危重症高风险的患者，为确保气道的通畅，应积极建立人工气道，转运途中不推荐使用喉罩。机械通气的患者出发前应标定气管插管深度并妥善固定，给予适当镇痛、镇静。

2. 机械通气的保障

换用转运呼吸机的机械通气参数设置参照此前相同的呼吸支持条件通气，观察患者能否耐受并维持稳定。

如果转运呼吸机不能达到转运前通气条件，应在转运前对患者试行替代参数通气，观察患者能否耐受转运呼吸机并维持恰当的通气及氧合[动脉血氧分压（PaO_2）≥60 mmHg，动脉血氧饱和度（SaO_2）≥0.90]。

3. 转运前气道的清理

转运前即刻再次清除呼吸道分泌物、保持气道通畅、与便携式呼吸机连接正常、运转正常。再次确认气管插管、气管套管固定妥当。

4. 转运前的呼吸准备

转运前再次评估呼吸状态：
（1）气道是否安全？
（2）是否需要气管插管和机械通气？
（3）镇静、止痛、麻醉是否满意？
（4）动脉氧分压＞100 mmHg（13 kPa）？氧饱和度＞95%？
（5）动脉二氧化碳分压（青壮年）30～37 mmHg（4～5 kPa）？

（五）转运前颅脑评估

因高热惊厥、癫痫可严重影响呼吸循环。因此，转运前必须控制其发作并预防复发。

与转运相关的主要危险因素：颅内压增高、脑疝、剧烈烦躁、抽搐持续不止等。

转运前对患者颅脑状况的再次评估：

（1）格拉斯哥（Glasgow）昏迷评分？倾向？
（2）定位体征？
（3）瞳孔反射？
（4）颅骨骨折？

（六）转运途中生命体征监测设备及其患者状态的检查评估

转运途中生命体征监测设备的检查，确保转运途中运转正常，需要特别注意监测生命体征、指端氧饱和度、神志、瞳孔、肤色变化、尿量、静脉输液量、有无呕吐、气促、呼吸道分泌物状况、病情变化等。

与监测设备相关的主要危险因素：监护仪功能异常、电池不足、图像受外来干扰、看不到屏幕等。

1. 监测指标
（1）心电图？
（2）脉搏血氧计？
（3）血压？
（4）呼气末二氧化碳分压？
（5）体温？
（6）中心静脉压、肺动脉压、必要时监测颅内压？

2. 辅助检查客观资料评估
（1）血气分析、生物化学和血液指标？
（2）必要的影像学检查？
（3）其他必要的检查，如 CT、腹腔灌洗？

（七）安全转运到达目的地的工作

安全转运到达目的地后，与接收单位具体负责人员交代病情，最好有相关交接单，写明病情情况、需注意的事项等，并签字确认。

第三节　院前或院际安全转运

院前安全转运首先需要对患者和现场进行适当评估。根据患者病情和现场情况采用适当的救护措施即院前急救后再进行院前安全转运。

一、加强急救搬运技术人员的统一组织、培训、管理，保证急救搬运的同步性

加强急救搬运技术人员的统一组织、培训、管理，保证急救搬运的同步性。工作人员的准备应具有很强的应急能力，熟练掌握各种急救的基本理论和操作技术，掌握所有急救设备的使用技术，并且处于 24 h 待命。调度员应问清地点、病人的发病情况、主要症状以及联系方式，精确做好记录，并必要时进行电话指导目击者或普通百姓现场抢救。

二、加强急救物品的管理，抢救物资器材的准备

出诊箱内药物器械分层放置，按序排放，取用方便，随时保持良好的备用状态；救护车内配备

氧气，负压吸引器，心电监护仪等，保证现场急救顺利进行。

三、迅速综合评估病情，列出首要问题，稳定病情

转运前对病人综合情况的评估是转运安全的基础，急救现场评估病情时，首先对危及患者生命的首要问题及时迅速做出评估，如病人的神志是否清醒、气道是否通畅、有无自主呼吸、脉搏、血压和瞳孔等进行评估后迅速进行处理，心跳停止者立即清理呼吸道行心肺复苏，建立静脉通路吸氧等先抢救生命，待抢救初步成功后，病情许可的情况下再进行全身性评估，如肢体的活动，有无骨折及其性质等并给简单有效的包扎固定，尽量缩短现场急救时间，迅速转运。同时了解病情伤情的病因、发病时间、出血量多少等，以便给转运途中的连续抢救和监护提供信息，稳定病情，安全转运。

四、"抬起就跑"或是"先救后跑"

一般来说，到达现场后应先给予急救处置，使病人生命体征维持在一个相对平稳的状态后方能转运。转运前做好各项准备工作，然后应根据现场状况、技术条件、救治人员数量等决定采用何种方式组织抢救。

对于病情危重、紧急的状况，如果当时当地无条件进行有效抢救，则应坚持体现急救的"急"的原则为先，到达现场后"抬起就跑"或进行"边送边救"对患者生命给予最大可能的救护，以便尽早获得有利的抢救时机，进行最佳的抢救，提高抢救成功率。

如果所带的设备条件、技术条件、人员条件等允许现场进行有效的抢救，应遵循有条件的"先救治后转运"的原则，以便减少伤病员痛苦和死亡，获得最佳的抢救效果。包括畅通气道、吸氧、建立静脉通道等，呼吸骤停者行心肺复苏、皮囊加压给氧呼吸支持治疗等，骨折病人应妥善固定，出血病人应先止血等。除以上措施外，还应立即进行护理体检，包括意识状态、瞳孔、生命特征等，如病情许可迅速从头、颈、脊椎、胸、腹、骨盆、四肢进行检查，观察有无骨折、出血、血肿等异常情况，尽量去除加重病情的因素。

同时，在转运前向病人或家属告之途中病人有可能发生的问题，以免病人在途中出现意外情况时患方不理解所造成的医患纠纷影响了安全转运。

五、加强途中急救监护，维持生命体征平稳

当确定转运病人时，搬运要求动作准确，并做到轻、稳、快，避免震动，病情危重或颈腰椎骨折的病人要3~4人同时搬运，保持头部躯干成直线位置。推车搬运时保持头部在大轮端，可因大轮转速慢、稳而减轻震动。上下坡时头部始终在高处端，以免引起患者不适，急救车搬运病人时，尽量保持快而稳速行驶，减少颠簸，不仅有利于实施急救措施，更有利于病人舒适。

体位安置据病情和伤情而定，一般轻伤员取仰卧位，颅脑损伤者要侧卧位或头偏向一侧，以防舌后坠或分泌物阻塞呼吸道，胸部伤取半卧位或伤侧向下的低斜坡位，减轻呼吸困难，腹部伤取仰卧位膝下垫高，使腹部松弛，休克病人取仰卧中凹位等。转运过程中医护人员始终守护在病人上身靠近头端位置，便于观察病人的面色、瞳孔、呼吸的变化等。昏迷躁动的患者要用约束带防止坠伤，酌情盖好被服以免着凉或过热。途中应做的治疗护理措施不漏掉，保持各种治疗措施有效，如途中发现病情恶化和意外伤时要立即进行处理，并及时与有关科室联系呼救，以便得到及时的抢救。

六、建立交接流程记录，完善交接班制度

转运患者时，护送人员将病人运送到目的地后，与接收科的医护人员共同安置病人，包括卧位、

固定管道、吸氧等，然后进行详细的床边交接，包括病历的交接、转运前后和途中的病情、生命体征、用药情况、特殊治疗措施、病人的心理状态等，接收科的医护人员了解交接内容无误后，进行接班记录，最后由双方医护人员签全名，即完成交接流程。避免了因交接班时出现的差错而影响了病人的安全转运。

第四节　院内安全转运

一、危重患者院内转运观念更新

危重患者是大型医院救治的主要对象。急危重症院前救治体系（EMSS）的良好运作协助该类病人的救治已取得良好效果。但在各家医院救治的生命链中院内转运却缺乏规范、被忽略。该环节操作不当，不但影响危重病人的诊断及治疗，还可能发生意外或导致死亡，既影响病人救治，又恶化医患关系还可能产生法律纠纷。以前一般医院患者转运都是卫生员或护士护送，现在危重患者的转运均改为医护同行，及时发现和处理途中可能出现的意外。途中医生及时气管插管，心肺复苏，纠正休克和严重心律失常，均取得良好效果，改变了以往重治疗不重转运的观念。

二、危重病人院内转运前风险评估

以往急诊科仅是"转运站"或"中转站"的角色，简单处理后马上送专科治疗或辅助检查。其实，危重病人院内转运其救治效果机会和风险是并存的。文献中高达71%的转运病人在转运途中或检查过程中发生轻微至严重的并发症，尤其急诊科转运风险更大，甚至大于ICU的病人。原因是急诊科的危重病人伤因、伤情的未知成分较多，需要检查和治疗所把握的整体性和时效性更大。因此，对急危重症患者的风险评估极其重要，这也是医务工作者的职责所在，也是对患者和患者家属负责。

在转运前进行充分的风险评估，一方面是对患者病情转运风险做好全面、准确的评估，给医务人员机会准备必要的抢救设备、药品和技术人员等，这对减少转运风险极其重要；另一方面，对转运有关的技术人员自身的技术能力、可能出现的疾病风险、技术风险以及风险和意外出现时的随机应变能力的充分评估亦十分重要。并充分告知患者及其家属，以取得他们的充分配合、理解、支持，并签署转运过程中可能的风险及意外事件的风险告知书。在转运过程中更需要不断观察病情，并进行风险评估，及时根据所评估的状况做出针对性的救治处置，以最大限度地减少患者风险。

目前，评估的依据主要来自于病人生理学参数监测指标（如血压、脉搏、心率、呼吸及动脉血氧饱和度）和医务人员的临床经验。转运前应评估危重症病人的转运可能发生的不同程度的并发症，如窒息、心搏呼吸骤停、休克等；以及管道脱开，输液中断等护理意外，做好相应对策和准备好必要的急救设备。转运风险较大的病情主要涉及中枢神经和心血管系统功能障碍的病人，必要时应和专科医生一起进行风险评估。对途中出现生命体征的明显变化，对症处理无效时要立刻终止转运。

三、危重病人院内转运前及转运中预处理

对高风险的危重病人进行转运前和转运中预处理是降低风险保障转运安全的重要措施。转运前对气道内分泌物及误吸物的清除，呼吸困难或血氧饱和度较低患者应预先气管插管保持气道通畅，出血部位的有效包扎止血及输血，失血性休克病人的扩容，心衰病人的血管活性药物的微泵调整，颅内高压病人的脱水剂的使用，血气胸状态下的胸腔闭式引流，骨折部位的固定等；转运中密切观

察病情，及时处理气道分泌物，调整呼吸机模式，稳定血压（如加快输液、血管活性药滴数），纠正严重心律失常（如室颤等）以及各种管道、夹板的稳固。通过这些预见性的处理，明显提高了危重患者转运安全系数。

四、先进设备和先进技术在危重病人院内转运中的应用

随着医学科技发展，许多先进设备和先进技术在急救医学得到广泛应用。危重病人在转运过程中都需不同程度的供氧，其中一半以上需要呼吸支持。Evans 和 Winslow 报道 53%的人工呼吸机支持的病人在转运过程中有氧饱和度、心率、血压的重大改变。现在大多数医院已经有便携式多功能呼吸机、便携式氧气瓶、多功能除颤起搏器及多功能监护仪、便携式吸痰机、多功能转运床（可与手术床交换）。同时，科室加强医、护经常性的"五大急救技术"培训及先进的急救技能培训，如急危重症医务人员均需掌握气管插管、气管切开术、深静脉插管术、胸腔闭式引流术、除颤术及呼吸机的使用等，通过监测危重患者心电变化、血压、呼吸、气道压力、潮气量、无创血氧饱和度等，及时发现病情变化，合理应用急救技术，保障了患者转运安全。

五、危重患者院内转运交接班记录卡与科间预警报告

危重患者院内安全转运离不开相关科室的协作。科室不满意主要表现在转运前未接通知、护送人员不知病情、转运前处理不当、送错科室。对这些情况，我们专门设计了相关的制度设计并严格执行。

在收到危重患者时，作出初步诊断后马上启动预警报告制度，通知可能要转运的相关科室，简要汇报病情，并告知目标科室接诊人员需要做那些特殊准备（如呼吸机、监护仪、吸痰机、微量注射泵）；同时在准备转运前 10 min 电话通知相关科室，做好转运交接班记录卡，详细记录了患者转运前的生命体征、用药情况、初步诊断、各管道在位情况、液体出入量、转送目的科室，并随时记录转运中的病情变化，最后进行交接人员的签名。避免了以往出现问题时科室间互相推诿、指责等，患者及其家属对科室工作的满意率明显提高。

第五节　急危重症患者转运的注意事项

一、急危重症患者转运评估的注意事项

1. 在循环功能支持下血液动力学仍不稳定的患者不宜转运。
2. 持续胃肠减压的患者，转运前需吸尽胃液，必要时转运中仍需保持有效的胃肠减压，谨防误吸。
3. 创伤患者的转运，除非已排除脊柱损伤，否则转运中应使用脊柱固定装置。
4. 转运过程中的主要并发症为：①引流管脱出；②气管插管移位或堵塞或拔管意外；③静脉留置管脱出致大出血或堵塞；④指端测定的血氧饱和度下降；⑤循环不佳或急性心律失常等并发症；⑥意想不到的病情急剧变化无法及时有效处理。因此，必须针对性地进行准备应急预案，以防发生意外。

二、重症传染性疾病患者转运的特殊考虑

随着 SARS、人感染高致病性禽流感、甲型 H1N1 流感的暴发、重症手足口病及脑炎等新型传

染性疾病和传统的传染性疾病重症患者越来越多。此类患者的转运除遵守传染病管理的一般原则外，还必须遵守传染性疾病的相关法规及原则。

三、转运人员的安全保障措施

实施重症患者转运的各类人员在转运过程中均存在患者和救护人员的人身安全风险，需为所有参与院内、院际转运的相关人员及其相关检查人员购买相应的保险。

四、安全转运的原则

安全转运的原则主要有：有经验的医护人员、必要的设备和交通工具、全面检查和评估病情、全面监测、稳定病情的措施及时有效、反复评估病情、不间断的监护、与转运目的地人员面对面直接交接患者并介绍病情、病历记录和审核等。

五、禁止转运的状况

绝对禁止安全转运的状况主要有以下几点：
1. 心跳、呼吸停止。
2. 有紧急插管指征，但未插管。
3. 血液动力学极其不稳定，未进行有效复苏。

六、转运的质控与培训

1. 转运的质控

应制订转运的质控标准以保证重症患者的转运质量。质控计划应包括建立审查及不良事件报告制度，并定期进行更新及完善。

2. 转运人员的培训

所有参与重症患者转运的人员都应学习上述重症患者转运相关知识，并接受临床培训，通过评估考核合格，才能独立实施重症患者转运，并接受定期评估。

（编写：严建平　陈新国　蒋世平　谢战杰　文怀　童跃峰　王谦　蒋国平）

附录一　急危重症患者安全转运风险评估表

浙医二院救护车转运病人评估表（一）

姓名：_____　性别：_____　年龄：_____　身份证号码：_____

工作单位：_____　常住地址：_____

联系人姓名：_____（关系_____）联系方式：_____

初诊医院：_____医师：_____联系方式：_____

主诉：_____

简要病史_____

_____

过敏史_____初步诊断_____

目的医院：_____联系人：_____联系方式：_____

- 生命特征：T_____℃；P_____次/min；R_____次/min；BP_____mmHg；SpO_2_____%
- 意识：GCS___+___+___分　镇静/镇痛：□否；□是 药物：_____
- 瞳孔：左 □大小__mm，□对光放射_____；右 □大小__mm，□对光放射_____；
- 气道：□无人工气道（□安全；□需要注意）；□气管插管（深度____cm）；□气管切开
- 胸部：触诊_____听诊_____
  - □ 自主呼吸：吸氧方式：□ 鼻塞　□ 面罩　□ 储气袋面罩，流量_____升/分
  - □ 辅助通气：模式____，Vt（P）____，F____，FiO_2____%，PEEP____，PSV____
- 循环：心率_____次/min；心律失常 □无 □有_____
  - □ 血管活性药物_____
- 腹部：外形-□隆起 □平 □凹陷；肠鸣音_____次/min；□ 压痛（部位：_____）
- 脊柱和骨盆：□损伤_____；□ 固定_____；
- 四肢：□骨折_____；□ 伤口_____；
  - □血管问题_____；□ 神经问题_____；
- 管道：□导尿管；□静脉导管_____；□ 引流管_____；
  - 其它_____；

附录二 急危重症患者安全转运的急救包（A）准备物品

急救包（A）

翻盖层　　上层：普通喉镜*1　手持血氧饱和度仪*1　环甲膜穿刺包*1

　　　　　下层：附件袋（电筒*1　进口胶布*1　开口器*1　有齿镊子*1　无齿镊子*1
　　　　　　　　剪刀*1　无菌剪刀*1　手术刀片*1　压舌板*1　血管钳（小）*1
　　　　　　　　血管钳（大）*1　血管钳（圆头弯）*2　叩诊锤*1　拉舌钳*1）
　　　　　　　　听诊器*1　记号笔*1　签字笔（蓝黑）*1　导电膏*1

内层　　　夹板*3　颈托*1　呼吸皮囊*1　小氧气筒*1　附件袋（面置*2　喉罩*4）
　　　　　脚踏负压吸引器*1　充气式血压计（成人、儿童）

附录三　急危重症患者安全转运的急救包（B）准备物品

急救包（B）

翻盖层外侧　　上层：1. 肾上腺素针 1 mg 10 支　　2. 重酒石酸去甲肾上腺素针 1 mg 5 支
　　　　　　　　　　3. 多巴胺针 20 mg 5 支

　　　　　　　下层：1. 阿托品针 0.5 mg/1 ml/支　5 支　　2. 力月西 5 mg/1 ml/支　5 支
　　　　　　　　　　3. 爱可松 50 mg/5 ml/支　2 支　　　4. 可达龙针 150 mg/3 ml/支　2 支
　　　　　　　　　　5. 硝酸甘油针 5 mg/1 ml/支　2 支　 6. 亚宁定针 25 mg/支　2 支
　　　　　　　　　　7. 速尿针 20 mg/支　2 支　　　　　8. 司可林 0.1 g/支　1 支

翻盖层内侧　　上层：50 ml 针筒 5 付　20 ml 针筒 5 付　10 ml 针筒 5 付　5 ml 针筒 5 付

　　　　　　　下层：电筒*1　耳温仪*1　耳套*1 盒　电极片*10　血糖仪*1
　　　　　　　　　　记号笔*1　签字笔（蓝黑）*1　乳胶手套*5

内层　　　　　上层：输液器*4　延长管*4　7 号头皮针*4　20G 静脉留置针*2
　　　　　　　　　　22G 静脉留置针*2　PVP 棉签（瓶）*1　酒精棉签*1　干棉签*1
　　　　　　　　　　止血带*2　透明薄膜*4　敷贴*5　肝素帽*2　三通*1　纸胶*1
　　　　　　　　　　输液卡*1　砂轮*1

　　　　　　　中层：鼻咽通气管*2　口咽通气管*5　鼻导管*1　储氧袋面置*1
　　　　　　　　　　纱布叠片*5　棉球*5　负压吸痰管*9+5　气管插管 1 套（气管插管*8、
　　　　　　　　　　牙垫*1、石蜡油*1、系带*1、进口胶布*1）　无菌手套*10
　　　　　　　　　　大纱布*2　医用绷带*3　弹性绷带*2　手术帽*5　口罩*1

　　　　　　　下层：电子血压计*1　加压输血器*1　PVP 液*1　氨茶碱针 0.25 g/支 2 支
　　　　　　　　　　洛赛克针 40 mg*1 支　甲基强的松龙针 40 mg/支　50%GS 20 ml*2 支
　　　　　　　　　　巴曲亭针 1 kU*2 支　甘露醇针 250 ml*2 袋　4. 生理盐水 500 ml*2 袋
　　　　　　　　　　5%GS 500 ml*2 袋　注射用生理盐水 10 ml*5 支　硝酸甘油片*1 瓶
　　　　　　　　　　速效救心丸*1 瓶

附录四　救护车急救药品配置清单

浙医二院救护车药品配置清单

序号	药品名称	数量
静脉用药		
1	肾上腺素 1 mg/ml/支	10 支
2	重酒石酸去甲肾上腺素针 2 mg/ml/支	5 支
3	多巴胺针 20 mg/2 ml/支	5 支
4	阿托品针 0.5 mg/1 ml/支	5 支
5	力月西 5 mg/1 ml/支	5 支
6	爱可松 50 mg/5 ml/支	2 支
7	可达龙针 150 mg/3 ml/支	2 支
8	硝酸甘油 5 mg/1 ml/支	2 支
9	亚宁定针 25 mg/5 ml/支	2 支
10	氨茶碱针 0.25 g/支	2 支
11	速尿针 20 mg/2 ml/支	2 支
12	司可林 0.1 g/2 ml/支	1 支
13	甲基强的松龙针 40 mg/支	2 支
14	巴曲亭针 1 kU/支	2 支
15	洛赛克针 40 mg/支	1 支
16	甘露醇针 250 ml	2 袋
17	生理盐水 500 ml	2 袋
18	5%GS 500 ml	2 袋
19	葡萄糖（50%）20 ml/支	2 支
20	注射用生理盐水 10 ml/支	5 支
口服药		
21	硝酸甘油片	1 瓶
22	速效救心丸	1 瓶

附录五　救护车抢救物品配置清单

浙医二院救护车抢救药品配置清单

序号	物品名称	相关物品及数量
1	静脉置管	留置针*4　输液器*4　止血带*2　敷贴*5　透明贴膜*4　PVP-I*1　头皮针*4　肝素帽*2　三通*1　砂轮*1　胶布*1　酒精棉签*1　干棉签*1　5 ml 注射器*5　10 m 注射器*5　延长管*4　50 ml 注射器*5　加压输血器*1　输液卡*1
2	呼吸道用	鼻导管*1　储氧袋面罩*1　小氧气筒*1　呼吸皮囊*1　吸痰管*（9+5）脚踏负压吸引器*1　面罩*2　压舌板*1　喉罩*4　鼻咽通气管*2　口咽通气管*5　开口器*1　气管插管1套（气管插管*8、牙垫*1、石蜡油*1、系带*1　胶布*1）拉舌钳*1　环甲膜穿刺包*1
3	止血	纱布叠片*5 包　大纱布*2　绷带*3　弹性绷带*2　无菌手套*10　棉球*5 包　PVP-I*1 瓶　乳胶手套*5
4	清创	有齿镊子*1　无齿镊子*1　剪刀*1　无菌剪刀*1　手术刀片*1　血管钳（小）*1　血管钳（大）*1　血管钳（圆头弯）*2　叩诊锤*1　手术帽*5　外科口罩*1 包
5	其他	颈托*1　夹板*3　电极片*10 片　耳套*1 盒　手电筒*2　记号笔*2　记录笔*2　导电膏*1

附录六　救护车抢救仪器配置清单

浙医二院救护车抢救仪器配置清单

序号	仪器名称	数量
1	充气式血压计（成人、儿童）	1
2	电子血压计	1
3	耳温仪	1
4	听诊器	1
5	迈瑞 PM-8000 型监护仪	1
6	手持血氧饱和度仪	1
7	飞利浦 M3536A 除颤仪	1
8	万曼 ACCUVAC Rescue 急救吸引器	1
9	万曼 MEDUMAT Transport 呼吸机	1
10	微量法血糖仪	1
11	输液泵	1
12	2 通道微量注射泵	1
13	便携式氧气瓶	2
14	普通喉镜	1 套
15	急救真空夹板	1 套

附录七　急危重症患者安全转运的知情同意书

<h2 style="text-align:center">浙医二院救护车转运知情同意书</h2>

姓名：　　　性别：　　　年龄：　　　病床号：　　　病案号：

1. 初步诊断：_____
　_____

2. 患者目前因_____，拟使用浙医二院救护车转送至_____。

现就相关事宜明确告知患者家属/委托人如下：

　1）危重患者转运为特需服务，您还可以选择联系当地、杭州或者上海等地的120转运；

　2）由于转运过程中救治条件的限制，无法保证病情恶化时达到院内水平救治；

　3）转运过程中呼吸心跳骤停、死亡；

　4）气道阻塞窒息、各种大出血导致死亡、骨折移位、加重伴随的损伤等；

　5）各种导管移位、脱落，导致病情恶化、死亡；

　6）原发疾病加重或并发其它疾病，导致死亡；

　7）本项目为特需服务，收费方案为_____，药物、一次性耗品的费用另行计算，可能医保或其它保险无法支付，需要自行负担；

　8）其他不可预知的风险和意外（包括交通工具、仪器设备等）。

我院医护人员将陪伴转运，按照规范准备相应的设备和药品，严密观察病情变化、及时处置，力争将风险降低到最低限度，但仍无法完全避免上述不良后果的发生，请家属/代理人慎重考虑后决定。

主管医师签名：

年　月　日　时　分

患者及家属对上述情况已经了解，经慎重考虑，对患者车转运的条件、各种风险和意外、费用情况表示充分的理解，选择转运，签字为证。

患者/代理人签字：　　　　　　　与患者关系：

年　月　日　时　分

附录八　转运途中患者病情评估表

浙医二院救护车转运病人评估表（二）

姓名_____　性别_____　年龄_____　诊断_____

日期时间	T ℃	P 次/分	R 次/分	BP mmHg	SPO$_2$ %	意识	瞳孔				吸氧 L/min	静脉入量		疼痛评分 0~10	病情观察及措施	签名
							mm		反射			名称	量			
							左	右	左	右						

附录九　转运到达目的地后的交接单

浙医二院救护车转运病人病情交接单

姓名：_____　　性别：_____　　年龄：_____　　日期：_____年__月__日

初步诊断：_____

核对项目	出发地	目的地
	时间：	时间：
意　　识	□清醒□嗜睡□模糊□昏睡□昏迷	□清醒□嗜睡□模糊□昏睡□昏迷
血　　压	mmHg	mmHg
脉　　搏	次/分	次/分
呼　　吸	次/分	次/分
数字疼痛评分	分	分
体　　温	℃	℃
过　敏　史	□无□不详□有_____	□无□不详□有_____
简要病史		
备　　注		
签　　名		

附录十 救护车使用启动流程

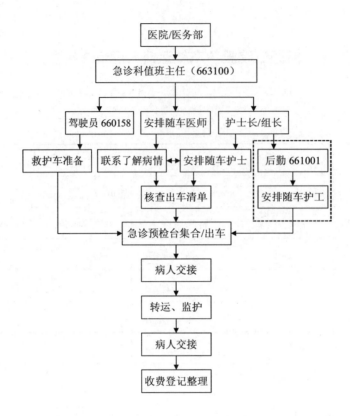

参考文献

[1] Evans A, Winslow EH. Oxygen Saturation and Hemodynamic Response in Crytically Ill, Mechanically Ventilated Adults During Intra Hospital TransportA [J]. J of critical care, 1995, 15 (4): 106.
[2] Marianne C. AACN Handbook of Critical Care Nursing [M]. Appleton & Schuster Company, 1997: 223.
[3] 卢勇, 苏磊. 危重病人院内转运的探讨[J]. 中国急救医学杂志, 2005, 25 (6).
[4] 王一堂. 必须大力提高现场救护的水准[J]. 中华急诊医学杂志, 2008, 17 (4): 341-342.
[5] 余黎, 赵刼, 许喜泳, 等. 移动重症监护单元系统在院前急救转运体系中的运用[J]. 中华急诊医学杂志, 2010, 19 (3): 323-325.
[6] 黄春红, 熊国平, 刘东虎. 量化管理在院前急救工作绩效考核中的应用[J]. 中华急诊医学杂志, 2012, 21 (6): 664-666.

第三章 急危重症的氧合技术

第一节 氧疗概述

氧气是人体生命中最重要的物质之一。成人在静息状态下需氧量 250 mL/min，一天耗氧量约为 360 L。体内储存氧仅 1.5 L，即使全部利用只够组织器官消耗 4~6 min。

组织细胞利用 O_2，并经一系列的代谢过程产生能量。因供氧减少或利用氧障碍引起细胞发生代谢、功能和形态结构异常变化的病理过程称为缺氧（hypoxia）。缺氧可分为组织供氧障碍和组织细胞利用氧代谢的障碍两大类。

$$组织供氧量 = 动脉血氧含量 \times 心输出量 = (1.34 \times Hb \times SaO_2 + 0.003\,1 \times PaO_2) \times 心输出量$$
$$\approx 1.34 \times Hb \times SaO_2 \times CO$$

因此，组织供氧的障碍与血红蛋白、呼吸系统、心血管系统等均相关。组织性缺氧是由于组织细胞利用氧的能力障碍所引起，常见的原因为细胞中毒、细胞损伤、呼吸酶合成障碍等。故缺氧可分为低张性缺氧、血液性缺氧、循环性缺氧、组织性缺氧，前三类均属于供氧障碍性缺氧，组织性缺氧系组织细胞利用氧障碍所致。但临床上常见混合型缺氧，如失血性休克既有血液性缺氧（失血）、循环性缺氧（循环障碍），又可能有低张性缺氧（血胸、气胸、急性或慢性呼吸衰竭、ARDS 等）、组织性缺氧（内毒素性损伤、代谢障碍等）。

氧气治疗对急危重症患者极其重要。在一定的条件下，氧气在很大程度上是一种救命的物质。从狭义上讲，氧气治疗对缺氧性疾病具有其他药物不可替代的独特作用，常用的对缺氧性疾病的氧气治疗包括鼻导管给氧、鼻罩或面罩给氧、带储气囊的简易呼吸器加压给氧、无创呼吸机的给氧辅助治疗、有创机械通气给氧治疗、人工肺支持氧合治疗（即 ECMO）、心泵衰竭等辅助循环氧合治疗等。从广义上讲，除了缺氧性疾病进行氧气治疗外，某些非缺氧性疾病如颅脑损伤或脑血管意外等疾病亦需高压氧等治疗，也属于氧气治疗范围。

值得临床医生重视的是虽然经常是属于急救物品，但氧气的应用必须按药品一样对待，具有相应的适应证、禁忌证和不良反应（并发症），正确应用氧气予合适的患者，才能起到较好的治疗作用，否则可能带来不良反应，甚至严重的后果，如对早产儿、新生儿使用高浓度氧极易造成失明等严重后果。另外，如对百草枯中毒患者不适当使用氧气，可能会加速肺纤维化的发生发展，进而产生肺衰竭、死亡的严重后果。

在临床的实际工作中，氧疗常用于抢救严重呼吸衰竭患者，尤其是急危重症患者的最为普遍、广泛的一个治疗手段。

第二节 吸氧治疗（氧疗）的适应证

一、氧疗的适应证

低氧血症是氧疗的主要适应证。成人的正常 SaO_2 范围为 96%～98%。氧疗主要用于急性或慢性缺氧性疾病，使吸入气体中氧浓度提高，从而使血液中氧含量（HbO_2 或物理溶解氧）得到提高，达到组织性缺氧减轻或完全消失。

吸氧是各种原因引起的急慢性缺氧患者常规和必不可少的治疗手段，氧疗时必须对氧气进行湿化，除非非常紧急，以防呼吸道黏膜干燥、损伤、出血。

氧气治疗前首先应该了解患者是急性缺氧、慢性缺氧或其他需要氧疗的疾病特性，是否属于氧疗的适应证。急性缺氧常依赖于指端氧饱和度监测或动脉血血气分析确认，如指端氧饱和度在 90% 以下即表示存在缺氧可能。

二、体内各种主要脏器对缺氧的耐受能力

体内各主要脏器对缺氧的耐受能力各有不同。较为典型的是心跳骤停后，可较为明确地观察到体内各种主要脏器对无氧缺血的耐受能力或阈值是不同的。正常体温时，中枢神经系统对无氧缺血的耐受能力最差。脑组织只占体重的 2%，它对氧摄取量和血供的需求量却很大。静息时它的氧摄取量占人体氧总摄取量的 20%。故在缺血缺氧时，最先受到损害的便是脑组织。但脑组织各部分的无氧缺血耐受能力亦不相同。大脑仅 4～6 min，小脑为 10～15 min，延髓为 20～25 min，心肌和肾小管细胞可耐受 30 min，肝细胞为 1～2 h，肺组织耐受能力大于 2 h，交感神经节为 45～60 min。

三、急性缺氧的常见原因

1. 通气障碍性缺氧

多见于肺源性、中枢神经性、外周神经性疾病或中毒等，如胸肺外伤、呼吸肌瘫痪、急性肺水肿、急性肺部感染、中毒、急性脑血管意外、中枢神经系统或颈髓炎症、出血、梗死、肿瘤、外伤等。

呼吸衰竭根据病情发生的进程速度可分为急性呼吸衰竭和慢性呼吸衰竭。

急性呼吸衰竭是指由于某些突发的致病因素，比如严重的肺部疾病、各种休克、严重创伤、急性气道阻塞等，使肺通气和（或）换气功能严重障碍，一般在数分钟或数小时内出现呼吸衰竭症状者，可伴有意识状态的改变，如不及时处理可立即危及生命。

急性呼吸衰竭：一般可采用指端氧饱和度测定快速确认，在给患者吸氧前须检查患者气道是否开放，可先紧急开始经验性高浓度吸氧，提高吸入氧浓度可提高动脉血氧分压，保障血红蛋白最大程度地结合氧气，从而改善氧供。呼吸衰竭，简称呼衰，是由各种原因导致的严重呼吸功能障碍，即肺通气和（或）肺换气功能的严重障碍，引起动脉血氧分压降低，伴有或不伴有动脉血二氧化碳分压增高而出现的一系列病理生理紊乱的临床综合征。它可因肺部疾病引起，也可能是胸廓疾病所致或系肺外疾病的并发症。

呼吸衰竭的诊断依据：主要根据动脉血气分析，在海平面静息状态和呼吸空气条件下，动脉血氧分压小于 60 mmHg 者称为 Ⅰ 型呼衰，同时伴有动脉二氧化碳分压大于 50 mmHg 者称为 Ⅱ 型呼衰，并需要排除心脏解剖分流、原发性心输出量降低、寒冷等所致的中央型和外周型发绀的低氧因素。

2. 循环性缺氧

严重休克、心泵衰竭、急性贫血、寒冷刺激、动脉闭塞、静脉血栓形成等。

3. 环境限制性缺氧

主要是指缺氧环境如高山、高原、矿山坑道、地道等的低氧环境导致的缺氧。

4. 结合性缺氧

如急性一氧化碳中毒、急性亚硝酸盐中毒导致的碳氧血红蛋白血症、高铁血红蛋白血症等。

但值得重视的是急性缺氧，如不及时纠正，可能导致重要脏器缺氧性损害，严重者甚至危及生命。

四、慢性缺氧的常见原因

主要是 COPD 或生活在高原的人群。慢性缺氧是随着呼吸功能损害的逐渐加重，低氧血症的刺激可逐渐增加红细胞生成素，引起继发性红细胞增多，增加血液携氧量，且机体重要脏器如肾脏等有一定程度的代偿耐受能力。

慢性缺氧或慢性呼吸衰竭：慢性呼衰则发展相对较为缓慢，常为数天或数月，甚至更长时间，多见于慢性疾病，比如慢性阻塞性肺病、神经—肌肉疾病、肺纤维化等。由于后者发展较慢，故可以得到肾脏的代偿，对机体影响相对较小，此类患者大多存在慢性红细胞增多、肺气肿或肺源性心脏病等。但慢性呼衰患者在某些情况下病情可急剧恶化，如合并急性感染等，称为急性加重期。

第三节 氧疗方法

氧疗的效果取决于缺氧的类型。一般来说，对血胸、气胸、肺部感染、急性或慢性呼吸衰竭、ARDS 等引起的低张性缺氧氧疗效果较好，但对肺内真性分流、心内分流（静脉血分流入动脉）等导致的低张性缺氧、循环性缺氧、血液性缺氧、组织性缺氧等效果相对较差。

氧疗的目标：纠正低氧血症、改善低氧症状、降低循环呼吸做功。

氧疗的总体原则：一般来说，对于急危重症患者除一些特定禁忌证外，应立即给予患者中高浓度氧疗，并立即进行病情评估及查动脉血气分析，根据具体病情及血气分析结果及时调整氧疗方案。

动脉血气分析可以准确评价缺氧的程度及酸碱平衡状态。（1）血气分析提示为单纯缺氧，可继续给予较高或高浓度吸氧，以提高氧分压，增加氧弥散量。（2）血气分析提示为缺氧伴二氧化碳潴留者，在保证组织所需基本氧供的前提下（一般要求内科病人维持氧饱和度 90% 以上，外科病人维持氧饱和度 95% 以上），可适当降低给氧浓度。

改善氧合是急性缺氧和慢性缺氧治疗的优先目标，主要方法包括：吸氧、无创通气、有创机械通气及体外膜肺氧合等。

目前，我们临床上使用的最简便的方法主要为鼻导管吸氧及面罩吸氧。

一、鼻导管吸氧与面罩吸氧

目前，我们临床上使用的氧疗方法主要为鼻导管吸氧及面罩吸氧。

1. 鼻导管吸氧

鼻导管吸氧是最为常用的低流量给氧系统，面罩吸氧可提供中高浓度氧供，可分为简易面罩、文氏管面罩及连接储存袋的高浓度面罩。氧流量与吸入氧浓度大致呈如下关系：

吸入氧浓度＝0.21＋0.04×氧流量（L/min）

简易面罩一般氧流量为 5～10 L/min，可提供氧浓度 40%～60%，文氏管面罩可提供较精确的供氧浓度，按 24%—28%—35%—40%—60%递增，连接储存袋的高浓度面罩一般氧流量为 10～15 L/min，可提供氧浓度 60%～90%。

鼻导管吸氧效果相对不确定，需将鼻导管放置于后鼻管，且鼻导管插入鼻腔 10 多 cm 深度，易致鼻黏膜的损伤、感染，氧流量与吸入氧浓度大致呈如下关系：

吸入氧浓度＝0.21＋0.04×氧流量（L/min）

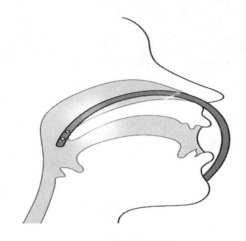

图 3-1　鼻导管置管位置

吸氧鼻塞：可允许患者说话、进食，但吸入气氧浓度不稳定，效果亦不确定。

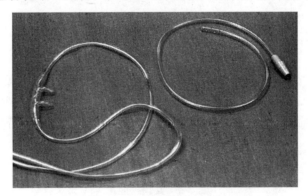

图 3-2　鼻塞给氧导管

2. 面罩吸氧

可有效给氧。

（1）简易面罩吸氧：带两侧孔的简易透明塑料面罩氧流量需要在 5 L/min 以上，以便于冲出呼出气体中的二氧化碳，并可使吸入气氧浓度达 40%左右，吸氧效果较确定。一般来说，氧流量 5～12 L/min，可达吸入气氧浓度达到 35%～50%。

（2）带储气囊的面罩：又分带部分重吸式储气囊的面罩和带阀门的无重吸式储气囊面罩。带部分重吸式储气囊的面罩氧流量达 6～10 L/min，吸入气氧浓度可达 35%～60%，氧流量达 12～15 L/min，可使吸入气氧浓度达 100%左右，吸氧效果非常确定。带阀门的无重吸式储气囊面罩氧流量达 8～15 L/min，吸入气氧浓度可达 55%～80%。

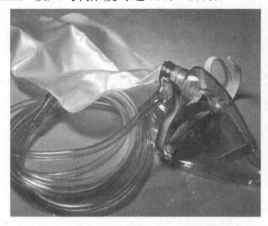
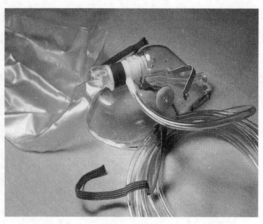

图 3-3A　带储气囊的部分重吸式吸氧面罩　　　　图 3-3B　带阀门的无重吸式储气囊面罩

鼻导管和面罩吸氧均属于低流量系统吸氧范围。其优点是使用方便、成本低、病人舒适、装置维护简单、不要求吸入氧浓度精确时可以使用等。其缺点是不能提供精确的吸入氧浓度、吸入氧浓度受病人呼吸方式的影响。

高流量吸氧系统主要有：文丘里面罩、Oxygen Adders、空氧混合装置（呼吸机）、氧头罩、婴儿暖房、氧帐等。高流量吸氧系统的优点：提供精确的吸入氧浓度、对某些病人心理上会有帮助。缺点是使用复杂、设备相对较昂贵。

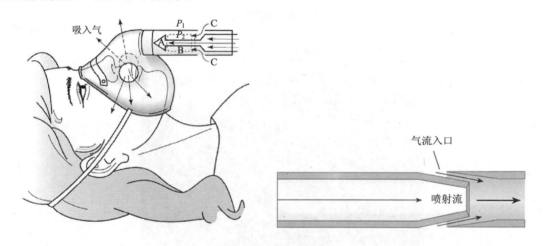

图 3-4　文丘里面罩

文丘里面罩能提供的总气流量必须是病人每分通气量的 3～4 倍，提供的气流量至少要达到 40 L/min 以上。因此，文丘里面罩能保证吸入气氧浓度稳定在所需要的高浓度氧水平。

3. 慢性缺氧的治疗

（1）单纯缺氧者：对于弥漫性肺间质肺炎，肺泡细胞癌等患者，主要病变为弥散功能损害，通气血流比例失调所致的缺氧，可给予较高或高浓度的吸氧以维持氧合。

（2）缺氧伴二氧化碳潴留者：系 COPD 的主要病变特点，也是目前治疗 COPD 的主要方法之一。

需要指出的是，如常规吸氧治疗效果不佳，或病情仍进展，应尽早考虑改为机械通气。

二、面罩皮囊加压给氧

球囊-面罩加压给氧：目前，认为最有效的保持呼吸道通畅提高氧供的方法是气管插管，但其缺点是操作需要一定的技能，需要受专业训练者实施，难以普及，为后继救治造成更多困难。因此临床应用简易呼吸器行人工呼吸的方法是最简单快速有效的方法。2010 年心肺复苏指南中不建议对心脏骤停患者常规采用环状软骨加压法。环状软骨加压适用于意识丧失患者，只有双人或 3 人 CPR 时才会使用。向环状韧带加压，使气管后坠向后压迫食管，减轻胃胀气，减少气囊面罩通气期间发生回流和误吸的风险。7 项随机研究结果表明，环状软骨加压的情况下仍可能发生误吸，而对于培训施救者正确使用此方法的难度很大，所以不建议为心脏骤停患者常规采用环状软骨加压法。

三、无创通气氧疗

低氧血症在经过吸氧后仍难以纠正，或呼吸困难症状无明显改善时可考虑使用无创通气，无创通气是指无须建立人工气道的正压通气，常通过鼻/面罩及其管路等连接患者与人工呼吸机。对某些适宜患者，无创通气可以避免气管插管或气管切开及其相应的并发症，减少慢性呼衰患者对呼吸机的依赖，降低患者的痛苦及医疗费用，提高生活质量。临床上应用较广泛的是正压无创通气，包括持续气道正压和双水平气道正压。通过无创通气可以达到减轻患者呼吸肌负荷、解除呼吸肌疲劳、改善呼吸形式、增进氧合、促进二氧化碳排出等治疗效果。

（一）无创通气的适应证

1．慢性阻塞性肺病的急性发作病情相对较轻者，或经有创机械通气治疗、病情稳定后的康复治疗。
2．睡眠呼吸暂停综合征。
3．中重度支气管哮喘。
4．急性肺水肿。
5．重症肌无力及其他神经肌肉性疾病引起的呼吸衰竭。
6．脊柱畸形等引起的呼吸功能不全。
7．麻醉手术中或手术后的麻醉复苏通气支持等。

一般来说，能够成功应用无创通气的患者，其基础病情相对较轻，使用无创通气后血气分析结果可快速明显改善，呼吸频率下降。如患者对无创通气不合作或不耐受，或者短期内疗效不佳时（应用 1~2 h），应尽早考虑改为有创机械通气。

（二）无创机械通气禁忌证

1．心跳呼吸骤停。
2．严重血流动力学不稳或严重脏器功能不全。
3．意识障碍。
4．高风险误吸。
5．气道分泌物清除能力降低。
6．面部损伤、畸形或近期面部手术后。
7．气道狭窄。
8．未经引流的气胸或纵隔气肿。
9．严重腹胀。

（三）无创通气的不良反应

1. 人机不协调或不耐受。
2. 口干。
3. 鼻压伤及鼻梁皮肤损伤、面部皮肤压红、皮损、溃疡等。
4. 胃肠胀气等。
5. 呕吐物误吸等。

四、有创机械通气氧疗

有创机械通气是纠正严重低氧血症和（或）二氧化碳潴留的最有效的措施，但其对原发病或加重因素一般无明显治疗效果，故同时需要注意加强原发病等的治疗。机械通气的实施首先需要建立可靠的人工气道，人工气道的建立方式主要分为：①经口气管插管。②经鼻气管插管。③气管切开。对于较长时间后仍需要人工气道的患者（一般指气管插管超过1~2周仍无法脱离气管插管者），建议行气管切开。

（一）机械通气的目的

1. 改善肺气体交换功能，纠正严重的低氧血症及二氧化碳潴留，为治疗赢得时间。
2. 降低呼吸做功及氧耗，改善呼吸肌疲劳。
3. 预防或逆转肺不张，改善肺顺应性。
4. 避免因呼吸衰竭导致的严重并发症。

（二）机械通气的指征及时机

对于机械通气的指征，目前没有公认的指南，其应用的指征和时机主要取决于临床医生的判断，医生根据患者呼吸衰竭的程度、对重要器官的影响、预后判断，并同时参考一些呼吸力学的指标来决定是否及时进行机械通气，因此具有很强的主观性，有时可能会延误病情而影响预后。

在临床上当存在以下情况时可考虑行机械通气：

1. 严重的呼吸异常：呼吸频率大于35~40次/min，或小于6~8次/min，呼吸节律异常，自主呼吸微弱或消失。
2. 严重的低氧血症：动脉血氧分压小于50 mmHg，或氧合指数小于200（氧合指数＝氧分压/氧浓度）。
3. 严重的呼吸性酸中毒或高碳酸血症。
4. 呼吸抑制或呼吸停止。
5. 呼衰伴神志障碍。
6. 呼衰伴血流动力学不稳。
7. 无创通气失败或存在无创通气禁忌证。

但对于某些患者，如肿瘤晚期、慢性肺疾病晚期，虽然具有机械通气的指征，但目前多数学者认为应结合本人意愿、家属要求、宗教习惯、生活习俗、社会影响等综合决定，但应避免过度治疗等。

（三）机械通气的禁忌证

均为相对禁忌证，无绝对禁忌证。

1. 未经引流的气胸及纵隔气肿。
2. 巨大肺大疱、肺囊肿有破裂风险者。
3. 低血容量休克未补充血容量者。
4. 严重气道出血未充分引流者。
5. 气管—食管瘘。

值得指出的是机械通气无绝对禁忌证，当出现严重的呼吸衰竭时，在积极处理原发病的同时，应权衡利弊，不失时机地采用机械通气治疗方式救治患者生命。

（四）机械通气的并发症

1. 气管插管并发症：导管易位、气道损伤、人工气道梗阻、气道出血。
2. 气管切开并发症：颈部创面出血、血肿、气胸、皮下及纵隔气肿、感染、气道梗阻、气管—食管瘘、气管软化。
3. 正压通气并发症：气压伤、呼吸机相关性肺炎、氧中毒、呼吸机相关膈肌功能不全、影响循环等。

五、体外膜肺技术氧疗

体外膜肺氧合是将体内的静脉血引出体外，经过特殊材质人工心肺旁路氧合后注入病人的动脉或静脉系统，起到部分心肺替代作用，维持人体脏器组织氧合血供的功能。其管路模式分为两种，分别为静脉—动脉体外氧合模式及静脉—静脉体外氧合模式。该技术具有强大的心肺替代功能，其适应证主要包括：①心功能衰竭：如心脏手术后、急性心肌梗死、心肌炎等。②肺功能衰竭：如 ARDS、新生儿肺部疾病等。

六、高压氧治疗

（一）高压氧治疗定义

高压氧治疗定义：在超过一个大气压的环境中呼吸纯氧气叫做高压氧治疗。

（二）高压氧治疗原理

1. 压力作用：体内的气泡在压力升高时，其体积将缩小。缩小梗死的范围；利于气泡溶解在血液中。
2. 血管收缩作用：高压氧有α-肾上腺素样的作用使血管收缩，减少局部的血容量，利于脑水肿，烧伤或挤压伤后的水肿减轻。虽然局部的供血减少，但通过血液带入组织的氧量却是增加的。
3. 抗菌作用：氧本身就是一种广谱抗生素，它不仅抗厌氧菌，也抗需氧菌。

（三）高压氧分类

高压氧分类：以加压介质分，医用高压氧舱分为以下两种：

1. 纯氧舱：用纯氧加压，稳压后病人直接呼吸舱内的氧。优点：体积小，价格低，易于运输，很受中小医院的欢迎。缺点：加压介质为氧气，极易引起火灾，一次治疗多只允许一个病人进舱治疗，部分病人可出现幽闭恐惧症；医务人员一般不能进舱，一旦舱内有情况，难以及时处理，不利于急危重病人的救治。
2. 空气加压舱：用空气加压，稳压后根据病情，病人通过面罩、氧帐，直至人工呼吸吸氧。优点：安全；体积较大，一次可容纳多个病人进舱治疗，允许医务人员进舱，利于急危重病人的救治；如有必要可在舱内实施手术。缺点：体积较大，运输不便，价格昂贵。

（四）高压氧治疗适应证

高压氧治疗适应证：
1. 各种中毒，如 CO 中毒、氢化物中毒、氨气中毒、农药中毒、化学药物中毒等。
2. 各种原因引起的脑缺氧、脑水肿。
3. 心血管系统疾病：如冠心病等。
4. 消化系统疾病：如消化性溃疡等。
5. 感染性疾病：气性坏疽、厌氧菌感染、病毒性脑炎等。
6. 空气栓塞。
7. 中枢神经系统疾病：脑血栓形成、脑萎缩、脑挫伤、脑外伤后遗症等。
8. 某些手术后：如皮肤移植术后、断肢再植术后等。
9. 婴幼儿疾病：新生儿窒息、3 岁之前的脑瘫等。
10. 口眼耳鼻喉科疾病：中心性视网膜脉络膜炎、突发性耳聋、口腔溃疡等。
11. 皮肤科疾病：玫瑰糠疹、痤疮、硬皮病等。

第四节　常见急危重病的氧疗技术

一、COPD（慢性阻塞性肺疾病）的氧疗技术

慢性阻塞性肺病是指具有不可逆性气道阻塞的慢性支气管炎和肺气肿的统称。表现为肺通气功能的慢性、进行性损害。但如在慢性病程中合并急性因素（如感染），称为急性加重期。氧疗是 COPD 患者的基础治疗，对于 COPD 急性加重期的患者氧疗的同时需要积极进行诱因治疗。对于来院就诊的急危重症 COPD 患者应该立即给予连接储存袋的高浓度面罩氧疗，并立即进行病情评估及查动脉血气分析明确有无合并高碳酸血症（$PaCO_2$>45 mmHg），如有高碳酸血症则要给予控制性氧疗以到达维持目标 SaO_2 在 88%～92%，要求予低浓度吸氧（氧浓度不超过 35%），具体给氧流量根据病情严重程度度确定；给氧方式可选择鼻导管吸氧或文氏管面罩吸氧，如 SaO_2>92%，可逐步降低供氧量。如无高碳酸血症，要求维持目标 SaO_2 在 94%～98%，无低氧浓度要求限制，因此如患者的 SaO_2 达 94%，可先不予吸氧，待 SaO_2 低于 94%再予吸氧，给氧方式可选择鼻导管吸氧、简易面罩、文氏管面罩或连接储存袋的高浓度面罩均可，如 SaO_2 高于目标值，应逐步降低供氧量。因为吸入氧浓度过高，可能导致二氧化碳潴留及呼吸性酸中毒。氧疗后应监测动脉血气分析以指导氧疗方案的及时调整。

对于 COPD 稳定期的患者如存在以下情况要进行长期家庭氧疗（一般为鼻导管吸氧 1～3 L/min），每日至少 15 h：（1）PaO_2≤55 mmHg 或 SaO_2≤88%。（2）PaO_2 在 55～60 mmHg，伴肺动脉高压、肺心病右心衰竭或红细胞增多症（红细胞比积>55%）。

二、重症哮喘的氧疗技术

对于重症哮喘患者应该立即给予鼻导管吸入较高浓度氧气（要求吸入氧气为温暖、湿润，否则易加重气道痉挛），一般不采用面罩吸氧，并立即行动脉血气分析检查，如无合并高碳酸血症

（$PaCO_2$＞45 mmHg），可继续原先氧疗方案，维持目标 SaO_2 在 94%～98%，如合并有高碳酸血症（$PaCO_2$＞45 mmHg），应改为持续低流量鼻导管吸氧，维持目标 SaO_2 在 88%～92%，如 SaO_2 高于目标值，可逐步降低供氧量。

三、百草枯中毒的氧疗技术

百草枯成人致死剂量 20% 水溶液 5～15 mL 或 40 mg/kg 左右。百草枯具有多系统毒性，较大剂量口服早期常出现多器官功能损伤、衰竭，并导致死亡；中重度中毒度过急性期后，因毒物主要集聚于肺脏，损害上皮组织，肺成为主要靶损害器官，可出现不可逆性肺纤维化、肺功能衰竭死亡。百草枯分子具有多层次、多机制的毒性作用，如通过直接细胞毒性及破坏氧化还原反应对氧自由基的清除等，导致细胞死亡及组织损伤，肺部损害主要表现为肺水肿及肺纤维化。

百草枯中毒氧疗需十分谨慎，尤其是高浓度氧疗可加速氧自由基形成，加剧百草枯的毒性，导致肺部损害及其纤维化的急剧加重，故使用氧疗必须慎重，只有在出现明显缺氧症状时才考虑低浓度、低流量吸氧。百草枯中毒患者的氧疗目标一般以控制在 SaO_2 为 88%～92%，甚至有学者提出如 PaO_2 低于 40 mmHg 或出现明显的 ARDS 时才予以吸氧治疗或人工呼吸机 PEEP 治疗。如氧饱和度超过目标范围以上，不应给予氧疗，如氧合低于 88%，可给予低流量氧疗，尽量避免高流量氧疗，给氧方式可选择鼻导管吸氧或文氏管面罩吸氧，严重者可予机械通气治疗。吸氧后如氧合改善，应逐步下调甚至停用吸氧，只要维持氧合在目标范围即可。

四、心脏疾病的氧疗技术

对急性心衰患者保证 SaO_2 在正常范围（95%～98%）是重要的，以使氧气最大限度地输送到器官和保证组织氧灌注，从而预防终末器官功能不全和多器官衰竭。

要达到以上目标首先应保证气道通畅，其次应给予适当提高 FiO_2。如果这些措施不能保证组织氧灌注则应进行气管插管。

尽管吸氧是较直接的方法，但目前无证据表明增加氧气浓度可以改善预后。研究表明不适当的高浓度氧可以减少血流、减少心输出量、升高血压、增加全身血管阻力并有可能增加患者死亡率。

有低氧血症的急性心力衰竭的病人不应增加吸氧浓度。

在没有低氧血症证据的病人不必增加吸氧浓度。

对于心脏疾病患者的氧疗，一般要求维持目标 SaO_2 达到 94%～98%。对于就诊患者首先应给予中高流量氧疗，可选择面罩吸氧，并监测动脉血气分析，如 SaO_2 高于目标值，可逐步降低供氧量。需要指出的是对于急性冠脉综合征患者如不存在低氧血症，可先不予氧疗，如出现了低氧血症，可予中低流量氧疗，尽量避免高流量氧疗，因后者会降低冠脉的血液灌流，维持目标氧饱和度达 94%～98% 即可。另外，对于一些先天性心脏病患者，因为其存在慢性缺氧代偿机制，可根据患者具体情况，一般维持其氧合在慢性稳定期水平即可。

五、其他疾病的氧疗技术

对于一氧化碳中毒、气胸、心肺复苏后等患者，即使无低氧血症存在，也应该给予氧疗以利病情恢复。

对于经氧疗后效果不佳或病情仍持续恶化患者，要视病情适时采取无创通气或行气管插管改行有创机械通气，有指征及条件者甚至行体外膜肺氧合技术以抢救患者生命。

第五节 氧疗的不良反应

一、吸氧性肺不张

当气道有阻塞时,吸入高浓度的氧气时,远端气体很容易被吸收而发生肺泡萎陷。

二、氧中毒

较长时间吸入高浓度氧(大于60%)可导致氧中毒,主要系氧自由基的增加导致组织损伤。一般来说,氧自由基的增加程度与氧浓度成正比,并取决于机体抗氧化能力。

肺脏对氧毒性较敏感,如一个大气压给氧3小时即可产生损伤。曾有报道吸入纯氧6小时突发昏厥危象的案例。随给氧浓度过高,可使血管收缩,产生循环血流再分布,肺内分流增加,最高可达25%的肺内分流,同时氧可损害表面活性物质,导致肺水肿、肺纤维化等。

其他的氧中毒可表现为中枢神经系统的损害、肺脏本身损害、内分泌系统损害、视网膜损害等。如早产儿、新生儿对高浓度氧较敏感,易出现视网膜后纤维增生导致失盲等氧中毒症状,故对早产儿、新生儿宜控制氧流量严防氧中毒。

表3-1 纯氧使用安全时间(仅供参考)

每分钟呼吸流量/(L/min)	纯氧时可用时间/min	空氧混合时可用时间/min
4	500	665
5	400	588
6	333	520
7	286	469
8	250	418
9	222	382
10	200	350

三、加重原发疾病

如对百草枯中毒,不宜采用高浓度氧应用于患者,除非患者存在有明显的缺氧性症状和体征无法满足机体代谢需要,可给予适当的氧疗。否则可加重或促进患者肺纤维化的发生发展,导致死亡等严重后果。

四、给氧时的意外事故

氧气是助燃剂,可促使火灾的蔓延,如沾有油脂类物质易导致爆炸等危险的意外事故。

五、氧疗失败

氧疗失败指经过鼻导管吸氧、简易呼吸气囊面罩通气(BMV),患者指端氧饱和度仍不能维持在90%以上,且不宜进行气管插管或安装声门外装置(EGD)如喉罩、食管—气管双腔插管者。对此类患者,必须立即进行环甲膜穿刺或切开术,或紧急气管切开术,或经皮紧急气管切开术,再进行氧疗(具体方法见其他章节)。

第六节 进展与评述

一、对 COPD 氧疗的注意事项

（一）氧疗时机

对 COPD 患者一般要求动脉血气分析 PaO_2<55 mmHg 或非急性期 PaO_2 处于 55～59 mmHg 时主张进行氧疗。

（二）氧疗时程

氧疗需较长期进行，每天给氧时程需超过 15 h，才能降低肺动脉压、降低过度的红细胞增多，并提高寿命。

（三）氧疗时的氧流量

需结合红细胞的增多程度、肺动脉压力增高程度、慢性肺心病的症状严重程度、$PaCO_2$ 的增高程度等综合决定氧疗的氧流量。氧疗总体原则为小流量低浓度持续给氧（一般氧浓度小于 35%）。其原理为：当二氧化碳潴留时，呼吸中枢化学感受器对高二氧化碳已适应，呼吸的维持主要依赖于低氧对颈动脉窦主动脉化学感受器的驱动作用，如吸入高浓度氧，则外周化学感受器失去对低氧的刺激，反而会使呼吸变浅而慢，加重二氧化碳潴留；同时，吸入高浓度氧会解除低氧性肺血管收缩，使高通气血流比的肺单位血流流向低通气血流比的肺单位，加重通气血流比例失调。一般氧流量以 0.5～2.5 L/min，使 PaO_2 维持在 70 mmHg 左右为宜。

（四）呼吸兴奋剂问题

当患者存在二氧化碳潴留，且不存在气道梗阻时，既往常用呼吸兴奋剂刺激呼吸，以增加肺通气量，临床上常有的药物有尼可刹米、洛贝林、阿米三嗪等；但值得注意的是呼吸兴奋剂常可能增加患者的氧消耗、增加机体的氧需要量，且易导致呼吸肌疲劳等。因此，目前不推荐做常规使用呼吸兴奋剂，只是在无其他有效的治疗方法时短时期应急使用为宜。

二、早产儿视网膜病

多数学者认为，出生体质量越低、孕周越短，吸入氧体积分数越高、吸氧时间越长，早产儿视网膜病发病的风险就越高。

近期研究表明，呼吸暂停的发生，特别是呼吸暂停时短暂提高吸入氧体积分数，使患儿短期内经历由低氧到高氧的剧烈变化过程，强烈刺激血管内皮生长因子（VEGF），并大量产生氧自由基，进而发生新生血管有害增生、损伤作用，促使早产儿视网膜病形成。因此，2010 年国际心肺复苏新指南则提出产房内新生儿复苏以首先使用空气为宜，提示临床规范用氧、及时治疗呼吸暂停对预防早产儿视网膜病的发生极其重要。

目前，大多学者认为，通过降低目标经皮氧饱和度，可以有效地降低早产儿视网膜病的发病率和严重程度。高氧由于抑制血管内皮生长因子的产生从而抑制视网膜血管生长，导致视网膜缺血、缺氧的发生，视网膜的缺血缺氧又不断刺激血管内皮生长因子的产生、集聚，最终导致视网膜血管

过度增殖形成。

三、急性一氧化碳中毒的氧疗

(一) 急性一氧化碳中毒病情严重度分度

1. 轻度一氧化碳中毒

血中 COHb 含量在 10%～20%，此时出现头痛、头晕、颈部搏动感、乏力、眼花、恶心、呕吐、心悸、胸闷、四肢无力、站立不稳、行动不便，甚至有短暂意识不清。如能尽快脱离中毒环境，呼吸新鲜空气或氧气，数小时后症状就可消失。血液中 5%COHb 足够造成视觉灵敏度下降和各种神经动作减少。但该浓度难以检测，待血碳氧血红蛋白上升至 15%～20%，已能观测到行为和视力减少 10%。

2. 中度一氧化碳中毒

血中 COHb 含量在 30%～40%，伴有出汗、心率加快、步态蹒跚、表情淡漠、嗜睡、有时躁动不安或出现昏迷，血压开始升高，然后下降。如果积极抢救 1～2 d 可恢复正常，一般无并发症和后遗症。

3. 重症一氧化碳中毒

血中 COHb 含量在 50%以上，此时可出现昏迷，颜面及唇呈樱桃红色。若吸入高浓度一氧化碳可在短时间（3～5 min）内突然昏倒，主要表现为昏迷，严重者昏迷可持续数小时，甚至几昼夜。昏迷初期可出现四肢肌张力增加或伴有阵发性痉挛、腱反射增强、腹壁反射消失、呼吸表浅而频速、脉快、体温升高、大小便失禁，深昏迷时面色苍白、四肢厥冷、口唇发绀、周身大汗、瞳孔缩小、不对称或扩大、对光反射迟钝、肌张力降低、腱反射消失、脉细弱、血压下降，有时呈潮式呼吸。此时往往出现严重的并发症，如脑水肿、肺水肿、心肌损害、酸中毒及肾功能不全、休克等，有的并发肺部感染而发生高热、惊厥。此型经抢救清醒后，部分患者常遗留神经系统的后遗症如癫痫、震颤麻痹、周围神经炎等，即为迟发性脑病。

(二) 一氧化碳中毒的氧疗

1. 脱离中毒环境

迅速将病人移离中毒现场，转移到空气新鲜的地方，解开衣扣、裤带，注意保暖，保持呼吸道通畅。有的轻型病人，不经其他治疗，即可痊愈。患者本人如发现有 CO 中毒的迹象，应立即开门、开窗，如行动不便时，也可打破玻璃窗，使新鲜空气进入室内。

2. 吸氧

轻度中毒者予吸氧治疗，最好初始可用纯氧。吸入氧气可加速 COHb 解离，增加 CO 的排出。吸入新鲜空气时，CO 由 COHb 释放出半量约需 4 h，吸入纯氧时可缩短至 30～40 min，吸收 3 个大气压的纯氧可缩短至 20 min。

3. 高压氧治疗

高压氧舱治疗能增加血液中溶解氧，提高动脉血氧分压，使毛细血管的氧容易向细胞内弥散，可迅速纠正组织缺氧。

（1）治疗原理：高压氧能加速 COHb 的解离，促进 CO 的清除，使 Hb 恢复携氧功能；高压氧能提高血氧分压，增加血氧含量，使组织得到足够的溶解氧，大大减少机体对 HbO 的依赖性，从而迅速纠正低氧血症，改善机体缺氧状态；高压氧能使颅内血管收缩，使其通透性降低，有利于降低颅内压，打断大脑缺氧与脑水肿的恶性循环；高压氧对 CO 中毒后遗症及其迟发脑病有明显防治作用，24 h 内行高压氧治疗能明显减少 CO 急性中毒 6 周和 12 个月后的认知障碍后遗症。

（2）治疗指征：①急性中、重度 CO 中毒，昏迷不醒，呼吸循环功能不稳定，或一度出现过呼吸、心搏停止者；②中毒后昏迷时间>4 h，或长期暴露于高浓度 CO 环境>8 h，经抢救后苏醒，但不久病情又有反复者；③中毒后恢复不良，出现精神、神经症状者；④意识虽有恢复，但血 COHb 一度升高，尤其>30%者；⑤脑电图、头部 CT 检查异常者；⑥轻度中毒病人持续存在头痛、头晕、乏力等，或年龄 40 岁以上，或职业为脑力劳动者；⑦孕妇和婴儿 CO 中毒病情较轻者也建议给予高压氧治疗；⑧出现 CO 中毒性脑病，病程在 6 个月至 1 年之内者。

（3）治疗方法：目前高压氧舱型号主要有大型多人舱和小型单人舱。此两种舱室各有利弊，应根据病情来选用舱室。大舱可同时容纳多人进行治疗，医护人员可同时进舱配合救治和护理，便于直接观测生命指征，因此危重病人或昏迷病人以进大舱治疗为宜，既安全又方便。小舱以纯氧加压，仅能容纳一人治疗，不用戴面罩，适于呼吸无力、气管切开病人，以及中度、轻度 CO 中毒病人。具体治疗方法应根据病情而定，因人而异。一般来说，首次压力 2～3 atm[①]，开始治疗的 1～3 d，每天应加压治疗 1～3 次，以后改为每日 1 次，压力稍低于首次治疗。治疗时程应依病情酌定，一般是重者时程长，轻者时程短。

近来有人提出高压氧治疗可产生类似缺血—再灌注损伤，体内氧自由基增加，及高压氧所带来的并发症，建议严重 CO 中毒高压氧治疗最好不要超过 2 h，并避免重复使用，故高氧压疗效有限。

4. 呼吸支持治疗

呼吸停止时，应及早进行人工呼吸，或用呼吸机维持呼吸。危重病人可考虑血浆置换、防止脑水肿及继发性脑损伤、维持水电解质酸碱平衡、营养代谢支持治疗等。

5. 体外肺辅助循环疗法

体外肺辅助循环疗法：体外肺辅助循环治疗重度 CO 中毒可作为一种尝试方法。李全民等于 1996 年曾报道体外肺辅助循环治疗重度 CO 中毒的体会，5 例 HbCO 浓度均超过 75%的患者，血 97～60 mmHg/82～30 mmHg，呼吸不规则，深浅不一，呼吸道分泌物多。因不能立即进入高压氧舱治疗，而采用体外肺辅助循环治疗（静脉—动脉轮流）。结果：血液中 CO 半衰期为 15 min，转流 30～40 min 后完全清醒；60 min 后 HbCO 在 10%以下。全组患者无死亡及后遗症发生。他们认为，体外肺辅助循环技术可作为治疗重度 CO 中毒的另一途径，尤其对不能立即进入高压氧舱者。

参考文献

[1] 魏捷，燕小薇. 成人急诊氧疗新指南[J]. 临床急诊杂志，2009，12（6）：323-326.

[2] 中华医学会重症医学专科资质培训教材. 2010：111-114.

[3] 董世霄，刘红，齐宇洁，等. 早产儿视网膜病相关危险因素分析[J]. 中华急诊医学杂志，2012，21（8）：869-873.

[4] Chen M，Citil A，McCabe F，et al. Infection，Oxygen，and immaturity: interacting risk factors for retinopathy of prematurity[J]. Neonatology，2011，99（2）：125-132.

[5] Romagnoli C，Tesfagabic，M G，Giannantonio C，et al. Erythropoietin and Retinopathy of Prematurity [J]. Early Human Development，2011（87）：39-42.

[6] Jiang Guoping，Gao Jianping，Xu Yongshan，et al. Structural and functional improvement of injured brain after severe acute carbon monoxide poisoning by stem cell-based therapy in rats[J]. Crit Care Med，2009，37（4）：1416-1422.

（编写：陈新国　严建平　陈童恩　胡旭军　王沈华　蒋国平　蔡挺）

---

① 1 atm=101.325 kPa。

第四章　急危重症气道开放及其管理技术

第一节　概述

及时有效地开放气道、保持气道通畅及其气道管理是重症患者抢救的首要目标，保持呼吸道通畅在方法上包括了手法开放气道和人工气道的建立。对急危重患者及时开放气道，从简单的手法开放气道乃至复杂的人工气道建立等一系列技能，加强人工气道的管理是所有从事急危重病医学人员必须掌握的基本急救技术。

急危重症患者气道开放及其管理的目的在于保持呼吸道通畅，保证氧合，气道不通畅，氧合不能保证，患者随时可能心肺骤停而死亡。同时，在急危重病人的救治过程中，保持呼吸道通畅，维持有效通气，是保障各项治疗顺利进行的前提。

呼吸时气流所经过的通道，即气道（图 4-1），一般以环状软骨下缘为界，将气道分为上、下呼吸道。上呼吸道由鼻、鼻窦、咽喉构成。正常通气从鼻孔开始，鼻腔的重要功能是对空气的加温和湿化作用，正常呼吸时鼻腔的阻力约占气道阻力的 2/3。以软腭为界分上部的鼻咽和下部的口咽。鼻咽部阻碍通气道的原因大多是肿大的扁桃体，口咽部梗阻通常是颌舌肌的松弛引起。喉是由肌肉、韧带、9 块软骨（甲状软骨、环状软骨、会厌软骨、成对的杓状软骨、小角软骨和楔状软骨）共同组成的以软骨为主的管腔结构。声门是成人喉腔部最狭窄的部分，成人开放的声门面积可达 60～100 mm^2。10 岁以下儿童，最狭窄的部分是声门下环状软骨水平。

下呼吸道包括从气管直到终末细支气管的整个支气管树。气管 10～15 cm 长，起于第 6 颈椎平面，在第 5 胸椎水平分为左右支气管。气管的横断面积超过 150 mm^2。其功能包括：①调节气道阻力，从而调节进出肺的气体的量、速度和呼吸功能。②对吸入气体进行加温、湿润、过滤、清洁作用和防御、反射等保护功能。

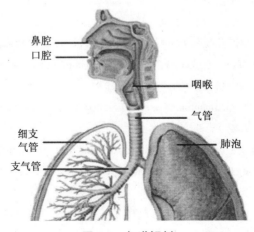

图 4-1　气道解剖

第二节 气道评估方法

一、全面气道评估

(一) 病史评估

应注意患者既往的气管插管记录，影响呼吸道的各种先天性综合征如打鼾和睡眠呼吸暂停综合征史，气道手术史，头颈部放疗史，感染性疾病，外伤，肿瘤和炎症等。

(二) 注意特殊体征

如高龄老人、过度肥胖、超重、外伤、带有颈托、牵引装置或喘鸣等呼吸困难的体征。手和耳朵的畸形、鼻孔大小和通畅程度、胡须是否过多（剔除）。应注意有可能影响面罩通气突出的上切牙、孤立松动的牙齿或缺齿。

1. 甲颏距离（Thyromental distance）

甲颏距离是头在伸展位时，测量自甲状软骨切迹至下颌尖端的距离。正常值在 6.5 cm 以上，如果小于 6 cm，气管插管可能会遇到困难。

2. 下颌前伸的能力

下颌前伸的幅度是下颌骨活动性的指标。下门齿前伸能超出上门齿，通常气管内插管是容易的。如果病人前伸下颌时不能使上下门齿对齐，插管可能是困难的（前位喉）。下颌前伸的幅度越大，喉部的显露就越容易，下颌前伸的幅度小，易发生前位喉（喉头高）而致气管内插管困难。

3. 张口度

指最大张口时上下门齿间的距离，正常值为 3.5～5.6 cm（平均 4.5 cm）。>4.6 cm，插指法（3 指正常），气管插管无困难；<3.8 cm，气管插管可能困难；<1.5 cm，无法用常规喉镜进行插管。

(三) 注意颈部检查

颈部检查：应注意局部有无肿块、气管的位置，并需特别注意颈部的伸展能力。

(四) 寰椎关节的伸展度及其分级

1. 寰椎关节的伸展度：反映头颈运动的幅度，伸展幅度愈大就愈能使口轴接近咽轴和喉轴。

2. 检查方法：让病人头部向前向下使颈部弯曲并保持此体位不动，然后请病人试着向上扬起脸来以测试寰椎关节的伸展运动，测量上齿咬合面的旋转角度。在颈部屈曲和寰枕关节伸展的体位下最易实施喉镜检查。

正常时可以伸展 35°；后仰角度>25°为Ⅰ、Ⅱ级，后仰角度 15°～25°为Ⅲ级，后仰角度<15°为Ⅳ级，属于困难插管。

3. 注意：对可疑或已知颈椎骨折、颈椎强直、颈动脉受压、寰枢关节半脱位等患者禁忌行颈椎检查。

(五) 咽部暴露程度分级

改良的 Mallampati 分级：是当今临床广为采用的气道评估方法。Mallampati 分级主要是指咽部暴露程度：Ⅰ级可见咽峡弓、软腭和悬雍垂；Ⅱ级仅见软腭、悬雍垂；Ⅲ级只能看到软腭；Ⅳ只能看到硬腭。Ⅲ级、Ⅳ级为可预计困难插管（图4-2）。

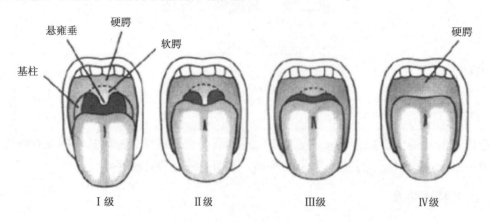

图 4-2　咽部暴露程度的 Mallampati 分级

（六）喉镜暴露气道程度分级

喉镜检查（laryngoscopic view grading system）。Cormack-Lehame 法分级：Ⅰ级能完全显露声门；Ⅱ级能看到杓状软骨（声门入口的后壁）和后半部分的声门；Ⅲ级仅能看到会厌；Ⅳ级看不到会厌。Ⅲ级、Ⅳ级为可预计困难插管（图4-3）。

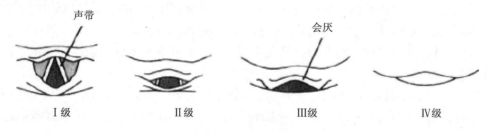

图 4-3　喉镜暴露分级

二、快速气道评估方法

在紧急情况下可采用以下方法快速评估气道：

1. 患者能张大嘴巴吗？——评估甲颏关节活动度的指标。
2. 患者能最大限度地伸舌吗？——对口/咽结构后部的检查。
3. 患者将下颌前移的能力如何？——显示操作喉镜的难易度。
4. 患者的头部能充分屈曲、伸展和向各个方向活动吗？——显示颈部的活动度。

三、借助纤维喉镜、纤维支气管镜等评估气道

借助纤维喉镜、纤维支气管镜或其他辅助手段评估气道：发现隐蔽但威胁生命的因素如扁桃体异常增生、局部脓肿、气道肿瘤等的唯一方法。

紧急建立人工气道一般可有经口、经鼻和经环甲膜三个路径供临床急救选择。经口或经鼻气管插管通常是首选的经典方法，也是建立人工气道的可靠方式；根据不同患者的病情偶然也可以采用经环甲膜穿刺或切开方式。一般来说，在患者没有呼吸或呼吸极微弱的情况下，适宜选择直视下经

口或经鼻气管插管的方法，倘若由于患者张口困难、持续抽搐或无法采取平卧位时，可选择经口或经鼻盲探插管的方法；一般情况下经鼻盲插管法可以比经口盲插管法成功率高，对于某些困难插管可以借助纤维支气管镜来辅助完成。对疑难插管、下呼吸道分泌物潴留、需要长期留置气管导管、需做机械辅助通气患者可采用气管切开术。

第三节　手法开放气道技术

手法开放气道是指在没有辅助装置情况时，以徒手的方法保持气道通畅。手法开放气道目的在于解除气道梗阻，从而保持气道通畅。

手法开放气道最常用三种手法为：仰头抬颈法、仰头举颏法及抬颌法。

常用于紧急情况下的气道通气不畅，或呼吸心跳骤停，或气道梗阻，或昏迷，或头面颈部外伤，或呼吸暂停综合征等常见的急症患者。

气道梗阻可根据阻塞程度分为完全梗阻和部分梗阻。气道完全梗阻时呼吸气流完全中断和呼吸音的缺失来判断，若不及时予以开放气道，患者将于数分钟内因窒息而出现呼吸及心脏停搏；部分梗阻可因通气不足或通气障碍导致缺氧和 CO_2 蓄积，危及生命，同样必须迅速加以纠正。患者如在吸气时表现为"三凹征"而无胸廓扩张，且肺部听诊无呼吸音，可判定呼吸道完全阻塞。

部分梗阻主要表现为吸气性呼吸困难、吸气相高调呼吸音、呼吸气量逐渐减少及"三凹征"。梗阻在鼻咽部，常有鼾声；在喉头常有吸气性喘鸣。

昏迷患者导致气道梗阻最常见的原因之一是舌后坠，患者意识丧失后，舌肌松弛，肌肉不能把舌根和会厌抬离咽后壁，使之正好覆盖在喉开口处，从而引起气道梗阻。

气道梗阻另一常见原因是上呼吸道异物，其他较为多见的是呼吸道分泌物、黏膜水肿、喉及支气管痉挛等均可引起气道阻塞。

确诊气道梗阻及其原因后，应立即对症处理，去除可能的原因。

一、仰头抬颈法

要求操作者站在患者头侧，双肘位于伤病员背部同一水平上，患者去枕仰卧，操作者用一只手置于患者前额下压使其头部后仰，另一只手置于患者颈后上抬，使患者头后仰，口微张（图4-4）。使头部后仰，两手拇指可将下唇下推，使口腔打开。头部后仰的程度要求下颌角与耳垂连线和地面垂直。

二、仰头举颏法

患者去枕仰卧，术者位于患者头部一侧，一只手掌根放于患者前额处，用力下压使头部后仰，另一只手的食指与中指置于其下颌骨近下颌角处，托起患者下颌。使患者颈部结构伸展，从而抬举舌根并使之离开咽后壁（图4-5）。注意手指不要压迫颈前软组织，以免压迫气管。

上述两种方法均不适用于可疑颈椎骨折患者。

三、抬颌法

患者去枕仰卧，术者位于患者头侧，以双手的2~5指自耳垂前将患者下颌骨升支用力向前向上托起，使下颌的牙齿移至上颌牙齿的前方，大拇指压住下唇，使下唇回缩。对昏迷的患者，头部后仰后可直接将拇指伸进患者口中提起下颌，这样能有效地抬举舌根组织，解除气道的机械性梗阻（图4-6）。

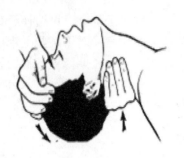 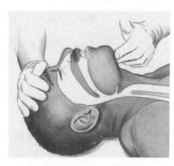 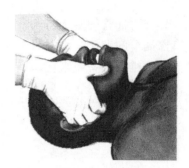

图 4-4　仰头抬颈法　　　　　图 4-5　仰头举颏法　　　　　图 4-6　抬颌法

在实施上述三种手法时，对疑有颈椎损伤的患者，绝对禁忌头部前屈或旋转，过度头后仰也会加重脊髓损伤。急救时，托下颌并使头略微后仰是控制颈椎损伤患者气道的良好手法。此外，实施托下颌时也应防止用力过度，以免并发下颌关节脱位。当使患者头后仰、张口并托起下颌还不能解除气道梗阻时，应考虑上呼吸道有异物存在，此时需及时使患者张口，手法或吸引器清除异物，然后再施行手法开放气道。

对疑有食物或异物卡喉窒息患者，应先以 Heimlich 手法（图 4-7 左）操作以排出异物。抢救者站在患者的背后，用两手臂环绕患者的腰部。一只手握拳，将拇指一侧放在患者胸廓下和脐上的腹部。另一只手抓住拳头（图 4-7 右）快速向上冲击压迫患者的腹部，不能用拳击和挤压，不能用双臂加压，重复直到异物排出。

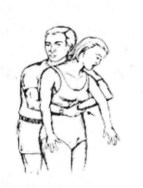 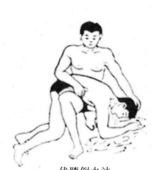 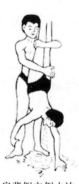

图 4-7　Heimlich 手法　　　　　　　　　图 4-8　溺水倒水法

淹溺是指人的呼吸道淹没于水或其他液体中后，由于吸入液体或喉痉挛致气道梗阻引起的窒息。一般情况，溺水 4～6 min 即可导致死亡，应立即进行复苏，特别强调现场急救，不应为了转送患者而耽误抢救时机。溺水者被抢救上岸后，应立即清除口鼻内泥沙、杂物，舌头后缩者应将其拉出。倒出胃内污水。常用的倒水方法（图 4-8）包括：伏膝倒水法和肩背倒立倒水法。伏膝倒水法操作要点：抢救者下蹲，将患者俯卧，腹部置于抢救者膝上，用手轻压患者背部，以促使口咽部及气道内的水分快速倒出。对呼吸心跳停止者，立即进行人工呼吸和胸外心脏按压。另需注意，潜水或跳水的患者要考虑存在脊柱或脊髓损伤可能，不能盲目进行倒水。

呕吐物所致窒息是常见急症，严重时可导致呼吸心跳骤停而死亡。必须立即抢救。发现患者发生误吸，立即使患者取侧卧位，头低脚高，叩拍背部，负压吸引快速将吸入物排出，并及时清理口腔内痰液、呕吐物，若经上述处理吸入物未排出，危险未解除，立即做气管插管，有条件可行床旁纤维支气管镜吸出呕吐物。

第四节 人工气道的建立

人工气道是应用各种气道辅助装置通过人工方法而建立的气道。建立人工气道目的是主动控制气道并保持气道通畅,便于清除气道内分泌物,防止误吸;便于实施人工通气,保证有效的通气和充分的气体交换,避免发生缺氧。

一、口咽和鼻咽通气管

两者是非常重要的维持气道开放的辅助用具,它们主要用于解除舌后坠所致气道梗阻。

病人意识障碍时极易舌根后坠而陷入咽腔,这是急性呼吸道阻塞最常见的原因,亦可用于重症睡眠呼吸暂停综合征等。一般只需及时将病人的下颌向前、向上托起(Jackson位,俗称"托下颌")就可立即解除阻塞,然后继以插入口咽或鼻咽通气管,以谋求较长时间解除。通气管的作用是使舌根与咽后壁分隔开,从而恢复呼吸道通畅无阻。它们应大小合适,位置准确,在相应环境中使用,也可以和面罩通气结合使用。

(一)口咽通气管(oral airway)

1. 适应证

适用于有自主呼吸伴舌后坠引起呼吸道梗阻的病人,如肥胖、呼吸睡眠暂停综合征、全麻术后未完全清醒等情况。不同型号的口咽通气道见图4-9,主要用于有自主呼吸的昏迷患者进行面罩通气时使用,以便于通气较为通畅,如患者咳嗽、呕吐等保护性反射存在,常难以耐受,置入口咽通气道可诱发喉痉挛、呕吐、咳嗽和支气管痉挛,因此这类患者是放置口咽通气道可使用药物适当抑制气道反射。咽喉创伤、出血、炎症、肿瘤或解剖畸形者禁用。

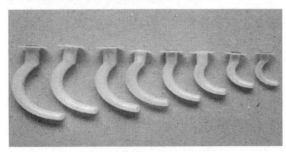

图4-9 不同型号的口咽通气管

2. 禁忌证

(1)气道高反应性、持续的恶心呕吐或喉痉挛发作者。

(2)咽喉出血性创伤、炎症、肿瘤或解剖畸形。

3. 操作方法

(1)选择适宜尺寸的通气管:口咽通气道有不同型号,选择口咽通气道正确型号的方法是将通气道一端置于患者耳垂部,使口腔关闭后,通气道另一端正好位于口角处即为其正确型号。如口咽通气道太短,可能将舌体向喉部推挤,反而加重气道梗阻,如果太长,则可能阻挡会厌或损伤喉部。可使舌根完全恢复到正常解剖位置。一般来说,成人宜选用80~100 mm(标号为3、4、5)管。小儿用50~70 mm(标号为0、1、2)管。

（2）口咽通气道置入操作要点：患者取仰卧位，采用"双手指交叉法"使口张开，并用仰头抬颌法开放气道，保持口咽通气道凸面向下，凹面朝向上颚置入口腔，以免舌体伴随通气道置入被推入喉部，当口咽通气道通过软腭后，旋转180°使通气道顶端朝向喉部，如果气道难以插入或旋转，用另一只手抓住舌尖轻轻向前拉出，再行插入和旋转，最后向下推送直至口咽通气道翼缘到达唇部，也可保持口咽通气道凹面向下置入通气道。口咽通气道的正确置入位置应该是舌体被托起而通气道又没有滑入喉部后方。

（3）不恰当地安置通气管，反而会将舌根推至咽腔而加重阻塞，或引起喉痉挛。

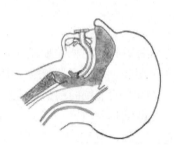

图4-10　口咽通气管置管位置

（二）鼻咽通气管（nasal airway）

鼻咽通气道不同型号见图4-11，鼻咽通气道患者耐受性好，具有柔软、气道刺激小和附壁痰栓形成少的优点，一般仅作短时间使用。

1. 适应证

主要用于轻度至中度气道阻塞的患者，清醒或有呕吐反射的患者能较好耐受鼻咽通气道。尤其适用于牙关紧闭不能插入口咽通气道的患者，或插入口咽通气管而病人频频出现恶心反射，或面颊部损伤的患者。

2. 禁忌证

（1）当病人有凝血功能异常、鼻腔感染、鼻咽部损伤或鼻中隔偏移解剖畸形、发育异常、腺样体肥大时禁忌使用。

（2）疑有颅底骨折的病人绝对禁用鼻咽通气管，有可能插入颅腔或引起颅腔感染。

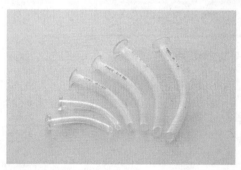

图4-11　鼻咽通气管型号

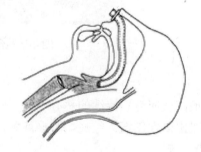

图4-12　鼻咽通气管置入口咽腔的位置

3. 操作方法

（1）选择合适型号的鼻咽通气管：鼻咽通气管的插入长度估计方法为从鼻尖至外耳道口的距离推算，这样通气管的前端位置恰好在会厌的上方，一般比口咽通气管长2~4 cm。一般女性选用

F28-30，男性用 F32-34，小儿用更细的柔软导管。

（2）插入前认真检查患者的鼻腔，确定其通畅度及是否有鼻息肉或鼻中隔偏移等疾病，询问患者有无出血性疾病。

（3）局部使用麻黄碱或肾上腺素稀释液收缩鼻腔黏膜并用利多卡因局麻，使用润滑剂润滑鼻咽通气道，以减少鼻腔出血。

（4）选择较通畅一侧鼻腔置入鼻咽通气道，直至到达鼻咽部，并调整深度达到最佳通气。对鼻中隔移位的病人，选用外鼻孔较小的一侧插入，因移位一侧鼻孔一般都较大。

（5）鼻咽通气管必须沿下鼻道腔插入，即通气管的插入方向必须保持与面部完全垂直，否则极易引起出血。

（6）插入动作应轻巧、柔和、缓慢，遇有阻力不应强行插入，可稍稍轻柔旋转导管直至无阻力感后再继续推进。

（7）鼻咽通气管的并发症主要有：鼻出血、鼻咽部损伤、误吸。

二、球囊面罩加压通气

球囊面罩加压通气是心肺脑复苏早期最常用的开放气道和人工通气方法。

1. 球囊面罩加压通气适应证：呼吸停止、自主通气不足，气管插管前预氧合，辅助患者减少自主呼吸做功，暂时通气不足时短期给氧。

2. 成功的球囊面罩通气要求：保持气道开放，保证面罩与患者面部的紧密贴合以及维持恰当的每分通气量。

3. 面罩通气的操作方法：通气前先清除患者口腔内异物、分泌物、呕吐物、血液等，患者取仰卧位，操作者站在患者头侧，如患者能够耐受，可先置入口咽通气道或鼻咽通气道，然后将面罩底部置于患者下唇和颏间的凹陷处，然后将面罩尖部置于鼻上方，注意勿压住眼睛和鼻翼，操作者左手拇指和示指分别固定在面罩球囊接口的上下方，轻轻朝面部压住面罩，另三指则包住下颌下缘，呈"E-C"状包绕面罩和面部软组织，保证面罩与面部贴合紧密，同时手腕旋转使颈过伸，手指屈曲上抬下颌保持气道开放（图4-13），需根据患者面部特征选择合适大小的面罩。右手压迫球囊提供通气（气道压不超过 20 cmH$_2$O[①]以免胃内进气）。通过观察胸廓动度及听诊呼吸音判断潮气量是否合适，同时注意观察面罩有无漏气，若有漏气，及时调整面罩和头位，通常采用透明面罩，便于观察患者的发绀和呕吐反流情况。面罩通气的频率一般为 12~16 次/min，如有自主呼吸，需保持与患者自主呼吸节律一致。球囊后可接氧气及储气袋提高吸入氧浓度，一般氧流量开至 15 L/min。

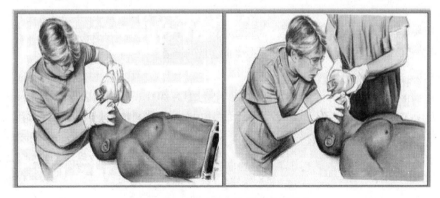

图 4-13 单人和双人球囊面罩通气

[①] 1 cmH$_2$O=98 Pa。

球囊面罩通气也可由双人执行，一人负责固定面罩及开放气道，另一人负责球囊辅助通气。如有辅助人员，可压迫环状软骨以减少气体入腹引起胃胀气。缺齿患者可口塞纱布有助通气，应注意保护眼部，避免过度受压和角膜擦伤（胶布贴眼）。

三、喉罩（larygeal mask airway）

喉罩是介于面罩和气管插管之间的一种新型人工气道装置，安置于喉咽腔，用气囊封闭食管和喉咽腔，经喉腔通气的人工呼吸道。有普通型第一代普通喉罩（LMA-Classical，LMA-Unique）、第二代插管型喉罩（LMA-Fastrach）、第三代双管喉罩（LMA-ProSeal，LMA-Supreme）3种（图4-14A、B、C）。普通型喉罩可替代气管导管通气，插管型喉罩可吸痰和引导气管插管，双管型喉罩可吸痰和置入胃管。喉罩通气的应用具有操作简便、快捷、容易掌握、效果可靠。操作时不需要特殊的体位，不需要中断胸外按压。在遇到困难气管插管时，可用于紧急的气道处理代替传统的气管插管，能迅速建立人工气道，获得满意的通气效果。

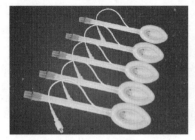
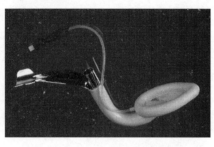
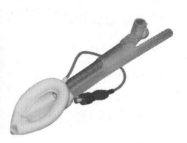

图4-14A　第一代普通喉罩　　　图4-14B　第二代插管型喉罩　　　图4-14C　第三代双管型喉罩

1. 适应证

（1）急救复苏（CRP）时置入喉罩简单、快捷、可靠。

（2）对困难插管病例在应用标准面罩呼吸囊不能维持有效通气的场合，可用LMA作为紧急而有效的通气管使用。

2. 禁忌证

（1）存在误吸风险的病人如饱食、腹内压过高、呕血、肠梗阻、食管裂孔病、过度肥胖等有呕吐反流误吸可能的患者禁用。

（2）小口、大舌、扁桃腺异常肿大、咽喉部存在感染、脓肿、血肿、咽喉部肿瘤的患者禁用。

（3）呼吸系统顺应性下降、呼吸道出血的病人。

（4）长期机械通气的病人、通气压力需大于25 cmH_2O的慢性呼吸道疾病病人。

（5）不能耐受喉罩，反复、频繁发生恶心、呕吐的患者。

3. 操作方法

（1）根据患者体重选择合适的喉罩型号：应用普通喉罩一般成人体重70～100 kg选择5号（标准注气量40 mL）、50～70 kg选择4号（标准注气量30 mL）、30～50 kg选择3号（标准注气量20 mL）；小儿体重20～30 kg选择2.5号（标准注气量14 mL）、10～20 kg选择2号（标准注气量10 mL）；婴幼儿体重在5～10 kg选择1.5号、新生儿或体重低于5 kg选择1号（标准注气量4 mL）。

（2）检查喉罩气囊有无漏气，使用前将喉罩的气囊抽气至完全扁平，使边缘平整无皱褶（或者将喉罩的罩囊少量充气5～10 mL），这样可使喉罩前端易于置入。

（3）喉罩气囊背面涂抹石蜡油，以减少喉罩置入口腔时的阻力。

（4）患者取头后仰位（图4-15），抢救者左手提起患者下颌使口张开，右手拇指与食指夹住通气管道和气罩的交接处，喉罩开口处朝向下颌，将喉罩插入口腔，沿舌正中线贴咽喉壁向下置入。有两种方法将喉罩置入深处：①常规法：头轻度后仰，操作者左手牵引下颌以展宽口腔间隙，右手持喉罩，罩口朝向下颌，沿舌正中线贴咽后壁向下置入，直至不能再推进为止。②逆转法：置入方法与常规法基本相同，只是先将喉罩口朝向硬腭置入口腔至咽喉底部后，轻巧旋转180°（喉罩口对向喉头）后，再继续往下推置喉罩，当喉罩前端受阻，有明显阻力感不能再推进为止，表示喉罩已经到达咽喉部。

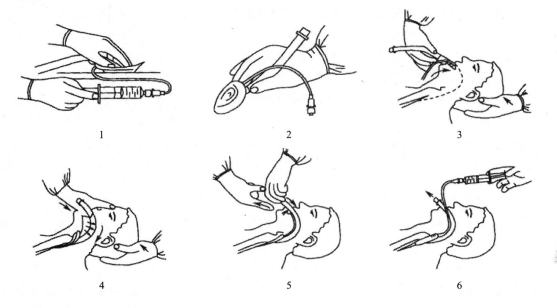

图 4-15　喉罩放置方法

（5）左手固定喉罩的导管，右手用空注射器经注气接头向罩囊注气，喉罩气囊充气量：1号2~4 mL、1.5号2~6 mL、2号≤10 mL、2.5号≤15 mL、3号≤20 mL、4号≤30 mL、5号≤35 mL。

（6）置入牙垫，用胶布将牙垫与喉罩导管一同固定。

（7）然后接呼吸器进行人工通气，观察患者胸廓起伏，听诊双肺呼吸音和颈部呼吸音情况，判断喉罩位置和通气效果。若胸廓起伏良好，双肺呼吸音对称，视为有效通气，否则视为无效通气。喉罩应用的关键在于置入位置是否正确，当喉罩置入位置正确（图4-16），气囊与喉头周围密封良好，很少漏气。如果位置不正确，密封不好出现漏气，要及时调整喉罩位置或者重新置管。

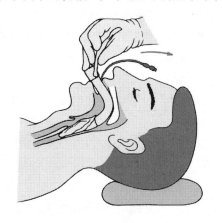

图 4-16　喉罩置管位置

4. 注意事项

（1）喉罩插入及维持中应给予适当的镇静，避免刺激咽喉部反射引起恶心呕吐等不良反应。

（2）喉罩插入后，病人可保留自主呼吸也可行正压通气，经喉罩行正压通气时，正压通气气道内压不宜超过 20 cmH$_2$O，否则易漏气或气体入胃诱发反流呕吐。

（3）喉罩使用时间过长，可因咽部黏膜受压，造成喉黏膜缺血损伤，因此气囊注气要适量，充气以不漏气即可。需长时间通气者，可经喉罩插入气管插管，以保证通气需求。

（4）喉罩通气的密闭性不如气管内插管，在使用过程中应当注意防止胃胀气、胃内容物反流误吸的问题。

（5）体位变化或长时间通气可能出现通气不良现象。

（6）普通喉罩的内嵴有可能阻挡吸痰管置入导致吸痰困难。

（7）使用中一旦发生反流和误吸，应立即拔除喉罩，清理呼吸道，并改用其他通气方法。

（8）使用前选择适合的喉罩，检查气囊是否漏气，喉罩过小常至插入过深，造成通气不良；过大不易到位，容易漏气。理想的喉罩气囊位置是上面是舌底，两侧是梨状窦，下面是食管上括约肌。喉罩能对口咽分泌物（而不是胃反流物）气道部分保护喉的左右，必须保留到患者气道反射恢复。

四、食管气管联合导管通气

一种能提供紧急通气的声门上通气装置，尤其是在喉镜暴露不佳使插管困难的情况下，使用更加方便。不管放入食管还是气管都可以发挥作用，并防止误吸的发生。

食管气管联合导管是一种塑料双腔双囊导管（图 4-17），导管后端为蓝、白两根管，其前 2/3 合成一根管，但管内两腔互不相通，白色导管直通前端开口，蓝色导管前端封闭，其中段有数个侧孔与外界相通，侧孔的前、后端有两个气囊，分别为白色和蓝色（如图 4-17 所示白色气囊），充气后分别堵塞食管（或气管）及咽喉部，导管后端有一插管深度标记线，该线正对上下门齿时表示插管深度合适。此法的优点在于操作简单，容易掌握，不受体位限制，不需任何辅助设备即可插入，无论导管插入气管或食管，均能建立有效的通气。插管方法是经口盲插，患者取自然头位，充气检查气囊后抽尽囊内气体，导管前端涂石蜡油；插入时一只手拇指和食指提起舌和下颌，暴露口咽部，另一只手持导管将导管前端插入患者口腔，再沿着咽部自然弯曲度轻轻向下置入，直至导管标志线到达门齿为止。两囊充气，白色气囊充气 10~12 mL，封闭食管（或气管），蓝色气囊充气 80~100 mL，封闭咽喉部，充气量不要太多，以不漏气为准。然后衔接通气装置，检查和确认导管位置，先通过较长的蓝色导管通气，听诊肺部，若双肺呼吸音良好，见胸廓有起伏，胃部听诊无气过水声音，提示导管已插入食管，继续用蓝色管通气；若双肺未闻及呼吸音，未见胸廓起伏，见腹部膨胀，胃部听诊有气过水声音，提示导管未插入气管，立即更换，接白色短管进行通气。再次听诊双肺部与胃部，检查和确认导管位置，确定通气效果。

食管气管联合导管通气的注意事项：

1. 插管成功后关键是判断导管位置，如果导管前端插入气管就用白色导管通气，如果导管前端插入食道就用蓝色导管通气。

2. 若食管气管联合导管处于食道位置时，不能进行气管内吸引。

3. 因气囊充气较多产生压力较大，容易引起受压局部缺血缺氧造成损伤，因此置管时间不宜太长，若需长时间人工通气者还须行气管插管或气管切开术。

4. 对于患有食管上段病变、上呼吸道肿瘤尤其是阻塞性肿瘤、需反复频繁行气管内吸引、喉部以及气管狭窄的病人应避免使用或慎用。

5. 喉痉挛、喉部或气管内异物会妨碍置入食管内导管的通气效果。

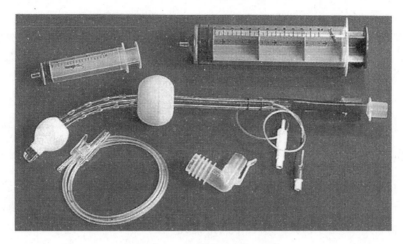

图 4-17 食管气管联合导管

五、气管插管

气管插管是指将一特制的气管内导管经声门置入气管的技术，主要优点为：任何体位下均能保持呼吸道通畅，有利于呼吸管理、辅助或控制呼吸，保障有效气体交换量，有利于清除气管、支气管内分泌物或脓血，防止呕吐物或反流物所致误吸窒息的危险，便于气管内给药等提供最佳条件。是建立人工气道的可靠径路，在急危重病人的抢救与治疗中有极其重要的作用。根据插管途径分可以分为经口、鼻和经气管造口插管法，根据插管时是否显露声门又可分为明视或盲探插管法。

气管插管的目的是解除气道阻塞并维持气道通畅。保证气道通畅金标准即是气管插管，故凡是对气道通畅有疑虑时即可行气管插管。

（一）适应证

正常的呼吸功能要求有通畅的气道、有足够的呼吸驱动力、神经肌肉反应能力、胸部解剖结构完整、肺实质正常以及咳嗽、叹气和防止误吸的保护能力。这其中的任何环节受损，均需气管内插管、通气支持。具体来说，有以下气管插管适应证：

1. 患者自主呼吸突然停止；
2. 不能满足机体的通气和氧供的需要而需机械通气者；
3. 不能自主清除上呼吸道分泌物、胃内容物反流或出血随时有误吸可能者；
4. 存在有上呼吸道损伤、狭窄、阻塞、气管食管瘘等影响正常通气者；
5. 急性呼吸衰竭；
6. 中枢性或周围性呼吸衰竭。

（二）禁忌证

无绝对禁忌证。但下述情况气管插管还可能成为相对禁忌证，可能导致插管困难或有引起上呼吸道黏膜、脊髓损伤加重等可能性，应慎重操作或选择其他人工气道建立的方法。

1. 急性咽喉炎、喉部急性炎症、喉部严重水肿、喉头黏膜下血肿：由于插管可以使炎症扩散或插管困难、出血或损伤加重，喉头严重水肿、喉黏膜下较大血肿者不宜强行经喉建立人工气道，故应谨慎。
2. 口腔颌面部、喉及气管外伤等。

3. 上呼吸道烧伤。

4. 巨大动脉瘤、主动脉瘤压迫或侵犯气管壁者：尤其位于主动脉弓部位的主动脉瘤，插管有可能使动脉瘤破裂，宜慎重，如需插管，则操作要轻柔、熟练，患者要安静，避免咳嗽和躁动。

5. 鼻息肉、鼻咽部血管瘤：不宜行经鼻气管插管。

6. 颈椎骨折：需特别注意避免气管插管造成继发性损伤。

7. 严重凝血功能障碍：气管内插管引起严重的创伤出血，宜待凝血功能纠正后进行。

（三）可能出现的并发症

气管插管为有创性操作，插管、插管后、拔管时可引起很多并发症，因此插管前应向患者的家属交代清楚，取得理解和配合。插管时应充分吸氧，并进行监测，备好急救药和器械。

1. 麻醉药物过敏、心跳呼吸骤停或心律失常致死亡。
2. 窒息致死亡。
3. 大出血致死亡。
4. 牙齿脱落或损伤，喉、气管及周围组织损伤，损伤血管、神经、甲状腺，致局部血肿、血气胸、皮下纵隔气肿。
5. 气压伤、容积伤、感染。
6. 置管困难、失败。
7. 插管脱出或意外拔管。
8. 拔管困难，喉头水肿、气管狭窄、气管软化等。
9. 气管食管瘘。
10. 拔管后愈合疤痕，可能影响外表美观。
11. 其他不可预测的意外。

（四）插管前准备

一般情况下准备的物料：喉镜、气管导管、导管芯、接头、牙垫、注射器、负压吸引器。

1. 准备大小适宜的喉镜。喉镜镜片分三种，Macintosh 镜片、Miller 镜片、Wisconsin 镜片，前两者最常用。各种可视喉镜均为间接喉镜，通过显示器或目镜看到声门。它们的镜片可视角度均比常规喉镜大，因此能很好地解决声门显露问题。

光棒前端有一光源，插管时不需喉镜显露声门，事先将气管导管套在光棒外，诱导后直接将光棒置入喉部，光源到达喉结下正中，光斑集中并最亮时置入气管导管。优点是快速简便，可用于张口度小和头颈不能运动的患者。

2. 准备不同型号的气管导管，成人男性常用 ID7.0～8.5，成人女性多用 ID6.5～8.0，应分别备大、小一号导管。经口插管深度 22～24 cm，考虑个体差异作适当调整。通常采用低压带套囊导管，无套囊气管导管常用于小儿，可以减少压迫损伤和插管后喉炎的危险。

鼻腔插管多选用 ID6.5～7.5，插入深度比口插管多 3 cm 左右。

儿童导管选择：足月婴儿 3.5 mm；小儿导管 4＋年龄/4，经口插管深度 12＋年龄/2。

3. 患者取仰卧位，头垫高 10 cm，肩部贴于床面使颈椎呈伸直位，咽轴线与喉轴线重叠成一线，在此基础上再使寰枕关节部处于后伸位，利用弯型喉镜将舌根上提，即可使三条轴线重叠成一线而显露声门。

4. 患者高流量纯氧"去氮"操作 3 min，当经皮血氧饱和度达到 90% 以上（最好在 95% 以上），才能开始插管。

(五)操作要点

根据插管的途径,可分为经口腔和经鼻腔插管,经口与经鼻腔气管插管优缺点比较见表4-1,亦可根据插管时是否用喉镜显露声门,分为明视插管和盲探插管。临床急救中最常用的是经口腔明视插管术。

1. 经口气管插管操作技术方法(图4-18)

(1)选择适当规格的气管导管,一般经口腔插管,男性可选用F36~40号、女性可选用F32~38号气管导管;1岁以上小儿,按导管口径(F)=年龄(岁)+18选用。

(2)注射器检查充气套囊是否漏气,气管导管前端和套囊涂好润滑剂,导管内放入导丝,根据需要将气管导管弯成一定形状。

(3)气道导管准备好后,选择合适形状、大小的喉镜镜片,检查光源。

(4)病人仰卧位,颈上抬,头后仰,以寰枕关节为转折点尽量后仰,使镜片、口、咽部和气管在一条直线,以便直视插管。

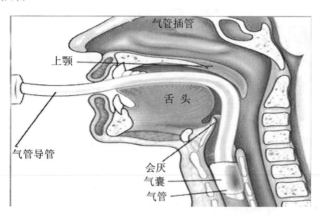

图4-18 经口气管插管

(5)操作者站在患者头端,右手拇指推开患者下唇和下颌,以右手拇指对着下齿列、食指对着上齿列;用左手持喉镜柄,将喉镜片从患者口腔右侧插入,借旋转力量使口腔张开,必要时使用开口器,压住舌背,将舌头推向左侧。喉镜应处于口腔正中,将舌体推向侧后缓慢推进,镜片得以移至口腔中部,显露腭垂,此时可见到悬雍垂(为暴露声门的第1标志),慢慢推进喉镜达舌根,将镜片垂直提起前进,循咽部自然弧度慢推镜片使其顶端抵达舌根,即可见到会厌。看到会厌的游离边缘(为暴露声门的第2标志),喉镜插入会厌与舌根之间或插入会厌下方,向前上方挑,就可将会厌挑起,直到会厌充分显露,看到杓状软骨间隙(为暴露声门的第3标志),显露声门。

如采用弯镜片插管则将镜片前端应放置于会厌与舌根交界处(会厌谷),用力向前上方提起,使舌骨会厌韧带紧张,会厌翘起紧贴喉镜片,即显露声门,而不需直接挑起会厌。如用直镜片插管,应直接挑起会厌,声门即可显露。进镜时注意以左手腕为支撑点,千万不能以上门齿作支撑点。

右手以右手拇指、食指及中指握笔式持气管导管,握持部位在导管的中后1/3段交界处,由右口角进入口腔,直到导管接近喉头时再将管端移至喉镜片处,同时双目经过镜片与管壁间的狭窄间隙监视导管前进方向,斜口端朝左对准声门裂,沿喉镜片压舌板凹槽送入,至声门时轻旋导管,准确轻巧地将导管尖端插入声门,进入气管内,借助管芯插管时,当导管尖端入声门后,应拔出管芯后再将导管插入气管内。

(6)调节导管深度:导管插入气管内的长度,把气管导管轻轻送至距声门成人4~6 cm,儿童2~

3 cm 为准,或成人一般以见不到套囊后再往前推进 1~2 cm(约 5 cm 长)即可。一般情况下,男性成年人导管尖端至门齿的距离 22~24 cm,而女性为 18~22 cm,儿童酌情减小。安置牙垫,拔出喉镜。

(7)确定导管是否在气管内的方法:

①压胸部时,导管口有气流。

②人工呼吸时,可见双侧胸廓对称起伏,用听诊器听胸部两肺呼吸音是否对称、清晰的肺泡呼吸音。

③如用透明导管时,吸气时管壁清亮,呼气时可见明显的"白雾"样变化。

④病人如有自主呼吸,接麻醉机后可见呼吸囊随呼吸而张缩。

⑤建议使用持续的定量波形二氧化碳浓度监测,监测患者呼出气二氧化碳浓度及波形;监测流速—时间波形,如有自主呼吸,可监测到典型的呼气波形;根据潮气末二氧化碳($PetCO_2$)值来确认导管的位置、监测 CPR 质量和检测是否已恢复自主循环。

⑥必要时使用纤维支气管镜明确导管位置。

(8)给气囊充气,将气管导管接呼吸机,先实施机械通气。

(9)固定气管导管及牙垫:确定导管在气管内以后再进行固定,顺序为先内再外:①内固定:往气管导管前端的套囊内充气 5~10 mL,然后夹紧;②外固定:然后用 2 条胶布十字交叉,将导管固定于病人面颊部;第 1 条胶布应把导管与牙垫分开缠绕 1 圈后,再将两者捆绑在一起。

(10)注意事项:

①操作时应密切监测血氧饱和度、心率和血压。

②插管操作不应超过 30~40 s,如一次操作不成功,应立即面罩给氧,待血氧饱和度上升后再重复上述步骤。

③注意调整气囊压力,避免压力过高引起气管黏膜损伤。

④避免口腔、舌、咽喉部的黏膜擦伤、出血,牙齿脱落和喉头水肿。

⑤插管时可引起呕吐和胃内容物误吸,导致严重的肺部感染和呼吸衰竭。必要时在插管前应放置胃管,尽可能吸尽胃内容物,避免误吸。

⑥插管位置不当时,立即调整或重插。

表 4-1 经口与经鼻腔气管插管优缺点比较

	经口气管插管	经鼻气管插管
优点	所需设备更少(仅需一个喉镜) 创伤及出血少 鼻窦炎及呼吸机相关性肺炎发生率更低 成功率高(不依赖患者自主呼吸努力)	导管易于固定且相对固定 无咬闭导管风险 体位要求低,可在卧位或坐位下实施 导管刺激小,耐受性好,自我拔管风险低 便于口腔护理,清醒病人不影响进食
缺点	插管时刺激大,不易配合,自我拔管风险高 牙齿及颈椎损伤风险 固定导管困难 口腔清洁困难 咬闭导管风险 插管时对体位要求高,必须仰卧位	出血、鼻窦炎发生率增加 发生呼吸机相关性肺炎风险增加 导管直径更小,气道阻力增加 容易损伤鼻中隔、鼻黏膜、鼻甲

2. 经鼻气管插管技术

一般不用于心肺复苏病人，主要用于张口困难、下颌活动受限、颈部损伤、头不能后仰，或口腔内损伤无法经口气管插管者。多用于口内手术或有解剖畸形或上呼吸道有病不能直接窥喉的病人。但经鼻插管对鼻腔创伤较大，易出血堵塞、导致鼻窦炎、呼吸机相关性肺炎等。

由于清醒病人经鼻气管插管易于耐受、固定牢固、便于护理，咽喉分泌也少，所以术后需稍长时间机械通气的病人也应选用。

（1）禁忌证

严重凝血功能紊乱、颅底骨折、鼻内病变、鼻腔闭锁、鼻骨骨折和菌血症倾向（如心脏置换或瓣膜病）等病人。

（2）操作方法及程序

检查病人鼻孔通畅程度，用1%麻黄碱溶液或丁卡因滴鼻以收缩鼻黏膜血管。经一侧鼻孔插入导管，先顺鼻孔进入1 cm后将导管与面部垂直缓慢送入，过鼻后孔时会有一个突破感，再向前送管4～5 cm，此时应用喉镜明视下看到声门，用插管钳协助将气管导管送入气管，一般鼻腔插管插入深度比口插管多3 cm左右。确认深度合适后气囊充气、固定气管导管。

（六）气管插管技术的注意事项

1. 术前充分准备包括病人、器械等，以免临阵忙乱。

2. 麻醉问题。视病人病情选择合适的麻醉：①凡嚼肌松弛、咽喉反射迟钝或消失的患者如深昏迷、心肺复苏时，均可直接行气管内插管；②嚼肌松弛适当，但喉镜下见咽喉反射较活跃者，可直接对咽喉、声带和气管黏膜喷雾表面麻醉后行气管插管；③意识障碍而躁动不安不合作者，可静注地西泮10～20 mg，待肌肉完全松弛后插管，应同时做人工通气。

3. 凡估计气管插管有困难（如体胖、颈短、喉结过高、气管移位等）、插管时可能发生反流误吸窒息（如胃胀满、呕吐频繁、消化道梗阻、上消化道大出血等）、口咽喉部损伤并出血、气道不全梗阻（如痰多、咯血、咽后壁脓肿等）或严重呼吸循环功能抑制的病人，应选择其他方法建立人工气道，如经环甲膜穿刺向气管注射表面麻醉药和经口施行咽喉喷雾表面麻醉后清醒插管。插管困难病例可选择纤维支气管镜引导下插管。

4. 操作技术要求熟练，动作轻巧，切忌粗暴，减少由操作不当引起的并发症。

5. 选择合适导管：导管过细，增加呼吸阻力；过粗，套囊充气压力过大，易致气管黏膜缺血性坏死，形成溃疡、瘢痕及狭窄。

6. 保证气道湿化。

7. 气管导管套囊的管理：注入导管套囊内的气量以辅助或控制呼吸时不漏气和囊内压不超过20～30 mmHg为宜，一般注气5～10 mL。漏气或充气不够可致通气不足；套囊过度充气，时间过长，气管黏膜会出现缺血坏死。

8. 气管插管要固定牢固并保持清洁：导管固定不牢时可出现移位，当下移至一侧主支气管可致单侧通气；若上移至声门外即可丧失人工气道的作用。因此，要随时观察固定情况和导管外露的长度。每天应定时进行口腔护理，随时清理口、鼻腔分泌物。气管插管术后，除非有损伤和堵塞，一般不再更换导管。置管时间不应超过72 h。塑料或硅胶制成的气管导管，因其刺激性小和光滑度好，可置管1周，但亦应争取尽早拔管。Ⅱ型呼吸衰竭病人施行气管插管术后并人工通气时，停用人工通气后即可考虑拔管。应先放开套囊，用小导管向气管插管送入3～5 L/min氧气，观察2～4 h无呼吸困难，血气分析示 PaO_2 >70～80 mmHg，$PaCO_2$ 无明显升高，即可拔管。拔管后1～2 h内不可进食，此后可先试小量饮水，无呛咳者即可试进流质饮食。拔管后还需严密观察监护24 h，以防原导管压迫所致的喉部或气道内水肿重新填塞气道。对在规定时间内不能脱离人工通气或痰液特多的病人，应考虑改用气管切开。

六、气管切开技术

气管切开术系切开颈段气管，放入人体相容性较好的带低压气囊的塑胶气管套管，近年金属气管套管已较少使用，一般应用在拔除塑胶气管套管后的过渡阶段。

气管切开术以解除喉源性呼吸困难、呼吸机能失常或下呼吸道分泌物较多或潴留所致呼吸困难以及需要较长时间机械通气、避免长时间的气管插管导致气管软化并发症的一种常见手术。

（一）适应证

1. 上呼吸道梗阻（包括喉部阻塞）：上呼吸道梗阻如鼻咽部、咽喉部、喉部等上呼吸道炎症、水肿、脓肿、肿瘤、外伤、异物等原因引起的喉阻塞，呼吸困难明显而病因不能很快消除者。

2. 下呼吸道分泌物阻塞：严重颅脑外伤、颈椎颈髓严重病变、胸部外伤、肺部感染、严重急慢性心力衰竭、各种原因所致的昏迷、颅脑病变、神经麻痹、呼吸道烧伤或胸部大手术后等，咳嗽反射受抑制或消失，致下呼吸道分泌物潴留者。气管切开不仅可用吸引器通过气管套管充分吸出阻塞之分泌物，减少呼吸道死腔和阻力，增加肺部有效的气体交换，并可将药物直接送入下呼吸道，提高治疗效果；在呼吸停止时，还可施行人工呼吸器控制呼吸。

3. 需长期进行人工通气者。

4. 面颈部严重软组织感染、损伤、肿胀、肿瘤以及气管塌陷等。

5. 预防性气管切开术：作为口腔、咽、喉或颈部大手术的辅助手术。

6. 极度呼吸困难、无条件行气管插管和无时间、不允许行正规气管切开术时，可行紧急气管切开术。

（二）禁忌证

无绝对禁忌证，相对禁忌证包括重度凝血疾病、甲状腺弥漫性肿大、颈部解剖困难、局部软组织感染以及病态肥胖、重度呼吸功能不全。

（三）气管切开操作要点

1. 体位：一般取仰卧位，肩下垫一小枕，头后仰，使气管接近皮肤，暴露明显，以利于手术，必要时一助手坐于头侧，以固定头部，保持正中位。常规消毒，铺无菌巾。

2. 麻醉：采用局麻。沿颈前正中上自甲状软骨下缘下至胸骨上窝，以1%普鲁卡因溶液或1%~2%利多卡因溶液浸润麻醉，对于昏迷、危重或窒息病人，若病人已无知觉、深度昏迷者也可不予麻醉。

3. 切口：可选用横切口或直切口，自甲状软骨下缘至接近胸骨上窝处，沿颈前正中线切开皮肤和皮下组织。

4. 分离气管前组织：用血管钳沿中线分离胸骨舌骨肌及胸骨甲状肌，暴露甲状腺峡部，若峡部过宽，可在其下缘稍加分离，用小钩将峡部向上牵引，必要时也可将峡部夹持切断缝扎，以便暴露气管。分离过程中，两个拉钩用力应均匀，使手术野始终保持在中线，并经常以手指探查环状软骨及气管，是否保持在正中位置。

5. 切开气管：确定气管后，一般于第2~4气管环处，用尖刀片自下向上挑开2个气管环（切开4~5环者为低位气管切开术），刀尖勿插入过深，以免刺伤气管后壁和食管前壁，引起气管食瘘。可在气管前壁上切除部分软骨环，以防切口过小，放管时注意别将气管壁压进气管内，造成气管狭窄。

6. 插入气管套管：以弯钳或气管切口扩张器，撑开气管切口，插入大小适合，带有管芯的气管套管，立即取出管芯，吸净分泌物，并检查通气是否通畅、有无活动性出血等。

7. 创口处理：气管套管上的带子系于颈部，打成死结以牢固固定。切口一般不予缝合，以免引起皮下气肿。最后用一块开口纱布垫于伤口与套管之间。

（四）气管切开注意事项

1. 应注意气管切开的正确部位。在气管两侧、胸锁乳突肌的深部，有颈内静脉和颈总动脉等重要血管。在环状软骨水平，上述血管距中线位置较远，向下逐渐移向中线，于胸骨上窝处与气管靠近。气管切开术应在以胸骨上窝为顶、胸锁乳突肌前缘为边的安全三角区内沿中线进行，不得高于第2气管环或低于第5气管环。

2. 选择合适的气管套管。术前选好合适的气管套管是十分重要的。带低压气囊的塑胶气管套管男性一般选用7.5～9号，女性选用6.5～8号。金属气管套管多用合金制成，分外管、内管和管芯三个部分，应注意这三个部分的长短、粗细是否一致，管芯插入外管和内管插入外管时，是否相互吻合无间歇而又灵活。套管的长短与管径的大小，要与病人年龄相适合。一般成人女性用5号（内径9.0 mm、长度75 mm）、男性用6号（内径10 mm、长度80 mm）气管套管。在合理的范围内，应选用较粗的套管，它有以下优点：①减少呼吸阻力；②便于吸痰；③套管较易居于气管中央而不易偏向一侧；④气囊内注入少量气体即可在较低压力下使气管密闭。

3. 保证气管套管通畅。保障和维持气管套管通畅是术后护理的关键。应随时吸除过多的和擦去咳出的分泌物。带低压气囊的塑胶气管套管根据痰痂、血痂、导管是否通畅等酌情更换。金属内管一般12 h清洗和煮沸消毒1次。如分泌物过多，应根据情况增加次数（4～6 h 1次），但每次取出内管时间不宜过长，以防外管分泌物结成干痂堵塞，最好有同号的2个内管交替使用。外管10 d后每周更换1次。

4. 维持下呼吸道通畅。室内应保持适宜的温度（22℃）和湿度（相对湿度90%以上），以免分泌物干稠结痂、堵塞套管和减少下呼吸道感染的机会。现较多医疗单位采用生理盐水微泵持续气管内输注，湿润气道，以利呼吸道分泌物湿化排出；有自主呼吸者亦可用以生理盐水湿润后的1～2层无菌纱布覆盖于气管套管口。每2～4 h向套管内滴入数滴含有抗生素、糜蛋白酶或1%碳酸氢钠溶液，以防止气管黏膜炎症及分泌物过于黏稠。

5. 防止套管阻塞或脱出。气管切开后病人再次发生呼吸困难，带低压气囊的塑胶气管套管患者大多为导管堵塞或脱出，应作针对性处理；应用金属气管套管者，应考虑如下三种原因并及时处理：①套管内管阻塞：迅速拔出套管内管，呼吸即可改善，说明内管阻塞，清洁后再放入；②套管外管阻塞：拔出内管后仍无呼吸改善，滴入抗生素药液，并吸出管内渗出分泌物后呼吸困难即可缓解。③套管脱出：脱管的原因多见于套管束缚带过松，或是气囊漏气，或为活结易解开；套管太短或颈部粗肿；皮下气肿及剧烈咳嗽、挣扎等。如脱管，应立刻重新插入。应经常检查套管是否在气管内。

6. 防止伤口感染。每日至少更换消毒剪口纱布和伤口消毒1次，并酌情应用抗生素。

7. 拔管。如气道阻塞或引起呼吸困难的病因已去除后，可以准备拔管。先可试行塞管，用胶布、棉签或软木塞先半堵，后全堵塞套管各12～24 h，使病人经鼻口呼吸，观察病人在活动与睡眠时呼吸是否平稳，如一切正常方可拔管，拔管时作好抢救准备。拔出套管后，用蝶形胶布将创缘拉拢，数日内即可愈合；如不愈合，再考虑缝合。拔管后1～2 d仍应准备好气管切开器械与气管套管，以防止拔管后出现呼吸困难重插时用。

8. 术后并发症的防治

（1）皮下气肿：最常见。多因手术时气管周围组织分离过多、气管切口过长或皮肤切口下端缝合过紧等所致。切开气管或插入套管时发生剧烈咳嗽，易促使气肿形成。吸气时气体经切口进入颈部软组织中，沿肌肉、筋膜、神经、血管壁间隙扩散而达皮下。轻者仅限于颈部切口附近，重者蔓延至颌面部、胸、背、腹部等。皮下气肿一般在 24 h 内停止发展，可在 1 周左右自行吸收。严重者应立即拆除伤口缝线，以利气体逸出。范围太大者应注意有无气胸或纵隔气肿。

（2）气胸与纵隔气肿：呼吸极度困难时，胸腔负压很大而肺内气压很小，气管切开后，大量空气骤然进入肺泡；加上剧烈咳嗽，肺内气压突然剧增，可使肺泡破裂而成气胸。手术时损伤胸膜顶也是直接造成气胸的原因。过多分离气管前筋膜，气体可由此进入纵隔致纵隔气肿。少量可自行吸收，严重者可行胸腔穿刺排气或引流；纵隔气肿可由气管前向纵隔插入钝针头或塑料管排气。

（3）出血：分为原发性和继发性出血。前者较常见，多因损伤颈前动脉、静脉、甲状腺等，术中止血不彻底或血管结扎线头脱落所致。术后少量出血，可在套管周围填入无菌纱条，压迫止血。若出血多，立即打开伤口，结扎出血点。继发性出血较少见，其原因为：气管切口过低，套管下端过分向前弯曲磨损无名动脉、静脉，引起大出血。遇有大出血时，应立即换入带气囊的套管或麻醉插管，气囊充气，以保持呼吸道通畅的同时采取积极的抢救措施。

（4）拔管困难：应行喉镜、气管镜检查、喉侧位 X 线片等，了解气管套管位置是否正常、气道局部有无感染、气管软化等，查明原因加以治疗。

（5）气管切开段再狭窄：拔管后气管切开段结缔组织增生，瘢痕挛缩，可导致气管切开段再狭窄。

（6）其他：可能有伤口与下呼吸道感染、气管食管瘘、气管狭窄、气管扩张和软化等。

七、经皮穿刺气管切开术

近年来，经皮穿刺气管切开技术因其高效、快速、安全、简单和并发症少等特点，在国内外急危重症医学领域得到了广泛的应用。

（一）经皮紧急扩张气管切开术的优点

1. 手术时间短：对于有一定临床经验的急危重症专业医生一般仅需数分钟即可完成气管切开术，这可帮助急危重患者迅速建立人工气道，保持气道通畅，纠正低氧血症。
2. 损伤刺激小：切口小、对周围组织损伤少，不需用力牵拉颈前肌群暴露气管，对患者刺激小。并发症少：较传统气管切开术少，有文献在对 326 名患者调查并发症仅为 4.9%。
3. 操作简单：培训后可由本科医师自行完成，既能减轻专科医生负担，又可提高抢救速度。
4. 拔管后切口愈合快，皮肤疤痕少，美观。

（二）适应证

1. 上气道梗阻：上气道梗阻尤其是长期或永久性的梗阻，如双侧声带麻痹，颈部手术史等。
2. 预期需要较长时间机械通气治疗的患者。
3. 下呼吸道分泌物多、长期自主清除能力差的患者，或吞咽反射障碍、喉反射受抑制者：为保证患者安全，防止分泌物及食物吸入气管，可行气管切开。
4. 减少通气无效腔，便于撤机。
5. 因咽喉部疾病致狭窄或阻塞无法气管插管的患者。
6. 头颈部大手术或严重创伤需要行预防性气管切开，以保证呼吸道通畅。

（三）禁忌证

无绝对禁忌证，但一般不推荐用于年龄低于 18 岁的患者。相对禁忌证主要为：

1. 重度凝血疾病。
2. 重度呼吸功能不全。
3. 颈部解剖困难。
4. 病态肥胖。

（四）操作技术

1. 经皮扩张气管切开用物准备

除了备皮及其皮肤消毒物品外，其他需要用物均以套装形式无菌包装待用（图 4-19）。

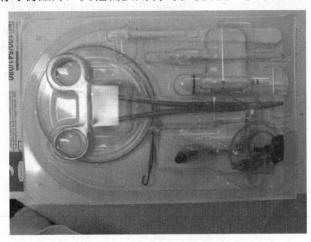

图 4-19　经皮气管套管用具

2. 床旁经皮扩张气管切开术的护理配合

本科监护室医师 2 名，护士 1 名。Smiths Portex 经皮扩张气切套管 1 只，特制扩张器 1 只，常规局麻消毒药品。患者处监护室中，予持续心电监护，开放二路静脉通路，备好吸引器，呼吸皮囊，气管插管，气切包，除颤仪及抢救药品。

护士评估：患者意识及生命体征，给患者吸干净痰，充分给氧，将患者处仰卧位，肩膀下垫枕头充分暴露气管，双手予保护性约束。遵医嘱予安定 10 mg 或芬太尼 0.1 mg 缓慢静注。使用呼吸机者可使用肌松剂维库溴铵，并将辅助通气模式调成外控模式。

3. 主要操作步骤

（1）患者取仰卧位，双肩垫起，如无颈髓损伤等禁忌宜保持颈部呈过伸位，气管保持正中位置。

（2）常规消毒铺巾，在胸骨上窝与环状软骨中点处，用 2% 利多卡因逐层浸润麻醉，并刺入气管内注射局麻药 2 mL。

（3）于颈前正中线第 1~3 气管软骨环间（第 1、2 软骨环间或第 2、3 软骨环间）作穿刺点，在穿刺点处作一长约 1 cm 的横向切口，用血管钳稍作钝性分离皮下组织。

（4）用手指摸清气管软骨环间隙，用带外套管的针具即带鞘管的注射器，连接抽取 2 mL 生理盐水的空针，用带鞘管的穿刺针以 Seldinger 插管法经切口在气管软骨环间与气管呈 45°角刺入气管，待回抽有气泡溢出时，说明进入气管。

（5）拔出穿刺针留下外套管，从套管内置入钢丝 10 cm，退出外套管保留钢丝，用扩张器顺钢丝逐步扩张软组织直至气管内,退出扩张器;然后打开扩张钳,扩张钳头部保持与气管平行,至气管及气管外软组织进行扩张,扩张口直径在 1.5~2.0 cm,即可慢慢拔出扩张钳。

(6) 最后沿引导钢丝导入专用气管导管至气管内,进入气管后有"落空感"时,迅速拔出气管导管内栓和引导钢丝。若患者原有气管插管,则在穿刺置入导丝前,先把气管插管向外拔至气管插管远端斜口在穿刺口以上气管内,以免妨碍导丝顺利置入。

(7) 检查气管导管是否有气流存在,在确定气管导管在气管内以后,牢靠固定气管导管。检查创口确认无活动性出血、胸部无气胸等并发症发生后,在套管周围覆盖无菌纱布用绷带牢固固定,注入气囊空气 4 mL,拔出导丝,手术完成。

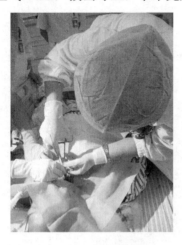 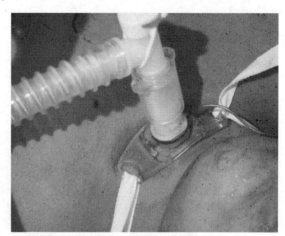

图 4-20　经皮气切操作　　　　图 4-21　经皮气切操作完成连接呼吸机

(五) 并发症

1. 早期并发症

指气管切开 24 h 内出现的并发症。

(1) 出血:凝血功能异常是常见原因。若损伤动脉,则可引起致命性的大出血。
(2) 气胸:是胸膜受损的表现,多见于儿童、肺气肿等慢性阻塞性肺病患者。
(3) 皮下气肿和纵隔气肿:是气管切开后较常见的并发症。
(4) 空气栓塞:较为少见,与损伤胸膜静脉有关。
(5) 导管误入假道:一旦明确立刻重新气管插管或切开,保证氧供,防止缺氧。

2. 后期并发症

指气管切开 24~48 h 后出现的并发症。

(1) 意外拔管:尤其气管切开 3~5 d 者,气管切开窦道尚未形成,气管切开管难以重新插入,此时可先行经口气管插管,或面罩辅助通气。
(2) 切口感染:感染切口的细菌可能是肺部感染的来源,加强局部护理很重要。
(3) 气管切开后期出血:多与切口感染有关。
(4) 气道梗阻:是可能危及生命的严重并发症。气道分泌物附着或形成结痂是常见原因。
(5) 吞咽困难:与气囊压迫食管或管道对软组织牵拉影响吞咽反射有关。气囊放气后或拔除气管切开管后可缓解。
(6) 气管食管瘘:偶见,主要与气囊压迫及低血压引起局部低灌注有关。

八、环甲膜穿刺术和环甲膜切开术

对于病情危急,需立即抢救者,可先行环甲膜穿刺术或环甲膜切开手术,系临时应急急救措施,待气道梗阻或呼吸困难缓解后,再做常规气管切开术。

(一)适应证

1. 急性上呼吸道梗阻。
2. 喉源性急性呼吸困难。
3. 面颈部严重外伤。
4. 气管插管困难或无条件进行紧急气管切开术的紧急抢救等。

(二)禁忌证

无绝对禁忌证,对明确为环甲膜以下病变时,不宜行环甲膜穿刺或切开术。

(三)环甲膜穿刺术操作要点

1. 患者取仰卧位或半卧位,充分暴露颈部。
2. 解剖定位:在颈部正中线甲状软骨下缘与环状软骨弓上缘连接处为环甲膜穿刺点(图4-20)。

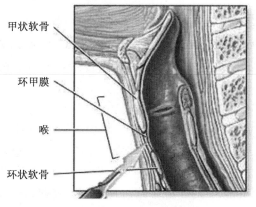

图 4-22　环甲膜解剖位置

3. 穿刺部位皮肤消毒,戴无菌手套,1%利多卡因做局部逐层浸润麻醉,紧急时可不必做局部麻醉,直接用粗针头经环甲膜直接刺入声门下区,亦可暂时减轻喉阻塞症状。穿刺深度要掌握恰当,防止刺入气管后壁。

4. 操作者左手固定穿刺点皮肤,右手持能找到的粗大针头垂直穿刺,进入气道,一般来说,呈落空感出现时,针尖大多已进入气道,如连接注射器回抽大多有空气,如存在自主呼吸,可随自主呼吸有气体进出,对上呼吸道完全梗阻者,可部分解除发绀,确定无疑后,适当固定穿刺针。注意控制穿刺力度,勿用力过猛损伤气道周围组织。

5. 可经穿刺针接面罩给患者按需吸氧,缓解患者缺氧和呼吸困难。待病情稳定,或转送至医院治疗,或同时准备其他治疗,如必要时做进一步的气管切开术等。

(四)环甲膜切开术的手术要点

1. 患者取仰卧位或半卧位,充分暴露颈部。

2. 解剖定位：与环甲膜穿刺相同。

3. 于甲状软骨和环状软骨间作一长 2~4 cm 的横行皮肤切口，于接近环状软骨处切开环甲膜，以弯血管钳扩大切口，插入气管套管或橡胶管或塑料管，并妥善固定。

4. 手术时应避免损伤环状软骨，以免术后引起喉狭窄。

5. 环甲膜切开术后的插管时间，一般不应超过 24 h。

（五）环甲膜穿刺术或环甲膜切开术注意事项

1. 环甲膜穿刺不能偏离颈正中线，否则可能伤到颈部大血管，导致大出血或局部大血肿危险。

2. 环甲膜穿刺时用力不能过猛，以免伤及气道周围组织，尤其是紧急情况下使用针头代用品时须特别注意。

3. 环甲膜穿刺术仅作为应急急救措施，故操作决定要果断，动作要迅速，必须争分夺秒，争取利用最佳时机抢救患者。

4. 环甲膜穿刺针留置时间一般不超过 24 h。

（六）环甲膜穿刺术或环甲膜切开术并发症

环甲膜穿刺术或环甲膜切开术的并发症主要为局部出血、血肿、食道损伤、假道形成等。

九、气道支架技术

自 1891 年 Bond 应用一根 T 形管置入气道治疗气管狭窄获得成功至今，气管支架应用于气道狭窄的治疗已有 100 余年的历史。近年来，随着材料科学特别是镍钛记忆合金支架的发明，以及临床纤维支气管镜的普及及介入放射学的兴起，气道支架治疗技术取得了长足的进步。

（一）适应证

1. 恶性肿瘤所致气道狭窄。是气道支架置入的首选适应证。各种气管支气管癌、食管癌、甲状腺癌及胸腺、纵隔恶性肿瘤引起气道管腔内侵犯或外压性狭窄，严重时导致阻塞性肺炎、肺不张、呼吸困难、呼吸衰竭，支架置入能有效扩张气道、改善通气，解除患者濒临窒息的高危状态。

2. 气道食管瘘和支气管胸膜瘘。对各种原因包括外伤、强酸强碱及恶性肿瘤侵犯引起的气管食管破裂而导致气道食管瘘、支气管胸膜瘘，置入带膜支架可封堵瘘口、通畅气管和食管。

3. 气管支气管良性狭窄。包括气管支气管结核、外伤、气管切开后的肉芽、瘢痕性狭窄，复发性多软骨炎，机械性压迫引起的管壁软化，肺移植术后及肺淀粉样变引起的气道阻塞，置入气管支架均可改善通气。

（二）操作技术

术前常规行正侧位胸片、胸部 CT 扫描及纤支镜检查，必要时行 MRI 及高分辨率 CT 扫描或狭窄段气道三维结构重建，明确狭窄的部位、长度、范围、程度和基础病变的性质。对危重患者还应行血气分析、心电图、心功能检查，以评估患者对支架置入操作的承受能力及术中风险，并作相应治疗。根据患者性别、身高、影像学及纤支镜检查确定的阻塞部位、范围、长度来决定支架的直径和长度，支架应超过阻塞部位近端和远端各 5~7 mm，气管支架直径 18~20 mm，支气管支架直径 14~16 mm。经纤支镜引入导丝，将装有支架的置入器导管沿导丝进入气道后，在 X 线透视下推送、定位是最常用的置入方法。支架进入预定位置后，抽掉固定丝，支架即释放膨胀。X 射线下定位准确可靠，成功率高。

(三) 并发症

1. 术中并发症：操作过程中纤支镜或置入器导管进入气道引起的通气量下降可使患者的 PaO_2 下降 8~20 mmHg，易致心律失常等。置入操作的刺激及术中病变组织的损伤、出血易引起窒息及心跳骤停。

2. 术后近期并发症：近期并发症指支架置入后 2 周内出现刺激性咳嗽、胸痛、少量咯血、咳痰困难，与支架对气道黏膜的刺激、对管腔的扩张、对病变组织的损伤以及影响排痰有关。破碎的肿瘤组织和支气管远端的脓痰引起近期支架内再阻塞，甚至并发肺炎或肺不张，使已经缓解的呼吸困难再度恶化。支架置入近期还有支架移位、气道穿孔、气胸等少见的并发症发生。

3. 术后远期并发症：常见的远期并发症是肿瘤或肉芽增生、分泌物积聚引起的支架内再阻塞，引流不畅导致的反复感染及经放、化疗管腔阻塞解除后支架脱落移位。最严重的远期并发症是突发性气道大出血，出血原因可能与支气管壁穿孔损伤大血管或支架金属丝对气道周围大血管的侵蚀破坏有关。

第五节　纤维支气管镜在急危重症气道管理中的应用

纤维支气管镜有镜体较软、可弯曲、直径小、操作便捷等特点，在临床应用中日趋广泛，更成为急危重病人在救治过程中必不可少的检查治疗手段。但纤支镜在应用过程中可能引起一定的并发症，而严密的监护、娴熟的技术和完善的消毒制度是保证纤支镜操作顺利完成的重要保障。

一、纤支镜在急危重病人中的应用

1. 纤支镜引导下气管插管：对于患者在清醒状态下很难配合，或由于口面部外伤难以行经口气管插管时，或是肥胖颈部粗短，小颌畸形解剖异常直视下插管难度大时，经纤支镜引导下气管插管，可以准确明视声门的位置，直视下将导管插入气管，保证安插部位的准确。对于颈椎有不稳定骨折和脱位的病例，插管可在颈椎自然位置下进行，不会因颈椎伸展而损伤脊髓。此种插管方法可以减轻病人的痛苦，减少了组织的损伤，避免因为组织水肿和出血引起的气道梗阻。由于纤支镜可以直接观察气管导管的位置，不会发生插入过深，插入一侧主支气管的情况。

2. 清除气道分泌物：急危重症患者由于疾病的原因或人工气道及机械通气的因素，使咳嗽、排痰功能降低或消失。病人呼吸道分泌物增多，极易因痰液滞留而引起肺不张，严重影响通气，易导致呼吸衰竭。尤其在常规翻身叩背、体位引流、抗炎及雾化吸入祛痰剂等措施无效，或已经气管插管、气管切开后常规吸痰失败，缺氧明显时，应积极借助纤维支气管镜治疗。纤支镜可直接到达病变处，直视下吸引清除、灌洗、局部给药效果确切。对于一些较硬并与气道壁附着牢固的痰痂或深部痰痂，纤支镜成为唯一的有效清除工具。

3. 经纤支镜行支气管肺泡灌洗治疗呼吸机相关性肺炎：呼吸机相关性肺炎（VAP）占院内获得性肺炎的首位，在机械通气病人中发生率高达 49%~70%。经纤支镜支气管肺泡冲洗可改善通气和换气，解除气道的梗阻。近年来国内开展纤支镜灌洗吸痰和肺支气管局部给药，现已成为治疗肺部感染的新手段。

4. 取气道异物：纤维支气管镜对气道异物取出的效果非常好，一些老人或小孩因不慎把食物或异物吸入气管偶有发生。急诊室可对有明确误吸病史症状体征明显（如三凹征）、病情又不许拖延的病人进行纤维支气管镜下钳取异物。

5. 大咯血的诊断及治疗：急诊支气管镜检查不仅对咯血部位有诊断价值，还可帮助治疗，尤其是处理支气管内膜的急性出血，有报道通过纤维支气管镜介导，将氧化再生纤维网填塞到局部出血处，对威胁生命的气道大出血的止血率达98%。

6. 外伤性气管及支气管断裂的诊断：纤支镜进入气道，观察主支气管及上、下叶支气管的连续性，如有血性分泌物，于直视下逐一吸引干净后再观察，判断损伤部位。

二、纤支镜操作要点

1. 充分的术前准备：护士做好术前对患者说明，术前应禁食4~6 h，取下义齿。注意口腔卫生，用1∶5 000的呋喃西林溶液漱口。选择直径粗细适宜的纤支镜。对于机械通气的病人，根据人工气道内径选择纤支镜的型号，纤支镜外径必须小于人工气道内径1.5~2.0 mm。检查纤支镜及其配件处于消毒备用状态，仔细检查冷光源的亮度，曝光系数是否合适，纤支镜是否清晰，检查管道是否通畅，连接吸引器并检查吸引装置有无阻塞。

2. 充分的麻醉：局部麻醉分两个步骤，首先为声门以上包括鼻孔、鼻咽喉及咽喉部的麻醉，一般选用10%的利多卡因气雾剂，在病人吸气时分次喷入，也可采用雾化吸入方式使病人吸入利多卡因；其次为声门以下包括声带、气管及支气管内的麻醉。通常采取"边进边喷"的方式进行气管和支气管内麻醉，即当纤支镜通过声门后，一边插入，一边将2 mL利多卡因经由支气管镜的侧管滴入气管或支气管。

3. 预防缺氧：大部分病人在术中均有不同程度的缺氧，术前10 min和术中应给予纯氧吸入。尽量使血氧饱和度维持在85%以上，以保证纤支镜检查的安全性。

4. 护士的配合：护士在操作中应协助术者固定好人工气道，防止人工气道位置的变化；协助经活检口注入药物及灌洗液；术中护士应注意监测生命体征及血氧饱和度的变化，给病人以安慰，必要时遵医嘱给予少量的镇静剂。术中及术后护士应注意观察病人的面色、指端有无发绀，有无不适的症状。术后复查X线胸片、动脉血气分析以了解疗效。并且纤支镜的检查可使护士了解病人气道内的情况，及吸痰时负压的调节避免气道黏膜的损伤，了解痰的性状做好气道湿化等具有指导意义。观察有无出血表现。

三、纤支镜的保养

1. 清洁与消毒：纤支镜检查造成感染的途径一方面是病人先有感染存在，进一步在肺和肺外播散；另一方面如果消毒方法不彻底，感染将通过纤支镜从一个病人传播给另一个病人。严格纤支镜消毒，防止继发感染与交叉感染，可减少并发症的发生。临床常用的消毒方法：2%戊二醛浸泡消毒的时间15~20 min，而对于确诊或怀疑有分枝杆菌感染或HIV阳性的病人，支气管镜浸泡的时间应延长至60 min，只有这样才能保证将分枝杆菌杀灭。也可用环氧乙烷灭菌，环氧乙烷对各种细菌、病毒及真菌均有杀伤作用，不损坏器械，消毒后在常温下发挥快，不遗留毒性，可用于各种支气管镜的消毒与灭菌，但环氧乙烷花时太长，难以在两个病人间隙使用，作为一种常规方法，目前应用于终末消毒及获得性免疫缺陷综合征（AIDS）或肝炎病人检查后消毒。

2. 保养与维护：纤支镜是一种精密的医疗仪器，容易损坏、老化，除了清洗和消毒要规范，正确的使用、维护与保养对延长有效使用期极为重要。应专人负责维护，建立使用登记本及细菌培养登记本。清洗和使用过程中，防止终末端与硬物碰撞，导致镜面的损伤。使用消毒后应将管腔用吸引器将管腔吹干，目镜及物镜处用镜头纸擦拭后盖上目镜盖悬挂在避免阳光直射，避免高温，通风干燥清洁的器械柜中保管。配件如有损坏和老化应及时更换。

第六节 急危重症患者人工气道的管理

一、气管导管气囊的管理

气管导管气囊密闭气道，是保障呼吸机疗效的基本环节。

1. 气囊充气

气管导管气囊充气使套管与气管壁间密闭，有利于呼吸机人工正压通气，防止上呼吸道分泌物或胃反流物流入气道。但气囊充气后压迫气管壁，可造成其损伤，引起炎症、肉芽形成或软骨坏死，致瘢痕狭窄。气囊引起的外压可减少或阻断毛细血管血流，气囊压力低于 30 mmHg 可保持较好的血流。理想的气囊压力为有效封闭气囊与气管间隙的最小压力，常称为"最小封闭压力"，相应的容积为"最小封闭容积"。有人推荐最小漏气技术，即是气囊充气到不与气管黏膜贴紧的程度，使每次机械通气吸气高峰到来时，都有少量的气体从气囊周围逸出。

2. 气囊放气

以往为了防止气囊长时间压迫气管黏膜引起溃疡坏死，定时对气囊放气—充气，放气 3~4 h/次，间隔 5~10 min，气囊内注入空气 3~5 mL。新观点认为，如果没有指征，气囊定期放气是不需要的。主要理论依据：气囊放气后 1 h 气囊压迫区的黏膜毛细血管血流也难以恢复；气囊放气导致肺泡充气不足，危重病人往往不能耐受。另外，目前临床使用的气管插管导管和气管切开套管，配备的均为等压和低压性气囊，气道黏膜受压矛盾不突出，加上气囊放气如操作不当，还会加重病情或造成意外，故目前已不再强调定时给气囊放气。

二、气道分泌物的管理

从人工气道吸引分泌物是协助排痰的有效方法，吸痰掌握得当，能有效地保持呼吸道通畅，预防和控制呼吸道和肺实质感染。

1. 吸痰管的选用

根据气管导管的内径大小选用吸痰管，其外径不超过气管导管内径的 1/2。若吸痰管过粗，产生的吸引负压过大，可造成肺内负压，而使肺泡陷闭，若过细则吸痰不畅，成人一般以 10~12 号吸痰管，长度 40~50 cm 为宜，以保证气道深部痰液的引流。

2. 吸痰时间

吸痰是一项重要的护理操作，目前认为吸痰间隔时间应视病情而定，如病人出现咳嗽有痰、痰鸣音、气道压力上升、气道压力报警、血氧饱和度下降，或患者要求吸痰等情况时再行吸痰。当改变体位、雾化治疗、气管导管或套管护理、更换呼吸机管道、调节呼吸机参数时应判断是否需要吸痰，也可根据患者痰液的性质判断吸痰的时机，采用非定时即适时吸痰技术可以减少定时吸痰的并发症，如黏膜损伤、气管痉挛等，减轻患者的痛苦。

3. 吸痰方法

吸痰前向患者说明吸痰的重要性及必要性，以取得配合。吸痰前用水、石蜡油或凡士林润滑吸管，吸痰时动作要轻柔、迅速，边旋转边吸引，痰液多时忌长时间吸引，必要时间隔 3 min 以上再吸引。在吸引气管分泌物时，应鼓励病人咳嗽以吸出深部分泌物，每次吸痰时间不超过 15 s，吸引负压以不超过 50 mmHg 为宜。雾化吸入后行吸痰效果较好。有人推荐雾、拍、吸的吸痰方法，即雾化吸入、翻身拍背、吸痰。吸痰前后应给予高浓度氧气或纯氧吸入 1~5 min。吸痰时注意导管插入是否顺利，遇有阻力时要分析原因，不要强行操作。吸痰管遇到阻力时，后退吸痰管 0.5 cm 后开放负压，可预防气管损伤。防止继发下呼吸道感染。

三、人工气道湿化的管理

气道湿化是人工气道管理的重要环节，气道湿化的效果将直接影响分泌物的吸引、感染的预防。

1. 气道湿化的重要性

如果吸入气体湿化不足，黏稠的痰液更易积聚于支气管内，严重妨碍通气功能，使氧疗效减低，同时可导致吸入气体在肺内分布不均，通气/血流比例失调，加重缺氧。有效的气道湿化是保证呼吸道通畅、预防肺部感染的一项重要措施。经人工气道吸入气体，温度应达 32～34℃，相对湿度达 95%～100%。

2. 蒸汽加温湿化

大多数定容型呼吸机上装有电热恒温蒸汽发生器，使用时将呼吸机湿化器温度调控在 32～35℃，使热湿化器将水加温后产生蒸汽，混进吸入气中，起到加温加湿的作用，减少寒冷、干燥气体对呼吸道黏膜的刺激，有气道湿化充足的优点，是使用呼吸机的最佳气道湿化方法。使用时湿化器贮罐内的无菌蒸馏水要及时添加，并注意恒温调节。

3. 雾化吸入加湿

现代呼吸机多配有雾化器装置，使用时在呼吸机吸气回路中连接上雾化装置，利用射流原理将水滴撞击成微小颗粒，悬浮在吸入气流中输入气道。既可增加湿化效果，也可根据病人的具体情况在雾化液中加入不同药物，如选用敏感的抗生素、化痰剂、支气管扩张剂等，以稀释痰液利于排痰，从而达到防治肺部感染的作用。间断雾化吸入是预防呼吸机相关性肺炎行之有效的方法，使用时适当降低通气频率，增加吸气时间使雾化效果更好。通常以 4～6 h/次，10～15 min/次，6～10 mL/次。

4. 气道内滴注加湿

在呼吸机加温湿化、雾化加湿仍达不到满意湿化效果的情况下，常加用气道内直接滴注加湿。可采用间断或连续的方法。间断方法，一般 1～2 h/次或吸痰后，在患者吸气时将 1～2 mL 湿化液缓慢注入气道内。用微量泵控制持续气道湿化，以每小时 5～15 mL 滴入湿化液与常规方法比较，临床湿化效果更佳，并对减少人工气道并发症有一定作用。

5. 空气湿化

保持病房室内的温度 22℃，相对湿度 60%，也是一种间接的湿化方法。

6. 湿化液的选用

目前临床常选用无菌蒸馏水或 0.46% 盐水。生理盐水不能有效稀释痰液，故对于分泌物多且黏稠，需积极排痰患者，宜用无菌蒸馏水，因蒸馏水稀释痰液作用较强，用于维持呼吸道湿润和排痰功能时，主张用低渗盐水，因其对气道黏膜的刺激性较小。

7. 湿化液量

成人每天 200～250 mL，确切的湿化量必须视室温、空气湿度、通气量大小、体温、病人的出入量多少、痰液的量和性状作适当的调整。痰液黏稠度和吸引是否通畅是衡量湿化的可靠指标，如分泌物稀薄，能顺利通过吸引管，没有结痂或黏液块咳出，说明湿化满意；如果痰液过分稀薄，而且咳嗽频繁，听诊肺部和气管内痰鸣音多，需经常吸痰，提示湿化过度，应酌情减少。

四、防止呼吸道感染

1. 防止误吸

采取正确的卧位。病人保持平卧位是引起误吸的最危险因素。病情许可应给予低半卧位或半卧位，尤其是鼻饲的病人，鼻饲前应将气囊维持充气状态，抬高床头 30°～45°以避免误吸。口咽部寄殖菌误吸是机械通气病人合并下呼吸道感染最主要的感染源。

2. 加强口腔护理

注意口腔清洁，口腔护理 2～3 次/d。

3. 严格无菌技术操作

吸痰管一次性使用，冲洗吸痰管用的无菌贮水容器要准备两个，分别供吸气管和口咽部使用，避免交叉感染。用于通气机回路的雾化器不能持久地保留在回路中，在每次雾化后及时卸下，清洁消毒后再使用，以减少通气机相关肺炎的危险。在使用蒸气加温湿化过程中，湿化器贮罐内的无菌蒸馏水、过滤纸要每天更换保持无菌。呼吸机管路连接的小贮水罐所收集的冷凝水应及时清除，防止进入湿化器或呼吸道中。呼吸机上的管道、接头应每隔 48 h 消毒 1 次。用紫外线进行空气消毒 2 次/d，保持室内空气新鲜，尽量减少探视。做好呼吸机的清洁消毒工作减少感染机会。

五、保证气道通畅、维持机体需要的适当通气量

气道通畅是肺进行气体交换（摄入氧气、排出二氧化碳）的基础，是复苏和生命支持的第一步。任何引起气道梗阻的因素如气道黏膜水肿、出血、分泌物增加等均可导致吸气、呼气阻力增高、呼吸肌疲劳，并产生致命性的低氧血症和高碳酸血症等严重后果。

第七节　技术进展与综合评述

一、材料方面的进步

开放气道使用的材料如喉罩、气管食管联合导管、气管插管导管和气管切开套管等组织相容性较既往有明显的改进和提高。

二、在开放气道技术方面的进步

1. 体现了盲插开放气道的技术进步，如使用喉罩、气管食管联合导管等。
2. 可视技术在气管插管中的应用。
3. 低压气囊在气管插管导管和气切套管中的应用对保护气道黏膜、气管壁等具有较好的效果。
4. 可抽吸分泌物的气管插管导管的发明和临床应用，对减少呼吸机相关性肺炎有较大的益处。
5. 经皮穿刺快速气管切开术的发明和应用。

三、加深了对不同径路开放气道的并发症认识

加深了对经鼻气管插管、经口气管插管的不同径路的相关并发症的认识，如对鼻腔黏膜的损伤、定植菌的变化、鼻窦炎的多发及其对呼吸相关性肺炎的影响等。

四、困难气道（Difficult Airway）的处理技术

1. 困难气道指经过正规训练的气管插管医生在行面罩通气和（或）气管插管时遇到困难

（1）面罩通气困难（Difficult Mask Ventilation，DMV）是指面罩加压纯氧通气仍无法维持 $SPO_2 > 90\%$ 或不能改善通气不足的临床征象。

（2）气管插管困难是指一个经过正规训练的气管插管医生使用常规喉镜正确进行气管插管时，

常规喉镜下插管时间超过 10 min，或经 4 次尝试仍不能成功。

有学者认为超过 90%的气管插管困难病人可以通过恰当方法进行术前评估而发现。

2．困难插管病例

（1）病史：对于存在睡眠呼吸暂停综合征患者、睡眠时打鼾者、气道手术史、面颈部放疗史、既往曾经有困难气道处理病史的患者值得高度重视。

（2）解剖因素：过度肥胖、头颈短胖、巨舌、小下颌、高喉结等解剖因素影响。

（3）病理因素影响：咽喉颈部感染或脓肿、下颌关节活动障碍、强直性脊柱炎、颈椎外伤、颈椎关节炎症后融合、甲状腺肿大、咽喉颈部肿瘤、面颌咽喉颈部外伤或严重烧伤疤痕粘连畸形等致使操作时无法经形成插管所需的径线，甚至连会厌都无法暴露的患者。

3．对于气管插管困难者的处理方法

（1）各种可视喉镜：包括 Truview，Glidescope 等可视喉镜插管较易成功。

（2）食道—气管联合导管

食管—气管联合导管（esophageal-tracheal combitube，ETC）是一种新型的紧急人工气道导管，由双腔（食管腔、气管腔）导管、远端球囊（封闭气管或食管）及近端球囊（封闭咽腔）组成，ASA 推荐为在插管和通气都发生困难的紧急情况下快速建立人工气道，该导管的插管技术简单易学，且插管成功率高。有食管病变（如肿瘤、狭窄等）患者慎用。

由于食管—气管联合导管独特的设计，可在紧急情况下徒手经口向咽下盲插到预定深度并充起两个气囊，不管是进入食道还是气管，然后通过肺部和胃部的听诊或通过监测呼末 CO_2 浓度鉴别出一个正确的通气管腔，如果导管在食道内，通气经食管腔的侧孔进入喉部；如果导管在气管内通气经气管腔直接进入气道。

（3）经纤维光导支气管镜气管插管（Flexible Fiberoptic Intubation）

适合多种困难气道的情况，尤其是表面麻醉下的清醒插管，并可吸引气道内的分泌物，但一般不适合急症气道，操作需经一定的训练。预先将气管导管套在纤维支气管镜上。纤维支气管镜经口或鼻插入气管后，沿纤维支气管镜把气管导管送入气管，退出支气管镜，将气管导管固定。

当上呼吸道解剖异常或有大量分泌物、呕吐物、血液潴留时，应先清除口鼻咽腔内的分泌物、潴留物。该方法耗时长，心肺复苏等紧急情况下不宜采用。

（4）光棒引导气管插管

光棒前端有一光源，插管时不需喉镜显露声门，事先将气管导管套在光棒外，诱导后直接将光棒置入喉部，光源到达喉结下正中，光斑集中并最亮时置入气管导管。优点是快速简便，可用于张口度小和头颈不能运动的患者。

（5）环甲膜穿刺术、环甲膜切开术或紧急经皮气管切开术

对困难气管插管患者出现严重缺氧、呼吸困难等紧急情况下，可用环甲膜穿刺术、环甲膜切开术或紧急经皮气管切开术快速解除缺氧、呼吸困难，待病情稳定后再进行进一步的治疗。此时，环甲膜穿刺术、环甲膜切开术或紧急经皮气管切开术作为应急急救措施，故操作决定要果断、动作要迅速，必须争分夺秒、争取利用最佳时机抢救患者。

总之，临床开放气道的用具有了明显的增加，临床医生可根据患者的病变性质、部位、病情严重程度及其紧迫性等选择不同径路快速开放气道，为抢救患者生命提供了良好的物质基础和技术条件。特别是近年经皮穿刺气管快速切开术和可视气管插管技术的应用带来了较大的益处。如可视气管插管技术的应用可明显减少对呼吸道的医源性损伤、提高气管插管的成功率和插管的速度及其可靠性。经皮穿刺快速气管切开术的发明和应用，大大加快了气管切开的速度，减轻了气切对局部组织的损伤范围、损伤程度和出血量，并增加了气管切开的安全性。

参考文献

[1] 庄心良,曾因明,陈伯銮. 现代麻醉学[M]. 北京:人民卫生出版社,2003.

[2] The Fundamental Critical Care Support (FCCS) Course Text. 4th ed, Society of Critical Medicine, 2007.

[3] Miller R D, Miller's Anesthesia. Philadelphia (PA): Elsevier Churchill Livingstone Churchill Livingstone 6th edition, 2005.

[4] Walz J M, Zayaruzny M, Heard S O. Airway management in critical illness[J]. Chest, 2007, 131 (2): 608-620.

[5] 管军,杨兴易. 危重病人紧急人工气道的建立[J]. 中华急诊医学杂志,2002,1: 68-69.

[6] 中华医学会编著. 临床技术操作规范. 重症医学分册[M]. 北京:人民军医出版社,2009: 131-145.

[7] 柳垂亮,李玉娟,钟德勇,等. Shikani可视喉镜在清醒危重患者气管插管中的应用[J]. 中华急诊医学杂志,2010,19 (6): 635-639.

[8] 郑志群,杜文革,钱何布,等. 经皮扩张气管造口术在危重病急救患者中的应用[J]. 中华急诊医学杂志,2008,17 (2): 205-206.

[9] 童幼良. 气管内插管误入食管的识别与防止[J]. 中华急诊医学杂志,2011,20 (10): 1113-1115.

[10] 王志斌. 气管切开术的若干问题分析[J]. 中华急诊医学杂志,2010,19 (9): 986-988.

[11] 杨天明,钟军,陆卫忠,等. 三通喉罩与气管导管用于支气管肺灌洗术时通气效果的比较[J]. 中华急诊医学杂志,2011,20 (1): 65-69.

[12] 张劲松. 急危重症诊断流程与治疗策略[M]. 北京:科学技术出版社,2007.

[13] 陈灏珠. 实用内科学[M]. 北京:人民卫生出版社,2009.

[14] 刘大为. 实用重症医学[M]. 北京:人民卫生出版社,2010.

[15] 旷昕,李玉成. 经皮穿刺气管切开术的临床应用[J]. 临床麻醉学杂志,2010,26 (6): 542-543.

[16] 马荣华,李俊飞. 心肺脑复苏时开放气道的方法[J]. 西藏医药杂志,2012,33 (1): 23-25.

[17] 梁作鹏,高艳玲,刘鲁沂,等. 危重病患者三种气管切开术比较[J]. 中华急诊医学杂志,2012,21 (12): 1389-1391.

(编写:王娴 杨群 张玉楚 何盛 蔡挺 许兆军 蒋国平)

第五章　急性呼吸道梗阻急救技术

第一节　概述

急性呼吸道梗阻病情非常危急，直接威胁病人的生命安全，正确、及时的处理流程起决定性作用。其主要临床表现：病人烦躁，大汗淋漓，端坐位，呼吸急促（30～40次/min），吸气性呼吸困难，血氧饱和度进行性下降至零，心率增快（120～140次/min），口唇甲床进行性发绀，有濒死感，很快意识丧失。

针对不同上呼吸道梗阻的原因、颈部的局部病理解剖情况、病情的紧急度，合理选用各种有创或无创的人工气道的建立方法，一旦这种方法建立有困难或效果不佳，立即改用另一种方法，以达到不浪费时间，并有最佳效果。

第二节　急性呼吸道梗阻病因与快速诊断方法

一、急性呼吸道梗阻的常见原因

呼吸道异物，占位性病变；上呼吸道软组织各种感染，如急性咽喉炎、白喉、咽后壁脓肿；上呼吸道外伤、化学毒物腐蚀、烧伤；喉痉挛、喉水肿、睡眠呼吸暂停综合征等。

二、较易发生上呼吸道梗阻的危险人群

中深度昏迷、心跳骤停、高龄、过度肥胖、咽喉部疾病、使用麻醉泵、麻醉手术后、拔除人工气道后、使用镇静剂（安定类等）、止痛剂（杜冷丁、吗啡等）患者。

三、快速发现上呼吸道梗阻的方法

一看二听三摸是最简便有效的方法。一看患者的面色有无发绀、鼻翼有无扇动、胸廓的起伏、三凹症及其呼吸的有无、深、浅、快、慢及其辅助呼吸肌有无明显参与呼吸。二听咽喉部有无异常呼吸音、喉鸣音、哮鸣音等。三摸是触诊有无呼吸气流、大动脉搏动或心尖部搏动有无、强弱等。其他可参考心电监护、指搏氧饱和度测定或动脉血血气分析等确定。

其他：如家属发现病人没有反应、全身发紫、呼之不应等异常。

四、吸气性呼吸困难/喉阻塞的分度

Ⅰ度：安静时无呼吸困难，活动或哭闹时出现轻度吸气性呼吸困难。
Ⅱ度：安静时有轻度吸气性呼吸困难，但无烦躁不安等缺氧症状。
Ⅲ度：明显吸气性呼吸困难，喉喘鸣声较大，三凹征明显，并出现烦躁不安、不愿进食、不易

入睡、脉搏加快、发绀等缺氧症状。

Ⅳ度：极度呼吸困难，面色苍白或发绀，出冷汗，坐卧不安，手足乱动，心律不齐，脉搏细数，昏迷，大小便失禁等。

五、常用的解除上呼吸梗阻的方法

值得临床医生注意的是：

1. 在梗阻解除前，其他任何的生命支持、复苏手段都是无效的。病人情况将快速恶化。其发展过程为上呼吸道梗阻引起低氧血症、高碳酸血症，进一步发生心率、血压改变，严重者甚至心跳停止。

2. 早期发现病人处于生命危险状态的重要性、早期干预的重要性。一旦大脑进入缺血缺氧的不可逆阶段，作任何的努力均将徒劳无功。

常用的解除上呼吸道梗阻的方法：体位与手法解除梗阻、口咽通气管、鼻咽通气管、喉罩、建立有创人工气道（环甲膜穿刺或环甲膜切开、气管插管、常规气管切开、经皮穿刺气管切开术等）。

第三节 急性呼吸道梗阻诊断及其救治

一、异物梗阻

1. 症状与体征

症状和体征主要取决于异物相对于气管或支气管的大小比例。

（1）特征性体征：由于较大的异物吸入气道时，患者感到极度不适，常常不由自主地以一手呈"V"字状紧贴于颈前喉部，苦不堪言。

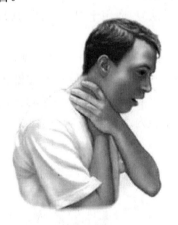

图 5-1 呼吸道梗阻症状

（2）气道不完全阻塞：可以有剧烈的刺激性咳嗽、喘气；持续时间较长久者常显得咳嗽微弱无力、呼吸困难；张口吸气时，可以听到异物冲击的高啼声或吼鸣音。可有面色青紫，皮肤、甲床和口腔黏膜发绀。

（3）气道完全阻塞：较大异物堵住喉部、气道处，大多患者面色灰暗、青紫、不能说话、不能咳嗽、不能呼吸；很快即昏迷、倒地、窒息，随即很快呼吸停止。

2. 诊断

有明确的异物阻塞病史，体检呼吸困难的表现，吸气性呼吸困难时咽喉部或气管上段可发现阻塞性病变或异物，呼气性呼吸困难及混合性呼吸困难时听诊可闻及哮鸣音，可同时伴有肺部炎症或肺气肿的体征。有条件的地方最好做纤维喉镜或间接喉镜检查，可直接明确梗阻的性质和部位。X线检查可发现不透X线的异物。

3. 急救方法

（1）腹部冲击法[海姆立克（Heimlich）法]：

①立位腹部冲击法：适用于意识清楚的患者。

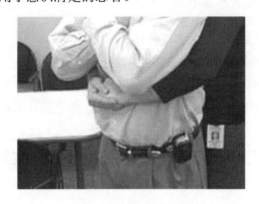

图 5-2　立位腹部冲击法

取立位，急救者站在患者背后，给患者弯腰头部前倾，以双臂环绕其腰，一只手握拳，使拇指倒顶住其腹部正中线肚脐略向上方，远离剑突尖。另一只手紧握此拳以快速向内向上冲击，将拳头压向患者腹部，连续 6~10 次，以造成人工咳嗽，驱出异物，每次冲击应是独立，有力的动作，注意施力方向，防止胸部和腹内脏器损伤。

②卧位腹部冲击法（海姆立克手法）：适用于意识不清的患者，另外，此法也可用于抢救者身体矮小，不能环抱住清醒者的腰部时。

将患者置于仰卧位平地上，使头后仰，开放气道。急救者面向患者，两腿分开跪在患者髋部两旁，成骑跨在两大腿、髋部之上，以一手的掌根平放在其腹部正中线肚脐的略上方，不能触及剑突。另一只手直接叠放在第一只手背上，两手重叠，一起快速向内向上挤压患者的腹部，连续 6~10 次，检查异物是否排出在口腔内，若在口腔内，用手取异物法取出，若无作用，可用冲击腹部 6~10 次进行检查（图 5-3）。

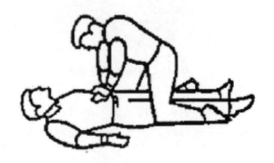

图 5-3　卧位腹部冲击法（海姆立克手法）

（2）婴幼儿呼吸道异物的现场急救

①拍背法：抢救者可以前臂支撑在自己的大腿上，婴儿脸朝下骑跨在前臂上，头低于躯干。抢救者一只手牢牢地握住婴儿下颌以支持其头颈部，用另一只手的掌跟部用力拍击婴儿两肩胛骨之间的背部 4 次，利用拍击背部而增加的气道压力，使气道阻塞物松动（图 5-4）。

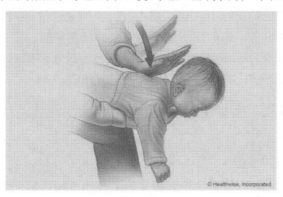

图 5-4　拍背法

②胸部手指猛击法：患儿取仰卧位，抱持于急救者手臂弯中，头略低于躯干，抢救者用两个手指猛击两乳头连线与胸骨正中线交界点下一横指处 4 次，通过驱使肺内空气向上进入气道，以有足够的驱动力排出异物。必要时可与以上方法交替使用，直到异物排出（图 5-5）。

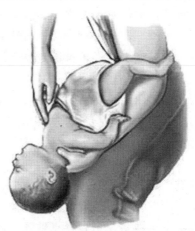

图 5-5　胸部手指猛击法

③开放气道：对已失去知觉的婴儿，抢救者应立即开放气道，进行两次口对口或口对鼻人工呼吸，若胸廓上抬，说明气道通畅，应进一步检查昏迷原因。

若吹气时阻力很大胸廓不能上抬，说明有气道异物存在导致呼吸道梗阻。抢救者在呼救的同时，应立即按照上述方法轮换着拍击背部和胸部，由于婴儿失去知觉不能咳嗽，在连续拍击数次后，可将婴儿脸朝上，将大拇指放进婴儿口内舌部上面，提起舌下颌部使口腔张开，仔细检查口内有无异物。注意要确实见到异物时才能试图将其取出。如此反复持续进行，直至专业抢救人员到达后用器械取出异物。

通过以上抢救程序，如清除异物成功，则畅通气道，根据心、肺、脑功能的情况，给予生命支持，适时转送。如清除异物失败，能吹入气体者，则按如下程序：清理口咽异物—快速连续拍背四次—人工呼吸两次，反复交替进行。

④环甲膜穿刺或紧急气管切开术：异物未能咳出或未能立即取出，且有Ⅲ度或Ⅲ度以上呼吸困难者，应当机立断、迅速施行环甲膜穿刺或紧急气管切开术，切勿耽搁时间而延误抢救，导致中枢神经缺氧造成无法挽回的严重后果。

值得注意的是，如果患者已经发生发绀，即Ⅲ度或Ⅲ度以上呼吸困难，施救者无环甲膜穿刺术或紧急气管切开术等技术能力的情况下，建议用可找得到的尖锐物（最好能有已经消毒的粗针头）迅速在颈部喉结下方穿刺入气管，以解除气道梗阻带来的严重缺氧，随后再叫120等救护员将患者送至医院进行消毒清创等处理。因声门部位大多系上呼吸道最狭窄的解剖结构，大多数异物均卡在声门位置，故气管的穿刺可缓解上呼吸道梗阻导致的通气障碍。

二、咽喉部炎症、肿胀、痉挛性梗阻

1. 喉头水肿

喉腔狭小，喉软骨柔软，黏膜下组织松弛，在炎症状态下易出现黏膜炎症、水肿等，引起气道狭窄的症状和体征；如果附加了气管镜等检查所致的医源性机械性损伤，更易引起喉头水肿、狭窄。临床表现为咽喉部异物感、吞咽困难、咳嗽、声音嘶哑、轻度的吸气困难，可静脉给予地塞米松 5 mg 对症治疗；如果治疗无效，呼吸困难由Ⅰ度增加至Ⅲ度者，需立即行气管切开。

2. 喉痉挛

既往喉痉挛多系白喉所致，但现在白喉几乎绝迹，主要与炎症刺激、麻醉过浅、异物刺激声门有关。

喉痉挛是声门肌痉挛引起的呼吸道反射性关闭，喉痉挛反射经喉上神经介导，即使在黏膜刺激停止后，这种强烈的声门关闭反射仍可持续。喉痉挛期间，假声带和会厌体紧密闭合在一起，不能呼吸和发音，也看不见声带。另外，通过喉上神经可抑制延髓的吸气运动神经元，减弱膈神经的活性，引起反射性的呼吸骤停。

对于喉痉挛的治疗，一般认为预防最重要，在气道刺激发生前使用彻底的神经肌肉阻滞和深麻醉控制呼吸，完全阻断神经反射的通路，可以达到预防喉痉挛的发生。另外，糖皮质激素的应用可降低炎症细胞的活动，减轻气道反应性，抑制喉痉挛的发生。

3. 急性会厌炎

急性会厌炎也称急性声门上喉炎，是一种较常见疾病，主要由于受冷、感冒、疲乏、身体抵抗力下降诱发。临床特点与一般喉炎不同，其主要表现为突然起病，剧烈咽痛，吞咽困难，可伴有逐渐加重的呼吸困难，易在短时间内发生喉梗阻，引起窒息致死。喉镜下可见会厌呈半球形或球形肿胀，患者取端坐位，一边吸氧、一边用抗生素及加大剂量的地塞米松全身治疗，同时做好气管切开的准备工作，直至病情缓解为止。呼吸困难由Ⅰ度增加至Ⅲ度者需立即行气管切开。

三、喉气管外伤

喉气管外伤是一种可引起呼吸道梗阻、大出血而危及生命的急症，病情紧急而凶险，需要迅速急诊处置。开放性颈部伤口、咽喉、气管外伤的处理原则主要有以下几点。

1. 保持呼吸道通畅

用吸引器迅速清理创面的积血和呼吸道分泌物，对于创口较大的可用麻醉插管，从创口直接插入气管内，气囊注气，外用绑带固定；创口较小较深的，立即从口腔插入气管插管，对于活动性出血先用纱布绑带局部压迫止血。喉腔损伤肿胀严重的或环状软骨骨折严重的，常致气管插管困难，可立即予气管切开（常规用一次性塑料气管套管），以确保呼吸道通畅。

2. 创面处置

尽可能在 24 h 内重建喉气管腔结构以防止喉气管狭窄。尽量将声带、假声带等结构保持在原来的位置，以维护喉部的基本功能。喉部破损黏膜、软骨及气管软骨应尽量保留，不要修剪过多，严密对位缝合，以免术后产生疤痕性喉部狭窄。对受伤极重、喉部软骨破坏离位、喉腔被压缩的患者，应将碎裂的软骨仔细复位，用硅橡胶制的喉模或 T 型硅胶管置于喉气管腔内，以防后期疤痕狭窄。大面积软组织缺损者尽量用局部肌皮瓣转移修复，减少喉腔瘢痕狭窄。喉模或 T 型硅胶管一般放置 1~3 个月。术后吸氧，雾化吸入，鼻饲流食，静脉滴注抗生素和皮质激素，出血较多的可予输血等治疗。

环状软骨处的骨折，更应谨慎处理，因为喉气管处只有环状软骨是唯一的一块完整的软骨，它对保持整个气道通畅起着至关重要的作用，可有效地防范喉气管狭窄的发生；对骨折严重气道塌陷明显的，气管内置 T 型硅胶管扩张。遵循这一原则，有可能使痊愈后成功拔管，否则就会明显影响患者的生活质量。

对闭合性喉气管外伤，特别是没有进行气管切开的病例，应严密观察病情，特别是呼吸的频度、幅度、节律改变，如有气急出现或颈部肿胀明显加重宜及时行气管切开术，同时短期大剂量皮质激素的应用，也能有效减轻局部的水肿，从而使呼吸道保持通畅。

四、咯血引起的呼吸道梗阻

咯血引起的呼吸道梗阻是肺结核、支气管内膜结核、支气管扩张症、支气管内动脉瘤等的严重并发症，是危及患者生命的急症。患者出现咯血突然中断、胸闷、烦躁不安、面色发绀、两眼上翻或直视、出冷汗等，应立即给予抢救。

（1）立即解开衣领，松开腰带，采取头低足高位，利于及时排出积血，保持呼吸道通畅。神志清醒患者，嘱其张口，尽可能自行咳出积血，必要时可用吸引器吸出，牙关紧闭者立即撬开，放置牙垫，用手清除口腔内血块或用吸引器抽吸。

（2）用食指和中指直接刺激咽部的方法亦可试用，通过刺激咽喉部引起咳嗽、恶心。有助于气管内血块排出，此法比导管刺激力大，作用强，适用于清醒的患者。

（3）选用粗导管，迅速有效地清除口腔或气管内血块，可采用有顶孔及侧孔的导管由鼻孔或口腔插入。在抢救中插管深度要适中，吸引器压力应稍大，并注意一次吸引时间不宜超过 15~20 s。在吸引过程中发现导管阻塞应立即更换，保持吸引通畅，以利抢救顺利进行。

抢救咯血窒息时不宜选用倒置体位。因为咯血窒息主要是由于患者恐惧、紧张、体弱或咯血量多、血液黏稠等原因所致，而使血液滞留在口腔或声门以下气管腔内，患者往往出现牙关紧闭、烦躁、呼吸困难，此时不能依靠倒置体位将血液排出、解除阻塞，而应迅速且有效地清除阻塞血块。另外，倒置体位不利抢救，反而易失去抢救时机，因而抢救中不必强调体位，要因地制宜以便于抢救操作为原则。

严密观察血压、呼吸、脉搏、有无发绀及神志等变化，并注意咯血的性状和量，防止再度窒息，对于反复大量咯血或有可能发生窒息患者应随时备好急救器械于床前，以便不失时机地急救。

在保持呼吸道通畅的情况下，如果出血量较大，必要时可急诊予 DSA 介入血管造影及其栓塞术止血治疗。

五、烧伤引起的呼吸道梗阻

烧伤引起患者呼吸道梗阻的原因：吸入性损伤后气管黏膜充血、水肿、出血、水疱形成，坏死组织脱落，常见于伤后 5~14 d，较大的坏死黏膜脱落可能形成活瓣样气道阻塞；吸入性损伤后气管内分泌物增多、肺部感染及气管切开后上呼吸道湿化、温化功能丧失，易使气管内分泌物干燥成痂，造成管腔阻塞；烧伤休克期因体液渗出，使颈前区失去正常的解剖标志，易导致气管切开口位置过低和切口过长，同时由于颈部肿胀，易出现气管套管相对过短，肿胀消退期则易产生系带过松，容易发生套管滑脱；在使用翻身床过程中由于呼吸机、吸氧管道牵拉和重力作用可导致套管滑脱；患者因存在疼痛、紧张、焦虑、恐惧等问题，可出现躁动、头颈部活动幅度过大，导致套管意外脱出，引起气道阻塞。

烧伤致上呼吸道梗阻的判断：①头、面、颈广泛烧伤并肿胀，口唇呈鱼嘴状，张口和闭口受限，吞咽和咳痰功能障碍。②颈部紧缩感，张口和端坐呼吸，呼吸不畅，费力、气急、伴大汗，可见三凹征，闻及喉喘鸣音。③直接咽喉镜或纤维喉镜所见：鼻腔、口腔和咽腔腔隙因水肿变小且潴留稀薄分泌物，黏膜完整，扁桃体可无肿大，会厌和声带水肿，声门狭小。伴吸入性损伤时黏膜充血、水疱或糜烂，分泌物可含黑色烟尘。

1. 早期气管内灌洗、吸痰

肺部感染率随气道湿化程度的降低而升高。烧伤患者由于创面治疗的特殊性，创面需要在持续的烧伤辐射治疗仪的作用下保持一个干燥温暖的环境。烧伤患者气管切开后，每天经呼吸道丢失的水分远大于非烧伤气管切开的患者，气管黏膜干燥加重，极易形成套管内环形痰痂。气管内灌洗、吸痰每4～6 h进行1次，每次气道注入液体3～5 mL，反复进行3～4次，先吸净气道分泌物后再注入液体，通过刺激患者咳嗽将坏死组织由气管排出。

2. 充分湿化气道

病室温度为28～32℃，相对湿度65%～70%；呼吸机湿化温度为35℃，并每4 h雾化吸入1次；每2～4 h翻身、拍背1次；气道湿化采用微量泵持续推注，湿化液选用无菌蒸馏水和0.45%氯化钠，气道湿化液量250～400 mL/d，随痰液性状调整湿化液量，对痰液稠厚不易咳出者和使用GSX高效烧伤治疗床暴露于干燥空气者，湿化液量以400 mL/d维持，出现气道内液体潴留、肺部湿啰音增多、呼吸急促、心率增快等体征时调整至250 mL/d；根据胸部听诊和患者呼吸时闻及痰鸣音进行按需吸痰，严格无菌操作，对咳嗽能力较强者鼓励自主咳嗽，予以雾化吸入，结合肺部叩击，指导患者将深部的痰液由气管切开口咳出，从而避免深部吸痰。

3. 气管切开

中、重度吸入性损伤多可以诊断而进行气管切开预防呼吸道梗阻，如果患者为大面积烧伤合并吸入性损伤，此类患者如果进行气管插管或其他人工气道的建立方式，因病程长，预计需要多次插管全麻手术治疗，如进行反复插管可能会引起呼吸道机械损伤；另外，因其所需置管时间较长，声门的持续开放及吞咽能力下降，胃食管反流物极容易进入气管，不利于排痰、保持呼吸道通畅，存在气管插管堵塞的风险；此外，患者合并吸入性损伤是随后治疗过程中出现肺部并发症的高危因素，因此合并中重度吸入性损伤的大面积烧伤患者应尽早进行预防性气管切开，根据需要使用呼吸机支持辅助通气。

六、急性喉梗阻抢救流程

急性喉梗阻抢救流程见图5-6。

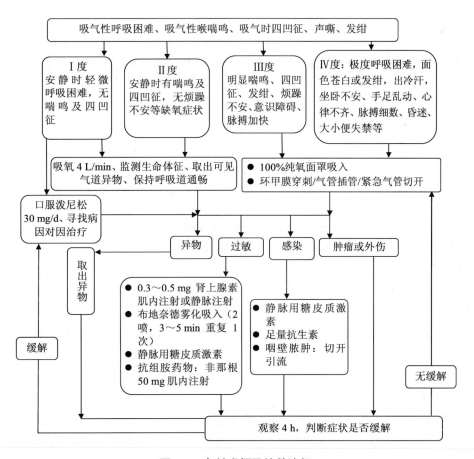

图 5-6 急性喉梗阻抢救流程

参考文献

李友忠,卢永德,伍伟景,等. 38 例呼吸道异物合并严重并发症的治疗[J]. 中华急诊医学杂志,2009,18(9):986-989.

(编写:丁 涛 许兆军 蔡 挺 蒋国平)

第六章 急性呼吸窘迫综合征进展及其评述

第一节 概述

急性呼吸窘迫综合征（acute respiratory distress syndrome，ARDS）是由多种病因引起的急性呼吸衰竭，其特征为双侧肺渗出与浸润、进行性呼吸困难和顽固性低氧血症。ARDS 不是一个独立的疾病，系作为一个连续的病理生理过程中的临床较常见的一个综合征，其死亡率较高，27%～60%。

1967 年以来，曾先后提出多种 ARDS 诊断标准，造成了临床和流行病学研究的困难，研究结果不具有可比性，由于病理生理机制各不相同，对疾病预后及其病情严重性认识相对不足。

直至 1994 年，欧美专家共识会议（AECC）发表了有关 ALI/ARDS 的定义与诊断标准，将 ALI/ARDS 定义为多种病因引起的急性呼吸功能衰竭综合征，其病理生理特点为非心源性肺水肿、低氧血症和弥漫性肺实质实变。ALI 是这一临床综合征的早期阶段，低氧血症程度较轻，而 ARDS 则是 ALI 较为严重的阶段。将 ARDS 定义为：急性起病、氧合指数（PaO_2/FiO_2）≤200 mmHg、X 线胸片示双侧肺浸润、肺动脉楔压≤18 mmHg 或无左房高压的临床征象。AECC 的定义与诊断标准广泛应用于临床实践与研究以后，极大地促进了 ALI/ARDS 流行病学及临床研究，加深了人们对于这一临床综合征的认识，从而改进了 ARDS 的治疗。但自 1994 年以后，经过 18 年的深入研究亦发现了 AECC 诊断标准存在的许多问题。因此，历经欧洲重症医学会的提议、美国胸科学会和重症医学会共同参与的专家组制定了 2012 ARDS 柏林新标准。

第二节 急性呼吸窘迫综合征 2012 柏林新定义

自 1994 年 AECC 定义被广泛采纳以来，随着研究的逐步深入，出现了一些关于信度和效度的问题，多年来的研究也显示出 AECC 的诊断标准存在很多局限性（表 6-1）：①对"急性起病"的时间概念不明确。②"急性肺损伤"的概念混淆，误解 201～300 mmHg 为 ALI，给科研和临床研究的分类造成了混淆。③未考虑 PEEP 和 FiO_2 等机械通气参数对动脉血氧分压的影响，PaO_2/FiO_2 常与实际不一致。④胸部 X 线摄片诊断缺乏相对定量并具有较大的主观性、缺乏客观的评定指标，不同的观察者之间，对胸片的结果判定缺乏可靠性。⑤随着监测技术的改进与提高，PAWP 指标应用逐渐减少，对心源性肺水肿、容量性肺水肿等鉴别相对困难；且从更科学客观的角度考虑，高 PAWP 与 ARDS 可能同时存在，PAWP 和左心房高压的评价在不同观察者之间缺乏一致性。⑥没有将创伤、误吸、感染等危险因素列入正式定义。

针对上述问题，自 2011 年 5 月的预备会议后历经将近一年时间预备会议挑选专家、建立欧洲、北美 ARDS 相关专家组、面议讨论、ARDS 理论模型的建立、定义草案的制定、诊断实验的科学评估、确立最后诊断标准，并经高危组统计分析、验证预测效度等程序，专家组在制定定义时，首次采用共识讨论、经验评价、统计分析验证相结合的方法，重点强调体现 ARDS 2012 新标准定义的可行性、可靠性、实际临床操作的有效性（如临床医生如何识别 ARDS）及预测有效性[预测对治疗反应和（或）预后的能力]；并在 1994 年 AECC 标准基础上，针对标准中存在的问题进行完善、补充，提出了明确的 ARDS 理论模型概念，即 ARDS 是一种急性弥漫性炎症性肺损伤，导致肺血管通透性和肺重量增加，而肺含气组织减少；临床主要特征为低氧血症、胸部影像学双肺致密影、伴随混合静脉血氧合不足、生理性死腔增加以及肺顺应性降低；急性期形态学主要特征为弥漫性肺泡损伤（如水肿、炎症、透明膜形成或出血）。

表 6-1　AECC 定义存在的局限性以及柏林定义的解决方案

	AECC 定义	AECC 局限性	柏林定义的解决方案
急性起病	仅提急性起病	无针对急性的时间定义	说明了急性起病的时间窗
ALI	所有患者 $PaO_2/FiO_2 \leq$ 300 mmHg	PaO_2/FiO_2 201～300 mmHg 的患者可以导致 ALI/ARDS 分类错误	根据疾病严重程度将 ARDS 分为互不包含的 3 个亚组； 取消了 ALI 的概念
氧合指数	$PaO_2/FiO_2 \leq$ 300 mmHg（无论 PEEP）	不同的 PEEP 和（或）FiO_2 对 PaO_2/FiO_2 比值的影响不一致	各个亚组中加入了有关最小 PEEP 的内容； 在重度 ARDS 组，FiO_2 的作用不甚重要
胸片	前后位胸片显示双侧浸润影	不同医生对胸片的解读一致性很差	明确了胸片的标准，建立了胸片的临床实例
PAWP	PAWP≤18 mmHg，或没有左房压升高的临床证据	PAWP 高与 ARDS 可以并存； 不同医生对于 PAWP 及左房压升高的评估一致性很差	取消了 PAWP 的要求； 静水压升高的肺水肿不是呼吸衰竭的主要原因； 建立了临床实例以帮助排除静水压升高的肺水肿
危险因素	无	定义中并未涉及	纳入诊断标准； 当未能确定危险因素时，需要客观排除静水压升高的肺水肿

注：AECC—欧美共识会议；ALI—急性肺损伤；ARDS—急性呼吸窘迫综合征；PAWP—肺动脉嵌压；PEEP—呼气末正压。

专家组提出将 ARDS 按胸部 X 线影像学检查（X 线平片或 CT）肺浸润的象限范围、氧合指数、生理学呼吸死腔大小等将严重程度分为轻度、中度、重度三个不同的类型。

胸部影像学：专家组保留双侧斑片影伴肺水肿等胸片表现为 ARDS 的定义标准，但也明确指出该现象如经 CT 验证，广泛的斑片影（如 3 个或 4 个象限）为重度 ARDS 的部分表现，须进一步评估水肿原因；由于肺动脉导管的使用逐渐减少，加上心衰或液体容量负荷过重引起的流体静力性水肿常与 ARDS 并存，所以去除肺动脉楔压（PCWP）标准。只要临床医生根据病情的临床表现无法解释患者新出现的或进行性加重的呼吸衰竭由心衰或液体容量负荷过重引起，就可以诊断为患者存在 ARDS。当然，如果没有明显的危险因素，还需通过其他检查如超声心动图等客观评估以排除流体静力型肺水肿。

氧合指数：2012 年 ARDS 柏林新标准去除了 1994 年 AECC 定义中急性肺损伤概念，由于该名词多被临床医生误用于描述不太严重的低氧血症，而不是按照其原来目的用于所有该综合征患者。同时，新标准考虑了对肺氧合的影响因素。如呼气末正压（PEEP）通气能够显著的影响 PaO_2/FiO_2，因此 ARDS 定义草案中设定了最低水平 PEEP [5 cmH$_2$O（500 Pa）]状态下的氧合指数作为标准。此外，另一低水平 PEEP [10 cmH$_2$O（1 000 Pa）]被提出，并用于重度 ARDS 的经验性评价。

其他生理学方法：呼吸顺应性极大程度地反映了肺容积丢失的程度。增加的死腔通气在 ARDS 患者中十分常见，并且与死亡率的增加密切相关，但由于生理学呼吸死腔的测定存在很大困难，专

家组选取经 $PaCO_2$（40 mmHg）校正的标化分钟通气量（VE_{CORR}=分钟通气量×$PaCO_2$/40 mmHg）作为替代计算，间接判断死腔大小。新的定义中，重度 ARDS 的标准包括低呼吸顺应性 C_{RS} < 40 mL/cmH_2O 和（或）高分钟通气量（VE_{CORR} > 10 L/min），或两者同时存在，以上这些变量用于评估判断重度 ARDS。

ARDS 急性发病的时间定义依据：临床上诱因明确的 ARDS 患者大多能在 72 h 内诊断，几乎所有的患者都能在 7 d 内被诊断。因此，对具有已知的临床损害和（或）新的加重的呼吸道症状，且起病时程一般在 1 周内，可以被诊断为 ARDS。

最终版柏林定义：国际专家小组根据共识意见拟定柏林定义草案后，通过来自 7 个中心 2 个大规模循证医学数据集（4 项多中心临床研究和 3 项单中心生理学研究）共计 4 457 例患者的 meta 分析进行了经验验证，最终制定了柏林新定义，见表 6-2。在柏林定义最初草案还纳入了重度 ARDS 的 4 项辅助参数：影像学严重程度、低呼吸系统顺应性（C_{RS} < 40 mL/cmH_2O）、呼气末正压（PEEP > 10 cmH_2O）和经校正的高每分钟呼气量（VE_{CORR} > 10 L/min）。但随后的 meta 分析显示，这些参数并不能提高该定义对病死率的预测价值，于是将其删除，直接简化了诊断标准，以便临床医生更加方便地使用新标准。虽然这些参数对于临床医生评估和理解 ARDS 仍然具有十分重要的意义，但是因为增加这些参数会使定义变得很复杂，不便于临床医生实际使用，而且也不能提高定义的预测价值，所以才没有纳入重度 ARDS 的定义。

表 6-2 2012 年急性呼吸窘迫综合征（ARDS）的柏林诊断标准

急性发病时间	在已知诱因后，或新出现或原有呼吸系统症状加重后一周内发病
胸部影像学	双肺透光度减低，且不能完全用胸腔积液、肺叶不张或结节解释
肺水肿病因	无法用心功能衰竭或液体负荷过多解释的呼吸衰竭； 如果没有危险因素，则需要客观评估（如心脏超声检查）排除静水压升高的肺水肿
低氧血症严重性分度	轻度：PEEP/CPAP ≥ 5 cmH_2O 时，200 mmHg < PaO_2/FiO_2 ≤ 300 mmHg 中度：PEEP ≥ 5 cmH_2O 时，100 mmHg < PaO_2/FiO_2 ≤ 200 mmHg 重度：PEEP ≥ 5 cmH_2O 时，PaO_2/FiO_2 ≤ 100 mmHg

注 1：CPAP—持续气道正压；PEEP—呼气末正压。
注 2：胸部影像学指胸部 X 线摄片或胸部 CT 扫描。
注 3：低氧血症指海平面 1 atm 条件下测定。如果海拔超过 1 000 m，应根据如下公式进行校正：[PaO_2/FiO_2 × (atm/760)]，轻度 ARDS 患者可能接受无创通气。
注 4：1 atm = 760 mmHg。

2012 ARDS 柏林新定义将提高相关研究的可推广性，也更加便于开展急性肺损伤的临床试验，尤其是在发现对于最严重的 ARDS 患者唯一有用的潜在疗法方面。此外，通过在影响力颇高的期刊上发表新版 ARDS 定义，这可能有助于提高临床医生对 ARDS 患者的认识和重视。认识提高了，临床医生才会更加迅速地予以合理的治疗。

柏林标准有助于临床医师早期诊断，早期干预，早期判断疾病的严重程度，较为准确地估计预后，同时能将临床研究结果转化成临床实践，从而改善患者预后。准确性主要表现为通过该定义可以准确判断出患者预后。

逻辑回归模型分析显示，根据 ROC 曲线下面积（AUROC）的计算结果，柏林定义对病死率的预测效度高于 AECC 定义。柏林定义的 AUROC 为 0.577，而 AECC 定义为 0.536，两者比较差异有统计学意义。2012 年柏林新定义经临床试验研究中心统计学专家统计检验分析具有较好的预测有效性：①ARDS 严重程度等级越高，死亡率越高。②ARDS 严重程度等级越高，需要使用呼吸机前的时间越短。③ARDS 严重程度等级越高，使用呼吸机时间越长。总体来说，比较 1994 年 AECC 标准，Berlin 能更有效、细化 ARDS 的严重程度，为 ARDS 的诊断及预后划定标准。

新的柏林标准能有效区别出 ARDS 的严重程度，并且有助于较为准确地判断近期预后。但是这样的结论仍需要后续的临床研究及更多的临床实践予以验证。总之，理论与实践是相辅相成的，柏林定义虽然较之以前的 ARDS 定义有更多优点，但是仍然不是一个完美的定义，其本身也有不足之处，希望在以后的临床实践中柏林定义能得到更进一步的修订及完善，从而与时俱进、更好地指导临床实践。

第三节 急性呼吸窘迫综合征的认识深化与展望

自 1967 年 Asbaugh D. G. 等提出急性呼吸窘迫综合征（ARDS）概念以来，直至目前对其研究认识过程主要可归纳为经历了两个主要阶段，即 1967 年至 1994 年和 1994 年至 2012 年。随着研究的深入，ARDS 柏林新定义的诞生，自 2012 年以后很可能将进入第三阶段。

一、第一阶段 ARDS 的认识

在第一阶段（1967—1994），Asbaugh D. G. 首先描述了急性呼吸窘迫综合征的临床特征，即进行性的难以纠正的呼吸窘迫、严重低氧血症、肺顺应性降低、X 线胸片弥漫性浸润等表现，引起学者的广泛关注，开始了 ARDS 的较多研究，以此作为里程碑式的建设标志。但在这一阶段，虽然学者们研究的描述特征相类似，但名称极不统一，命名十分紊乱，如休克肺、创伤性湿肺、成人急性呼吸窘迫综合征、早产儿急性呼吸窘迫综合征、中毒性急性肺损伤、输血相关性急性肺损伤、脓毒性急性肺损伤、继发性急性肺损伤等，随着病因及其病理生理损伤机制的不同名称各不相同，其诊断的确立早迟不一致，治疗效果极差，患者死亡率极高。因此，学术界存在着极大争议。

随着 ARDS 相关研究的增多、认识的加深，在此阶段具有较大影响力和较大贡献的是 1988 年 Murry 等提出了 ARDS 扩展性定义，主要根据低氧血症、肺顺应性、胸部 X 线平片、PEEP 水平四项指标的严重程度进行 0～4 分评分，分值越高，病情越严重，对疾病严重程度进行一定的量化分析，有利于学者之间进行相对规范的可比性研究比较，对疾病的预后判断亦有一定的价值，并被学者广泛接受。

二、第二阶段 ARDS 的认识

对 ARDS 深入认识的第二阶段始于 1994 年欧美共识会议（Ameirican-European Consensus Conference，AECC）。正是由于第一阶段的紊乱状况，争议较大，各学者研究难以进行较为规范的比较，且充分认识到有必要制定一个相对规范统一的诊断标准，以便于临床治疗效果等进行比较研究，随之产生了 1994 AECC ALI/ARDS 的诊断标准，将 ALI/ARDS 定义为多种病因引起的急性呼吸功能衰竭综合征，其病理生理特点为非心源性肺水肿、低氧血症和弥漫性肺实质实变。ALI 是这一临床综合征的早期阶段，低氧血症程度较轻，而 ARDS 则是 ALI 较为严重的阶段。将 ARDS 定义为：急性起病、氧合指数（PaO_2/FiO_2）≤200 mmHg、X 线胸片示双侧肺浸润、肺动脉楔压≤18 mmHg 或无左房高压的临床征象。这一标准具有较大的里程碑意义。首先是统一了 ALI/ARDS 的标准定义，并具有流行病学分析研究的可行性，强调了 ARDS 的发展过程及其相对可行的严重度分级。

另外，一些学者采用 Delphi 方法对 ARDS 定义为：①低氧血症（PEEP≤10 cmH_2O 时 PaO_2/FiO_2<200 mmHg）；②胸片显示 2 个或以上象限病变；③肺顺应性异常进行定量（潮气量 8 mL/kg 时静态顺应性<50 cmH_2O）；④存在高危因素（直接或间接）。另外，该定义强调采用肺动脉导管或超声心

动图来评估由于肺功能不全所引起的非心源性肺水肿。这些学者认为左房高压可以与 ARDS 合并存在。然而，也有学者指出当采用尸检证实存在弥漫性渗出作为 ARDS 诊断金标准时，发现 Delphi 标准比 AECC 标准特异性要高，但敏感性要低。

由于平均动脉压对于肺部氧合的影响较大，故有学者建议采用结合平均动脉压的氧合指数具有更大价值。新氧合指数＝MAP×FiO_2×100/PaO_2。新氧合指数可以作为 ALI/ARDS 机械通气期间及病死率的一个良好的预测指标，与 PaO_2/FiO_2 相比较，其预测可靠性更好；但在 ARDS 早期阶段，两个指标预测结果几乎没有差异，新氧合指数比值越低，病死率越高。值得重视的是这两项指标均未将 PEEP、肺顺应性以及胸片影像学征象考虑在内，亦未排除心衰的影响。

有较多学者对 ARDS 肺外高危因素、急性心肌梗死、肺部静水压、限制水机容量控制等情况下对 ARDS 影响的相关问题，Aboab J. 和 Gattinoni L. 等研究了 FiO_2、PaO_2/FiO_2、PEEP 对 ARDS 诊断和治疗的影响及其相互关系，而控制气道平台压和适当潮气量对较低 ARDS 病死率和减少呼吸机相关性肺损伤等有一定效果。Qi Liu 等最新研究提示气道平台压能较好地反映健康动物和 ARDS 模型狗的跨肺压，而潮气量并不能充分反映肺张力的变化。这些研究均对深化 ARDS 的本质认识起到了举足轻重的作用。

随着最近 18 年来相关研究的逐渐深入，认识到 1994AECC ALI/ARDS 的诊断标准存在较多缺陷，主要表现为：①对"急性起病"的时间概念不明确。②"急性肺损伤"的概念应用较为泛化、混乱，较多临床医生不论何原因即将氧合指数 201～300 mmHg 即误解为急性肺损伤，给科研和临床研究的分类造成了混淆。③没有将创伤、误吸、感染等高度危险因素列入正式定义。④胸部 X 线摄片诊断缺乏相对定量并具有较大的主观性、缺乏客观的评定指标，不同的观察者之间，对胸片的结果判定缺乏可靠性。⑤随着监测技术的改进与提高，PCWP 指标应用逐渐减少，对心源性肺水肿、容量性肺水肿等鉴别相对困难；且从更科学客观的角度考虑，高 PAWP 与 ARDS 可能同时存在，PAWP 和左心房高压的评价在不同观察者之间缺乏一致性。⑥未考虑 PEEP 和 FiO_2 等机械通气参数对动脉血氧分压的影响，PaO_2/FiO_2 常与实际不一致。

三、2012 ARDS 柏林新标准的认识

2012 ARDS 柏林新标准在 JAMA 发表以后，引起学界共鸣，反响极大。对该标准进行深入细致的解读、剖析、确切领会其要旨十分必要。

总的来说，笔者认为 2012 ARDS 柏林新标准对临床医生 ARDS 的本质变化认识要求更高，临床诊断 ARDS 系临床特征性征象加上病理生理特征，要尽可能地使临床诊断 ARDS 符合病理 ARDS 诊断，即弥漫性肺泡渗出性损伤被认为是 ARDS 诊断的金标准。

2012 ARDS 柏林新标准具体诊断标准见表 6-2。

随着 ARDS 柏林新定义的诞生，笔者认为自 2012 年以后很可能将进入 ARDS 深化认识的第三阶段。国内学者应抓住时机，加强对国人 ARDS 的深入研究，以便在相应的国际领域占有应有的地位。

2012 ARDS 柏林新标准的价值体现在以下几方面：①明确了急性发病的具体时间为一周内。②临床医生需高度重视病史及其 ARDS 的高危因素：对 ARDS 的诊断需高度重视病史及其 ARDS 发病的高危因素主要为严重创伤、脓毒症、吸入性损伤、重症感染等，并进行动态观察病情、影像学征象变化特征，特别注意排除原发感染、急性心力衰竭、低蛋白血症、结核性胸膜炎、肺部结核、肺部肿瘤、自身免疫性疾病肺部病变、容量性负荷过重导致的肺水肿等病变；并排除过度肥胖，或检查因素如透光度不足等对疾病征象的影响、干扰，充分利用床边超声简便、无创的优势和肺部 CT 对判断疾病性质、病变形态学变化征象的敏感性、病变范围判断、病理性质的提示征象及其并发症

鉴别诊断优势，进行综合分析、动态观察、确立诊断，最大限度地减少误诊、误治。③去除了急性肺损伤的概念，并将 ARDS 进行严重度的分级。④影像学征象进行了相对量化的严重度诊断分级，肺野病变范围≥3/4 列为重度 ARDS 的诊断指标之一。⑤明确了 PCWP 不能作为排除 ARDS 的诊断依据，引入了其他更有价值的客观检查指标，如超声心动图、肺部 CT 检查等更先进的检查手段，有利于排除心源性肺水肿、间质性肺水肿、静水压性容量性肺水肿、局部炎症或肿瘤等实变浸润影的影响或误导。⑥统一了诊断标准，有利于明确纳入研究病例的统一性、可比性，并开展流行病学相关研究以及多中心前瞻性随机对照研究。⑦综合考虑了机械通气参数如 PEEP、CPAP、FiO_2 等对氧合的影响。⑧最值得称颂的是这次标准的制定抛弃了以往单纯依靠个别专家的共识，而是结合了更科学的统计学分析、循证医学研究数据集，使制定的标准科学性、可靠性、可行性等大幅度提高，这一方法值得我国相关专家借鉴。

四、2012 ARDS 柏林新标准缺陷的认识与进一步研究展望

2012 ARDS 柏林新标准的缺陷主要体现在以下几方面：①制定新标准的研究资料主要来源于欧洲、北美、澳大利亚等发达国家和地区，未进行全球性研究，缺乏全球性不同种族、地区等综合性指导意义；并且本次引用的资料对远期研究较少。因此，有必要开展更为广泛的前瞻性、多中心、多病种、随机对照循证医学研究，更深入、更完善地了解 ARDS 本质特性，并开展更有效的治疗方法研究，彻底改善 ARDS 预后。②对原发病病因未作相应分类，未能指导判断预后，因不同的病因对疾病治疗的困难度及其预后影响较大，对此作 ARDS 分级、分类具有较大的临床意义。如间质性肺炎或肺外严重疾病导致严重低氧血症，且无肺部影像学征象变化的患者能否诊断 ARDS？有待今后进一步深入研究。③对肺内、肺外因素导致的 ARDS 未作进一步区别，给影像学征象的鉴别诊断带来困难；且对影像学征象未进行完全量化评价，影响了 ARDS 严重度的评价。因此，对临床医生对影像学征象的判断要求将有所提高，首先需确认有无渗出影，其次需做鉴别诊断，排除相关影响因素，如对急性心功能不全或心力衰竭、继发感染、自身免疫性疾病肺部病变、药物性肺泡出血、嗜酸性细胞浸润、肺不张、胸腔积液、肺密度增高的实变等肺实变征象作必要的鉴别判断。④对 ARDS 病程未进行明确的分期，影响对预后的判断。⑤柏林新标准对病死率的预测效度高于 AECC 标准，但两者差异的程度及 ROC 曲线下面积的数值差并不大；且柏林新标准的理论模型并非预后模型，可能以此评估诊断的可行性、可靠性、有效性和客观性带来较大影响。为此，有必要开展更有效的相关疾病模型研究，为更深入地了解 ARDS 本质提供研究的基础。⑥对 PEEP、低肺顺应性、高分钟通气量等指标对 ARDS 严重度判断的影响值得进一步深入研究。⑦探索特异性生物标记物对 ARDS 诊断的意义：根据 ARDS 病理生理特征，运用基因组学、代谢组学、蛋白组学等高技术工具探索、筛选特异性生物标记物对 ARDS 诊断特异性、敏感性、可行性、实效性、预测性等进行深入研究十分必要。⑧应用新型监测工具如超声、电阻抗、动态 CT、正电子发射层描等实时、动态评估 ARDS 均具有深入研究的价值。

参考文献

[1] The ARDS Definition Task Force. Acute respiratory distress syndrome: the Berlin definition. JAMA，2012，307（23）：2526-2533.

[2] 乔丽，马原，张劲松. 急性呼吸窘迫综合征：柏林标准[J]. 中华急诊医学杂志，2012，21（9）：952-957.

[3] 张劲松. ARDS 临床诊治的又一里程碑：ARDS 柏林标准问世[J]. 中华急诊医学杂志，2012，21（9）：937-938.

[4] Asbaugh D G，Bigelou D B，Petty T L，et al. Acute respiratory distress adults[J]. Lancet，1967，2（7511）：319-323.

[5] Bernard G R, Artigas A, Brigham K L, et al. The American-European Consensus Conference on ARDS: definitions, mechanisms, relevant outcomes, and clinical trial co-ordination.Am J Respir Crit Care Med, 1994, 149 (3Pt1): 818-824.

[6] Hudson L D, MIlberg J A, Anardi D, et al. Clinical risks for development of the acute respiratory distress syndrome. Am J Respir Crit Care Med, 1995, 151 (2Pt1): 293-301.

[7] The Acute Respiratory Distress Syndrome Network. Ventilation with lower tidal volumes as compared with traditional tidal volumes for acute lung injury and the acute respiratory distress syndrome. N Engl J Med, 2000, 342 (18): 1301-1308.

[8] Myers T R, MacIntyre N R. Respiratory controversies in the critical care setting. Does airway pressure release ventilation offer important new advantages in mechanical ventilator support? . Respir Care, 2007, 52 (4): 452-458.

[9] Frantz C, Ploner Y, Croschel A, et al. Proportional assist ventilation: a modern ventilation technique. Dtsch Med Wocherschr, 2007, 132 (10): 501-503.

[10] Esteban A, Fernández-Segoviano P, Frutos-Vivar F, et al. Comparison of clinical criteria for the acute respiratory distrss syndrome with autopsy findings. Ann Intern Med, 2004, 141 (6): 440-445.

[11] Raijmakers PGHM, Groeneveld A B J, Teule G J J, et al. Diagnostic Value of the Gallium-67 Pulmonary Leak Index in Pulmonary Edema. J Nucl Med, 1996, 37: 1316-1322.

[12] The National Heart, Lung and Blood Institute Acute Respiratory Distress Syndrome (ARDS) Clinical Trials Network.Comparison of Two Fluid-Management Strategies in Acute Lung Injury.New J Eng Med, 2006, 354: 2564-75.

[13] Su H M, Voon W C, Lin T H, et al. Early successful primary percutaneous coronary intervention therapy in acute myocardial infarction: a case report. Kaohsiung J Med Sci, 2005; 21: 78-83.

[14] The National Heart, Lung and Blood Institute Acute Respiratory Distress Syndrome (ARDS) Clinical Trials Network. Efficacy and Safety of Corticosteroids for Persistent Acute Respiratory Distress Syndrome. N Engl J Med, 2006; 354: 1671-1684.

[15] Gattinoni L, Caironi P, Cressoni M, et al. Lung Recruitment in Patients with the Acute Respiratory Distress Syndrome. N Engl J Med, 2006, 354: 1775-1786.

[16] Aboab J, Louis B, Jonson B, et al. Relation between PaO_2/FiO_2 ratio and FiO_2: a mathematical description. Intensive Care Med, 2006, 32 (10): 1494-1497.

[17] 黄东亚, 黄英姿, 吴晓燕, 等. 膈肌紧张性电位指导急性呼吸窘迫综合征呼气末正压选择的实验研究[J]. 中华急诊医学杂志, 2012, 21 (3): 239-243.

[18] Qi Liu, Wen Li, Zeng Qingsi, et al. Lung stress and strain during mechanical ventilation in animals with and without pulmonary acute respiratory distress syndrome. J Surg Res, 2012, E1-E8.

[19] Rubenfeld G D, Herridge M S. Epidemiology and outcomes of acute lung injury. Chest 2007; 131 (2): 554-62.

[20] Rubenfeld G D. How much PEEP in acute lung injury. JAMA, 2010, 303: 883-884.

[21] Brower R G, Lanken P N, MacIntyre N, et al. Higher versus lower positive endexpiratory pressures in patients with the acute respiratory distress syndrome. N Engl J Med, 2004, 351 (4): 327-36.

[22] Briel M, Meade M, Mercat A, et al. Higher vs lower positive end-expiratory pressure in patients with acute lung injury and acute respiratory distress syndrome: systematic review and meta-analysis. JAMA, 2010, 303 (9): 865-73.

(编写：陈碧新　蔡挺　许兆军　蒋国平)

第七章 人工呼吸机应用技术进展

第一节 人工呼吸机简介

一、概述

机械通气是通过机械辅助患者通气，以达到维持、改善和纠正患者因各种原因所致的急性或慢性重症呼吸衰竭的一种治疗措施。呼吸机是机械通气的实施工具，是一种能代替、控制或改变人的人工呼吸，支持治疗或辅助呼吸支持治疗手段，是一种可适当控制（增加或降低）人体肺通气量、改善呼吸气体交换功能、减轻呼吸功消耗的装置。

20世纪50年代曾用麻醉机来代替人工呼吸机进行呼吸支持治疗，抢救了大量的重症脊髓灰质炎呼吸肌麻痹导致急性呼吸衰竭的患者生命。自20世纪80年代以来，随着微电子学等学科的发展，呼吸机朝着智能化方向发展，功能趋向于满足更多、更全、更符合临床工作的实际需求，采用先进传感器、微电脑控制、气动电控制方式，使其有了压力支持、同步间歇指令通气、反比通气等多种先进的通气方式，也可根据患者情况采用手动通气，而且体积小巧、重量轻，便于携带，使呼吸机越来越受临床医生青睐，给医学的发展带来了革命性的变化，特别是给急危重症医学的发展产生了具有划时代意义的巨大变革。

熟悉和掌握呼吸机的使用方法对急危重症科医生尤为重要。人工呼吸机已逐步成为呼吸衰竭最重要的支持治疗工具，其应用也越来越广泛，是目前进行生命支持治疗的必备工具之一。

二、人工呼吸机类型及其特点

（一）定容型呼吸机

一般以电为动力，能够按预先设定的潮气量向患者肺内输送气体，达到预定的容量输出后，由吸气相转为呼气相。其优点是：①输送气体的容量可进行可靠控制。②不论病人肺内病变如何，输送潮气量较为恒定。③呼吸机工作参数较易设定、监测，操作简单。④供氧浓度易于维持稳定。⑤能够提供部分或完全呼吸支持。其缺点是：①在肺、胸廓顺应性差的患者，可导致气道压力过高、出现气压伤等并发症。②需要保持气道全封闭，不能存在漏气等，才能保证预定的潮气量和分钟通气量。③价格相对较昂贵。

（二）定压型呼吸机

大多以高压气源为动力，按照气道压作控制源进行吸气呼气转换，送气时气道压力达到预定值则由吸气相转为呼气相。其优点是：①大多机型体积小巧，价格低廉。②对气道的封闭要求相对不严格，故可用于气管插管周围漏气的患者。其缺点是：①潮气量不能保持恒定：当患者气道阻力高、肺顺应性差时，潮气量不能保证。②输出气体入肺的气量不稳定，易受病人等多种因素的干扰。

③吸入氧浓度不易稳定控制。因此，定压型呼吸机适用于病情较轻，仅需要短期呼吸支持的患者和肺发育不完善的早产儿、新生儿等。

（三）定时型呼吸机

按预定的频率、吸气时间送气，然后转换为呼气。由于此类呼吸机的工作气流流量、吸气时间等工作参数可随意设定，故在使用性能上接近定容型呼吸机。其特点是应用较为方便，输出气流恒定，并可进行较长时间的呼吸支持。

（四）高频呼吸机

其特点是每次输出气体容积低于正常的潮气量，而工作频率高于患者正常的呼吸次数。高频呼吸机一般分为三类：①高频正压呼吸机，其工作频率为正常呼吸次数的 2~6 倍，一般小于 100 次/min。②高频喷射呼吸机，可以 60~200 次/min 的频率经细口径导管向患者气道输送喷射气流。③高频振荡呼吸机，其工作频率可达 3 000 次/min，输送气体容积低于解剖死腔容积。它通过增强气体分子弥散、轴流、对流等多种机制，促进气体交换，对气道压力影响小，一般不致产生气压伤等并发症。但由于此类呼吸机价格昂贵，临床应用相对较少。

近年来，随着呼吸道气体动力学研究的深入、人工呼吸机朝着智能化方向发展，先进传感器、微电脑控制、气动电控制方式的广泛应用，使人工呼吸机功能趋向于更加完美，大多是定容型、定压型、定时型功能的综合配置，可满足更多、更全、更符合临床实际工作的需求，使实时呼吸道气体动力学监测成为可能，使调节人工呼吸机参数更加符合机体实际需要，如控制和（或）辅助通气、压力支持、呼吸末正压通气、同步间歇指令通气、每分通气量控制通气、面罩或鼻罩无创控制通气、反比通气等多种通气方式的综合运用对患者恢复健康更加有利。同时便携式、小型化、可充电的人工呼吸机的出现，具有体积小巧、重量轻、便于携带等优点，更加受到从事急危重症第一线的医务工作者的青睐。熟悉和掌握人工呼吸机的使用方法对从事急危重症医生尤为重要。

三、人工呼吸机的临床选用

目前，医疗市场上人工呼吸机品牌繁多，但一般按其功能和价格可分为高、中、低档三类。低档人工呼吸机一般仅具有基本的人工通气功能，机型价格相对较低；而高档的人工呼吸机除基本的通气功能、人工管路系统、人工呼吸机自身的自检功能外，还具有呼吸道的气体动力学、肺顺应性等实时肺功能监测功能，但对呼吸机参数的调整可以起到指导作用，并做肺功能的动态观察，有利于人工呼吸机参数设置是否合适、治疗效果及其预后的判断，因此价格相对较高，操作复杂，要求条件苛刻，设置条件不匹配时较易报警，甚至导致设备的损坏。

以下简单介绍在临床应用比较常用的几种。①Hamilton 系列的呼吸机有 Galileo（不同的体重要求要选择不同的流量传感器，儿童和成人是一样的，就是婴儿是另外一种）、Raphael、G5 及 Arabella（无创呼吸机，系 CPAP 系统）。②Stenphan 系列的呼吸机，有 Stephanie（为专用的婴儿型呼吸机）、Christina 以及新机型 Sophie。③Maquet 系列（即 Siemens 系列）呼吸机：从以前的 Siemens 900 B、900 C 到 300、300 A（300 A 呼吸机可以带一氧化氮吸入装置，目前 300 已停产）到如今的 Servo-s、Servo-i，其中 Servo-i 是在 2002 年推出的高端呼吸机，拥有先进的超声流量传感器和动态呼出阀等一系列最新技术，给病人提供灵敏的触发和快速反应，使病人呼吸更加舒服自然，同时拥有目前世界唯一的内外管路彻底消毒系统。Servo-i 的婴儿型或者是通用型中的婴儿功能，能够准确提供的最小潮气量 2 mL，堪称婴儿呼吸机当中的佼佼者。Servo MR 专用呼吸机是世界第一台在核磁环境能持续治疗的高档呼吸机。④Drager 系列的人工呼吸机：有 EVITA 2、EVITA 4、Babylog 8000、SAVINA、

XL。Drager 呼吸机没有 PC 模式，通气模式命名与其他呼吸机不同如 IPPV 为间歇正压通气，它最推崇的是 BiPAP 模式。除了 Babylog 8000 外，其余系列均可用于儿童和成人，而 Babylog 8000 是专用的新生儿呼吸机，被并被很多儿科 ICU 医生奉为经典，它还可以带一氧化氮吸入装置。另外，XL 最大的特点是有 smart care 智能模式。⑤PB（Puritan-Bennett）系列有 760、7200 等，其中应用最广的当属 Puritan-Bennett 840 呼吸机，界面较大、操作较简单，但自检稍繁琐。⑥Newport 系列有 e 200、e 500 及 e 360 等。⑦另外还有 VIASYS 系列等。

临床选用人工呼吸机应根据以下三方面条件来选择：第一是人工呼吸机的构造、工作原理机制、设备工作性能、技术参数指标、质量的稳定性、可靠性、医院的财力、物力条件。第二是使用人工呼吸机的工作人员的素质条件。第三是患者的病变性质、病情严重程度、基础肺功能状况、预估使用人工呼吸机的时间长短、患者的依从性等。

一般来说，肺部病变较轻、心肺功能较好、使用时间较短的患者，可选用较为简单、操作方便的人工呼吸机；肺部病变严重、全身情况差、基础疾病严重、继发严重的急性呼吸窘迫综合征、严重休克、心肺肝肾脑胃肠等功能相对较差、使用持续时间较长的患者，需要选用较为高档的人工呼吸机。

四、机械通气的临床治疗目标

机械通气的临床治疗目标主要是改善患者的通气功能、换气功能，使其能维持机体代谢的基本需要。具体来说，即纠正低氧血症、排出二氧化碳、缓解呼吸窘迫、减轻或解除呼吸肌疲劳、降低机体氧耗量、维持连枷胸或胸廓塌陷者胸肺的稳定性、防治肺不张、保障镇静剂和肌松剂使用的安全性、减少或防止误吸等。

机械通气的生物化学和病理生理治疗目标是纠正低氧血症、呼吸性酸中毒（排出二氧化碳）、减少呼吸肌做功、避免呼吸肌疲劳、维持适当肺容量及通过胸肺的缩张维持一定的神经内分泌功能等。

但值得临床医务人员重视的是机械通气并不一定需要完全纠正其生理生化异常，一个有急危重症治疗经验的临床医生应充分懂得利用患者本身的抗病能力。只有将患者的自然抗病能力与临床治疗技术相结合才能有最佳的治疗效果和最经济的治疗手段。

第二节　无创正压通气（NPPV）

NPPV 是指无须建立人工气道，常通过鼻塞、鼻罩、面罩等方法连接人工呼吸机与患者的正压通气。临床研究显示，对某些病变能在短时间内好转或病情较轻的病例中，NPPV 可以减少急性呼吸衰竭的气管插管率或气管切开率，改善预后；减少慢性呼吸衰竭呼吸机的依赖，减少患者的痛苦和医疗费用，提高患者生活的质量。

无创机械通气的主要优势在于充分保留了上呼吸道的温化、湿化、生理性气道保护机制、患者可以讲话交流、进食、避免了建立人工气道带来的并发症等。

一、适应证和禁忌证

（一）适应证

患者出现较为严重的呼吸困难，呼吸费力、频快，动用辅助呼吸肌参与呼吸，常规氧疗方法（鼻导管和面罩）不能维持机体呼吸通气、氧合的基本需要或呼吸通气、氧合障碍并有恶化趋势，且患者具备较好的意识状态、自主呼吸能力和咳痰能力较强、血流动力学稳定、无恶心呕吐和良好的配合 NPPV 呼吸的依从性等条件。因此，对外科术后预防呼衰、神经肌肉疾病的康复治疗、任何轻中度呼吸衰竭无明显的禁忌证者如 COPD、急性哮喘、急性肺炎、急性肺水肿、睡眠呼吸暂停综合征等均可使用无创机械通气。

（二）禁忌证

意识障碍、呼吸微弱或停止、无力排痰、顽固性气道痉挛、上消化道大出血、频繁呕吐、血流动力学不稳定、未经引流的气胸或纵隔气肿、严重腹胀、一周内有腹部手术史者、上气道或颌面部损伤、术后或畸形，不能配合 NPPV 或面罩不适等均为无创机械通气的禁忌证。

二、呼吸机的选择

要求能提供双水平正压通气模式，能提供的吸气压力达到 20～30 cmH$_2$O，能满足患者吸气需求的高流量气体＞100 L/min，能具备基本的报警功能；如果用于Ⅰ型呼吸衰竭，则需要能提供较高的吸氧浓度（＞50%）和更高的流速。

三、通气模式与参数调节

无创机械通气常用的是 BiPAP 模式（常适用于Ⅰ型、Ⅱ型呼吸衰竭）、CPAP 模式（多用于Ⅰ型呼吸衰竭，如效果不佳则可改为 BiPAP）。近期有一些新的通气模式，如压力调节容积控制通气（PRVCV）、比例辅助通气（proportional assisted ventilation）等，这些通气模式的临床效果有待进一步的研究证实。患者开始应用无创呼吸机时，由于是从完全的自主呼吸过渡到正压通气，需要有一个适应的过程，呼吸机参数大多需要先行初始化设置，逐渐过渡到按病情需要设置。所以，可以在初始时给予较低的吸气压力；当患者逐渐适应正压通气后，需要逐渐增加吸气的压力，以保证辅助通气的效果。最后达到"患者可以耐受的最高吸气压"，此程序有利于提高患者的机械通气舒适性和依从性以及保证足够的辅助通气效果。一般的处理方法：从 CPAP（4～5 cmH$_2$O）或低压力水平（吸气压 6～8 cmH$_2$O、呼气压 4 cmH$_2$O）开始，经过 5～20 min 逐渐增加到合适的治疗水平，常用的通气参数如表 7-1 所示。同时根据患者病情的变化随时调整通气参数，最终达到缓解气促、减慢呼吸频率、增加潮气量、改善通气和换气的治疗呼吸衰竭目的。

表 7-1　NPPV 常用的通气参数参考值

参数	参考值
潮气量	6～12 mL/kg
呼吸频率	16～30 次/min
吸气流量	峰值 40～60 L/min，需排除漏气后
吸气时间	0.8～1.2 s
吸气压力	10～25 cmH$_2$O
呼气末正压 PEEP	4～5 cmH$_2$O，具体视情况而定，Ⅰ型呼衰需增加
持续气道内正压 CPAP	6～10 cmH$_2$O

注：应用 NPPV 1～2 h（短期）病情不能改善需考虑转为有创通气。

四、无创机械通气存在的问题及注意事项

1. 误吸

误吸是无创机械通气的并发症之一，可以造成吸入性肺炎，严重者甚至导致窒息，所以应注意

避免饱餐后使用，适当的头高位或半坐卧位和应用促进胃动力的药物，有利于减少误吸的发生。

2. 呼吸管路漏气、潮气量不能保证

无创机械通气经常遇到的另一问题是呼吸整体管路（包括体外管路及其连接处）密封性差、漏气，往往出现触发困难、人机不同步和气流过大等问题，使患者感觉不舒服、潮气量难以达标、影响治疗效果，监护、检查是否存在漏气并及时调整合适的鼻罩、面罩，调整鼻罩、面罩的位置和固定带的松紧等，用鼻罩时使用下颌托协助口腔的封闭，可以避免明显漏气。

3. 提高患者依从性

对患者详细讲解无创呼吸机使用的原理、如何配合等技术要领，必要时做适当的心理治疗以提高患者的依从性，使无创通气取得最理想的效果。

4. 胃肠胀气

无创机械通气治疗患者较多出现胃肠胀气的并发症，这主要是通过鼻罩、面罩的无创气道管路正压通气使部分气体经食管进入胃肠或较多的吞咽动作使气体进入胃肠，导致胃肠胀气。一般情况下，不致产生严重后果。

5. 清除气道分泌物困难

对无创通气患者大多依赖自身咳嗽、咳痰能力，因此对气道深部的分泌物难以较为彻底的清除，导致维持气道通畅较为困难，影响了通气功能和换气功能的正常发挥。因此，对于病变较为严重、咳嗽咳痰能力逐渐转差或病情迅速恶化的患者宜撤除无创机械通气、立即建立人工有创气道、强制机械通气。

6. 皮肤等软组织压迫坏死

如果鼻罩、面罩或鼻塞长时间压迫局部组织，可导致所压部位皮肤等软组织坏死、局部溃疡等，需注意局部组织的保护和护理。

7. 密切观察病情

对无创通气患者应严密观察患者病情变化，做指端氧饱和度肺通气氧合功能监测、生命体征监测，随时根据病情变化建立有创人工气道、机械通气。

8. 无创机械通气改有创机械通气的时机选择

对于无创机械通气改有创机械通气的时机选择，一般原则是应用无创机械通气 1～2 h，病情不能改善或咳嗽咳痰能力逐渐转差、出现呕吐频繁、腹胀严重、神志不清等急剧加重恶化征象时，应当机立断立即建立有创人工气道、强制有创机械通气。

第三节 有创机械通气

一、适应证

一般来说，对于自主呼吸或经适当氧疗后仍不能满足机体通气、换气功能需要时，均应实施建立人工有创气道、给予机械通气。具体可参照以下条件：经积极治疗后病情仍继续恶化；意识障碍；呼吸频率、节律严重异常，如呼吸频率＞35～40 次/min 或＜6～8 次/min、呼吸节律异常如呼吸时快时慢、自主呼吸微弱或消失；血气分析提示严重通气和（或）氧合障碍：PaO_2＜50 mmHg，尤其是充分氧疗后仍＜50 mmHg；$PaCO_2$ 进行性升高，pH 动态下降；需要应用镇静剂或肌松剂；需要肺复张以防肺不张；需要适当过度通气治疗相关疾病；需要降低全身或心肌氧耗等。

具体指征为：胸、肺、心脏疾病导致的严重通气功能和换气功能障碍，如重症肺部感染、连

枷胸反常呼吸较严重者、严重胸廓塌陷、急性肺水肿、急性心力衰竭等；中枢神经系统疾病、高位脊髓疾病、神经肌肉疾病等导致的呼吸功能不全或衰竭；心脏大血管疾病术后、重症腹部疾病术后、窒息、心跳呼吸骤停复苏后等，即任何原因导致的呼吸功能不全或衰竭均是应用呼吸机的适应证。

二、禁忌证

一般机械通气无绝对禁忌证，但下述情况机械通气时可能使病情加重，或需要预先处理或同时处理相关病变：气胸、纵隔气肿未行引流者须立即做相关引流术进行引流；严重气管食管瘘者；较大肺大疱、肺囊肿影响肺功能者；严重呼吸道、肺出血导致气道严重堵塞者；低血容量性休克未补充血容量者；心力衰竭严重低心排出量者等。

如果出现致命性通气和氧合障碍时，应在积极治疗原发病（如积极尽早行胸腔闭式引流、积极补充血容量等）的同时，不失时机地应用机械通气。

判断是否行机械通气除参考以上因素外，还应注意考虑下列因素：

（1）动态观察病情变化：如果使用常规治疗方法仍不能防止或避免病情进行性恶化时，应及早使用人工呼吸机维持基本的通气换气功能，进行生命支持治疗。

（2）在出现致命性通气和氧合障碍时，机械通气无绝对禁忌证。

（3）撤机的可能性。

（4）社会因素。

（5）经济因素。

三、机械通气的基本模式

（一）吸气相关通气方式

1. 控制通气（Controlled Mechanical Ventilation，CMV）

呼吸机完全替代自主呼吸的通气方式，包括容积控制通气、压力控制通气。

（1）容量控制通气（Volume Controlled Ventilation，VCV）

①概念：潮气量（V_T）、呼吸频率（RR）、吸呼比（I/E）和吸气流速完全由呼吸机控制。

②调节参数：吸入气氧浓度（FiO_2）、V_T、RR、I/E。

③特点：能保证潮气量的供给，完全替代自主呼吸，使呼吸肌得到充分休息，有利于减轻或解除呼吸肌的疲劳；在自主呼吸较强或患者烦躁不安等，易发生人机对抗、通气不足或通气过度，不利于呼吸肌锻炼，长时间使用呼吸机易导致呼吸肌萎缩，形成呼吸机依赖。

④适用对象：中枢或外周驱动能力很差者；对心肺功能贮备较差者，可提供最大的呼吸支持，以减少氧耗量。如：躁动不安的 ARDS 患者，休克、急性肺水肿患者；需过度通气者：如闭合性颅脑损伤。

（2）压力控制通气（Pressure Controlled Ventilation，PCV）

①概念：预先设置压力控制水平和吸气时间。吸气开始后，呼吸机提供的气流很快使气道压力达到预置水平，随后送气速度减慢以维持预置压力到吸气结束，并转化为呼气开始（图7-1）。

②调节参数：FiO_2，压力控制水平，RR，I/E。

③特点：吸气流速特点使吸气峰压较低，能改善气体分布和通气血流分布（V/Q），有利于肺部气体交换。潮气量（V_T）与预置压力水平、胸肺顺应性、气道阻力、腹胀严重程度等有关，需不断调节压力控制水平，以保证适当水平的 V_T。

④适用对象：较适宜应用于早产儿、新生儿、婴幼儿等肺功能发育尚未成熟者；通气功能差、气道压力较高的患者；对于 ARDS 患者有利于改善换气功能，减少呼吸机相关性肺损伤；补偿漏气。

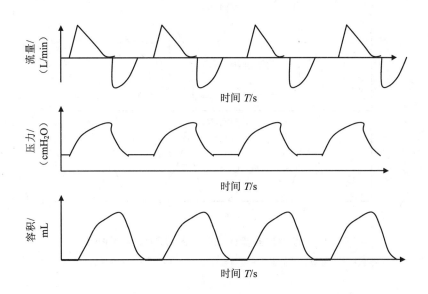

图 7-1　压力控制通气的流量、压力、容积波形

2. 同步（辅助）控制通气（Assisted CMV，ACMV）

①概念：通过自主呼吸触发呼吸机送气后，呼吸机按预置参数（V_T，RR，I/E）送气；患者无力触发或自主呼吸频率低于预置频率时，呼吸机则以预置参数通气。与 CMV 相比，唯一不同的是需要设置触发灵敏度，其实际通气频率可大于预置通气频率。

②调节参数：FiO_2，触发灵敏度 V_T，RR，I/E。

③特点：具有 CMV 的优点，并提高了人机协调性；对中枢神经系统疾病患者较易可出现通气过度。

④适用对象：同 CMV。

3. 间歇强制通气（Intermittent Mandatory Ventialtion，IMV）/同步间歇强制通气（Synchronized IMV，SIMV）

①概念：IMV：按预置频率给予 CMV，实际 IMV 的频率与预置相同，间隙期间允许自主呼吸存在；SIMV：IMV 的每一次送气在同步触发窗内由自主呼吸触发，若在同步触发窗内无触发，呼吸机按预置参数送气，间隙期间允许自主呼吸存在（图 7-2）。

②调节参数：FiO_2，V_T，RR，I/E。SIMV 还需设置触发灵敏度。

③特点：支持水平可调范围大（0～100%），能保证一定的通气容量，维持适当的肺活量，并在一定程度上允许自主呼吸参与，加强了呼吸肌的锻炼。可减轻或防治呼吸肌萎缩和呼吸机依赖，对心血管系统影响相对较小；自主呼吸时不提供通气辅助，需克服呼吸机回路的阻力。所以，患者常可能有呼吸较费力的感觉。

④适用对象：多用于有一定自主呼吸能力、且准备脱离呼吸机者，逐渐下调 IMV 辅助频率，向撤机过渡；若自主呼吸频率过快，采用此种方式可降低自主呼吸频率和呼吸功耗。

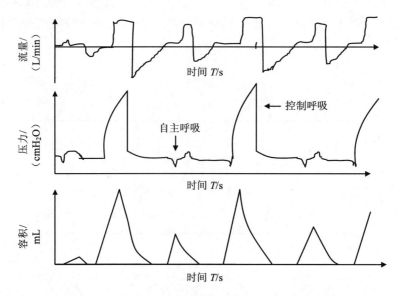

图 7-2 同步间歇强制通气的流量、压力、容积波形

注：有指令也有自主呼吸，其中指令呼吸为预设模式（图中的指令通气是容量控制通气）。

4．压力支持通气（Pressure Support Ventilation，PSV）

①概念：在吸气压力达到触发标准后，呼吸机提供一高速气流，使气道压力很快达到预置辅助压力水平以克服吸气阻力、扩张胸廓和肺脏，并维持此压力到吸气流速降低至吸气峰流速的一定百分比时，吸气转为呼气。该模式由自主呼吸触发，并决定呼吸频率和吸呼时比（I/E），这一模式有较好的人机协调性。而潮气量（V_T）与预置的压力支持水平、胸肺呼吸力学特性（气道阻力和胸肺顺应性）及吸气肌肉的用力大小有关。当吸气力较大，而气道阻力较小和胸肺顺应性较大时，相同的压力支持水平送入的潮气量（V_T）较大（图 7-3）。

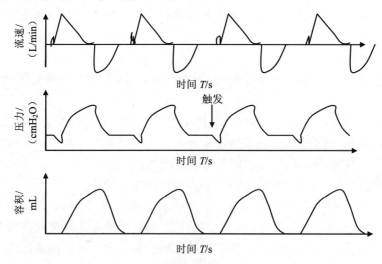

图 7-3 压力支持通气的流量、压力、容积波形

注：每次呼吸是由患者触发和流量切换的。

②调节参数：FiO_2、触发灵敏度和压力支持水平。某些型号的呼吸机还可对压力递增时间和呼气触发标准进行调节。压力递增时间调节指通过对送气的初始流速进行调节，从而改变压力波形从

起始部分到达峰压的"坡度"("垂直"或"渐升"),初始流速过大或过小都将导致人机不协调等问题;呼气触发标准调节指对压力支持终止的流速标准进行调节。对 COPD 患者,提前终止吸气有利于调节延长呼气时间,使陷闭气体量减少;对 ARDS 患者,延迟终止吸气可增加吸气时间,可增加吸入气体量,并有利于气体的均匀分布。

③特点:属自主呼吸模式,患者感觉舒服度较高,有利于呼吸肌休息和锻炼。值得注意的是自主呼吸能力较差或呼吸节律不稳定者,较易发生触发失败和通气不足;另外,压力支持水平设置不当,亦可发生通气不足或过度。

④适用对象:有一定自主呼吸能力,呼吸中枢驱动稳定者;与 IMV 等方式合用,可在保证一定通气需求时不致呼吸肌疲劳和萎缩,可用于撤机。

5. 指令(最小)分钟通气(mandatory/minimum Minute Volume Ventilation,MVV)

呼吸机按预置的分钟通气量(MV)通气。自主呼吸的 MV 若低于预置 MV,不足部分由呼吸机提供;若等于或大于预置 MV,呼吸机停止送气。临床上应用 MV 主要是为了保证从控制通气到自主呼吸的逐渐过渡,避免通气不足。这种模式对于呼吸浅快者易发生 CO_2 潴留和低氧血症,故不宜采用。

6. 压力调节容量控制通气(Pressure Regulated Volume Controlled Ventilation,PRVCV)

在使用 PCV 时,随着气道阻力和胸肺顺应性的改变,必须人为地调整压力控制水平才能保证一定的潮气量(V_T)。在使用 PRVCV 时,呼吸机通过连续监测呼吸力学状况的变化,根据预置潮气量(V_T)自动对压力控制水平进行调整,使实际潮气量(V_T)与预置潮气量(V_T)相等。

7. 容量支持通气(Volume Support Ventilation,VSV)

可将 VSV 看做 PRVCV 与 PSV 两者的结合。因此,这一模式具有 PSV 的特点:通过自主呼吸触发,对呼吸频率和吸呼时比进行容量控制;同时,监测呼吸力学的变化以不断调整压力支持水平,使实际潮气量(V_T)与预置潮气量(V_T)相等。若两次呼吸间隔超过 20 s,则转为 PRVCV。

8. 比例辅助通气(Proportional Assisted Ventilation,PAV)

呼吸机通过感知呼吸肌瞬间用力大小(以瞬间吸气流速和容积变化率进行感知、触发)判断瞬间吸气要求的大小,并根据当时的吸气气道压提供与之成比例的辅助压力,即吸气用力的大小决定辅助压力的水平,且自主呼吸始终控制着呼吸的吸气流速、潮气量(V_T)、呼吸频率(RR)、吸呼时比(I/E),故有人称为"呼吸肌的扩展"。PAV 和 PSV 一样,只适用于呼吸中枢自主呼吸驱动正常或偏高的患者。有学者将 PAV 与 PSV 在 COPD 患者中进行对比研究,表明该模式具有较好的人机协调性,患者自觉舒适度较好,在维持基本相同的通气需求时能明显降低气道峰压,对适宜患者有一定的优势。

此外,上述通气模式可根据患者病情变化进行不同模式的相互组合应用,如 SIMV+PSV 等。

(二)吸—呼切换方式

吸—呼切换方式依呼吸机的种类不同而不同。常见的方式有压力切换、容量切换、时间切换和流速切换,即吸气达到预置的压力、容量、时间或流速则转为呼气。现代呼吸机可以是两种以上方式的结合,如压力—时间切换。

(三)呼气末状态调节

1. 呼气末正压(PEEP)

呼气末正压借助于呼气管路中的阻力阀等装置使气道压高于大气压水平即获得 PEEP。它可以产生如下呼吸动力的生理学效应:

(1)平均气道压升高:使气道压力处于正压水平,平均气道压升高。

(2)使萎陷肺泡重新张开:一定水平的 PEEP,通过对小气道和肺泡的机械性扩张作用,使萎陷肺泡重新张开，有利于肺表面活性物质释放增加、分布均匀、肺水肿减轻等，故可以使肺顺应性增加，气道阻力降低，加之对内源性呼气末正压（$PEEP_i$）的对抗作用，有利于改善通气。

（3）功能残气量增加：有利于气体分布在各肺区间相对趋于一致，Q_S/Q_T降低，V/Q改善。

（4）弥散增加：肺泡内压及其气体的分布均匀有利于气体弥散增加、换气功能的改善。

但如果PEEP过高，可对静脉回流产生不利影响，进一步使心排量降低、血流动力学改变、颅内压增高等副作用，且使肺泡处于过度扩张状态，胸肺顺应性下降，持续时间过长可能会产生肺泡上皮和毛细血管内皮的损伤，局部通透性增加，形成所谓的"容积伤"（volutrauma）。由此可见，PEEP的作用是双相的，临床上应根据气体交换功能状态、呼吸力学和血流动力学的监测适当调节PEEP，以达到有利疾病恢复的最佳状态。

2. 呼气末负压（Negative End Expiratory Pressure，NEEP）

呼气末气道压低于大气压水平即为NEEP。应用NEEP可降低平均气道压、胸内压，有利于静脉血液回流，可用于心功能不全和上气道梗阻的患者。但由于NEEP能使气道和肺泡萎陷，目前一般不太使用。

（四）双相状态调定

1. 持续气道正压（Continuous Positive Airway Pressure，CPAP）

气道压在吸气相和呼气相都保持一定的正压水平，由患者自主呼吸决定潮气量和呼吸频率，即为CPAP。当患者吸气使气道压低于CPAP水平时，呼吸机通过持续气流或按需气流供气，使气道压维持在CPAP水平；当呼气使气道压高于CPAP时，呼气阀打开释放气体，仍使气道压维持在CPAP水平。因此，CPAP实际上是一种自主呼吸模式，吸气实际潮气量（V_T）与CPAP水平、患者参与吸气肌肉的努力程度、呼吸力学状况有较大的关系（图7-4）。它与PEEP不同之处在于持续气道正压是通过对持续气流的调节而获得动态的、相对稳定的呼吸管路内持续存在的气道正压，而呼气末正压是通过在呼气末使用附加阻力装置获得一个静态的、随自主呼吸强弱波动的呼气末正压。CPAP的生理学效应与PEEP有一定的相似性，可改善肺的换气功能，有利于氧合的改善，且CPAP可明显减轻患者的呼吸做功，有利于减轻或防止呼吸肌疲劳现象的发生；但对于自主呼吸较弱或通气能力较差的患者需注意二氧化碳的积聚，从而发生肺性脑病的可能。

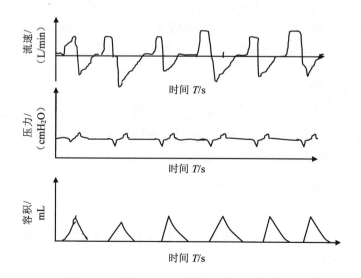

图7-4 持续气道正压的流量、压力、容积波形

注：每次呼吸是自主的。

2. 气道压力释放通气（Airway Pressure Release Ventilation，APRV）

APRV 是在 CPAP 气路的基础上以一定的频率释放压力，压力释放水平和时间长短可随意调节。在压力释放期间，肺部将被动地排气，相当于呼气，有利于排出更多的 CO_2。当短暂的压力释放结束后，气道压力又恢复到原有 CPAP 水平，这相当于吸气过程。因此，APRV 较 CPAP 增加了肺泡通气，而与 CMV＋PEEP 相比，APRV 显著降低了气道峰压（图 7-5）。

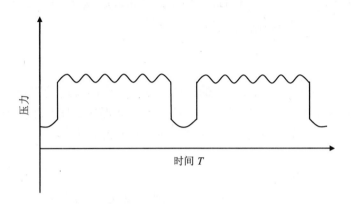

图 7-5　气道压力释放通气的压力-时间波形

3. 双相间隙正压气道通气（Biphasic Interminttent Positive Airway Pressure，BIPAP）

BIPAP 为一种双水平 CPAP 的通气模式，自主呼吸在双相压力水平均可自由存在。高水平 CPAP 和低水平 CPAP 按一定频率进行切换，两者所占时间比例可调。该模式允许自主呼吸与控制通气并存，能实现从 PCV 到 CPAP 的逐渐过渡，具有较广的临床应用范围和较好的人机协调性。实际效果与 APRV 相同。事实上，如果在 BIPAP 中使低水平 CPAP 所占时间很短，即相当于 APRV（图 7-6）。

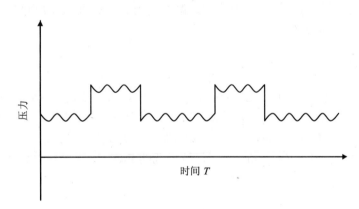

图 7-6　双相间隙正压气道通气的压力-时间波形

四、机械通气参数的调整

（一）潮气量的设定

在容量控制通气模式下，潮气量的选择应根据疾病性质特征、病变严重程度、相应脏器功能的状态等，在保证足够的气体交换及患者的舒适性前提下，大多按照体重选择 5～12 mL/kg，同时需要结合呼吸系统的顺应性、阻力进行调整，要避免气道平台压超过 30～35 cmH_2O。在压力控制通气模式时,潮气量主要由预设的压力、吸气时间、呼吸系统的阻力及顺应性决定;最终应根据动脉血气分析进行调整。

(二)呼吸频率的设定

呼吸频率的选择依据目标分钟通气量(MV)及 PCO_2 水平,成人通常设定为 12~20 次/min。对于急/慢性限制性肺部疾病,必要时也可根据分钟通气量和目标 PCO_2 水平超过 20 次/min,准确调整呼吸频率应依据动脉血气分析的变化综合调整 V_T 与 f。

(三)流速调节

理想的峰流速应能满足患者吸气峰流速的需要,成人常用的流速设置在 40~60 L/min,根据分钟通气量和呼吸系统的阻力和肺的顺应性综合调整,流速波形在临床常用减速波或方波。压力控制通气时流速由选择的压力水平、气道阻力及受患者的吸气努力影响。

(四)吸呼比 $I:E$ 设置

机械通气患者通常设置吸气时间为 0.8~1.2 s 或吸呼比为 1:1.5~1:2;采用较小 I/E,可延长呼气时间,有利于呼气,在 COPD 和哮喘患者中常用,一般可小于 1/2。ARDS 患者可适当增大 I/E,甚至采用反比通气($I/E>1$),使吸气时间延长,平均气道压适当升高,甚至使 $PEEP_i$ 也增加,有利于改善气体分布和氧合。

(五)触发灵敏度调节

一般情况下,压力触发常为 $-1.5~-0.5\ cmH_2O$,流速触发常为 2~5 L/min。合适的触发灵敏度设置将使患者更舒适,增进人机协调性。有研究表明流速触发较压力触发能明显减低患者呼吸功;若触发敏感度过高,会引起与患者用力无关的误触发,若设置触发敏感度过低,将显著增加患者的吸气负荷,增加消耗额外呼吸功。

(六)吸入气氧浓度(FiO_2)

>50%时需警惕氧中毒。机械通气初始阶段,可给高 FiO_2(100%)以迅速纠正严重缺氧,以后依据目标 PaO_2、PEEP 水平、MAP 水平和血流动力学状态等,酌情降低 FiO_2 至 50%以下,并设法维持 $SaO_2>90\%$,若不能达上述目标,即可加用 PEEP、增加平均气道压,应用镇静剂或肌松剂;若适当 PEEP 和 MAP 可以使 $SaO_2>90\%$,应保持最低的 FiO_2。

(七)PEEP 的设定

最佳 PEEP 值为对循环无不良影响降低至最低,并获得最大的肺顺应性、最小的肺内分流、最高的氧运输、最低的 FiO_2 时的最小 PEEP 值。但过高的 PEEP 有可能造成气压伤、容积伤、妨碍血液回流、降低心排量和氧输送能力等弊端。

由于肺部的病变或肺部损伤及其 ARDS 状态下,肺部病变及损伤程度呈不均一性,因此,在正压通气情况下,如何合理控制肺气体容量及其气道和肺泡压力、避免或减少呼吸机相关性肺损伤考验着急危重症医务人员的业务水平。已有资料表明小潮气量保护性通气和最佳 PEEP 值的设置对 ARDS 具改善通气、氧合、降低呼吸机相关性肺损伤和死亡率的效果。

静态压力—容积($P—V$)曲线低位拐点和最大氧输送法实用性不佳。有学者建议应用准静态 $P—V$ 曲线法,即在低流速(<8 L/min)测定动态肺 $P—V$ 曲线,以高于准静态 $P—V$ 曲线低位拐点压力

$2\sim3\ cmH_2O$ 作为最佳 PEEP 设置。对于 ARDS 患者 PEEP 的选择需要结合 FiO_2、吸气时间、动脉氧分压、目标水平等因素综合考虑决定。近年有学者提出最佳 PEEP 值的设置宜采用肺复张（Recruitment Maneuver，RM）使塌陷肺泡开放后，利用压力—容积曲线（$P—V$）呼气支最大曲率拐点（PMC）设置最佳 PEEP 值。这主要是从生理学的理论上分析考虑，设置最佳 PEEP 值的目的是防治 ARDS 呼气末肺泡塌陷，因此依据呼气末期压力—容积曲线设置最佳 PEEP 值较压力—容积曲线吸气支低位拐点加 $2\ cmH_2O$ 更为适宜，对肺氧合能力的提高、肺容积的增加更好，可使正常肺通气组织更多，并降低无通气肺组织；而对血流动力学的影响更小。从目前的研究结果来看，同时具有较好的安全性。

对于胸部或上腹部手术患者术后机械通气一般采用的 PEEP 为 $3\sim5\ cmH_2O$。

（八）呼吸机气流模式的设置

一般有方波、正弦波、加速波和减速波四种。其中，减速波与其他三种波形相比，使气道峰压更低、气体分布更佳、氧合改善更明显，因而临床应用越来越广泛。

五、机械通气报警值设置

1. 高压、低压报警：以峰压增加 $10\sim15\ cmH_2O$ 为限，为了预防气压伤。低压报警多系气道管路漏气、管路脱开等所致。

2. 高潮气量报警：以 800 mL/min 为宜，预防高容积伤。

3. 低潮气量报警：解剖死腔量为 150 mL，故应设置为 250 mL 为宜。

4. 每分钟通气量报警：以病人正常每分钟通气量上限增加 $2\sim4\ L/min$，下限减去 $2\sim4\ L/min$ 为宜，但下限不宜低于 4 L/min，否则会发生通气不足，导致 CO_2 蓄积。

5. 高、低呼吸频率报警：高呼吸频率报警以 35 次/min 为宜，低频率报警预防呼吸暂停、呼吸停止等。

6. 呼吸机常见报警原因及处理。

由于目前国内呼吸治疗师不足，虽然各个医院的规章制度不同，但在大多数医院医生仍然是主要负责呼吸机模式的设定和参数的调整，护士负责呼吸机的监测。但当遇到呼吸机报警时，你该怎么做呢？首先，需要强调的是任何时候，都必须以患者的安全为前提，特别是出现气道压力高，高通气量，高 PEEP 等危险程度高的报警时，建议将呼吸机与患者脱开，捏皮球人工呼吸保持患者正常通气的同时，再去寻找呼吸机报警的原因并想办法排除。下面就来简单探讨一下机械通气中常见报警问题的处理。

（1）气道压下限报警原因：
①气体回路密闭性差：如发生了呼吸机管路脱落或漏气，气道导管套囊破裂或充气不足等情况。
②测压装置及管路的阻塞或断开。
③呼吸机发生故障。

应对处理：迅速接好脱接管道；套囊适量充气，或必要时更换导管。

（2）气道压上限报警：

一旦发生了高压报警，说明患者存在发生气压伤的危险，患者状态或病情可能发生了变化，通气可能存在不足，需要引起我们足够的重视。

高压报警的原因：
①人工气道因素：如气管插管过深，或气道分泌物增多，或痰栓、痰痂血痂堵塞气道、导管末端贴住气道壁致通气不畅、通气回路、导管打折、折叠或扭曲、气囊堵住导管末端等情况。
②呼吸机管路因素：如呼吸机管路发生了扭曲、打折或受压使通气受限，同时还包括冷凝水积

聚等影响管道阻力等情况。

③呼吸机因素：呼吸机参数设置不当、人—机拮抗或人—机不协调或呼吸机发生了气流、气压、吸入气氧浓度空氧混合器等故障。

④患者因素：如患者因气道痉挛、分泌物增多潴留等使得气道阻力增加；患者发生气胸、肺水肿、胸腔积液、腹胀等情况使得胸肺顺应性降低；咳嗽、烦躁不安等因素导致的人机不协调、深呼吸通气潮气量过大等。

应对处理：无菌吸痰；调整导管位置；如属报警上限设置不合理，则调整报警上限；如非呼吸机参数设置不合理，可考虑适当使用镇静药物或肌松剂解除人机拮抗或人机不协调。

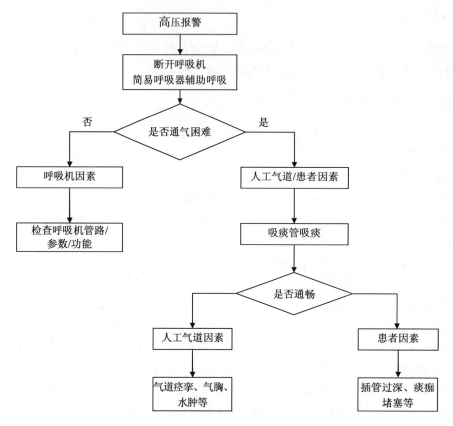

图 7-7　高压报警处理流程

（3）潮气量或分钟通气量低限报警：

原因多为：①气道管路漏气；②机械辅助通气不足；③自主呼吸减弱等。

对因处理：如增加机控潮气量设置；或适当增加机控频率。

（4）潮气量或分钟通气量高限报警：

原因为：①自主呼吸过强。②报警限设置不当。

处理：适当降低潮气量或机控频率；调整报警限。

（5）气道温度过高：

原因为：①湿化器内液体过少。②患者体温过高。

处理：适当加蒸馏水；对症对因治疗。

（6）吸入氧浓度过高或过低：

原因多为气源故障（压缩泵、或氧气、或空氧混合器故障）；或调整 FiO_2 不当。

对因处理即可。

（7）呼吸暂停：

原因自主呼吸停止或触发敏感度调节不当。

对因处理。

（8）气源报警：压缩空气和氧气压力不对称（压缩泵不工作或氧气压力下降）。应立即进行球囊人工呼吸，并查明原因、针对性处理。

（9）电源报警：外接电源故障或蓄电池电力不足。应立即进行球囊人工呼吸，并查明原因、对因处理。

（10）低氧报警

低氧的常见原因：肺泡通气不足，摄氧减少，通气血流比例失调，动静脉分流，弥散障碍。

低氧血症的处理：

①首先一定要维持患者基本的氧合和通气；

②积极寻找原因并及时处理；

③调整呼吸机参数：如增加吸入氧浓度、增加 PEEP、延长吸气时间、增加吸气压力等。

六、呼吸机撤离

（一）撤机筛查

导致机械通气的病因好转或祛除后，应开始进行撤机的筛查试验，筛查试验包括下列内容：

1. 导致机械通气的病因好转或祛除；氧合指标：$PaO_2/FiO_2>300$；$PEEP≤5～8\ cmH_2O$；$FiO_2≤0.4$；$pH≥7.25$（COPD 患者：$pH>7.30$，$PaO_2>50\ mmHg$，$FiO_2<0.35$）。

2. 血流动力学稳定，没有心肌缺血动态变化，临床上没有显著的低血压[不需要血管活性药的治疗或只需要小剂量的血管活性药物如多巴胺或多巴酚丁胺$<5～10\ \mu g/(kg·min)$]。

3. 有自主呼吸的能力。

医师的经验影响撤机的过程及结果，临床常发生过早撤机或延迟撤机，增加再插管率。可接受的再插管率应该在 5%～15%。有学者报告再插管使患者的院内获得性肺炎增加 8 倍，死亡风险增加 6～12 倍。而不必要延长机械通气可增加患者感染和其他并发症的风险。不同的 ICU 患者中再插管率的变化范围是 4%～23%，在精神和神经系统的患者中可高达 33%。

（二）自主呼吸试验（Spontaneous Breathing Trial，SBT）

符合筛查标准的患者并不一定能够成功的撤机，因此，需要对患者自主呼吸的能力作出进一步的判断，SBT 的实施可采用以下三种方式：①T-管试验：直接断开呼吸机，通过 T 管吸氧；②低水平持续气道内正压（CPAP）：调整呼吸机至 CPAP 模式，压力设为 $5\ cmH_2O$；③低水平压力支持通气（PSV）：将呼吸机调整 PSV 模式，支持压力一般设为 $5～7\ cmH_2O$。

当患者情况超出下列指标时应中止自主呼吸试验，转为机械通气：①呼吸频率/潮气量（L）（浅快指数）>105；②呼吸频率<8 或>35 次/min；③自主呼吸潮气量<4 mL/kg；④心率>140 次/min 或变化率>20%，有新发的心律失常；⑤氧饱和度<90%；⑥烦躁、大汗、焦虑等。

（三）气道评估

通过 SBT 的患者并不意味着能成功拔管，还必须在拔管前进行气道评估。

1. 气道通畅程度的评价：机械通气时，把气管插管的气囊放气，检查有无气体泄漏，可以用来评估上气道的开放程度（气囊漏气试验）。出现拔管后喘鸣的患者，可以使用类固醇和（或）肾上腺素[也可用无创通气和（或）氦氧混合气]治疗，而不需重新插管。如果患者漏气量较低，也可在拔管前 24 h 使用类固醇和（或）肾上腺素预防拔管后喘鸣。当漏气量低的患者拔管时，应将再插管的设备（包括气管切开设备）准备好。

2. 气道保护能力的评价：对拔管成功至关重要。对患者的气道评估包括吸痰时咳嗽的力度、有无过多的分泌物和需要吸痰的频率（吸痰频率应＞2 h/次或更长）。

（四）脱机困难或长期机械通气患者的撤机

一般认为，脱机后 24 h 内再接续使用人工呼吸机者为脱机失败。反复脱机失败为脱机困难者，一般发生于机械通气持续时间超过 2 周的患者。除非有明确的不可逆疾病的证据（例如持续自主生存、自主呼吸功能状态难以恢复者，或高位脊髓损伤或晚期的肌萎缩性脊髓侧索硬化症等），反复撤机失败 3 个月，为长期机械通气（Permanent Mechanical Ventilation，PMV）。

1. 常见的脱机困难的原因：原发病未得到完全控制、伴随心功能不全、因肺纤维化等残留严重肺功能不全、严重营养不良、水电解质酸碱失衡未完全纠正、严重心理依赖、脱机方法不当等。

2. 脱机困难或长时期机械通气患者的脱机方法：一般长期机械通气的患者不必采用每日自主呼吸试验。对脱机困难或长时期机械通气患者常使用辅助通气模式并逐步降低呼吸机条件和逐步延长自主呼吸时间以锻炼患者的呼吸肌，同时针对可能导致的脱机困难原因进行针对性治疗，如彻底控制原发病、改善心肺功能、加强营养代谢支持治疗、纠正水电解质酸碱失衡、脱机前必要的心理治疗等。通常大约在通气支持条件降低到一半时，患者可转换到 SBT 步骤。撤机锻炼的过程中医务人员应留在患者身边密切观察病情变化，并给予患者鼓励建立自信心、进行心理支持治疗等，加强抗感染治疗和预防感染，并小心避免不必要的呼吸肌肉疲劳等，以免呼吸衰竭复发。

有学者报道对脱机困难或长期机械通气患者，可使用膈肌刺激疗法促进膈肌功能加强，可能有助于脱机。

第四节　常见疾病的人工呼吸机治疗策略

一、慢性阻塞性肺病的人工呼吸机治疗策略

慢性阻塞性肺病由于大多存在小气道病变，多有肺气肿、呼吸器官炎症等，严重者其至有肺心病、肺动脉高压、严重右心衰等表现。

1. COPD 严重度分级

0 级（高危级）：肺功能正常，有慢性咳嗽、咳痰症状。

Ⅰ级（轻度）：$FEV_1/FVC < 70\%$，$FEV_1 \geq 80\%$ 预计值，有或无症状。

Ⅱ级（中度）：$FEV_1/FVC < 70\%$，$FEV_1 \geq 50\%$ 但 $\leq 80\%$ 预计值，有或无症状。

Ⅲ级（重度）：$FEV_1/FVC < 70\%$，$FEV_1 \geq 30\%$ 但 $\leq 50\%$ 预计值，有或无症状。

Ⅳ级（极重度）：$FEV_1/FVC < 70\%$，$FEV_1 \leq 30\%$ 预计值，有或无症状。

2. 阻塞性肺部疾病急性加重期（AECOPD）患者机械通气的目的：①减少患者呼吸做功，让呼吸肌休息；②增加通气，使动脉二氧化碳分压下降；③治疗低氧血症；④有利于排痰。AECOPD 应用无创正压通气的适应证见上无创机械通气部分。

3. 慢性阻塞性肺病机械通气特点

COPD 患者压力—容积曲线特点为 FRC 大大增加，呼气末肺泡压（$PEEP_i$）陡直段明显缩短，小气道呈动态性陷闭。故在使用调节人工呼吸机参数时，必须注意过大的潮气量极易产生气道压力过高，而较高的 $PEEP_i$ 较易产生人—机不协调、吸呼时相不一致等不良后果。因此，对慢阻肺患者治疗策略宜采用小潮气量、适当 PEEP，尽可能使 $PEEP_i$ 处于 50%～80%即可，使气道峰压处于适宜范围、增强人—机协调性，且不影响血流动力学；其后随 FRC 的逐渐下降，逐步增加潮气量。另外，值得注意的是慢阻肺患者在生活能自理的基础状态时，血二氧化碳分压即可处于较高状态（严重者动脉血气分析 $PaCO_2$ 可达 120～130 mmHg 以上），且大多存在肾脏的代偿状态，故大多患者处于呼吸性酸中毒、代谢性碱中毒的代偿状态。因此，在发生肺性脑病等严重合并症时，早期可采用完全机控呼吸，使患者机体和呼吸肌得到充分休息，纠正重症急性呼吸衰竭，适当降低 $PaCO_2$（不必完全降至正常水平、能纠正失代偿状态即可）。

AECOPD 患者呼吸机参数初始设置：潮气量 8～10 mL/kg，维持平台压<30 cmH_2O，吸气时间 0.6～1.25 s（定容通气时，峰流量≥60 L/min），PEEP≤5 cmH_2O 或抵消 Auto-PEEP，流速波：减速波。

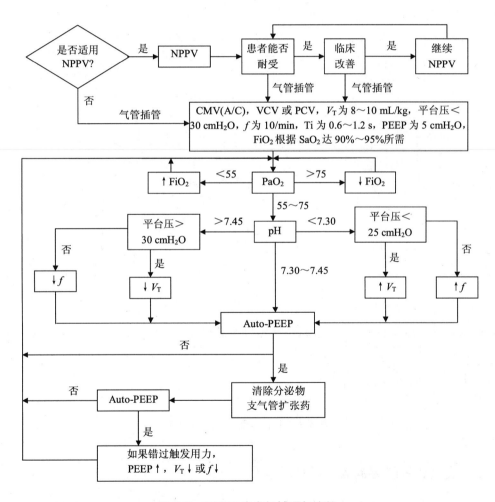

图 7-8　COPD 患者机械通气流程

二、重症哮喘的呼吸机治疗策略

重症支气管哮喘患者多存在严重的平滑肌痉挛、气道黏膜炎症、水肿性病变。压力-容积曲线陡直段肺容积更小,$PEEP_i$较高,一般情况下外加PEEP不仅不能使气道扩张,反而可能使气道肺泡压明显升高。因此,对重症支气管哮喘患者呼吸机治疗策略宜采用小潮气量(一般采用6~8 mL/kg即可)、10~15次/min慢频率、吸呼时比小于1:2的长呼气周期机控呼吸,外加PEEP宜适当控制,一般不宜超过3~5 cmH_2O,且大多数患者需要镇静剂辅助治疗。

危重型哮喘患者呼吸机参数初始设置:①潮气量4~8 mL/kg,平台压<30 cmH_2O;②吸气时间1~1.5 s,避免Auto-PEEP;③PEEP的应用是有争论的,可试用PEEP对抗Auto-PEEP;④开始时1.0,随后维持足以维持PaO_2>60 mmHg的FiO_2;⑤流速波:减速波或方波。

在人工呼吸机参数初始设置后,宜根据肺功能的检测数据、动脉血气分析等作进一步的调整,以达最适宜参数的设置应用于患者,促使疾病早日恢复。

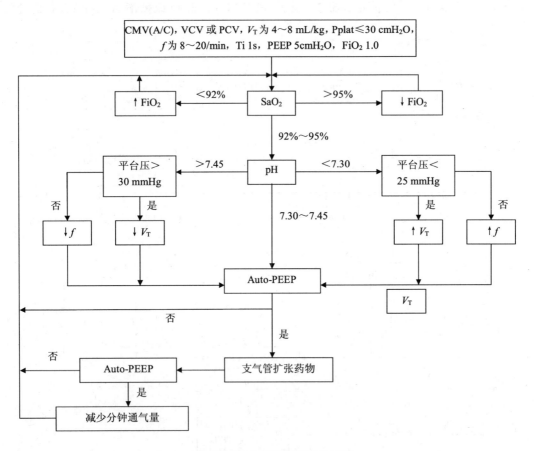

图 7-9 重症哮喘机械通气流程

三、合并支气管胸膜瘘的人工呼吸机治疗策略

支气管瘘按照瘘口的位置在段支气管以上者称为中央型支气管瘘,瘘口位置在段支气管以下者称为外周型支气管瘘。

有报道,人工呼吸机治疗后24 h内发现的支气管胸膜瘘称为早发型支气管胸膜瘘,其死亡率达45%;在呼吸及治疗24 h后发现的支气管胸膜瘘称为晚发型支气管胸膜瘘,死亡率可达94%。合并支气管胸膜瘘的急性呼吸衰竭需要进行人工呼吸机治疗的患者，总死亡率可达 67%～94%。

合并支气管胸膜瘘的急性呼吸衰竭的患者常伴持续不愈的气胸表现，严重者可表现为张力性气胸、严重纵隔气肿及纵隔摆动等，甚至心跳呼吸骤停，预后大多较差。

对于合并支气管胸膜瘘的急性呼吸衰竭的人工呼吸机治疗策略：

首先要进行胸膜腔的通畅引流。这是最基本的治疗措施之一，主要作用是将漏入胸膜腔的气体及时引出，防治张力性气胸等威胁生命的征象。如不进行引流，较易出现张力性气胸而威胁生命；如果说已经进行胸膜腔引流，仍然出现张力性气胸，很有可能引流胸管过小所致。根据相关临床研究，胸膜腔引流管的直径直接影响引流效率，如对漏气量超过 15 L/min 的支气管胸膜瘘者，应用 10 cmH_2O 负压吸引，胸膜腔引流管的最小直径至少应 ≥6 mm。

其次，人工呼吸机治疗时必须考虑胸膜腔引流对胸肺力学特性、通气换气功能及其呼吸力学的影响，主要是人工呼吸机参数的设置必须考虑潮气量的漏失量、PEEP 漏失、通气不足可能性、通气换气面积的下降、换气效率的下降、吸气触发紊乱、人—机拮抗较难消除等问题。另外，必须时刻注意胸膜引流管是否引流通畅，以免出现人工呼吸机使用时引流不畅导致出现张力性气胸等加重病情的风险。因此，对合并支气管胸膜瘘的急性呼吸衰竭的患者机械通气参数的设置应遵循以下原则：即最大限度地降低支气管胸膜瘘的漏气量，以最有力的措施促进瘘口愈合的可能性。具体的参数设置宜做好以下几点：①尽可能低的有效潮气量。②尽可能低的呼气末正压（PEEP）。③尽可能低的呼吸机机控频率。④尽可能缩短吸气时间。但这些原则的前提是必须保证提高机体呼吸系统对氧输送的基本代谢需要即通气换气功能需尽可能满足机体代谢需要。有条件的医疗单位，必要时可采用单肺通气、分侧通气或高频喷射通气等方式治疗支气管胸膜瘘急性呼吸衰竭。

对合并支气管胸膜瘘急性呼吸衰竭的患者尚应配合其他治疗，如保持减少瘘口漏气的适当强制体位、严密观察病情，并根据病情变化随时调整呼吸机参数，达到不仅能满足患者通气、换气、氧合和排出二氧化碳对机体代谢的需要，又能尽快有效地促进瘘口愈合的理想状态。

此外，有技术能力的医疗单位，可进行支气管介入治疗封堵支气管胸膜瘘的瘘口，加快病变康复。一般来说，对支气管胸膜瘘需机械通气者不宜用常规的封堵剂对引流支气管所属肺叶、肺段进行封堵，如自体血加凝血酶、纤维蛋白原加凝血酶、聚乙二醇等。主要原因是这些封堵剂在必要时很难被立即取出或清除。但可考虑使用封堵器如球囊导管单向活瓣支架或支气管塞等，可能会更有利于此类患者的恢复，可减少潮气量的损失、维持适当的 PEEP，大大改善患者通气、换气功能，并可加快支气管胸膜瘘的痊愈。

四、胸部外伤的呼吸机治疗策略

胸部创伤患者的机械通气适应证：①连枷胸伴胸壁的矛盾运动，呼吸急促，低氧血症，高碳酸血症（注：连枷胸并不是应用有创机械通气的独立适应证）；②肺挫伤伴呼吸急促和严重低氧血症；③肋骨骨折伴严重胸痛，需要大剂量的镇痛药物治疗；④剖胸手术后；⑤血流动力学不稳定，尤其是呼吸功能储备处于边缘状态或发生呼吸衰竭（如低氧血症和高碳酸血症）；⑥伴严重的其他损伤（如颅脑损伤）。

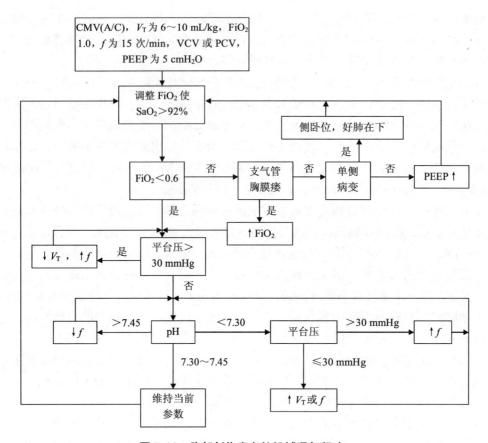

图 7-10　胸部创伤患者的机械通气程序

五、急性呼吸窘迫综合征（ARDS）

机械通气是救治 ARDS 的关键措施，但 ARDS 患者的机械通气是机械通气中最难的，也是争议最多的。其困难之处在于顽固性缺氧常较难纠正，同时要避免呼吸机相关肺损伤（VALI）的发生。ARDS 机械通气总的原则是采用保护性肺通气策略、肺开放策略、尽量保留自主呼吸等。

1. 保护性肺通气策略：即尽量避免高潮气量和高气道平台压、选择性使用最佳 PEEP、允许性高碳酸血症。与以往传统方法主要不同之处在于：①目标：传统方法的目标是正常血气，而新策略则是要求适当的血气值，避免 VALI，有利于损伤的肺组织愈合；②吸入氧浓度（FiO_2）：传统方法要求 $FiO_2<0.5$，新策略认为 $FiO_2≤0.6$，以维持血氧饱和度≥85%为最低目标，必要时可允许增加；③$PaCO_2$：传统方法要求 $PaCO_2≤45$ mmHg，新策略则允许高碳酸血症；④通气模式：传统方法偏向于选择定容通气模式，而新策略则认为定压型通气模式更佳；⑤参数设置：传统方法潮气量预设 10～15 mL/kg，通气频率 10～15 次/min，PEEP 为达到适当的 PaO_2 或 PaO_2/FiO_2 所需的水平，肺泡峰压（平台压）为达到 PEEP 和潮气量的目标值所需的水平，吸呼比 1∶1.5～1∶2.5。而新策略认为潮气量 5～8 mL/kg，通气频率 15～25 次/min，PEEP 的设置应防止肺泡潮气性开—闭周期和过度充气，达到适当的 PaO_2/FiO_2 比例，以 P—V 曲线的低拐点和闭合压作参考（平均 10～15 cmH_2O），肺泡峰压（平台压）不应超过 30～35 cmH_2O，吸呼比延长吸气时间，甚至可反比通气。总的来说，如果 ARDS 患者的气道平台压在 30～35 cmH_2O 以下，则不必降低潮气量；目前不主张为了达到较低的气道平台压而使潮气量低于 6 mL/kg。因为过低的潮气量和气道平台压将会导致肺膨胀不全，从而引起呼吸频率增快或必须应用较高的 PEEP 来维持氧合；并可能引起二氧化碳分压异常升高及 pH 值下降，从而导

致颅内压和肺动脉压增高、心肌收缩力下降、肾灌注下降及内源性儿茶酚胺类物质释放增多等。所以，在气道平台压在 30～35 cmH$_2$O 以下时降低潮气量是无益的；⑥体位：传统方法一直为仰卧位，新策略认为必要时可俯卧位通气（注：根据今年 5 月发表的 ARDS 柏林新标准，以摒弃了急性肺损伤的概念，将 ARDS 分为轻度 ARDS 即 PaO$_2$/FiO$_2$：201～300 mmHg；中度 ARDS 即 PaO$_2$/FiO$_2$：101～200 mmHg，重度 ARDS 即 PaO$_2$/FiO$_2$≤100 mmHg。上文中的新策略要求的适当的血气值主要为 PaO$_2$ 目标值，轻度 ARDS 要求 PaO$_2$>70 mmHg，中度 ARDS 要求 PaO$_2$>60 mmHg，严重 ARDS 要求 PaO$_2$>50 mmHg）。

2. 定期实施肺开放策略：即在机械通气过程中间断、短时间应用较大的潮气量或维持较高的气道平台压以获得更多的肺泡复张（Recruitment Maneuver，RM），随后使用相对低水平的 PEEP 维持肺泡的开放。目前，临床具体的应用方法有：深呼吸（sigh）、控制性肺膨胀（SI）、PEEP 递增法、压力控制法（PCV）。具体操作为：将 PEEP 升高至 25～35 cmH$_2$O，采用压力控制通气将吸气压设定为 10～15 cmH$_2$O，或采用较大潮气量（10～20 mL/kg）使吸气压达到上述水平，使气道平均压达到 45～60 cmH$_2$O，维持 45～60 s，然后恢复到 RM 前的水平。一般来说，一次肺复张的效果可维持肺泡开放持续 4～6 h，故应定期实施肺复张治疗，且以 ARDS 早期肺复张效果较好，中后期肺纤维化出现后肺复张效果较差。值得急危重症专业人员高度注意的是在进行吸痰或重新更换呼吸机等操作后，应重新进行肺复张。

实施肺复张策略的主要并发症为对血流动力学的影响和气压伤，上述几种复张手法均可能会导致平均动脉压及心输出量下降，对于血流动力学不稳定的患者应注意血容量是否充足，在保障血容量充足的前提下才可实施 RM，且需密切监测，如出现明显异常应及时终止肺复张。复张压力过高可能会造成气压伤，但不常见，临床医师必须结合患者具体情况设置适当的肺复张压力。

3. 尽量保留自主呼吸：保留自主呼吸的主要益处体现在：①通过保留自主呼吸可维持膈肌的正常运动，而膈肌的主动收缩可以增加肺重力依赖区的通气，促进肺重力依赖区塌陷肺泡的复张。②保留自主呼吸可减少患者对呼吸机的依赖，降低气道峰压，从而可能会减少对循环的影响、增加心排量。③有利于顺利脱机。④可减少镇静剂和肌松剂的用量、机械通气时间及住 ICU 的时间。⑤提高了患者的自主排痰能力和自主运动能力，有助于减少并发症。但自主呼吸可导致胸腔内压力下降，使肺泡跨壁压升高，增加了气压伤的危险，压力预设通气为减速气流，可减少气压伤发生的可能性。

六、重症颅脑疾病的呼吸机治疗策略

重症颅脑疾病的人工呼吸机辅助通气治疗策略：一般来说，人工呼吸机辅助通气模式宜选用容量控制强制通气＋适应性自动气流容量保障通气模式。人工呼吸机的呼吸参数调节应根据患者疾病性质、严重程度、有无自主呼吸强度与频度、颅内压高低程度、有无脑疝发生可能、循环状态、有无肺部疾病及其肺功能等状况采用个体化治疗原则进行设置。从笔者多年的临床实践经验体会到，一般患者即使自主呼吸频率基本正常，也应严防呼吸节律紊乱、呼吸强度不稳定、呼吸暂停、严重者甚至随时有可能出现呼吸停止等，因此建议：人工呼吸机机控呼吸频率宜保持在 12～15 次/min，吸呼时比 1∶1.5～1∶2.0；而对自主呼吸频率较快患者（即自主呼吸频率超过 25 次/min），为防止出现人—机拮抗现象，宜采用设置人工呼吸机机控频率适当提高。

目前，大多学者不主张采用过度通气方式达到降低颅内压的目的，除非是发生颅高压危象或脑疝危象又无其他合适方式来紧急降低颅内压的特殊情况。因为通过过度通气方式降低颅内压常常使脑血管发生收缩或痉挛，影响颅脑组织细胞的代谢和代谢废物的及时清除，有可能更进一步加重脑损伤或使缺血缺氧性脑损伤加重，即继发性脑损伤的加重，严重者有可能发生继发性脑梗死。

另外，对重症颅脑疾病的患者，设置 PEEP 应慎重，因有研究发现 CVP 随 PEEP 的增加可使胸内压的升高而升高，CVP 与 PEEP 成直线正相关，应严防人工呼吸机的正压通气参数设置不当加重颅高压，导致继发性损伤加重。因此，有条件的单位，应尽可能进行气道内压力、颅内压的动态监测，以便指导呼吸机参数的调节。

一般来说，在初次设置人工呼吸机通气模式和基本参数后，应密切观察患者病情变化，动态监测动脉血气分析变化，以便指导呼吸机参数的调节。

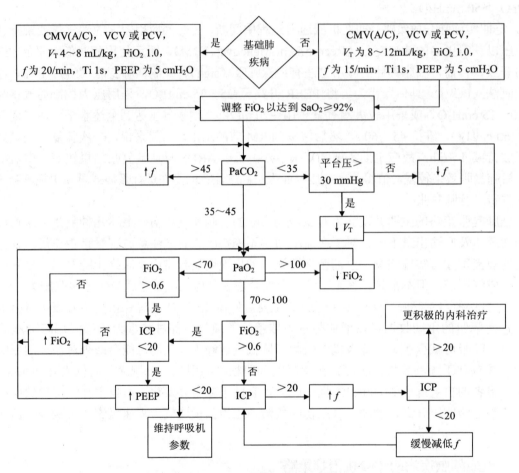

图 7-11 头颅损伤患者机械通气的程序

注：$PaCO_2$、PaO_2 的单位为 mmHg；ICP（颅内压）的单位为 cmH_2O。

七、重症神经肌肉疾病的呼吸机治疗策略

针对此类患者：①需保证气道通畅：因这类患者咳嗽吞咽反射障碍或消失容易发生痰液潴留或误吸；②此类患者因呼吸肌无力、呼吸动度减小容易发生肺不张，间歇正压通气有利于防治肺不张；③此类患者因呼吸肌无力，很少发生人机对抗情况；④此类患者的肺实质往往是正常的，机械通气的技术和通气条件要求不高，只要保证足够通气量即可。

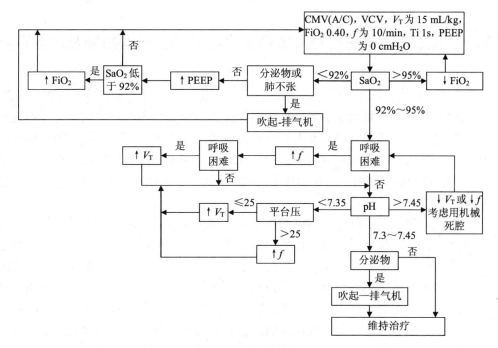

图 7-12 神经肌肉疾病和没有基础肺疾病患者的机械通气程序

八、急性心力衰竭的呼吸机治疗策略

针对心力衰竭患者机械通气的益处：①改善血氧饱和度，心肌氧供改善；②使患者呼吸功减小，减轻心脏做功；③正压通气减少静脉血回流，降低心房充盈压。

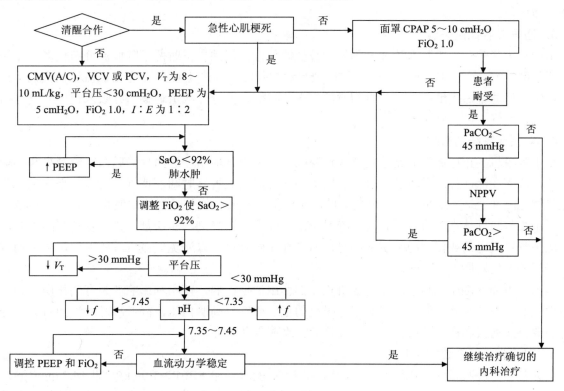

图 7-13 心力衰竭患者机械通气的程序

第五节　人工呼吸机应用对人体病理生理影响、应对措施及注意事项

目前，临床上人工呼吸机的通气原理大多数是正压通气，其又可分无创机械通气和有创机械通气。正常人自主呼吸时，通过呼吸肌运动、胸廓扩张、膈肌下移使胸腔内产生负压，与呼吸道外的大气压产生压差，气体进入呼吸道和肺泡；而人工呼吸机是通过设备产生高于大气压的气体与胸廓内肺与气道形成压力差，推动气体进入呼吸道和肺泡。因此，这种人工呼吸机的正压通气与自然的人体呼吸力学的不同，使呼吸道、肺内压力和胸内压的增加，进一步对人体生理病理产生以下主要影响：

1. 胸肺容量增加

呼吸机正压通气导致气道、肺泡和胸壁弹性扩张，增加呼吸道、肺、胸容量，使肺泡通气量需求增加。对此临床工作中，机械通气时应适当增加肺泡通气量，但需注意防止气道压过高导致气压伤或静脉回流障碍，进一步影响循环功能。因此，需注意避免通气过度损及循环功能；或因肺部病变破坏肺组织、局部呼吸道分泌物积聚等因素影响，即使气道压力不高也易导致肺泡破裂形成气胸等并发症，对此必须根据患者病变的性质、严重程度、呼吸道气体力学特征变化、心肺肝肾脑胃肠等其他脏器功能状态等综合考虑设置呼吸机参数，使其不利影响降低到最低程度，尽可能地发挥呼吸机治疗的最大作用。

2. 肺泡充气不均匀

按照呼吸力学原理，在相同压力下，气道阻力低和弹性好的肺泡量先充气、充气量也较多；而气道阻力高，弹力差的肺泡充气慢、充气量也少。在呼吸道、肺泡或胸部病变的情况下，呼吸道、肺泡、胸壁顺应性多随局部阻力和弹性发生改变，进一步影响气体的分布。因此，临床调节呼吸机参数时，如病情和气道气体动力学允许的情况下，可适当延长吸气时间或吸气末加压，则可使吸入气体分布均匀。

3. 通气血流比例失调

由于重力影响，一般肺血流在解剖位置较低的部位，如站立位时两下肺血流分布较多，而仰卧位时背部肺血流分布较多，所以机械通气时较自然呼吸时更易产生较大的通气/血流比例失调。在临床工作中，可通过适当地翻身、拍打胸背部、充分吸痰、保持呼吸道通畅、呼吸末正压通气等措施改善通气、换气、通气血流比例。

4. 对循环系统的影响

由于呼吸机的正压通气有别于自然人体呼吸，使胸内压增高，进而使静脉血回流减少和心输出量降低，故应在保证肺泡通气及氧合的前提下，尽可能缩短吸气时间，使气道内压、平均压、胸内压尽可能地降低至适当水平，对循环的影响降至最低，一般吸气与呼气的比值为 1∶1.5～1∶2。对此，对于那些隐性休克、血容量相对或绝对不足，或使用镇静剂、肌松剂、扩血管药等的患者，必须在应用呼吸机之前或使用呼吸机的同时，适当补充血容量，以避免低血压等的发生，防治加重或加快疾病的发生发展。

但另一方面，临床上也可利用呼吸机正压的作用治疗疾病，使不利影响变为有利作用。如严重的急性左心衰或急性肺水肿等，可利用呼吸机的正压通气提高胸内压，降低静脉血液回流、减轻肺水肿、改善肺通气和换气功能、降低心脏负荷、改善全身状况。

5. 对中枢神经系统的影响

首先是由于呼吸机的正压通气，或加用 PEEP 功能时（如 PEEP＞1.96 kPa 即 14.7 mmHg），胸内压可明显升高，经颈部直接增高颅内压，同时因中心静脉压也增加，可直接影响大脑静脉血的回

流,尤其是对急危重症患者大多处于仰卧位,更加容易影响头部血液回流,使颅内压升高。为减少呼吸机增高颅内压的影响,临床上在病情许可的情况下,可采用适当抬高患者床头 30°,以抵消这一不利影响。

其次,临床上使用呼吸机时值得注意的是,当气道内压力、PEEP 突然降低时,可导致颅内中小静脉突然陷闭,也可能影响颅内静脉回流,进而使颅内压增加。故如要停用 PEEP,则宜以 0.196～0.490 kPa（1.47～3.657 mmHg）的量逐渐降低 PEEP,使呼吸机应用对人体的不利作用降至最低。

另外,对于利用过度通气降低颅内压的问题有必要作一提醒。既往曾有人利用机械通气的过度通气,降低 $PaCO_2$,使脑血流量减少,同时降低脑脊液压力,以达降低颅内压、减少头部创伤等病变后脑水肿及降低颅高压、防治脑疝的目的（一般需 $PaCO_2$ 低于 2.67 kPa 即 20 mmHg）。但现在临床上不主张应用机械通气、减少脑血流量来达到降低颅内压的目的,因在降低 $PaCO_2$ 时脑血流量减少,进而可影响脑代谢、脑功能,甚至加重加快颅内疾病的发生和发展。

6. 对肾功能的影响

机械通气时心输出量减少和血压降低,可使肾血流量、肾血流灌注、肾小球滤过率下降和尿量减少,尤其是在血容量相对或绝对不足的情况下加用 PEEP 时更加容易产生对肾功能的不利影响。同时,机械通气可影响肾交感神经活动,血中抗利尿激素、肾素和醛固酮水平可升高,这些均能影响尿液生成和排出,进而影响肾功能。

此外,应对使用呼吸机的患者加强监管,防止意外问题的出现。对使用人工呼吸机的患者,应严密观察注意防止脱管、堵管、呼吸机故障、气源和电源等故障,并随时做好应急处理的心理准备。因此,在人工呼吸机旁应备有复苏设备,如简易人工加压气囊、简易呼吸器、气囊和气管导管之间的接头、必要的气管插管器材等。

第六节 机械通气患者的监测

一、患者全身情况监测

对使用人工呼吸机的患者需注意监测患者的全身情况,如生命体征、指端氧饱和度、神志、瞳孔、肤色、末梢循环状态、有无心律失常、尿量、24 h 进出量、血生化、电解质、血乳酸、肝肾功能、免疫功能、营养状态等,必要时,动态监测有创血压、中心静脉压、混合静脉血氧饱和度、足背动脉搏动等。

二、患者呼吸监测

医护人员需观察患者的呼吸力度、咳嗽排痰能力、呼吸音和气道分泌物的颜色、性状和量的变化特点,并作血气分析、呼吸道病原学动态监测和床边胸肺部影像学、超声学检查,必要时予相关部位的 CT 动态检查,观察病变变化。

三、人工气道监测

重点监测气囊压力有无过高或过低、人工气道位置是否合适、有无移位等,气道管路有无漏气、有无冷凝水积聚过多、温化湿化是否适宜。一般要求人工气道气囊压力维持在 20～30 cmH_2O,既能维持气道在正压通气时不漏气,又能让气道黏膜得到有效的血流灌注,避免气道黏膜缺血性、机械性损伤、坏死,进而产生气管—食管瘘,或拔管后出现气管狭窄、气管软化等并发症。

四、人工呼吸机监测

主要监测、检查人工呼吸机报警值设置是否合理、患者气道压力、潮气量、送气气流速度、机控频率、分钟通气量、压缩空气压力、空氧混合器调节吸入气氧浓度、进出气道阀门、人工呼吸机运转是否正常等。

五、肺功能监测

一般高档人工呼吸机均设有肺功能检测装置。肺功能的动态监测对人工呼吸机使用参数的调整设置有重要指导作用。一般随着患者病情的变化（好转或恶化），肺功能会出现相应改变。因此，有条件的单位和一个高级的急危重症医学专业人员必须根据患者的病情变化、肺功能的监测状态，对人工呼吸机参数作及时、适当调整，以更适宜于患者对应的人工呼吸要求，以更有利于病变恢复。

（一）压力监测方法

1. 气道压（Pao 或 Paw）的监测：自主呼吸时，Pao 的测定是通过接口器连接压力传感器来测定的。压力传感器位置对检测结果有一定的影响，例如位于通道的送气端，将会受到湿化器和通道阻力的影响，对相关专业人员应有所了解。

2. 胸膜腔压（Ppl）的监测：采用食道囊管法检测食道中下 1/3 交界处附近的压力来代替胸膜腔的压力变化。

3. 内源性呼气末正压（$PEEP_i$）：$PEEP_i$ 测定方法有多种：如呼气末阻断法：对机械通气患者，在呼气末阻断气道，肺泡将与气道的压力达到平衡，此时气道压等于肺泡压，即 $PEEP_i$（stat）。在测定过程中患者的呼吸肌肉必须保持放松。另外，还有从开始吸气到出现气流的食道压变化值即 $PEEP_i$（dyn）。这种方法要求在呼气末患者的呼吸肌肉必须松弛。

（二）压力监测的临床应用

1. 对人工呼吸机参数设置的指导作用和人机不同步的监测作用：在机械辅助通气时，如镇静程度不过深或未用肌松剂等时，患者吸气肌肉等长收缩触发呼吸机后仍然继续收缩，由于患者吸气肌肉收缩的影响，气道压力—时间曲线呈一定的形状变化。①当已经触发呼吸机并出现气流，气道压力继续降低时，提示呼吸机设置的送气流速不足。②当已经触发呼吸机并出现气流，气道压力快速上升时，提示呼吸机设置的气体流速相对于阻力过大。③当吸气末气道压力迅速上升并超过呼吸机设置的压力上限时，提示呼吸机设置的吸气时间可能过长。

2. 监测 $PEEP_i$ 的意义：通过监测 $PEEP_i$，有利于设置合理的外源性 PEEP，减少患者触发呼吸机的呼吸做功，改善人机同步性。

（三）气体容量和流量监测

1. 气体容量监测：气体容量监测受容量传感器安置的部位不同而具有不同的内涵意义。在呼吸机送气端监测的容量代表进入呼吸管道压缩气体容量和进入患者呼吸系统的容量的总和；Y 形接口前监测的容量代表进入患者呼吸系统的容量；呼吸机呼气端监测的容量代表患者呼吸系统排出和储存在呼吸机管道中压缩气体容量的总和。呼吸机管路的压缩容积现象是一个重要的环节，特别是对有明显肺异常力学的病人影响更大，值得注意。

2. 流量—容量曲线监测：

（1）对内源性 PEEP 的作用：如存在内源性 PEEP 时，呼气末肺容量不能回到松弛位，当应用外源性 PEEP 时，呼气末肺容量和呼气流速没有改变；而对没有呼气流速限制者，应用了外源性 PEEP 后，可引起呼气流速降低和呼气末肺容量增加。

（2）观察疗效：如在控制通气的患者中，使用气管扩张剂有效者的呼气流速增加而呼气末肺容量减少。

（3）协助气道管理：机械通气患者的流量—容量曲线出现锯齿样改变，多提示存在气道分泌物。

（四）肺顺应性监测方法

1．静态顺应性的监测：多用大注射器法。需先镇静或麻醉，以便使呼吸肌肉完全放松，以便获得准确的压力—容量曲线。先经过几次呼吸机的大潮气量达到吸气极限，极量开放肺单位。然后患者脱离呼吸机，在呼气末，大注射器（1.5~2.0 L）与患者的气管插管连接。每次注气 50~200 mL，间隔 2~3 s，气道压力平衡后，再重复注气，总注气量为 1.7 L，或接近吸气极限容量，或气道压力达到 40~50 cmH$_2$O 时，停止注气并以同样的方法抽气，直到气道压力为大气压。这个过程为 60~90 s，重复 3 次，取平均值。同时，记录每次注气的 Paw、Ppl 和注气量，将每次注气累计总量分别与相应的气道压、经肺压和经胸壁压作图，就是代表呼吸系统、肺和胸壁的静态顺应性的压力—容量曲线。

2．肺动态顺应性（CL，dyn）监测：同时记录气道压（Paw）、食道压（Peso）、潮气量和流量。在同一次呼吸周期中，吸气末和呼气末的流量均为 0，分别确定吸气末和呼气末的经肺压（PL，Paw－Peso）和肺容量（V）。

3．呼吸系统有效静态顺应性（effective CRS）监测：轻度临时过度通气或镇静，甚至使用神经肌肉阻断剂消除自主呼吸。呼吸机送气后，阻塞呼气口使气道压达到一个平衡压力，此时流量为 0，平衡后的气道压为平台压（PRSplat），代表在静态吸气末呼吸系统的弹性回缩压（PRSel）。同时记录所送的气体容量和 PEEP 的水平。

4．呼吸系统的有效动态顺应性（effective CRSdyn）监测：方法与呼吸系统有效静态顺应性的测定方法相似，只是记录呼吸机送气后瞬间的气道峰压（Ppeak）。同时也记录所送的气体容量和 PEEP 的水平。

（五）肺顺应性监测的临床应用

1．协助诊断：如果有效动态顺应性降低的程度比总有效静态顺应性大，说明气道阻力增加（支气管痉挛、黏液或痰痂、血痂堵塞或气管插管的扭曲等）或吸气流速的增加。

2．合理应用呼气末正压通气（PEEP）：从静态的压力—容积曲线中可以得出几个参数：①初始顺应性（Starting Compliance，Cstart），数值低，反映在低容量时，呼吸系统的可扩张性差，打开关闭气道所需的压力高。②充气顺应性（Inflation Compliance，Cinfl），当所有的复张区域已经开放时，呼吸系统的可扩张性强。③拐点（Inflection Point，Pflex）：就是 Cstart 和 Cinfl 两条直线交叉所代表的压力。拐点代表气道或肺泡重新开放的压力，且相当于闭合容积。这是目前选择 PEEP 水平的常用方法。

3．判断 PEEP 的治疗反应：压力—容积曲线的面积是不闭合的。吸气相和呼气相间的差距，即滞后现象，主要与肺的气体闭陷有关，也受氧耗、CO$_2$ 的产生、气体湿度和温度变化的影响。通过应用 PEEP 后，肺的气体闭陷减少，滞后现象可减轻。

4．判断 ARDS 的病期：①肺吸气相和呼气相的顺应性正常，基本没有滞后现象，吸气相没有拐点提示多为 ARDS 痊愈且胸片基本正常的患者。②肺吸气相和呼气相的顺应性正常，滞后现象增加，并出现吸气相拐点提示多为 ARDS 早期且胸片示单纯肺泡浸润的患者。③吸气相和呼气相的顺应性下降，有明显的滞后现象和吸气相拐点提示多为 ARDS 中、后期且胸片为混合的肺泡浸润和间质改变的患者。④顺应性明显减少，滞后现象和吸气相拐点消失提示多为 ARDS 末期且胸片有明显的间质改变的患者。

5. 小气道阻塞的早期诊断：频率依赖性顺应性（Cdyn/Cstat）低于 0.8 提示小气道阻力增加，是反映早期气道阻塞的敏感指标。

6. 协助呼吸机参数的设置：胸壁坚硬度增加的患者（如脊柱后侧突、强直性脊柱炎、肥胖和大量腹水等），其呼吸系统的顺应性减少，而肺顺应性正常，即呼吸系统的顺应性减少是由于胸廓而不是肺的原因所致，其经肺压不增高，气压伤的危险不大。这有助于临床医师合理设置呼吸机参数。

（六）呼吸阻力监测方法

由于气道开口压（Pao）和 F（流速）的检测容易，Palv 的测定是气道阻力（RAW）检测的关键。测定的方法有：气道阻断法；食道压监测法；气道压检测法；吸气末停顿法；体积描记法。

1. 气道阻断法：在呼吸过程中，应用快速开闭的阀门，使气道突然关闭和开放。当气道阻断的瞬间，流量为零，肺泡压与气道开口压达到平衡，可以检测气道开口压（Pao）。测定关闭时瞬间（0.1 s）的压力与关闭前或刚开放瞬间（0.1 s）的流量的比值计算出气道阻力（RAW）。此检查方法虽然简便，但要求阻断阀门的反应足够快，阻断后的瞬间受试者的呼吸形式没有改变，否则结果会有明显的偏差。由于实际检查过程中难以保证阻断前后患者呼吸形式和呼吸肌肉用力程度保持一致，结果的可重复性和可靠性较差。

2. 食道压监测法：通过食道囊管法测定胸膜腔压（Ppl 或 Peso）$P_L = Pao - Ppl$。当有呼吸气流时，P_L 包含肺的弹性回缩力和气道阻力。当气流为零时，P_L 反映肺的弹性回缩力。通过 P_L 的检测，减去反映弹性回缩力部分，可以计算出用于克服气道阻力的压力消耗。在 P_L 与时间或肺容量的曲线上寻找吸气开始和吸气末气流为零的时间点做连线。这一连线反映克服肺弹性阻力的压力，而这一连线与实际的曲线的压力差值反映克服气道阻力所消耗的压力（Pao – Palv）。此法可以在自主呼吸、无须阻断气道的条件下检测气道阻力，但由于需要放置食道囊管，限制了临床的普及应用。

3. 气道压力检测法：此法仅适用于正压机械通气的患者，此法受自主呼吸的影响，必须在镇静麻醉或明确没有自主呼吸肌肉活动的前提下检测。在正压机械通气时，检测气道压与肺容量的关系曲线。在曲线上寻找吸气开始和吸气末气流为零的时间点做连线（其检测原理与食道囊管法相似）。这一连线与实际的压力曲线的差值反映克服呼吸气流的阻力所消耗的压力，主要是气道阻力。

4. 吸气末停顿法：在正压机械通气时，通常在采用恒定流量和定容控制呼吸的条件下，在吸气末阻断气道。由于气流立即降为零，气道峰值压（Ppeak）下降，逐渐出现压力的平台（平台压，Pplat）。Ppeak 与 Pplat 的差值反映克服气道阻力所消耗的压力。气道阻力等于此压力差值除以流量。此法检测的前提条件与气道压力检测法相同。

（七）呼吸阻力监测临床应用

1. 诊断气道病变：①在 RAW 检测时，如果将流量控制在一定的范围（0.5～1.0 L/s）内，则 RAW 的大小可以反映气道半径的变化。所以，RAW 的检测可用于发现气道的病变。②及时发现机械通气时气道阻力增高的常见原因：根据动态观察气道阻力，如气道阻力突然增高，要注意支气管痉挛、分泌物阻塞；如气道阻力逐渐增高，要注意呼吸道黏膜的水肿、充血；如果气道阻力持续很高，且与胸片的表现不符合，要注意气管插管管径过小、痰痂、血痂形成、痰栓堵塞或接口过细等。

2. 指导呼吸机的参数调节：①$I:E$：由于呼吸时气道半径的变化，呼气阻力大于吸气，机械通气时应适当减少 $I:E$ 比值，延长呼气时间，保证充分呼气。②PEEP：气道萎陷时，阻力增加，应用 PEEP 后，减轻气道萎陷，阻力减少，呼吸阻力的监测有利于调节合适的 PEEP。

3．观察治疗效果：比较治疗前后的气道阻力，判断疗效。

（八）呼吸做功监测方法

呼吸做功监测方法目前常用的是首先检测出静态的 P_L 和 P_W 与肺容量的关系曲线，将两条曲线共同绘制在压力—容量坐标图上，即为 Campbell 图，P_L 和 P_W 的测定方法如上述（顺应性的监测方法）。在建立了 Campbell 图的基础上，将实际检测的 P_L 在 Campbell 图上作图，可以计算呼吸做功以及其组成成分。呼吸做功计算时分别用 P_L 和 P_W 与肺容量的变化进行积分（计算面积）计算克服肺和胸壁阻力的做功。通过 Campbell 图可以进一步将呼吸做功区分为吸气做功（W_i）和呼气做功（W_{ex}）。W_i 包括气道阻力做功（W_{rs}）和弹性阻力做功（W_{el}）。通常取 6~8 个呼吸周期计算呼吸做功的平均值。在已经检测出完全自主呼吸或完全的机械通气的呼吸做功的基础上，可以计算辅助通气时患者和呼吸机的做功的比例。

（九）呼吸做功监测临床应用

1．评价呼吸肌功能状态：是反映呼吸肌肉负荷的综合性的指标。通过同时对呼吸做功和呼吸肌肉的功能储备进行检测，可以判断呼吸肌肉负荷与储备能力的失衡，预测呼吸肌肉的疲劳，指导呼吸衰竭的防治。

2．指导治疗：机械通气时，通过计算患者和呼吸机做功的比例，分析增加的原因，有利于临床治疗对策的设定。例如，$PEEP_i$ 导致的呼吸做功的增加则需要针对改善 $PEEP_i$ 的处理；阻力做功的增加可以通过改善气道通畅性而得到改善。

3．指导呼吸机撤机：根据患者病情变化、呼吸肌参与做功的能力进行撤机评估。

六、动脉血气分析监测

动脉血气分析动态监测可有效观察人工呼吸机治疗参数调整是否适合于患者的病情状态。值得指出的是动脉血气分析结果是检验呼吸机参数是否设置合理的相对较为理想的金标准。

第七节　可能出现的并发症及其防治

正因为目前临床上最常使用的是正压通气，机械通气的好处得益于压力，机械通气的不良作用也与压力有关。可能出现的并发症，主要有以下几点：

一、呼吸机相关肺损伤

人工呼吸机相关性肺损伤包括气压伤、容积伤、萎陷伤和生物伤。其产生机制与损伤导致的肺损伤相类似。

1．呼吸机相关性肺损伤的影响因素

呼吸机相关性肺损伤的影响因素较多，主要有：

（1）呼吸机相关因素：如气道压（包括气道峰压、平台压、平均压、PEEP 等）、通气容量、通气方式、吸入气氧浓度等。

（2）患者病变因素：胸壁肺结构发育缺陷如肺大疱、肺囊肿等，肺表面活性物质不足、失活、缺乏等，重度肺部感染破坏肺组织，坏死性肺炎，弥漫性肺纤维化，重度阻塞性肺病（重症哮喘、重症 COPD 等）。患者因素与呼吸机因素两者需要综合考虑，如在理论上小潮气量通气可防止呼吸机相关性肺损伤，但实际上如果肺部病变严重，即使不用呼吸机也可能出现气胸等并发症。

2. 气压伤：是由于气道压力过高或病变肺泡难以经受较低的气道正压通气压力，肺泡发生破裂，气体漏入胸膜腔、纵隔胸膜腔、肺间质或皮下软组织等。临床表现为皮下气肿、纵隔气肿、肺间质气肿、心包积气、气胸等。

3. 容积伤：是指过大的吸气末容积对肺泡上皮和血管内皮的损伤，临床表现为气压伤和高通透性肺水肿。

4. 萎陷伤：是指肺泡周期性开放和塌陷产生的剪切力引起的肺损伤。

5. 生物伤：即以上机械及生物因素使肺泡上皮和血管内皮损伤，激活炎症反应导致的肺损伤，其对呼吸机相关肺损伤的发展和预后产生重要影响。

6. 防治措施：为了避免和减少呼吸机相关肺损伤的发生，应实施肺保护性通气策略，如在满足机体组织氧合需求的情况下，尽量使用较低的潮气量、通气频率、吸入气氧浓度等；机械通气应避免高潮气量、高平台压，一般情况下吸气末平台压不超过 30~35 cmH$_2$O，尽量选用较为理想的通气方式，如使用压力—容量限制通气模式：压力控制通气模式 PCV、压力增强通气模式 PSV、适应性支持通气模式 ASV、压力调节容量控制通气模式 PRVC、气道压力释放通气模式 APRV、容量控制通气模式 VSV、比例辅助通气模式 PAV、双相气道压力调节通气模式 PRBAP 等，选择适当的 SIGH 或 CPAP 等，以避免气压伤、容积伤，同时尽可能选择设定最佳呼气末正压，以预防萎陷伤。必要时，可适当补充肺表面活性物质，或选用高频振荡通气方式改善肺通气、换气功能，有利于肺部病变的恢复。

二、呼吸机相关肺炎

呼吸机相关肺炎是指机械通气 48 h 后发生的院内获得性肺炎。有报道认为呼吸机相关性肺炎发生率可占 ICU 总感染数的 25%，是重症监护病房内最常见的感染之一，大多为合并多种疾病、病情危重、住院时间长、免疫功能下降、多种创伤性操作集一身、暴露于高档抗生素环境的中老年患者，是导致危重症高致残率、高死亡率、高医疗费用的主要原因。

气管内插管或气管切开导致上呼吸道正常温化、湿化、会厌与声门的关闭保护功能等丧失，机械通气患者胃肠内容物反流误吸、气道分泌物的积聚并往下呼吸道渗漏、医院环境的交叉感染等均是发生院内获得性肺炎的主要原因。

防治措施：对呼吸机相关性肺炎的预防措施包括：如病变无维持特殊体位要求，机械通气患者一般没有体位改变的禁忌证，大多应予半卧位（床头抬高 30°~45°）；应避免镇静时间过长和程度过深，最好每日镇静剂能间断停用一定时间；坚强营养代谢支持治疗，提高免疫力，避免误吸；注意加强气道管理、防止交叉感染，有条件者可行声门下分泌物引流，定期更换消毒呼吸机管路、冷凝器、加温加湿器等；每日评估拔管的可能性，尽早撤机等措施以减少呼吸机相关肺炎的发生；预防消化性溃疡和深静脉血栓形成，加强医务人员的相关教育培训，建立由临床危重症医生、感染科医生、院内感染管理专家、呼吸专科护理人员等多学科专家定期对 ICU 感染多重耐药菌的环境、定植菌监测、环境消毒措施的执行情况、呼吸道管理及其感染防治风险评估。

三、氧中毒

氧中毒即长时间吸入高浓度氧导致的呼吸道、肺泡的损伤。吸入氧浓度（FiO$_2$）越高、时间越长，导致的肺损伤越严重。

防治措施：当患者病情严重必须吸高浓度氧时，应尽量避免长时间吸入。一般情况下，吸入氧浓度不超过 60%，基本的目标要求是以尽可能低的吸入气氧浓度维持动脉血气氧分压在 60 mmHg 以上。但在心跳呼吸骤停等复苏抢救时，一般要求一开始即用纯氧复苏，不必考虑氧中毒的问题，待病情相对稳定后逐渐降低吸入气氧浓度。

四、呼吸机相关的膈肌功能不全

1%～5%的机械通气患者存在撤机困难。撤机困难的原因很多，其中呼吸肌的无力、疲劳、长时间依赖人工呼吸机导致呼吸肌的失用性萎缩、营养不良性萎缩或病变导致呼吸肌钙化、纤维化等均是重要的原因之一。

防治措施：机械通气患者尽可能保留自主呼吸，加强呼吸肌锻炼，以增加肌肉的强度和耐力，同时，加强营养支持可以增强或改善呼吸肌功能。

五、呼吸机相关性肺水肿

人工呼吸机相关性肺水肿大多由以下原因产生。①人工呼吸机使用不当，如气道管路，或管路连接处过小，或人工气道被痰栓、痰痂、血痂等不完全堵塞，引起气道阻力过大，为使设置的潮气量进入肺内，气道压力急剧升高。②人工呼吸机相关参数设置不合理：如潮气量、通气压力设置严重错误等导致气道压力明显升高。③气道管路漏气，或人工气道气囊充气不足或尺寸过小导致气道漏气，患者分钟通气量严重不足，产生严重的人-机不协调。④人工呼吸机送气流速或吸呼时比设置不合理。⑤人工呼吸机阀门故障或进气道滤网灰尘积聚导致堵塞。⑥患者较长时间严重烦躁不安、不合作或谵妄躁动等参与呼吸的肌肉超负荷运动，使胸腔和肺间质负压大大增加；或使左室后负荷明显增大，诱发或加重左心功能不全或衰竭，产生急性肺水肿。⑦护理不当：如吸引气道分泌物，或清除异物，或吸引痰栓、痰痂、气道内血块、血痂等时间过长或吸引负压过大，产生急性肺水肿。⑧医源性因素：如人工呼吸机支持下、纤维支气管镜检查治疗操作不当、时间过长，或持续吸引时间过长等均可引起急性肺水肿。

防治措施：人工呼吸机做正常维护保养、使用前必须先调试正常、模拟肺使用运转正常、报警值设置合理、人工气道气囊压力无过高过低（一般 20～30 cmH$_2$O），或气道管路检查无漏气、对必要的医疗操作进行规范化培训、对严重烦躁不安、谵妄躁动者予适当镇静处理等。

六、肺不张

使用人工呼吸机患者发生肺不张多系呼吸道分泌物、痰栓、痰痂、血块、血痂、异物等堵塞支气管，或段支气管等所致；另外，气道维护时，长时间的气道内吸引或负压过大均易产生肺不张。除此之外，尚应排除气管支气管损伤或损伤后肉芽增生堵塞气道、气管支气管赘生物等气道内原因和气胸、血胸、胸腔积液等胸膜腔外在压迫原因造成的肺不张。

防治措施：予气道进行必要的温化、湿化和良好的气道通畅性、生理化维护，避免长时间气道吸引等规范护理，在有经验的专业人员指导下进行纤维支气管镜正确的检查、诊断、治疗操作，对较难去除的痰痂、血痂进行充分湿滑再吸引清除，对气道损伤后的肉芽增生等良性气道狭窄予纤维支气管镜下直接切除或激光灯方法切除，必要时植入金属或记忆合金的支气管支架。

七、喉、气管损伤

喉、气管损伤多系建立人工气道时操作损伤，或人工气道尺寸过大，或气囊压力过高、压迫气道时间过长致使气道黏膜发生缺血性、机械性损伤等所致。

防治措施：建立人工气道的操作技术需精湛，动作要轻柔、快捷，气囊压力定时监测，一般维持在 20～30 cmH$_2$O（尽量不超过 30 cmH$_2$O），使气囊达到既能使气道不漏气又不影响气道黏膜的正常供血，维持营养供应。

参考文献

[1] 俞森洋．机械通气临床实践[M]．北京：人民军医出版社，2008：96-144.

[2] 邱海波，黄英姿．监测与治疗技术[M]．上海：上海科学技术出版社，2009：49-74.

[3] 邱海波．ICU 主治医师手册[M]．南京：江苏科学技术出版社，2007：242-315.

[4] 曹鄂洪．无创正压通气的临床应用及进展[J]．中国医师进修杂志，2009（32）：9-12.

[5] Bouadma L，Wolff M，Lucet J C. Ventilator-associated pneumonia and its prevention[J]. Curr Opin Infect Dis，2012，28.

[6] 杨红艳．ICU 呼吸机相关性肺炎危险因素分析与护理对策[J]．长治医学院学报，2011（25）：468-470.

[7] 郭瑞表．呼吸机临床应用中的安全管理[J]．医疗设备信息，2006（4）：65-67.

[8] 刘伟明．呼吸机机械通气模式概述[J]．中国新技术新产品，2011（4）：26.

[9] 林友华．呼吸力学机制[M]．北京：人民卫生出版社，1984：79-89.

[10] Harrison R A. Monitoring respiratory mechanics[J]. Crit Care Clin，1995，11（1）：151-67.

[11] Jubran A，Tobin M J. Monitoring during mechanical ventilation[J]. Clin Chest Med，1996，17（3）：453-73.

[12] Guerin C. The preventive role of higher PEEP in treating severely hypoxemic ARDS[J]. Minerva Anesth，2011，77（8）：835-845.

[13] Kacmarek R M，Villar J. Lung recruitment maneuvers during acute respiratory distress syndrome：is it useful[J]. Minerva Anesth，2011，77（1）：85-89.

[14] 曾奕明．支气管瘘的诊断与治疗[J]．中华结核和呼吸杂志，2012，35（6）：406-408.

[15] Authors. Writing Committee and the Members of The ARDS Definition Task Force. Acute Respiratory Distress Syndrome[J]. The Berlin Definition，JAMA. 2012，307（23）：E1-E8.

（编写：陈培服　詹晔斐　何盛　刘鹏　许兆军　蔡挺　蒋国平）

第八章 肺动脉高压诊治进展

第一节 肺动脉高压的定义及分类

一、定义与诊断标准

肺动脉高压（Pulmonary Hyperten，PH）系具有肺循环的压力、阻力增加，以肺动脉平均压（mPAP）升高为特征，可继发右心负荷过重、右心功能不全、肺血流减少的一组临床常见的、恶性程度很高的病理生理综合征。可因多种心脏、肺脏、肺血管本身疾病引起，属于目前的难治性疾病之一。

2009年8月在西班牙巴塞罗那召开的欧洲心脏病学会（ESC）年会发布了新的肺动脉高压诊断和治疗指南，对肺动脉高压和动脉型肺动脉高压（Pulmonary Arterial Hypertension，PAH）作出了明确的定义。指南明确将肺动脉高压定义为一个血流动力学和病理生理学概念，右心导管检查测定的压力为诊断金标准。肺动脉高压既可以作为一种疾病诊断（如肺血管的原发性疾病），而临床更多见的是由其他疾病病程进展到一定阶段、病情达到较严重程度的病理生理表现，典型的为慢性阻塞性肺病病情恶化进展到一定的程度后即出现继发性肺动脉高压、右心功能不全，甚至右心衰竭等。

肺动脉高压的血流动力学诊断标准：静息状态下经右心导管测量的肺动脉平均压（mPAP）≥25 mmHg，可诊断为肺动脉高压。2009年美国心脏病学会基金会/美国心脏学会（ACCF/AHA）建议PAH的血流动力学诊断标准为静息状态下经右心导管测量的肺动脉平均压≥25 mmHg，肺毛细血管楔压（PCWP）、左房压或左室舒张末压（LVEDP）≤15 mmHg，肺血管阻力＞3 Wood单位[1 Wood = 3 mmHg/（L·min）]。

运动状态下mPAP与年龄相关，部分健康人运动时mPAP＞30 mmHg。目前，所发表的临床资料不支持将运动状态下右心导管所获得的肺动脉平均压＞30 mmHg作为肺动脉高压的诊断标准。因此，在最近的第4次肺动脉高压专家工作组会议将该定义中去除了运动状态下的标准。

动脉性肺动脉高压（Pulmonary Arterial Hypertension，PAH）定义：动脉性肺动脉高压是以肺小动脉的血管痉挛、增生和重构所致肺血管阻力增加伴/不伴右心功能不全的一组疾病，并依据肺动脉毛细血管楔压即PCWP将肺动脉高压分为毛细血管前PH（PWP≤15 mmHg）和毛细血管后PH（PWP＞15 mmHg）。动脉型肺动脉高压以毛细血管前肺动脉压力增高为表现，但是又不存在其他可导致毛细血管前压力增加的原因如肺部疾患、慢性血栓栓塞及一些少见的疾病。

动脉型肺动脉高压包括多种不同的类型，不同的肺动脉高压类型有着相似的临床表现和相同的肺微循环的病理学改变。

肺动脉高压明显降低患者生活质量，死亡率极高。虽然对于肺动脉高压的研究已有100多年的历史，但是其发病机制至今尚未完全阐明。近年来，随着肺动脉高压研究的进一步深入以及一些多中心临床试验的完成，为肺动脉高压的诊断和治疗提供了更多的循证医学证据。

二、肺动脉高压分类

2009年8月在西班牙巴塞罗那召开的欧洲心脏病学会和欧洲呼吸病学会合作，同时也被国际心肺移植学会认可，采用了2008年Dana Point肺动脉高压的临床分类。

（一）动脉型肺动脉高压（PAH）

1．特发性肺动脉高压
2．可遗传性肺动脉高压
（1）BMPR2基因
（2）ALKI，endoglin基因（伴有或不伴有遗传性出血性毛细血管扩张症）
（3）未知基因
3．药物和毒物所致的肺动脉高压
4．相关性肺动脉高压（APAH）
（1）结缔组织病
（2）HIV感染
（3）门脉高压
（4）先天性心脏病
（5）血吸虫病
（6）慢性溶血性贫血
5．新生儿持续性肺动脉高压
6．肺静脉闭塞病和（或）肺毛细血管病

（二）左心疾病所致的肺动脉高压

1．收缩功能不全
2．舒张功能不全
3．瓣膜疾病

（三）肺部疾病和（或）低氧所致的肺动脉高压

1．慢性阻塞性肺疾病
2．间质性肺疾病
3．其他伴有限制性或阻塞性或混合性通气障碍的肺部疾病
4．睡眠呼吸暂停
5．肺泡通气不足
6．慢性高原缺氧
7．发育异常

（四）慢性血栓栓塞性肺动脉高压（CTEPH）

（五）原因不明和（或）多种机制所致的肺动脉高压

1．血液系统疾病：骨髓增生性疾病，脾切除术
2．系统性疾病：结节病，肺朗格汉斯细胞组织细胞增多症，淋巴管肌瘤病，多发性神经纤维瘤，

血管炎
3. 代谢性疾病：糖原储积症，高雪氏病，甲状腺疾病
4. 其他：肿瘤样阻塞，纤维纵隔炎，行透析的慢性肾衰竭

第二节 肺动脉高压的诊断

人们对 PH 的认识是一个不断深入的过程，对肺动脉高压的诊断不仅要确定 PH 诊断，同时要明确病因与严重程度和预后。

一、是否存在肺动脉高压

诊断肺动脉高压首要的、最关键的一点是提高对 PH 的认识和诊断意识。

PH 患者早期无明显症状，临床上早期诊断困难。随着病情进展肺动脉压力逐渐增高，至右心房、右心室肥厚进而右心衰竭时，临床可出现运动后呼吸困难、疲乏、胸痛、昏厥、咯血、水肿等症状。常见体征主要是肺动脉高压和右室肥厚的征象，表现为颈静脉搏动、充盈扩张，肺动脉瓣听诊区第 2 心音亢进、分裂，肺动脉瓣区舒张期杂音，胸骨左缘抬举样搏动，三尖瓣区反流性杂音，右心室第 3 心音，肝脏肿大、腹水、下肢水肿等。

因此，任何患者出现不明原因的呼吸困难、晕厥、疲乏或运动受限伴有右心功能不全体征（如外周性水肿、腹水）均应警惕 PH 的存在可能，并需作进一步检查明确诊断。

心电图：心电图是最简单而方便，并且最容易普及的检查方法，可以在床边操作，虽然不能直接反映肺动脉压升高，但可以发现右室肥大、劳损，右房扩张等异常信息，主要心电图改变有：（1）电轴右偏，RV1＞0.5 mV，R/S＞1，V5、V6 导联呈 Sr，R/S＜1 及右束支传导阻滞。（2）右胸前导联可出现 T 波低平或倒置，与右室肥厚及右心缺血有关，多见于有胸痛的患者。（3）Ⅱ、Ⅲ及 aVF 导联可出现 P 波高尖（≥2.5 mV），P 波顺钟向转位≥75°。但心电图对诊断 PH 的敏感性和特异性均不高，缺乏上述表现不能排除 PH。

超声心动图（UCG）：是临床应用最广、操作最简便的无创影像诊断技术，既可估测肺动脉压，又可评价心脏的结构和功能，是临床最常用的无创筛查肺动脉高压工具。最常用的方法是三尖瓣反流压差法，根据三尖瓣反流速度，计算反流压差，加右房压即等于肺动脉收缩压。在无肺动脉瓣狭窄和右室流出道梗阻的情况下，可认为肺动脉压等于右室收缩压。尽管多普勒超声心动图在测定实际肺动脉压力的精确度方面在部分患者中不如有创检查，但是超声测得值与心导管实测值显著相关。同时，还可以排除先天性心脏病及二尖瓣狭窄等可引起肺动脉高压的常见疾病。识别肺动脉高压的病因。还可以评估病情、预后、动态评估对治疗的反应等，在随诊时反复测量上述指标判断治疗效果。当三尖瓣反流速度≥2.8 m/s 和正常右房压时，对发生 PH 高危者，应行右心导管检查。

右心导管术：因超声心动图不能测定肺毛细血管锲压和心输出量，右心导管术是唯一准确测定肺血管血流动力学状态的方法，也是诊断肺动脉高压的金标准；同时可评估肺血管血流动力学损害严重程度，评价右室功能，明确是否存在分流，识别病因。但因其有创、价格较高、操作复杂，有一定的危险性。有条件的医院，如患者无禁忌证应行此检查。

PH 诊断标准是静息时肺动脉平均压＞25 mmHg。

二、肺动脉高压的病因诊断

（一）病史

1. 起病情况、有无基础病的表现：通过询问病史区分特发性还是继发性肺动脉高压。

如果病程进展缓慢，数年以上，有反复发热史、咯血、端坐呼吸，且肺动脉压力较高，但生存质量较好，一般不支持特发性肺动脉高压的诊断。

2. 既往史

（1）肝脏疾病史：慢性肝病和门脉高压容易发生肺动脉高压。肝炎后肝硬化可导致肝肺综合征而引起肺动脉高压，肝硬化可引起门脉高压性肺动脉高压。

（2）心脏疾病病史：应询问出生时有无心脏杂音，如有心脏杂音则高度提示先天性心脏病；而瓣膜病、限制型心肌病可引起左心疾病相关性肺动脉高压。

（3）呼吸系统疾病病史：长期慢性咳嗽、咳痰、喘憋病史或打鼾病史、长期吸烟、粉尘职业史等，可引起呼吸系统疾病或低氧相关性肺动脉高压。

（4）结缔组织疾病史：应询问有无结缔组织疾病病史。包括以下表现：①不明原因的间断发热、皮疹、关节痛、肌肉痛、肌无力及骨骼等异常表现。②口腔会阴溃疡。③不明原因的心脏、肾脏、血液等多系统受累表现。如尿蛋白、镜下血尿、管型尿或肾功损害。④雷诺氏现象、不明原因的血细胞减少或溶血性贫血。⑤不明原因的神经精神病变。⑥多浆膜腔积液。⑦不明原因的口干、眼干、猖獗齿。⑧指端或皮肤硬化。⑨肺间质病变等可引起结缔组织相关性肺动脉高压。

3. 药物接触史：如有无服用避孕药物、食欲抑制剂、减肥药、化疗药等药物或药物接触史，此类药物服用或接触可损害肺动脉内皮，引起药物相关性肺动脉高压。

4. 深静脉血栓形成高危因素：存在深静脉血栓形成的危险因素，病程较长，一般在数年以上，考虑慢性血栓栓塞性肺动脉高压。

5. 个人史：有无吸毒、不洁性交及同性恋史等HIV感染高危因素。容易引起HIV感染相关的PH。另外，需注意有无毒性菜子油类接触史、有无印刷油及其他可挥发性工业油的长期接触史，这类物质容易发生药物、毒物相关性肺动脉高压。

6. 婚育史：女性患者应注意有无习惯性流产史，因为习惯性流产是抗磷脂抗体综合征的重要临床特点，而抗磷脂抗体综合征可引起栓塞性肺动脉高压。妊娠女性服用食欲抑制剂可增加新生儿发生PH的危险。

7. 家族史：应询问其直系家属有无类似疾病发作史，家族中至少有两人受累（有症状或体征或直接超声心动图检查示肺动脉高压），且并未伴发其他疾病者，应考虑遗传相关性肺动脉高压。

（二）肺动脉高压病因相关的体征

结缔组织疾病相关性肺动脉高压：如有毛细血管扩张症、手指溃疡及指端或皮肤硬化要考虑硬皮病相关性PH；如有蝶形红斑、雷诺氏现象、光过敏要考虑红斑狼疮相关性PH；吸气末爆裂音提示间质性肺疾病；如有蜘蛛痣、肝掌、睾丸萎缩提示肝脏疾病。如有杵状指提示先心病或周围血管闭塞病。

（三）辅助检查

1. 心电图：心电图对诊断肺动脉高压的敏感性较低，但可以对心脏解剖和心律失常等一系列问题进行筛选，左心疾病相关PH可有左房、左室增大的表现。

2. 胸部 X 线：多可发现心肺疾病的异常征象，包括肺门动脉扩张伴远端外围分支血管稀疏、纤细（"截断"）征。疾病后期可出现中到高度的肺动脉段突出、肺门动脉明显扩张、左右肺动脉粗大等征象；肺门与胸廓比增大、右心房、心室扩大等改变。胸片正常还有助于排除中、重度肺部疾病以及左心疾病所致肺静脉高压。但不能完全排除轻度的左心疾病所致或肺静脉闭塞性 PH。

3. 动脉血气分析：早期正常，随疾病发展多数患者出现动脉血氧分压（PaO_2）稍低于正常值，动脉血二氧化碳分压（$PaCO_2$）常因过度通气而降低。慢性血栓栓塞性肺动脉高压（CTEPH）患者早期出现肺泡动脉氧分压差增加，后期 PaO_2 降低，$PaCO_2$ 增高。

4. 超声心动图：经胸多普勒超声心动图（TTE）是一项无创筛查方法。超声心动图能够间接定量测定肺动脉压。间接推断肺循环压力的变化。超声心动图有助于识别 PH 的病因和病情评估，可发现左、右心室直径和功能，三尖瓣、肺动脉瓣和二尖瓣的异常，右心室射血分数和左心室充盈情况，下腔静脉直径以及心包积液等，还能够直接判断心脏瓣膜和左室舒缩功能，明确是否存在 PVH 的因素；还有助于左心瓣膜性心脏病和心肌病所致肺静脉高压以及先天性体—肺分流性心脏病的确诊；有助于先天性或缺血性心脏病的诊断。声学造影有助于卵圆孔开放或小的静脉窦型房间隔缺损的诊断。而经食管超声可用于小的房间隔缺损的诊断和缺损大小的确定。

5. 右心导管检查：右心漂浮导管测压是目前临床测定肺动脉压力最为准确的方法，也是评价各种无创性测压方法准确性的"金标准"。除准确测定肺动脉压力外，还有助于识别 PH 的病因和病情评估，其在 PH 诊断中的作用还包括：①测定肺动脉毛细血管楔嵌压，用于诊断肺静脉性 PH。②心腔内血氧含量测定和（或）导管走形径路异常有助于排除分流性先天性心脏病，有助于诊断先天性分流性心脏病。③鉴别诊断：特发性肺动脉高压的肺动脉压力增高应属肺毛细血管前压力增高，肺毛细血管嵌压大多正常，即使晚期特发性肺动脉高压（IPAH）患者其肺毛细血管嵌压仅略增高。④评价血流动力学受损的程度、药物试验估测肺血管反应性及药物的长期疗效。PH 的诊断标准：静息状态下经右心导管测量的肺动脉平均压≥25 mmHg，可诊断为 PH。

根据血流动力学特点，PH 分为毛细血管前 PH 和毛细血管后 PH，PCWP≤15 mmHg 为毛细血管前 PH，包括 PAH、肺部疾病相关 PH（APAH）、CTEPH 和未明确的多因素所致 PH。PCWP＞15 mmHg 为毛细血管后 PH，包括左心疾病相关 PH。

PAH 的诊断标准：静息 mPAP＞25 mmHg，并且 PCWP≤15 mmHg，PVR＞3 mmHg/（L·min）（Wood 单位）。并排除 APAH、CTEPH 及未明确的多因素所致 PH。

6. 肺功能测定（PFT）：有助于判断是否存在间质性肺部疾病或阻塞性肺部疾病。PH 患者一般呈轻度限制性通气障碍和弥散功能障碍，无气道阻塞，CO 肺弥散量（DLco）通常呈降低征象；慢性阻塞性肺病（COPD）、间质性肺病（ILD）表现为阻塞性通气功能障碍或严重限制性通气功能障碍，多为低氧性 PH。在 PH 患者 PFT 也可以完全正常，因此 PFT 正常不能除外 PH。

7. 通气/灌注扫描：通气/灌注扫描用于肺动脉高压（PH）中怀疑慢性血栓栓塞性肺动脉高压（CETPH）的患者。表现为不同程度的肺段或肺叶灌注缺损，提示存在诊断慢性栓塞性肺动脉高压（CTEPH），而其他类型的 PAH 无此表现。在确诊 CTEPH 中比 CT 的敏感性高。特发性肺动脉高压患者可呈弥漫性稀疏或基本正常。在动脉型肺动脉高压（PAH）患者中该检查可以正常，也可以外周小部分通气/血流不匹配，或部分灌注缺失。肺静脉闭塞症同样可见通气/灌注不匹配现象，因此，需要进一步检查。

8. CT 检查：包括普通 CT、高分辨 CT 以及 CTA（肺动脉造影），根据不同的临床情况选用。高分辨率 CT 能够清晰地显示肺实质的图像，发现间质性肺病、肺气肿、淋巴结疾病、胸膜阴影、胸腔积液等。当出现双侧小叶间隔线增厚、小叶中心边界不清的小结节状模糊影，常提示肺毛细血管瘤。高分辨率 CT 可以帮助确诊临床上怀疑肺静脉闭塞病（PVOD）患者，PVOD 的特征是间质水肿，小叶中心型斑片状模糊影，呈毛玻璃状，小叶间隔增厚。对肺实质性疾病（如 COPD、弥漫性间质性肺疾病）的诊断意义重大，此外对肿瘤、纤维纵隔炎等引起的 PAH 也有较高的诊断价值。

9. 肺动脉造影术：不常用于特发性肺动脉高压的诊断，当鉴别诊断有困难时，肺动脉造影可帮助排除肺栓塞、肺动脉肿瘤等继发性引起肺动脉高压的疾病，在确诊 CETPH 或是否能够对外科手术方案的确定很有帮助。它可以很清晰地呈现典型的 CETPH 的影像学特征，如完全的充盈缺损、条状和片状不规则的血管内膜等征象。血管造影术在诊断血管炎和动静脉畸形中也是很有帮助的。

10. 多导睡眠监测：对伴有打鼾的 PAH 患者应行多导睡眠监测，排除缺氧性肺动脉高压。

11. 胸腔镜肺活检：病理学检查可以发现临床难以发现的疾病，如早期间质性肺炎、肺静脉阻塞性疾病、肺毛细血管瘤等，可以排除 IPAH。但因肺活检是有创的检查，具有一定的危险性，因此欧洲指南不建议对 PAH 患者进行开胸或胸腔镜肺活检。

12. 基因诊断：已发现 BMPRII 基因突变可能是 IPAH 的病因。利用遗传信息制成基因芯片对 IPAH 进行基因诊断，可简化 IPAH 的诊断流程，但只有阳性检查结果才有助诊断，阴性检查结果的诊断价值有限。因此，目前这项研究正在进行中。

13. 血液学检查：①血常规、血生化应作为常规检查：肺动脉高压患者对血红蛋白水平的降低耐受性很差，长期处于低氧血症患者（如存在右向左分流）往往出现红细胞增多症、红细胞比积升高等异常。血生化可以发现肝、肾功能、心肌酶谱等异常，有助于诊断。②血清免疫学检查：怀疑风湿免疫性疾病者需行自身抗体的检查。常用的自身抗体筛查抗核抗体全套，如抗核抗体滴度有意义的升高，抗 Scl-70 抗体、抗 RNP 抗体、抗核抗体（包括抗 ds-DNA 抗体、抗 Sm 抗体等）以及类风湿因子阳性，对于诊断结缔组织病相关性 PH 意义较大。抗磷脂抗体检查，即狼疮抗凝物和抗心磷脂抗体等有助于筛查有无易栓症。③病毒标记物检查：肝炎病毒标记物有助于排除肝炎所致肺动脉高压，晚期特发性肺动脉高压患者可出现肝瘀血所致肝功能损害。HIV 抗体的检查可排除 HIV 感染所致肺动脉高压。④神经内分泌激素检查：如甲状腺功能异常提示甲状腺疾病。自身免疫性甲状腺炎可引起肺动脉高压，必须排除。右室负荷过重的 PH 患者脑钠肽（BNP）、肌钙蛋白升高，且与右心功能不全严重程度及病死率相关。

三、肺动脉高压分级和运动耐力评估

肺动脉高压功能评级与预后密切相关，不同的功能分级，存活率不同。功能分级也是临床上选择用药方案的根据及评价用药后疗效的重要指标。

（一）肺动脉高压功能评级

Ⅰ级：有肺动脉高压，但患者体力活动不受限，日常活动不会导致气短、乏力、胸痛或近乎昏厥。

Ⅱ级：肺动脉高压导致患者体力活动轻度受限，静息时舒适，但日常活动即会出现气短、乏力、胸痛或近乎晕厥。

Ⅲ级：肺动脉高压引起患者体力活动明显受限，休息时无不适，但低于日常活动量时即出现气短、乏力、胸痛或近乎晕厥。

Ⅳ级：肺动脉高压使患者不能进行任何体力活动，有右心衰竭的征象，休息时可有呼吸困难、乏力，任何体力活动都可加重不适症状。

（二）运动耐量评估

运动耐量评估：运动试验能够客观评估患者的运动耐量和心肺功能，对于判定病情严重程度和

治疗效果有重要意义。

常用检查包括 6 min 步行试验（6 min walk test，6-MWT）和心肺运动试验。6-MWT 简单易行且经济，具有可重复性，患者容易接受，更能反映日常活动情况。

1．6 min 步行试验方法：受试者在安静及空气流通的长 20～30 m 的走廊上来回行走。试验前先让受试者熟悉测试方法和环境，并告诉尽可能快地行走，必要时可自行调整速度（慢下来或稍作停歇），最后测量 6 min 行走的总距离。在试验过程中若出现明显症状，如头晕、心绞痛、气短等，应立即停止试验。步行距离＜150 m 为重度心功能不全；150～425 m 属于中度心功能不全；426～550 m 为轻度心功能不全。该检查也可预测特发性肺动脉高压患者的预后。

2．心肺运动试验：通过测量运动时的肺通气和气体交换，能够提供更多的病理生理信息。PH 患者峰值氧耗、最大做功、无氧阈值及峰值氧脉搏降低；而代表无效通气的 VE/VCO_2 斜率增加。峰值氧耗与患者的预后相关。

第三节　肺动脉高压的治疗

一、肺动脉高压的治疗目标

肺动脉高压的治疗目标：包括改善患者临床症状，增强患者心功能储备，延迟或者阻止病程进展，如果可能则诱导疾病逆转。

客观评价心功能储备的方法是运动耐量测定，如 6 min 步行距离测试，或心肺运动试验、患者血流动力学指标异常。

降低肺动脉压力和改善心输出量、逆转或至少能阻止病情进展也是治疗的目标之一。具体是指减少治疗药物的需要量、减少住院或行肺移植手术的几率、改善生存率。但目前肺动脉高压没有特效治愈方法。

二、基础治疗

基本的处理措施包括饮食、运动、吸氧治疗、必要的疫苗接种和避免妊娠。
1．低盐饮食：肺动脉高压患者推荐低盐饮食（每日低于 2 400 mg）。
2．运动：应在能耐受的范围内进行低度耗氧的运动。
3．吸氧治疗：推荐患者吸氧以维持血氧饱和度在 90% 以上。
4．预防感染：可进行疫苗接种预防感染。
5．避免妊娠：增加心脏负荷等。

三、对症性药物治疗

1．利尿治疗：对右室容量负荷过大的患者可予利尿剂治疗。
2．抗凝治疗：所有特发性 PH 患者均应常规使用华法林抗凝治疗。
3．正性肌力药物强心治疗：
（1）地高辛控制心室率：心力衰竭、基础心率大于 100 次/min，心室率偏快的心房颤动等是应用地高辛的指征。
（2）多巴胺增强右心功能：是中度右心衰竭（心功能Ⅳ级）和急性右心衰竭患者首选的正性肌力药物。

四、药物降肺动脉压治疗

(一)钙通道阻滞剂(CCBs)

CCBs是治疗体循环高压的基础药物之一。通过阻断钙离子内流引起的血管收缩使肺血管产生扩张作用。常用的CCB有长效硝苯地平和氨氯地平等。目前主张:CCB治疗PAH应从小剂量开始,逐渐增加药物加量,以达到最合适剂量,并在使用CCB治疗时应动态监测药物使用的安全性和治疗效果。但是,CCB仅对20%的原发性PAH患者有效。Sitbon等对557例特发性PAH患者资料进行回顾性分析,结果显示:使用血管舒张剂后,心排血量无改变情况下,平均肺动脉压下降≥10 mmHg,或平均肺动脉压≤40 mmHg为血管舒张试验阳性反应,对于这类特发性PAH患者可以使用CCB治疗。

(二)前列环素类似物

前列环素是由内皮细胞产生,主要通过前列环素受体磷酸腺苷环化酶增加细胞内第二信使环磷腺苷水平扩张血管,还能抑制血小板聚集并有抗细胞增殖作用。PH患者常合并前列环素代谢异常,主要为前列环素合成酶减少,导致前列环素产物减少。

1. 伊洛前列素

是一种人工合成的前列环素类似物,化学性质稳定,可静脉、口服和喷雾给药。如雾化吸入则需要通过特定的装置给药。国外研究发现,对于大部分PH患者,该药可以快速降低肺血管阻力,增加心输出量。该药静脉注射表现为双相消除的特点,平均半衰期分别为3~5 min及15~30 min。使用方法:每天吸入治疗次数为6~9次,才能维持恒定的效果。每次吸入的剂量应该因人而异,具体用量需根据急性肺血管扩张试验确定。根据目前国内的经验,每次吸入剂量至少在5~20 μg,每天吸入6次。长期应用该药,可降低肺动脉压力和肺血管阻力。其主要不良反应是咳嗽和头痛等。

2. 伊前列醇

该药具有扩张血管、抑制血小板聚集和抗血管增殖作用,循环半衰期只有3~5 min,在室温下只能稳定保存8 h,因此需要持续静脉用药。

长期治疗方案:初始剂量为2~4 ng/(kg·min),之后2~4周逐渐增加剂量到10~15 ng/(kg·min),之后周期性增加剂量至达到最大效果的需要量。其不良反应有头痛、恶心、腹泻等,但大多数症状较轻,可以耐受。当副作用的强度为中重度时才考虑减量,如果不良反应较轻或为自限性无须减量。由于药物存在较大的个体差异,用药量波动在20~40 ng/(kg·min)。目前,已有RCT证实伊前列醇能改善IPAH和硬皮病相关性肺动脉高压的预后,小儿IPAH、CTD、先天性心脏病相关的肺动脉高压亦有一定疗效,门脉高压和HIV相关的肺动脉高压也有研究证实其有效性。但是不宜手术的CTEPH虽有临床效果但未得到临床研究的验证。

3. 曲前列尼尔

此药是稳定的前列环素类似物,能够连续皮下注射使用,其主要不良反应是注射部位局部疼痛。曲前列尼尔已被美国食品和药物监督管理局批准用于心功能Ⅱ-Ⅳ级的PAH患者的治疗。

4. 贝前列环素

该药能选择性扩张PH患者的肺血管。贝前列环素口服后吸收迅速,尤其在空腹情况下吸收更迅速,且其半衰期短,主要不良反应为皮肤潮红。

5. 内皮素受体拮抗剂

内皮素-1(ET-1)具有收缩血管、刺激血管平滑肌细胞增殖和纤维化作用,其作用由ETA和ETB

受体介导。ETA 受体激活引起血管持续收缩和血管平滑肌细胞增殖，ETB 受体激活后调节血管内皮素的清除和诱导内皮细胞产生一氧化氮（NO）和前列环素。PAH 患者血浆和肺组织中 ET-1 的表达、产生和浓度与其疾病的严重程度具有相关性。因此，内皮素受体拮抗剂能够通过以上机制治疗 PAH，其代表药物有波生坦和西他生坦。

（1）波生坦：该药是一个非选择性的内皮素受体拮抗剂，具有双重（ETA 和 ETB）活性的内皮素受体拮抗作用。也是目前国内批准上市治疗 PAH 的药物中唯一的口服药物。推荐用法是初始剂量 62.5 mg，每天 2 次，连用 4 周后加量至 125 mg，每天 2 次维持治疗。波生坦具有损伤肝脏、潜在致畸、导致贫血、睾丸萎缩和男性不育等不良反应，同时能降低激素类避孕药的疗效，因此在应用该药时需每周测定肝功能，如肝功能无显著异常，则可改为 1 个月或 3 个月测定一次。而血红蛋白则需要 3 个月测量一次。建议对心功能Ⅲ-Ⅳ级的 PAH 患者，如果患者不能耐受依前列醇治疗，可选择波生坦替代。

（2）西他生坦和安倍生坦：均为选择性内皮素受体拮抗剂，对 ETA 受体具有更高的选择性。欧美多个国家已批准西他生坦或安倍生坦治疗 PAH 患者，但目前这两种药物在我国尚未获上市批准。

6. 磷酸二酯酶（PDE5）抑制剂

PDE5 抑制剂能通过抑制 PDE5 而减少 NO 生成依赖物（环磷酸鸟苷，cGMP）的降解，有急性舒张血管效应。NO 是一种血管舒张因子，能够抑制血小板活化和血管平滑肌细胞增殖，由一氧化氮合酶（NOS）三种异构体催化 L-精氨酸转变为 L-瓜氨酸而产生。PAH 患者内源性 NOS（eNOS）减少。NO 通过其第二信使环磷酸鸟苷（cGMP）水平调节血管张力、血流和炎症反应，具有广泛生物作用。PAH 患者吸入 NO 或 NO 前体——左旋精氨酸可缓解病情。NO 扩张血管的作用依赖于其对血管平滑肌内 cGMP 水平的放大与维持。cGMP 导致血管扩张，但这种作用会随着磷酸二酯酶对 cGMP 的降解而很快消失。磷酸二酯酶可以水解 cGMP 和 cAMP，限制它们的细胞内信号传导。磷酸二酯酶抑制剂能够增强和延长这些环磷酸核苷酸的血管扩张作用。常用药物有：

（1）西地那非：西地那非是一个特异性的 5 型磷酸二酯酶抑制剂，过去用于治疗男性勃起功能障碍。欧美已有多个国家批准了西地那非 20 mg 每天 3 次用于 PAH 患者的治疗。目前，理想的西地那非治疗剂量尚存在争议，已有诸多研究发现加大西地那非剂量（80 mg，每天 3 次），能使患者获得额外的血流动力学益处，但不良反应的发生率也相应增高，其中的风险效益比尚待进一步确认。基于此点，我们推荐西地那非的治疗剂量仍是 20 mg，每天 3 次。但目前没有指南推荐西地那非用于 PAH 患者的常规治疗，仅对各种药物治疗无效的患者可服用该药治疗。其不良反应有头痛、鼻腔充血和视力障碍等，但反应轻微且发生率低。

（2）他达那非：是一个长效的 5 型磷酸二酯酶抑制剂。

（3）伐地那非：是一个选择性的 5 型磷酸二酯酶抑制剂，相比西地那非和他达那非，它起效快，对 5 型磷酸二酯酶的特异性抑制作用强。

7. 其他降低肺动脉压力药物或治疗方法

（1）一氧化氮（NO）：是内皮源性血管扩张剂，通过激活鸟苷酸环化酶，使环磷酸鸟苷浓度增加，从而发挥扩血管作用。PAH 时 NO 生成减少，因此 NO 被认为极具潜力的药物。由于 NO 能引起出血、支气管、肺的发育不良等不良反应，是否能降低 PH 儿童的病死率还存在争议。美国胸科医生学会指南建议，在 PH 的诊断与治疗中，吸入 NO 只用于血管舒张实验。

（2）精氨酸：精氨酸是 NO 合酶（NOS）的唯一底物，是合成 NO 不可缺少的物质，补充 L-精氨酸对增加 NO 合成有利。

（3）基因治疗：基因治疗是治疗 PAH 潜在的有效手段，通常的治疗靶点是对过度表达的血管扩张基因，包括编码内皮型 NO 合酶和诱导型 NO 合酶、降钙素基因相关肽等进行调控。虽已有实验室获得成功，但现在仍然缺乏安全有效的手段来使这些基因在肺循环中得到足量、长期的表达。对于那些药物疗效欠佳，具有一定家族史和遗传倾向的基因缺陷的 PAH 患者，基因疗法无疑是值得期待的。

（4）血管活性肠肽：其属于分泌性胰高血糖素相关生长素释放因子家族，能够抑制血小板活化和血管平滑肌细胞增殖，并具有显著的肺血管扩张作用。

（5）他汀类药物：他汀类药物已广泛应用在高胆固醇血症、动脉粥样硬化等疾病的治疗中，长期应用较为安全。其治疗 PAH 机制可能与其诸多的调脂作用有关，如可以通过调节细胞凋亡、改善内皮细胞功能、抑制金属蛋白酶、抑制炎症等作用来改善肺部血管重塑。此外，他汀类药物可以通过促进内皮细胞释放 NO、前列环素等舒张因子，减少内皮素、血栓素 A_2 等收缩因子，从而直接扩张肺血管。

第四节 肺动脉高压的预后

肺动脉高压是一种发病机制复杂、预后较差的疾病，早期诊断和选取合理的药物对治疗 PH 十分重要。其预后受很多因素影响。包括：肺动脉高压的分类；症状的严重程度及心功能分级；肺动脉高压的治疗效果。而肺动脉高压的分类是影响其预后的显著相关因素。

目前，治疗 PH 的药物主要为前列环素类药物、内皮素受体拮抗剂、5 型磷酸二酯酶抑制剂。临床医生应根据患者的症状、体征、临床特点、血流动力学状态、用药途径、副作用、并发疾病等为每一位患者制定个体化的治疗方案。联合应用不同的药物取得最佳临床疗效是治疗 PAH 的新观点。根据不同药物的各自特点，联合治疗可以使治疗作用叠加，因而疗效更佳。联合治疗几年来，由于在 PH 病理生理学和分子生物学等方面研究取得了较大进展，使其药物治疗有了很大发展。随着对疾病研究和对药物作用机制及特点的进一步了解和深入，对药物联合治疗的研究、新药物的开发，PH 的药物治疗也一定会取得突破性进展，也将会进一步造福 PH 患者。

参考文献

[1] 陆慰萱，靳建军. 肺动脉高压的诊治策略[J]. 中国实用内科杂志，2012，30（12）：1071-1074.

[2] 祝波，韩红，等. 肺动脉高压现代药物治疗进展[J]. 中国急救医学杂志，2010，30（10）：947-949.

[3] 严鸿雁，木胡牙提. 肺动脉高压的诊断和治疗进展[J]. 心血管病学进展，2009，30（5）：787-790.

[4] 吴飞华，金剑，等. 肺动脉高压的药物治疗进展[J]. 现代中西医结合杂志，2010，19（14）：1815.

[5] 李敏，郝青林，何瑾. COPD 合并肺动脉高压发病机制的研究进展[J]. 中国现代医药杂志，2011，13（1）：119-122.

[6] 郭亚娟，张玉顺，马爱群. 左心疾病相关肺动脉高压的临床诊治进展[J]. 中华老年多器官疾病杂志，2012，11（1）：69-73.

[7] 吴苏玲，孔辉，解卫平. 炎症反应在肺动脉高压中的作用[J]. 国际呼吸杂志，2011，31（24）：1900-1904.

[8] 李昶. 肺动脉高压的药物治疗[J]. 中国当代医药，2012，19（24）：23-24.

[9] 孙云娟，何建国. 肺动脉高压右心室功能障碍的治疗进展[J]. 中国心血管病杂志，2011，39（10）：967-969.

（编写：王益群 倪笑媚 童跃锋 蒋国平）

第九章 心肺脑复苏术

第一节 概述

一、定义及概述

心肺复苏（Cardiopulmonary Resuscitation，CPR）是针对呼吸心跳停止的急危重症患者所采取的抢救措施，即通过胸外按压或其他方式形成暂时的人工循环并恢复心脏的自主搏动和有效的血液循环、采用人工呼吸代替自主呼吸并恢复自主呼吸，电除颤、电复律或起搏纠正紊乱的心室节律，达到恢复患者意识、挽救生命的目的。自1985年第4届全美CPR会议后，提出CPR复苏效果很大程度上取决于脑和神经系统的功能的恢复，从而将CPR的全过程称为心肺脑复苏（Cardiopulmonary Cerebral Resuscitation，CPCR）。

心脏骤停是临床危重症之一，在美国和加拿大其死亡人数每年超过30万人，我国最新数据显示国内每年死于心脏骤停的人数约为54.4万人。院外心脏骤停已成为世界性的公共问题，据报道，在美国多数城市院外心脏骤停患者能到达医院且存活出院者不到5%。心脏骤停后如不能有效地将血液输送到心、脑、肾等重要器官，用以维持生命器官的代谢需要，就会使新陈代谢发生停顿。尤其是心搏骤停＞6 min，脑组织就可因缺血缺氧而发生严重的不可逆性损害。因此，心脏骤停发生后立即实施心肺复苏（CPR）和电除颤，是避免发生生物学死亡的关键。CPR作为针对心脏骤停所采取的一系列措施，可以有效阻断和逆转由于缺血缺氧造成的机体组织细胞和器官衰竭的发生。在成年人中，心脏骤停最常见的原因为心室纤颤，占65%~80%，如不及时处理数分钟之内即可转化为心脏骤停。室颤后每延迟除颤1 min，其死亡率将会增加7%~10%，因此早期除颤是决定生存率的关键因素。

二、无氧缺血时脑细胞损伤的进程及其病理生理

脑循环中断后对细胞代谢及其病理影响：10 s左右即脑氧储备耗尽；20~30 s即产生脑电活动消失；4 min后脑内葡萄糖耗尽，糖无氧代谢停止；5 min左右脑内ATP枯竭，能量代谢完全停止；4~6 min脑神经元发生不可逆的病理改变；6 h后脑组织即可发生均匀性溶解。

所以，如果在各脏器无氧缺血阈值之内，进行标准的CPCR，及时恢复氧和血的供给，多数病人可以复苏成功。尤其是大脑，只要能持续获得它正常血供的15%以上，就不至于造成功能上的严重损害，更不会在复苏成活后变为"植物人"。

细胞损伤的进程如何，主要取决于最低氧供的供给程度及其细胞的代谢强度。

如心脏停搏时间过长，血液灌注迟迟不能达到最低需要量，ATP就会耗竭，细胞内环境的稳定性遭到破坏，如不立即恢复正常供血供氧，即发展到不可逆的损伤程度。如组织灌流量降至正常的10%以下，ATP迅速耗竭，合成和分解代谢全部停顿。在此阶段，蛋白质和细胞膜变性，线粒体及细胞核破裂，细胞内各种活性介质大量释放，细胞坏死，达到不可逆阶段。

钙离子在无氧缺血时细胞损伤中的作用：无氧缺血时，一方面由于 ATP 合成受阻，不能将细胞内的钙离子泵出细胞外；另一方面由于细胞膜同时受到无氧缺血的影响，细胞膜发生退行性变，Ca^{2+} 由慢通道离子变为快通道离子，大量 Ca^{2+} 通过细胞膜进入细胞内，破坏了正常时的 Ca 细胞内外的平衡。Ca^{2+} 的大量内流可使血小板激活，引起冠状动脉痉挛，使肺毛细血管阻力和肺毛细血管壁的通透性增加，产生肺微血管栓子，致成人呼吸窘迫综合征。

再灌注损伤是近十年来研究的重要课题之一。主要观点为缺血组织的再灌注加重了细胞的损伤或加速了组织细胞的死亡，因为再灌注的血液已不同于缺血前，由于缺血缺氧，体内发生了很大变化；大量氧自由基的产生，损伤细胞膜及其细胞器功能，并发生一系列生理生化异常；由于细胞膜离子泵功能障碍，大量钙离子内流；组织细胞再灌注时，这些有害物随血流到达组织，造成所谓的"再灌注损伤"。

三、临床表现

一般情况下，心跳停止 4 s 以上，病人可出现黑矇，10~20 s 者，可发生昏厥和抽搐，称阿—斯综合征（Adams-strokes syndrome），接着出现叹息样呼吸及发绀，20~30 s 后呼吸停止，45 s 后瞳孔散大，1~2 min 瞳孔固定，4 min 后可造成中枢神经系统不可逆损害。

第二节　心肺脑复苏技术

为了更有效地提高心肺脑复苏的成功率，美国心脏协会在 2010 年 10 月发布的《2010 美国心脏协会（AHA）心肺复苏（CPR）及心血管急救（ECC）指南》（以下简称《2010 心肺复苏指南》），现已成为全球心肺复苏的最新标准。它对《2005 心肺复苏指南》实施后存在的以下问题进行了修改，①胸外按压的质量，提出新的标准；②对于各个急救系统（EMS）中的院外心脏骤停存活率差异较大，新指南提出了通用流程；③对于大多数院外心脏骤停患者，没有任何目击者进行现场心肺复苏，即目击者心肺复苏执行率低，新指南简化流程，提高目击者 CPR 的执行率，重点在于胸外按压。

《2010 心肺复苏指南》提出了心肺复苏生存链包括五个链环，包括：①立即识别心脏骤停并启动急救系统；②尽早进行心肺复苏，着重胸外按压。对于未经培训的普通目击者，可在急救调度员的电话指导下仅进行胸外按压的 CPR；③快速除颤；④早期有效的高级生命支持（ALS）；⑤综合的心脏骤停后治疗，如图 9-1 所示。这些环节将在下面进行详述。

图 9-1　《2010 心肺复苏指南》生存链

一、基本生命支持技术

基本生命支持（Basic Life Support，BLS）是维持人生命体征的最基本方法和手段，成人 BLS 基本内容包括识别突发心脏骤停情况启动急救系统、早期实施高质量的 CPR 以及对有指征者快速实施除颤，即生存链中的前 3 个链环。图 9-2 为成人基础生命支持简化流程。

基础生命支持流程中的传统步骤是帮助单人施救者区分操作先后顺序的程序。2010新指南进一步强调在有条件的情况下，以高效团队形式给予心肺复苏，由不同的施救者同时完成多个操作。例如，①启动急救系统；②开始胸外按压；③则提供通气或找到气囊面罩以进行人工呼吸；④找到并准备好除颤器。

（一）链环一：立即识别心脏骤停并启动急救系统

1. 识别突发心脏骤停情况

成人突发心脏骤停是根据有无反应和呼吸来判断的，非典型表现可为喘气式呼吸或有癫痫样发作。《2005心肺复苏指南》判定呼吸所采用的"看、听、感觉"方法已从流程中删除。2010新指南强调，施救者若发现患者突然倒地，快速检查病人无反应、无呼吸或无正常呼吸（叹息样呼吸），即可启动急救医疗服务。弱化施救者检查脉搏的重要性。血压过低时，脉搏微弱，即使训练有素的急救人员常会出现判断错误。即便有脉搏，施救者检查不应超过10 s（方法：一只手按前额，另一只手食指、中指找到气管，两指下滑到气管与颈侧肌肉之间沟内即可触及颈动脉）。

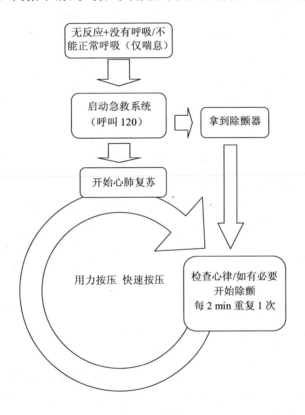

图9-2 成人基础生命支持简化流程

2. 启动急救系统

《2010心肺复苏指南》建议根据现场情况合理施救。现场有两名以上施救者应拨打求救电话与急救同时开始。当现场只有一名施救者：①先求救再急救：由心脏原因引起的也应考虑尽快取得除颤器；②先急救再求救：溺水、创伤、药物中毒和小于8岁的儿童四种情况，先做2 min 5个循环的CPR（30∶2），再拨打电话求救。国内专家将2010年AHA新版的心肺复苏指南戏称为"叫叫CAB"，见表9-1。

表 9-1　2010 年 AHA 新版的心肺复苏指南

复苏步骤	复苏具体方法
呼叫 A	患者（评估意识和呼吸状态）
呼叫 B	求救（120、取得除颤器）
Circulation	胸外按压（30 次/循环）
Airway	开放气道
Breathing	人工呼吸（2 次/循环）

（二）链环二：尽早开始心肺复苏

心肺复苏的实质即通过人工方法恢复患者的心脏泵血功能，将其从濒死状态挽救回来。Berg 等研究亦证明，先行胸外心脏按压会提高自主循环恢复（Restoration of Spontaneous Circulation，ROSC）率和 24 h 存活率。仅仅依赖双手就可以挽救许多垂危病人的生命，如此简单高效的环节引起了各国专家的重视。2010 版新指南将 CPR 程序优化为 C—B—A（胸外按压—人工呼吸—开放气道），将胸外按压放在第一位。不管是婴儿、儿童或成人心肺复苏术（除外新生儿），首先应进行持续胸外按压。研究发现，绝大多数心脏骤停发生在成人身上，有目击者在场的心脏骤停患者存活率最高。在这些患者中，基础生命支持的关键操作是胸外按压及早期除颤。研究显示，多数院外心脏骤停患者没有经任何目击者进行心肺复苏，其中主要原因之一是"打开气道"被认为是施救者最困难的步骤。如果先进行胸外按压，可能会鼓励更多施救者实施心肺复苏，从而提高患者存活率。

1. 胸外按压技术

胸外按压技术：在胸骨下 1/2 处提供系列压力，产生 60～80 mmHg 收缩期峰压，通过增加胸内压或直接挤压心脏产生血液流动，使血液流向肺脏，辅以适当的呼吸，可为脑及其他重要器官提供足够的氧气，以便行电除颤恢复心脏正常节律。

（1）《2010 心肺复苏指南》提出胸外按压的新标准：

①快速按压——建议按压的频率至少应达 100 次/min（2005 指南建议按压频率约为 100 次/min）；

②用力按压——建议按压时胸部至少下陷 5 cm（2005 指南建议按压深度为 3.75～5 cm）；

③尽可能减少对按压的干扰（（如开放气道、进行人工呼吸、进行 AED 分析、轮换操作者或检查患者脉搏节律等）；

④每次按压后使胸廓充分回弹和避免过度通气；

⑤如果有多位施救者应该每 2 min 轮换一次。

（2）实施步骤：

①病人仰卧于硬板床或地上，若为软床，身下应放一块木板，保证按压有效。

②按压位置。左手掌根部放在胸骨中下部，右手重叠在左手背上，两手手指（扣在一起）跷起离开胸壁。双肩正对人胸骨上方，两肩、臂、肘垂直向下按压。平稳有规律地进行垂直向下的按压，每次抬起，掌根不要离开胸壁，保持已选择好的按压位置不变。

③按压方法按压时上半身前倾，腕、肘、肩关节伸直，以髋关节为轴，垂直向下用力，借助上半身的体重和肩臂部肌肉的力量进行按压。如图 9-3 所示。

④每次按压后，放松使胸骨恢复到按压前的位置，血液在此期间可回流至胸腔，放松时手掌不离开胸壁。一方面使手位置相对固定，另一方面减少对胸骨本身的冲击力，以免骨折发生。

⑤按压放松间隔比为 1 : 1；可产生有效的脑和冠状动脉灌注压。

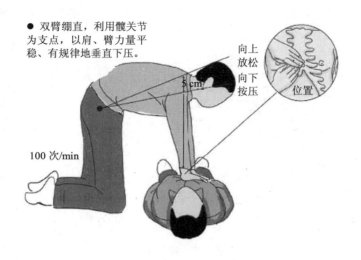

图 9-3 胸外按压

（3）胸外按压的合并症：

包括肋骨骨折、肋骨从胸骨分离、气胸、血胸、肺挫伤、肝脾撕裂伤和脂肪栓子。按压过程中，手的位置要正确，手掌根部长轴与肋骨长轴平行，用力均匀有力，避免冲击式按压、猛压，有时可避免部分合并症。在成人患者，即使按压得当，也可造成肋骨骨折，但婴儿、儿童却很少发生。

2. 开放气道

患者无反应时，因肌张力下降，舌体、会厌可能阻塞咽喉部。存在自主呼吸时，吸气过程，气道内呈负压，将舌或会厌吸附至咽后壁，造成气道阻塞。开放气道目的，使患者的口腔、咽喉轴呈直线，防止舌阻塞气道口，保持气道通畅。怀疑有颈椎脊髓损伤的患者，应避免颈部延伸，采用托颌法开放气道。无颈部创伤，则可采用仰头抬颏法或托颌法开放气道。

（1）开放气道常用方法：

①仰头抬颏法（图 9-4）：将一手掌小鱼际（小拇指侧）置于患者前额，下压使其头部后仰，另一手的食指和中指置于靠近颏部的下颌骨下方，将颏部向前抬起，帮助头部后仰，气道开放。必要时拇指可轻牵下唇，使口微微张开。颈部外伤者，不宜采用仰头举颏法，以避免进一步脊髓损伤。

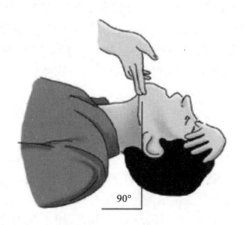

图 9-4 仰头抬颏法

②托颌法：患者平卧，用双手从两侧抓紧病人的双下颌并托起，使头后仰，下颌骨前移，即可

打开气道。注意，颈部有外伤者只能采用双手抬颌法开放气道，不能将病人头部后仰及左右转动。

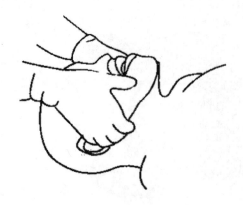

图9-5 托颌法

（2）开放气道中注意事项：
①食指和中指尖不要深压颏下软组织，以免阻塞气道。
②不能过度上举下颌，以免口腔闭合。
③头部后仰的程度是以下颌角与耳垂间连线与地面垂直为正确位置。
④口腔内有异物或呕吐物，应立即将其清除，但不可占用过多时间。
⑤开放气道要在3～5 s完成，而且在心肺复苏全过程中，自始至终要保持气道通畅。

3．人工呼吸

有研究表明，对于心脏病所致的心脏骤停，单纯胸外按压与同时进行按压和人工呼吸的复苏方式存活率无明显差异。如果经过培训的非专业施救者有能力进行人工呼吸，应根据按压—通气比率（30：2）实施心肺复苏，直至AED使用或者急救人员已接管患者。最理想的情况是接受过培训的人员，急救人员和院内医务人员自然能够为心脏骤停患者同时实施胸外按压和人工呼吸。

（1）人工呼吸方式：

目前，采用的人工呼吸方式有口对口人工呼吸、口对鼻人工呼吸、口对气管套管人工呼吸、口对通气防护装置人工呼吸、口对面罩人工呼吸、球囊-面罩加压人工通气、环状软骨加压法等。目前认为球囊-面罩加压人工通气是最简捷、方便、有效的人工呼吸方式，其效果仅次于气管插管人工呼吸。

口对口人工呼吸：抢救者右手向下压颌部，撑开病人的口，左手拇指和食指捏住鼻孔，用双唇包封住病人的口外部，用中等的力量，按每分钟12次、每次500～600 mL的吹气量，进行抢救。一次吹气后，抢救者抬头作一次深呼吸，同时松开左手。下次吹气按上一步骤继续进行，直至病人有自主呼吸为止。

口对鼻人工呼吸：适用于那些不能口对口呼吸的患者，如牙关紧闭不能开口、口唇创伤、口对口呼吸难以实施。

球囊-面罩加压人工通气：目前认为最有效的保持呼吸道通畅提高氧供的方法是气管插管，但其缺点是操作需要一定的技能，需要受专业训练者实施，难以普及，为后继救治造成更多困难。因此临床应用简易呼吸器行人工呼吸的方法是最简单快速有效的方法。《2010心肺复苏指南》中不建议对心脏骤停患者常规采用环状软骨加压法。环状软骨加压适用于意识丧失患者，只有双人或3人CPR时才会使用。向环状韧带加压，使气管后坠向后压迫食管，减轻胃胀气，减少气囊面罩通气期间发生回流和误吸的风险。7项随机研究结果表明，环状软骨加压的情况下仍可能发生误吸，而对于培训施救者正确使用此方法的难度很大，所以不建议为心脏骤停患者常规采用环状软骨加压法。

(2) 通气频率要求：

对于成人、儿童和婴儿（不包括新生儿）单人施救者的按压—通气比率仍未原建议值（30：2）。实施高级气道插管后，可继续进行胸外按压（速度是每分钟至少 100 次），按照每 6~8 s 1 次的速度进行人工呼吸（每分钟 8~10 次），需避免过度通气。

(3) 人工呼吸的合并症：由于过度通气和通气流量过快容易胃扩张，儿童更易发生，明显的胃扩张可以引发胃内容物反流，且胃扩张致膈肌抬高，会使肺容量降低。如果人工通气期间发生胃膨胀，重新检查重新开放气道，观察通气时胸廓是否存在起伏。避免导致气道压力升高的因素（快速呼吸、缩短吸气时间，用力通气）。

（三）链环三：快速除颤

大多数成人突发非创伤性心脏骤停原因为心室颤动，对于这些患者来说室颤每延迟电除颤 1 min，其死亡率增加 7%~10%，因此除颤早晚是决定是否存活的关键。

1. 使用自动体外除颤仪（Automated External Defibrillator，AED）

使用 AED 是院前急救生存链中非常重要的环节，可提高患者的生存率。在心脏骤停的当时应立即实施 3 项措施：启动急救反应系统、尽早 CPR 和使用除颤仪。可考虑在院内环境下配备 AED，尤其是当员工无节律识别技能时或在非经常使用除颤仪的区域，以便尽早实施除颤（目标为：病人倒下的 3 min 内实施除颤）。如果有条件，对 1~8 岁儿童进行除颤时，尽可能使用有儿童剂量衰减系统的 AED，如果无法获得上述 AED，应使用标准 AED。对于婴儿（<1 岁），最好使用手动除颤仪；若无法获得手动除颤仪，则使用有儿童剂量衰减系统的 AED；假如上述类型的机器均无法获得，可使用无剂量衰减器的 AED。

2. 除颤时机

目前，对于除颤前先实施 CPR 能否改善心脏骤停者的预后尚未有定论。如果现场有 2 位施救者，一人应开始 CPR，同时另一人应尽快获取除颤仪并准备除颤。如果病人在监护状态下，从心室颤动到给予电击的时间不应超过 3 min，并且应在等待除颤器就绪时进行心肺复苏。

3. 除颤结合 CPR

应尽可能缩短心脏按压停顿与实施除颤之间的间隔，并在放电完成后立即开始 CPR。当重新出现室颤或 1 次电除颤后，施救者应立即实施 2 min CPR，若心律仍为室颤，再行 1 次电除颤，再行 2 min CPR，直至无"电击指征"或行高级生命支持。

4. 除颤波形与能量选择

过去 10 年的研究和临床实践显示，除颤或复律时使用双相波机器比单相波更为有效；但对于比较不同类型的双相波之间差别，缺乏相应的临床研究资料。除颤或复律时的能量应逐渐递加还是固定目前没有定论。如果首次放电终止心律失常未成功，则可考虑选择更高剂量。单相波除颤的建议剂量为 360 J，双相波可选择制造商为对应波形所推荐的 120~200 J，或使用默认的 200 J。对于儿童患者，尚不确定最佳除颤剂量。目前，有关最低有效剂量或安全除颤上限的研究非常有限。可以使用 2~4 J/kg 的剂量作为初始除颤能量。对于后续电击，能量级别应至少为 4 J/kg，并可以考虑使用更高能量级别，但不超过 10 J/kg 或成人最大剂量。

5. 电复律的能量设定根据心动过速的类型决定

(1) 规则的窄波心动过速（阵发性室上速或房扑），初始剂量常选择 50~100 J 即已足够，无效时可逐渐递加；

(2) 不规则的窄波如房颤时可选用 120~200 J（双相波），单相波机器可选择 200 J；

(3) 规则的宽波心动过速如室速可用 100 J；

（4）不规则宽波如尖端扭转型室速时应选择非同步除颤的剂量。

6. 电击治疗类型

（1）非同步直流电除颤

①适应证：心室颤动；心室扑动；快速室性心动过速伴血液动力学紊乱，QRS 波增宽不能与 T 波区别者或无脉性室速。

②操作步骤：

- 将适量导电糊涂到除颤器电极板上。打开除颤器电源并设置到非同步位置，调节除颤器能量至所需读数并开始充电。
- 将一块电极板置于右锁骨下胸骨右侧，另一块置于左乳头左下方，两电极板之间至少相距 10 cm，操作者应将电极板紧贴皮肤，每只电极板施以较大的压力。其他位置还包括：前—侧、前后、前—左肩胛以及前—右肩胛。
- 按下按钮进行电击。
- 立即恢复 CPR，5 组 CPR（2 min）后检查脉搏心律，必要时再次点击除颤。
- 若室颤为细颤，除颤前给予 0.1%肾上腺素 1 mL，使之转为粗颤再行电除颤。

（2）急诊、即刻同步电复律

适应证：用于心房颤动（房颤）与心房扑动（房扑）、室上性心动过速（室上速）与室性心动过速（室速），并且伴有血液动力学障碍。

操作步骤：设置到同步位置，选择合适复律能量，余步骤同非同步直流电除颤。

7. 电复律/除颤常见的并发症及其处理

较常见并发症有心律失常、心肌损伤、低血压、皮肤灼伤；较少见的有栓塞、肺水肿。其中心律失常、心肌损伤和急性肺水肿较严重，低血压和皮肤灼伤较轻。

（1）诱发各种心律失常：心律失常是电复律/除颤最常见的并发症，常常是一过性的，但可以是严重或致命的。

①期前收缩：期前收缩（早搏）发生率最高，认为与疾病本身和电刺激有关。房早、室早均可出现且多在数分钟内自行消失，不需特殊处理，若出现持续较长时间的频发室早（超过 5 次/min），连接 2 个以上室早，多源、多形性室早、R on T 现象时，应即用利多卡因静脉点滴，以每分钟 1～4 mg 的速度滴入，直到 24 h 症状不再出现为止，必要时继续口服抗心律失常药物维持。房早短时间内不消失者，可服胺碘酮等药物治疗。

②室性心动过速或室颤：室速或室颤的发生可因同步装置不良、放电能量不足、心肌本身病变、洋地黄过量、低钾、酸中毒等因素引起，应予以静脉注射利多卡因或心律平、5%碳酸氢钠，立即再行电复律/除颤。

③缓慢型心律失常：最常见的是窦性心动过缓、窦性停搏和房室传导阻滞，这与直流电刺激迷走神经，复律前应用抗心律失常药物，本身已存在的潜在窦房结功能不良、房室阻滞等有关，多在短时间内消失，持续时间长或症状严重者可静脉注射阿托品 0.5～1 mg 或静脉滴注异丙肾上腺素，每分钟 1～2 μg，必要时行临时心脏起搏。

（2）栓塞：慢性房颤电复律成功后心房恢复有节律的收缩可使心房内的附壁血栓脱落，引起动脉栓塞，发生率 1%～5%。一旦发生，应积极采取抗凝或溶栓治疗。

（3）低血压：低血压的发生率 1%～3%，尤其多见于高能量电击后，大部分持续短暂，在数小时内可自动恢复，如果血压持续降低，严重影响重要脏器血流灌注时，可静脉滴注升压药物多巴胺。

（4）急性肺水肿：急性肺水肿常在电击后 1～3 h 内发生，发生率为 0.3%～3%。究其原因，以左心房及左心室功能不良解释较为合理。个别患者则可能与肺栓塞有关。发生肺水肿后应立即予以相应处理。

（5）心肌损伤：心肌损伤多因使用过大电击能量或反复多次电击所致，发生率约为 3%，表现为心电图 ST-T 改变，肌钙蛋白及血清酶（CK-MB、LDH 等）轻度升高，历时数小时或数天，轻者密切观察，严重者予以相应处理。

（6）皮肤灼伤：皮肤灼伤系电极板按压不紧或导电糊涂得太少或不均匀所致，也与多次重复高能量电击有关，表现为局部红斑或轻度肿胀，无须特殊处理可自行恢复。

成人、儿童、婴儿的关键基础生命支持步骤略有差别，表 9-2 对其的总结，本表中不包括新生儿，因新生儿多为窒息。

表 9-2 成人、儿童、婴儿的关键基础生命支持步骤总结

内容	建议		
	成人	儿童	婴儿
识别	无反应		
	没有呼吸或不能正常呼吸（即仅仅是喘息）		
	10 s 内未扪及脉搏（仅限医务人员）		
心肺复苏程序	C-A-B		
按压速率	每分钟至少 100 次		
按压幅度	至少 5 cm	至少 1/2 前后径 大约 5 cm	至少 1/2 前后径 大约 4 cm
胸廓回弹	保证每次按压后胸廓回弹，医务人员每 2 min 交换一次按压职责		
按压中断	尽可能减少胸外按压的中断，尽可能将中断控制在 10 s 以内		
气道	仰头抬颏法（医务人员怀疑外伤：推举下颌法）		
按压—通气比率 （置入高级气道之前）	30：2 1 名或 2 名施救者	30：2 单人施救者 15：2 2 名施救者	
通气：在施救者未经培训或经过培训但不熟练的情况下	单纯胸外按压		
使用高级气道通气 （医务人员）	每 6~8 s 1 次呼吸（每分钟 8~10 次呼吸） 与胸外按压不同步 大约每次呼吸 1 s 明显的胸廓隆起		
除颤	尽快连接并使用 AED。尽可能缩短电击前后的胸外按压中断；每次电击后立即开始心肺复苏		

二、高级生命支持技术

高级生命支持（Advanced Life Support，ALS）是在 BLS 基础上，为使自主循环恢复和（或）呼吸、循环功能维持或稳定，进一步采取的救治措施。

治疗心脏骤停时，高级生命支持干预措施建立在实施高质量心肺复苏的基础生命支持基础上，这是为了提高恢复自主循环的可能性。在 2005 年以前，高级生命支持是指假定已给予有效心肺复苏，以在特殊复苏环境下使用的附加手动除颤、药物治疗、高级气道处理以及其他补充处理选择为主要

内容；但在 2005 年以后，虽然高级生命支持中仍然包含辅助性药物治疗和高级气道处理，高级生命支持（ALS）的重点又回到为强调实施高质量的心肺复苏（包括以足够的速率和幅度进行按压，保证每次按压后胸廓回弹，尽可能减少按压中断并避免过度通气）。《2010 心肺复苏指南》中指出，最好通过监护生理参数来指导心肺复苏，包括足够的氧气和早期除颤，同时由高级生命支持操作者评估并治疗可能的心脏骤停基本病因。目前，没有确定性的临床证据证明早期插管或药物治疗可提高神经功能恢复率和出院存活率。

链环四：早期有效的高级生命支持（ALS）

《2010 心肺复苏指南》将传统高级生命支持心脏骤停流程经过简化和综合，强调高质量心肺复苏的重要性及应在心肺复苏的非中断期间组织高级生命支持操作，同时推出新的环形流程（图 9-6）。高级心血管生命支持（advanced cardiovascular life support，ACLS）可影响生存链的各个环节，包括预防和治疗心脏骤停，改善心脏骤停后恢复自主循环的患者预后的各项措施，包括高质量不间断的 CPR 和尽早对室颤/无脉性室速实施除颤。而建立血管通路、用药和高级气道装置安置等措施应在不干扰胸外按压或延搁除颤的前提下开展。

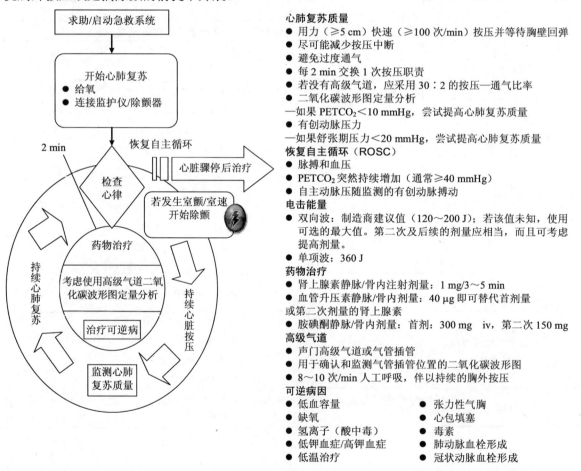

图 9-6　环形成人高级生命支持流程

1．再次强调高级生命支持的重点

再次强调高级生命支持的重点在于实施高质量的心肺复苏——包括以足够的速率和幅度进行按压，保证每次按压后胸廓回弹，尽可能减少按压中断并避免过度通气。2 min 更换 1 次按压人员，通过二氧化碳波形图、有创动脉压来评估心肺复苏的质量（见图 9-6）。

2. 高级气道的建立、使用和管理

（1）二氧化碳浓度动态测定：建议在整个围心脏骤停阶段，使用持续的二氧化碳浓度波形图定量监测。当成人患者使用定量波形二氧化碳浓度监测时，可根据潮气末二氧化碳（P_{ETCO_2}）值来确认导管的位置、监测 CPR 质量和检测是否已恢复自主循环（图9-7）。另外，在心脏骤停的气道管理中，不再主张常规使用环状软骨按压。

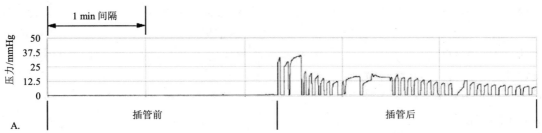

A.
二氧化碳图用于确认气管插管位置，该二氧化碳描记功能在插管期间，在竖轴上显示不同时间的呼出二氧化碳（P_{ETCO_2}）分压，单位是 mmHg。患者插管后，就会检测呼出二氧化碳，用于确认气管插管的位置。呼吸期间的 P_{ETCO_2} 会不断变化，并在呼气末达到最高值。

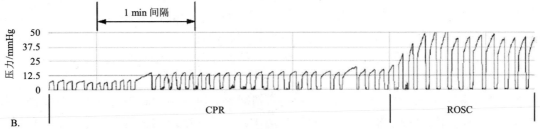

B.
二氧化碳图用于监测复苏操作的有效性。第二条二氧化碳图迹线在竖轴上显示不同时间的 P_{ETCO_2}，单位是 mmHg。该患者已插管，正在对其进行心肺复苏操作。请注意，通气速率约为每分钟 8～10 次人工呼吸。以略高于每分钟 100 次的速率持续进行胸外按压，但不会连同该迹线一起显示。第一分钟内的初始 P_{ETCO_2} 低于 12.5 mmHg，指示血流非常小。在第二分钟和第三分钟，P_{ETCO_2} 上升到 12.5 至 25 mmHg 之间，这与后续复苏过程中的血流增加情况一致。第四分钟会恢复自主循环（ROSC）。ROSC 可通过 P_{ETCO_2}（仅在第四条竖线后可见）突然上升到 40 mmHg 以上确定，这与血流的显著增加一致。

图 9-7　二氧化碳图波形

（2）人工气道的建立：包括咽部置管（口咽通气管、鼻咽通气管）、阻塞食管通气管、喉罩、球囊面罩装置辅助通气、气管插管、光导纤维支气管镜插管、环甲膜切开术、环甲膜穿刺、气管切开、经皮穿刺扩张放置气管导管术。

①咽部置管：主要包括口咽通气管和鼻咽通气管，主要适用于由于舌后坠、分泌物、呕吐物、血凝块或其他异物如假牙脱落等机械因素引起的上呼吸道部分或完全梗阻，而又不能长时间坚持抬下颌和张口两个徒手开放气道步骤，从病情上讲又不适宜于做气管内插管，更无必要做气管切开的患者。常用的主要为口咽通气管，主要步骤为：病人取仰卧位，首先清除口腔异物及分泌物，徒手开放气道，保持头后仰并偏向一侧，然后放入口咽管。然后置管于舌体上，管的凸面先向下，插入后再旋转至适当位置，使凹面向下直达咽部，有气流冲出或吹气时胸廓抬起则证明位置正确。另外，也可采用压舌板压住舌根，直视下置入口咽管。操作过程中要避免粗暴，否则极易损伤牙齿、口唇、舌体及咽后壁，也不要将舌根过度向后推，以免引起气道阻塞。此法适用于牙关有一定松弛度的昏迷患者。

②球囊-面罩装置（简易呼吸器）辅助通气：系急诊最常用的紧急、方便、有效辅助通气装置，

大多使用在气管插管之前的紧急抢救中。它是由一个橡皮囊、三通阀门、连接管和面罩组成。在橡皮囊舒张时空气能单向进入；其侧方有一氧气入口，可自此输氧 10～15 L/min，徒手挤压橡皮囊，保持适当的频率、深度和时间，可使吸入气的氧浓度增至 60%～80%。

③气管插管：紧急气管插管技术已成为心肺复苏及伴有呼吸功能障碍的急危重症患者抢救过程中的重要措施。气管插管术是急救工作中常用的重要抢救技术，是呼吸道管理中应用最广泛、最有效、最快捷的手段之一。能够及时吸出气管内分泌物或异物，防止异物进入呼吸道，保持呼吸道通畅，进行有效的人工或机械通气，防止患者缺氧和二氧化碳潴留。

④经皮穿刺扩张放置气管导管术（Percutaneous Dilational Tracheostomy，PDT）：经皮扩张气管切开术是一种微创的、快捷的急救技术，是 21 世纪国际 ICU 的新进展之一，是近年国内外才开展的一项新技术，并发症少，适合于 ICU 的危重病人，尤其是需要紧急进行气管切开的病人，在 ICU 人工气道建立中有很大的应用价值。

机械通气将在其他章节中详述，在此不再赘述。

3. 药物治疗

（1）复苏给药途径

①静脉给药：首选建立周围静脉（肘前或颈外静脉）通道，优点：穿刺时不需要中断 CPR，安全可靠易操作，且无心肌损伤、气胸等并发症。缺点：到达中央循环时间长。因此建议可在 CPR 时，采取"弹丸式"给药，给药后快速推入等张晶体液 5～10 mL，并抬高肢体末端 10～20 s，促进药物进入中心静脉。研究表明中心静脉（股静脉、颈内静脉、锁骨下静脉）给药达到药物峰浓度时间、幅度以及药效明显好于外周静脉，因此复苏易成功，但操作时往往会中断心脏按压，气胸、出血危险性较大，故要权衡利弊。

②骨髓腔内注射给药：在无法建立静脉通道等情况下，可采用骨髓腔内置管至骨髓静脉丛，可以快速、安全、有效地给予药物、晶体、胶体和全血，给药浓度及剂量与中心静脉给药相似。通常穿刺部位是胫骨前，也可以选择股骨远端、踝部正中或髂前上棘。所有年龄患者均适用（新生儿不常使用），在心搏骤停患者如果预计建立其他液体通道耗时大于 90 s 时，则应该选择骨内给药通道。

③气管内给药：在静脉通道、骨内通道均未建立而已有气管插管时应用。大多数药物气管内给药的理想剂量为静脉途径的 2～2.5 倍，以 5～10 mL 注射用水或生理盐水稀释，并直接注入气管导管内。通过该途径可以给予的药物为：肾上腺素、利多卡因、阿托品、纳洛酮、安定、血管加压素和异丙肾上腺素，不能从气管内给药的药物为：钙剂、去甲肾上腺素及碳酸氢钠。

④心内注射给药：近几年实践证明：心内注射时并发症多，可误伤心肌、左肺和冠状动脉，造成心包填塞、血胸、气胸、顽固性室颤，且注药时要中断心脏按压和人工呼吸，故不宜常规使用，仅在开胸或其他方法失败或困难时才考虑应用。

⑤脐静脉给药：是早产儿、新生儿较好的给药途径，可以通过脐静脉使用的药物：肾上腺素、扩溶液体和碳酸氢钠。

（2）复苏药物

①肾上腺素的使用：肾上腺素是 CPR 的首选药物，适用于任何类型的心搏骤停患者，但应该注意不能与碱性药物配伍。

②血管加压素：被认为是心脏停搏时与肾上腺对比可能同样有效的一线药物选择。血管加压素的作用时间可达 10～20 min，故只推荐使用一次，剂量为 40 U，静注或骨内注射，可以替代第一剂（或之后）肾上腺素。

③胺碘酮：对心搏骤停患者，如持续性室颤或室速，在除颤和应用肾上腺素、血管加压素无效后，建议使用胺碘酮。用法：室颤或无脉性室速，首剂 300 mg，溶于 20～30 mL 生理盐水或葡萄糖

液内静脉注射 10 min 以上，无效再追加 150 mg，维持剂量为 1 mg/min 持续 6 h，再减量至 0.5 mg/min，以维持心电稳定性，每日最大剂量不超过 2 g。其不良反应是低血压和心动过缓。

④阿托品：现有证据表明，在无脉性心电活动或心搏停止期间常规性地使用阿托品对治疗并无好处。因此，《2010 心肺复苏指南》不再建议在治疗无脉性心电活动/心搏停止时常规性地使用，并已将其从高级生命支持的心脏骤停流程中去掉。当治疗有症状的不稳定型心动过缓时，在阿托品无效的情况下，建议输注增强心律药物以作为起搏的一种替代治疗。

⑤腺苷：因有助于治疗和诊断，推荐早期用于未分化的稳定型、规则的、单型性、宽 QRS 波群心动过速。但不得用于非规则宽 QRS 波群心动过速，因为它会导致心律变成室颤。

呼吸兴奋剂的使用问题：不应常规使用呼吸兴奋剂，应以保证气道通畅、人工辅助呼吸和维持有效血液循环为重点。只有在自主呼吸出现恢复迹象或已存在自主呼吸，但呼吸过慢过浅、不规则或不稳定，又无建立人工气道条件进行有效人工呼吸时，为维持或提高呼吸效率的特殊情况下，呼吸中枢的兴奋剂才考虑使用。

三、心脏骤停后治疗

链环五心脏骤停后管理：2010 指南新增加心脏骤停后管理（链环五）。这是因为自主循环恢复后实施系统化管理对于存活者的神经功能完整性的提高尤为重要。为了改善那些恢复自主循环后被送到医院的心脏骤停者的生存率，应进行全面的、有组织的、完整的和多科合作的连续性心脏骤停后管理。治疗应包括心肺和神经功能支持，按指征提供治疗性低温和经皮冠状动脉介入治疗（Percutaneous Cornary Intervention，PCI）等，预见、预防和治疗多脏器功能障碍等。应尽早实施脑电图检查并及时解读脑电图结果以诊断癫痫，对于恢复自主循环的昏迷患者也应给予频繁或持续监测。

第三节　特殊情况下的心肺复苏

对于哮喘、过敏、电解质紊乱，药物/毒物中毒《2010 心肺复苏指南》无特殊更新意见。

一、妊娠妇女心跳骤停

对于妊娠妇女的心脏骤停，现有证据不足以支持或反对特殊的产科技术的应用或复苏后低温治疗的应用。理解妊娠的生理变化，明白减轻下腔静脉压力的重要性，低血压的风险，合适的胸外按压的位置，这些对妊娠妇女的心脏骤停抢救有指导意义。

二、新生儿、早产儿心跳骤停

新生儿心脏骤停大多系窒息性骤停，所以保留 A—B—C 复苏程序（按压与通气比率为 3∶1），但心脏病因导致的骤停除外。

1. 动态评估

开始正压通气或吸氧后，应同时评估 3 项临床特征：心率、呼吸频率和氧合状态（指氧饱和度）评估。

2. 预备复苏

选择性剖宫产术被认为需预计实施复苏的可能。与正常阴道分娩的婴儿相比，对于 37～39 孕周、不存在产前风险、通过局麻而后进行选择性剖宫产术出生的婴儿，进行插管的需要有所减少，而面罩通气的需要略有增加。上述分娩必须由有能力进行面罩通气的人员在场照顾,不必一定指定具备新生儿插管技能的人员。

3. 控制性吸氧

应通过混合氧气和空气控制吸氧,并通过从右上肢(通常为腕部或手掌)监测的血氧饱和度指导氧流量和吸入气氧浓度,进行有控制地吸入氧需要量。对于足月出生的婴儿,最好使用空气而不是纯氧开始复苏。从而避免组织内氧过多造成氧中毒等。

4. 吸痰

对于有明显自主呼吸障碍或需要正压通气的婴儿,仍然需要在出生后立即进行抽吸(包括使用球囊吸引器抽吸)。对于出生时吸入胎粪污染羊水而导致呼吸窘迫的婴儿,现有证据不足以支持或反对常规性地执行气管插管内抽吸。

5. 复苏后低温治疗

对于孕周 36 周以上出生、患有不断恶化的中度到严重缺氧缺血性脑病的婴儿,建议采取低温治疗。最近,英国 St Michael's 医院的 Marianne Thoresen 教授等对 107 只 7 d 龄鼠全部制造成为中度缺氧缺血模型。研究提示,中度缺氧缺血鼠接受常温处理后,左侧大脑半球的平均丢失面积量为 40.5%;马上进行低温处理组丢失面积显著减少,降至 24.8%($P<0.05$);面积减少量随着接受低温治疗的时间差逐渐增加,增加幅度为每小时 1.788%,并持续至少 6 h(线性回归,$P = 0.026$);12 h 后进行低温疗法,丢失面积量和中度常温组差不多(41.1%)。严重缺氧缺血鼠常温处理组左半球丢失脑面积为 59.3%;马上进行、3 h 后进行和 6 h 进行低温处理组与常温处理组丢失面积差不多;而 12 h 后进行低温处理组脑面积丢失显著增加(69.5%;$P = 0.032$)。研究人员由此得出结论:对中度缺氧缺血新生鼠立即在缺氧后 6 h 内低温疗法治疗有明显的神经保护作用。这种神经保护作用随着低温疗法使用时间的延迟呈直线下降。对于重度缺氧者,即使在 6 h 内进行低温治疗亦无神经保护作用,甚至在 12 h 后开始低温疗法有可能加重脑损害,对此有必要做进一步深入研究并引起临床重视。

三、带起搏器或 ICD 患者心肺复苏

主要涉及电击治疗电极位置。前—后以及前—侧位置通常是使用植入式起搏器和除颤器的患者可接受的位置。对于使用植入式心律转复除颤器或起搏器的患者,避免将电极片或电极板直接放在植入装置上,导致除颤延迟。一项电复律研究证明,如果将电极片放在距离上述装置至少 8 cm 以外的位置,则不会损坏装置的起搏、检测或捕获功能。

四、溺水者心肺复苏

考虑溺水者通常系窒息所致,所以在心肺复苏时采取优先疏通呼吸道、维持呼吸道的通畅,即先急救再求救原则,即先做 2 min 5 个循环的 CPR(30∶2),再拨打电话求救。

五、心包填塞心肺复苏

目前,对于此类患者治疗主要是在床旁 B 超引导下行心包穿刺术。对外伤引起心包填塞致心脏骤停,急诊室中可行胸廓切开术、心包切开术、开胸心肺复苏抢救。而对于非外伤引起的心包填塞所致心脏骤停,在心包穿刺无效的情况下,可以胸廓切开术、心包切开术、开胸心肺复苏替代。

六、肺栓塞者心肺复苏

对于怀疑肺栓塞所致的心脏骤停,溶栓治疗可以考虑与 CPCR 同时进行。

小结：AHA 制定的心肺复苏指南一直是全球心肺复苏及心血管急救的"金标准"，认真学习和掌握《2010 心肺复苏指南》将带给我们全新的理念，并提升我们的心肺复苏技术水平，使临床心肺复苏和心血管急救工作更上一个新台阶。我国 CPR 普及率低，院外目击者 CPR 执行率少之又少。如何提高 CPR 的全民普及率，提高心脏骤停复苏的成功率和患者的生存率，是目前我国公共卫生面临的主要问题。

第四节　脑复苏的近期研究进展

心肺脑复苏（CPCR）中脑复苏一直是研究的热点，同时也与患者的预后和功能恢复密切相关。不幸的是至今仍没有特殊的改善脑功能结果的治疗方法。2000 年美国 AHA 及其下属几个专业委员会联合修订了 CPR 指南，随后我国 CPCR 创始人王一镗教授执笔写了《心肺脑复苏》这一本书，给我国脑复苏的临床与基础研究提供了理论指导和发展方向。转眼四年过去，世界脑复苏学界一直做着积极的研究工作，同时也提出了一些新的观点与方法，因此笔者查阅了近四年来有关脑复苏的文献，总结学界新的研究成果，作一个综述，为广大学者进一步研究提供参考。

一、心肺复苏后脑损伤的病理生理机制方面的进展

1. 脑复苏后的基因调控机制的研究

脑复苏后脑缺血再灌注损伤的机制国内外学者已进行大量研究，目前已证实细胞凋亡参与了再灌注损伤过程。而细胞凋亡是由基因调控的主动死亡过程。因此，曹建忠设计了脑复苏后细胞凋亡基因调控机制的实验，探讨脑复苏后神经细胞凋亡的相关基因的调控机制。结果得出脑复苏后，多基因参与了神经细胞凋亡的调控，Bcl-2 具有抗凋亡作用，Bax、C-fos、Fas、p53、Capases3 蛋白表达增加可促进细胞凋亡。

2. 脑皮质 Aquaporin-4

脑皮质 Aquaporin-4（AQP4）是膜水通道蛋白家族中的一员。Xiao 等对心脏骤停后脑水肿的大鼠分组进行常温和亚低温的复苏，同时用免疫组化染色的方法检测脑皮质 AQP4 的免疫活性。结果得出常温组 AQP4 表达上调，而亚低温能减弱这一作用。同时，也说明脑皮质 Aquaporin-4（AQP4）在心肺复苏后脑水肿形成过程中参与了作用。

3. HIF-1 和 IGF-1

Juan 等的大鼠动物实验中发现短暂的全脑缺氧后，低氧诱导因子—1（HIF-1）被激活，HIF-1 靶基因被诱导可能是内部神经保护机制的一部分。同时，心脏骤停和复苏后胰岛素样的生长因子—1（IGF-1）的表达上调。因此，笔者推测脑缺血后机体可能通过 HIF-1 的激活来诱导 IGF-1，从而来促进脑细胞存活。

二、心肺复苏后脑功能结果的预测指标和方法的进展

近年来，脑复苏方面出现的新的诊断治疗方法主要集中在电生理学技术和能准确评估和预测心肺复苏存活者远期神经功能结果的脑损伤分子标记物方面。比如 S-100 蛋白，NSE，尤其体觉诱发电位（SEPs）被证明为最具可靠性的预测方法。另外，磁共振成像和磁共振分光镜等检查也被用于脑血流灌注的评估中。

1. vWF 抗体和 SICAM-1

Geppert A 等研究发现血浆 von Willebrand factor（vWF）抗体浓度和可溶性细胞内黏附分子

SICAM-1 浓度可以预测复苏后脑功能的结果。心肺复苏后 2 d 血浆中 Vwf 抗体和 SICAM-1 浓度高于非复苏后的病人。复苏后脑功能评分（Cerebral Performance Category）差的（≥3）病人上述两种指标高于脑功能评分好的（1~2）病人。研究还发现 vWF 抗体浓度＞166%，同时 SICAM-1 浓度＞500 ng/mL 的病人有 100%的特异性预测复苏后病人的不良后果，后果除脑功能外，还包括严重心血管功能衰竭、肾功能衰竭、SIRS 等。

2. 磁共振成像和磁共振分光镜

近年来，越来越多的研究开始用磁共振的方法来评估复苏后脑缺血情况和脑复苏药物治疗后的效果。Kenichiro Nogami 等研究表明用核磁共振形态记量法能良好地评估复苏后缺血性脑病病人大脑的形态学改变和脑血流的状况，为治疗复苏后脑后遗症提供了一个辅助诊断方法。去年 Henning Drep 首次提出用动脉旋转标签的灌注加权成像（PWI），播散加权成像（DWI）和磁共振波谱学（H—MRS）方法检测复苏后动物猫的脑再灌注和脑代谢恢复情况，结果证明该无创性检测方法能有效评估复苏后脑缺血实验动物的脑循环代谢恢复情况，为复苏后的监测与预测提供了一个有力的手段。

3. PET

Erik 等用正电子发射显像（PET）方法来检测复苏后昏迷病人的区域性脑血流（rCBF），区域性脑氧代谢（$rCMRO_2$），区域性脑氧摄取率（rOER）和区域性脑血流量（rCBV）。结果发现所有病人开始脑氧代谢（$CMRO_2$）低，早期发展为亚临床局限性缺血损伤常见，一周后那些仍然昏迷的病人脑氧代谢（$CMRO_2$）继续下降。该实验证明 PET 是一个良好的评估复苏后脑功能结果的方法，有关病理生理学的特征尚需进一步的研究阐明。

4. 大脑内微分析法

Langemann 等在临床研究中监测病人细胞外的葡萄糖和乳酸盐的水平，结果表明微分析方法能有效地监测心脏骤停期间、心肺复苏期间、复苏后脑代谢的变化，有助于脑复苏。Richard Bauer 和 Ludger 等的研究同样在心肺复苏期间用大脑内微分析法监测影响神经系统的化学物质来评估大脑能量代谢情况和早期发现脑缺氧。研究中检测的脑内化学标记物有葡萄糖、乳酸盐、丙酮酸盐以及细胞膜损害的标记物丙三醇，结果发现心肺复苏期间所有指标迅速明显地升高并持续一段时间，数小时后所有值恢复正常，表明心肺复苏后脑能量代谢的障碍是可逆的。

5. S-100 蛋白和 NSE

近年来对 S-100 和 NSE 的研究是热点，学者们做了大量的研究，S-100 和 NSE 这两脑组织损伤的生化标记物已逐渐成为预测复苏后脑功能结果的主要方法。

Said 等在对心脏骤停患者的观察中发现，那些复苏后死亡或长期呈植物状态或深度昏迷的患者，其血清 S-100 蛋白浓度超过 0.7 μg/L。Bend 在对 66 例非外伤性心跳骤停患者在 CPR 过程中的 S-100 蛋白进行连续检测时发现，心跳骤停后 2 h 其血清中 S-100 蛋白水平，有明确脑损害的患者明显高于那些没有脑损害的患者，同时说明 S-100 蛋白是早期脑损害异常敏感的指标。

目前，大部分研究显示血清 S-100 蛋白的测定比其他方法更早更有效地评估心跳骤停后全脑的预后和生存的概率，是心跳骤停后脑损害和判断预后的早期敏感指标。而且目前也开始把 S-100 作为标准用于 CPCR 的药物研究，衡量和评价药物对心肺复苏后脑组织的保护作用。Heiner 等在对猪的复苏研究中发现，血中 S-100 蛋白水平在恢复循环后立即升高，之后 5 min 达到峰值，4 h 后逐渐恢复正常，经过高张高渗液治疗后 S-100 比对照组明显下降。此实验说明 S-100 可用来评估药物在脑复苏中的作用。

H.Rosen 等在一个临床实验中联合监测两者结果得出 S-100 蛋白和 NSE 脑组织标记物在心脏骤停后的病人中由于脑缺氧性的损伤而增高，值与反映病情的临床指标如 Glasgow 昏迷评分（GCS），Glsagow 结果评分（GOS），病人的昏迷深度，昏迷时间等有良好的相关性，对脑损伤的评估价值与传统临床指标相当，可以作为一项辅助的手段来预测复苏后脑功能的长期结果。

Vera Carina Zingler 等结合神经生物化学和电生理学的方法检测神经元特异性烯醇酶（NSE）、S-100B 蛋白和记录体觉诱发电位（SEPs）来早期预测复苏后病人的神经功能结果。结果发现复苏后神志未恢复病人血里 NSE 和 S-100B 的浓度比神志恢复正常病人的高，联合检测 NSE 和 S-100B 能显著增加预测的准确率。显示脑皮质反应双向损失的 SEPs 则提示患者没有恢复意识，特异性为 100%。

有关用体觉诱发电位来预测心肺复苏后病人的后果的临床研究已越来越多。Ted L.Rothstein 最近报道了一篇个案报告，一个临床 GCS 评分 3 分的复苏后病人脑电图显示脑电静止，但体觉诱发电位（SEPs）正常，最后该病人在入院 72 h 后开始神经功能恢复，最后达到神经功能的完全恢复。该文章得出 SEPs 比脑电图和临床评估复苏后神经功能预后更具可靠性和优越性。

6. 有创性的脑灌注压（CPP）和脑组织氧压（$PbrO_2$）的监测

Roberto Imberti 等在一个病例报告中指出，他们对一个多发伤并发心脏骤停后成功复苏的病人进行平均动脉压（MABP）、颅内压（ICP）、脑组织氧压（$PbrO_2$）等的检测，脑灌注压（CPP）用计算公式（CPP = MABP − ICP）算出。其中检测 $PbrO_2$ 使用微型化 Clark 电极插入大脑白质非损伤区，ICP 用脑实质内光学纤维导管插入右额叶，结果发现当患者心脏骤停发作时 $PbrO_2$ 瞬时降到零，在 CPR 的前 6.5 min $PbrO_2$ 值降到 8 mmHg 以下（以前的研究认为 8 mmHg 为可能引起脑缺血缺氧的阈值），CPP 值降到 25 mmHg 以下。在接下去的 5.5 min 的复苏期间，有效的 CPR 使 77.3%时间的 CPP 值升到 25 mmHg 以上，同时全部 5.5 min 时间 $PbrO_2$ 值都＞8 mmHg。该病例给我们提示 CPP 与 $PbrO_2$ 在评估心肺复苏时的脑血流状况时有良好的相关性，CPP＞25 mmHg 和 $PbrO_2$＞8 mmHg 能作为我们临床监测脑复苏效果的血流动力学目标。该方法具有实用价值，尤适用于 ICU，值得推广。

7. 纤溶酶原激活剂抑制物（PAI-1）

Geppert 等为阐明纤溶酶原激活剂抑制物 PAI-1 是否与心肺复苏有关联，能否预测复苏后脑功能的结果，设计了一个前瞻性对比研究，检测复苏后病人血清中活化和总的 PAI-1 抗体值，结果发现 PAI-1 抗体在预测心肺复苏后发生脑功能障碍的作用并不优于复苏后急性肾功能衰竭，SIRS，心肺复苏的时间等临床指标。但检测总的 PAI-1 抗体值可以改善脑功能结果预测效果。但 PAI-1 浓度与脑血流有关系的机制尚不清楚。

8. 双向光谱指数（BIS）

近年来还出现了使用双向光谱指数（BIS）来监测复苏的情况，研究发现 BIS 和平均动脉压力（MAP）有良好的相关性，能给我们提示复苏是否成功和脑灌注的情况。

三、脑复苏治疗措施方面的进展

1. 人工亚低温技术

脑复苏的突破性进展是从学者们不能找到一种作用确切的复苏药物，而对低温复苏技术重新认识时开始的。之后，亚低温技术一直是脑复苏研究最活跃和大家寄予厚望的领域。近几年的研究仍然十分活跃。目前，广大学者基本一致认为亚低温是安全的，除用于心肺复苏外，也用于脑外伤、中风和其他急症。

在亚低温治疗脑损伤的机制方面大家基本认为亚低温能降低脑代谢率，保护血脑屏障，减轻脑水肿，抑制内源性毒性产物对脑细胞的损害作用，抑制兴奋性氨基酸毒性释放，减轻自由基造成的损伤，减轻细胞内钙超载，减少脑细胞结构蛋白质破坏，促进脑细胞结构和功能恢复，减轻弥散性轴索损伤，抑制脑内脂质过氧化反应等。Dcruz 等用免疫印迹法监测了亚低温复苏后大鼠海马组织里的脑源性神经营养因子（BDNF）和神经生长因子（NGF）的水平，结果发现复苏后 24 h BDNF

增加，NGF 没有增加。因此，推测 BDNF 的活化作用是亚低温能减轻复苏后神经损害的可能机制之一。S. Hachimi-Idrissi 等在新近报道的窒息心脏骤停大鼠动物实验中使用亚低温技术得出结论缺血后亚低温技术能减少再灌注期间神经转移因子的释放和 astroglial 细胞的增殖。大脑组织学分析提示亚低温能减轻脑损害和减少缺血的神经元的兴奋毒性过程。

近年来，在论证亚低温对脑复苏的可行性和安全性方面报道了多份大规模的随机对照研究，包括美国、欧洲、澳大利亚等国家地区。来自美国心脏骤停后亚低温研究组的一个 3 年随机，前瞻性，多中心的临床研究中得出结论亚低温技术是可行和安全的，他们采用头部降温和全身降温相结合方法降温心脏骤停病人达到亚低温（32～34℃）至少维持 24 h，6 个月后评估神经功能 CPC（cerebral performance category），结果发现亚低温术能明显改善神经功能的恢复。同时，发现亚低温治疗与发生的并发症并没有直接关系，没有发现明显的出血并发症和对凝血参数的影响，没有发现对心血管系统产生明显影响，没有发现感染病例等。2002 年发表在新英格兰医学杂志上的两篇论著又为亚低温治疗的神经保护作用提供了强有力的证据。一个为在欧洲心脏骤停后亚低温研究组的报告；另一个为 Bernard 等在澳大利亚进行的实验研究。

另外，Safar 复苏研究中心报道在亚低温复苏时加用硫喷妥钠及其他复合物（苯妥英，2,4,6-三硝基甲苯）治疗能加强亚低温对脑复苏的治疗效果。然而 Wilhelm Behringer 等在放血法导致心脏骤停 20 min 的狗的动物实验中使用主动脉弓奔流法低温治疗的同时应用硫喷妥钠（Thiopental）和苯妥英（phenytoin）两种药，结果并没有发现该两种药单独或联合能持续提供长 20 min 的脑保护作用。

在降温方法方面，目前研究趋向为有创性的血管内致冷导管方法。新近 Fahmi M. Al-Senani 等报道在心肺复苏后昏迷存活者中，使用 CoolGardTM 系统和 IcyTM 导管的血管内亚低温方法是安全和可行的，目标温度能被迅速和精确地获得。有关该心脏骤停后快速血管内低温技术的功效尚需更多的研究证实。在新近一个研究中报道，使用 4℃，30 mL/kg 晶体液静脉内输注 30 min 能成功达到目标温度并且没有导致肺水肿。在今年 Brain Research 上发表的一篇文章中研究了调节性的低温能减轻缺血缺氧后的脑氧化应激。实验用神经紧张素类似物 NT77 来诱导窒息后心脏骤停大鼠的调节性的低温。测量脑内丙二醛 MDA（Malondialdehyde）水平来量化氧化应激大小。结果发现在 NT77 组的大鼠海马里的 MDA 水平没有增高，证明调节性的低温能减轻缺血缺氧后脑的氧化应激，与外部降温法有相似的脑保护效果。

尽管目前大量的动物临床研究表示亚低温有神经保护作用能改善神经功能结果，然而在一个七个临床实验的 meta 分析中结果表明亚低温对严重的脑损伤没有有益作用。Teresa L Smith 在 Critical Care 发表评论 2002 年在新英格兰医学杂志上发表的来自欧洲和澳大利亚的临床研究结果不可靠，指出选择心脏骤停病人样本的范围太窄，没有包括除室颤外的其他类型的 CA，产生亚低温的速度不快，需要使用能快速诱导低温比如血管内致冷导管的亚低温技术，需要建立一个有效的治疗间期。评论指出只有经更大样本随机双盲的临床研究证实亚低温治疗的可行性和安全性后，才适合在心脏骤停的病人身上使用亚低温治疗。

2003 年国际复苏联络委员会在 Resuscitation 上联合发表了一篇对目前亚低温治疗的建议性的声明。该声明指出不管已有动物临床实验和之前讨论的分别在欧洲和澳洲进行的临床研究表明亚低温治疗的可行性，然而仍然有许多问题没阐明。

病人选择方面：其中一个争论性的问题就是之前所述的动物临床研究的结果是否有足够证据让我们推广亚低温治疗到任何心脏骤停后持续昏迷的病人，是否可以推广到院内心脏骤停的病人和儿童病人？亚低温技术的任何一个神经保护作用的有利因素必须与我们所知的亚低温不利副作用相平衡。只有更多的数据证明，亚低温治疗才能被用于严重的心源性休克，威胁到生命的心律失常，孕妇，原发性的凝血病人等。

在降温时间方面：委员会提出降温应该在恢复自主循环（ROSC）后尽早进行，因大部分动物临床研究证明降温越早，结果越好。需要有进一步的研究来阐明最佳治疗间期，最佳目标温度，降温和复温频率。另外，恢复常温应该缓慢，因为反跳性高温较常见。

降温技术和监测方面：目前有许多降温的方法，外部降温技术虽然简单但降到目标温度慢，这些技术包括有冰毯、放在腹股沟腋窝和颈部的冰袋、冰头盔等。另外，能迅速降温到目标温度并能精确控制温度的血管内热能交换装置已越来越多运用到实验中。降温期间病人寒战会导致体温升高和增加氧消耗，因此应该用神经肌肉阻滞剂和镇静剂来预防。已有证据表明低于32℃的温度可能会增加心律失常、感染、凝血病的并发症，因此建议持续监测体温，可以用肺动脉导管或囊状温度探针。

儿童运用方面：虽然有较多研究证明亚低温对心肺复苏后的儿童也同样有神经保护作用。但委员会认为尚没有长期神经功能改善的证据，因此在儿童是否使用亚低温治疗方面意见不统一。

最后，ILCOR 建议：1) 由于室颤引起心脏骤停，在恢复自主循环后仍神志不清的院外成年病人应该被降温到 32～34℃，长达 12～24 h。2) 上述的降温技术同样对院内其他心脏骤停和伴有其他节律的心脏骤停病人有益。

2. 左旋四氢巴马汀对脑复苏的作用

刘德红等在左旋四氢巴马汀对大鼠脑复苏炎症反应的影响的实验中发现（L-Tetrahydropalmatine, L-THP），能使海马 CA1 区核因子 Kb（NK-kB）和白介素 1BmRNA 的表达下降，抑制炎症反应，细胞凋亡数减少，从而发挥脑保护作用。

3. 高张生理盐水的渗透疗法

虽然甘露醇、甘油果糖等对脑复苏后的抗脑水肿和降颅内压力治疗效果肯定，最近 Cruz J. 等用高剂量的甘露醇 1.4 g/kg 治疗 GCS 评分 3 分和双向瞳孔散大的脑外伤病人，随机对照分析发现高剂量的甘露醇比半量甘露醇能明显改善病情，缩小瞳孔，改善远期效果。但近年来更多的动物临床实验关注于高张生理盐水更优的治疗作用。Mirski M A 等比较了 23.4% 的生理盐水与等分子量的甘露醇对脑损伤的大鼠的治疗效果，结果发现高张生理盐水能达到更低的颅内压（ICP），增加脑血流（CBF），改善氧的运输。在另外一个研究中发现在动物区域性脑缺血发生后 24 h 使用高张生理盐水治疗能明显降低脑水含量，同时使血清 Na^+ 浓度维持在 145～155 mmol/L，同时抗脑水肿的效果与大剂量的甘露醇（2 g/kg, q 6 h）相当。在临床实验中同样发现静脉内注射 10% 的生理盐水显示能有效降低病人的颅内压，而传统剂量的甘露醇则没有显示相似的反应。

另外，有研究显示除抗脑水肿作用外，HS 还有调节促炎抗炎分子，调节嗜中性粒细胞与内皮细胞反应，减轻多核粒细胞、嗜中性粒细胞的毒性等其他作用。

新近的一个研究报告在心肺复苏的动物模型中分别对照使用了等渗生理盐水（NS：0.9%NaCl）、高张生理盐水（HS：7.2%NaCl）、羟乙基淀粉（6%HES 200 000/0.5）和高张羟乙基淀粉盐水液（HHS：7.2%NaCl 在 6%HES 200 000/0.5），随后分时段测量各组的血流动力学参数和脑血流（CBF），结果在使用 HES 和 NaCl 组的动物在复苏时 CBF 较心脏骤停前明显下降，而在 HS 和 HHS 组动物的 CBF 水平明显高于其他两组。因此得出结论心肺复苏期间使用 7.2% 的 NaCl 加或不加用羟乙基淀粉（HES）可以维持脑血流灌注和预防脑缺血后低灌注。但 HS/HHS 治疗是否也能改善后期神经功能的结果有待临床前瞻性实验的证实，据悉一个有关这方面的临床研究正在德国波恩进行。

有关高张盐水溶液可能引起的副作用如：高钾，高氯，低血压，肾功能不全，肺水肿，脊髓损伤，溶血，静脉炎等一直是主张用与不用该治疗方法争论的焦点。但该研究发现 HS 的并发症明显少于甘露醇，高张盐水溶液注射后引起的血浆 Na^+ 浓度的改变远未达到引起脊髓损坏的阈值，为防止高氯性酸中毒，建议使用 1：1 的氯化钠与醋酸钠溶液，慢速滴注溶液，最好采用中央静脉，为防止心肺功能的障碍，慎重使用于心肺功能储备不佳的病人。另外，快速减量 HS 可能会导致脑水肿的反弹，颅内压的重新升高。总之，高张盐水溶液渗透疗法在抗脑水肿方面是个有前途的治疗方法，今后的研究应致力于 HS 的安全性，开始治疗的时间，最适治疗时间段等。

4. 溶栓治疗

溶栓对肺栓塞和急性心肌梗死的病人是一种有效的治疗手段。而在 70%以上的心脏骤停的病人中存在上述两种情况之一而加重病情。而在 CPR 时溶栓治疗并不单单处理肺栓塞和心肌梗死，因为越来越多的临床经验和数据显示溶栓治疗还能改善微循环灌注，而这点对于脑复苏极为重要。另有研究显示心脏骤停后会产生血液高凝和继发血浆纤维蛋白的形成，加重了微循环的障碍，此为溶栓治疗提供了理论依据。

W.Schreiber 等对由于急性心肌梗死原因引起心脏骤停的病人在复苏期间使用溶栓治疗，结果发现能改善存活病人的神经功能结果。Bernd W Böttiger 等在一个前瞻性的临床试验中对初期院外复苏不成功的心脏骤停患者给予肝素和组织型纤溶酶源激活剂（rt-PA）联合溶栓治疗，结果证明该方法是安全和可行的，CPR 期间溶栓治疗并没有导致出血并发症，治疗组病人出院率 2 倍于对照组。作者认为由于心脏骤停后往往伴有血管内微血栓和纤维蛋白的形成而导致微循环障碍，因此溶栓治疗能改善大脑的微循环，改善心肌的收缩性，增加生存率。Wolfgang Lederer 等最近报道了一篇论著，他们对院外心脏骤停的患者使用重组组织纤溶酶原激活剂（rTPA），并对存活者进行远期随访，结果得出心肺复苏期间进行溶栓治疗可以改善良好的神经功能结果，大多数长期生存者都报告有较好的生活质量。

但 Johansson 等最近对心肺复苏期间的猪进行抗凝血酶治疗的研究表明，结果发现并没有增加大脑血液循环和减少自主循环恢复后再灌注损伤的作用。

由于出血潜在并发症的存在使得这一治疗仅局限在个别学者应用，虽然溶栓引起出血的发生率远远少于预期。因此，在 CPR 期间溶栓治疗是否能改善存活率和神经学的结果还需待进一步多中心，大样本随机化对照化研究的证实。

5. 过度通气

过度通气治疗方面存在争议，一方认为过度通气能保护脑免受缺血的损害，另一方认为过度通气会减少脑供血，加重脑水肿，是不安全的。Imberti R 在对严重颅脑损伤的病人进行中等程度的过度通气治疗，同时用脑组织 PaO_2 和颈静脉血氧饱和度（$SjvO_2$）来评估脑氧供情况。结果发现过度通气引起区域性的脑灌注的减少。但 Diringer 等的研究中得出结论：严重的颅脑损伤后进行简短的过度通气能明显减少脑血流，部分区域脑组织的血流量降到了缺血阈值以下，但是并没有导致能量衰竭，仍然维持氧代谢，原因可能是脑组织的低的基础代谢率和摄氧率的代偿性升高，因此过度通气导致的脑血流减少不大可能导致进一步脑损伤。

6. 抗氧化剂的作用

Safar 复苏研究中心在亚低温的主动脉奔流中加入抗氧化剂 Tempol，结果发现其能加强亚低温的维持，神经欠缺评分明显改善。但其中具体机制尚不清楚。

Solas AB 等使用重组人超氧歧化酶（rhSOD）治疗窒息后的新生小猪，而后用激光多普乐血流检测仪检测脑皮质微循环和体外分析脑皮质的谷氨酸盐含量，结果并未发现与对照组有明显区别。

7. 碱性缓冲液

Xiaoli 等在心肺复苏的动物实验中使用碱性缓冲液发现能提高 CPR 期间脑灌注和减轻继发复苏后低血压和低血流灌注期间脑酸中毒的程度。然而需要注意，由于复苏后系统性的低血流状态，不适当的使用碱性缓冲液会引起碱中毒。

8. 脂质过氧化抑制剂 Deferoxamine

Liachenko 等对照研究使用铁依赖的脂质过氧化抑制剂得氟罗克西明（Deferoxamine）于复苏后

SD 大鼠，对照组使用生理盐水，随后用 MRI 方法检测脑灌注情况，结果发现 *Deferoxamine* 能明显增加海马、丘脑、视丘下部的血流灌注，神经缺陷评分明显好于对照组。该实验同时也证明 LPO 反应可能参与了复苏后缺血再灌注损伤的作用机制。

9. 血管加压素（Vasopressin）

近年来，已有越来越多的学者关注于血管加压素对心肺复苏的作用，大量的动物实验和临床研究表明血管加压素在改善主要器官的灌注作用优于肾上腺素。Jakob Johansson 最近报道了一篇动物研究的结果。在心肺复苏开始 2 min 后治疗组给予 vasopressin（0.4 U/kg）治疗；对照组给予 10 g/(kg·min) 的 adrenaline 持续滴注，心肺复苏 9 min 后予除颤治疗。结果 vasopressin 组动物的皮质脑血流量明显高于 adrenaline 组；脑的氧摄取率低于对照组；冠状动脉灌注压高于对照组。同时，vasopressin 组 12 只动物中全部复苏成功，对照组 12 只动物中 5 只复苏成功。因此，认为 vasopressin 能改善复苏时脑血流灌注，有助于脑复苏，而且增加了恢复自主循环的可能性。

Keith G 等在室颤的猪动物模型中使用"三联药物"疗法，即同时使用血管加压素（0.4 U/kg）、肾上腺素（45 mg/kg）和硝酸甘油（7.5 mg/kg），结果能明显改善全身主要器官的血流灌注，包括脑血流，作用优于单用一种肾上腺素或血管加压素。由于早先研究提出使用肾上腺素和血管加压素会减少脑血流，加用硝酸甘油抵消了这一副作用。

但血管加压素在脑复苏中的作用目前只是停留在对改善脑缺血灌注方面的研究，远期的神经功能的恢复作用还需要前瞻性对照研究。

10. 高压氧治疗

Robert E 等为证实心脏骤停和心肺复苏后高压氧治疗能提供临床与组织病理学的神经保护作用和高压氧神经保护机制缘由于改善脑氧代谢的假说，设计对照研究了高压氧治疗的动物实验，治疗后监测临床的神经缺失评分（NDS），脑血流（CBF），脑氧摄取率（ERc），氧运输（DO_2c），氧代谢率（$CMRO_2$）。结果发现高压氧治疗的动物 NDS 改善，死亡神经元较对照组少。高压氧降低了 ERc，然而实验并没有显示增加了 DO_2c 和 $CMRO_2$。最后得出结论高压氧能抑制心脏骤停和心肺复苏后神经元死亡，改善神经功能的结果，而神经保护作用的机制并不是由于刺激氧化的脑能量代谢引起。

有关高压氧的神经保护作用的机制方面一些研究已做阐述。Wada 等的研究给高压氧改变了脑基因的表达而保护脑细胞的假设提供了证据。实验中高压氧明显提高了脑—抗凋亡蛋白 Bcl-2 和一有解毒作用的酶——锰超氧化物歧化酶 Mn-SOD 的水平。而且，高压氧能上调抗氧化基因的表达和下调可能参与缺血后氧化作用反应的环氧化酶-2（COX-2）表达。因此，高压氧在抗氧化剂和前氧化酶活性两方面的联合作用可能给它抑制神经细胞死亡和脑缺血后的神经修复作用的机制提供了一个较为满意的解释。

11. NMDA 受体拮抗剂——艾芬地尔（ifenprodil）

先前已有一些研究证实 ifenprodil 在抗脑水肿方面的作用。今年，Feng Xiao 等在窒息诱导心脏骤停的大鼠动物实验中使用聚胺点 N-甲基-D-天冬氨酸受体拮抗剂艾芬地尔，结果发现 ifenprodil 能减轻 CA 导致的脑水肿，也观察到 10 mg/kg 的 ifenprodil 显示出明显的降压效果，有效防止了复苏后高血压的发生。该研究同时也表明 NMDA 受体参与了 CA 诱发脑水肿形成的作用机制。但该实验单单研究了 ifenprodil 对脑水肿的作用，因此需要进一步的研究来揭露它是否有改善组织学和神经学上结果的作用。

12. 内皮素-1 和内皮素 A 受体拮抗剂

内皮素-1 在缺血性脑病中的作用机制研究已有较长时间。Holzer 等 2002 年在 Resuscitation 上报道复苏期间在猪模型上使用内皮素-1（ET-1）能增加区域性脑血流灌注，效果优于肾上腺素。同时复苏成功率增加。但他们并没有评估自主循环恢复后脑灌注情况。

此结果与之前发表的 ET-1 能改善复苏期间脑血流（CBF）增加冠脉灌注压和主要器官的血流，但并非自主循环恢复后的报道部分一致。但此结果引起学界的一阵争议。Hilwig 等报道心肺复苏期间内皮素-1 的收缩血管作用虽然能改善冠脉灌注压，但却恶化了复苏后神经功能的结果。

Krep H 等使用内皮素 A 受体拮抗剂 BQ123 于心脏骤停 12 min 后复苏成功的大鼠，而后每天评分神经欠缺，意识情况，感觉运动功能，协调测验，连续 7 d，第七天用激光多普乐血流仪监测大脑血流情况，而后作海马区、运动区、小脑的组织学检查。结果发现 BQ123 对组织病理学损伤没有影响，但能明显促进神经功能的恢复。所以在 BQ123 治疗的大鼠中神经功能在两天内基本能恢复到正常水平，而对照组的大鼠则发展为痉挛性麻痹，严重的协调功能障碍。之后，Matsuo 等在大鼠实验中在短暂阻塞大脑中动脉后输注选择性内皮素受体拮抗剂（S-0139）发现能减少血浆外渗和脑损伤。

因此，目前多数学者的观点是虽然 ET-1 能提高脑血流，但弊大于利，由于它的血管收缩作用而加重缺血脑损伤而使脑功能的恢复比原来更差。虽然有报告内皮素-1 能增加生存率但却不能改善脑功能的恢复。因此，内皮素受体拮抗剂是个有前途的治疗方法。

13．ATP 等

Megan Paskitti 等介绍了一种治疗方法——在动物兔心肺复苏再灌注的早期使用以三磷酸腺甘为基础的"鸡尾酒疗法"，能使脑缺血后脑蛋白的合成增加三倍，因此提出该鸡尾酒疗法可能是心脏骤停和心肺复苏后有价值的神经保护剂。该"鸡尾酒"试剂包括以前已被证实有维持脑皮质蛋白合成作用的 $ATP-MgCl_2$；为抵消 ATP 血管舒张作用而加入的去甲肾上腺素（norepinephrine）；有用来预防其他器官缺血和出血的钒酸盐（vanadate）。各成分浓度是 4 mg/mL $ATP-MgCl_2$，18 μg/mL NE，2.4 μg/mL vanadate，共 3 mL 在 18 min 内静脉注射完。该方法无疑给目前没有确切效果的药物局面注入一点生机。

14．中医治疗的进展

中医药对复苏抢救有悠久的历史，中医药可以辨证论治从整体对病症进行综合论治，在脑复苏中发挥出了特色作用。

葛根素：段玉水等在研究葛根素对家兔脑缺血再灌注损伤保护作用的实验中发现葛根素是通过对膜性结构保护和促进神经元修复的作用而对脑缺血再灌注损伤具有保护与复苏效应。曹建忠等对实验大鼠于缺血－再灌注前应用葛根素注射液腹腔内注射，然后应用原位末端标记法、免疫组织化学法检测脑缺血－再灌注不同时间内海马 CA1 区神经细胞凋亡数及 c-fos 蛋白表达的变化，结果发现葛根素能减少细胞凋亡，下调 c-fos 蛋白的表达，证明葛根素具有神经保护作用。汪建在常规心肺复苏基础上加用葛根素后进行临床神经功能综合评分（NFCS）、神经功能缺损评分（NFI）和 Barthel 指数（MBI）的变化，发现葛根素能改善患者的神经功能状况。

四、结语

总体来说，近几年有关脑复苏方面的研究在原先的基础上取得了一定的进展，一些新发现增加了脑复苏界学者们的兴趣和信心。未来脑复苏的研究重点应放在以下几点：

1．目前，一些有希望的方法和干预手段不应仅仅处在实验室研究阶段，应该尽快完成方法安全性可行性的评估后应用在临床病人身上，以求进一步评价和推广，加快脑复苏研究步伐。

2．需要更多细胞分子水平的基础研究来阐明复苏后脑功能缺陷的病理机制，才能帮助我们找到有效的方法和药物来减少脑细胞死亡，改善神经功能和存活者的生活质量。

3．在原先公认的脑复苏治疗方法基础上，能发扬创新精神，走出现有的框框，寻求新的方法和手段。

参考文献

[1] 蒋国平，倪笑媚．《2010 美国心脏协会心肺复苏及心血管急救指南》解读（专家述评）[J]．浙江医学，2011，33（5）：611-614，618．

[2] Rho R W，Page R L，The Automated External Defibrillator[J]．Cardiovas Electrophysiology，2007，18（8）：896-899．

[3] 叶任高，陈在英，谢毅．内科学[M]．6 版．北京：人民卫生出版社，2004：227-229．

[4] 曾因明，邓小明．危重病医学[M]．2 版．北京：人民卫生出版社，2006：308-309．

[5] 谢正福，刘唐威，施焕中．内科重症监护学[M]．北京：科学出版社，2006：7-30．

[6] Field J M，Hazinski M F，Michael R，et al. Part 1: executive summary: 2010American heart association guidelines for cardiopulmonary resus-citation and emergency cardiovascular care [J]. Circulation，2010，122（183）：640-656．

[7] Nichol G，Thomas E，Callaway C W，et al. Regional variation in out-of-hospital cardiac arrest incidence and outcome [J]. JAMA，2008，299（12）：1423-1431．

[8] Atkins D L，Everson Stewart S，Sears G K，et al. Epidemiology and outcome from out-of-hospital cardiac arrest in children: the resuscitation outcomes consortium Epistry-cardiac arrest [J]. Circulation，2009，119（11）：1484-1491

[9] Hazinski M F，Chameides L，Hemphill R，et al. The 2010AHA Guide-lines for CPR and ECC [EB/OL]. http://www.heart.org/HEARTORG/CPR And ECC/Science/Guidelines/Guidelines—UCM_303151．

[10] 边波，万征．AHA 心肺复苏指南更新：由 ABC 到 CAB 的意义与启示[J]．中国循证心血管医学杂志，2011，3（2）：81-83．

[11] Berg R A，Hilwig R W，Ewy G A，et al. Precountershock Cardiopulmonary Resuscitation Improves Initial Responseto Defibrillation from Prolonged Ventricular Fibrillation: A Randomized, Controlled Swine Study[J]. Crit Care Med，2004，32（6）：1352-1357．

[12] Kitamura T，Iwami T，Kawarnura T，et al. Conventional and chest-compression—only cardiopulmonary resuscitation by bystanders for children who have out-of-hospital cardiac arrests: a prospective, nationwide, population—based cohort study[J]. Lancet，2010，375（9723）：1347-1354．

[13] Morley P T，Atkins D L，John E，et al. Part 3: evidence evaluation process: 2010international consensus on cardiopulmonary resuscitation and emergency cardiovascular care science with treatment recommendations [J]. Circulation，2010，122（162）：283-290．

[14] 俞森洋．重病监护治疗学[M]．北京：北京医科大学、中国协和医科大学联合出版社，1998：1．

[15] Hazinski M F，Chameides L，Hemphill R，et al．2010 美国心脏协会心肺复苏及心血管急救指南 摘要 简体中文版．美国心脏协会，2010：1-28．

[16] 钱方毅，李宗浩．心肺复苏和心血管急救新观点[J]．中国急救复苏与灾害医学杂志，2010，5（11）：994-996．

[17] 陈娣，杨光田．心脏骤停复苏抢救的新进展[J]．内科急危重症杂志，2009，15：156-158．

[18] Xiao F，Arnold T C，et al. Cerebral Cortical Aquaporin-4 Expression in Brain Edema following Cardiac Arrest in Rats. Acad Emerg Med，2004，11（10）：1001-1007．

[19] Juan C. Chavez，Joseph C. LaManna. Activation of Hypoxia-Inducible Factor-1in the Rat Cerebral Cortex after Transient Global Ischemia: Potential Role of Insulin-Like Growth Factor-1. The Journal of Neuroscience，October 15，2002，22（20）：8922-8931．

[20] Geppert A，Zorn G，et al. Plasma concentrations of von Willebrand factor and intracellular adhesion molecule-1for prediction of outcome after successful cardiopulmonary resuscitation. Crit Care Med，2003，31（3）：805-811．

[21] Kenichiro Nogami M D，Masami Fujii M D，et al. Analysis of magnetic resonance imaging（MRI）morphometry and

cerebral blood flow in patients with hypoxic-ischemic encephalopathy. Journal of Clinical Neuroscience, May 2004, 11 (4): 376-380.

[22] Henning Krep, Bernd W, et al. Time course of circulatory and metabolic recovery of cat brain after cardiac arrest assessed by perfusion-and diffusion-weighted imaging and MR-spectroscopy. Resuscitation, 2003, 58: 337-348.

[23] Erik Edgren, Per Enblad, et al. Cerebral blood flow and metabolism after cardiopulmonary resuscitation. A pathophysiologic and prognostic positron emission tomography pilot study. Resuscitation, 2003, 57: 161-170.

[24] Langemann H, Alessandri B, et al. Extracellular levels of glucose and lactate measured by quantitative microdialysis in the human brain. Neurol Res, 2001, 23: 531-536.

[25] Richard Bauer, Michael Gabl, et al. Neurochemical monitoring using intracerebral microdialysis during cardiac resuscitation, Intensive Care Medicine, 2003, 10: 1007.

[26] Ludger Bahlmann, Stefan Klaus, et al. Brain metabolism during cardiopulmonary resuscitation assessed with microdialysis. Resuscitation, 2003, 59: 255-260.

[27] Said H I, Auwera M V, et al. S-100 protein as early predictor of regaining consciousness after out of hospital cardiac arrest. Resuscitation, 2002, 53: 251-257.

[28] Bend W, Stefan M, et al. Astroglial protein S-100 is an early and sensitive marker of hypoxic brain damage and outcome after cardiac arrest in humans. Circulation, 2001, 103: 2694-2698.

[29] Heiner K, Christof D, et al. Hypertonic hyperoncotic solations reduce the release of cardiac troponin I and S-100 after successful cardiopulmonary resuscitation in pigs. Anesthan alg, 2002, 95: 1031-1036.

[30] H Rose'n, K Stibrant Sunnerhagen. Serum levels of the brain-derived proteins S-100 and NSE predict long-term outcome after cardiac arrest. Resuscitation, 2001, 49: 183-191.

[31] Vera Carina Zingler, Bertram Krumm, et al. Early Prediction of Neurological Outcome after Cardiopulmonary Resuscitation: A Multimodal Approach Combining Neurobiochemical and Electrophysiological Investigations May Provide High Prognostic Certainty in Patients after Cardiac Arrest. European Neurology, 2003, 49: 79-84.

[32] Ted L. Rothstein. Recovery from near death following cerebral anoxia: A case report demonstrating superiority of median somatosensory evoked potentials over EEG in predicting a favorable outcome after cardiopulmonary resuscitation. Resuscitation, 2004, 60: 335-341.

[33] Geppert A, Zorn G, et al. Plasminogen activator inhibitor type 1and outcome after successful cardiopulmonary resuscitation. Crit Care Med, 2001, 29 (9): 1670-1677.

[34] Hayashida M, Chinzei M, et al. Detection of cerebral hypoperfusion with bispectral index during paediatric cardiac surgery. British Journal of Anaesthesia, 2003, 90: 694-698.

[35] Welsby I J, Ryan J M, et al. The bispectral index in the diagnosis of perioperative stroke: a case report and discussion. Anesthesia and Analgesia, 2003, 96: 435-437.

[36] Szekely B, Saint-Marc T, et al. Value of bispectral index monitoring during cardiopulmonary resuscitation. British Journal of Anaesthesia, 2002, 88: 443-444.

[37] Azim N, Wang C Y. CASE REPORT The use of bispectral index during a cardiopulmonary arrest: a potential predictor of cerebral perfusion. Anaesthesia, 2004, 59: 610-612.

[38] 王一镗, 等. 心肺脑复苏. 上海: 上海科技出版社, 2001: 268-269.

[39] D'Cruz, Brian J, Fertig Kristofer C, et al. Hypothermic Reperfusion After Cardiac Arrest Augments Brain-Derived Neurotrophic Factor Activation. Journal of Cerebral Blood Flow & Metabolism., 2002, 22 (7): 843-851.

[40] S. Hachimi-Idrissia, A. Van Hemelrijckb, et al. Postischemic mild hypothermia reduces neurotransmitter release and astroglial cell proliferation during reperfusion after asphyxial cardiac arrest in rats. Brain Research, 2004, 1019:

217-225.

[41] Andrea Zeiner, Michael Holzer, et al. Mild Resustitative Hypothermia to Improve Neurological Outcome After Cardiac Arrest, A Clinical Feasibility Trail. Stroke, 2000, 31: 86-94.

[42] The Hypothermia After Cardiac Arrest (HACA) Study Group: Mild therapeutic hypothermia to improve the neurologic outcome after cardiac arrest, N. Engl. J. Med. 2002, 346: 549-556.

[43] Bernard SA, Gray TW, et al. Treatment of comatose survivors of out-of-hospital cardiac arrest with induced hypothermia. N Engl J Med, 2002, 346: 557-563.

[44] Uwe Ebmeyer, Peter Safar, et al. Thiopental combination treatments for cerebral resuscitation after prolonged cardiac arrest in dogs. Exploratory outcome study Resuscitation, 2000, 45: 119-131.

[45] Wilhelm Behringer, Rainer Kentner, et al. Thiopental and phenytoin by aortic arch flush for cerebral preservation during exsanguination cardiac arrest of 20minutes in dogs. An exploratory study. Resuscitation, 2001, 49: 83-97.

[46] Fahmi M, Al-Senani, Carmelo Graffagnino, et al. A prospective, multicenter pilot study to evaluate the feasibility and safety of using the CoolGardTM System and IcyTM catheter following cardiac arrest. Resuscitation, 2004, 62: 143-150.

[47] Bernard S, Buist M, et al. Induced hypothermia using large volume, ice-cold intravenous fluid in comatose survivors of out-of-hospital cardiac arrest: a preliminary report. Resuscitation, 2003, 56: 9-13.

[48] Laurence M. Katz, Amanda S. Young, et al. Regulated hypothermia reduces brain oxidative stress after hypoxic-ischemia. Brain Research, 2004, 1017: 85-91.

[49] Harris O A, Colford J M, et al. The role of hypothermia in the management of severe brain injury. Arch Neurol, 2002, 59: 1077-1083.

[50] Members of the Advanced Life Support Task Force. Therapeutic Hypothermia After Cardiac Arrest An Advisory Statement by the Advanced Life Support Task Force of the International Liaison Committee on Resuscitation, Circulation, 2003, 108: 118-121.

[51] Said Hachimi-Idrissi, Luc Corne, et al. Mild hypothermia induced by a helmet device: a clinical feasibility study. Resuscitation, 2001, 51: 275-281.

[52] Compagnoni G, Pogliani L, et al. Hypothermia reduces neurological damage in asphyxiated newborn infants. Biol Neonate, 2002, 82: 222-227.

[53] Battin M R, Dezoete J A, et al. Neurodevelopmental outcome of infants treated with head cooling and mild hypothermia after perinatal asphyxia. Pediatrics, 2001, 107: 480-484.

[54] Cruz J, Minoja G, et al. Successful use of the new high-dose mannitol treatment in patients with Glasgow Coma Scale scores of 3and bilateral abnormal pupillary widening: a randomized trial. J Neurosurg, 2004, 100 (3): 376-383.

[55] Mirski M A, Denchev D I, et al. Comparison between hypertonic saline and mannitol in the reduction of elevated intracranial pressure in a rodent model of acute cerebral injury. J Neurosurg Anesthesiol, 2000, 12: 334-344.

[56] Toung T J K, Hurn P D, et al. Global brain water increases after experimental focal cerebral ischemia: effect fo hypertonic saline. Cric Care Med, 2002, 30: 644-649.

[57] Schwarz S, Georgiadis D, et al. Effects of hypertonic (10%) saline in patients with raised intracranial pressure after stroke. Stroke, 2002, 33: 136-140.

[58] Oreopoulos G D, Bradwell S, et al. Synergistic induction of IL-10by hypertonic saline solution and lipopolysaccharides in murine peritoneal macrophages. Surgery, 2001, 130: 157-165.

[59] Henning Krep, Martin Breil, et al. Effects of hypertonic versus isotonic infusion therapy on regional cerebral blood flow after experimental cardiac arrest cardiopulmonary resuscitation in pigs. Resuscitation, 2004, 63: 73-83.

[60] W Schreiber, D Gabriel, et al. Thrombolytic therapy after cardiac arrest and its effect on neurological outcome. Resuscitation, 2002, 52: 63-69.

[61] Wolfgang Lederer, Christa Lichtenberger, et al. Long-term survival and neurological outcome of patients who received recombinant tissue plasminogen activator during out-of-hospital cardiac arrest. Resuscitation, 2004, 21: 123-129.

[62] Johansson J, Ridefelt P, et al. Antithrombin administration during experimental cardiopulmonary resuscitation. Resuscitation, 2004, 62 (1): 71-78.

[63] Imberti R, Bellinzona G, et al. Cerebral tissue PaO_2 and $SjvO_2$ changes during moderate hyperventilation in patients with severe traumatic brain injury. J Neurosurg, 2002, 96 (1): 97-102.

[64] Diringer M N, Videen T O, et al. Regional cerebrovascular and metabolic effects of hyperventilation after severe traumatic brain injury. J Neurosurg, 2002, 96 (1): 103-108.

[65] Behringer W, Safar P, et al. Antioxidant Tempol enhances hypothermic cerebral preservation during prolonged cardiac arrest in dogs. J Cereb Blood Flow Metab, 2002, 22 (1): 105-117.

[66] Solas A B, Kalous P, et al. Effects of recombinant human superoxide dismutase during reoxygenation with 21%or 100%oxygen after cerebral asphyxia in newborn piglets. J Matern Fetal Neonatl Med, 2003, 14 (2): 96-101.

[67] Xiaoli Liu, Ala Nozari, et al. Buffer administration during CPR promotes cerebral reperfusion after return of spontaneous circulation and mitigates post-resuscitation cerebral acidosis. Resuscitation, 2002, 55: 45-55.

[68] Liachenko, Serguei, Tangpei. Deforoxamine Improves Early Postresuscitation Reperfusion After Prolonged Cardiac Arrest in Rats. Journal of Cerebral Blood Flow & Metabolism, 2003, 23 (5): 574-581.

[69] Jakob Johansson, Rolf Gedeborg, et al. Vasopressin versus continuous adrenaline during experimental cardiopulmonary resuscitation. Resuscitation, 2004, 62: 61-69.

[70] Keith G Lurie, Wolfgang G, et al. Combination drug therapy with vasopressin, adrenaline (epinephrine) and nitroglycerin improves vital organ blood flow in a porcine model of ventricular fibrillation. Resuscitation, 2002, 54: 187-194.

[71] Robert E, Rosenthal, Robert Silbergleit, et al. Hyperbaric Oxygen Reduces Neuronal Death and Improves Neurological Outcome After Canine Cardiac Arrest. Stroke, 2003: 1311-1316.

[72] Wada K, Miyazawa T, et al. Mn-SOD and Bcl-2 expression after repeated hyperbaric oxygenation. Acta Neurochir Suppl (Wien), 2000, 76: 285-290.

[73] Yin W, Badr A E, et al. Down regulation of COX-2 is involved in hyperbaric oxygen treatment in a rat transient focal cerebral ischemia model. Brain Res, 2002, 926: 165-171.

[74] Feng Xiao, Sibile Pardue, et al. Effect of ifenprodil, a polyamine site NMDA receptor antagonist, on brain edema formation following asphyxial cardiac arrest in rats. Resuscitation, 2004, 61: 209-219.

[75] Holzer M, Sterz F, et al. Endothelin-1 elevates regional cerebral perfusion during prolonged ventricular fibrillation cardiac arrest in pigs. Ressuscitation, 2002, 55: 317-327.

[76] DeBehnke D. The effects of graded doses of endothelin-1 on coronary perfusion pressure and vital argan blood flow during cardiac arrest. Acad Emerg Mgd, 2000, 7: 211-221.

[77] DeBehnke D J, Benson L. Effects of endothelin-1 on resuscitation rate during cardiac arrest. Resuscitation, 2000, 47: 185-189.

[78] Hilwig R W, Berg R A, et al. Endothelin-1 vasoconstriction during swine cardiopulmonary resuscitation improves coronary perfusion pressure but worsens postresuscitation outcome. Circulation, 2000, 101: 2097-2102.

[79] Krep H, Brinker G, et al. Endothelin type A-antagonist improves long-term neurological recovery after cardiac arrest in rats. Crit Care Med, 2000, 28 (8): 2873-2880.

[80] Krep H, Brinker G, et al. Treatment with an endothelin type A receptor-antagonist after cardiac arrest and resuscitation improves cerebral haemodynamic and functional recovery in rats. Crit Care Med, 2000, 28: 2866-2872.

[81] Matsuo Y, Mihara S, et al. Protective effect of endothelin type A receptor antagonist on brain oedema and injury after transient middle cerebral artery occlusion in rats. Stroke, 2001, 32: 2143-2148.

[82] Megan Paskitti, Kenneth H. Reid. Use of an adenosine triphosphate-based "cocktail" early in reperfusion substantially improves brain protein synthesis after global ischemia in rats. Neuroscience Letters, 2002, 331: 147-150.

[83] 段玉水，张蕊，等. 葛根素对家兔脑缺血再灌注损伤保护作用的电镜观察[J]. 中华临床新医学，2002，2（8）：675-676.

（编写：史笑笑　陈新国　严建平　许兆军　王谦　蔡挺　蒋国平）

第十章 2012 ESC 心肌梗死新定义及其进展

第一节 急性心肌梗死概述

心肌梗死是全世界致人死亡和残疾的主要原因之一，它可能是冠状动脉粥样硬化性心脏病的第一表现，也可能是冠心病再次发作的表现。有关各人群冠状动脉疾病的多方面影响，心肌梗死发病率的信息可提供一定的价值，特别是标准化的数据以体现了偶发事件和经常性事件不同的收集方式。从流行病学的角度来看，心肌梗死的发病率可以作为人群中冠状动脉疾病发生的疾病谱。"心肌梗死"这个词对个人和社会有心理和法律含义。它是世界上有关健康的指标之一，也是临床试验、观察性研究及质量控制项目的结果测量工具。

在既往的疾病流行病学研究中，WHO 从症状、心电图改变及心肌酶谱定义心肌梗死。然而随着医学的发展，现在可通过发展更敏感的心肌组织特异性，心肌生物标志物和影像技术来发现微小的心肌损伤和坏死。同时，心肌梗死患者诊治水平的显著提高，也减少了心肌损伤、坏死及其死亡率，并能把各种心肌梗死的不同病况进行区分，如自发性与导管介入操作相关性心肌梗死。

2000 年，the First Global MI Task Force 认为在临床心肌缺血事件中出现任何坏死就可归于心肌梗死范畴。这些观点被 Second Global MI Task Force 更多用于 2007 年心梗统一定义，它强调不同情况均可能导致心梗。这些被欧洲心脏病学学会（ESC）、美国心脏病学联盟学院（ACCF）、美国心脏病学会（AHA）和世界心脏联盟（WHA）认可的文献已经被医学界很好地接受及世界卫生组织采纳。但更敏感的心肌坏死标志物的检测将更有价值，特别适用于 PCI 及心脏外科手术后的严重疾病的心肌坏死。Third Global MI Task Force 联合 ESC/ACCF/AHA/WHF，通过整合新观点、新数据，以便识别非常微小的心肌损伤或坏死的生化指标和（或）影像征象。

在敏感性心脏生物标志物测定和影像学技术飞速发展的形势下，新的心肌梗死通用定义在欧洲心脏病学学会（ESC）2012 年会上发布了。专家共识工作组共同主席、丹麦奥胡斯大学的 Kristian Thygeysen 博士指出，新的高敏感性心脏肌钙蛋白（cTn）测定已在欧洲进入临床，它已给心肌梗死的诊断带来了困惑，因为它可以检测出 cTn 小幅升高，而心力衰竭、心律失常和肺栓塞等疾病也可出现这一现象。现将 2012 年 8 月 24 日发布于《European Heart Journal》的《心肌梗死通用定义》（第三版）综述如下。

第二节 心肌缺血和心肌梗死的病理学特征

心肌梗死在病理学上被定义为心肌缺血的延长而出现心肌细胞的死亡。心肌缺血发生后，组织学上的细胞死亡不是即刻发生的，需经历一定时间和必要的过程，至少 20 min，在某些动物模型中可能更少。尸检发现心肌梗死前一般需耗费几个小时。心肌细胞的完全坏死至少需 2~4 h，或在某些情况下甚至需要更长时间，这取决于缺血区的微环境、心肌细胞对缺血的敏感性、个体对氧气及养分的需求及其周围环境条件。整个梗死愈合过程一般需 5~6 周。

第三节　心肌梗死中心肌损伤的生物标志物测定

当血中敏感的和特异的生物标志物如 cTn 或 CK-MB 升高时提示心肌损伤，心肌肌钙蛋白 I 和 T 是心肌细胞收缩构成成分，而且只在心肌细胞中存在。

首选的生物标志物是肌钙蛋白（I 或 T），因为它有很高的心肌组织的特异性及临床敏感性。肌钙蛋白升高定义为其值超过正常参考人群的第 99 百分位数（正常参考上限）。有变异系数描述的标准精度需小于等于 10%。更好精度（变异系数小于等于 10%）适用于更敏感方法。对于变异系数大于 20% 的试验不推荐使用。

有必要在首次对患者进行评估时即抽取测定肌钙蛋白的血样，并且在 3~6 h 内进行复测。如果缺血时期延长或症状起始时间不详则需复测血样。为明确诊断心肌梗死，升高或降低的肌钙蛋白数值至少需大于基线值。

一、原发性心肌缺血相关的心肌损伤原因

原发性心肌缺血相关的心肌损伤的主要原因为冠状动脉粥样斑块破裂、冠状动脉腔内血栓形成。因供需失衡导致心肌缺血性损伤的原因有：心室率过快或过慢的心律失常、主动脉夹层、严重的心脏瓣膜性疾病、肥厚性心肌病、各种休克（心源性、低容量性、脓毒性休克）、重症呼吸衰竭、重度贫血、伴或不伴心肌肥厚的高血压、冠状动脉痉挛、冠状动脉血栓形成、冠脉血管炎、不伴有明显冠心病的冠脉内皮功能不全等。

肌钙蛋白升高或降低需鉴别心脏多种疾病中慢性肌钙蛋白升高与急性升高。比如，肾衰或心衰患者可出现肌钙蛋白有统计学意义的慢性升高，这些肌钙蛋白升高可能并不是急性改变所致。心肌梗死发生后肌钙蛋白数值可升高持续 2 周或更长时间。

虽然这些血中生物标志物的升高可能是心肌致死的损伤，但也可能系其他原因引起，如心肌细胞的正常代谢变化、凋亡、肌钙蛋白分解产物的释放、细胞膜通透性增加、心肌细胞膜小泡的形成和释放以及肌肉细胞死亡等。在临床无心肌缺血证据时，出现心肌肌钙蛋白升高应寻找非缺血原因引起的心肌损伤，如心衰、肾衰、心肌炎、心律失常、肺栓塞、导管冠脉手术、常规性冠状动脉心脏手术、非心脏大手术等原因，仅属于心肌损伤范畴，并需要与心肌梗死或导管介入操作并发症进行明确区分。

二、非心肌缺血的心肌损伤原因

心肌挫伤、外科手术、射频消融术、起搏治疗、除颤治疗、累及心肌的横纹肌溶解症、心肌炎、心肌毒性毒物或化合物如蒽环类抗肿瘤抗生素、赫塞汀（抗体药物）等。

三、多种原因或不明原因的心肌损伤

多种原因或不明原因的心肌损伤可见于：心力衰竭、应激性心肌病（Takotsubo 心肌病）、重症肺动脉栓塞、肺动脉高压、脓毒症、重症患者、肾功能衰竭、急性神经性疾病（如中风、蛛网膜下腔出血）、渗出性疾病、淀粉样变、肉瘤或类肉瘤性疾病、剧烈运动等。

如果不具备肌钙蛋白检测条件，最佳的替代项目是 CK-MB。与肌钙蛋白一样，CK-MB 值升高定义为超过参考数值上限的第 99 百分位数的测量值，这是诊断心肌梗死的基线。参考值应根据性别而定。

第四节 心肌梗死的诊断新标准及分类

心肌缺血的发作是心肌梗死发展过程中的初始阶段，它发生于心肌氧的供求关系失衡。临床工作中心肌缺血可以从患者病史和心电图表现中获得。可能的心肌缺血症状包括运动或静息下各种胸部、上肢、下颌或上腹不适的综合表现或者缺血相似表现如呼吸困难或疲劳。这些不适在心肌梗死时大多持续 20 min 以上。一般情况下，这些症状的特点是较弥漫，而非局限性，且可能无明确的定位，也可能不受具体活动的影响，可能伴有出汗、恶心或晕厥等。但这些症状均不是心肌缺血的特异性表现，临床上常易被误诊为胃肠道、神经、肺及肌肉骨骼等疾病。某些人群中心肌梗死发作时可出现非典型症状，如心悸、心脏停搏，甚至无任何症状，以女性、高龄、糖尿病或术后重症患者为多。对这类患者需谨慎鉴别，特别是当心肌生物标志物升高或下降时，需要更加重视。

一、急性心肌梗死新标准

急性心肌梗死被定义为在临床存在心肌坏死征象，并与心肌缺血表现相一致的心肌坏死。在此条件下，存在下列任何一项标准就可诊断为急性心肌梗死。

1. 生物标志物增高的急性心肌梗死：检测到心脏生物标志物值（确切地说心肌肌钙蛋白）的上升超过正常参考上限的第 99 百分位数，且符合下列条件中的至少一项：

（1）存在心肌缺血征象。
（2）新的或推测可能系新的 ST-T 波改变或新发束支传导阻滞（左束支传导阻滞）。
（3）心电图上新出现的病理性 Q 波。
（4）有确切的新发心肌损伤（有活动力的心肌减少）或新发局部心肌壁运动异常。
（5）血管造影或尸体活检证实冠状动脉内血栓。

2. 心源性死亡相关的急性心肌梗死：心源性死亡之前伴有心肌缺血的症状、新发的心电图缺血改变或左束支传导阻滞，但是死亡常常发生在获得心肌生物标志物结果之前，或检测数值升高之前。

3. 经皮冠脉介入相关性心肌梗死：指与经皮导管介入治疗相关的心肌梗死，对心肌肌钙蛋白基线值正常的患者（小于等于第 99 百分位数）、在导管介入操作后肌钙蛋白数值升高大于正常参考上限第 99 百分位数的 5 倍，或对肌钙蛋白基线值已经升高的患者则肌钙蛋白需较基线值至少升高 20% 以上，且呈现稳定或逐渐下降的动态变化，同时存在下列征象之一者：①症状提示心肌缺血；②心电图新发心肌缺血改变；③血管造影发现的征象与 PCI 操作相一致的手术并发症；④影像学征象证实新发心肌损害征象如运动异常或新发局部心肌壁运动异常等证据。

4. 血管内支架相关的心肌梗死：冠脉造影或尸检发现心肌梗死存在血管内支架血栓形成与心肌缺血证据，并且心肌生物标志物增高超过第 99 百分位数或有从增高至下降的动态变化征象，但仍高于正常高限值。

5. 冠状动脉旁路移植相关性心肌梗死：指冠状动脉旁路移植术患者，心肌肌钙蛋白基数值正常者肌钙蛋白超过第 99 百分位数的 10 倍，同时存在下列征象之一者：①新发病理性 Q 波。②新发左束支传导阻滞。③血管造影提示新移植血管或新发冠状动脉阻塞。④影像学检查证实新发心肌损伤或新发局部心肌壁运动异常。

二、陈旧性心肌梗死的诊断标准

诊断陈旧性心肌梗死需符合下列任何一项：

1. 无非缺血性原因的患者出现病理性 Q 波，可伴有或不伴有临床症状。
2. 影像显示无非缺血性原因的心肌损伤部分乏力或收缩不佳。
3. 病理学发现陈旧性心肌梗死。

三、心肌梗死的临床新分类

临床上，心肌梗死的统一新分类如下。

为快速制定诊疗方案，如重建血管灌注治疗，在有胸部不适或其他缺血症状发展成心电图上有连续 2 个以上导联出现 ST 段抬高的心肌梗死定义为 ST 段抬高型心肌梗死（STEM）是非常实用的。相反，对于那些没有 ST 段抬高的心肌梗死通常定义为非 ST 段抬高型心肌梗死（NSTEM）。很多心肌梗死可出现病理性 Q 波，但部分患者则无 Q 波，对于生物标志物没有升高的可定义为不稳定性心绞痛。有关临床心肌梗死的分类，根据病因及伴发疾病情况，通常可分为五型。

（一）自发性心肌梗死（I 型急性心肌梗死）

自发性心肌梗死是由于动脉粥样硬化血小板斑块破裂、溃疡形成、斑块裂隙或侵蚀损伤、血管夹层而出现一处或多处冠状动脉内血栓形成，导致心肌血流减少或远端血小板栓子形成进而出现心肌坏死。患者可能原有严重冠心病，但在少数情况下（5%～20%），可无明显的血管阻塞或无冠心病。

（二）继发于缺血性失衡的心肌梗死（II 型急性心肌梗死）

指继发于缺血的心肌梗死，属于第二型心肌梗死，常因心肌缺血伴有心肌坏死，非冠心病患者多言心肌需氧量增加和（或）供氧减少所致，如冠状动脉内皮功能紊乱、冠状动脉痉挛、冠状动脉栓塞、心室率过快或过慢的心律失常、贫血、呼吸衰竭、高血压、低血压、伴有左室肥厚或不伴有左室肥厚的高血压等。重症患者，或非心脏大手术患者，亦可出现心肌标志物增高，多系内源性或外源性循环血中高儿茶酚胺水平的直接毒性作用，或冠状动脉痉挛，和（或）血管内皮功能不全亦可引起心肌梗死。

I 型与 II 型急性心肌梗死的区别：主要在于冠状动脉病变不同，I 型为冠状动脉粥样斑块破裂、血栓形成为主要原因，II 型急性心肌梗死主要原因为血管痉挛、血管内皮功能不全、冠状动脉硬化伴有供需失衡，或单独的供需失衡引起心肌梗死。

（三）无生化标志物改变的心肌梗死诱发死亡（III 型急性心肌梗死）

如果患者存在心肌缺血的症状，或存在新的心电图缺血改变，或推测可能是缺血性心电图改变或新的左束支传导阻滞；但即使缺乏血生物标志物测定值亦可归类为致命性心肌梗死，这可能给临床真的带来较大困难。临床上，死亡可能发生在生物标志物血样本获得前，或生物标志物升高之前，少见情况下，甚至连采集生物标志物血样本都没有机会。

（四）与血管重建再通相关的心肌梗死（IV 型和 V 型急性心肌梗死）

在心脏血管重建再通器械操作期间或其后的某一阶段如经皮冠状动脉介入治疗或冠状动脉血管移植术时可能发生围手术期心肌损伤或心肌梗死。由于这些手术可以导致心肌坏死、损伤，因此术后产生心肌生物标志物有一定限度的升高，但即使无临床症状、无明确手术并发症，心肌生化标志物仍可超过一定的阈值，且可能导致预后较差；对此类心肌梗死作较确切的定义较为困难。与 PCI 相关的心肌梗死的次分类与初次介入治疗后可能发生支架内血栓形成和再狭窄有关。

1. 与经皮导管介入治疗（PCI）相关的心肌梗死（Ⅳa 型急性心肌梗死）：指与经皮导管介入治疗相关的心肌梗死，对心肌肌钙蛋白基线值正常的患者（小于等于第 99 百分位数）、在导管介入操作后肌钙蛋白数值升高大于正常参考上限第 99 百分位数的 5 倍，或对肌钙蛋白基线值已经升高的患者则肌钙蛋白需较基线值至少升高 20%以上，且呈现稳定或逐渐下降的动态变化，同时存在下列征象之一者：①症状提示心肌缺血；②心电图新发心肌缺血改变或新出现的左束支传导阻滞；③血管造影发现主要的冠状动脉或侧支有阻塞征象，或永久性缓慢血流，或无血流征象，或血栓形成；④影像资料证实新发心肌损害征象如运动异常或新发局部心肌壁运动异常等证据。

2. 支架内血栓形成的心肌梗死（Ⅳb 型急性心肌梗死）：冠脉造影或尸检发现心肌梗死存在血管内血栓形成和心肌缺血证据，并且心肌生物标志物为高于第 99 百分位数（心肌标志物仍然升高或已有下降）。

在 PCI 手术操作过程中，不论是否伴有胸痛或 ST-T 改变，应用球囊扩张常常引起短暂的心肌缺血。伴有心肌坏死的心肌损伤可能在围术期因手术所致，可以单独因手术操作所致，或因 PCI 手术和冠脉剥离、主要冠脉或侧支的阻塞、侧支循环血流的破坏、血流减慢或无血流再灌注、远端血管内血栓形成和微血管栓塞等综合作用所致。即使应用当前抗凝血和抗血小板治疗，冠脉内血栓栓塞或动脉粥样硬化的微小斑块碎屑脱落阻塞冠状动脉血管均无法完全避免，且可引起坏死心肌周围的心肌炎症反应。PCI 后新发的心肌梗死已被 MRI 显像所证实。

通过 PCI 手术操作前、PCI 后 3～6 h、必要时 PCI 后 12 h 分别测定心肌生物标志物可检出 PCI 操作相关的心肌细胞坏死、损伤。在 PCI 操作前肌钙蛋白基线值正常，或稳定，或已经呈下降趋势的患者，PCI 后心肌标志物值的升高超过第 99 百分位数值，仅提示 PCI 操作相关的心肌损伤。在早期研究中，PCI 操作后心肌标志物，特别是 CK-MB 的增加被认为与 PCI 操作损伤相关。但是，当肌钙蛋白浓度 PCI 术前正常、PCI 术后异常，且高于第 99 百分位数，据此即认为是不良预后并不确切，而且对于这一阈值的确定、存在与否尚有争议。如果肌钙蛋白基础值已升高，那么就很难判定后续数值的升高是 PCI 手术操作引起还是最初疾病进展引起的升高。这种情况下，疾病的预后主要取决于 PCI 手术操作前的肌钙蛋白水平。随着高敏肌钙蛋白定量检测方法应用于临床，这些相关关系的判断可能更为复杂。

PCI 手术操作前肌钙蛋白基线浓度正常的患者，在操作后 48 h 内肌钙蛋白升高大于 5 倍的第 99 百分位数，加上下列情况之一者：①持续胸痛提示较长的（大于等于 20 min）心肌缺血依据；②或者缺血性 ST 改变或新的病理性 Q 波；③或血管造影显示血流受限，如侧支循环破坏、持续的低血流或无再灌注血流、血栓形成；④或新发心肌活动性降低的影像学征象或新的局部室壁运动异常，即可被诊断为 PCI 相关的心肌梗死（Ⅳa 型急性心肌梗死）。

肌钙蛋白的阈值确定为大于 5 倍的第 99 百分位数，是根据 PCI 操作相关的心肌梗死的临床判断和社会影响确定的。当 PCI 后肌钙蛋白值高于第 99 百分位数值且≤5 倍和 PCI 前肌钙蛋白值正常，或肌钙蛋白值大于 5 倍的第 99 百分位数值但不存在心肌缺血症状，或无血管造影却学征象，或无影像学缺血征象时，则诊断为"心肌损伤"。

如果肌钙蛋白基础值升高或已经稳定或下降，PCI 后肌钙蛋白检测值再次升高超过 20%则可诊断为Ⅳa 型急性心肌梗死，就如再次心肌梗死一样。最近研究数据提示，当已经发生心肌梗死患者，在心肌生化标志物浓度下降前或达到正常值前，较迟的 PCI 手术时，心肌标志物值再次升高，这可能有某些长远意义。但需进一步研究证明。

PCI 相关的心肌梗死的另一亚分类是支架血栓形成，已被血管造影和（或）尸检以及肌钙蛋白值大于第 99 百分位数升高或已经下降但仍高于正常值的患者可诊断为Ⅳb 型急性心肌梗死。为了对 PCI 手术时机相关的血管内支架血栓形成进行区分，the Academic Research Consortium 推荐暂时分为早期（0 到 30 d）、晚期（1 个月到 1 年）、极晚期（大于 1 年以上），可能有助于区分在各个时期不同病理生理学过程的差异。

（五）冠状动脉旁路移植术相关的心肌梗死（Ⅴ型急性心肌梗死）

指心肌肌钙蛋白基数值正常的患者肌钙蛋白超过第 99 百分位数的 10 倍，同时存在下列征象之一者：①新发病理性 Q 波；②新发左束支传导阻滞；③血管造影提示新移植血管或新发冠状动脉阻塞；④影像学检查证实新发心肌损伤征象或新发局部心肌壁运动异常。

在冠脉旁路移植术中，很多因素可导致心肌坏死的心肌损伤。直接的心肌损伤因素包括：①在心脏缝线的位置或对心脏的手术操作；②冠脉损伤；③不适当的术中心脏保护导致全心或心脏局部缺血；④与再灌注有关的微血管病变；⑤与氧自由基产生相关的心肌损伤；⑥或移植血管不能提供心肌恢复灌注而出现的直接心肌损伤。MRI 检查可显示大多数坏死的出现是非局灶性的，而是弥漫性的，并且在心内膜下可呈局灶性心肌缺血的征象。

术前心肌标志物值正常的患者，冠脉移植术后出现心肌生化标志物值升高提示心肌坏死，且增高的心肌标志物浓度与心肌损伤程度相关。这些已被临床研究中的 CKMB 证实，冠脉移植术后 CKMB 升高正常上限值的 5 倍、10 倍、20 倍与不良预后相关；与此相类似，心肌肌钙蛋白升高到最大的四分位数或五分位数时也与不良预后相关。

与应用生物标志物来诊断心肌梗死的预后不同的是，有关 CABG 移植血管或自体冠状动脉病变的心肌生物标志物诊断价值现有文献甚少。另外，当肌钙蛋白基线值增高超过正常参考上限的第 99 百分位数时，CABG 术后的心肌生化标志物测定值更高。因此，不能单独以生物标志物诊断 CABG 围手术期的急性心肌梗死（Ⅴ型）。鉴于观察到生物标志物显著升高的患者对生存的不利影响，CABG 术后 48 h 内生物标志物升高超过正常基线值 10 倍（正常参考值上限的第 99 百分位数）则对冠状动脉血管移植术后急性心肌梗死有较高的诊断价值。另外，伴有下列情况之一者：①新发的病理性 Q 波或新的左束支传导阻滞；②或冠脉造影证实新的移植血管或自身冠状动脉阻塞；③或有新的有运动能力的心肌减少或新的局部室壁运动异常的影像学证据者，应考虑诊断为与 CABG 相关的心肌梗死（Ⅴ型）。CABG 合并瓣膜移植术后心肌生物标志物比单纯体外循环外科术后明显升高，心肌生化标志物浓度有泵体外循环冠状动脉移植术较无泵体外循环冠状动脉移植术更高。单独的有泵体外循环冠状动脉移植术心肌生化标志物的增高阈值相对更加明确。与 PCI 相类似，心脏外科术后超过 48 h 才可诊断出现新的急性心肌梗死。

四、心肌梗死辅助检查

（一）心肌梗死的心电图表现

心电图是诊断可疑心肌梗死患者重要手段之一，它最好在临床表现出现后即刻检查并作准确的诊断（如最好在出现临床症状后 10 min 内即进行检查）。急性心肌缺血发病过程中，通常需要多次心电图检查进行动态观察心电图波形变化，特别是当心电图在初期表现无特异性诊断意义更需要作动态观察。初次心电图检查不能明确诊断的有症状患者，需要间隔 15~30 min 再次进行心电图检查；有条件的医疗单位，可行持续不间断的计算机支持的十二导联心电图记录。在经一定时期的无症状后再次出现症状者，则需进行心电图复查，并与早期检查相比较。对于那些心电图有异常的患者，应取得初期心电图或出院前的心电图作为与将来心电图检查的基准比较。当存在急性或逐渐演变的 ST-T 波形改变和 Q 波变化，则允许临床医师经历一定时间分析判断定位梗塞的动脉、评估受累心肌的数量范围以及预后，同时决定治疗方案。如 ST 段较为明显的移位或 T 波倒置出现在多个导联或某个区域导联大多与较严重心肌缺血和较差的预后相关。其他心肌缺血的心电图征象有心律失常、室内和房室传导阻滞、胸前导联 R 波幅度减低等。

狭窄冠脉的大小和节段性分支血管分布范围、侧支循环血管、血管狭窄的位置、狭窄程度和病变的严重性以及陈旧性心肌梗死等均可影响心肌缺血的心电图的表现。所以应尽可能取得既往的心电图，并与最新的心电图进行比较分析，并作出准确的诊断。单凭心电图检查通常不能诊断心肌缺血或心肌梗死，因为心电图 ST 段偏离，亦可出现于急性心包炎、左心室肥大、左束支传导阻滞、Brugada 综合征、应激性心肌病和早期复极综合征等。较长时间的新发 ST 段抬高如超过 20 min，特别是当背向导联出现 ST 段压低，通常反映急性冠脉阻塞并导致心肌坏死而出现心肌损伤。在心肌病中，即使没有冠心病，也可因心肌纤维化出现病理性 Q 波。

心肌缺血或梗死的心电图异常亦可能出现在 PR 间期、QRS 综合波、ST 段或 T 波。心肌缺血的最早期表现是典型的 T 波和 ST 段改变。T 波幅度的过急性升高伴 T 波在邻近的 2 个以上导联出现显著对称性变化是早期 ST 段抬高的表现。短暂病理性 Q 波可出现在急性缺血时期或（极少数）急性心肌梗死后血管重获灌注的治疗过程中。

1. ST-T 段抬高诊断标准：伴有拐点的两个连续导联（并非单纯 V2 和 V3 导联）新出现的 ST-T 段在 J 点基线增高≥0.1 mV，而年龄≥40 岁的男性在拐点之后 ST-T 段需增高≥0.2 mV，年龄＜40 岁的男性在拐点之后 ST-T 段需增高≥0.25 mV，女性在拐点之后 ST-T 段需增高≥0.15 mV。

2. ST-T 段压低和 T 波改变：新出现的两个连续的导联水平型或下斜型 ST-T 段压低≥0.05 mV，和（或）R 波为主的两个连续导联 T 波倒置≥0.1 mV，或 R/S＞1。

上述 ST-T 诊断标准列举了 ST-T 波形变化诊断急性心肌缺血的标准，有可能发生心肌梗死，亦可能不发生心肌梗死。J 点用于决定 ST 段移位的程度，在所有导联中（并非单纯出现在 V2 和 V3 导联）出现新的或推测可能是新出现的 J 点抬高超过 0.1 mV 应考虑为心肌缺血征象。在 40 岁以下健康男性中，V2 和 V3 导联 J 点亦可升高达 0.25 mV，但 J 点随着年龄增加逐渐降低。因存在 J 点的性别差异，女性有不同的切点，因为 J 点在健康女性中 V2 和 V3 导联升高的幅度少于男性。连续性导联指的是导联组，如胸前导联（V1-V6）、下壁导联（Ⅱ、Ⅲ、AVF）或左侧顶部导联（Ⅰ、AVL）。附加导联如 V3R 和 V4R 反映右心室的游离心室前壁及 V7-V9 导联反映后背部心室壁。

上述 ST-T 诊断标准要求 ST 段移位需在 2 个或 2 个以上连续导联出现。如 ST 段在 V2 抬高大于 0.2 mV，在 V1 导联抬高大于 0.1 mV，即满足在年龄大于 40 岁男性患者连续 2 个导联异常的标准。但是仅仅在男性 V2-V3 导联出现 ST 段抬高大于 0.1 mV 和小于 0.2 mV（或女性＜0.15 mV）则有可能属于正常范畴。需注意的是，在某些情况下，急性心肌缺血可出现某一导联 ST 段符合诊断标准足够变化，但却在相关的连续导联中 ST 段变化轻微而达不到诊断标准。较小的 ST 段位移变化或 T 波倒置不能排除急性心肌缺血或心肌梗死，因为单个的静态心电图记录可能漏诊急性心肌缺血或心肌坏死的诊断，而更多动态的连续心电图变化可能发现急性心肌缺血或心肌坏死。连续导联组中 ST 段抬高或诊断性的异常 Q 波比 ST 段压低诊断急性心肌缺血或心肌梗死部位具有更高的特异性。对于有缺血性胸痛症状，或最初心电图无异常的患者需考虑补充性的心电图导联记录，或者进行连续心电图监护。心脏左旋动脉分布区域的心肌缺血心电图表现容易被漏诊，可通过增加第五肋间的心电图背部导联（在左侧腋后线的 V7、在左侧肩胛中线的 V8、在肩胛间区的 V9 导联）可获得最佳的心电图征象。当患者高度怀疑急性左旋动脉堵塞，如初始心电图无异常或 ST 段在 V1-V3 导联出现压低时，增加心电图背部导联检查十分必要。在 V7-V9 导联中 ST 段的拐点抬高为 0.05 mV，或年龄小于 40 岁的男性患者当 ST 段拐点抬高大于 0.1 mg 时，急性心肌缺血的诊断特异性将明显增加。V1-V3 导联出现 ST 段压低则提示下基底部心肌缺血（后壁心梗），特别是出现终末 T 波变化时（与 ST 段抬高等效），但这一变化无特异性。当患者出现下壁或可疑右心室心肌梗死时，需行右胸前导联 V3R 和 V4R 记录，当 ST 段抬高大于 0.05 mV（小于 30 岁男性则需超过 0.1 mV）时则支持诊断急性心肌缺血。

在急性胸部不适患者中，先前倒置 T 波出现假正常化可能存在急性心肌缺血。肺栓塞、颅内手术、电解质紊乱、高热、心包炎、心肌炎也可出现 ST-T 异常，这在诊断时需注意鉴别。出现左束支传导阻滞时诊断心肌梗死更困难，但同时存在 ST 段抬高或与先前的心电图比较观察变化则有助于急性心肌梗死的诊断。当患者存在右束支传导阻滞时，V1-V3 导联出现 ST-T 异常较多见，这对该区域心肌缺血的判断增加难度，但是，当出现新发 ST 段抬高或病理性 Q 波时，则需考虑心肌缺血或心肌梗死。

3．陈旧性心肌梗死

与陈旧性心肌梗死有关的心电图诊断标准：

（1）V2、V3 导联的 Q 波持续时间≥0.02 s，或 QS 复合波。

（2）在导联组中（Ⅰ、aVL，或Ⅱ、Ⅲ、aVF 或 V1-V6 导联组）任何两个导联Ⅰ、Ⅱ、aVL、aVF 或 V4-V6 出现 Q 波持续时间≥0.03 s，且深度≥0.1 mV，或 QS 复合波。

（3）无传导系统病变时，V1、V2 导联 R 波持续时间≥0.03 s，且 R/S≥1 伴有 T 波一致的阳性改变。附加的 V7-V9 心电图改变适用同一诊断标准。

缺血性心脏病患者不管有没有症状，在无 QRS 混合波的导联出现 Q 波或 QS 复合波是陈旧性心梗特有的征象。数个导联或某些连续的导联组出现 Q 波时，心电图诊断心肌梗死的特异性更为明确。当同一导联出现 Q 波同时伴有 ST 段偏移或 T 波改变，则心梗的可能性将明显增加，如较小的 Q 波持续时间≥0.02 s，<0.03 s，深度大于 0.1 mV，且伴有同一导联 T 波倒置时可诊断陈旧性心肌梗死。其他有效的心梗诊断方法，如明尼苏达核心诊断法和 WHO MONICA 诊断方法已经用于流行病学和临床试验。

4．无症状的心肌梗死

在心电图随访中发现新的病理性 Q 波，或心脏影像学检查发现新的明显的心肌梗死征象，与冠状动脉血管再通手术无关的，且患者并无临床症状，即称为无症状的急性心肌梗死。有研究报告无症状的 Q 波急性心肌梗死占所有非致死性心肌梗死的 9%～37%。这类患者死亡风险明显增加。与先前的心电图相比较，导联位置放置不当或 QRS 紊乱波亦可误诊为新的 Q 波或异常 QS 复合波。因此，新的无症状 Q 波心肌梗死诊断应该进行正确导联位置的心电图复查或影像学检查，或重点询问有无短暂性心肌缺血症状等确认。

5．心电图诊断心肌梗死的困难状况

V1 导联出现 QS 波是正常的。如果胸前导联 QRS 轴向在 −30°～0°之间，那么Ⅲ导联上出现 Q 波持续时间小于 0.03 s 并且波幅小于 R 波的 25%属于正常。如果胸前导联 QRS 波形轴向在 60°～90°之间，那么 aVL 导联出现 Q 波也是正常的。Ⅰ、aVL、aVF 和 V4-V6 导联出现小的非病理性 Q 波时限小于 0.03 s，波幅小于 R 波的 25%，预激综合征、缩窄性心肌病、扩张性心肌病或应激性心肌病、心肌淀粉样变、左束支传导阻滞、左前分支传导阻滞、左室肥厚、右心室肥厚、心肌炎、急性肺心病或高钾血症等在没有心梗时亦可能出现 Q 波或 QS 波。

6．常见的易误诊为急性心肌梗死的心电图征象

（1）引起急性心肌梗死假阳性心电图改变的因素：早期复极综合征、左束支传导阻滞、预激综合征、J 点抬高综合征（如 Brugada 综合征）、心包炎或（和）心肌炎、肺栓塞、蛛网膜下腔出血、代谢紊乱（如高钾血症）、心肌病、胆囊炎、永久性青少年糖尿病、导联位置错放、心前导联误换位置、三环类抗抑郁药物或吩噻嗪类药物均可导致心肌梗死假阳性心电图改变。

（2）引起急性心肌梗死假阴性心电图改变的因素：陈旧性心肌梗死 Q 波或（和）持续性 ST 段抬

高、右心室起搏、左束支传导阻滞等。

（二）心脏影像技术

非侵入性的心脏影像检查对已知或可疑心肌梗死患者有很大作用，但仅仅是对心肌梗死的诊断与特征性描述。基本原理是局部心肌低灌注和缺血导致系列连锁反应，包括心肌功能障碍、心肌细胞死亡和心肌纤维化愈合。重要的影像参数是灌注、心肌活动度、心肌壁厚度、心肌肥厚、心肌运动特点、心肌纤维化对磁共振的造影剂或放射性造影剂的动力学影响等。

在急性和慢性心肌梗死中常用的影像技术是心脏超声图、放射性核素心室造影、心肌灌注扫描检查（MPS）、单光子心肌灌注计算机成像（SPECT）和磁共振检查。正电子发射断层扫描（PET）和 X 线计算机断层扫描（CT）已不常使用，各种检查在评估心肌活动度、心肌灌注和功能上或多或少有一定程度的重叠，但只有放射性核素检查可直接评估心肌活动度，这是由于使用的示踪剂内在性质决定。其他检查能间接评估心肌活动的储备功能，如超声心动图评估心肌对多巴酚丁胺的反应性、磁共振检查评估心肌纤维化。

（三）心脏超声检查

超声心动图的优势是评估心脏的结构和功能，特别是心肌厚度、心肌壁增厚程度和室壁运动。心脏超声造影剂可提高心内壁的可视性，而且能评估心肌灌注和微血管堵塞情况。心脏组织多普勒和动态变化图像可动态评估全心功能和局部室壁功能。已经研发的血管内超声造影剂是针对目标部位分子作用过程进行检查，但至今尚未用于急性心肌梗死。

（四）放射性核素显像

数种放射性核素示踪剂能够使存活的心肌细胞直接显像，如 SPECT 示踪剂铊-201、锝-99 mMIBI、替曲膦（tetrofosmin），PET 示踪剂 18-氟-氟代脱氧葡萄糖（18-FDG）、铷-82。只有 SPECT 技术是常用的直接评估存活心肌的方法，尽管图像的分辨率相对较低而不利于检测小面积的心肌梗死。常见的 SPECT 单光子发射放射性药品也是心肌灌注的示踪剂，可以可靠地检测梗死的范围和潜在的灌注异常区。心电门控成像为心肌运动、心肌厚度变化和整体功能检查提供了可靠的评估。其他有关反射核素评估心肌检查技术包括碘-123 标记的 I-间位碘卞胍（131I-MIBG）、基质金属蛋白酶活化成像可对心室重塑和心肌代谢进行精确评估。

（五）磁共振血管成像技术

心血管 MRI 具有高度的组织分辨率是评估心功能的一个很好的检查手段，而且对可疑的急性心肌梗死具有与心脏超声检查类似的作用。但因操作不便而不适宜于紧急情况下的应用。顺磁造影剂，可用于评估心肌灌注以及与陈旧性心肌梗死纤维化所致的细胞外空间的增加。这一技术已经应用于临床急性心肌梗死检查，延迟增强 MRI 心肌纤维化成像可以检测即使是心内膜下小范围的心肌梗死。对检测疑似心肌梗死的心肌病变如心肌炎亦有一定价值。

（六）X 线计算机断层扫描

梗死的心肌 CT 所见的早期变化是左室运动增强后可见局部区域心室壁运动减低，后期的 CT 扫描征象与 MRI 延迟的钆显像一样显示为高增强。这一征象具有临床价值，因为肺动脉栓塞和主动脉夹层等疾病的临床特征与急性心肌梗死有类似之处，增强 CT 的征象除诊断急性心肌梗死外，还有助于鉴别可疑的肺动脉栓塞和主动脉夹层，但这一方法在临床并不常用。CT 评估心肌灌注在技术上亦是可行的，但并未充分证明其有效性。

五、急性心肌梗死的影像学检查应用价值评估

1. 影像学检查与生物标志物检查诊断价值比较评价

影像技术对急性心肌梗死的诊断非常有价值，因为在心肌生物标志物升高时，这些技术能探测到心室壁异常运动或心肌活力的消失。因某些原因生物标志物未检测或已恢复正常，在排除非缺血原因后，新发生的心肌活力的消失的征象就满足急性心肌梗死的诊断标准。心肌功能和活力正常具有非常高的阴性预测价值，并在临床诊断上排除急性心肌梗死。所以，影像学技术在可疑心肌梗死患者的早期预检甄别和排除心肌梗死的诊断方面是非常有价值的。但是，如果生物标志物在适当的时间检测并且结果正常，这可排除急性心肌梗死。生物标志物测定值诊断价值较影像指标具有更高的临床价值。

急性心肌梗死或其他疾病均可出现局部心肌运动异常和心肌增厚征象，包括陈旧性心肌梗死、急性心肌缺血、心肌顿抑或心肌冬眠等。非缺血性疾病如心肌病、心肌炎症或渗出性疾病等，亦可导致具有心肌的局部运动消失或功能异常。所以，影像学检查在急性心肌梗死的阳性检测价值并无较高的诊断特异性。只有在排除非缺血性疾病或存在急性心肌梗死其他临床症状时，出现新的或推测系新的影像学征象时，对急性心肌梗死才具有一定的诊断价值。

2. 心脏超声检查诊断价值评估

对很多非缺血性疾病引起急性胸痛的病因具有诊断价值，如心包心肌炎、心脏瓣膜病、心肌病、肺栓塞或主动脉夹层等疾病的诊断。超声影像技术对急性心肌梗死并发症的诊断有一定价值，包括心肌游离壁的破裂、室间隔缺损和继发于乳头肌断裂或缺血的二尖瓣反流等。

3. 放射性核素显像诊断价值评估

放射性核素显像可用于评估通过急性血管重建、再通而可挽救的心肌数量。在出现临床症状、未恢复血管再灌注前，注射示踪剂延迟显像的范围可评估处于缺血中的危险心肌多少。在出院前进行第二次静息状态下的放射性核素显像，可以确定最终心肌梗死范围大小，并通过比较二次检查相应部位心肌灌注缺失范围的差异可以评估恢复血管再通后挽救心肌的数量。

4. 心肌梗死迟发症状者的 MRI 影像学检查价值评估

对症状较迟发生的可疑心梗患者，在排除非缺血原因后存在局部室壁运动异常、心室壁心肌变薄或已形成疤痕愈合，是陈旧性心肌梗死的依据。延迟相钆增强 MRI 检查对检测心肌纤维化具有极高的分辨率和特异性，具有非常高的诊断价值，尤其适合于鉴别缺血性心脏病引起的心内膜下纤维化和其他疾病类型的纤维化。MRI 影像技术也可用于明确心肌梗死诊断后的危险分层。对剩余心肌或远处心肌缺血和（或）心室功能障碍的检测评估、预测后期结果可以提供很有价值的信息。

六、非冠脉搭桥术的心脏手术患者急性心肌梗死的诊断

心脏手术患者出现新的 ST-T 异常较为多见。在心脏手术前，在明确的心肌梗死区域以外出现新的病理性 Q 波应当考虑为急性心肌梗死（Ⅰ型或Ⅱ型急性心肌梗死），尤其是伴有心肌标志物增高或新的室壁运动异常，或血流动力学不稳定的患者更应考虑急性心肌梗死。一些新型的手术如经导管主动脉瓣植入术（TAVI）或二尖瓣修复术可以引起伴有坏死的心肌损伤，这两种手术均可造成心肌的直接创伤或因冠状动脉堵塞或血栓形成产生心肌缺血。与冠状动脉移植术相类似，这些手术后的心肌梗死可能心肌生化标志物的增高程度更高、预后更差，但尚缺乏有关资料证实。

主动脉瓣植入术后≤72 h 内的围术期急性心肌梗死诊断标准应作适当修正。然而，目前几乎无证据提示有充足的理由使用与上述冠状动脉移植术相关的围术期急性心肌梗死同一诊断标准。

经心肌组织热疗或冷冻治疗消除心律失常也可造成心肌坏死的心肌损伤。其心肌损伤程度可以通过心肌肌钙蛋白的测定评估。然而，这种情况下，心肌肌钙蛋白的增高并不表示发生了心肌梗死。

七、非心脏手术相关的急性心肌梗死的诊断

非心脏大手术围术期急性心肌梗死最常见于围术期血管并发症，其预后大多较差。围术期急性心肌梗死大多无心肌缺血症状，而且无症状的围术期急性心肌梗死与30 d内死亡率明显具有相关性，与有症状的急性心肌梗死相类似。因此，有必要对术前和大手术后48～72 h监测心肌生化标志物。具有高度敏感性的心肌肌钙蛋白测定发现45%的患者心肌肌钙蛋白值超过99%的正常百分位数；约22%的患者心肌肌钙蛋白值明显增高，且增高的程度明显提示存在心肌坏死。对非心脏大手术的患者研究发现非心脏大手术的心肌梗死系因较长时间的心肌氧供需失衡所致，并非冠心病所致。综合心肌肌钙蛋白分析，这属于第二型急性心肌梗死。但是一项致死性围术期急性心肌梗死的病理学研究发现约占半数患者系粥样斑块破裂和血小板的集聚导致血栓形成所致，也就是说这属于Ⅰ型急性心肌梗死。明显的差别可能在于治疗方法的不同，需要密切的临床观察和谨慎地判断。

八、重症监护患者的急性心肌梗死诊断

不论基础疾病状态，重症监护患者发生心肌肌钙蛋白值增高较多见，且预后往往较差。重症监护患者的急性心肌梗死可能是属于因冠心病和氧需要量增加所致的Ⅱ型急性心肌梗死。另一些患者可能系因儿茶酚胺或循环血中的毒素导致心肌坏死、损伤。而且某些患者可发生Ⅰ型急性心肌梗死。这对临床医生是一个严峻的挑战，因患者常有一个或多个器官病变并处于加强加护治疗中，心肌肌钙蛋白值的增高需根据治疗措施的作用决定其临床意义。如果重症患者处于恢复状态和重症疾病恢复的时期，临床医生对心肌肌钙蛋白增高作出诊断前应该进一步检查评估冠心病严重程度和结构异常的心脏疾病的严重程度是否有关。

九、复发性心肌梗死的诊断

偶发的急性心肌梗死是指患者初次发生的急性心肌梗死。如果在初次发生急性心肌梗死后的28 d内再次发生急性心肌梗死征象并非是流行病学研究中的新发生的急性心肌梗死概念。如果在初次发生急性心肌梗死后超过28 d再次发生急性心肌梗死征象则应该考虑为复发性心肌梗死。

十、再发性急性心肌梗死的诊断

再发性急性心肌梗死是指在初次发生急性心肌梗死后的28 d内再次发生急性心肌梗死征象，或复发性心肌梗死后的28 d内再次发生急性心肌梗死征象。初次发生急性心肌梗死后怀疑再发性急性心肌梗死的心电图诊断可因初次急性心肌梗死的波形复杂化而难以诊断。当两个连续导联组出现ST段抬高≥0.1 mV或出现新的特征性的病理性Q波时，应考虑为再发性心肌梗死，尤其是伴有≥20 min的心肌缺血性症状时更应考虑再发性急性心肌梗死。然而，ST段的再次抬高也可见于具有高度危险的心肌破裂并导致其他的心脏病变。单纯的ST段压低或左束支传导阻滞为非特异性征象，并不能作为再发性心肌梗死的诊断依据。在初次急性心肌梗死后再出现临床心脏缺血性症状体征而怀疑为再发性急性心肌梗死的患者，应立即测定心肌肌钙蛋白，且在此后的3～6 h再次抽血检测心肌肌钙蛋白。如果在怀疑再发性心肌梗死后的第一次血样本心肌肌钙蛋白值增高，或呈稳定状态，或降低时，第二次血样本的心肌肌钙蛋白值增高大于等于正常值20%以上，则需诊断为再发性急性心肌梗死。如果初次心肌肌钙蛋白值正常，则按照新的急性心肌梗死诊断标准进行诊断。

十一、伴有心力衰竭患者的心肌损伤或心肌梗死的诊断

根据检查方法的敏感性不同，如果心肌肌钙蛋白值可检测到并明显升高提示存在心肌坏死损伤，可见于心力衰竭综合征患者。应用高度敏感的心肌肌钙蛋白测定方法，几乎在心力衰竭的所有患者均可有心肌肌钙蛋白值的增高，并可超过正常值的99百分位以上，特别是在严重的心力衰竭患者中更加多见，如失代偿的急性心力衰竭患者。

同时，Ⅰ型急性心肌梗死是急性心力衰竭的重要原因。在急性心力衰竭的患者中，单独出现心肌肌钙蛋白值增高常常应该考虑急性心力衰竭，并不能诊断为Ⅰ型急性心肌梗死。的确有时候非缺血性心力衰竭患者也可同时存在Ⅰ型急性心肌梗死。在心力衰竭患者中，心肌肌钙蛋白值可测定的病理性增高除Ⅰ型急性心肌梗死外，尚有许多其他机制引起心肌肌钙蛋白值增高。如Ⅱ型急性心肌梗死可以因心室壁跨壁压增高、冠状动脉小血管堵塞、内皮细胞功能不良、低血压、贫血等引起。除了Ⅰ型急性心肌梗死和Ⅱ型急性心肌梗死外，由于心室壁张力的影响导致心肌细胞凋亡和自吞噬作用等亦可引起心肌肌钙蛋白值的增高，这已得到实验的证实。在心力衰竭患者中，与炎症、循环神经激素、渗出性病变、心肌炎、应激性心肌病等相关的直接细胞毒性作用亦可导致心肌肌钙蛋白值的异常增高。

同时，急性心肌梗死的发病率和并发症在急慢性心力衰竭患者中越来越多，心力衰竭患者心肌肌钙蛋白值增高的出现时机、增高程度、持续时间是心力衰竭不良预后的独立预测因素，不论何种发病机制，均不应作为假阳性而忽视其重要性。

在急性失代偿性心力衰竭出现时，应立即测定心肌肌钙蛋白Ⅰ或心肌肌钙蛋白T，并进行心电图检查，其目的是确认或排除突发性的Ⅰ型急性心肌梗死。在这种情况下，心肌肌钙蛋白值明显增高或已经下降的特征性变化，或伴有心肌缺血症状，或新的缺血性心电图改变，或非侵入性检查发现心肌功能缺失，则应当怀疑为Ⅰ型急性心肌梗死。如果对冠状动脉的解剖状况已充分了解，则有助于解释心肌肌钙蛋白值的变化。如冠状动脉解剖正常的患者，心肌肌钙蛋白值的增高可能是由于Ⅱ型急性心肌梗死或非冠状动脉机制所致。

另外，如果对冠状动脉的解剖状况不了解，则即使心肌肌钙蛋白值超过正常99百分位数值也无足够的依据诊断为冠心病所致的急性心肌梗死，也不能确认心肌肌钙蛋白增高的机制。此时，有必要进行进一步的检查，如心肌灌注的相关检查、冠状动脉造影术、MRI等，有助于更好地了解心肌肌钙蛋白增高的具体原因，但有时候即使进行了这些检查，仍不能明确心肌肌钙蛋白增高的原因。

第五节 确保心肌梗死研究计划和临床试验质量要求

在心肌梗死的临床试验中，需要设计心肌梗死患者的纳入标准和试验终点。一个统一的心肌梗死定义对临床研究十分有益，有助于对不同临床试验的方法、结果及其临床意义进行比较。心肌梗死纳入标准定义如Ⅰ型急性心肌梗死而非Ⅱ型急性心肌梗死取决于研究纳入病人的临床特征。在冠状动脉血管造影时，偶发的心肌梗死冠状动脉再狭窄是血管造影术中唯一的解释。这种与介入治疗相关的急性心肌梗死可以作为4c型急性心肌梗死，诊断标准为冠状动脉造影狭窄≥50%或伴有心肌肌钙蛋白值超过99百分位数值和（或）已有一定程度的下降特征，并且无其他的冠状动脉明显狭窄经以下检查证实：①初次成功地进行冠状动脉支架置入，②冠状动脉球囊扩张术血管造影成功地清除冠状动脉狭窄（<50%）。

最近的一些研究中，试验结果使用了不同的心肌梗死定义，因此妨碍了试验结果的比较和成果推广。有关心肌梗死临床试验终点在研究者和法规机构之间形成一致性则有重要的价值。在单个临床研究中使用不同的定义可能在某些情况下可能会更适当，但应该有明确充分的理由。不管怎样，研究者对各种类型的心肌梗死应提供详细的资料，包括心肌肌钙蛋白值和其他标志物超过99百分位的阈值。不同类型的心肌梗死心肌肌钙蛋白值超过的倍数见后。这有助于比较不同的临床研究和Meta分析。

在大的多中心临床研究中，可能因为使用了不同的测定方法，包括较新的高度敏感的心肌肌钙蛋白测定方法，可一致采用第99百分位的数值作为阈值。这虽然并不总是能使不同的心肌肌钙蛋白测定方法测得的值形成协调一致，但可改善结果的一致性。心脏手术患者心肌梗死的发生率可以作为临床研究质量的一个指标，参与质量保证计划的各个研究中心使用了统一的心肌梗死定义。为了使研究更加有效、避免系统误差，这一评价方法需要研发一个在不同地点、不同的肌钙蛋白测定方法具有一致性的范例。

第六节　心肌梗死的重新定义对公共政策的影响

心肌梗死的定义修订对社会与个体有很多影响。初步的诊断或最终诊断是患者需要进一步诊断检查、生活方式改变、治疗和预后的建议依据。一个有特殊诊断患者的整体治疗计划是以预防保健治疗、政策及资源分配为依据的。

良好的临床实践的目标之一是达到目前科学知识所支持的明确而具体的诊断。本文所列的心肌梗死定义就达到了这个目标。总而言之，虽然本病的诊断有了新的、敏感的手段，但是心肌梗死这一概念的意义并没有改变。目前对心肌梗死的诊断是依据病人的临床症状、心电图改变、高度敏感的生物标志物以及可获得的各种影像学资料综合后得出的结果。重要的是对心肌梗死范围、左室剩余功能、冠脉病变的严重程度、其他危险因素和心肌梗死的类型特征的确定，而不是仅仅作出一个心肌梗死的诊断。评估病人预后、生活和工作能力所需的信息比仅仅诊断心肌梗死需要更多的信息。其他有关的许多信息也需要了解，并对适当的社会、家庭、就业等作出决策。有许多心肌梗死危险度评分对心肌梗死预后的评估已经得到研发和应用。各种与心肌梗死相关的其他各种预后方案导致重新考虑目前正在使用的可以引起心肌坏死、生化标志物增高的各种因素对患者的影响。

对心肌梗死定义的共识修改可能会对病人及其家属在心理状态、人寿保险、职业生涯以及驾驶车辆和飞行执照等方面产生影响。也会对社会在诊断相关编码、住院报销、公共卫生统计、病假和残疾证明等方面产生影响。为适应这一挑战，内科医生必须充分知晓诊断的改变。这就需要建立教育材料，并对治疗指南予以适当调整。专业协会应该采取措施来促进修改后的定义在医生、其他医疗专业人员、管理人员和社会大众中的迅速传播。

参考文献

[1] Mendis S, Thygesen K, Kuulasmaa K, et al. Lisheng L and Writing group on behalf of the participating experts of the WHO consultation for revision of WHO definition of myocardial infarction. World Health Organization definition of myocardial infarction: 2008-2009 revision. Int J Epidemiol, 2011（40）: 139-146.

[2] White H D. Pathobiology of troponin elevations. J Am Coll Cardiol, 2011（57）: 2406-2408.

[3] Apple F S, Collinson P O. IFCC Task Force on Clinical Applications of Cardiac Biomarkers. Analytical characteristics

of high-sensitivity cardiac troponin assays. Clin Chem, 2012 (58): 54-61.

[4] Jaffe A S, Apple F S, Morrow D A, et al. Being rational about (im) -precision: a statement from the Biochemistry Subcommittee of the Joint European Society of Cardiology/American College of Cardiology Foundation/American Heart Association/World Heart Federation Task Force for the definition of myocardial infarction. Clin Chem, 2010 (56): 941-943.

[5] Mills N L, Churchhouse A M, Lee K K, et al. Implementation of a sensitive troponin I assay and risk of recurrent myocardial infarction and death in patients with suspected acute conorary syndrome. JAMA, 2011 (305): 1210-1216.

[6] Saunders J T, Nambi V, de Limos J A, et al. Cardiac troponin T measured by a highly sensitive assay predicts coronary heart disease, heart failure, and mortality in the atherosclerosis risk in communities study. Circulation, 2011 (123): 1367-1376.

[7] Kavsak P A, Xu L, Yusuf S, et al. High-sensitivity cardiac troponin I measurement for risk stratification in a stable high-risk population. Clin Chem, 2011 (57): 1146-1153.

[8] Reynolds H R, Srichai M B, Iqbal S N, et al. Mechanisms of myocardial infarction in women without angiographically obstructive coronary artery disease. Circulation, 2011 (124): 1414-1425.

[9] Jain S, Ting H T, Bell M, et al. Utility of left bundle branch block as a diagnostic criterion for acute myocardial infarction. Am J Cardiol, 2011 (107): 1111-1116.

[10] Stillman A E, Oudkerk M, Bluemke D, et al. North American Society of Cardiovascular Imaging; European Society of Cardiac Radiology. Int J Cardiovasc Imaging, 2011 (27): 7-24.

[11] Flachskampf F A, Schmid M, Rost C, et al. Cardiac imaging after myocardial infarction. Eur Heart J, 2011 (32): 272-283.

[12] Kaul S, Miller J G, Grayburn P A, et al. A suggested roadmap for cardiovascular ultrasound research for the future. J Am Soc Echocardiogr, 2011 (24): 455-464.

[13] White H D. The prequel. Defining prognostically important criteria in the periprocedural PCI troponin saga. Circ Cardiovasc Interv, 2012 (5): 142-145.

[14] Jaffe A S, Apple F S, Lindahl B, et al. Why all the struggle about CK-MB and PCI? Eur Heart J, 2012 (33): 1046-1048.

[15] Damman P, Wallentin L, Fox K A, et al. Long-term cardiovascular mortality after procedure-related or spontaneous myocardial infarction in patients with non-ST-segment elevation acute coronary syndrome: A collaborative analysis of individual patient data from the FRISC II, ICTUS, and RITA-3 Trials (FIR). Circulation, 2012 (125): 568-576.

[16] Bonaca M P, Wiviott S D, Braunwald E, et al. American College of Cardiology/American Heart Association/European Society of Cardiology/World Heart Federation Universal Definition of Myocardial Infarction Classification System and the risk of cardiovascular death: observations from the TRITON-TIMI 38 Trial (Trial to Assess Improvement in Therapeutic Outcomes by Optimizing Platelet Inhibition With Prasugrel-Thrombolysis in Myocardial Infarction 38) Circulation, 2012 (125): 577-583.

[17] Domanski M, Mahaffey K, Hasselblad V, et al. Association of myocardial enzyme elevation and survival following coronary artery by pass graft surgery. JAMA, 2011 (305): 585-589.

[18] Leon M B, Piazza N, Nikolsky E, et al. Standardized endpoint definitions for transcatheter aortic valve implantation clinical trials: a consensus report from the Valve Academic Research Consortium. Eur Heart J, 2011 (32): 205-217; J Am Coll Cardiol, 2011 (57): 253-269.

[19] Devereaux P J, Xavier D, Pogue J, et al. Investigators. Characteristics and short-term prognosis of perioperative myocardial infarction in patients undergoing noncardiac surgery: a cohort study. Ann Intern Med, 2011 (154): 523-528.

[20] The Vascular Events in Noncardiac Surgery Patients Cohort Evaluation (VISION) Study Investigators. Association between postoperative troponin levels and 30-day mortality among patients undergoing noncardiac surgery. JAMA, 2012 (307): 2295-2304.

[21] Kavsak P A, Walsh M, Srinathan S, et al. High sensitivity troponin T concentrations in patients undergoing noncardiac surgery: a prospective cohort study. Clin Biochem, 2011 (44): 1021-1024.

[22] White H D, Reynolds H R, Carvalho A C, et al. Reinfarction after percutaneous coronary intervention or medical management using the universal definition in patients with total occlusion after myocardial infarction: Results from long-term follow-up of the Occluded Artery Trial (OAT) cohort. Am Heart J, 2012 (163): 563-571.

[23] Rosamond W, Chambless L, Heiss G, et al. Twenty-two year trends in incidence of myocardial infarction, CHD mortality, and case-fatality in four US communities, 1987 to 2008. Circulation, 2012 (125): 1848-1857.

[24] Luepker R, Duval S, Jacobs D, et al. The effect of changing diagnostic algorithms on acute myocardial infarction rates. Ann Epidemiology, 2011 (21): 824-829.

（编写：石永伟　蒋世平　倪笑媚　童跃峰　许兆军　蔡挺　蒋国平）

第十一章 急性心力衰竭诊治进展

第一节 急性心力衰竭的定义、诱因、病因

一、急性心力衰竭（AHF）的定义

急性心力衰竭（AHF）的定义为一种临床综合征，是心脏结构或功能的一种异常，导致心脏不能按照代谢组织需要的速率输送氧气和营养物质并带走代谢产物。典型的症状为呼吸困难、踝部肿胀和疲乏等，其体征如颈静脉压升高、肺部啰音、心尖搏动移位、身体较低位置组织水肿等。

急性心力衰竭（AHF）一词用于描述心衰症状和体征的迅速发作或改变，是一种威胁生命的紧急病况，需立即就医进行紧急治疗，往往导致患者急诊住院，否则有可能直接威胁患者生命。

急性心力衰竭可以表现为急性起病（先前未知存在心功能不全的患者新发生的急性心力衰竭）或慢性心力衰竭急性失代偿。在大多数情况下，AHF 可以是既往诊断为心衰（HF-REF 或 HF-PEF）的患者病情突然恶化所致，是继发于心功能异常的急性发作的症状和体征；也可能是心衰症状体征的首次发作（新发心衰）。它可以与先前存在的心脏基础疾病同时发生、加重，亦可发生于不伴基础心脏疾病患者。AHF 可因任何方面心功能异常所致，包括收缩功能不全、舒张功能不全、心脏节律或速率异常，或前负荷异常，或后负荷失常。

在先前存在心衰的患者中，常有明确的诱因或激发因素，如在 HF-REF 患者出现了心律失常或停用了利尿剂治疗，在 HF-PEF 患者出现了容量负荷过重或严重高血压等。

二、急性心衰的诱因

（一）导致病情迅速恶化的诱因

快速性心律失常和重度心动过缓/传导阻滞、急性冠脉综合征（ACS）、ACS 的机械并发症（如室间隔破裂、二尖瓣腱索断裂、右室心梗）、急性肺栓塞、高血压危象、心包填塞、主动脉夹层、手术和围术期问题、围产期心肌病。

（二）导致不太迅速恶化的诱因

感染（包括感染性心内膜炎）、慢性阻塞性肺疾病加重/支气管哮喘、贫血、肾功能不全、不依从饮食/药物治疗、不致突然、显著心率变化的心律失常、心动过缓和传导阻滞、未控制的高血压、甲状腺功能减退或亢进、甲状腺功能减退或亢进、酒精和药物滥用及其医原性因素：如用非甾体类消炎药或皮质激素、药物相互反应等。

三、心衰的病因

心衰的病因目前尚无公认而满意的心衰病因分类，现按解剖病变部位分类如下。

(一) 心肌疾病

1. 冠状动脉疾病。
2. 高血压病：外周动脉和心肌因素两者均可引起心衰的发生。
3. 心肌病：

(1) 家族性心肌病：①肥厚性。②扩张性。③致心律失常性右室心肌病。④限制性。⑤左室心肌致密化不全。

(2) 获得性心肌病：

①心肌炎（炎症性心肌病）：a. 感染性：细菌、螺旋体、真菌、原虫、寄生虫、立克次体、病毒性。b. 免疫介导的：破伤风类毒素、疫苗、血清病、自身免疫病。c. 嗜酸细胞性（Churg-Strauss）。d. 药物性。e. 淋巴/巨细胞心肌炎。f. 结节病。

②中毒性心肌病：药物（化疗、可卡因）、酒精、重金属（铜、铁、铅）。

③内分泌/营养性心肌病：肾上腺嗜铬细胞瘤、维生素缺乏（如 VitB1）、硒缺乏、低磷血症、低钙血症。

④妊娠性心肌病。

⑤浸润性心肌病：淀粉样变性、恶性肿瘤等。

其他遗传性疾病亦可有心脏病变，如 Fabry 病等。

(二) 心脏瓣膜病

心脏瓣膜病主要为二尖瓣、主动脉瓣、三尖瓣、肺动脉瓣的病变所致。

(三) 心包疾病

心包疾病：限制性心包炎、心包积液。

(四) 心内膜疾病

心内膜疾病：伴嗜酸细胞增多的心内膜疾病（嗜酸细胞增多综合征）、没有嗜酸细胞增多的心内膜疾病（如心内膜心肌纤维化）、心内膜弹力纤维增多症。

(五) 先天性心脏病

先天性心脏病：心动过速：房性、室性；心动过缓；窦房结功能障碍。

(六) 恶性心律失常

恶性心律失常包括快速性心律失常、缓慢性心律失常、心脏传导阻滞疾病如房室传导阻滞等。

(七) 高输出量状态

高输出量状态：贫血、败血症、甲亢、Paget's 病、动静脉瘘等。

(八) 容量负荷过重

容量负荷过重：急性肾炎、肾功能衰竭、医源性因素如液体速度过快、输液量输入过多等。

急性发作的时间长短可因病情严重程度、致病因素不同有较大差异。患者的急性心力衰竭严重程度可表现为直接威胁生命的重症急性肺水肿或心源性休克；亦可以为外周水肿持续加重为特征的较为缓慢疾病演变，且可在感染、外伤等因素的影响下，突然加重为急性心衰。很多患者诉症状加重如气促或水肿加重等已持续几天甚或几周，亦有患者可在几小时或几分钟内发生心衰如与 AMI 相关的心衰，或输液速度过快或输液量过多等。

AHF 的诊断和治疗通常需要同时展开，尤其是对症状较为严重的患者，必须迅速采取治疗措施。在初始评估和治疗时，需要密切监测患者的生命指征，重症患者宜收住 ICU 或 CCU 进行加强监护治疗。

治疗的即时目标为改善患者的症状和稳定其血流动力学，长期治疗目标包括出院后的抗心衰治疗和对感染的防治等措施，尤其需要强调的是预防 HF-REF 复发、提高患者生活质量、延长寿命十分重要。

近年由于医疗水平的提高、人类寿命的延长、社会老龄化程度的加剧等影响，心脏退行性病变等越来越多，急性心肌梗死（AMI）救治措施的及时到位、抢救成功率大为提高、使得重症急性心肌梗死的存活率明显提高，导致慢性心力衰竭（CHF）患者数量快速增加，心脏器质性病变的逐渐加重达一定程度或突然增加患者心脏负荷等均可使患者出现失代偿性心力衰竭；且在某些因素如感染、外伤、应激、疲劳、心脏负荷骤然增高等因素影响下，慢性心力衰竭可快速转化为失代偿性急性心力衰竭。

在发达国家的成年人群中，1%～2%有心衰，在 70 岁及以上的人群中患病率升高到≥10%。60%～70%的急性心衰病人特别是老年人多有冠心病。在年轻的被调查者中，急性心衰多是由于扩张型心肌病、心律失常、先天性心脏病、瓣膜性心脏病或急性心肌炎引起。

对不典型的急性心衰的诊断可能存在困难，需要谨慎观察分析。心衰的症状较多是非特异性的，心衰的有些体征系因水钠潴留所致，用利尿剂治疗可迅速消退，故在进行利尿治疗的患者可能缺乏水肿体征。因此，对相关的症状和体征必须进行仔细的鉴别诊断，并需找出潜在的心脏病因是诊断心衰的关键。

心室收缩功能不全的心肌病变，或心室舒张功能异常，或瓣膜、心包、心内膜、心脏节律和传导异常（和存在一种以上的异常）均可引起心衰。临床医生及时检出潜在的心脏疾病及其病因对治疗极其重要，因为正确的病理诊断及其功能状态评估决定采用何种特殊治疗，如对瓣膜病变的手术治疗、左室收缩功能不全的特殊药物治疗等。

急性心衰病人如不能进行病因治疗预后较差。急性心肌梗死（AMI）合并严重的心力衰竭的患者死亡率常较高；有报道 12 个月死亡率为 30%。另有报道因心脏疾病导致的急性肺水肿院内死亡率为 12%，1 年死亡率高达 40%。

急性心衰住院病人中约 45% 12 个月内常需再次住院（约有 15%需两次以上住院）。在 60 d 内再次住院病人的死亡危险程度为 30%～60%，具体决定于研究的对象、医疗技术水平、心脏疾病病因治疗效果等。

第二节 急性心力衰竭的分类及其严重度分级

一、急性心力衰竭按射血分数分类

射血分数（EF）是描述心衰的主要术语。数学上，EF 是搏出量（舒张末容量减去收缩末容量）除以舒张末容量。通常用放射核素技术或超声心动图检查测量 EF。在 LV 收缩和排空降低（即收缩功能不全）的患者，搏出量由舒张末容量的增加（因为 LV 扩张）进行代偿，即心脏射出较大容量的小部分血液。一般来说，收缩功能不全越严重，EF比正常降低越多，舒张末容量和收缩末容量越大；EF越低，生存率越低。

大多数临床试验用放射核素技术或超声心动图检查测量EF，并根据EF选择纳入研究的患者，对EF降低的心衰（HF-REF）或"收缩性心衰"患者的主要临床试验，大多入选研究标准是选择EF≤35%的患者。

（一）EF降低的心衰（HF-REF）或"收缩性心衰"的诊断

需具备以下三个条件：①典型的心衰症状；②典型的心衰体征；③并存在左室EF明显降低。

临床上约半数心衰有EF降低。冠心病（CAD）是收缩性心衰的主要病因，其他收缩性心衰的原因包括既往病毒感染、酗酒、化疗药物（如阿霉素、曲妥珠单抗）、特发性扩张性心肌病等。

（二）EF无明显降低的心衰（HF-PEF）诊断

须具备以下四个条件：①指具有心衰的典型症状；②心衰的典型体征；③左室无扩大，但左室正常或轻度降低，一般EF为40%~45%；④相关的结构性心脏病变如左室肥厚、左房扩大和（或）舒张功能不全，无其他原因心脏异常（如瓣膜或心包疾病）。

HF-PEF的诊断要比HF-REF的诊断更困难，因为HF-PEF是一个排除性的诊断，即患者症状的潜在非心脏原因（如贫血或慢性肺病）必须首先排除，通常无心脏扩大，但可能有左室壁厚度增加、左房增大；大多数有舒张功能不全的证据，一般认为这是这些患者心衰的可能原因，因此称为"舒张性心衰"。

HF-PEF患者大多年龄较大、女性更多，且比HF-REF患者更多肥胖，可能有高血压和房颤（AF）；HF-PEF患者比HF-REF患者有较好的预后。

EF在35%~50%的患者，属于"灰色区域"，大多可能有轻度的收缩功能不全。

二、急性心力衰竭的临床分类

1. 心力衰竭急性失代偿（新发或慢性心力衰竭失代偿）：具有急性心力衰竭的症状和体征，且可排除心源性休克、肺水肿或高血压危象等。

2. 高血压性急性心力衰竭：具有心力衰竭的症状和体征，并伴有高血压及其相关的左室功能不全症状和体征，胸片可提示急性肺水肿征象。

3. 急性肺水肿（通过胸片证实）：伴有严重的呼吸困难，并有满肺的爆裂音和端坐呼吸，治疗前呼吸室内空气血氧饱和度小于90%。

4. 心源性休克：心源性休克是纠正前负荷后由心衰引起的组织低灌注。对于血流动力学指标并无明确的定义，但是心源性休克的特征通常是血压降低（收缩压<90 mmHg或平均动脉压下降30 mmHg）和（或）少尿[<0.5 mL/（kg·h）]，脉搏>60次/min，有或没有器官充血的证据。低心输出量综合征可以发展为心源性休克。

5. 高心输出量衰竭：特征是高心输出量，通常心率较快（由心率过快、心律失常、甲亢、贫血、Paget's病、医源性或其他机制引起）、四肢温暖、肺充血，有时在感染性休克中伴有低血压。

6. 右心衰竭：特征是低心输出量综合征，并伴有颈静脉压增加、肝脏肿大和低血压。

三、急性心力衰竭的严重度分级

急性心力衰竭的严重度分级主要有NYHA心功能分级、Killip分级、Forrester分级等，临床应用各有特点。临床使用较多且较简便的分级常为NYHA心功能分级。

（一）NYHA 心功能分级

NYHA 心功能分级：系根据症状的严重程度和体力活动进行心脏功能分级分度。

Ⅰ级：一般体力活动无受限，日常的体力活动无气促、心悸、乏力等。

Ⅱ级：一般体力活动轻度受限，静息时舒适，日常体力活动时可出现气促、心悸、乏力等。

Ⅲ级：一般体力活动明显受限，静息时舒适，比日常体力活动轻的运动即可出现气促、心悸、乏力等。

Ⅳ级：不能进行任何体力活动，静息时也有气促、心悸、乏力等症状。

NYHA Ⅰ级的患者，没有因心脏病引起的症状；NYHA Ⅱ，Ⅲ或Ⅳ级的患者，有时分别被说成有轻度、中度或重度症状。

1994年美国心脏病学会（AHA）对 NYHA 的心功能分级方案进行了修订，采用并行两种分级方案：即第一种原来的四级分级方案，第二种是加上客观的评价指标如心电图、负荷试验、X 线、超声心动图等评估心脏病变的严重程度，按 A、B、C、D 四级分类。（A 级：无心血管疾病的客观依据。B 级：轻度心血管疾病客观依据。C 级：中度心血管疾病客观依据。D 级：有严重的心血管疾病客观依据。）如心脏瓣膜性疾病二尖瓣呈重度狭窄、休息时无气急等症状、体力活动明显减退，则心功能可定级为ⅢD 级。

在心脏监护病房和重症监护病房联合使用急性心衰的不同分类。根据临床表现和胸片改变进行 Killip 分级，一般用于急性心肌梗死严重度分级。根据临床表现和血流动力学特点进行 Forrester 分级。这些分级已通过急性心梗后发生的急性心衰证实，并应用于新发的急性心力衰竭。"临床严重性"分级已在心肌病研究中得到证实，并根据临床表现测定，它更适用于慢性心力衰竭失代偿。

值得注意的是：(1) 患者症状的严重程度与心室功能的关系有时并不一致，虽然症状的严重程度和生存率之间存在明确的关系，但有轻度症状的患者仍可能有较高的住院概率和死亡的绝对风险。(2) 症状的严重程度也可因恰当治疗等影响迅速改变，如一个稳定的轻微症状的患者可能因体力活动、感染、心律失常等突然变得呼吸急促，甚至出现发绀等严重症状；急性肺水肿、NYHA Ⅳ级重症患者，经利尿剂等治疗可使症状迅速改善或减轻。(3) 症状的加重表明住院和死亡的风险增高，是迅速寻求医疗照护和治疗的指征。(4) 症状的改善和降低发病率（包括降低住院率和死亡率）是心衰治疗的两大目标。

（二）急性心肌梗死 Killip 心功能分级

急性心肌梗死 Killip 心功能分级对急性心力衰竭分为五级。

心功能Ⅰ级：无心力衰竭征象，但肺毛细血管楔压可有增高，一般死亡率为0。

心功能Ⅱ级：存在轻度至中度心力衰竭的征象，两肺野的肺啰音范围小于50%，可有第三心音奔马律、持续性窦性心动过速或其他心律失常，有静脉压增高、肺淤血的 X 线征象，病死率为 10%～20%。

心功能Ⅲ级：具有重度心力衰竭的征象，两肺野的肺啰音范围大于50%，可出现急性肺水肿的体征，病死率为 35%～40%。

心功能Ⅳ级：具有心源性休克的征象，血压常低于 90 mmHg（12 kPa），且有少尿（尿量＜20 mL/kg），四肢肢端皮肤湿冷、发绀、呼吸速率明显增加、心率＞100 次/min，病死率为 85%～95%。

心功能Ⅴ级：心源性休克伴有急性肺水肿，病死率极高。

（三）急性心肌梗死心力衰竭的 Forrester 心功能分级

急性心肌梗死心力衰竭的 Forrester 心功能分级主要依据临床表现、肺毛细血管楔压（PCWP）、心指数（CI）程度进行分级。

Forrester 心功能Ⅰ级：无外周血流灌注不足和肺淤血征象，PCWP≤18 mmHg（2.4 kPa），CI≥2.2 L/（min·m^2）。

Forrester 心功能Ⅱ级：无外周血流灌注不足，但有肺淤血征象，PCWP≥18 mmHg（2.4 kPa），CI≥2.2 L/（min·m^2）。

Forrester 心功能Ⅲ级：存在外周血流灌注不足征象，但无肺淤血征象，PCWP≤18 mmHg（2.4 kPa），CI≤2.2 L/（min·m^2）。

Forrester 心功能Ⅳ级：存在外周血流灌注不足和肺淤血征象，PCWP≥18 mmHg（2.4 kPa），CI≤2.2 L/（min·m^2）。

Forrester 心功能分级对指导治疗急性心肌梗死具有较大意义，一般 Forrester 心功能Ⅰ级仅需积极针对急性心肌梗死治疗即可；对 Forrester 心功能Ⅱ级需增加静脉利尿剂，或血管扩张剂、维持适当的血氧饱和度、降低 PCWP、减轻心脏前后负荷、防治心肌缺血加重及其并发症等治疗；Forrester 心功能Ⅲ级除积极地针对急性心肌梗死治疗外，需补液、扩容、抑制迷走神经兴奋治疗，积极进行抗心源性休克治疗；Forrester 心功能Ⅳ级除针对性地积极进行抗心源性休克治疗、对急性心肌梗死病因治疗外，有条件者可能需要心脏辅助循环支持治疗，如主动脉内球囊反搏治疗、辅助循环支持治疗等抗心泵衰竭的治疗。

（四）急性心力衰竭按病理生理特征分类

急性心衰可以分为前向左心衰、前向右心衰和后向左心衰、后向右心衰，或是多因素同时存在。

第三节　急性心衰的病理生理

急性心衰是一种临床综合征，常伴有心输出量减少、组织低灌注、肺毛细血管楔压（PCWP）增加和组织充血。它的根本机制可以是心源性或心外因素，可以是急性综合征解决前短暂的、可逆的一种表现，亦可以引起永久损害从而导致慢性心力衰竭。心功能不全包括收缩性或舒张性心功能不全（主要由缺血和感染引起），急性瓣膜功能不全、心包填塞、心律失常或前/后负荷失常。

一、心脏负荷改变导致急性心力衰竭的主要心外因素

1. 后负荷增加：体循环或肺循环高压或大面积肺栓塞引起的后负荷增加。
2. 前负荷增加：由于液体入量过多或由于肾衰、内分泌疾病导致的排泄过少从而引起前负荷增加。
3. 高心输出量：由于感染、甲亢、贫血、Paget 病引起的高心输出量状态。

心力衰竭可以同时合并其他器官疾病。严重的心力衰竭亦可引起致死性多器官衰竭。

二、心室病理性"重构"及其机制

左室收缩功能不全患者，急性心肌梗死心肌损伤后的存活心肌和细胞外基质中产生适应性改变，导致心室病理性"重构"的不良后果，可伴有心室扩张和（或）心肌收缩力受损，超声心动图检查

可发现 EF 降低。

未治疗或改善的收缩功能不全的特征病理性重构随时间演变呈进行性恶化，伴有左室扩张增大、EF 降低，患者早期可能并无不适症状。

心室病理性"重构"进行性恶化的机制：目前认为主要与以下因素有关：（1）复发性心肌梗死。（2）收缩功能降低，特别是神经激素激活所致的系列反应。心衰时激活的两个关键的神经激素系统是肾素—血管紧张素—醛固酮系统（RAS）和交感神经系统。这些神经内分泌激素可直接造成心肌损伤，且对血管、肺、肝、肾、胃肠、肌、骨髓等均有不利影响，并造成病理生理机制的"恶性循环"，成为心衰综合征包括心肌电不稳定在内的临床特征的原因。阻断这两个关键的机制是心衰有效治疗的基础。

临床上，心室病理性"重构"的不良后果，随病程的发展，症状和体征逐渐恶化，心功能降低，生活质量下降，大多因泵衰竭，或室性心律失常，或感染，或外伤，或应激因素等加重心脏负荷，出现明显心功能失代偿而需要住院治疗，严重者甚至发生猝死。

由于心脏疾病有限的心脏储备还有赖于心房收缩、左室协调收缩及左右室之间正常的相互协调作用，或进行适当代偿。如患者发生房颤、传导异常及其他心律失常如左束支传导阻滞（LBBB）、室上速等，对储备功能较差的心脏增加额外的血流动力学负荷均可导致急性失代偿性心力衰竭。

恰当的长期治疗，尽可能在病因学上纠正解剖异常等根本性治疗手段，可以更好地预防急性心衰发生并可改善长期预后。

三、急性心力衰竭的恶性循环

急性心衰最终的共同特点是重度心肌收缩无力、心输出量不足以维持机体代谢需要。临床诊疗过程中必须重视引起急性心衰的根本原因，并进行合理治疗；否则将导致恶性循环，加重或使心力衰竭急剧恶化甚至死亡。

引起心功能不全的病因如果属于可逆性因素，则正确的治疗常可改善或逆转急性心衰。这对于因心肌缺血、心肌顿抑或心肌冬眠等所引起的急性心衰极其重要，因为这类心功能不全经过合理的治疗可以恢复正常。

1. 心肌顿抑

心肌顿抑是在较长时间的心肌缺血后发生的心功能不全。此种缺血可以短期存在，即使在血流正常时亦可存在。心肌顿抑的长度和持续时间取决于先前心肌缺血损伤的严重性和持续时间。

2. 心肌冬眠

心肌冬眠是由于冠脉血流严重减少引起的心功能损伤，但心肌细胞仍是完好的。通过增加血流和组织摄氧，冬眠心肌可以恢复它的正常功能。

心肌冬眠和心肌顿抑可以同时存在。当顿抑心肌保留收缩能力并对收缩刺激有反应时，冬眠心肌可以通过血流的再通和组织摄氧的恢复及时恢复。因为这些机制取决于心肌损伤的持续时间，要逆转这些病理生理学改变必须尽快恢复组织摄氧和血流。

第四节　急性心力衰竭的诊断

一、典型患者的诊断

呼吸急促、端坐呼吸、夜间阵发性呼吸困难、运动耐力降低、疲劳、乏力、运动后疲劳恢复时间延长为较为典型的心衰症状。

其他较为特异的心衰体征如颈静脉回流征阳性、颈静脉压增高、心尖搏动侧向移位、心脏杂音、出现第三心音（奔马律）均为相对特异的心衰体征。

根据典型的症状和体征等临床表现诊断急性心衰一般无较大的困难，同时做适当的检查如心电图、胸片、生化标记物和多普勒心脏超声等检查对明确急性心力衰竭的分类诊断有所帮助，可分为收缩性和（或）舒张性功能不全，以及前向或后向左心或右心衰竭。

二、非典型患者心衰诊断注意事项

1. 仔细询问发病的症状、体征、发病过程、进展情况等

临床上较特异的典型心衰症状如端坐呼吸和阵发性夜间呼吸困难较少见，尤其是症状轻微者更不明显，不适的症状可促使患者就医，但心衰的较多症状无特异性，值得临床医生高度重视。对此主要诀窍之一是需要仔细询问发病的过程、进展情况，从细微处发现疾病的本质特点。

夜间咳嗽、喘息、体重增加≥2 kg/周、身体低垂部位肿胀感、食欲不振、抑郁、心悸、昏厥、意识模糊（尤其是老年人）、晚期心衰出现体重减轻等均属于不典型心衰的症状。这些不典型心衰的症状可能对心衰的诊断带来一定困难，尤其早期不典型心衰的诊断难度更大。

心衰的体征可因水钠潴留所致，踝部、骶部、阴囊水肿为非特异的心衰体征，但其他原因也可导致外周水肿（踝部水肿）。水钠潴留引起的外周水肿体征使用利尿剂后可迅速消退，故接受利尿治疗的患者可以不出现水肿，如不仔细询问病史可增加心衰的诊断困难。较特异的心衰体征如颈静脉压升高、心尖搏动移位仅见于部分患者，且不同医生间的阳性重复性较低（即不同医生检查同一个患者的一致性较差）。

肺部水泡音、肺底部叩诊浊音（胸腔积液）、呼吸加快（≥16 次/min）、心率增快、肝脏肿大、腹水、脉搏不规则等均属于相对非特异的心衰体征，心衰晚期部分患者尚可出现恶液质表现。

2. 尽可能获得心脏结构或功能异常的客观证据、协助鉴别诊断

肥胖、老年人和慢性肺病患者，与心衰的症状和体征可能相同，故特别难以鉴别。患者既往治疗病史非常重要。在有心衰非特异性症状和体征的患者，尤其是既往发生过心肌梗死者，则使心衰发生的可能性大大提高。值得强调的是需要尽可能获得心脏结构或功能异常的客观证据，有助于心衰的诊断。

一旦做出心衰的诊断，尚需要明确心衰病因，特别是可纠正的心衰病因。

3. 重视对末梢循环、静脉充盈和体温的评估

值得临床医生高度重视的是：在临床诊疗中对末梢循环、静脉充盈和体温进行系统的临床评估极其重要，因简便易行又快捷，且有较大的临床价值。

右室充盈增加可从颈总静脉、颈外静脉充盈程度得到观察评估。在急性心衰中，需注意中心静脉压（CVP）升高的临床意义评估需要特别谨慎，因为CVP升高有可能是低右室充盈时、静脉顺应性减低伴右室顺应性减低所致。

4. 重视对左心室充盈压及其严重程度的评估

通过肺部听诊及胸片可以估算左心室充盈压及其严重程度：肺野可闻及湿啰音通常表明左室充盈压增高，同时胸片可见肺部充血、胸腔积液等。

对于临床病况急剧恶化的紧急情况，评估左心室充盈压需要特别慎重，有可能发生错误判断。如果心脏听诊闻及心房心室奔马律（S3、S4）、心音的性质、瓣膜杂音对于心衰的诊断和临床评估非常重要，尤其是老年人可以通过检查缺失的脉搏和颈部、胸部、腹部动脉杂音评估动脉硬化的程度。

三、心电图和心脏超声心动图检查

超声心动图和心电图（ECG）对疑似心衰患者是最有用的检查手段。

（一）心电图检查

目前，对心衰患者推荐进行十二导联心电图检查，以确定心率、心律、QRS复合波及其各间期是否正常或病变，协助临床进行初步诊断、指导治疗计划的制订和判断预后。ECG显示心脏节律和电生理传导，有利于判别是否存在窦房结病变、房室（AV）阻滞或室内传导异常等，并对治疗决策提供有效的帮助，如对房颤心室率的控制、抗凝治疗决策提供帮助；另外，起搏治疗心动过缓或如果患者有LBBB时进行同步起搏治疗（CRT）。

ECG尚可诊断左室肥厚或病理性Q波（表明存活心肌的丢失），对心衰的病因诊断提供帮助。在急性起病、ECG完全正常的患者心衰可能性极低（约≤2%）。非急性起病的患者，正常的ECG对心衰诊断的阴性预测值相对较低（可能性10%~14%），从而帮助临床医师对多数患者做出初步的诊断和治疗计划。

（二）超声心动图检查

超声心动图对疑似心衰患者是首选的检查方法，因为其准确、实用（包括可移动）、安全和实惠。对于评估潜在急性心衰或并发急性心衰病人心脏功能和结构的改变，尤其是在急性冠脉综合征中，心脏超声是重要的检查工具。超声心动图可提供有关心室容量、心室收缩和舒张功能、室壁厚度和瓣膜功能的即时准确评估，并且对决定适当的治疗方式有一定的指导意义，如使用ACEI和β-阻滞剂治疗收缩功能不全或手术治疗主动脉狭窄是必不可少的。

1. **左室收缩功能不全的评估**

左室射血分数（LVEF）不是一个心肌收缩力的指标，因为它依赖容量、前负荷、后负荷、心率、瓣膜功能，且与搏出量有不同的临床意义。低射血分数心衰（HF-REF）患者搏出量可能通过左室扩张来维持，而在HF-PEF和向心性左室肥厚的患者，搏出量可能降低。在有明显二尖瓣反流的患者，EF也可能被保留或维持，但搏出量降低。因此，必须结合临床情况准确评估、解释EF。

推荐的超声心动图测量EF的方法是圆盘的心尖双平面方法（修改的辛普森规则）。然而，因为这种方法依赖精确的心内膜边缘示踪，故当成像质量欠佳（即充分可见的心内膜边缘<80%）时，推荐使用造影剂以更好地显示心内膜边缘。根据线性尺寸计算EF的Teichholz和Quinones方法可引起误差，特别是在左室局部功能不全的患者；评估左室收缩功能指标，即左室内径缩短率相类似。不推荐这些方法和视觉评估EF。质量良好的三维超声心动图进一步改善心室容量和EF计算的定量测定。左室壁运动积分指数可能是一个可接受的EF替代指标，但尚未广泛应用。左室收缩功能其他指标包括房室平面收缩偏移、收缩期组织多普勒速率和变形（应变和应变率）的测量。变形成像对检出左室收缩功能的轻微改变比EF更敏感。然而，当前可重复性和标准化的问题限制了变形成像的常规临床应用。通过测量左室流出道区域的时间积分，也能计算出搏出量和心输出量。

2. **左室舒张功能的评估**

左室舒张功能被认为是HF-PEF患者潜在的病理生理异常，因此，它的检出对这型心衰的诊断是必要的。对心衰患者常测定的多普勒超声心动图舒张指标较多。值得注意的是，左室舒张功能不全的超声心动图功能性指标的正常值，也可能取决于年龄、心率和身材大小。值得注意的是没有单一超声心动图参数足以准确而可重复地用于独立诊断左室舒张功能不全。因此，推荐结合所有相关的二维和多普勒资料进行综合的超声心动图检查评估心肌舒张功能。这应当包括结构（左室肥厚、左房扩张）和功能异常的评价。在二尖瓣环测得的组织多普勒成像衍生的早期舒张心肌速度（e'），可评估心肌的松弛度。用实时脉冲组织多普勒技术测得的间隔部＞8 cm/s、侧壁＞10 cm/s 或平均＞9 cm/s，正常的 e'在心衰患者有一定临床意义。E/e'比率与左室充盈压有关。左室舒张功能不全的超声心动图证据：e'减少（e'平均＜9 cm/s）或 E/e'比率增加（＞15），或这些参数的组合。至少两个指标异常和（或）房颤的存在增加左室舒张功能不全诊断的可能性。

3. 负荷超声心动图

主要应用于以下几方面：

（1）诱发心肌缺血及其程度、确定无收缩力的心肌是否存活：应用运动或药物负荷超声心动图能检出可诱发的心肌缺血及其程度，并确定无收缩力的心肌是否存活。

（2）评估瓣膜病变、心脏储备功能等：评估疑似重度主动脉瓣狭窄、EF 降低和跨瓣压力梯度低的患者。

（3）诊断疑似射血分数不降低的心衰：舒张负荷试验是对体力活动时有心衰症状、EF 正常和静息舒张功能参数不能作出诊断的患者，检出 HF-PEF 的一种新兴方法。

一般只有在诊断仍不明确或有指征进一步评估患者心脏疾病的潜在原因时，才需要做其他的检查。例如因严重肺气肿导致超声心动图成像欠佳，或怀疑患者的心脏病变为较少见的原因或非心脏原因，如对疑似冠心病进行心脏灌注成像或血管造影检查，或对心肌的某种浸润性病变的心内膜心肌活检等。

四、胸部 X 线和影像技术

怀疑有心衰的患者应当考虑做胸部 X 线检查，以检出或排除某些类型的肺病如癌症（不能排除支气管哮喘或 COPD），还可检出心衰患者的肺静脉充血或肺水肿，对急性起病的疑似心衰患者更有价值。

值得注意的是胸片上没有心脏增大征象，也可能存在明显的左室收缩功能不全。

五、化验检查

对怀疑有急性心衰的患者推荐行血液生化检测（包括钠、钾、钙、尿素/血尿素氮、肌酐/eGFR、肝酶和胆红素、铁蛋白/TIBC）和甲状腺功能的检查。其目的是：

（一）指导治疗用药

常规生化和血液学检查非常重要，部分可确定 RAS 阻滞剂能否安全使用，如肾功能不佳和血钾异常者不能使用，评估患者是否适合用利尿剂、RAS 拮抗剂和抗凝治疗（和监测治疗）；心衰时如考虑用胺碘酮或华法林检查甲状腺功能、肝功能、凝血功能均很有必要；并排除贫血（可能貌似或加重心衰）且可提供其他有价值的信息。

（二）检出可逆/可治疗的心衰原因

检出可逆/可治疗的心衰原因（如低钙血症、甲状腺功能亢进、甲状腺功能不全等）及其合并症（如铁缺乏）。血糖也值得检测，因为在心衰患者中未诊断的糖尿病较多见。

（三）获得有价值的预后信息

有条件的单位应考虑测定利钠肽（BNP，NT-proBNP 或 MR-proANP），有助于排除其他原因的呼吸困难，并指导预测预后。心室释放的 B 型脑钠肽（BNP）或 B 型脑钠肽前体（Pro-BNP）是对血管张力和容量负荷升高的反应。在急诊测定有呼吸困难患者的 BUN 含量以排除和（或）确定是否有充血性心力衰竭（CHF）。

一般来说，BNP 前体应小于 300 pg/mL，BNP 小于 100 pg/mL，在"闪电性"肺水肿时，BNP 水平可能会处于正常水平。Pro-BNP、BNP 是排除心力衰竭较好的阴性指标。急性起病或症状急剧恶化的患者，N-末端 B 型利钠肽前体（NT-proBNP）≤300 pg/mL、B 型利钠肽（BNP）≤100 pg/mL、A 型利钠肽（MR-proANP）≤120 pmol/L 可排除急性心衰。但对非急性患者，BNP 和 NT-proBNP 诊断心衰的敏感性和特异性较低。

值得注意的是阵发性房颤，或持续性房颤、急性冠脉综合征、房性或室性心律失常、肺动脉栓塞、肾衰、败血症、伴有右心压力升高、重度 COPD、老年（＞75 岁）、左室肥大、慢性肾病或其他心脑疾病亦可影响 BNP 或 pro-BNP 浓度。如果 BNP 浓度升高，应作进一步检查。如果急性心衰已确诊，则血浆 BNP 浓度和 BNP 前体浓度升高可提示预测预后。

血气分析：有助于鉴别是心源性呼吸困难还是肺源性呼吸困难，显示是否达到无氧阈值，并提供预后信息（作为评估心脏移植候选者的一部分，常测定峰值耗氧量）。

急性心衰的病人应进行一系列其他的实验室检查，如对所有重症心力衰竭的患者均应行动脉血气分析检查，以评估氧含量（PO_2）、呼吸功能（$PaCO_2$）、酸碱平衡（pH）和碱缺乏等。对非低心输出量和血管张力低下性休克时，可使用非侵入性检查如脉搏的血氧饱和度测定和呼气末的 CO_2 监测。静脉血氧饱和度测量（如颈静脉）可用于评估全身的氧供需平衡。

六、其他可选择的检查

（一）心脏磁共振成像（CMR）

对超声心动图影像不清或超声心动图所见难以作出有价值的诊断或诊断不完善时，如心脏磁共振的检查禁忌证等，应考虑进行心脏磁共振成像（CMR）检查，以评估心脏结构、功能、测定 LVEF、了解心脏组织特征等。

心脏磁共振成像（CMR）是一种无创的技术，可提供大部分从超声心动图可得到的解剖和功能信息，包括对心肌缺血和心肌存活力的评估以及另外的信息。CMR 关于检测心腔容量、心肌质量和室壁运动的准确性和可重复性，被认为是金标准。因为 CMR 对大多数患者可产生良好的成像质量，故对超声心动图检查不能做出诊断的患者，它是最好的替代成像模式。CMR 对检出炎症性和浸润性病变和预测有这类病变患者的预后，特别有价值。对检查疑似心肌病、心律失常、疑似心脏肿瘤（或肿瘤累及心脏）或心包疾病，CMR 也是有价值的，而对复杂性先天性心脏病患者是首选的成像方法。

心脏磁共振成像（CMR）的局限性：①缺乏可及性、有某种金属植入物（包括很多但非全部心脏装置）的患者不能成像。②费用昂贵。③对有房性心律失常的患者功能分析的准确性受限。④患者常常因为幽闭恐惧不能耐受这种检查。⑤对 GFR＜30 mL/（min·1.73 m^2）的患者，线性钆螯合物属于禁忌证，因为可引起罕见的称为肾源性系统性纤维化的疾病（用新型大循环的钆螯合物，这就可减少担心）。

（二）心脏计算机断层扫描（心脏 CT）

CT 用于心衰患者主要是因为它是一种无创的可视冠脉解剖的方法，应当权衡这种检查的利弊。

（三）冠状动脉造影

对冠脉动脉相关并发症如不稳定型心绞痛、心绞痛或心肌梗死适合行冠脉血供重建的患者，推荐行冠状动脉造影检查以评估冠脉解剖情况，在血管造影基础上进行血管重建治疗可以促进预后。

根据无创检查，对有可逆的心肌缺血，特别是 EF 降低的患者也应考虑冠脉造影（因为 CABG 可能有益）。在血管造影前，可能还要进行心肌存活力无创评估，因为有研究提示在心肌没有活力时，冠脉造影的益处即使有也可能极小，并可带来相当的危险性。在无心肌缺血时，部分血流储备可提供病变血管的血流。

对急性心衰（休克或急性肺水肿），尤其是伴有急性冠脉综合征的患者，可能需要紧急冠脉造影。对有瓣膜病变当计划手术纠正时，冠脉造影也是适应证。

（四）经食道心脏超声（TOE）

对常规诊断评价是不需要的，除非经胸超声窗不够（如因为肥胖、慢性肺病、机械通气的患者）和一种替代模式如心脏磁共振（CMR）成像不适宜或禁忌。然而，TOE 对有复杂瓣膜疾病（特别是二尖瓣病变和人工瓣膜）、疑似心内膜炎患者和对有选择的先天性心脏病患者是有价值的。TOE 还被用于检查左心耳的血栓。

对怀疑有冠心病并适合冠脉血供重建的患者，应考虑做心肌灌注/缺血成像（超声心动图、CMR、SPECT 或 PET），以确定是否存在可逆的心肌缺血和存活心肌。

（五）单光子发射计算机断层扫描（SPECT）和放射性核素心室造影

如果怀疑冠心病，SPECT 可用于评估心肌缺血和心肌存活力，并可提供预后以及诊断信息。门控 SPECT 还能提供关于心室容量和功能的信息，但使患者暴露于电离辐射之中。

（六）正电子发射断层成像（PET）

PET（单用或与 CT 合用）可用于评估心肌缺血和心肌存活力，但流量示踪剂（N-13 氨或 O-15 水）要求现场有一个回旋加速器。铷是 PET 检查心肌缺血的一种替代示踪剂，可本地生产费用较低。缺乏可及性、辐射暴露和费用昂贵是 PET 的主要局限性。

需要评估心脏移植或机械循环支持的患者，推荐行左右心导管检查以评估左心和右心功能及肺动脉阻力。

（七）运动试验

运动试验可客观评估运动能力和劳力性症状，如呼吸困难和疲劳。6 min 步行试验和各种平板和脚踏车检查都均可使用。对一个没有接受有效治疗的患者，运动能力正常可排除症状性心衰的诊断，但必须牢记，运动能力和包括 EF 在内的静息血流动力学测量之间的关系较差。运动试验有助于下列情况：①检出可逆的心肌缺血；②作为评估拟行心脏移植和机械循环支持患者评估的一部分；③帮助开运动处方；④获得预后信息。

（八）动态心电图（DECG）监测

DECG 监测对提示有心律失常或心动过缓症状（阵发生心悸或昏厥）患者的评价和监测房颤患者心室率的控制有一定价值。对检出可引起或加重心衰的房性和室性心律失常的类型、频率和持续时间；或缺血、心动过缓和传导障碍的无症状发作，动态 DECG 也是有价值的。

通过其他检查不能解释持续时间较长的急性心衰患者，可以进行冠脉造影、肺动脉导管（PAC）检查等有助于诊断急性心衰，并寻找病因。

（九）基因检测

新兴的对"特发性"扩张性和肥厚性心肌病行基因检测有一定的价值。目前，推荐对扩张型心肌病、房室传导阻滞或有早发意外猝死家族史的患者，进行基因检测，因为患者可能有预防性植入式心脏复律除颤器（ICD）的适应证。

（十）患者的初始评估和监测

在对患者初始评估时，借助相应的检查必须同时进行 3 项评估：

（1）患者有心衰吗？其症状和体征存在其他的原因（即慢性肺病、贫血、肾衰和肺栓塞）是哪一种？

（2）如果患者确有心衰，存在诱因吗？需要立即处理或纠正（即心律失常或 ACS）吗？

（3）患者的病情因为低氧血症或低血压引起重要器官（心、肾、脑）低灌注即刻威胁其生命吗？

第五节　急性心力衰竭的紧急治疗

一、急性心衰的治疗目标与急性心衰的治疗团队

（一）心衰治疗的目标

1. 急性心衰治疗的即刻目标（ED/CCU/ICU）：治疗症状、恢复氧合作用、改善血流动力学和器官灌注、限制心脏和肾脏损害、预防血栓栓塞、缩短 ICU 滞留时间。

确诊的急性心衰患者首要的即刻治疗目标：立即采取措施纠正威胁生命的病因和征象。

立即采取措施纠正威胁生命的病因和征象，如对血流动力学不稳定的严重心律失常应立即控制恶性心律失常、稳定血流动力学，必要时可采用心脏辅助循环设备进行循环支持治疗；对因急性左心衰导致的急性肺水肿严重患者，如氧合不佳、指端脉搏血氧饱和度低于 90%以下应立即进行有创或无创呼吸支持治疗，改善氧合。

第二治疗目标是改善症状和体征（如水肿）：症状的缓解、生活质量的改善和做功能力的提高，对患者极为重要，但大多数临床研究中这些都不是一级终点，主要原因是由于这些指标带有很大的主观性，较难测定，其次是由于过去显示可改善这些终点的一些治疗却降低了患者的生存率。有报道认为有效的药物治疗和 CRT 可改善症状、生活质量以及降低死亡率和住院率。

2. 中间期（在医院）治疗目标：稳定患者并优化治疗策略、启动并上调改变疾病的药物治疗、对适宜的患者考虑装置治疗、鉴别病因和相关的合并症。

治疗结局有益影响是静脉内应用血管活性药物治疗时间缩短，住院时间缩短，再次住院时间间隔延长。院内死亡率和长期死亡率降低亦是治疗的主要目标之一。

最后，在急性心衰病人中，应使用安全、可耐受的治疗。在紧急治疗急性心衰病人时，应联合使用低撤回率和副作用少的治疗措施。

3. 出院前和长期治疗管理目标：预防再次住院和改善生存率。计划随访策略、编入疾病管理方案、教育和启动适宜的生活方式调整、计划上调/优化改变疾病药物的剂量、确保评估适宜的装置治疗、预防早期再入院、改善症状、生活质量和生存率。

（二）急性心衰的治疗团队

急性心衰病人能够得到专家小组的紧急治疗是最好的结果。急性心衰病人应由有经验的心血管病医生和（或）其他适合的、经过训练的人员进行救治。应按照诊断程序尽早做出诊断，必要时可进行心脏超声或冠脉造影检查；并制订急性心衰病人的治疗计划。

对照研究已经显示在心力衰竭治疗中，经过专业人员治疗的病人住院时间更短。通常由专业护士告知病人及其家属有关治疗及相关信息，并应对专业护士和心血管病/心力衰竭/重症监护专业人员继续进行专业培训。

基于急性心脏治疗工作组的专业意见，在内科重症监护室及相关的监护室，建立标准的机构、护理人员及需要的设备十分必要。

二、急性心衰的急诊治疗

（一）急性心衰患者的动态监测

应定期而频繁地监测患者的血压、心律、心率、尿量、末梢循环状态、脉冲式光电血氧计监测外周氧饱和度（SpO_2）等动态监测，直到病情稳定。

监测患者的症状和体征对治疗的反应和随病程进展心脏疾病的稳定性非常重要。经过一定治疗后，症状仍持续存在大多提示需要进一步的治疗。如果心衰症状恶化、进展为重症患者，则需要患者紧急抢救、及时治疗、待病情稳定后收住院，并充分告知患者家属有可能导致死亡的危险。

（二）急症处理

急性心力衰竭的治疗常常必须与诊断性检查同时进行。

急性心衰治疗的关键药物是氧气、利尿剂和血管扩张剂，鸦片制剂和正性肌力药有选择地按需使用，对较少数重症患者有条件时可采用循环机械支持治疗。对因急性心力衰竭导致氧合不佳的患者较多临床医生采用无创通气，大多在重症患者采用有创侵入性通气支持治疗。

1. 吸氧和辅助通气

可给氧治疗低氧血症（$SpO_2<90\%$）。低氧血症如不及时予以纠正，与短期死亡率风险增高直接相关。对非低氧血症的患者，不应常规给氧，因为它可引起肺不张、血管收缩、降低心输出量等，过高的吸入气氧浓度长时间使用尚可引起氧中毒。

（1）急性心衰吸氧的合理性

对急性心衰患者保证 SaO_2 在正常范围（95%～98%）是非常重要的，以使氧气最大限度输送到器官和保证组织氧灌注，从而预防终末器官功能不全和多器官衰竭。

要达到以上目标首先应保证气道通畅，其次应给予适当提高 FiO_2。如果这些措施不能保证组织氧灌注则应进行气管插管、机械通气支持治疗。

尽管吸氧是较直接的方法，但有低氧血症的急性心力衰竭的病人不应过高的增加吸氧浓度，只需维持人体基本的需要量即可。目前，无证据表明增加氧气浓度可以改善预后，且不适当的高浓度氧可以减少血流、减少心输出量、升高血压、增加全身血管阻力。

（2）无创机械通气

对单纯吸氧不能改善氧合的中度急性心衰患者，可采用无创机械通气支持治疗。无创机械通气支持治疗主要采用两种模式通气支持：CPAP 或无创正压通气（NIPPV）。对于气管插管和机械通气前使用无创通气支持治疗尚有一定的争论。使用无创机械通气支持治疗可以减少部分患者气管插管和机械通气。对急性心源性肺水肿早期应用 CPAP 和 NIPPV 可以显著减少气管插管和机械通气，但至今尚没有足够的证据表明可以明显减少死亡率。

（3）急性心衰时通过气管插管进行机械通气

有创侵入性机械通气（通过气管插管）指征为经吸氧治疗、CPAP 或 NIPPV 难以纠正的严重低氧血症患者，或是急性心衰引起的呼吸肌疲劳患者，或 ST 段抬高的急性冠脉综合征引起的严重急性肺水肿患者。

2．利尿剂

大多数因肺水肿引起呼吸困难的患者，经静注利尿剂，由于其即刻的静脉扩张作用和随后的液体消除，可迅速缓解症状。其最佳剂量和给药途径（静脉注射一次剂量或连续输注）尚未明确。与小剂量利尿策略相比，大剂量利尿策略与许多二级终点（包括呼吸困难）的改善相关，但可出现较多的肾功能短暂恶化等不良后果。

对于顽固性外周水肿和腹水患者，为达到充分利尿，可能需要襻利尿剂与噻嗪类（即苄氟噻嗪）或噻嗪类利尿剂（美托拉宗）单用或联用。这种有效的联合应用一般仅需要几天，但应仔细监测血电解质、肾功能和循环容量等，以免发生低钾血症、肾功能不全和血容量不足等。

3．急性心衰中镇静治疗

鸦片制剂如吗啡对某些急性肺水肿的患者可能有一定作用，因为其可减轻焦虑和缓解与呼吸困难相关的痛苦。鸦片制剂还具有血管扩张作用，可降低心脏前负荷，并减少交感神经的传出冲动。但鸦片制剂可引起恶心、抑制呼吸等，有时可能需要机械通气支持治疗。

急性心衰中镇静治疗大多选用吗啡及其类似物，在严重的急性心衰特别是伴有焦虑和呼吸困难的病人，应尽量争取在早期应用吗啡，但吗啡可以引起静脉扩张和微弱的动脉扩张并减慢心率。大多数研究认为当静脉通路建立后立即静注吗啡 3 mg。必要时可以重复使用。

4．血管扩张剂

虽然血管扩张剂如硝酸甘油可降低前负荷和后负荷并增加搏出量，但没有证据表明其可缓解呼吸困难或改善其他的临床预后。血管扩张剂可能最常用于高血压患者，但应避免用于收缩压<110 mmHg 的患者。收缩压的过度降低应当避免，因为在 AHF 患者，低血压常伴有更高的死亡率。对有明显二尖瓣狭窄或主动脉瓣狭窄的患者，血管扩张剂应慎用。

奈西利肽：奈西利肽——一种主要作为血管扩张剂起作用的重组人 BNP，当加入常规治疗（主要为利尿剂）时，它可轻度而有统计意义地减轻呼吸困难。

表 11-1　静脉内用于治疗急性心衰的血管扩张剂剂量及其副作用

血管扩张剂	剂　量	主要副作用	其　他
硝酸甘油	开始 10~20 μg/min，增加到 200 μg/min	低血压、头痛	连续使用可耐药
硝酸异山梨酯	开始 1 mg/h，增加到 10 mg/h	低血压、头痛	连续使用可耐药
硝普钠	开始 0.3 μg/（kg·min），增加到 5 μg/（kg·min）	低血压、异氰酸盐中毒	对光过敏
奈西立肽 a	静推 2 μg/kg＋0.01 μg/（kg·min）输注	低血压	

5．正性肌力药物

正性肌力药如多巴酚丁胺通常应保留用于心输出量严重降低以至于重要器官灌注受损的患者，故其适应证为伴有低血压的（休克）患者。正性肌力药引起窦性心动过速并可诱发心肌缺血和心律失常。长期使用可增高死亡率。必要时可用左西孟坦（或一种磷酸二酯酶抑制剂如米利农）来对抗其作用，具有药理学的合理性。

6. 升压药

具有显著外周动脉血管收缩作用的药物如去甲肾上腺素有时用于显著低血压的重症患者。用这类药目的在于升高血压并使心输出量从四肢重新分布到重要器官。然而，这类药可增加左室后负荷，并有类似于正性肌力药那样的不良反应（去甲肾上腺素和肾上腺素是其中最常用的药，具有正性肌力活性）。

多巴胺：大剂量[>5 μg/(kg·min)]多巴胺有正性肌力和血管收缩活性。小剂量[<3 μg/(kg·min)]多巴胺可选择性地扩张肾动脉并促进尿钠排出。多巴胺可引起低氧血症，应监测血氧饱和度，必要时给氧。

表 11-2 用于治疗急性心衰的正性肌力或升压或两者兼有的药物

药 物	静脉推注	输入速率
多巴酚丁胺	否	2~20 μg/(kg·min)（β⁺）
多巴胺	否	<3 μg/(kg·min)：肾作用（δ⁺） 3~5 μg/(kg·min)：正性肌力作用（β⁺） >5 μg/(kg·min)：（β⁺），升压作用（α⁺）
米力农	25~75 μg/kg 持续 10~20 min	0.375~0.75 μg/(kg·min)
依诺昔酮	0.5~1.0 mg/kg 持续 5~10 min	5~20 μg/(kg·min)
左西孟坦 a	12 μg/kg 持续 10 min（可选）b	0.1 μg/(kg·min)，可增加到 0.05 或 0.2 μg/(kg·min)
去甲肾上腺素	否	0.2~1.0 μg/(kg·min)
肾上腺素	复苏时可用 1 mg，每 3~5 min 可重复用	0.05~0.5 μg/(kg·min)

a：也是一种血管扩张剂；b：对低血压（收缩压低于 90 mmHg）的患者不推荐；(α⁺)=α肾上腺能受体；(β⁺)=β肾上腺能受体；(δ⁺)=多巴胺受体。

三、各型急性心衰患者的急诊治疗

（一）有肺充血/肺水肿而无休克的急性心衰患者治疗

1. 利尿治疗：推荐静注袢利尿剂以改善呼吸困难并缓解充血。在静脉用利尿剂时，应定期监测症状、尿量、肾功能和电解质。

2. 给氧治疗：对指搏氧饱和度<90%或 PaO_2<60 mmHg（8.0 kPa）的患者，推荐高流量给氧以纠正低氧血症。

3. 抗凝治疗：对还没有抗凝且对抗凝无禁忌证的患者，推荐血栓栓塞预防以降低深静脉血栓和肺栓塞的危险。

4. 无创通气呼吸支持治疗：对有肺水肿和呼吸频率>20 次/min 发绀的患者，应考虑无创通气如连续正压气道通气（CPAP），以改善呼吸急促、降低高碳酸血症和酸中毒。因无创通气可降低血压，故收缩压<85 mmHg 的患者属于相对禁忌证（应注意定期监测血压）。

5. 镇静治疗：对特别焦虑、烦躁不安或痛苦的患者，应考虑静注吗啡（与止吐剂合用）以缓解症状和改善呼吸困难。用药后应经常监测患者的警觉性和通气情况，因为吗啡能抑制呼吸。

6. 扩血管治疗：对有肺充血/水肿、收缩压>110 mmHg、没有严重二尖瓣或主动脉瓣狭窄的患者，应考虑输注硝酸盐类以降低肺毛细血管楔压和全身血管阻力，减轻心脏前后负荷，缓解呼吸困难和充血。静脉应用时，注意监测症状和血压。

对有肺充血/水肿、收缩压>110 mmHg、没有严重二尖瓣或主动脉瓣狭窄的患者，亦可考虑输注硝普钠以降低肺毛细血管楔压和全身血管阻力，也可缓解呼吸困难和充血；但对 AMI 患者应慎用。

静脉应用时应注意监测症状和血压。

7. 正性肌力药物使用问题：对低血压（收缩压＜85 mmHg）、低灌注或休克患者，可考虑使用正性肌力药，但需密切注意观察有无房性和室性心律失常、心肌缺血等，严防发生死亡等风险。

（二）伴低血压、低灌注或休克的急性心衰治疗

1. 电复律治疗恶性心律失常：如果认为房性或室性心律失常是患者血流动力学受损的原因，应予电复律以恢复窦性心律并改善患者的临床情况。

2. 正性肌力药物治疗：对有低血压（收缩压＜85 mmHg）和（或）低灌注的患者，应考虑静脉输注正性肌力药（如多巴酚丁胺）以增加心输出量、提高血压和改善外周灌注。应连续监测 ECG，因为正性肌力药能引起心律失常和心肌缺血。

3. 机械辅助循环支持治疗：对使用了正性肌力药后，仍有严重低灌注且有可逆性病因如病毒性心肌炎，或可手术纠正的病因如急性室间隔破裂的患者，有条件时应予短期机械循环支持治疗作为一种"恢复过渡"。

4. 磷酸二酯酶抑制剂治疗指征：若考虑β-阻滞剂是引起低灌注的原因，可考虑用左西孟坦（或磷酸二酯酶抑制剂）静脉输注，以逆转β-阻滞剂的作用。但应连续监测 ECG 和密切监测血压，因为正性肌力药能引起心律失常和心肌缺血，且是血管扩张剂。

5. 升压药的使用指征：对使用正性肌力药物后仍有心源性休克的患者，可考虑使用升压药（如多巴胺或去甲肾上腺素），以升高血压、增加重要脏器灌注、保护重要脏器功能。但应连续监测 ECG 和有创血压监测，因为这些药能引起心律失常和心肌缺血。

6. 机械循环支持治疗：对病情迅速恶化、药物不能维持循环稳定的患者，可考虑短期机械循环支持治疗（作为一种"决策过渡"）。

（三）伴急性冠脉综合征（ACS）的急性心衰治疗

1. 急诊介入治疗或冠脉搭桥术：如果存在 ST 段抬高或新发 LBBB 的伴急性冠脉综合征（ACS）的急性心衰患者发病时间不长、且具有手术指征者，应予直接 PCI 治疗，或对适宜患者行 CABG 手术治疗，以降低心肌坏死的程度和过早死亡的危险。

2. 静脉溶栓治疗：对无条件行 PCI 或 CABG 时，如果存在 ST 段抬高或新发 LBBB，且有相应指征时可选择替代方法行静脉溶栓治疗，以降低心肌坏死的程度和过早死亡的危险。

3. 非 ST 段抬高的 ACS PCI 治疗指征：如果存在非 ST 段抬高的 ACS，宜尽早施行 PCI 或对适宜病例行 CABG 治疗以降低复发 ACS 的危险。如果患者血流动力学不稳定，宜行紧急血管重建手术治疗。

4. 射血分数降低患者的治疗：对 EF≤40%的患者，宜用依普利酮以降低死亡和随后心血管住院的危险。病情稳定后，仍存在 EF≤40%的患者，推荐用 ACEI（或 ARB）以降低死亡、复发心梗和心衰住院的危险。对病情稳定后，EF≤40%的患者，推荐用β-阻滞剂以降低死亡和复发心梗的危险。

5. 镇静剂使用指征：对有缺血性胸痛的患者，应考虑静注吗啡（与止吐剂合用）以缓解症状和改善呼吸困难。用药后应监测患者的意识、血压、呼吸等，因为吗啡能扩张血管、抑制呼吸。

（四）伴有房颤和快速心室率的急性心衰治疗

1. 抗凝治疗：急性冠脉综合征伴或不伴心衰和房颤患者都应进行抗凝治疗。如果还没有抗凝且没有抗凝禁忌证，一旦发现房颤患者应充分抗凝（如静脉用肝素），以降低系统动脉栓塞和卒中危险。

支持在急性心衰时使用普通肝素或低分子肝素（LMWH）的证据较少。一个大规模的安慰剂对照试验表明：在病重或住院患者中包括大量的心衰患者，皮下注射伊诺肝素 40 mg 并无临床改善，但可减少静脉血栓形成。至今尚无大规模的对照试验研究比较 LMWH 和普通肝素（5 000 U，每日两次或三次）。在急性心衰中必须密切监测凝血系统，如果伴有肝功能不全或肌酐清除低于 30 mL/min 为使用 LMWH 的禁忌证，或在使用 LMWH 时严密监测抗 X a 因子的水平。

2．电复律治疗：对因房颤血流动力学受损、需要紧急恢复窦性心律、具有电复律指征的患者，宜选择电复律以迅速改善患者的临床情况。

3．非急症复律治疗：对房颤首次发作、持续时间＜48 h 的患者，或经食道超声心动图（TOE）没有左房血栓证据的患者，宜选择非紧急恢复窦心律，即宜"心律控制"策略的患者，可根据患者病情选择考虑电复律或药物复律。

4．控制心室率：对心室率过快的房颤患者，为迅速控制心室率应考虑静脉内用强心苷控制心室率。

5．射血分数降低的房颤患者治疗：对心功能较差，特别是对 EF≤40%的患者不宜选择Ⅰ类抗心律失常药或可达龙治疗，因这些药物可增加心血管原因住院和过早死亡危险。

（五）有重度心动过缓或心脏传导阻滞的治疗

对由于严重心动过缓或心脏传导阻滞血流动力学受损的患者，应予心脏起搏治疗以改善患者的临床情况。

（六）急性肺水肿的急诊治疗

1．利尿治疗：对已经在服用利尿剂的患者，推荐用现有口服剂量的 2.5 倍，需要时可重复。

2．吸氧治疗：SpO_2＜90%、或 PaO_2＜60 mmHg（＜8.0 kPa），一般选择40%～60%的氧浓度开始吸氧治疗，逐步使 SpO_2＞90%；对存在 CO_2 潴留的患者需特别谨慎，以防发生肺性脑病。

3．镇静治疗：对烦躁不安的急性肺水肿患者宜选择 4～8 mg 吗啡加 10 mg 甲氧氯普胺；密切观察呼吸状况。必要时可重复使用。

4．正性肌力药物治疗：对皮肤湿冷、脉搏微弱、尿量少、意识障碍、心肌缺血的急性肺水肿重症患者，可予正性肌力药物治疗。如初始静脉微泵输入多巴酚丁胺 2.5 μg/（kg·min），根据反应或耐受情况（加量通常受到心率过快、心律失常或心肌缺血的限制），每 15 min 逐渐增加剂量，一般不宜＞20 μg/（kg·min）。多巴酚丁胺剂量越大，越易出现血管扩张，因其具有较弱的 $β_2$-肾上腺能受体兴奋作用所致。

5．密切观察病情：应定期观察患者的症状、心率/节律、SpO_2、血压、尿量、呼吸频率和节律、意识状态等，直到病情稳定或恢复健康。

病情改善的征象：呼吸困难减轻、尿量逐渐增加（一般在初始 2 h 尿量＞100 mL/h）、指端氧饱和度增高（有低氧血症患者）、心率和呼吸频率逐渐降低、外周循环改善、皮温增高、皮肤颜色改善、肺部啰音也减少等。

6．脏器功能支持治疗：

（1）无创持续正压气道通气（CPAP）和无创正压通气（NIPPV）

对急性肺水肿患者，存在急性呼吸衰竭的患者应根据患者病情严重程度选择连续气道正压通气或无创正压通气；可缓解呼吸困难和改善某些生理测量指标（如氧饱和度）。对肺水肿和严重呼吸窘迫或用药物治疗不能改善的患者，无创呼吸可用作辅助治疗以缓解症状。禁忌证包括低血压和呕吐。无创呼吸可引起气胸和意识障碍。

（2）气管插管和有创通气

如果患者出现低氧血症加重、高碳酸血症和酸中毒的呼吸衰竭、体力耗竭、意识障碍加重等，可予气管内插管和有创机械通气进行呼吸支持治疗。

（3）机械循环支持（MCS）治疗

对无禁忌证的药物循环支持效果不佳的患者，必要时可予主动脉内球囊反搏或其他机械循环支持。

①主动脉内球囊反搏（IABP）

IABP常规的适应证是，在手术纠正特殊的急性机械问题（即室间隔破裂和急性二尖瓣反流）前、在严重急性心肌炎的病程中和对选择的急性心肌缺血和梗死患者，在经皮介入或外科血管重建术前、术中和术后支持循环。对其他原因的心源性休克，IABP是否有益尚无良好的证据。最近，球囊泵（和其他类型的短期、临时的循环支持）已被用于让患者过渡到植入心室辅助装置和心脏移植。

②心室辅助装置

心室辅助装置和其他类型的MCS，对选择的患者，可被用作"过渡到决定（心脏移植）"或长期应用。

③超滤治疗

如果较大剂量的襻利尿剂利尿效果不佳且伴有血流动力学不稳定的重症患者，可予CRRT等治疗。单纯静脉超滤亦可用于清除心衰患者过多的液体潴留，促进水钠排出，但一般适宜于对利尿剂无效或抵抗的患者。

7．治疗效果不佳者的处理

对存在持续性低血压、休克的患者，经适当治疗无改善者，应慎重考虑诊断是否准确、有无其他伴随疾病如急性肺栓塞、瓣膜病变等急性机械障碍或严重的瓣膜病变（特别是主动脉瓣狭窄）等。肺动脉导管检查可检出左室充盈压不足的患者，并明确患者的血流动力学状态，使血管活性治疗更有针对性。对适宜患者可予肝素或其他抗凝药预防血栓栓塞。对顽固性低钠血症的患者可予托伐普坦（一种血管加压素V2受体拮抗剂）治疗。

8．其他治疗

饮食方面通常要限制钠摄入＜2 g/d，并限制液体摄入＜1.5～2.0 L/d（特别在低钠血症患者），尤其是在心衰急性发作伴有容量负荷过重的初始处理过程中。

四、重症心衰患者的有创监测

（一）周围动脉内置管有创血压监测

仅对重症患者或进行了适当的治疗后仍有持续性心衰和收缩压低的患者，才考虑动脉内置管有创血压监测。

（二）肺动脉插管监测

具有下列情况者可考虑肺动脉插管监测：①药物治疗困难；②持续低血压；③左心室充盈压不明；④考虑心脏手术的患者。

主要的监测目的是指导治疗、确保低血压或肾功能恶化不是由于左心室充盈压不足所致。在左心室充盈压不足情况下，应减少利尿剂和血管扩张剂治疗，反而需要容量补充或扩容。相反，左心室充盈压和（或）全身血管阻力增高时，提示应选择不同的药物治疗策略，如根据血压决定用正性肌力药还是血管扩张剂治疗。测定肺血管阻力及其可逆性是心脏移植前外科常规检查的一部分。

(三）急性心衰病情稳定后的监测

心率、心律、血压和氧饱和度至少在入院后头 24 h 应连续监测，此后经常监测。与心衰相关的症状（即呼吸困难）和与所用的治疗不良反应相关的症状（即头晕）至少每天应评估。液体出入量、体重、颈静脉压、肺水肿和外周水肿（腹水）的程度应每天测量，以评估容量负荷过重的纠正。在静脉用药治疗期间和启动 RAS 抑制剂时或这些药的剂量有任何改变时，每天应监测血尿素氮、肌酐、血钾和血钠。

五、急性心衰稳定后的药物治疗

既往临床试验的重点是降低死亡率，但现在认为预防心衰再住院对患者和保健系统均很重要。死亡率和住院率的降低两者都能反映治疗的效果，可减慢或预防心衰进行性加重。在急性心力衰竭的早期治疗过程中，即应考虑到治疗措施对逆转左室重构、降低循环利钠肽浓度等对患者预后有较大影响的问题。

1. ACEI/ARB

对 EF 降低还没用 ACEI 或 ARB 的患者，只要血压和肾功能允许，应尽快启动这种治疗。在患者出院前，剂量尽可能上调，并计划在出院后完成剂量上调。

2. β-阻滞剂

对 EF 降低还没有用β-阻滞剂的患者，在病情稳定后，如血压和心率允许，应尽快启动这种治疗。在患者出院前剂量应尽可能上调，并计划出院后完成剂量上调。已经显示，很多患者在一次失代偿发作过程中，β-阻滞剂治疗可以继续，并且在一次失代偿发作后出院前可安全启动。

3. 盐皮质激素受体拮抗剂（MRA-螺内酯）

对 EF 降低还没有用 MRA 的患者，如肾功能和血钾允许，应尽快启动这种治疗。因为用于治疗心衰的 MRA 剂量对血压只有轻微影响，故在入院时即使血压相对较低的患者也可启动这种治疗。在出院前，剂量应尽可能上调，并计划在出院后完成剂量上调。

4. 地高辛

对 EF 降低的患者，可用地高辛控制房颤时的心室率，尤其是在还不可能上调β-阻滞剂的剂量时。对严重收缩性心衰患者，地高辛还可缓解症状并降低因心衰住院的风险。

第六节 收缩性心衰患者的治疗

一、收缩性心衰低射血分数患者的药物治疗

（一）ACEI 和β-阻滞剂

在 HF-REF 诊断后，β-阻滞剂和血管紧张素转换酶抑制剂（ACEI）两者都应尽快启动。由于 ACEI 对左室重构有一定效果，常常可使 EF 有根本的改善；而β-阻滞剂可抗心肌缺血，对降低心源性猝死可能更有效，并可使总死亡率早期即显著降低。

三大类神经激素拮抗剂：血管紧张素转换酶抑制剂（ACEI）或血管紧张素受体抑制剂（ARB）、β-阻滞剂和盐皮质激素受体拮抗剂（MRA）：对改变收缩性心衰的病情至关重要。这三类药物常与一种利尿剂联用以缓解充血的症状和体征，但尚未证明其可降低住院或死亡率。LVEF≤35%且有心梗

史的无症状患者，应考虑植入 ICD。如果不能耐受醛固酮受体拮抗剂，作为一种替代 ARB 可加到 ACEI 方案。欧洲药品局已批准伊伐布雷定用于心率≥75 次/min 的患者。在对β-阻滞剂有禁忌证或不耐受的患者也可考虑。地高辛可较早用于控制房颤患者的心室率，通常与β-阻滞剂联用。在不能耐受 ACEI 或 ARB 的患者，也可早期考虑联用肼苯哒嗪和硝酸异山梨酯。

对所有 EF≤40%的患者，除β-阻滞剂外，推荐用 ACEI 降低心衰住院和过早死亡的危险。如不能耐受 ACEI 则用血管紧张素受体抑制剂（ARB）外，推荐用β-阻滞剂降低心衰住院和过早死亡的危险。对所有使用 ACEI（或不能耐受 ACEI 用 ARB）和β-阻滞剂治疗，仍有持续症状（NYHA Ⅱ至Ⅳ级）EF≤35%的患者，推荐用盐皮质激素受体拮抗剂（MRA）以降低心衰住院和过早死亡的危险。

β-阻滞剂使用注意事项：β-阻滞剂治疗通常应在病情稳定的患者，而对近期失代偿的患者只能慎用（对这些患者只能住院期间严密观察使用）。然而，在 COPERNICUS 试验中，近期失代偿的患者亦可安全地用β-阻滞剂（卡维地洛）治疗。另有研究报道，在失代偿发作过程中继续用β-阻滞剂治疗是安全的，但可能需要减少剂量。对休克或严重低灌注患者建议暂时停药，在出院前应尝试重新治疗。

有三项试验每一项均显示β-阻滞剂在启动治疗 1 年内可降低患者死亡率（在每项试验中，RRR 均达 34%）和心衰住院率（RRR 为 28%～36%）。在 COPERNICUS 和 MERIT-HF 中，患者自我报告的幸福感也有改善。这些益处独立于包括 ACEI 在内的常规治疗。

在轻到中度心衰（CIBIS II and MERIT-HF 联合）患者中，ARR 治疗 2 年后的死亡率为 4.3%，相当于 NNT（推迟 1 年 1 例死亡）23 例。在严重 HF（COPERNICUS）是 ARR 7.1%和 NNT 14 例。

这些发现得到另一项安慰剂对照的 RCT 的支持，奈必洛尔治疗老年心衰患者对预后和再住院影响的研究（SENIORS），纳入 2 128 例老年（≥70 岁）患者，其中 36%LVEF<35%。用奈必洛尔治疗使死亡或心血管住院一级复合终点降低，RRR 为 14%，但未降低死亡率。

（二）盐皮质激素/醛固酮受体拮抗剂（MRA）

螺内酯和依普利酮可阻滞与醛固酮和其他皮质类固醇结合的受体，是最具特征的 MRA。虽然在"依普利酮治疗轻度心衰患者住院和生存研究（EMPHASIS-HF）"中的患者需要有另外的指征，即风险提高（最近因心血管住院或利钠肽浓度增高），但 MRA 的益处可扩大到所有收缩性心衰患者，特别是因为这两项治疗慢性心衰的 RCT 得到了另一项治疗 AMI 患者 RCT 的支持。

盐皮质激素/醛固酮受体拮抗剂（MRA）使用的注意事项：

1. 螺内酯和依普利酮可引起高钾血症和肾功能恶化，在 RCT 中虽不常见，但在日常临床实践特别是老年人中可能更多见。两者应仅用于有足够肾功能和血钾浓度正常的患者；并需要连续监测血电解质和肾功能。

2. 螺内酯还能引起男性乳房不适和增大（在 RALES99 中与安慰剂比发生率为 10%对 1%）；用依普利酮这种副作用较少见。

（三）血管紧张素受体阻滞剂（ARB）

ARB 仍被推荐为不能耐受 ACEI 患者的替代治疗，但在 EF≤40%、应用 ACEI 和β-阻滞剂仍有症状的心衰患者，ARB 不再作为首选推荐。这是因为在 EMPHASIS-HF 试验中，依普利酮引起的发病率、死亡率降低，要比加用 ARB 的试验更大，且因为在 RALES 和 EMPHASIS-HF 两项试验中，MRA 治疗可降低全因死亡率，而加用 ARB 治疗则不能降低全因死亡率。

对 EF≤40%且因为咳嗽不能耐受 ACEI 的患者，推荐用 ARB+β-阻滞剂和 MRA 以降低心衰住院和过早死亡危险。

对 EF≤40%（NYHA Ⅰ-Ⅳ级）且使用 ACEI 和 β-阻滞剂后仍持续存在症状、不能耐受 MRA 的患者，推荐使用 ARB 以降低心衰住院危险。

伊伐布雷定使用指征：①对窦性心律、EF≤35%、使用了循证剂量的 β-阻滞剂（或最大耐受量）、ACEI（或 ARB）和 MRA（或 ARB）治疗，心率仍≥70 次/min 且持续存在症状（NYHA Ⅱ-Ⅳ级）的患者，应考虑使用伊伐布雷定以降低心衰住院危险。②对窦性心律、EF≤35%、心率≥70 次/min、不能耐受 β-阻滞剂的患者，可以考虑使用伊伐布雷定以降低心衰住院危险。还应接受 ACEI（或 ARB）和 MRA（或 ARB）。

（四）地高辛使用指征

1. 对窦性心律、EF≤45%、不能耐受 β-阻滞剂（对心率≥70 次/min 者伊伐布雷定可替代）可考虑使用地高辛以降低心衰住院危险。患者还应接受 ACEI（或 ARB）和 MRA（或 ARB）。

2. 对使用了 β-阻滞剂、ACEI（或 ARB）和 MRA（或 ARB）治疗后，EF≤45%且持续存在症状的患者，可考虑使用地高辛以降低心衰住院危险。

（五）肼苯哒嗪-硝酸异山梨酯使用指征

1. 对 EF≤45%且左室扩大（或 EF≤35%）的患者，可考虑作为 ACEI 或 ARB（如两者不能耐受）的替代，以降低心衰住院和过早死亡的危险，但患者还应接受 β-阻滞剂和 MRA。

2. 对使用了 β-阻滞剂、ACEI（或 ARB）和 MRA（或 ARB）治疗后，EF≤45%、左室扩大（或 EF≤35%）仍存在症状（NYHA Ⅱ-Ⅳ级）的患者，可考虑使用以降低心衰住院和过早死亡危险。

（六）肼苯哒嗪与硝酸异山梨酯（H-ISDN）的联合应用

在一项较小的仅在男性（且在 ACEI 和 β-阻滞剂用于治疗心衰前）进行的 RCT 中，这种血管扩张剂的联用与安慰剂相比，可使死亡率临界降低。在一项随后的 RCT 中，将 H-ISDN 加到常规治疗（ACEI、β-阻滞剂和 MRA）可降低非洲裔美国人心衰患者的发病率和死亡率（并改善症状）。这种有选择的研究人群、较小的 RCT 样本，且提前（因死亡率益处）终止试验，留下了这种联合治疗特别是对非黑人患者真实价值的不确定性。

（七）Omega-3 多不饱和脂肪酸（Ω-3 PUFAs）

对用了 ACEI（或 ARB）β-阻滞剂和 MRA（或 ARB）治疗的患者，可考虑使用多不饱和脂肪酸（Ω-3PUFA）制剂，以降低死亡和心血管住院危险。

在 GISSI-HF 试验中，在调整了协变量后的统计分析，仅检出了 Ω-3PUFAs 较小的治疗作用，而对心衰住院没有影响。心梗后 Ω-3PUFAs 的治疗效果不明。

（八）利尿剂

利尿剂对死亡率和发病率的影响没有在心衰患者进行研究。然而，利尿剂可缓解呼吸困难和水肿，因此，不论 EF 多少，推荐利尿剂治疗有充血体征和症状的患者。

利尿剂可产生较强而短时间的利尿作用，噻嗪类则引起较温和及较长时间的利尿。对肾功能降低的患者，噻嗪类可能不太有效。对 HF-REF 患者襻利尿剂通常优于噻嗪类，虽然它们有协同作用，并可短时联用以治疗顽固性水肿。

使用利尿剂的目的是用最低而可行的剂量，达到和维持正常的血容量（患者的"干重"）。这就意味着剂量必须调整，特别是在干体重恢复后，以避免脱水引起低血压和肾功能不全的风险。利尿可能降低 HF-PEF 患者的心输出量，而对 HF-REF 患者通常不妨碍其他疾病的治疗如 ACEI、ARB 和 MRA 的应用（或达到靶剂量）。很多患者经过培训能根据监测充血症状/体征和每天测体重，自我调整利尿剂剂量。

1．利尿剂抵抗：利尿剂抵抗是在达到水肿缓解的治疗目标前，利尿反应减少或消失的一种临床状态。此种抵抗与预后差相关。尽管此情况有报道在静注利尿剂后急性容量减少时发生，但更常见于慢性、严重的心力衰竭长期应用利尿剂治疗的患者。利尿剂抵抗与许多因素有关。已发现有许多方法可克服利尿剂抵抗，在临床实践中对于不同的病人有不同的治疗方案。持续滴注呋噻咪比单独大剂量应用更有效。

2．利尿剂的副作用、药物间相互作用：尽管利尿剂可以在大多数病人中安全使用，副作用仍很常见并可威胁生命。副作用包括神经激素作用，特别是血管紧张素-醛固酮系统和交感神经系统，可引起严重心律失常的低钾血症、低镁血症和低氯性碱中毒及肾毒性和肾衰加重。过量利尿剂可以过度降低静脉压、肺楔压和心脏舒张期充盈，并导致每搏输出量和心输出量减少，尤其见于严重心力衰竭和显著的舒张性心衰或缺血性右室功能不全的病人。静注 acethzolamide（1 或 2 个剂量）可以帮助纠正碱中毒。

3．保钾利尿剂的使用和补钾问题
①如果排钾利尿剂与 ACEI 和 MRA（或 ARB）联用，通常不需要补钾。
②除了 ACEI（ARB）与 MRA 联用外，如果给予保钾利尿剂或补钾，可能发生严重的高钾血症。
③不推荐 ACEI、MRA 和 ARB 三类药物全用。

二、对收缩性心衰治疗无益不推荐使用的药物

3-羟基-3 甲基戊二酰辅酶 A 还原酶抑制剂（"他汀"）、肾素抑制剂、口服抗凝剂（OAC）。但有房颤者（无论 HF-REF 还是 HF-PEF）的患者尚应用口服抗凝剂。

三、对收缩性心衰有害的治疗药物

1．噻唑烷二酮类（格列酮类）：不应使用，因为该类药可引起心衰加重并增加心衰住院的风险。
2．大多数 CCB（除了氨氯地平和非洛地平外）：不应使用，因为其有负性肌力作用和能引起心衰加重。
3．非甾体类抗炎药和环氧化酶-2 抑制剂：应尽可能避免，因为其可引起水钠潴留、肾功能恶化和心衰加重。
4．不推荐 ARB（或肾素抑制剂）加到 ACEI 与 MRB 的联合方案中：因为有肾功能不全和高钾血症的危险。

四、HF-REF（收缩性心衰）的心脏再同步化治疗（CRT）

自 2008 年指南发表以来没有新的植入式心脏复律除颤器（ICD）的随机临床研究，但有几项使用心脏再同步化治疗（CRT）的重要 RCT 公布。对包括一种可穿戴的除颤器背心和（或）植入式监测器（无论是单独或整合到其他设备）在内的其他技术，人们具有研究的兴趣，但目前还没有足够的证据支持。

2 项大型 RCT 已经显示 CRT 治疗有轻度（NYHA Ⅱ级）症状及更严重症状的患者是有益的。毫无疑问，具有良好的功能状态、预期可生存 1 年以上的患者，如果为窦性心律，其 LVEF 很低（≤30%）、QRS 时限显著延长（≥150 ms）和 ECG 显示左束支阻滞图形，无论其症状的严重程度如何，都应该接受 CRT。关于右束支传导阻滞或室内传导延迟（根据亚组分析）患者和 AF 患者（因为大

多数试验排除了这些患者,而因为较快的心室率会妨碍再同步)还缺乏共识。另一个有争论的领域是怎样处理没有 CRT 适应证、需要常规起搏器的 HF-REF 患者。QRS 波时限＞120 ms 的患者可有"机械失同步"(要经影像检出),存在可从 CRT 获益的可能性,是另一个研究感兴趣的领域,但是仍然有待证明。

五、HF-REF（收缩性心衰）的植入式心脏复律除颤器（ICD）治疗

在心衰患者特别是有轻度症状的患者中,约半数死亡突然和出乎意料的发生,其中很多,如果不是大多数,与室性心律失常有关（而另一些可能与心动过缓和心脏停搏相关）。因此,对心衰患者预防猝死是一个重要的目标。虽然前述主要的改变疾病的神经激素拮抗剂,可降低猝死风险,但却不能中止心律失常。特殊的抗心律失常药不能降低这种风险（甚至可能增高风险）。因此,ICD 对降低室性心律失常的死亡起着重要的作用。

ICD 可降低心脏停搏的存活者和有持续症状性室性心律失常患者的死亡率。因此,对这样的患者,无论 EF 如何、有良好的功能状态、预期寿命大于 1 年,推荐应用 ICD,目的是提高生存率。

第七节 "保留"射血分数的心衰（舒张性心衰）药物治疗

"保留"射血分数的心衰（HF-PEF,舒张性心衰）药物治疗,目前的循证医学证据表明,治疗 HFREF 的有效方案用于 HFPEF 无效。

目前,还没有任何药物治疗令人信服地显示可降低 HF-PEF 患者的发病率和死亡率。利尿剂像治疗 HF-REF 一样,被用于控制钠水潴留,并缓解呼吸困难和水肿。充分的病因治疗如高血压和心肌缺血极其重要,正如控制房颤患者的心室率一样。两项很小（每项＜30 例）的研究显示,限制心率的钙通道阻滞剂（CCB）维拉帕米可改善这些患者的运动能力和症状。限制心率的 CCB 对房颤患者心室率控制可能是有价值的,并可治疗高血压和心肌缺血（对 HF-REF 患者则其负性肌力作用可能是危险的）。β-阻滞剂也可用于控制 HF-PEF 合并房颤患者的心室率。除了 CCB 外,对 HF-REF 应当避免的药物,对 HF-PEF 也应当避免。

至今主要的死亡率和发病率试验是：(1) 3 023 例患者的坎地沙坦治疗心衰：死亡率和发病率降低评价（CHARM）-Preserve 试验,没有显示可降低一级复合终点（心血管死亡和心衰住院）。(2) 850 例患者的培哚普利治疗慢性心衰老年人试验（PEP-CHF）,没有显示可降低死亡和心衰住院一级复合终点。(3) 4 128 例患者的厄贝沙坦治疗保留收缩功能心衰试验（I-Preserve）,没有显示可降低死亡或心血管住院（特别是心衰、MI、不稳定性心绞痛、心律失常或卒中）一级复合终点。

第八节 急性心衰常见伴随情况的治疗

一、感染

进展期的急性心衰病人易并发感染,常发生呼吸系统或消化系统感染、败血症或革兰阳性菌引起的院内感染。C 反应蛋白（CRP）增加及降低可能是感染的唯一征象——可无发热等症状和体征。及早控制和处理初始的感染和较小的感染十分必要,并尽可能保持皮肤的完整性。有抗生素应用指征者予敏感抗生素治疗。

二、糖尿病

血糖异常和糖尿病在心衰患者是很常见的，而糖尿病一般情况差，预后不良。急性心衰与代谢异常有关，常发生高血糖。应停止使用常规降糖药，并根据多次血糖测定使用胰岛素来控制血糖。在病情严重的糖尿病病人，维持血糖正常可增加存活率。

糖尿病可用 ARB 来防治、可用 ACEI 来治疗。β-阻滞剂对糖尿病不是禁忌证，对改善糖尿病患者的预后像在非糖尿病患者一样有效，但不同的 β-阻滞剂对血糖指标可能有不同的影响。噻唑烷二酮类（格列酮类）可引起水钠潴留并增高心衰恶化和住院的风险，故应避免。对严重肝肾功能损害的患者，因为有引起乳酸性酸中毒的危险，故不推荐二甲双胍，但它广泛被用于心衰的其他患者，显然是安全的。新的降糖药治疗心衰患者的安全性不明。

三、代谢紊乱

处于进展中的急性心衰患者，存在能量消耗增多和负氮平衡。这是由于胃肠吸收减少导致热量摄入减少，血浆白蛋白浓度与氮平衡有助于监测代谢情况。应采取适当措施保证能量代谢需要和氮平衡。

四、肾功能衰竭和心肾综合征

急性心衰与肾衰竭之间存在密切的联系。二者互为因果，可相互加重、影响。必须反复检查肾功能。对于这类病人在选择治疗方案时应首先考虑保护肾功能。

在大多数特别是重度心衰患者 GFR 降低的，肾功能是心衰患者一项可靠的预后独立预测指标。RAS 阻滞剂（ACEI、肾素抑制剂、ARB 和 MRA）常引起 GFR 轻度下降，不应因此停药，除非显著降低。如 GFR 迅速而大幅下降应怀疑肾动脉狭窄可能。已经认识到钠水损耗（由于过度利尿或由于呕吐或腹泻引起的液体丢失）和低血压是肾功能不全的原因之一，但尚未充分认识到容量负荷过重、右室衰竭和肾静脉充血也可能引起动肾功能不全。肾功能不全的其他原因有前列腺梗阻和使用肾毒性药物如 NSAIDs 和某些抗生素（如甲氧苄胺嘧啶和庆大霉素）等。对肾功能恶化的患者，所有原因都应考虑，并予纠正或避免。噻嗪类利尿剂对 eGFR 极低的患者可能无效，某些经肾排泄的药物（如地高辛、胰岛素和低分子量肝素）对肾损害的患者可引起积蓄。

有时"心肾综合征"一词被用于描述并发心脏和肾脏衰竭（如果并存贫血则称为"心肾—贫血综合征"）。

五、抑郁症

抑郁症是常见的，并使心衰患者症状加重和预后不良，还可引起患者依从性差和社会孤立。需要高度警惕抑郁诊断，特别是对老年患者。使用一种验证过的问卷常规筛选是良好的实践。心理干预和药物治疗是有帮助的。选择性 5 羟色胺再摄取抑制剂被认为是安全的，而三环类抗抑郁药因为可引起低血压、心衰恶化和心律失常，故是不安全的。

六、慢性阻塞性肺疾病（COPD）

COPD 和支气管哮喘可引起急性心衰诊断困难，尤其是 HF-PEF 患者。这些患者一般情况差，预后不佳。β-阻滞剂，即使选用选择性 $β_1$-肾上腺能受体拮抗剂（即比索洛尔、美托洛尔或奈必洛尔），对支气管哮喘也是禁忌证，对 COPD 则不是。口服皮质激素可引起钠和水潴留，可能导致心衰恶化，但用吸入性皮质激素无相应的禁忌证。COPD 是心衰预后不良的一项独立预测指标。

七、癌症

某些化疗药物可引起（或加重）左室收缩功能不全和心衰。这些药中公认的是蒽环类药（如阿霉素）和曲妥珠单抗。右丙亚胺对接受蒽环类药的患者有一些心脏保护作用。对接受心脏毒性化疗患者，按药物详细介绍的使用方法使用，进行心衰前后的评估是必不可少的。发生了左室收缩功能不全的患者，一般不应接受进一步化疗，而应接受标准的改善 HF-REF 的治疗。纵隔照射也能导致各种长期心脏并发症，但因不常用大剂量、大范围放疗已使这类并发症减少。

八、恶病质

恶病质是一个影响全身的过程，消耗身体所有部分[即瘦肉组织（骨髓肌）、脂肪组织（能量储备）和骨组织（骨质疏松）]，可发生于 10%～15%的心衰患者，尤其是 HF-REF 患者。这种严重的并发症可使症状和功能恶化、反复住院和生存率降低。恶病质的定义是：在最近 6～12 个月内非故意地、非水肿性体重减轻大于总体重的 6%。其原因未明，但可能包括营养不良、吸收障碍、热量和蛋白质平衡受损、激素抵抗、促炎症免疫激活、神经激素紊乱和合成代谢降低。可能的治疗包括食欲刺激剂、运动训练、同化药物（胰岛素、合成代谢类固醇）与营养补充品联用，但没有一项被证明是有益的，且其安全性不明。

九、高血压

高血压与发生心衰风险增高相关，降压治疗可显著降低心衰发病率（除外α-受体阻滞剂，它对预防心衰不如其他降压药有效）。负性肌力药 CCB（即地尔硫䓬和维拉帕米）不应用于治疗 HF-REF 患者的高血压（但认为其治疗 HF-PEF 是安全的），对 HF-REF 患者，莫索尼定也应避免，因为在一项 RCT 中它可增高患者的死亡率。如果用一种 ACEI（或 ARB）、一种β-阻滞剂、MRB 和利尿剂血压未能控制，可加用肼苯哒嗪和氨氯地平（或非洛地平），对收缩性心衰是安全的。在高血压指南中推荐的血压目标对心衰是适用的。

对 AHF 患者，推荐静脉滴注硝酸酯（或硝普钠）以降低血压。

十、痛风

心衰患者高尿酸血症和痛风是常见的，并可能因利尿治疗引起或加重。高尿酸血症与 HF-REF 不良预后相关。黄嘌呤氧化酶抑制剂（别嘌呤醇）可用于预防痛风，但其对 HF-REF 的安全性不明。痛风发作秋水仙碱治疗优于 NSAIDs，但不应用于严重肾功能不全患者，它还可能引起腹泻。关节内注射皮质激素治疗单关节痛风是一种选择，但全身用皮质激素可引起水钠潴留。

十一、前列腺梗阻

α-肾上腺能受体阻滞剂可引起低血压和水钠潴留，对收缩性心衰可能不安全。因此，5-α还原酶抑制剂一般为首选。对肾功能恶化的男性患者应排除前列腺梗阻。

十二、睡眠障碍和睡眠呼吸障碍

心衰患者常有睡眠障碍，原因是多方面的，包括肺充血（导致端坐呼吸和阵发性夜间呼吸困难）和引起夜间多尿的利尿治疗。焦虑和其他心理问题也能引起失眠。高达 1/3 的心衰患者有睡眠呼吸障碍。心衰患者的睡眠呼吸暂停是令人担忧的，因为它可引起间歇性低氧血症、高碳酸血症和交感神经激活。梗阻性睡眠呼吸暂停还可引起胸内负压变化和左室后负荷增高。这种情况在肥胖患者更常见，与其同睡的伙伴会说患者睡觉打呼噜或白天打瞌睡（患者可能未意识到这些）。心衰患者中枢性睡眠呼吸暂停（包括陈-施氏呼吸）的患病率未明，但自从β-阻滞剂和RCT广泛使用以来其患病率可能已经下降。目前，诊断需要整夜多导睡眠监测。夜间吸氧、连续气道正压通气、双层气道正压通气和自动适配伺服通气可用于治疗夜间低氧血症。

第九节 心衰患者评估

一、心衰患者评估

对急性发作启动治疗后，应评估每个患者心衰可能的原因（如果心衰是新发的）和恶化的诱因（如果心衰以往已被诊断）。重点是检出可逆的或可治疗的原因。

二、准备出院前评估

出院前要有计划，心衰的急性发作应当缓解，特别是充血应当消失，已建立稳定的口服利尿剂至少48 h。长期改变疾病的治疗（包括β-阻滞剂）应尽可能优化，并对患者及其家属/看护者提供适当的教育。出院前后的处理应当遵循心衰协会提出来的标准。

三、特殊疾病患者评估及治疗

（一）伴有ACS的患者评估及治疗

伴发ACS的患者应当按照当前ACS指南进行评估和治疗。视情况而定，他们应当进行冠脉造影和血供重建。对于血流动力学不稳定的患者，这应当作为紧急手术来进行；而对于心源性休克的患者应启动应急程序。尽管进行了优化的药物治疗，如果血流动力学仍不稳定，在冠脉造影和血供重建前应插入一个IABP。持续性血流动力学不稳定还可因梗死的机械并发症（即二尖瓣乳头肌断裂）所致，可用超声心动图检出，并可能需要行紧急的矫治手术。

（二）孤立性右室衰竭患者评估及治疗

新发的孤立性右室衰竭可能继发于ACS和大面积肺栓塞。在这两种情况下，利尿剂和血管扩张剂应当慎用或避免，以免降低右室充盈。进行性的孤立性右室衰竭可见于肺动脉高压患者。5型磷酸二酯酶抑制剂、内皮素拮抗剂和前列环素类似物可能有助于降低肺动脉阻力。

（三）伴"心肾综合征"的AHF评估及治疗

心衰急性恶化或其治疗或两者均可在达到1/3的患者，引起肾功能的急性恶化（所谓的"1型心肾综合征"），与不良的生存率和延长住院相关。一种继发于急性肾损伤所致的容量负荷过重，以心功能恶化为特征的急性肾心综合征（所谓的"3型心肾综合征"）也可能发生，但比较少见。这些患者主要的治疗问题，是肾功能不全可能限制RAS阻滞剂的应用，而进行性加重的尿毒症和容量负荷过重可能需要肾移植治疗。对这些患者通常最好与肾病专家共同来治疗。

（四）围术期AHF评估及治疗

AHF可能发生于手术前（如因为术前发生心梗）、术中（不能脱机）和术后（机械并发症和心包填塞必须要排除)。对这类患者的专业治疗在别处详细介绍,可能涉及应用包括体外膜肺氧合(ECMO)在内的机械支持。

(五) 成人先天性心脏病患者的评估及治疗

成人先天性心脏病(ACHD)患者是一个非常异质的患者人群。对这些患者心衰的诊断和治疗可能是非常复杂的,需要与三级转诊中心密切合作。ACHD 患者,可表现为由于系统 LVEF 降低所致的心衰、系统右室 EF 降低所致的心衰或单纯肺下右室内衰竭所致的心衰。单心室患者,既不能手术又不能经 Fontan 术缓解,是特别难以评估和治疗的。心脏磁共振(CMR)和心肺运动试验对其评估特别有价值,但资料的获得和解释需要专业知识。当前,缺乏多中心 RCT 来指导 ACHD 患者心衰的治疗。然而,也有许多治疗的一般经验性原则:①应当首先要寻找残余(修复后)或新发的血流动力学损害;②ACEI、ARB 和β-阻滞剂治疗 ACHF 是有争论的,且对某些患者如用 Fontan 循环的患者,这些药物可能有害;③对有肺动脉高压的某些患者,肺动脉扩张剂可能是有用的;④心脏再同步化治疗的作用不明;⑤心脏移植是一种选择,但要排除如复杂的心血管解剖、肝、肾功能不全这样一些因素。

第十节 冠脉重建手术、瓣膜手术

一、冠脉血供重建

为缓解 HF-REF 或 HF-PEF 患者的心绞痛,手术或介入冠脉血供重建是适应证,而对严重 CAD 尤其是有 3 支病变或左主干狭窄的其他患者,为改善"预后"起见,手术冠脉血供重建是适应证。

与心衰相关的新进展:手术治疗缺血性心衰(STICH)试验,强调了对 HF-REF 和不太严重的 CAD 患者,手术血供重建的广泛作用。EF≤35%并适合手术的 CAD 患者,被随机到 CABG 加药物治疗或单用药物治疗。入选的患者较年轻(平均年龄 60 岁),主要为男性(占 88%),NYHA 心功能Ⅰ级(11%)、Ⅱ级(52%)、Ⅲ级(34%)。其加拿大心脏协会心绞痛分级为:0 级 36%、Ⅰ级 16%,Ⅱ级 43%,Ⅲ级 4%和Ⅳ级 1%。大部分患者有 2 支(31%)或 3 支(60%)病变,68%有严重的近端左前降支狭窄,极少数(2%)有左主干狭窄。CABG 未能降低一级终点(全因死亡)。然而,CABG 确能降低二级终点:心血管死亡(RRR=19%)和任何原因死亡或心血管住院(RRR=26%)。因此,这项试验可能扩大了对有 2 支病变包括左前降狭窄、在其他方面适合手术、预期生存>1 年伴有良好的功能状态的"STICH-样"患者 CABG 适应证。

在没有心绞痛/心肌缺血或没有存活心肌的患者,CABG 的效益—风险平衡仍然是不明的。左室心肌功能不全但有活力>10%的患者,更可能从心肌血供重建获益(≤10%的患者不太可能获益),尽管这一选择血供重建患者的方法尚未被证明。有几种无创技术可用于评估心肌存活力。核素成像有高度的敏感性,而评估收缩储备的技术敏感性低但特异性高。CMR 评估疤痕透壁的程度是极好的,但在检出心肌存活力或预测室壁运动恢复方面不太好。应当由包括心衰专家在内的心脏团队,根据 CAD 的程度、预期血管重建的完整性、相关的血管病变和存在的合并症,来做出 PCI 与 CABG 之间的选择。

二、对慢性心衰和收缩性左室功能不全患者心肌血供重建

1. 对有心绞痛和明显的左主干狭窄、其他方面适合手术、功能状态良好、预期生存>1 年的患

者，推荐 CABG 以降低过早死亡危险。

2. 对有心绞痛和 2 支或 3 支冠脉病变包括左前降支狭窄、其他方面适合手术、功能状态良好、预期生存＞1 年的患者，推荐 CABG 以降低心血管住院和心血管原因过早死亡危险。

3. CABG 的替代：对不适合手术的上述类别患者可考虑 PCI 作为 CABG 的一种替代。对没有心绞痛和没有存活心肌的患者，不推荐 CABG 和 PCI。

三、心室重建

手术心室重建，术中从左室壁切除疤痕组织，旨在恢复更符合生理的左室容量和形状，但其价值尚不明确，在 STICH 试验没有显示有益。不推荐这种技术常规应用。

四、主动脉瓣狭窄

对于 LV 收缩功能不全患者的主要担心是，主动脉瓣狭窄"低血流，低梯度"的本质（瓣膜面积＜1 cm^2，EF＜40%，平均梯度＜40 mmHg），因为有些患者可有重度主动脉瓣狭窄，而另一些可有"假性主动脉瓣狭窄"（即跨瓣低血流并非因重度固定梗阻而是因搏出量低所致）。对这样的患者，小剂量多巴酚丁胺负荷超声心动图可能有助于鉴别这两型病变，并提供具有预后意义的收缩储备信息。在重度主动脉瓣狭窄和 EF 低的患者中，有收缩储备的个体手术死亡率较低，预后较好。

重度主动脉瓣狭窄有症状的患者，如果平均压力梯度＞40 mmHg，那么，对主动脉瓣置换在理论上就不存在低 EF 限制。然而，LV 功能的根本恢复只有当 EF 降低是由过重的后负荷而不是由疤痕所致才有可能。药物治疗应当优化，但血管扩张剂（ACEI、ARB、肾素抑制剂、CCB、肼苯哒嗪和硝酸酯类）治疗重度主动脉瓣狭窄患者，可引起显著的低血压，故应特别慎用。治疗优化不应延误手术决策。对医学上不适合手术（例如由于严重肺病）的患者，应考虑经导管主动脉瓣置换。

五、主动脉瓣反流

对所有有症状的患者和对重度主动脉瓣反流、EF＜50%、其他方面适合手术的无症状患者，推荐行主动脉瓣修复或置换。对重度主动脉瓣反流、LV 舒张末内径＞70 mm 或收缩末内径＞50 mm（或矮身材个体＞25 mm/m^2 体表面积）的患者，也应考虑手术。研究表明手术可降低死亡风险，主动脉瓣修复后，心衰和 LV 功能通常可改善。重要的是不要将继发于 LV 扩张的轻中度主动脉瓣关闭不全，与由于原发性重度主动脉瓣反流引起的收缩功能不全相混淆。

六、二尖瓣反流

二尖瓣反流的评估是复杂的，特别是在收缩功能不全患者（当存在二尖瓣反流时，收缩功能的评估变得复杂）。原发性和继发性二尖瓣反流的鉴别是极为重要的。推荐手术的决定应当考虑症状、年龄、并存的 AF、LV 收缩功能降低、肺动脉高压和瓣膜修复的适宜性，这些都是术后预后最重要的预测指标。

1. 原发性（器质性）二尖瓣反流

在由于连枷样瓣叶所致的原发性二尖瓣反流，无论患者是用药物还是手术治疗，LV 收缩末内径≥40 mm 均与死亡率增高相关。当 EF＜30% 时，耐用的手术修复可改善心衰症状，但其对生存率的影响不明。在这种情况下，手术的决定应当考虑对药物治疗的反应、合并症和瓣膜能被修复（而不是置换）的可能性。

2. 继发性二尖瓣反流

由于 LV 扩大和重构导致瓣叶闭合减少从而发生关闭不全。有效的药物治疗逆转 LV 重构可减少功能性二尖瓣反流，故对这些患者应尽力优化药物治疗。缺血性二尖瓣反流是继发性二尖瓣反流的特殊类型，可能更适合手术修复。因为它常常是一种动态的情况，故对其评估负荷试验是很重要的。运动诱发的有效反流口径的增大（≥13 mm²），与不良预后相关。对有症状、左室收缩功能不全、冠脉适合重建且证明心肌有活力的患者，应当考虑进行瓣膜和冠脉联合手术。瓣膜修复晚期失效的预测指标包括乳头肌间距离较大、严重的二尖瓣叶后牵拉和显著的左室扩张（LV 舒张末内径>65 mm）。对这些患者，二尖瓣置换而不是修复可能是明智的。如存在 AF，在二尖瓣手术时，可考虑心房消融和左心耳关闭。

对有重度功能性二尖瓣反流、和重度 LV 收缩功能不全、不能行血管重建或有非缺血性心肌病的患者，单纯二尖瓣手术的作用是存疑的，对大多数患者，首选常规药物治疗和装置治疗。对经选择的病例，可考虑修复以避免或延迟心脏移植。对有瓣膜修复指征但不能手术或不能接受手术高风险的患者，可考虑经皮边缘对边缘的修复以改善症状。

第十一节　心室辅助装置和心脏移植

对终末期心衰患者，心脏移植是一种可接受的治疗。虽然从来没有进行有对照的试验，但是存在共识：只要应用适当的选择标准，心脏移植与常规治疗相比，可显著提高患者的生存率、运动能力、生活质量，并恢复工作。

除了心脏供体短缺外，心脏移植的主要挑战是疗效有限的后果和长期免疫抑制治疗的并发症（即抗体介导的排斥反应、感染、高血压、肾衰、恶性肿瘤和冠状动脉病变）。心脏移植的适应证和禁忌证。

一、心脏移植适应证

应当考虑的患者：①有严重症状的终末期心衰、预后差、没有剩余可替代的治疗选择。②有积极性、见多识广、情绪稳定。③能遵守术后所需的强化治疗。

二、心脏移植禁忌证

活动性感染、严重的外周动脉或脑血管疾病、当前饮酒或药物滥用、在过去 5 年已治疗的癌症、消化性溃疡未愈合、近期有血栓栓塞、明显肾衰（如肌酐清除率<50 mL/min）、明显的肝病、有多器官受累的系统性疾病、有其他预后差的严重合并症、情绪不稳定或未治疗的精神疾病、高而固定的肺血管阻力（>4~5 Wood 单位和跨肺压梯度>15 mmHg）。

三、机械循环支持（MCS）

MCS 是一个涵盖性术语，用于描述对 CHF 和 AHF 患者，提供短期和长期帮助的很多不同的技术。各种各样的名称已被用于描述这些技术的应用。最多的经验是对终末期心衰用 MCS，起初 MCS 作为心脏移植的一种过渡治疗（BTT），但最近已成为目标治疗（DT）。

描述机械循环支持各种用途的术语（MCS）：

过渡到决定（BTD）：对有耐药性急性循环衰竭和直接死亡危险的患者，应用 MCS 以维持生命，直到能完成充分的临床评估和能评估其他的治疗选择。

过渡到候选者（BTC）：应用 MCS 改善终末器官功能，使心脏移植不合格的患者变得合格。

过渡到移植（BTT）：应用 MCS 保持在移植前死亡高危的患者能活着，直到有供体器官可用。

过渡到恢复（BTR）：应用 MCS 保持患者活着，直到心功能根本恢复足以移除 MCS。

目标治疗（DT）：对有终末期心衰不适合心脏移植的患者，长期应用 MCS 作为移植的一种替代。

四、终末期心衰

对选择的终末期心衰患者，心脏移植仍然是金标准治疗，具有良好的长期生存率。然而，由于终末期心衰患者的数量增多、器官供体受限和技术进步，作为这些个体中某些人的一种替代，用 LV 辅助装置（LVAD）或双室辅助装置（BiVAD）的 MCS 正在增多。起初，对不适合心脏移植的患者，MCS 作为短期过渡到心脏移植的治疗，而现在则作为长期的、所谓"目标治疗"（DT）。心室辅助装置最终可能成为更普遍的移植替代治疗，因为在经仔细挑选的、接受最新连续血流装置的患者中，当前 2~3 年的生存率要比仅用药物治疗的效果好得多。接受了这些装置的患者还有类似于不需要过渡治疗的那些患者的移植后生存率。然而，尽管技术有了改善，但出血、血栓栓塞（两者都可引起卒中）、感染和装置失效仍然是显著的问题。这些问题加上装置和植入费用昂贵，使其广泛应用受限。推荐只能在经适当培训的、有心衰内外科专家群的三级心衰中心才能植入和管理这样的装置。

有些患者在 MCS 期间 LV 重构逆转和心功能改善，心室辅助装置允许移除（"过渡到恢复，BTR"）。这种预后可见于某些非缺血性心肌病的患者，但更多见于患急性暴发性心衰、其原因可逆的如急性心肌炎患者。另一个概念正用于 MCS 允许终末器官功能不全的恢复，所谓"过渡到候选者"，可使不适合心脏移植的患者变为适合心脏移植。如果患者不能成为适合的移植者而目标治疗又不可能的话，可能需要做出撤除 MCS 的艰难选择。

对终末期心衰、考虑行 MCS 的患者，典型的是须用连续正性肌力药支持。右室功能的评估是极为重要的，因为术后右室功能衰竭可大大增加围术期死亡率，并降低移植后的生存率。因此，在 LVAD 植入后，对双室功能衰竭或可能发生右室衰竭的患者，应考虑 BiVAD 而不是 LVAD 支持以使患者能过渡到心脏移植。在右室衰竭前转诊患者更好。其实，对不太严重[如 EF<25%、峰值氧耗<12 mL/(kg·min) 并仅需要间歇性正性肌力药支持]的患者，和在右室或多器官衰竭发生之前，更早地植入心室辅助装置，可带来更好的手术预后。有活动性感染，严重的肾、肺和肝功能不全，或在心脏停搏后或由于心源性休克致神经学状态不明确的患者，通常不是 BTT 或 DT 的候选者，但可能是 BTC 的候选者。

五、可能适合植入心室辅助装置的患者

（一）可能适合植入心室辅助装置的患者

尽管进行了优化的药物和装置治疗，严重症状>2 个月，并有下述 1 项及以上的患者：

1. LVEF<25%，如果测量峰值 VO_2<12 mL/(kg·min)。
2. 既往 12 个月无明显诱因心衰住院≥3 次。
3. 依赖静脉用正性肌力药。
4. 由于灌注减少和心室充盈压不足：肺毛细血管楔压 PCWP≥20 mmHg 和 SBP≤80~90 mmHg 或心脏指数（CI）≤2 L/(min·m^2)致进行性终末器官功能不全（肝肾功能恶化）。
5. 右室功能恶化。

（二）对收缩性心衰患者手术植入左室辅助装置（LVAD）

1. 对经选择的、尽管用了优化的药物和装置治疗，仍为终末期心衰、其他方面适合心脏移植的患者，推荐用 LVAD 或双室辅助装置，以改善症状并降低患者在等候移植时心衰恶化住院和过早死

亡的危险。

2. 对高度选择的、尽管用了优化的药物和装置治疗仍为终末期心衰、不适合心脏移植、但功能状态尚好、预期生存＞1 年的患者，应考虑植入 LVAD，以改善症状并降低心衰住院和过早死亡危险。

BiVAD = 双室辅助装置；LVAD = 左室辅助装置。

六、急性心衰其他循环支持治疗

除了心室辅助装置外，对经选择的、AHF 患者包括主动脉内球囊反搏、其他经皮心脏支持和体外膜肺氧合（ECMO）的患者，可用其他类型短期、临时的 MCS。除了上述用途外，对急性和迅速恶化的心衰、不可能充分评估、而且如果没有 MCS 即将发生死亡的患者，MCS 特别是 ECMO，还能用于"过渡到决定"。然而，如果患者不适合做常规的矫治手术或不适合长期 MCS，可能需要做出撤除 MCS 的艰难决策。

第十二节 心衰患者的整体管理

心衰患者的整体管理（运动训练、多学科管理方案、患者的监测和姑息治疗）

尚无证据表明这些方法大多数可改善死亡率或发病率，某些长期渴望的方法如限制钠摄入的建议和自我管理咨询，可能是无益的。因此，这些干预没有用证据水平给予推荐。2 项例外是多学科框架的管理实施和运动训练，下面将进一步讨论。

一、运动管理

几篇对小型研究进行的系统综述和汇总分析显示，对心衰患者经运动训练和体育锻炼可改善运动耐力、健康相关的生活质量和心衰住院率。最近，一项单中心大型 RCT [心衰：研究运动训练预后有对照的试验（HF-ACTION）]，对 2 331 例相对年轻（平均年龄 59 岁）、有轻到中度症状（NYHA 心功能 Ⅱ 级 63% 和 Ⅲ 级 35%）和 EF≤35% 稳定的患者，研究了运动训练的效果。这项干预在起初 3 个月安排了 36 次有监督的会话，继以家庭为基础的训练。平均随访 30 个月。在调整的分析中，运动训练使一级复合终点：全因死亡率和全因住院率降低 11%（未调整的 $P = 0.13$；调整的 $P = 0.03$）。二级复合终点：心脏死亡率或心衰住院率 RRR15%（未调整的 $P = 0.06$；调整的 $P = 0.03$）。死亡率没有降低，但也没有令人担心的安全问题。在有监督的训练期过后，对运动的依从性显著下降。

总的证据提示运动训练对心衰是有益的，虽然在很多研究中没有纳入典型的老年患者，而最佳的运动"处方"不明。而且，单一大型试验显示用极强的干预仅获得边缘的治疗效果，可能推广到每个中心是不切实际的。

运动处方和多学科管理的推荐

1. 推荐鼓励心衰患者进行规律的有氧运动以改善做功能力和症状。
2. 推荐将心衰患者纳入多学科的护理管理方案，以降低因心衰住院的危险。

二、护理和多学科管理方案的组织

心衰管理的目标是提供一个"无缝的"护理系统，包括社区和医院，以保证每个患者的管理从开始到其保健旅程的末端是最佳的。心衰患者护理的标准预期由心衰协会发表。为了达到这个目标，其他服务如心脏康复和姑息治疗，必须整合到为心衰患者的全部方案中。这种完整护理包的基本构成是多学科的管理方案，旨在通过有组织的随访，进行患者教育、优化药物治疗、心理支持，并改善护理的可及性，以改善预后。这些方案成功的关键是护理的协调，这种协调本着心衰的连续性和由保健系统内各种服务提供的整个护理链。

三、管理方案的特征及内容

对射血分数降低性心衰和保留射血分数的心衰患者，管理方案的特征和内容如下。

（一）管理方案的特征

1. 应当用多学科的方法（心脏科医师、初级保健医师、护士、药剂师）。
2. 应当针对高危有症状的患者。
3. 应当包括有能力和专业上受过良好教育的工作人员。

（二）管理方案的内容

①优化的药物和装置管理。②充分的病人教育，特别强调依从性和自我护理。③患者参与症状监测和灵活的利尿剂使用。④出院后随访[定期诊室和（或）家庭访视，可电话支持或远程监控]。⑤增加获取卫生保健（通过本人随访和电话联系，可通过远程监控）。⑥在失代偿发作期间促进获得治疗。⑦不能解释的体重增加、营养状态、功能状态、生活质量和实验室检查的评估及对适宜治疗反应的评估。⑧获得高级治疗的选择。⑨对患者和家属和（或）看护人提供心理支持。

这需要心衰实践者（心脏医师和心衰护士）和专家的密切合作，还要联合健康工作者，包括药剂师、营养师、理疗师、心理医师、初级保健提供者和社会工作者。

四、患者自我管理教育

在患者自我管理教育过程中应当覆盖的基本主题，和应当教会患者的与这些主题相关的技能和自护行为主要应包括以下内容。

1. 定义和病因：了解心衰的原因和为什么会发生症状。
2. 预后：了解重要的预后因素并做出现实的决定。
3. 症状监控和自护：①监控并识别体征和症状。②每天记录体重并识别体重快速增加。③知道如何和何时通知保健提供者。④在呼吸困难或水肿或 3 d 内体重突然意外增加>2 kg 的情况下，患者可增加其利尿剂和剂量和（或）告知其保健小组。⑤如果适宜，使用灵活的利尿治疗，和在适当的教育后推荐，并提供详细的指导。
4. 药物治疗：①了解药物的适应证、剂量和作用。②识别每种所开处的药物的常见副作用。
5. 依从性：①了解遵守治疗推荐的重要性并保持遵守治疗计划的动机。②对有症状（心功能Ⅲ-Ⅳ级）的心衰患者，限钠可能有助于控制充血的症状和体征。
6. 饮食：①避免过多液体摄入：对重度心衰患者可考虑限制液体摄入 1.5~2 L/d，以缓解症状和充血。限制低张液体可改善低钠血症。对所有轻到中度症状的患者常规限制液体可能无益。基于体重的液体限制（30 mL/kg 体重，如体重>85 kg 则 35 mL/kg）可能较少引起口渴。②监测和预防营养不良。③吃得健康和保持健康的体重。
7. 酒精：适度饮酒：对酒精性心肌病患者，推荐禁止饮酒。否则，适用正常酒精指南（男性每天 2 单位，女性每天 1 单位）。1 单位 = 10 mL 纯酒精（如 1 杯葡萄酒、1/2 品脱啤酒）。
8. 吸烟和药物：戒烟和（或）戒服违禁药物。
9. 运动：①了解运动的益处。②有规律地进行运动训练。③放心和舒适地进行体力活动。
10. 旅行和休闲：①根据体力准备旅行和休闲活动。②旅行时，携带一份记录医疗史和当前用药方案和携带额外药物的书面报告。监控和适应液体摄入量，特别是在航班和在炎热的气候。小心日晒不良反应与某些药物（例如胺碘酮）。③放心进行性行为，并与保健专业人员讨论性问题。稳定的患者能进行正常的性行为，不引发不必要的症状。必要时对勃起功能障碍的治疗。

11．免疫：接受免疫接种流感疫苗和肺炎疫苗。

12．睡眠和呼吸障碍：①认识预防行为，如肥胖者减轻体重、戒烟和禁酒。②如果适宜的话学习治疗选择。

13．社会心理方面：①理解在心衰患者抑郁症状和识别功能异常是常见的，及社会支持的重要性。②如果适宜学习治疗选择。

第十三节　姑息性支持治疗

心衰有一条不可预测的疾病轨迹，且常常难以检出考虑姑息治疗的特殊时间点。应当引起姑息治疗。在患者疾病轨迹的这个点上，注意力应放在生活质量的改善、症状的控制、恶化发作的早期检出和处理，并追求对患者护理的整体方法，包括身体的、心理的、社会的和精神健康。用共享护理方法，专家姑息治疗服务与心衰小组和（或）初级保健医师之间需要联合，以处理和协调患者护理的优化。姑息治疗在心衰协会的立场声明中详细讨论。

1．应考虑姑息治疗的患者

（1）尽管进行了优化治疗，仍频繁住院或其他失代偿严重发作。

（2）排除了需心脏移植和机械循环支持。

（3）长期生活质量很差，NYHA Ⅳ级症状。

（4）心脏恶液质/低蛋白血症。

（5）大多数日常活动依赖别人。

（6）临床判断接近生命终点。

2．姑息治疗服务的主要成分

（1）经常评估患者的身体、心理和精神需求。

（2）关注完全缓解心衰和其他合并症的症状。

（3）晚期医疗计划，考虑选择死亡和复苏的场所（可能包括使ICD失活）。

第十四节　心衰较常用的预后变量

一、人体测量资料、病史和体格检查

年龄、性别、种族、NYHA心功能分级、BMI、充血的体征、颈静脉压升高、第三心音、收缩压低、心率快、DM、肾功能不全、抑郁症、COPD、心肌缺血、心梗史。

二、常规实验室检查

血钠、肝酶、胆红素、BUN、肾小管损伤标志物、血清白蛋白、尿酸、血红蛋白、红细胞分布宽度、肌钙蛋白I/T、尿白蛋白/肌酐比率。

三、生物活性标志物

生物活性标志物如神经体液、细胞因子和相关因子（其他循环因子可能也与预后有关）：血浆肾素活性、血管紧张素Ⅱ、醛固酮、儿茶酚胺、内皮素-1、髓质素、利钠肽（包括 C-末端、N-末端和中段在内的各种肽类可预测预后）、血管加压素/肽素、细胞因子、可溶性 ST-2、乳糖凝集素-3、胶原蛋白标志物。

四、心电图

心电图变量如 QRS 波宽度、左室肥厚、心房颤动、复杂性室性心律失常。

五、影像学

影像学变量：左室内径和左室缩短率、胸片上的心胸比率、室壁运动指数（各种参数可用各种测量/分类，没有单一阈值能给出正常/异常）、射血分数、左房大小、限制性充盈模式/短减速时间、右室功能（各种参数可用各种测量/分类，没有单一阈值能给出正常/异常）、炎症（对比剂增强的 CMR）、铁含量（地中海贫血：CMR）、淀粉样变性（CMR 对比剂动力学）、心肌缺血和存活力成像、致心律失常基质、心率变异性。

六、运动试验/血流动力学变量

运动试验/血流动力学变量（静息/运动）：峰值氧耗、VE/VCO_2 斜率、最大/峰值[正常＞20 mL/（kg·min）]、6 min 步行距离（正常＞600 m，做功能力主要因先前健康、年龄和性别而异；所给的值是对＞65 岁老年人的指导）、心脏指数[正常＞2.5 L/（min·m^2）]、左室舒张末期压/肺动脉楔压（正常＜12 mmHg）。

参考文献

[1] Zannad F, McMurray J J, Krum H, et al. Eplerenone in patients with systolic heart failure and mild symptoms. N Engl J Med, 2011（364）：11-21.

[2] Swedberg K, Komajda M, Böhm M, et al. Ivabradine and outcomes in chronic heart failure（SHIFT）：a randomised placebo-controlled study. Lancet, 2010（376）：875-885.

[3] Liu L. Changes in cardiovascular hospitalization and comorbidity of heart failure in the United States: findings from the National Hospital Discharge Surveys 1980-2006. Int J Cardiol, 2011（149）：39-45.

[4] Christensen S, Mogelvang R, Heitmann M, et al. Level of education and risk of heart failure: a prospective cohort study with echocardiography evaluation. Eur Heart J, 2011（32）：450-458.

[5] Wang Y, Tuomilehto J, Jousilahti P, et al. Lifestyle factors in relation to heart failure among Finnish men and women. Circ Heart Fail, 2011（4）：607-612.

[6] Dalen H, Thorstensen A, Romundstad P R, et al. Cardiovascular risk factors and systolic and diastolic cardiac function: a tissue Doppler and speckle tracking echocardiographic study. J Am Soc Echocardiogr, 2011（24）：322-332.

[7] O'Flaherty M, Bishop J, Redpath A, et al. Coronary heart disease mortality among young adults in Scotland in relation to social inequalities: time trend study. Br Med J, 2009（339）：2613.

（编写：文怀　叶琳　史笑笑　蒋世平　童跃峰　倪笑媚　许兆军　蒋国平）

第十二章　恶性心律失常的诊治进展

第一节　恶性心律失常定义及概述

恶性心律失常至今没有一个公认的定义，一般是指由于心律失常的发生，在短时间内引起严重血流动力学障碍，导致患者晕厥甚至猝死的心律失常，也是一类需要紧急处理的心律失常。

这类患者大多有较明确的器质性心脏病（如冠心病、心肌病、心力衰竭等），部分患者可无明确的心脏疾病，即使使用目前各种医疗设备进行检查也难以查出疾病原因，且随时可发展成为致死性心律失常。另外，某些易引起血流动力学变化的异位室性节律，亦是一类需要紧急处理的疾病。

临床主要是根据心律失常的程度及性质分类的一类严重心律失常。常并发于器质性心脏病，只有少数特殊类型可为原发性，如先天性 QT 延长综合征、Brugada 综合征、特发性心室颤动等。心电图常见的心律失常类型有：阵发性或持续性室性心动过速（VT）、心室颤动（VF）、影响血流动力学的快室率室上性心律失常、阵发性室上性心动过速、窦性停搏、高度房室阻滞、心室内阻滞和心室静止等。

江苏大学附属医院蒋文平教授提出恶性室性心律失常即致命性心律失常，包括多种类型：①频率在 230 次/min 以上的单形性室性心动过速。②心率逐渐加速，有发展成心室扑动和（或）心室颤动的趋势的室速。③室性心动过速伴血液动力学紊乱，出现休克或心衰。④多形性室性心动过速，发作时伴晕厥。⑤特发性心室扑动和（或）心室颤动。

第二节　恶性心律失常的诊断方法

一、临床症状和体征

由于发生恶性心律失常患者往往病情危急，因此恶性心律失常的判定与常规治疗有所不同。因起病急骤进展迅速，有些需要马上救治，医生并无充足的时间详细了解病史并完成相关检查；即便情况允许，能够获得的病史资料也十分有限，往往采用逆向思维的方式。ACC/AHA/ESC 室性心律失常治疗和心脏性猝死预防指南提出室性心律失常主要指起源于心室的快速心律失常，常常会导致心脏性猝死，因此接诊病人时首先要判定患者是否突然倒地、昏迷、晕厥、四肢抽搐、口吐白沫、大小便失禁等快速判断患者是否出现心脏骤停，有条件时尽快测定心率、心律、血压、呼吸、指端血氧饱和度、瞳孔状态、意识情况等生命体征状况和心电图检查确定心律失常类型，最后找出病因，进行针对性急救处理。

（一）病史

一般临床接诊患者时一边进行心电图检查，一边询问病史，如患者病情允许，医生在采集病史时除了对其疾病情况进行询问外，要特别注意收集有关心律失常的资料，如既往是否有过类似发作、曾考虑的诊断以及有效治疗的措施，是否与此次相同等。如患者能够提供既往诊治记录，将会给临床工作带来较大帮助。但是临床处理不可因等待以往病史资料采集而延迟。

病史主要询问以下方面内容：

1. 起病时间与方式：急性起病还是慢性起病：起病急骤时，患者常能将时间明确到几点几分，可见于气胸、肺梗死、心肌梗死。起病缓慢，时间长者可见于先天性心脏病、扩张型心肌病、高血压性心脏病。如有胸痛，应询问持续时间长短，间断出现还是持续存在，维持时间数分钟至数 30 min 以内者，多为心绞痛；持续时间 20 min 以上者应考虑急性心肌梗死可能。

2. 临床主要症状与伴随症状：如有呼吸困难、发绀，考虑心肺疾病。有意识障碍：某些药物或化学物质急性中毒、休克、脑血管意外等。伴胸痛，常见于急性心肌梗死或急性肺梗死等。伴有腹痛者，常见于腹腔脏器炎症、梗阻和破裂。呕吐伴头痛，常见于中枢神经系统病变。

3. 是否有诱发和缓解因素：如有无进食药物、化学物品、变质蔬菜摄入史，如有这类病史需考虑中毒。心肌缺血性胸痛：心绞痛常由劳力或情绪激动诱发，一般持续 1~5 min，休息或使用硝酸甘油可缓解；心肌梗死多无明显诱因，胸痛持续时间长，休息或硝酸甘油持续不缓解。

4. 个人史：育龄妇女了解与月经的关系，有无停经史。

5. 过去史：有无心肺疾患及其他疾病病史；如先天性心脏病、心肌病、慢性充血性心力衰竭、慢性阻塞性肺病、肺气肿、糖尿病等。

6. 有无家族史：遗传性室性心律失常包括长 QT 综合征（LQTS）、短 QT 综合征（SQTS）、Brugada 综合征（BrS）和儿茶酚胺依赖性多形性室性心动过速（CPVT）等，常引起危及生命的室性心律失常。猝死的危险可能是终生存在，家族中短 QT 间期的猝死发生在各代，男女均可发生，家族中往往有猝死病史。

7. 有无呼吸道感染史，有无坑道塌方、房屋倒塌和车辆挤压等病史。如有考虑肺炎、肺水肿、急性呼吸窘迫综合征、感染性休克、创伤性窒息等。

（二）体格检查

主要表现为心率增快、减慢、心律不规则、短暂停搏或心音强弱不等，房颤病人可有脉搏短绌。如有器质性心脏病或全身性疾病，可有相应的体征。

二、十二导联心电图检查

标准十二导联心电图是诊断心律失常必不可少的手段，不仅有助于识别各种与心脏病相关的室性心律失常和心脏性猝死的高危者如长 QT 综合征（LQTS）、短 QT 综合征（SQTS）、Brugada 综合征、ARVC 等，同样也可发现其他异常情况如电解质异常、中毒等疾病。

心电图快速判断的方法：

（一）评估心率

判断心率是否正常、是否缓慢性心律失常或快速性心律失常，为下一步治疗奠定基础。

（二）评估心搏冲动形成是否异常

区分心率是窦性的还是异位的。看 P 波与 P-R 间期。主要看 I 导联与 AVR 导联。

（三）评估节律

主要看 P-P 间期与 R-R 间期是否规则、P 波与 QRS 之间的关系。

（四）评估有无心律失常

评估是否存在心律失常，如存在心律失常需确定其类型，并评估是否属于恶性心律失常及其严重程度、估计预后等。

三、恶性心律失常的其他检查

1. 血清电解质：能发现高钾血症、低钾血症、低镁血症、严重低钠血症、低钙血症等。
2. 血糖监测：能发现严重低血糖、糖尿病高渗性昏迷、非高渗性昏迷、糖尿病酮症酸中毒等。
3. 心肌酶学与肌钙蛋白：心肌酶学有动态变化、肌钙蛋白阳性，常见于急性心肌梗死、心肌病变、心力衰竭等。心肌酶学增高，肌钙蛋白阴性，可见于急性肺栓塞等。
4. B 型利钠尿肽：B 型利钠尿肽水平低提示患者发生恶性心律失常的风险小，B 型利钠尿肽升高是预测持续性室性心律失常发生的危险因素，同时也预测心房颤动的发生危险因素，NT—proBNP 水平升高可能为临床早期应用药物预防术后房颤提供依据。
5. 血气分析：可发现缺氧、酸碱平衡失调。
6. 血清胆碱酯酶：血清胆碱酯酶明显降低，提示有机磷农药中毒可能。
7. 心脏超声：心脏超声有助于心脏瓣膜病变、心肌病变、心内膜炎、心肌壁运动异常、心包积液、肺动脉高压、胸主动脉病变等的诊断。
8. 胸部 X 线检查：胸部 X 线检查有助于判断有无气胸、胸腔积液、肺部感染、心脏病变、纵隔病变、膈肌病变等的诊断。
9. 胸、腹部 CT：胸、腹部 CT 有助于肺炎、急性肺栓塞、胰腺炎、气胸、心包积液的诊断。
10. 电生理检查：电生理检查有助于窦房结恢复时间测定、传导时间测定。当室性心动过速的各项指标，结合临床，通过仔细分析十二导联心电图仍不明确时，如病情和条件允许，进一步作食管或心内电生理检查。

四、快速诊断恶性心律失常的注意事项

在作心律失常危险性评估时，值得高度注意的是：目前认为 Lown 分级对急性冠脉综合征、AMI 伴发室早时的危险分层有实用价值；对正常人的室早没有预测价值。对扩张性心脏病、心衰患者室早的危险分层目前尚缺乏共识，不管患者的临床情况统统用 Lown 分级对室早进行危险分层是不适宜的。

五、恶性心律失常的救治

（一）病人的评估

有无严重的症状和体征，这些症状和体征是否由心律失常所致。如果有恶性心律失常存在，必须首先判定患者血流动力学状况，如患者已丧失意识、出现心源性脑缺血，心电图提示快速心律失常，则已无进行任何评价的余地，须立即终止心律失常，及早使用电复律。一边治疗一边询问病史与体格检查、鉴别诊断、及早进行病因治疗。对于意识清醒的患者，也要评价其血流动力学情况。

血流动力学不稳定，如患者出现明显心力衰竭的表现、低血压及休克、快速心率，一般心率超

过 150 次/min 等，不推荐使用十二导联心动图检查来明确心律失常的性质。应立即予以电复律治疗。

血流动力学稳定的患者，推荐行十二导联心电图检查进一步明确诊断。虽然心电图是重要的检查方法。但在急诊情况下，对心电图诊断的要求亦存在其特殊性。不要过分强调心律失常的诊断。

（二）治疗原则

积极终止恶性心律失常的发作，从而换取预防发作、提高患者生活质量的机会，不能使发作时间延长而造成血流动力学的恶化。根据患者恶性心律失常性质、病情严重程度可以选择性使用药物治疗、电复律、体外心脏起搏治疗、超速起搏治疗、快速心室刺激等。

预防发作根据患者病变性质及其严重程度决定是否需要进行预防发作措施。对于需要进行预防发作治疗的患者目前基本是以药物治疗为主，并注意强调病因治疗、注意纠正诱发因素、尽可能维持内环境的稳定等。

存在器质性心脏病患者的有预后意义的室性心律失常病情稳定的患者，一般不可用 I 类抗心律失常药物，仅需对基础心脏疾病的病因加强治疗。

如对急性左心衰竭病人出现的各种心律失常，应尽快控制心力衰竭，注意查找和纠正低钾、低镁、洋地黄中毒等诱因或原因。慢性充血性心力衰竭病人，应按 2012 指南先使用血管紧张素转换酶抑制剂、β受体阻滞剂为主，适当辅用利尿剂、洋地黄类。

急性心肌梗死确立诊断后，有条件者应根据病情严重程度、疾病时机、病情进展速度等决定是否需要进行心脏功能支持治疗、再灌注治疗或静脉溶栓治疗或 PCI 等，梗死相关血管开通时出现的室性早搏和加速性室性自主心律大多为一过性，一般不必使用抗心律失常药物。早期预防性使用利多卡因可增加总死亡率，对于导致血流动力学不稳定的频发室早或非持续性室速，可临时静脉应用利多卡因。陈旧性心肌梗死病人主要使用阿司匹林、β受体阻滞剂、他汀类降脂药，有左心功能不全者使用血管紧张素转换酶抑制剂，对左室射血分数明显降低，或严重心力衰竭的频发非持续性室速病人也可考虑用胺碘酮。

（三）急性缓慢性心律失常的救治

先药物治疗，一般选用增强心肌自律性和（或）加速传导的药物，如拟交感神经药（异丙肾上腺素等）、迷走神经抑制药物（阿托品）或碱化剂（克分子乳酸钠或碳酸氢钠）等药物以提高心率。根据病因，选择安装临时或永久心脏起搏器。

对急性缓慢性心律失常的患者，可试用阿托品、多巴胺、肾上腺素、异丙肾上腺素等药物以提高心率。阿托品为治疗急性症状性心动过缓的一线药物。用法 0.5 mg，IV，3~5 min 一次，直到总量 3 mg，紧急情况下有适应证的患者可行体外起搏治疗，有条件时可经皮心脏起搏或行紧急床旁安装临时心脏起搏器治疗。

在心电监测下，利用床旁漂浮电极导管安装临时心脏起搏器的优点：不需 X 线透视，即可获得有效起搏，且有快速、安全、并发症少、不需搬动病人等优点，可迅速恢复正常的血流动力学，增加心输出量，保持心脑肾等重要脏器的灌注。穿刺途径：以选择左锁骨下静脉、右侧颈内静脉操作较简单方便。在电极安装后立即行床边 X 线摄片，影像学上更加直观地判断电极的位置。若发现电极导管位置偏差，立即调整电极，再次观察心电图的特征性表现和行床边摄片，直到将电极送达正确位置。及时地进行人工心脏起搏术是可靠的治疗方法，此方法具有省时、迅速、简单易行的特点，同时能减少病人因搬动所造成的危险，能为治疗原发病赢得时间，对抢救的成败起着决定性作用。床旁起搏因无 X 线透视指引，操作有一定盲目性，因而对作者经验及技巧要求较高。起搏成功后，要加强监护，确保起搏电源充足、导线完好无损、防止断路和脱位等；临时起搏时间视病情而定，一般不超过 30 d。此时若缓慢性心律失常仍不能纠正，建议置永久性人工心脏起搏器。

（四）急性快速性心律失常

急性快速性心律失常：虽然原发病的治疗很重要，但有些原发病不能很快诊断或处理，而有些心律失常本身可造成非常严重的血流动力学障碍，如果患者有严重症状和体征，快速性心律失常造成血流动力学的不稳定而危及生命，应以救治生命为第一原则，采用较为积极的措施迅速终止心律失常是关键。急诊处理时不必过分耗时区分是哪一种类型的心律失常（如宽 QRS 波群时限心动过速、窄 QRS 波群时限心动过速、室上性与室性心动过速），因为两者初始处理一样，因此急性快速性心律失常，特别是 QRS 波增宽的心动过速在其诊断不清时，按室速治疗，立即予以同步直流电复律。

1. 电复律治疗：室性心动过速电复律治疗首剂能量为 100 J 的单相波形或双相波形电复律（同步）电击，对于成人稳定型单型性室性心动过速的疗效较好。如果对第一次电击没有反应，应逐步增加能量水平。但同步电复律不应该用于无脉性室性心动过速或多形性心动过速（不规则室性心动过速）。这类心律失常需要给予较高能量的非同步电击（即除颤剂量）。

2. 药物治疗：如果是规则的窄 QRS 波心动过速可考虑尝试腺苷治疗；病因不明的室速可静脉给予胺碘酮、普鲁卡因酰胺、索他洛尔等；宽 QRS 心动过速的机制未明，禁用钙通道阻断剂，例如维拉帕米或者硫氮䓬酮。

3. 心室电风暴治疗：心室电风暴指 24 h 内发作≥2 次的伴血流动力学不稳定的室性心动过速和（或）心室颤动，间隔窦性心律，通常需要电转复和电除颤紧急治疗的临床症候群。首选静脉应用β-受体阻滞剂，次选静脉胺碘酮和β-受体阻滞剂联合治疗；如仍无效，则需要考虑联用起搏或导管消融等非药物治疗手段。

4. 监测和记录心电图：任何治疗过程中包括迷走刺激或静脉给药均应监测和记录心电图，一方面观察是否终止，另一方面观察心律反应，帮助进一步诊断。

（五）病因治疗

1. 原发病治疗：抗心律失常药物治疗，这是大多数患者首选的治疗措施。药物用于中止室性心律失常发作，也用于预防其复发。然而，抗心律失常药物有明显的心内（如导致心脏传导阻滞等）和（或）心外（如胺碘酮可引起肝、甲状腺、角膜和肺等）副作用，不适合长期服用。并且药物治疗并非为根治措施，停用抗心律失常药物后恶性心律失常可能再度出现。室性心律失常大多存在器质性心脏病、电解质紊乱等病因，因此在中止室速的同时应尽可能查明原因，纠正其病因，以免复发。常见病因：

（1）急性冠脉综合征：根据心电图特征做早期危险分层，充分纠正心肌缺血。接受经循证医学证实有效的最佳药物治疗，有条件者还需接受诸如冠脉血供重建治疗或者心脏再同步化治疗等有创的治疗措施。选择最合适的再灌注治疗方法，如药物溶栓、经皮冠脉介入的机械性再灌注治疗。血供重建、改善心肌供血就能降低猝死率。心肌梗死伴左室功能不全，要积极控制心衰，改善心功能，对于与急性心肌缺血有直接关系的心室颤动（室颤），降低室律失常发生率心脏性猝死的远期治疗，需要在冠脉血供重建术 3 个月后再考虑植入 ICD；而对于急性心肌梗死患者，至少需要在发病 40 d 后方考虑植入 ICD 的必要性。抗心律失常药物治疗无效或者植入 ICD 后室性心律失常仍频繁发作的情况下，可使用辅助治疗措施，即导管消融和外科手术，以提高存活率并改善心肌功能。

（2）重症哮喘：尽快缓解症状、解除气流受限和低氧血症，吸氧、使用扩张支气管药物及类固醇激素，必要时使用机械通气治疗。

（3）长 QT 间期综合征：①遗传性 LQTS，应用β-受体阻滞剂，改变生活方式，避免竞争性体育活动，LQT1 者尤应避免游泳、避免应用延长 QT 间期药物，或避免低钾、低镁等。已有心脏事件者（晕厥、SCD）应用 β-受体阻滞剂同时置入 ICD，也可试用左侧心脏交感神经阻断术。②药物致 LQTS，表现尖端扭转性室速，停用相关药物，静脉滴注 $MgSO_2$、异丙肾上腺素提高心率，或应用人工起搏、抑制尖端扭转性室速发作。

（4）药物引起的心律失常：如洋地黄中毒，停用药物，重者应用抗洋地黄抗体降低血洋地黄浓度，补钾、补镁治疗，把血钾维持 4 mmol/L 以上。

（5）毒物中毒：积极寻找毒源，明确诊断，尽早使用特效解毒药物。如急性乌头碱中毒在临床上比较常见，可用阿托品 0.5～1 mg 静脉注射，根据心律失常情况重复使用。2%食盐水或浓茶反复洗胃。阻滞毒物吸收、导泻、补液、利尿促排泄、防治多器官功能障碍综合征。

（6）器质性心脏病：扩张性（非缺血性）心肌病伴明显的左室功能不全，并发室速/室颤者应置入 ICD。肥厚性心肌病伴室速/室颤者应置入 ICD；致心律失常性右室心肌病（ARVC）：有过室速/室颤者应置入 ICD。ARVC 扩展累及左室，家族成员有猝死，即使是原因不明的晕厥，也应置入 ICD，不接受 ICD 者应用胺碘酮治疗。急性心衰合并室性心律失常，耐受性很差，尽早进行电复律以促进血流动力学的恢复，药物方面建议静脉应用胺碘酮。有过室颤或血流动力学不稳定室速或室速伴有晕厥者，应选 ICD。

（7）结构"正常"心脏的室性心律失常：Brugada 综合征有过心脏骤停者应置入 ICD，发生电风暴者可应用异丙肾上腺素，也可应用奎尼丁口服；儿茶酚胺依赖多形性室速，一旦诊断就应接受 β-受体阻滞剂治疗，心脏事件存活者置入 ICD。

特发性室速：不论起源右室或左室，应用 β-受体阻滞剂、非吡啶类钙通道阻滞剂均能减少发作。药物治疗难以纠正者接受消融治疗，ICD 置入能终止持续性室速发作。

（8）纠正水电解质与酸碱平衡紊乱。

2．置入型心律转复除颤器（ICD）治疗：对于其他不可逆原因的室性心动过速、心室扑动和心室颤动，根据相关的治疗指南，应选择置入型心律转复除颤器（ICD）治疗。

3．导管射频消融治疗：房室结折返和房室折返性室上性心动过速以及特发性室性心动过速，特别是无休止性室性心动过速，选用导管射频消融治疗。有些接受 ICD 治疗的患者，由于室性心律失常反复发作导致 ICD 频繁放电，严重影响患者的生活质量。在这种情况下，导管消融可作为有效的辅助治疗措施。

4．手术治疗：对难治性室速，确定室速的起源点，可在直视下作消融或内膜切除，也有学者在室壁瘤手术同时一并治疗恶性心律失常。

第三节　常见恶性心律失常快速诊断方法及急救

一、丧失意识患者恶性心律失常的快速诊治

发现意识丧失患者，要快速了解恶性心律失常急诊判定的特殊性。

心电图是恶性心律失常的重要判定工具。在急诊情况下，对心电图诊断的要求也有所不同。首先判定患者血流动力学状况。根据具体情况采取不同的方式，往往采用逆向思维的方式，先治疗后诊断。

丧失意识患者，说明已出现心源性脑缺血、病情危重，心电图提示为恶性心律失常，已无进行任何评价的余地，须立即终止心律失常，立即接上除颤仪。如果提示快速室性心动过速进行使用同

步电复律抢救治疗。

（一）心脏骤停或猝死

此刻出现血液动力学不稳定、意识丧失，如果不及时治疗，会导致死亡。其绝大多数电机制为心室颤动（VF）和无脉性室性心动过速（VT），但也有以缓慢心律失常、心脏停搏、无脉电活动为表现。医务人员必须迅速识别心搏骤停：主要是根据临床评估，患者无反应，且没有呼吸或不能正常呼吸（即仅仅是喘息），迅速检查脉搏，脉搏指大动脉的脉搏，一般指颈动脉与股动脉。触摸颈动脉方法：用食指及中指触到喉结或环状软骨水平，向后平移至颈部肌肉，胸锁乳突肌前缘处深部触压，感知颈动脉搏动。股动脉触摸方法：腹股沟韧带中点下方 1~2 cm 深部触压，感知搏动。若触到颈动脉搏动，是有心脏跳动。但医务人员检查脉搏的时间不应超过 10 s，如果 10 s 内没有明确触摸到脉搏，应开始心肺复苏。

心脏骤停的急救：心脏骤停多为无脉性室速和室颤所致，应立即进行心肺复苏抢救和体外除颤。电除颤是终止 VF 最有效的方法，随着时间的推移，成功除颤的机会迅速下降，短时间 VF 很快恶化导致心脏停搏。根据《2010 美国心脏协会心肺复苏及心血管急救指南》摘要建议，在医院和其他机构使用现场的 AED 或除颤器治疗心脏骤停的医务人员应立即进行心肺复苏，并且尽早使用准备好的除颤器。在发生心脏骤停时现场有 AED 或除颤器的情况下，如果有两名或三名施救者在场，应进行心肺复苏，同时拿到除颤器。对于院内心脏骤停，没有足够的证据支持或反对在除颤之前进行心肺复苏。但对于有心电监护的患者，从心室颤动到给予电击的时间不应超过 3 min，并且应在等待除颤器就绪时进行心肺复苏。因此建议尽早进行心肺复苏和早期除颤。其他人员接上除颤仪，除颤仪能记录受害者的心电图，如心室颤动或无脉性室性心动过速，立即予以除颤。

2010 心肺复苏指南中指出，对于急诊患者的救治，不要求拘泥于清晰的诊断、完美的程序，而是强调要"快"，对怀疑心脏骤停或猝死患者，应立即启动应急救治程序，实施 CAB 心肺复苏救治，并呼救他人协助进行 120 报警和救助等。一边抢救一边检查，包括体格检查、十二导联心电图检查，一边追问病史，是否有基础病存在、是否有服药、服毒史等。识别心搏骤停的可能原因，并作鉴别诊断以确定有特殊治疗、可逆转的病因，提高复苏成功率。

（二）室扑和室颤（Ventricular flutte and ventricular fibrillation）

心室扑动（Ventricular flutter）简称室扑，是介于室速和室颤之间的一种过渡心律，室扑发生后患者的心肌呈无力状态的快速收缩，使其心输出量明显下降，甚至为零。室扑的持续时间很短，一般在数分钟内就会转为室颤，少数患者转为室速。

心室纤颤（ventricular fibrillation，VF），全称心室纤维性颤动，简称室颤，是指患者的心肌突然丧失了整体的协调性，呈不规则的收缩，因而不能将血液泵出的临床危险状态。

室扑常常是室颤的先兆，是仅次于室颤的最严重的心律失常。心室颤动是临床上最危险的心律失常，是心脏停搏的常见类型之一。由于室颤时患者的心脏丧失了整体的收缩-舒张功能，因而无法泵血，此时其心输出量为零，血液循环中断，从而使患者即刻处于临床死亡状态，必须立即得到正确抢救。

1. 病因

常见于缺血性心脏病、急性心肌炎、急性心肌梗死等。此外，抗心律失常药物，特别是引起 QT 间期延长与尖端扭转的药物，严重缺氧、缺血、预激综合征合并房颤与极快的心室率、电击伤等也可引起。

2. 临床表现

意识丧失；心音及脉搏消失；呼吸于数十秒钟后停止；皮肤、黏膜发绀或苍白；部分患者有短暂抽搐及大小便失禁；多数患者瞳孔散大。

3. 心电图表现

P波、QRS波、T波及等电位线消失，代之以宽大畸形的正弦波，其顶端和底部均呈钝圆形，无法区分该波的正负；频率在150～250次/min；节律基本匀齐；室扑的振幅在发生的初始较大，但不久会越来越小，并很快成为室颤的心电图征象。

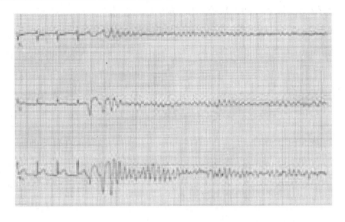

4. 治疗

（1）判断为室颤者，应立即电击除颤，并持续心肺复苏。除颤能量选择，双相波形电击的能量选择120～200 J，也可以使用单相波除颤器，能量一般选择360 J除颤。

无脉搏的室性心动过速与心室纤维颤动药物治疗，经过至少一次除颤和2 min CPR后无脉搏的室性心动过速与心室纤维颤动仍持续存在者，可给予血管加压药如肾上腺素，增加CPR期间心肌血流和恢复自主循环。当无脉搏的室性心动过速与心室纤维颤对除颤、CPR、血管加压药无反应时，考虑使用胺碘酮，因为胺碘酮可以增强除颤效果，提高难治性室颤与无脉室速循环恢复（ROSC）率和抢救成功率。胺碘酮用法首剂300 mg，一次静脉注射，如果无效可再次用150 mg。另亦可以选用利多卡因。

无脉搏的室性心动过速与心室纤维颤动处理具体抢救流程按《2010美国心脏协会心肺复苏及心血管急救指南》中的环形流程进行。

（2）并不引起严重血液动力学障碍者：静注抗心律失常药物（AAD）。

（3）抗心律失常药物选择是按经验的：

①胺碘酮：150 mg/10 min 负荷，1 mg/min 6 h，0.5 mg/min 维持，必要时可多次追加150 mg iv.，每日总量可达2 g。优于利多卡因和普鲁卡因胺，特别适宜于心功能不全，较其他抗心律失常药物需优先选择此药。

②利多卡因：1.0～1.5 mg/kg 静脉推注；3～5 min 重复，1～4 mg/min 维持。最大总量3 mg/kg。优先用于缺血性相关VT。

③普鲁卡因胺：15 mg/kg 静脉推注，20～30 mg/min 静推，1～4 mg/min 维持。最大总量17 mg/kg。用于非缺血性VT，利多卡因耐药者。

二、血流动力学不稳定的恶性心律失常

血流动力学不稳定的恶性心律失常，首先快速拉一段II导联心电图，简单判断是缓慢性心律失常还是快速性心律失常，决定下一步治疗方案。

（一）快速性心律失常

快速性心律失常主要分为宽QRS波群时限心动过速、窄QRS波群时限心动过速以及心率逐渐

加速，有发展成心室扑动和（或）心室颤动趋势的室性心动过速。

快速性心律失常包括：阵发性房性心动过速、阵发性室上性心动过速、快室率房扑、房颤、阵发性室性心动过速、室性扑动、室性颤动等。

发现快速性心律失常的患者，首先需要评估患者临床血流动力学的不稳定是否为快速性心律失常所致；然后评估 QRS 波群的形态和时限宽窄；第三分析快速性心律失常的节律是否规整。节律规整的宽 QRS 波群心动过速很可能是室速或者室上速伴差异性传导。节律不规整的宽 QRS 波群心动过速可能是心房纤颤伴差异性传导、预激综合征伴心房纤维性颤动（旁路前传）、多形性室速或尖端扭转性室速等。

1. 窄 QRS 波心动过速

泛指各种机制引起心率＞100 次/min，QRS 波群时限≤0.11s 的心动过速，包括窦性心动过速、房性心动过速、房室结折返性心动过速（AVNRT）、房室折返性心动过速（AVRT）、窦房结折返性心动过速、交界性心动过速等。

窄 QRS 波心动过速绝大多数为室上性心动过速，且多为阵发性，一般均起源于束支分叉以上，少数为室速，最多见的为房室结折返性心动过速和房室折返性心动过速。

窄 QRS 心动过速心电图表现特征：①心动过速时体表心电图 QRS 波宽度＜0.12 s。②R-R 间期规则。③无明显 P 波或 P 波可部分隐藏在 QRS 波内，引起 QRS 变形，在 V1 导联上可呈"伪 r 波"，下壁导联（Ⅱ、Ⅲ、aVF）呈"伪 s 波"。部分患者若 P 波重叠在 ST 段，与 QRS 复合波间隔间距可达 70 ms。④部分患者 R-P 间期长于 P-R 间期。

血流动力学稳定的快速性心律失常：初始治疗根据心电图与体检发现确定处理方式。

血流动力学稳定的快速性心律失常治疗：发现快速性心律失常如果血流动力学稳定，要评估 QRS 波群的宽窄。临床稳定的窄 QRS 波群的心动过速，如室上性心动过速（简称室上速）、心房纤颤、心房扑动，应使用十二导联心电图评估心律，看是否 QRS 波群≥0.12 s，再选择适当的治疗方案。宽 QRS 波群心动过速是指 QRS 波群≥0.12 s。最常见的几种类型：室速或室颤、室上性心动过速伴差异性传导、预激综合征引起的心动过速（逆向型）和起搏介导的心动过速。治疗方案包括药物治疗与非药物治疗。药物治疗用减慢传导和延长不应期的药物，如迷走神经兴奋剂、拟交感神经药间接兴奋迷走神经或抗心律失常药物。非药物治疗包括机械方法兴奋迷走神经、心脏起搏器、电复律、电除颤、电消融、射频消融和冷冻或激光消融以及手术治疗。

窄 QRS 波心动过速急诊治疗：由于窄 QRS 波心动过速绝大多数为室上速，少数为室速。鉴别需要详尽的病史和常规体表心电图、动态心电图资料。

若血流动力学尚稳定的可能室速患者：首选的治疗是应用抗心律失常药物与选择性电复律。

室上速治疗：参照室上性快速心律失常治疗指南建议：①刺激迷走神经：规则的窄 QRS 心动过速一般为室上速，迷走神经刺激可终止心动过速或影响房室传导，方法有压迫眼球、按摩颈动脉窦、捏鼻用力呼气和屏气等。②抗心律失常药：选用静脉抗心律失常药。腺苷或非二氢吡啶类钙拮抗剂（如地尔硫䓬）为首选。腺苷可减慢房室结传导，对 90%房室结折返性心动过速与房室折返性心动过速有效，也可有效阻止窦房结折返性心动过速，但对自律性房性心动过速无效。腺苷具有起效快和半衰期短的优点，但须注意应快速推注，用法为 6 mg，静脉注射，无效者 2 min 后 12 mg 快速推注，再无效者 2 min 后还可 12 mg 快速推注（共用 3 次）。注意事项：①有哮喘病史者不选用；②同时使用茶碱类药物者，腺苷应增量；③双嘧达莫会加强腺苷作用；④在合用卡马西平时，易产生房室传导阻滞（AVB）；⑤腺苷有诱发短暂房颤的可能，对预激患者有危害。

钙通道阻滞剂、普罗帕酮或β-受体阻滞剂，起效较慢但维持时间长，对抑制触发室上速的房性及室性早搏有作用，可减少室上速复发，但应注意观察低血压和心动过缓等副作用。

洋地黄有增加迷走神经张力、降低交感活性、减慢房室结传导作用，对房室结折返性心动过速、房室折返性心动过速，伴有心功能不全首选西地兰。

胺碘酮有钠、钾通道，有β-受体阻滞与钙阻滞特性，可减慢房室结传导，对房室折返性心动过速、伴有心功能不全、心肌缺血的患者首选胺碘酮；无器质性心脏病者，可选用心律平、普鲁卡因酰胺。

单形的宽 QRS 波心动过速：医生需要寻找室房分离的证据。如能找到室房分离的证据，则可肯定是室速无疑。若难以分辨，则不必浪费时间与精力去鉴别，直接诊断为"宽 QRS 心动过速"。是因为在现行心肺复苏指南中，无论是哪种机制所致，均按照同一原则进行处理。

然后分析快速性心律失常的节律是否规整，节律规整的宽 QRS 波群心动过速很可能是室速或者室上速伴差异性传导。

对节律规整、难以鉴别的单形性的宽 QRS 波群心动过速的治疗：《2010AHA 和 ACC 心肺复苏和心血管急救指南》指出，有脉搏心动过速的流程已简化建议使用腺苷，因为它在未分化的稳定型、规则的、单型性、宽 QRS 波群心动过速的早期处理中，对于治疗和诊断都有帮助。最近的证据表明，静脉使用腺苷都是相对安全的。腺苷的治疗效应短暂，一般患者对腺苷引起的血流动力学的改变也能够耐受。但对诊断不明的宽 QRS 波群心动过速，在使用腺苷前应备好除颤器。患者的基础心律不同，对腺苷的反应也会有所不同。密切注意患者心律对腺苷的反应可能有助于基础心律的诊断，所以只要有可能，强烈推荐推注腺苷时连续记录心电图。腺苷的用法与治疗室上速相似，以 6 mg 快速静脉推注；若未转复，可以再次静推 12 mg，共用 3 次。一些研究表明，腺苷可以将不明原因的宽 QRS 波群转复为窦性心律。另一研究认为，腺苷对已知为室速者转复为窦性心律的成功率很低。因此只有极少情况下对特发性室速有效，绝大多数室速腺苷无效。特别需要注意的是腺苷不得用于非规则宽 QRS 波群心动过速，因为它会导致心律变成室颤。

持续性单形性室速：也可用胺碘酮。指南推荐胺碘酮用于血流动力学不稳定的室速、电击无效或电击后复发的病例，也推荐用于普鲁卡因胺或其他药物纠治室速的复发。胺碘酮在电除颤无效的情况下使用能增强除颤效果，也用于口服明确有效但因维持量过小而复发者，静脉使用再负荷量胺碘酮能够有效地控制恶性心律失常的发作，减少心律失常死亡和总死亡率。但特发性室速一般不宜首选胺碘酮。静脉胺碘酮的用法，静脉胺碘酮一定要采取负荷量加维持静脉负荷量 3～5 mg/kg，稀释后 10 min 以上缓慢静注。必要时，15～30 min 后可重复 1.5～3 mg/kg，静脉维持量应在负荷量之后立即开始，开始剂量 1.0～1.5 mg/min。以后根据病情减量，静脉维持最好不超过 3～4 d。但少数顽固室速病例可能需要更长的时间。AMI 并发的稳定单形性室速也可选用利多卡因。

反复单形性室速：推荐静注胺碘酮、β-受体阻滞剂和普鲁卡因胺。

1）阵发性室上性心动过速（paroxysmal supraventricular tachycardia，PSVT）

阵发性室上性心动过速是一种阵发性快速而规则的异位心律。其特点是突然发作突然停止。大部分由折返机制引起，折返可发生在窦房结、房室结与心房。

①房室结折返性心动过速

房室结折返性心动过速心电图特点：

a. 心动过速的频率一般在<200 次/min，少数患者可高于 250 次/min 或低于 150 次/min，甚至低于 100 次/min。

b. QRS 波群形态基本正常。

c. 顺向型房室折返性心动过速、慢-快型房室结折返性心动过速时 R-P 间期＜P-R 间期。

d. 有时可见逆行 P 波，逆行 P 波在 Ⅱ、Ⅲ、aVF 导联中倒置，在 V1 导联中呈负正双向。

房室结折返性心动过速心电图诊断的注意事项：

a. 心动过速时如P波出现较早正好落入QRS波前可呈现假性"q"波，应注意鉴别。

b. 如心房激动波恰好在QRS波内，在体表心电图上较难识别逆向P波。

c. 如P波出现较晚，心电图表现QRS波的终末部分呈轻度扭曲，可在下壁导联呈现假性"S"波，胸导联呈假性r波或终末部位的切迹。

d. 部分病人由于房内传导延缓，使心房激动的P波正好落在QRS波后，但此时R-P间期多＜70 ms。

e. 存在快径路顺传而慢径路逆传引起的不典型房室结折返性心动过速时，心电图表现为R-P间期长而P-R间期短，R-P'/P-R的比率大于1。

②房室折返性心动过速

房室折返性心动过速心电图特点：顺向性房室折返性心动过速，常为期前收缩诱发，心房期前收缩诱发时P'-R间期无明显延长，心动过速常突然发作及突然终止，频率大多在150~250次/min；在合并房室结双径路患者中，折返激动沿快径路前向传导时频率较快，沿慢径路前向传导时频率明显减慢，甚至可低100次/min。逆向的心房激动波位于QRS波后，RP间期＞70 ms，但RP间期通常短于PR间期，即RP/PR小于1；RP间期一般情况下恒定不变，心动过速的周长随间期的变化而改变，即RP'/PR可以变化。通常QRS波群形态正常。常伴有QRS波群电交替或R-R周期长短交替。慢传导性房室旁道诱发的顺向型房室折返性心动过速，窦性心律时P-R间期和QRS波群形态正常；窦性频率增快便可自行发作，期前收缩亦可诱发或终止心动过速，房性期前收缩诱发时P'-R间期不延长，心室期前收缩诱发时出现明显延长的R-P'间期；心动过速经常反复发作，频率相对较慢，常在100~200次/min，尤其在终止前频率更慢；逆行P波出现在QRS波群前，在Ⅱ、Ⅲ、aVF导联倒置，R-P'间期＞P'-R间期，RP/PR大于1。R-P'间期＞1/2 R-R间期；心动过速常终止在R-P'间期逐渐延长，P'波消失后，显示出旁道逆向递减性传导的特性。

【病因】

可发生于先天性心脏病、预激综合征、心肌炎、心内膜弹力纤维增生症等疾病基础上，但多数患者无器质性心脏疾病。感染为常见诱因，但有可因疲劳、精神紧张、过度换气、心脏手术时手术后，心导管检查等诱发。

【临床表现】

发作特征为突然发作与突然终止，多数有心悸、胸闷、气短、乏力、胸痛等，持续发作较久者或心室率过快者可有休克、心衰等表现，如有基础疾病冠心病者可导致心绞痛、急性心肌梗死、心源性休克等。

【心电图表现】

（1）频率在150~250次/min，节律规则；（2）QRS波群大多保持窦性心律时形态；（3）逆行P波，P与QRS保持固定关系；（4）突发突止，通常有房早触发，其下传的P-R间期延长。

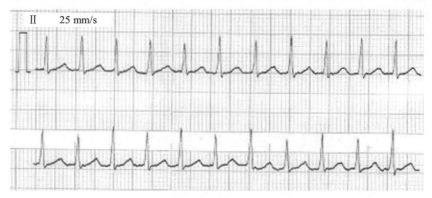

【治疗】

直流电复律：有血流动力学障碍，或器质性心脏病、发作时间过长，或药物治疗无效的患者宜选用直流电复律纠正恶性心律失常。对已应用洋地黄患者则属于禁忌使用直流电复律。

药物治疗：适用于血流动力学稳定，无器质性心脏病患者。

(1) 兴奋迷走神经：刺激咽喉、按摩颈动脉窦、压迫眼球等。

(2) 腺苷与钙通道阻滞剂：腺苷为药物复律首选药物，6～12 mg 快速静注，或 ATP 10～20 mg 起效迅速，副作用为胸闷、面色潮红、窦缓等。由于半衰期短（6 s），可重复使用。若腺苷无效可改维拉帕米（5 mg 静注，无效时隔 10 min 后重复）。对病窦、心功能不全、宽 QRS 未确诊时，禁用或慎用维拉帕米。

(3) 普罗帕酮：普罗帕酮 1～2 mg/kg 静脉注射。转复后 0.5～1 mg/min 维持。总量不超过 280 mg。

(4) β受体阻滞剂：普萘洛尔 2～5 mg 静注，20～30 min 后可再 5 mg 静注。艾司洛尔 2.5～5 mg 静注。但对心力衰竭、低血压、哮喘患者禁忌使用。

(5) 洋地黄：合并心力衰竭时首选使用洋地黄类药物以控制过快的心室率，一般选用静脉注射药物西地兰 0.4 mg 静注，起效慢。

(6) 胺碘酮：胺碘酮 150～300 mg（5 mg/kg）加 60 mL 液体缓慢静注。600～800 mg/24 h 维持。24 h 总量不超过 1 200 mg。

(7) 其他药物：可选用普鲁卡因胺、索他洛尔等。

(8) AVRT 逆传型：有预激波的患者可选用普罗帕酮、胺碘酮。对洋地黄、维拉帕米、β受体阻滞剂等药物禁忌。

2）心房扑动（atrial flutter，AF）

心房扑动（atrial flutter，AF）是指快速、规则的心房电活动。在心电图上表现为大小相等、频率快而规则（心房率一般在 240～340 次/min）、无等电位线的心房扑动波。心房扑动的频率是介于阵发性房性心动过速与心房颤动之间的中间型，三者可相互转换。房扑的发生常提示合并有器质性心脏病，由于频率快常可引起血流动力学障碍，应积极处理。

【病因】

绝大多数发生在有器质性心脏病的患者，其中以风湿性二尖瓣病变、冠心病和高血压心脏病最为常见。亦可见于原发性心肌病、甲状腺功能亢进、慢性缩窄性心包炎和其他病因的心脏病。此外，低温麻醉、胸腔和心脏手术后、急性感染及脑血管意外也可引起，少数可发生在洋地黄中毒及转移性肿瘤侵及心脏时。

【临床表现】

轻者无明显不适，或仅有心悸、心慌、乏力；严重者头晕、晕厥、心绞痛或心功能不全，少数患者因心房内血栓形成脱落而引起脑栓塞。

【心电图表现】

(1) 心房活动呈现规律的锯齿状扑动波，扑动波之间的等电线消失，在Ⅱ、Ⅲ、aVF 或 V1 导联最为明显，常呈倒置。典型房扑的心房率通常为 250～350 次/min。(2) 心室率规则或不规则，取决于房室传导比率是否恒定。当心房率为 300 次/min，未经药物治疗时，心室率通常为 150 次/min（2∶1 房室传导）。使用奎尼丁等药物，心房率减慢至 200 次/min 以下，房室传导比率可恢复 1∶1，导致心室率显著加速。预激综合征、甲状腺功能亢进等并发之房扑，房室传导可达 1∶1，产生极快的心室率。不规则的心室率系由于传导比率发生变化，例如 2∶1 与 4∶1 传导交替所致。(3) QRS 波群形态正常，当出现室内差异传导或原先有束支传导阻滞时，QRS 波群增宽、形态异常。

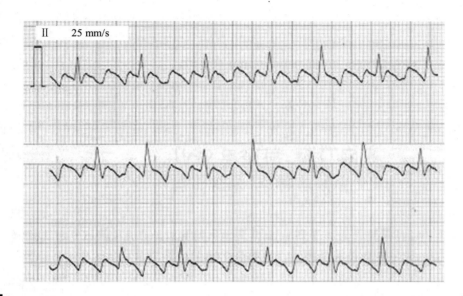

【治疗】

（1）应针对原发病进行治疗。

（2）直流电复律：最有效终止方法是直流电复律（50 J），可迅速转复为窦性心律。对已应用洋地黄者、心房超速起搏患者不适宜。

（3）药物治疗：

①维拉帕米：5 mg 2～3 min 内静脉注射，必要时 15 min 后重复一次。5 μg/（kg·min）静脉滴注维持。

②地尔硫䓬：10 mg/次（0.25～0.35 mg/kg）。

③普罗帕酮：35～70 mg（1～1.5 mg/kg）加 40～60 mL 液体 5～7 min 缓慢静脉注射。如无效 20 min 后再加量 35 mg 静脉注射。如心律转复后 0.5～1 mg/min 静脉滴注维持。总量不超过 280 mg（350 mg）。

④胺碘酮：150～300 mg（5 mg/kg）加 60 mL 液体缓慢静脉注射（20～120 min）。600～800 mg/24 h 维持。24 h 总量不超过 1 200 mg。

（4）射频消融治疗：经电生理检查的病人可选择做射频消融治疗。

（5）预防复发：常用奎尼丁、胺碘酮等。

（6）预防血栓栓塞：持续房扑伴心功能不全和（或）二尖瓣病变、心肌病者，宜长期服华法林、阿斯匹林等抗凝药物预防血栓形成。

3）心房颤动（atrial fibrillation）

心房颤动简称房颤，是最常见的持续性心律失常，房颤总的发病率为 0.4%，并随年龄而增加，男性高于女性（0.9∶0.7）。

【病因】

包括高血压病、冠心病、心脏外科手术、瓣膜病、慢性肺部疾病、心力衰竭、心肌病、先天性心脏病、肺动脉栓塞、甲亢、心包炎等，与饮酒、精神紧张、水电解质或代谢失衡、严重感染等有关。

【临床表现】

临床症状的轻重受心室率快慢的影响。心室率不快时，患者可无症状，心室率超过 150 次/min，患者可发生心绞痛与充血性心力衰竭等。

房颤时心房丧失收缩功能，血液容易在心房内淤滞而形成血栓，血栓脱落后可随着血液至全身各处，导致脑栓塞（中风）、肢体动脉栓塞（严重者甚至需要截肢）等。房颤患者脑卒中的高危因素包括以前有栓塞病史、高血压病、糖尿病、冠心病、心衰、左心房扩大、年龄超过 65 岁等。房颤时心房收缩功能丧失和长期心率增快可导致心力衰竭，增加死亡率（正常人的 2 倍）。

【心电图表现】

①P 波消失，代之以小而不规则的基线波动，形态与振幅变化不定的心房颤动波（f 波），350～600 次/min；②心室律绝对不规则；③QRS 波群大多与窦性心律时的相同，可因差异传导而出现 QRS 波群畸形。

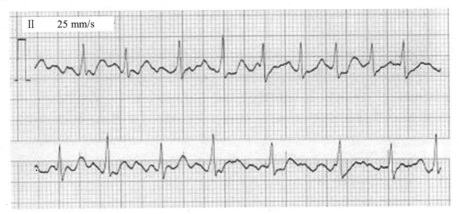

【治疗】

房颤治疗策略调整为抗凝治疗、控制心室率或节律治疗以及病因治疗。

由于房颤患者最主要的危害是血栓栓塞，特别是脑栓塞，这是房颤病人最直接的死亡原因。由于房颤患者抗凝治疗能有效降低脑卒中发生率，进而降低死亡率，故抗凝治疗一跃排在治疗总策略的第一位。另一方面，房颤抗心律失常治疗则逐渐采取宽容的态度，转向减轻症状，减少并发症为治疗主要目标，宽松地控制心率、适度地维持窦律，抗心律失常药物应用安全性重于有效性。

药物治疗：

抗凝治疗预防栓塞：抗凝治疗是预防房颤病人血栓形成和栓塞的必要手段，使用华法林抗凝治疗可以使发生脑卒中的危险性降低 68%；但是抗凝治疗并不能消除房颤，不能改善病人的临床症状如心悸、乏力、心衰等。

房颤病人应当进行抗凝治疗的适应证：年龄≥65 岁；以前有过中风病史或者短暂脑缺血发作；充血性心力衰竭；高血压；糖尿病；冠心病；左心房扩大；超声心动图发现左心房血栓。

房颤患者治疗的注意事项：

①房颤患者治疗前的全面评估：房颤发作一般都从房性早搏开始到频繁发作房早，并有短阵房性心动过速发作，以后可发生阵发性（paroxysm）房颤，再从阵发性房颤发展为持续性（persistent）房颤，最终发展为永久性（permanent）房颤，这就是常讲的房颤"三 P"分类。新指南将房颤分为五类，即首次诊断的房颤、阵发性房颤、持续性房颤、长程持续性和永久性房颤。房颤患者治疗前要重视房颤分型、了解心脏结构，特别是有无心脏瓣膜病、左房大小、是否合并甲状腺功能亢进等。切忌未全面评估前盲目进行复律或控制心室率。应该在了解患者房颤类型和发作特点的情况下以及伴随心脏情况，再采取不同干预措施。

②抗凝治疗的注意事项：抗凝治疗一定要有专科医生指导，抗凝过度可能导致出血，抗凝强度不够则没有预防作用，长期应用华法林需检测凝血谱的凝血酶原时间、国家标准化比值（INR），特别是用药初期，需要反复抽血化验，许多病人不能长期坚持、依从性较差。

房颤治疗过程中经常遇到的问题是未根据 CHADS2 评分进行危险分层，过度担心华法林出血风险，对于中危和高危栓塞病人，华法林使用率极低，即使使用，INR 达标率很低。实际研究显示，只要谨慎调整华法林剂量（保持 INR 在 2.0～3.0），华法林可安全用于各年龄段的房颤患者，与应用阿司匹林相比其轻微出血风险无明显差异，颅内出血等致命性高风险更是相对较低。

③药物与饮食的影响：华法林的作用很容易受到其他药物或饮食的影响，使剂量的调整不好掌握。对于一些不能耐受华法林的病人可以用阿司匹林或（和）氯吡格雷治疗。

药物复律[转复窦性心律（正常节律）药物]：

有研究表明，维持窦律可能有更好的生活质量，但目前由于抗心律失常药物在房颤的转复和维持窦律有效性不足以及各种不良反应等综合考虑，选择房颤复律和维持窦律的策略时应慎重考虑：对于阵发性房颤、不伴器质性心脏病的房颤、年龄较轻患者的房颤，都应给予积极的治疗，应当积极用药物或电复律将之转为窦律，并积极维持窦性心律。而房颤持续时间较长、伴有明显器质性心脏病、年龄偏高的病人，且心脏已明显存在解剖学及电学异常或重构时，可能转复为窦性心律和维持窦性心律的治疗都存在一定的困难，不能勉强为之。

一般来讲持续性房颤如时间超过 1 年，就不适于复律治疗。在临床治疗过程中，随着阵发性房颤发作时间的延长，其随后发作时间延长，且心室率更容易增加速率，此为房颤的"连缀现象"。有研究发现，长期房颤还可使窦房结功能受损，部分患者可发生病态窦房结综合征，对伴有这类病征的病人行房颤复律治疗，可导致窦性心动过缓、窦性停搏等危及生命的心律失常。因此，对房颤发生时间的判断是十分重要的。

一般认为有下列情况之一者不宜进行房颤复律治疗：①左房直径≥50 mm；②房颤心室率慢，60 次/min 左右；③心功能于Ⅱ级以上；④房颤的 f 波普遍导联都小；⑤有血栓及甲状腺功能亢进征象；⑥风湿性心脏瓣膜病史＞半年或有风湿活动史，其他原因房颤病史＞1 年；⑦怀疑有病窦综合征或传导障碍者；⑧有急性感染及电解质紊乱。

①对于新发房颤因其在 48 h 内的患者：自行恢复窦性心律的比率很高（24 h 内约 60%），可先观察，也可采用普罗帕酮（450～600 mg）或氟卡胺（300 mg）顿服的方法药物复律。

②房颤已经持续大于 48 h 而小于 7 d 的患者：在超声心动图排除左房血栓后可采用药物复律，可选用静脉使用的转律药物有氟卡胺、多非利特、普罗帕酮、伊布利特和胺碘酮等，成功率可达 50%。

③房颤发作持续时间超过一周（持续性房颤）的患者：药物转律的效果大大降低，主要的目的是控制心室率，常用且证实有效的药物有胺碘酮、伊布利特、多非利特等。在超声心动图排除左房血栓后可采用射频消融治疗。

④对偶发房颤患者抗心律失常治疗：对于发作不频繁的房颤患者，发作时症状可能较重，需要短时间控制病情。长期规律地服药预防其复发的必要性不大，长期口服Ⅰ类或Ⅲ类药物来控制可能一年只发作几次的房颤得不偿失，一般建议房颤发作后再治疗即可，可采用房颤复发后顿服药物或静脉给药进行转复治疗。

⑤药物治疗心房颤动的联合用药问题：药物治疗心房颤动时，应当重视药物的联合应用。抗房颤治疗药物的组合方法较多，几乎任意两种药物间的配伍都无绝对禁忌。两类不同的抗心律失常治疗药物联合应用时，抗心律失常的作用可叠加，且由于联合用药时剂量的减少，副作用发生概率也可能随之减少。如小剂量的洋地黄与β-受体阻滞剂联合应用时，既能提高房颤的心室率控制，又能减少因单一用药剂量较大可能发生的不良反应。此外，应用抗心律失常药物治疗房颤时，还要注意联用的其他药物的代谢特性的改变和由此带来的安全性问题。如胺碘酮与华法林合用时，可抑制华法林的代谢，因此两者联合使用时，应根据 INR 的测定结果，适当减少华法林剂量。地高辛与胺碘酮的联合使用也有类似现象，且由于药物代谢的个体化差异，临床医生在有条件时必须注意药物浓度的监测并适当减少使用剂量和实际疗效。

⑥重视原发病的治疗：房颤是一种心律失常，而非一种独立的疾病。因此，需要特别注意的是不同的病人可能有不同的病因，且合并的疾病种类、心功能状况、年龄差异可能均较大。因此，要综合评估患者的病情，对基础疾病不同的病人治疗目的、最适宜的方法也不同。任何疾病的治疗，都要注重病因治疗和对症治疗两者兼顾，才能取得更好的临床疗效，房颤的治疗也是如此。治疗房颤时不仅应当针对房颤给予治疗，同时对引发房颤的可能病因也要兼治。临床常见的房颤可能合并感染、电解质紊乱、心衰等，应针对性地进行治疗。如果不纠正这些因素，房颤治疗很难达到有效控制，仅仅单纯加大抗心律失常药物剂量，不良反应可能更大。

对于冠心病合并房颤，应常规联合使用他汀类药物，对稳定粥样病变斑块有一定益处；合并有高血压、心力衰竭的房颤患者应联合使用 ACEI 或 ARB。对无器质性心脏病的特发性房颤患者，则不必使用上述药物。

控制心室率（频率控制）的药物：

①β受体阻滞剂：β受体阻滞剂是最有效、最常用、常常单独应用的药物。②钙通道拮抗剂：如维拉帕米和地尔硫䓬也可有效用于房颤时的心室率控制，尤其对于运动状态下的心室率的控制优于地高辛，和地高辛合用的效果也优于单独使用；尤其多用于无器质性心脏病或左室收缩功能正常以及伴有慢性阻塞性肺疾病的患者。③洋地黄：一直被认为是在紧急情况下控制房颤心室率的一线用药，目前临床上多用于伴有左心衰时的心室率控制。④胺碘酮：可降低房颤时的心室率，不建议用于慢性房颤时的长期心室率控制，只是在其他药物控制无效或禁忌时，在房颤合并心力衰竭需紧急控制心室率时可首选胺碘酮与洋地黄合用。

对不伴心衰的房颤存在快速心室率的药物治疗，不论其是阵发性、持续性或持久性房颤，均Ⅰ类推荐口服β受体阻滞剂或钙拮抗剂控制患者静息或活动后的心率，对伴有低血压或心室率过快需紧急治疗时可应用这些药物的静脉制剂。这类患者心室率控制的药物治疗洋地黄和胺碘酮仅为Ⅱ类推荐。其次，对于无器质性心脏病，心功能正常病人，房颤复律普罗帕酮比胺碘酮更有效。

非药物治疗：

①电复律指征：电复律适用于：a. 紧急情况的房颤（如心肌梗死、心率极快、低血压、心绞痛、心衰等）。b. 房颤症状严重、病人难以耐受。c. 或前一次电复律成功、未用药物维持而又复发的房颤。

电复律不是一种根治房颤的方法，病人的房颤往往会复发，而且部分病人还需要继续服用抗心律失常药物维持窦性心律。根据《2010 美国心脏协会心肺复苏及心血管急救指南》建议，心房纤颤电复律治疗双相波能量首剂能量是 120～200 J。心房纤颤电复律治疗的单相波首剂能量是 200 J。成人心房扑动和其他室上性心律的电复律治疗通常需较低能量：使用单相波或双相波装置时，一般采用 50～100 J 的首剂能量即可。如果首次电复律电击失败，操作者应逐渐提高电击能量。

②导管消融治疗：导管消融治疗适用于绝大多数房颤患者，具有创伤小，病人易于接受。

③外科迷宫手术：外科迷宫手术目前主要用于因其他心脏疾病需要行心脏手术治疗的房颤病人，手术效果好，但是创伤大。

4）房性心动过速（arial tachycardia）

房性心动过速简称房速。根据发生机制与心电图表现的不同，可分为自律性房性心动过速、折返性房性心动过速与紊乱性房性心动过速三种。自律性与折返性房性心动过速常可伴有房室传导阻滞，被称为伴有房室阻滞的阵发性房性心动过速。

【病因】

大部分伴有房室传导阻滞的阵发性房性心动过速因自律性增高引起。急性心肌梗死、慢性肺部疾病、大量饮酒、咖啡因过量、大量应用茶叶以及各种代谢障碍均可成为致病原因。洋地黄中毒特别在低钾时易发生。

【临床表现】

发作呈短暂、间歇或持续发生。听诊心律不恒定，第一心音强度发生变化。颈静脉见到的 a 波数目超过听诊心搏次数。

【心电图表现】

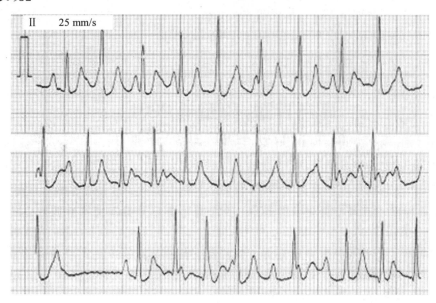

①P 波和窦性不同。

②心室率 150～200 次/min。

③P 波间等电位线存在。

④刺激迷走神经无效。

【治疗】

①洋地黄引起的房性心动过速者：立即停用洋地黄，如血清钾不升高，首选氯化钾口服或静脉滴注氯化钾，同时进行心电图监测，以避免出现高血钾。

已有高血钾，可选用利多卡因、普萘洛尔、苯妥英、普鲁卡因胺与奎尼丁。心室率不快者，仅需停用洋地黄即可。

②非洋地黄引起的房性心动过速者：积极寻找病因，针对病因治疗；口服或静脉注射洋地黄；如未能转复窦性心律，可应用奎尼丁、丙吡胺、普鲁卡因胺、普罗帕酮或胺碘酮。

2. 宽 QRS 波群心动过速

指心室率≥100 次/min，QRS 波时限≥0.12 s 的心动过速，主要包括室性心动过速（VT）与室上性心动过速（SVT）合并室内阻滞或差异传导等致 QRS 波时限增宽。主要有：①室性心动过速。②室上性心动过速伴心室内差异性传导阻滞（功能性束支传导阻滞）。③室上性心动过速伴原有的束支传导阻滞（器质性）。④快速性室上性心律失常经旁道传至心室引起的预激性心动过速。

室性心动过速的心电图特征为：

①心室速率：心室速率大多为 100～250 次/min，少见的情况可超过 300 次/min。

②心室节律：单形性持续性室性心动过速一般节律规则，R-R 间距一般相差在 20 ms 以下，多形性持续性室性心动过速 R-R 间距差可较大。

③QRS 波时限：QRS 时间通常均≥0.12 s，左心室源性≥0.14 s，右心室源性≥0.16 s。但有两种情况需特别注意：一是抗心律失常药物的影响。可以影响心脏传导组织引起传导减慢、产生室速的

QRS 波形态增宽或变形。二是非器质性患者的特发性室速，QRS 波时限大多为 120～140 ms。

④房室分离、心室夺获或融合波：窦房结和心室起搏点可竞争性控制心房和（或）心室激动，可发生房室分离、心室夺获或融合波。

房室或室房分离是一个确认室性心动过速的重要指标，表现为心室率快于心房率（即房室比例<1），由于频率较快的室性心动过速，较常发生房室交接区隐匿性传导，伴房室分离的室性心动过速中约半数无逆向传导表现出完全性房室分离，约 1/3 存在 1∶1 室房逆向传导，其余则有 2∶1 室房逆传文氏型或 3∶2 等二度室房传导阻滞或偶有逆向性心房夺获。

心室融合波或心室夺获：见于有房室分离和频率较慢的室性心动过速，发生心室融合波或心室夺获大多心室率<140 次/min，无室房逆向传导，房室结下传功能正常。表现为伴房室分离的室性心动过速中。可以有间歇性 P 波下传到心室的表现为心室融合波或心室夺获特征：P-R 间期>0.12 s，引起 QRS 波群形态与时间间期正常（完全性心室夺获），或者引起形态介于正常 QRS 波群与心室搏动波形态之间的室性融合波群（部分性心室夺获），但要注意与室上性心动过速伴束支传导阻滞的 WCT，如果出现束支传导阻滞一侧的室性早搏，就可以因为两侧心室同时除极表现为 QRS 波变窄（时间间期缩短）的心室融合波。所以单凭心室融合波不能完全除外室上性心动过速。

⑤QRS 波电轴（无人区电轴）：正常时额面电轴从右上指向左下，表现为Ⅰ和 aVF 导联 QRS 波群主波均向上。室性心动过速时额面心电轴有可能变为从左下指向右上，即与正常额面电轴轴向相反，或极度左偏或右偏心电轴的范围，表现为Ⅰ、aVF 导联 QRS 主波均向下。一般来说，QRS 波电轴左偏幅度越大，室性心动过速诊断成立的可能性就越大。QRS 波额面电轴处在 −90°至±180°区间，即 QRS 波电轴位于右上象限，则室性心动过速的可能性比较大。另一种心电图征象是Ⅰ、Ⅱ、Ⅲ导联的 QRS 波均为负向波，称为"肢导联 S 波同向性"。

⑥QRS 波形态：根据 QRS 波形态分为单形宽 QRS 心动过速与多形宽 QRS 心动过速。

单形宽 QRS 心动过速：一般心室率 100～250 次/min，基本规则或稍不规则，可突发突止。立即寻找室房分离的证据，如果能找到室房分离的证据，则可肯定是室速无疑。

多形宽 QRS 心动过速：此类室性心动过速常病情较为严重，多伴血流动力学不稳定，如不及时急救、采取有效的措施，大多预后较差。

多形性室性心动过速心电图征象为 QRS 波形态多样，节律不规则。QRS 波群呈多形性室性心动过速 QRS 波形特征：①胸导联 QRS 波同向性胸导联（V1—V6），QRS 形态既不像似右束支传导阻滞图形，也不像类左束支传导阻滞图形，而表现为 QRS 波群主波一致或正或负，即所谓的同向性，V1—V6 的 QRS 波均非 RS 型；胸导联的 RS 间期（R 波起点至 S 波谷底）大于 100 ms。②出现类似右束支传导阻滞型室性心动过速（左心室源性）的 QRS 波的特点为：V1、V2 导联呈 R、Rsr（兔耳型，前峰>后峰）、qR、Rs 等类型，V6 呈 rS、QS、QR 等类型或 R/S<1。③发作时类左束支传导阻滞型室性心动过速（右心室源性）的 QRS 波特点为：V1、V2 导联呈 rS 型、r 波宽度>30 ms；S 波降肢顿挫；rS 间期（r 波起点到 S 波谷底）>60 ms，这三个特征被称为右心室源性室性心动过速心电图三联征，V6 呈 qR、QS、Qr 等类型。④有房室分离、心室夺获或融合波。⑤宽 QRs 波群心动过速形态与窦性心律时室性期前收缩形态相同，有以上标准符合者为室速，不符合为室上速。

宽 QRS 波心动过速急诊治疗：发现宽 QRS 波心动过速，若患者的临床病情稳定，则完成十二导联心电图分析心律，区分单形的宽 QRS 波心动过速还是多形的宽 QRS 波心动过速，以决定合适的处理措施并备好除颤器。若患者临床病情不稳定，在不能确定是单形性还是多形性室速，则不要在心律诊断上延误时间，立即予以同步电复律或者非同步除颤，以免心律恶化成室颤。

维拉帕米和地尔硫䓬不能用于原因不明的宽 QRS 波心速，尤其有心功能不全史者。

节律不规整的宽 QRS 波群心动过速可能是心房纤颤伴差异性传导、预激综合征伴心房纤颤（旁路前传)、多形性室速或尖端扭转性室速（TdP）。多形性宽QRS波心动过速，急诊医生需要判定患者有无QT间期延长，有QT间期延长，特别是具有典型间歇依赖现象者为尖端扭转性室速（TdP），否则为一般多形性室速。考虑预激综合征的房颤，避免使用房室结阻滞剂，如腺苷、钙通道阻滞剂、洋地黄和β受体阻滞剂；可考虑使用控制节律药物。多形性室速：无长QT间期，大多数由心肌缺血引起，予静注胺碘酮和β-受体阻滞剂。对AMI引起的多形性室速，也能静注利多卡因。疑似尖端扭转性室速者，还要进一步对其原因进行判定。除部分患者为先天性长QT综合征外，多数患者为获得性长QT综合征。常由异常复极、QT间期延长或心动过缓引起。治疗：①停止使用可致QT延长的药物相关药物，几乎包括各个系统的治疗用药，如某些抗生素、抗组胺制剂及抗抑郁药等。②纠正电解质紊乱。③长QT间期基础上发生尖端扭转性室速者，静注硫酸镁，部分患者有效；但QT间期正常发生的尖端扭转性室速者，静注硫酸镁无效。④长间歇依赖的尖端扭转性室速者可用人工起搏治疗，后天性异常复极引起（LQTS）伴尖端扭转性室速者，异丙肾上腺素也能终止。⑤只要不是异常复极引起（先天或后天LQTS），可静注胺碘酮。⑥QT间期延长时避免应用普鲁卡因胺和索他洛尔。应用其中一种药物后，除非有专家意见，不再给予另一种药物。若抗心律失常药物无效，考虑电复律。

心房纤颤时，电复律治疗双相波能量首剂量是120~200 J。单相波首剂量是200 J。若不成功，逐步增加能量。有脉搏的单形性室速（波形和速率规整），起始能量100 J的同步的单相或双相波电复律，若第一次不成功，可逐步增加能量。节律不规整的多形性室速，一般禁止使用同步电复律，应予以高能量的非同步电击（即除颤）。总之QRS波增宽的心动过速在其诊断不清时，先按室速治疗。

1）阵发性室性心动过速（paroxysmal ventricular tachycardia，PVT）

阵发性室性心动过速（室速）系指起源于希氏束分支以下部位的室性快速心律，频率>100次/min连续3次以上称为室速。常见于器质性心脏病，亦可见于严重电解质紊乱、药物中毒、心脏手术过程中或心脏手术后的围术期，极少数患者无器质性心脏病。心电图QRS波多数增宽畸形，可见心室夺获和心室融合波，室速发作时可伴严重血液动力学改变，引起低血压、休克、晕厥、抽搐和急性心功能不全，甚至猝死，因此必须及时处理。

【病因】

多见于①器质性心脏病如冠心病、心肌病、心肌炎、心肌梗死等；②药物中毒如抗心律失常药物、氯喹、洋地黄及锑剂；③拟交感神经药物过量等；④严重电解质紊乱：如低血钾、低血镁等所致；⑤低温麻醉、手术及心导管检查等机械刺激诱发；⑥少数见于无器质性心脏病，原因不明。

【临床表现】

临床症状轻重决定于发作时的心室率、持续时间、基础心脏疾病、心功能状况、伴随疾病等不同而有所不同。非持续性室速（发作时间短于30 s）的患者通常无症状；持续性室速（发作时间超过30 s）的患者常有明显血流动力学障碍与心肌缺血。临床症状包括低血压、少尿、晕厥、气促、心绞痛等，严重者可出现阿-斯综合征，甚至猝死。听诊心律可以不十分规则，心音稍呈强弱差异。与室上性心动过速不同，兴奋迷走神经方法对心率无影响。

【心电图表现】

①QRS波群宽大畸形（超过0.12 s），心室率大多在100~250次/min，节律可略不规则。

②形成房室分离，窦性心律可继续独立存在。

③心室夺获、室性融合波。

下图为阵发性室性心动过速的波形图。

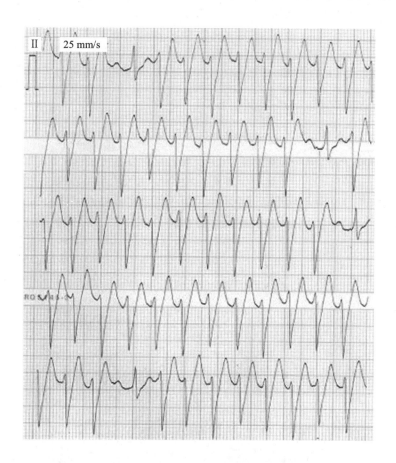

R on T 现象

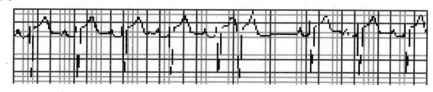

【治疗】

①终止发作的治疗方法：

有血流动力学障碍者：首选体外同步直流电击复律，洋地黄中毒者为禁忌证，不能使用电复律。如无电击复律条件，可在纠正异常血流动力学状态的同时用药物复律。

无血流动力学障碍者：用药物复律，药物选择如下：

a. 利多卡因：1～2 mg/kg 稀释后缓慢静脉注射，每隔 10～15 min 可重复使用，总量不超过 5 mg/kg。阵发性室性心动过速控制后以 20～50 μg/(kg·min) 静脉滴注维持。

b. 普罗帕酮（心律平）：1～2 mg/kg 稀释后缓慢静脉注射，每隔 20 min 可重复使用，但不超过 3 次。复律后以 5～10 μg/(kg·min) 静脉滴注维持。

c. 美西律（脉律定）：1～3 mg/kg 稀释后缓慢静脉注射有效后可 20～40 μg/(kg·min) 静脉滴注维持。

d. 苯妥英钠：2～4 mg/kg 稀释后缓慢静脉注射，本品为强碱性，不可溢出静脉外，并避免长期静脉用药，以免导致静脉炎。

e. 普萘洛尔（心得安）：0.05～0.15 mg/kg 稀释后缓慢静脉注射，1 次量不超过 3 mg。

f. 胺碘酮：2.5～5 mg/kg 稀释后缓慢静脉注射，可重复 2～3 次。

一般首选利多卡因，无效时换用上述其他药物。近年用索托洛尔终止室速发作，也可使用此药。

纠正伴随因素：如低钾血症、缺氧、酸中毒、心力衰竭等。

②预防复发

肥厚型心肌病患者：可服用普萘洛尔（心得安）或维拉帕米（异搏定）预防室性心律失常。

心肌炎、扩张型心肌病及缺血性心肌病患者：可服用普罗帕酮（心律平）、美西律（脉律定）、莫雷西嗪（乙吗噻嗪）或胺碘酮预防复发。

先心病发生的室速：苯妥英钠和胺碘酮对先心病发生的室速疗效较好。

2）尖端扭转型室速（torsades de pointes）

尖端扭转型室速：尖端扭转型室速属于多形性室性心动过速的特殊类型，其发生机理与折返有关，因心肌细胞传导缓慢、心室复极不一致引起。常见病因为各种原因所致的QT间期延长综合征、严重的心肌缺血，或心肌病变、使用延长心肌复极药物（如奎尼丁、普鲁卡因酰胺、胺碘酮等）以及电解质紊乱（如低钾、低镁）。

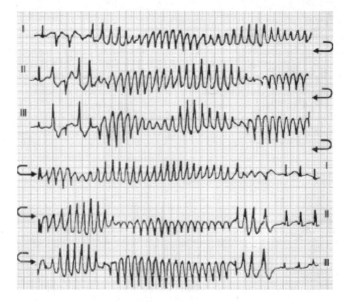

尖端扭转型室速的特征：发作时室性QRS波群的振幅和波峰方向呈周期性改变，似乎环绕在等电位线连续扭转，每隔3～10个心搏转至相反方向，故得此名；QRS频率200～250次/min，QT间期常延长，超过0.5 s，并伴U波高大；易在长—短周期以后或当室性期前收缩发生在舒张晚期、落在前一T波的中部部位时较易诱发；呈持续性或阵发性，常反复发作，易致昏厥，较易进展为心室颤动或猝死；当QRS波群逐渐增宽、振幅增高、形态与发作初始时有所变异时，提示多形性室性心动过速发作即将停止，最后发作终止，恢复至基础心律，或出现短暂的心室停顿，或引起另一次发作。

【急救处理】

①对属于获得性病因者（间歇性依赖性尖端扭转型室速）

a. 静脉补钾和补镁

低钾可使细胞膜对钾的通透性降低，使复极延迟，根据缺钾程度通常用氯化钾静脉滴注方式给予；镁可激活细胞膜上ATP酶而使复极均匀化以及改善心肌代谢等，予1～2 g硫酸镁稀释后缓慢静注，继以1～8 mg/min持续静滴，即使血镁正常亦无妨。

b. 异丙肾上腺素

异丙肾上腺素1～4 μg/min静脉滴注，随时调节剂量，使心室率维持在90～110次/min。应用异丙肾上腺素可缩短QT间期及提高基础心率，使心室复极差异缩小，有利于控制尖端扭转型急速的发作。

c. Ib 类抗心律失常药物：尖端扭转型室速发作时，可试用 Ib 类抗心律失常药物如利多卡因、苯妥英钠，但禁用 Ia、Ic 和Ⅲ类抗心律失常药。

d. 尖端扭转型室速持续发作：应按心搏骤停原则救治，有室颤倾向者，可用低能量电复律。

e. 对尖端扭转型室速顽固发作伴严重心动过缓、严重传导阻滞者：药物应用有矛盾，宜安装永久调搏器。

②对属先天性病因者（肾上腺素能依赖性尖端扭转型室速）

a. β-受体阻滞剂：β-受体阻滞剂为首选药物，常用美托洛尔 25～50 mg，每日 2～3 次口服或普萘洛尔 10～30 mg，每日 3 次口服。β阻滞剂可使心率减慢，QT 间期因此延长，但 QTc 可能缩短。治疗效果以长期随访不再有晕厥发作来衡量，而 QT 间期可能并不明显缩短。

b. 对上述药物治疗无效的尖端扭转型室速持续性发作者：可采用直流电复律或安装永久性起搏器。

注意事项：患者应避免剧烈体力活动及精神刺激，禁用延长心室复极和儿茶酚胺类药物。

3）预激综合征（Preexcitation syndrome，Wolff-Parkinson-White syndrome，WPW syndrome）

预激综合征心电图特征：

①在 QRS 波之前出现"Δ"（delta）波。

②P-R 间期缩短＜0.12 s，但 P-J 间期正常。

③QRS 波增宽。

④常有继发性 ST-T 波改变。

下图可明显见预激波（delta）。

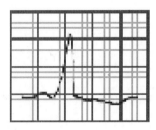

A 型预激综合征的特征：A 型："Δ"（delta）波向量对向左前，使胸前导联心电图均呈 R 型，常以 V3R 为最高。"Δ"波均向上。

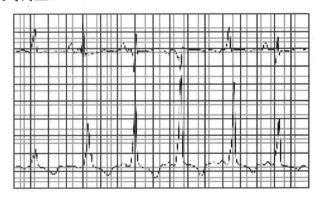

4）预激综合征合并房颤

预激综合征合并房颤的心电图特点：①P 波消失，代之以房颤的 f 波；②极快速的心室率，多在 180 次/min 以上，有时可达 300 次/min 以上；③QRS 波群除宽大畸形，还有多形性、易变性和复杂性的特点；④R-R 间距绝对不等；⑤可有心动过速反复发作的病史，窦性心律时心电图常呈持续或间歇预激图形。阵发性室上速合并室内差异性传导时，心室率规整。

5）QT 间期综合征

QT 间期的评估：一般认为，QT 间期的正常值为 320~440 ms，随心率变化而有所不同，临床上常用校正 QT 间期（QTc）进行诊断。

①长 QT 综合征：长 QT 综合征是一种可以引起恶性心律紊乱的疾病，患者有发生多形性室性心律失常的可能，特别是发生尖端扭转型室性心动过速的可能，因此长 QT 综合征患者具有发生心源性猝死的风险。如果发现有 QT 间期延长，特别是具有典型间歇依赖现象者为尖端扭转性室速，否则为一般多形性室速。

②短 QT 综合征：如果 QT 间期稳定≤300 ms 为短 QT 综合征的心电图特点，短 QT 综合征分为两种类型：a. 非心率依赖性短 QT 综合征：非心率依赖性短 QT 综合征的心电图特点是短 QT 间期持续存在，并且不随 RR 周期的变化而改变。b. 反常减速依赖性短 QT 综合征：反常减速依赖性短 QT 综合征的心电图特点是心率缓慢时 QT 间期反而缩短。

短 QT 综合征在心室水平动作电位时程和不应期不均一性的缩短是易发生恶性心律失常的病理生理学基础。

QT 间期综合征（SQTS）合并恶性室性心律失常的治疗：

①药物治疗：对室性心动过速者首选药物是利多卡因，剂量 1.0~1.5 mg/kg 静脉推注，可每 3~5 min 重复 1 次，最大剂量 3 mg/kg，需要时可给予 1~4 mg/min 静脉滴注维持。如果是先天性 SQTS 患者而不适宜置入型心律转复除颤器（ICD）治疗者可采用奎尼丁与氟卡尼治疗，能有效延长 QT 间期和心室有效不应期，并有利于防止室性心律失常的发作。

②体外同步电复律：室性心动过速、室颤或心脏骤停，用药物无效时应及早采用体外同步电复律，能量为 100~200 J。

③置入型心律转复除颤器（ICD）：能防止恶性室性心律失常及心脏猝死的发生。

三、意识清醒患者恶性心律失常的快速诊治

意识清醒的患者，须立即评价血流动力学情况，是否存在血流动力学不稳定及其严重程度。血流动力学不稳定病人常有心脏等重要脏器灌注不良的表现，包括精神状态改变、持续胸痛、呼吸急促、肢端末梢循环不良、高血压、低血压、休克、急性肺水肿、明显心力衰竭等表现。

一般来说，有条件时先快速接上心电图，作一段Ⅱ导联的心电记录图，如发现为快速性节律规整的心律失常，心室率超过 150 次/min，不宜过分强调心律失常的明确诊断，可立即准备并应用同步电转复。此时，不推荐使用十二导联心动图描记详细检查来明确心律失常的性质。

只有待患者意识清醒、血流动力学转稳定时，才推荐行十二导联心电图检查进一步明确诊断。

值得注意的是，部分快心室率心律失常的患者，初始时发生快速率的心律失常并无血流动力学的变化，但持续一定时间后则极可能发生血流动力学状态的恶化，故必须采取积极措施防治此类现象的发生。

四、缓慢性心律失常的心电图诊治

缓慢性心律失常包括：主要包括窦性心动过缓、窦房传导阻滞、病态窦房结综合征、二度或三度房室传导阻滞等。缓慢性心律失常如果心率过慢使脑供血不足则可引起阿-斯综合征发作。

（一）窦性停搏（sinus arrest）

窦性停搏是指窦房结在一个或多个心动周期中不产生冲动，以致不能激动心房或整个心脏，或又称为窦性静止。严重窦性停搏是窦房结功能衰竭的表现，是致命性心律失常之一。

【病因】

常见病因：(1) 特发性的传导系统纤维化、退行性变等；(2) 各种器质性心脏病如心肌病、风湿性心脏病、冠心病等，尤其是心肌梗死后；(3) 各种原因的心肌炎症，如风湿性、病毒性心肌炎和其他感染药物；(4) 迷走神经兴奋：常为夜间发生、非持续性；(5) 药物影响：如洋地黄和抗心律失常药物；高血钾、尿毒症等；心脏外科手术损伤、导管射频术并发症等。

【临床表现】

临床可见心悸、气短、胸闷、乏力、头晕等症状，严重者可发生晕厥，甚至猝死。迷走神经张力增高或颈动脉窦过敏均可发生窦性停搏。此外，急性心肌梗死、窦房结变性与纤维化、脑血管意外等病变、应用洋地黄类药物、奎尼丁、钾盐、乙酰胆碱等药物亦可引起窦性停搏。若出现 2 s 以上窦性停搏可出现黑矇；若出现 5 s 以上窦性停搏则发生晕厥，晕倒在地；若出现 10 s 以上窦性停搏可出现阿-斯综合征。其临床特点为心率缓慢，严重者多有血流动力学改变。

【心电图表现】

规则的 P-P 间距中突然出现 P 波脱落，形成长 P-P 间距，且长 P-P 间距与正常 P-P 间距无倍数关系。

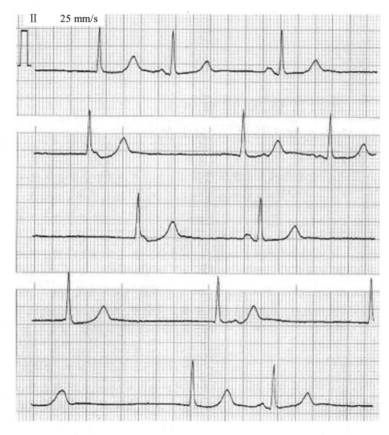

【治疗】

(1) 对症治疗：停搏时间较短时可无症状；时间较长时可发生昏厥，即阿-斯综合征或叫"心脑综合征"，必须及时抢救。

(2) 积极治疗：处理引起窦性停搏的原发病同时输注提高心率的药物，对昏厥反复发作者可安装人工心脏起搏器。

(3) 静注钙剂：钙离子有助于恢复细胞膜的兴奋性，尤其是对心电图 P 波消失 QRS 波增宽者效果显著。

（4）异丙肾上腺素：对高钾血症引起者应用异丙肾上腺素作用于心脏β₁-受体，提高窦房结的自律性，对抗高钾血症对窦房结的抑制作用。

（二）病窦综合征（sick sinus syndrome，SSS）

又称窦房结功能不全。由窦房结及其邻近组织病变引起窦房结起搏功能和（或）窦房传导障碍，从而产生多种心律失常和临床症状。

【病因】

常见病因为心肌病、冠心病、心肌炎，亦见于结缔组织病、代谢或浸润性疾患。

【临床表现】

临床表现轻重不一，可呈间歇发作性。多以心率缓慢所致脑、心、肾等脏器供血不足尤其是脑血供不足症状为主。轻者乏力、头昏、眼花、失眠、记忆力差、反应迟钝或易激动等，易被误诊为神经官能症，老年人还易被误诊为脑血管意外或衰老综合征。严重者可引起短暂黑矇、近乎晕厥、晕厥或阿-斯综合征发作。部分患者合并短阵室上性快速心律失常发作，又称慢-快综合征。快速心律失常发作时，心率可突然加速达 100 次/min 以上，持续时间长短不一，心动过速突然中止后可有心脏暂停伴或不伴晕厥发作。严重心动过缓或心动过速除引起心悸外，还可加重原有心脏病症状，引起心力衰竭或心绞痛。心排出量过低严重影响肾脏等脏器灌注还可尿少、消化不良。慢-快综合征还可能导致血管栓塞症状。

【心电图表现】

病态窦房结综合征心电图有以下特征性变化：

（1）常伴有窦性停搏（窦性静止）、窦房传导阻滞和（或）显著窦性心动过缓。

（2）常与窦房和房室传导阻滞等其他类型的心律失常并存，在此基础上患者多有逸搏和（或）逸搏心律出现，逸搏、短阵或持续逸搏心律，逸搏夺获二联律，游走心律。房室交接处起搏和（或）传导功能障碍，表现为延迟出现的房室交接处逸搏、过缓的房室交接处逸搏心律（逸搏周期＞1.5 s）或房室传导阻滞，偶见合并束支传导阻滞。规则或不规则的快速房性心律失常与缓慢的房室和室性心率可交替出现。

（3）伴随的房性快速心律失常，如频发房性过早搏动、阵发或反复发作短阵心房颤动、心房扑动或房性心动过速，与缓慢的窦性心律形成所谓慢-快综合征（bradycardia-tachycardia syndrome）。快速心律失常自动停止后，窦性心律常于长达 2 s 以上的间歇后出现当出现异位心律时，大多是心房颤动，少数是心房扑动。未经治疗时，心率可能较快速，有些患者可能心率较慢。如恢复窦性心律时，表现为显著的窦性心动过缓。

（4）在窦性心律时，心室率一般低于 50 次/min，为非药物性、持续性、自主性、严重的窦性心动过缓。

（5）窦房结功能测定试验阳性反应。常用的试验有：运动试验、阿托品试验、异丙肾上腺素试验。

（6）近年开展的食道心房调搏试验或心脏电生理检查有助于明确诊断。

下图为窦性阻滞：

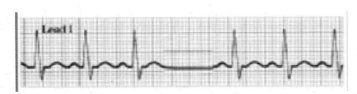

下图为窦性静止:

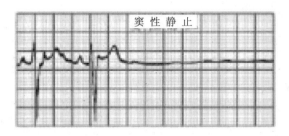

下图为窦性心动过缓与窦性心动过速交替出现:

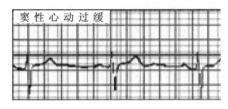
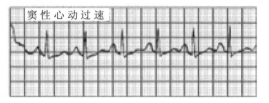

【治疗】

治疗应针对病因。

（1）无症状者可定期随访,密切观察病情。

（2）心率缓慢显著或伴自觉症状者可试用阿托品。

（3）双结病变、慢-快综合征以及有明显脑血供不足症状如近乎昏厥或昏厥的患者：宜安置按需型人工心脏起搏器,合并快速心律失常的,安装起搏器后再加用药物控制快速心律失常发作。

（4）心动过缓时按 VVI 起搏,心动过速发作时则由 VVI 转为 VVT,发放扫描刺激或短阵快速刺激中止心动过速发作。

（5）禁用可能减慢心率的药物：如降压药、抗心律失常药、强心药、β-肾上腺素能阻滞剂及钙拮抗剂等。

（6）心房颤动或心房扑动发作时,不宜进行电复律。

（三）高度房室传导阻滞（artio ventricular block，AVB）

高度房室传导阻滞指房室传导比例超过 2∶1 的房室传导阻滞,表现为 3∶1、4∶1、5∶1 等。高度房室传导阻滞往往是三度房室传导阻滞的先兆,其严重性和临床意义与三度房室传导阻滞相似。

【病因】

主要病因为：①以各种原因的心肌炎症最常见,如风湿性、病毒性心肌炎和其他感染。②迷走神经兴奋,常表现为短暂性房室传导阻滞。③药物：如地高辛、可达龙、心律平等,长期服用可能导致心率减慢,多数停药后,房室传导阻滞消失。④各种器质性心脏病如冠心病、风湿性心脏病及心肌病。⑤高钾血症等电解质紊乱。⑥尿毒症等代谢紊乱。⑦特发性的传导系统纤维化、退行性变（即老化）等。⑧外伤、心脏外科手术或介入手术导管消融时误伤或波及房室传导组织可引起房室传导阻滞。

【临床表现】

大多数患者在休息时可无症状,或有心悸感,在体力活动时可有心悸、头晕、乏力、胸闷、气短,如心室率过于缓慢,尤其是心脏同时有明显的缺血或其他病变,或并发于广泛急性心肌梗死或严重急性心肌炎者,则症状可较重,可出现心力衰竭或休克,或因大脑供血不足而发生反应迟钝或神志模糊,进而发展为晕厥（发生率可达 60%）,即阿-斯综合征。由于舒张期心室充盈量与每搏量的增大，可出现脉压差增宽及轻至中度的心脏扩大。

【心电图表现】

（1）莫氏Ⅰ型（Ⅱ度Ⅰ型）房室传导阻滞心电图特征：表现为P波规律地出现，P-R间期逐渐延长，直至一个P波后漏脱一个QRS波群，其后P-R间期又趋缩短，之后又复逐渐延长，如此周而复始地出现，称为文氏现象。散在发生的连续2个或数个P波因阻滞未下传心室。

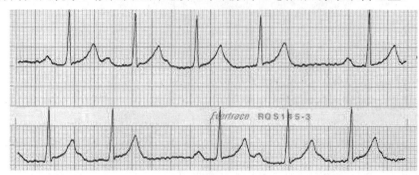

Ⅱ度Ⅰ型房室传导阻滞

（2）Ⅱ度Ⅱ型房室传导阻滞具有以下心电图特征：Ⅱ度Ⅱ型房室传导阻滞是指连续2个以上的P波或半数以上P波因传导阻滞未下传心室者，即房室传导比例超过2∶1的房室传导阻滞，表现为3∶1、4∶1、5∶1等。房室传导比例越大，阻滞程度越严重。Ⅱ度Ⅱ型房室传导阻滞时，P-R间期可以正常或延长。常伴随阻滞水平以下部位的逸搏或逸搏心律，无逸搏或逸搏心律者可有头晕或晕厥发作等。

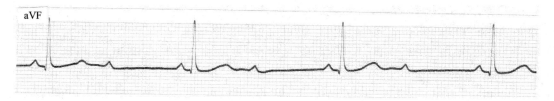

Ⅱ度Ⅱ型房室传导阻滞

（3）Ⅲ度（完全性）房室传导阻滞心电图特征：心电图特点是全部室上性激动均因阻滞于房室交界区未下传、不能到达心室。控制心室的心律均是交界性逸搏心律，或室性逸搏心律，或心室起搏心律。特征性的表现为P波与QRS波群无关，且心房波的速率常快于心室波速率，QRS波群时限可正常或延长，主要决定于逸搏或起搏心室率激动的激发部位。无逸搏心律及起搏心律出现者，患者将因阻滞型心室停搏而死亡。

大于2∶1的房室阻滞。对于高度以上的房室传导阻滞的心电图应对P波进行逐个分析，观察P波出现的时相，如半数以上P波发生于ST段或T波顶峰前未下传心室，不能诊断为高度房室阻滞，心室率大于60次/min以上时，尽管几乎全部P波都不能下传心室，也不一定是高度房室阻滞，因为往往还有干扰因素在起作用。只有发生于心动周期的反应期内半数以上的P波未下传者，才可确诊为高度房室阻滞。

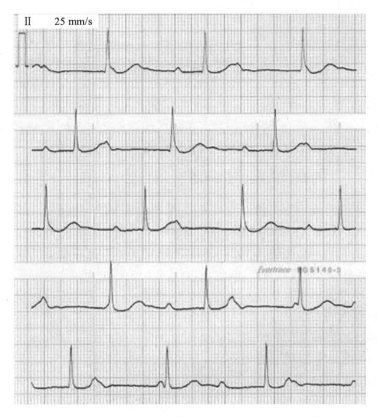

Ⅲ度房室传导阻滞

【治疗】

应针对不同病因进行治疗。

（1）如心室律缓慢，伴有明显症状或血流动力学障碍，甚至阿-斯综合征发作者，应给予起搏治疗。

（2）阿托品：阿托品针（0.5～2 mg，静脉注射）可提高房室阻滞的心率。适用于阻滞于房室结的患者。异丙肾上腺素（1～4 μg/min，静脉滴注）适用于阻滞任何部位的房室传导阻滞患者，但应用于急性心肌梗死时应十分谨慎，可能导致严重室性心律失常。

第四节 恶性心律失常诊治进展及综合评述

一、心律失常的现有认识不足及其对未来研究的启示

最近十余年间，有效的经验性心律失常治疗技术发展速度很快，主要是得益于对基础生物学知识及其研究方法在临床实际工作中的大量应用，使得心律失常的诊断治疗有了突飞猛进的高速发展和革命性的变化。如室上性心律失常、心房纤维性颤动、心脏局部病变导致的恶性心律失常、心律失常性猝死等多种类型的临床心律失常可通过导管消融、安装预防室颤的除颤器、智能型起搏器等技术得到有效的治疗。

但值得临床医生高度注意的是在药物治疗恶性心律失常、对猝死风险的预测方面仍然较为落后，有待相关专业人员做出更大的努力和改进。对此亦可借助于基础生物学或基因组学等研究的相关方

法对恶性心律失常、猝死的发生机制及其防治方法进行深入细致的研究，力争对此有较大的突破。

值得高兴的是对单基因遗传性心律失常综合征的关键候选基因的识别研究已经表明，将基础生物学引入临床是一种非常有效的方法。相关研究人员可利用日渐复杂的实验模型和测量方法，如基于干细胞发育或基因改变的方法制成人类心律失常类似细胞模型，进行相关机制及其预防治疗方法研究可能是较为有效的捷径。目前已有学者研究了若干生物学途径的扰动引起心律失常的相关机制，并取得了一定的成果。心律失常的生物学特性大部分可加以量化，从而能运用系统性的分析方法将仍处于经验阶段的治疗策略转变为基于分子、离子证据的新的研究高度。

二、对急性心肌梗死的心律失常治疗问题

心肌梗死后的心律失常或心律失常性猝死大多系局部梗死的病灶激发严重的心律失常所致，因此对疑似急性心肌梗死的患者，应尽可能获得早期诊断，并进行早期有效治疗，尽可能地缩少梗塞面积、降低心律失常发生率。心肌梗死面积大小常常决定于患者预后的生活质量、发生恶性心律失常的概率、猝死的可能性大小及其生存时间的长短。

有学者研究表明，使用短暂冠状动脉闭塞的缺血预处理和在再灌注性冠状动脉闭塞持续期前进行再灌注可延缓心肌梗死的发展速度。缺血后处理在心肌梗死的早期再灌注过程中使用重复性短暂冠状动脉闭塞，可减少心肌梗死面积；远端缺血预处理使用了短暂的缺血及远隔脏器的再灌注来保护心肌。前述处理方案可以引发肌膜受体激活、细胞内酶激活的复杂信号级联反应，随后使线粒体膜、呼吸电子链、线粒体DNA等稳定化，并抑制死亡信号转导产生凋亡等，这一研究成果现已成功用于接受择期冠状动脉血供重建术和在急性心肌梗死后接受再灌注的患者。

此外，目前还有学者使用药物激发具有对心脏缺血保护作用的信号转导机制，以减少梗死面积，但迄今为止尚未获得较大的预后成果，有待进一步深入研究。

其他因素如年龄、性别、合并症、患者对药物的反应性等均可影响对缺血性损伤心脏的保护及其预后，对此也受确定的梗死面积、血供重建术相关的技术问题等影响。

三、经射频导管消融治疗恶性室性心律失常研究进展

恶性室性心律失常主要指发作时伴明显血流动力学障碍，甚至可导致猝死危险的室性心律失常，常见于室速和室颤。室速常反复发作，40%以上病例抗心律失常药物不能预防复发，且长期服用副作用大。植入型心律转复除颤器（ICD）可通过抗心动过速起搏或电击终止心动过速，挽救生命，但不能预防复发，且存在价格昂贵，除颤后明显影响患者生活质量等不足。近年来由于标测和消融技术的不断改进，器质性心脏病室速的经导管消融已取得较好的效果。

（一）经射频导管消融治疗室速的适应证

（1）频繁发作的室速、药物治疗效果不佳、不能耐受或拒绝服药者。
（2）无休止室速。
（3）发作时血流动力学不稳定的单形性或多形性室速，室速频繁发作药物治疗无效，或植入ICD后频繁放电的患者。
（4）有室速发作且有ICD植入的适应证，但拒绝植入ICD或经济条件欠佳不能承受ICD植入的患者。

（二）经射频导管消融治疗室速的进展

研究表明绝大多数器质性心脏病室速的形成与围绕心室瘢痕区域的折返有关，可发生于心肌梗

死后、ARVD、ARVC、非缺血性心肌病、先心病法洛四联症矫正术后等，其中心肌梗死后室速最常见。瘢痕相关室速的折返环的大小、形态和位置变异很大，可为单一环路，也可为多环路。目前广泛认可的是心肌梗死后室速的 8 字形折返机制，即室速折返环由共享 1 个通常在瘢痕之间的缓慢传导区（又称为折返环的峡部）的 2 个循环激动波组成，1 个顺时针方向，1 个逆时针方向环绕 2 个瘢痕或功能阻滞区运行。根据室速时折返激动在缓慢传导区的传导方向将缓慢传导区分为入口、中心部分、出口 3 个部分。折返环路的全部或部分可位于心内膜下、室壁内或心外膜。

1. 冠心病心肌梗死后室速：心肌梗死后瘢痕相关性室速的传统标测方法包括激动标测、起搏标测、隐匿性拖带并测定起搏后间期、标测孤立的舒张中期电位等，通过这些标测方法确定消融靶点。传统的标测方法用于血流动力学稳定的持续性室速的消融有较高的成功率，但对于血流动力学不稳定、非持续性、不能诱发、多形或多源室速的消融有很大的局限性。

2. 血流动力学稳定室速的标测和消融进展：已有较多研究应用三维电解剖标测系统（CARTO 系统）引导心肌梗死后室速的标测和消融，可以清楚显示室速的起源部位、折返环缓慢传导区的出口、折返环路、瘢痕组织等，可提高消融成功率。

3. 血流动力学不稳定室速的标测和消融进展：大部分室速由于发作时血流动力学不稳定而不能耐受长时间标测，室速不能诱发或在标测时室速的形态和周长反复改变，均使标测无法在室速发作时顺利进行。以下几种方法可以应用在无法标测的室速消融中：

（1）CARTO 系统：此系统应用逐点标测技术，虽然标测过程可能比常规标测缩短不少，但心肌梗死后室速多数为血流动力学不能耐受，故限制了此系统的使用。针对以上限制性，近年应用 CARTO 系统指导消融心肌梗死后室速的进展主要有：①快速标测技术：对于血流动力学不稳定室速，近年设计出一种快速标测导管。此导管的前端设计有多组电极，每组电极由 4 个正交电极组成，标测时将此导管在心腔内移动，即可同时记录到多点的标测信息，大大地节省了标测所需的时间。②室性心动过速的解剖或病理基质消融：心肌梗死后的室速多为瘢痕相关的折返机制，对于心肌梗死后血流动力学不能耐受的室速患者，在窦性心律或心室起搏下进行电激动和解剖基质标测，来引导消融室速。确定峡部的方法主要有以下几种：在窦性心律或心室起搏下进行电激动和电压标测，对各瘢痕之间的通路和（或）出口以及对发现有舒张期电位和（或）晚电位的部位进行消融，以消融可能的室速折返环路；起搏标测分析 QRS 波的形态和 S-QRS 传导延迟以推测可能的折返环，进行线性消融；通过标测出低电压区后进行起搏夺获的方法寻找可能的瘢痕组织和瘢痕组织之间的峡部。

（2）非接触标测系（Ensite 3000）的应用：此系统的球囊电极对在心腔内探测到的远场电信号进行处理，重建出心腔 3 000 个以上位点的心内膜电图。特别适合于心肌梗死后短阵或血流动力学不稳定的室性心律失常的标测。由于其所记录的是单极信号，且消融导管和标测系统分离，故有时影响消融结果。目前此系统研究的主要进展为与高频经胸电场定位系统（NavX 系统）相结合，有助于消融导管和其他电极导管的定位。

4. 经导管心外膜标测和消融进展：由于部分室速折返环位于心内膜深层或位于心外膜，常规使用普通导管心内膜侧消融不能阻断折返环的关键部位，这也是有些室速消融失败的原因。经心外膜标测和消融心肌梗死后室速有 2 种方法：（1）经心脏静脉系统标测和（或）消融；（2）穿刺心包使导管进入心包腔标测和消融。

5. 应用盐水灌注消融导管消融室速进展：心肌梗死后室速折返环常常位于心内膜深层，有时峡部出口较宽，且在瘢痕组织上行射频消融通常造成较小的损伤，故用普通 4 mm 消融导管消融成功率低。盐水灌注消融导管可以增大损伤范围，且灌注电极对瘢痕组织或脂肪组织的消融范围也明显增大。

6. ARVC、ARVD 和先心病法洛四联症外科矫正术后室速消融治疗：研究表明绝大多数 ARVC、

ARVD 和先心病法洛四联症外科矫正术后室速的机制也为瘢痕折返性室速，其标测和消融方法和心肌梗死后室速相同，只是瘢痕和折返环的部位不同，经射频导管消融这些室速有很高的成功率和改良率。

7. 束支折返性室速消融治疗：此型室速是折返环明确的大折返性室速，希氏束-束支-浦肯野纤维系统和心室肌是折返环的组成部分。多发生于扩张型心肌病患者，也可发生于心肌梗死后、瓣膜病患者。束支折返性室速的经射频导管消融的成功率很高，首选治疗为右束支的消融，少数病例需消融左束支或分支。

8. 经射频导管消融治疗室颤：室速及室颤的触发灶，即诱发室颤的起源于浦肯野纤维或心室肌的室性早搏；另一个是在器质性心脏病患者中，通过射频消融消除或改良与多形性室速、室颤相关的基质，从而治疗室颤或减少室颤发作。

四、总结

恶性心律失常在短时间内引起血流动力学障碍，导致患者晕厥甚至猝死，是一类需要紧急处理的心律失常。因此，作为我们应快速识别和处理恶性心律失常，积极治疗病因、消除诱因及预防复发以提高抢救成功率，是急诊医师的一项重要任务。

附一　心脏电复律

心脏电复律（cardioversion）是用较强的脉冲电流通过心肌，使心肌各部分在瞬间同时除极，以终止异位心律，使之恢复窦性心律的一种方法。它是药物与人工心脏起搏以外的治疗异位快速性心律失常的另一方法，具有作用快、疗效高、比较安全与简便的特点，但该方法不能防止心律失常的复发，最早用于消除心室颤动（VF），故称为电除颤（electric defibrillation），后来进一步用于纠正心房颤动、心房扑动、阵发性室上速和室性心动过速等，故称为电复律，又通称心脏电休克（electric counter-shock）。

一、心脏电复律器

心脏电复律器（cardioverter）就是进行心脏电复律时所用的装置，亦称心脏电除颤器（defibrillator）。它由电极、蓄电和放电、同步触发、心电示波仪、电源供应等几部分组成。根据发放电流的不同，分为交流与直流电复律器两种。直流电复律器是将几千伏的高电压存储在 16~32 μF 的大电容中，然后将电容所存储的电能，在几毫秒（ms）的极短时间内，直接（体内复律，电极接触心肌）或间接（体外复律，电极接触胸壁）地向心脏放电。电流波形经过电容电感的修整成介于方尖之间的、顶端呈椭圆的形态，宽度 3.5 ms，波的上升速度不应大于 500 μs，下降支不应有零振现象，此种形式的放电，复律效果好，所需能量小，对组织损伤亦少。因此，自 1962 年直流电复律被广泛应用以来，交流电复律已罕见使用。根据发放脉冲是否与 R 波同步，又分为同步与非同步电复律，前者是指除颤器由 R 波的电信号激发放电，后者是指电除颤器在心动周期的任何时间都可放电。电极板有体外用和体内用两种：前者呈圆形板状，又有直径为 70 mm（儿童用）和 90 mm（成人用）两种；后者呈长方形略弯曲，大小为 60 mm×70 mm。电极均备有绝缘性能良好的把柄。放电部分与同步触发部分相结合，使电复律器兼有同步与非同步的性能。电源为直流电 15V，由 220V 交流电经整流滤波后获得，也可由反复充电的 12 节 3AH 镍镉电池串联供给，再由高压交换器使之升高可达 7 000V 的高压直流电，然后经高压继电器向高压电容器充电。体外复律时电功率可充到

400 J（焦耳），体内复律时电功率可充到 60 J，充到最大功率 400 J 的时间不长于 15 s。直流电复律器的能量输出用 $E=1/2CU^2$ 计算，E 为能量，单位为 J 或称 W·s（瓦·秒）；C 为电容器的容量，单位为 F（法拉）；U 为充电电压，单位为 V。所需电复律的功率可以由"充电"按钮控制，并有清晰的电表指示。配备的心电示波和心电记录仪，可供治疗时观察和记录心电图。且电复律器设计有复律电极作为心电导联电极，有利于抢救时直接通过复律电极观察患者心电图，而无需另接肢体电极。

近年来研制的双相波电复律器具有复律能量较低（150~200 J）、心肌损伤小、复律成功率高的优点，已逐渐取代了既往的单相波电复律器。研制成功并已广泛应用的自动体外除颤器（automated external defibrillator，AED）具有自动分析、操作简单、携带方便的特点，已成为基本生命支持（BLS）中的重要组成部分。

二、心脏电复律机制

利用电能终止异位快速性心律失常的机制为：①引起异位快速性心律失常的机制最常见是环行或折返现象所致，低能量脉冲电流或恰为足量的电流通过心脏，能使折返环路中的一部分心肌除极，而不再接受从折返环传递过来的冲动，从而中断这一折返途径而终止心动过速；②其次是因异位兴奋灶的自律性增高（包括触发活动）所致的心律失常，在短时间内给心肌通以高能量脉冲电流，可使心肌各部（不论是处于应激或不应激期）在瞬间同时除极，暂时地使各处异位兴奋灶失去自律性能，此时心脏起搏传导系统中具有最高自律性的窦房结，可以恢复其主导功能再行控制整个心动和心律。

电刺激的直接作用使所有心肌细胞除极的同时，也使心脏自主神经系统兴奋。电复律后短暂出现各种类型的早搏是由于交感神经兴奋、心肌有局部性肾上腺素能介质释放所致。电复律后出现心动过缓，则提示副交感神经被激惹。

心脏电复律过程中所用的高压电流仅能在极短的时间内起作用，复律能否成功取决于下列三种因素：①所用电击能量的大小：过小的电能量不足以使心肌整体除极或参与折返环路心肌除极，将不能消除异位兴奋灶或中断折返环路等机制。②心肌异位起搏点兴奋性的高低：如心肌异位起搏点的兴奋性过高，则即使心肌整体除极后，心搏仍有可能再为异位起搏点所控制。③窦房结起搏功能状况：如窦房结起搏功能低下，则心肌整体除极后，窦房结将仍无法控制心搏的能力。

室颤时，心室肌所处激动位相很不一致，一部分心肌尚在不应期，而另一部分心肌已经复极，故在任何时候通以高压脉冲电流都足以使所有心肌纤维同时除极，称为非同步电复律（non-synchronized cardioversion）或非同步电除颤。其他异位快速性心律失常中，心室肌激动位相是一致的，任意通以高压脉冲电流时，如电流在心动周期的兴奋期或相对不应期中（尤其是易损期中）通过，则可诱发 VF 而危及生命。因此 VF 以外的异位快速性心律失常施行电复律时，电流的发放必须与病人的心搏同步，将电流发放在病人 QRS 波群 R 波的降支或 R 波开始后 30 ms 以内的心室绝对不应期中，才能达到心肌整体除极而不诱发 VF 的目的，称为同步电复律（synchronized cardioversion）。一般即利用病人自己的 R 波作为同步触发放电。鉴于同步电复律需要病人自己的 R 波来触发放电，在 VF 时由于 R 波消失，因而无从触发放电，只能用非同步电复律。有时快速的 VT 或预激综合征合并快速房颤均有宽大的 QRS 和 T 波，除颤仪在同步工作方式下无法识别 QRS 波，而不放电。此时也可用低电能非同步电除颤，以免延误病情。

三、非同步电除颤

适应证：VF 及心室扑动是非同步电除颤的绝对适应证。当发生 VF 或心室扑动后，病人已失去知觉，电击时无需任何麻醉剂，应在积极行 CPR 时即刻进行非同步除颤。选用的电功率宜大，如 300~

360 J（单相波除颤仪）或 200 J（双相波除颤仪），以期一次除颤成功。若室颤波幅小，可注射肾上腺素，以增大颤动波，使再次除颤有希望成功。如诱发 VF 的因素仍存在（电解质与酸碱平衡失调、缺氧、心肌梗死、休克等）需同时积极加以处理，以防 VF 再发。

电除颤操作要点及步骤是：①首先通过心电（图）监护确认存在 VF；②打开除颤器电源开关，并检查选择按钮应置于"非同步"位置，将能量选择键调至所需的除颤能量水平；③电极板涂上导电糊或包以数层浸过盐水的纱布；将电极分别置于胸骨右缘第 2 肋间及左腋前线第 5 肋间，并用力按紧、密切接触胸壁皮肤，在放电结束之前不能松开，以保证较低的放电阻抗，有利于除颤成功。两个电极板至少相隔 10 cm；④按下"充电"按钮，将除颤器充电到所需水平；⑤按紧"放电"按钮，当观察到除颤器放电后再放开按钮；⑥放电后立即观察患者的心电图，观察除颤是否成功并决定是否需要再次电除颤；⑦除颤完毕，关闭除颤器电源，将电极板擦干净，收存备用。

四、同步电复律

（一）适应证

除室颤或室扑外，其他异位快速性心律失常药物治疗无效者，均是同步电复律治疗的指征。临床上主要有两种情况需同步电复律治疗：①急性的快速异位心律失常如室速（VT）、室上速、阵发性快速房颤（扑），尤其是预激综合征（WPW）引起的房颤；②持续性房颤或房扑无左房血栓形成者。在复律前应了解其发病原因，作出针对性的积极处理。

室性心动过速当 VT 的心室率＞150 次/min 时，常引起明显的血流动力学障碍。当药物治疗效果不佳、出现心力衰竭、休克等情况或 VT 发生于 AMI 时，宜及时进行同步电复律，所需能量一般 100～200 J，即时成功率可达 90%～97%。洋地黄中毒所致 VT 禁忌电击。

心房颤动是同步电复律最常见的适应证。预激综合征并发房颤伴血流动力学障碍者，电复律是首选治疗方法。慢性房颤的复律则需仔细权衡利弊，恢复窦性心律无疑会改善心功能，电复律的即时成功率也较高（约 90%），但转复后即使用药物维持，1 年内能保持窦性心律者不到半数病例。房颤发生时间愈长，心脏愈大，则成功率及维持窦性心律的机会愈小。

有下列情况房颤者可考虑电复律治疗：①房颤在半年以内、心脏病变较轻或已做过满意的二尖瓣手术；②甲状腺功能亢进或其他诱因经治疗控制后房颤继续存在；③经足量洋地黄及其他药物治疗心室率无法控制；④经复律后能维持 3～6 个月以上并有明显症状改善的复发病例。所需能量一般为 100～150 J。

心房扑动：慢性心房扑动的药物治疗效果较差，而同步电复律所需能量较低，可作为首选的治疗方法。尤其是伴有心室率快、血流动力学障碍的患者（如房扑 1∶1 传导时）更有适应证。

室上性心动过速：当用刺激迷走神经方法和药物治疗无效者，可选用直流电同步电复律，复律能量一般为 100～150 J，成功率仅 75%～85%。若已用洋地黄类药物者则宜考虑食管快速心房起搏治疗。

其他异位性心动过速：①性质属室上性（如室上速伴心室差异性传导）或尚未明确是室性者，以致选用药物有困难者；②WPW 并快速性心律失常，临床上应用药物有困难，均可考虑同步电复律治疗。对反复短阵发作（几秒钟）的各类异位快速心律失常不宜用电复律治疗，因发作能自行停止，而电复律并不能防止其复发。

（二）禁忌证

电复律绝对禁忌证：①洋地黄中毒引起的心律失常；②室上性心律失常伴高度或完全性房室传

导阻滞，即使转为窦性心律也不能改善血流动力学状态；③有房颤反复发作倾向，不能耐受奎尼丁和（或）胺碘酮者；④在奎尼丁或胺碘酮维持下，复律后又复发房颤或其他心律失常者；⑤阵发性心动过速反复频繁发作者（不宜多次反复电复律）；⑥病窦综合征伴发的快-慢综合征；⑦近期有动脉栓塞或经超声心动图检查心房内存在血栓而未接受抗凝治疗者。

房颤患者对电复律有相对禁忌证：①拟进行心脏瓣膜病外科手术者；②洋地黄过量或低血钾患者，电复律应在纠正后进行；③甲状腺功能亢进伴房颤而未对前者进行正规治疗者；④心力衰竭未纠正或有风湿活动或有急性心肌炎者；⑤心脏明显扩大者。

（三）复律前准备

心房颤动或心房扑动复律在电复律前需作适当的准备：①应用抗心律失常药物：复律前数天先作奎尼丁试验：口服奎尼丁 0.2 g，2 h 内每 15 min 测心率、血压 1 次，如无心率增快、血压下降或其他过敏反应，可安排电复律。复律前一天早晨 8 时开始，口服奎尼丁 0.2 g，每 6 h 一次，目的是使复律前血中有一定浓度的奎尼丁，便于提高转复率及复律后维持窦性心律。有 10%～20% 的房颤病例于用药过程中即转复为窦性心律而免除了电复律。如对奎尼丁过敏或不能耐受，可选用胺碘酮 0.2 g 口服代替，每 6～8 h 一次。也有人认为应首选胺碘酮作复律前准备。②应用洋地黄类药物：如有心衰应先用洋地黄类药物改善心功能，使休息时心室率控制在 70～80 次/min，复律前 24～48 h 停用。③目前已有不用抗心律失常术前准备，而是备用胺碘酮或普罗帕酮（心律平），待复律后视情况而定，如出现频发房早、室早、室上性心动过速等心律失常，给予静脉注射胺碘酮 2～5 mg/kg 或普罗帕酮 0.5～1 mg/kg，亦收到较佳的效果，且减少了术前抗心律失常药抑制窦房结和房室结的可能性。④应用抗凝剂。对有栓塞史、用人造瓣膜、或在瓣膜纠治术中明确有心房附壁血栓者，在电复律前 3 周宜开始行抗凝治疗，并于电复律后维持 4 周。常用华法林使凝血酶原时间保持在正常值的 2～2.5 倍。⑤纠正低血钾。

阵发性室上速、WPW 伴快速房颤、室速复律在复律前无需以上准备。

（四）电复律操作步骤

为了对可能发生的并发症作及时处理，电复律前除了准备心电监护和记录、全身麻醉药物等外，尚应准备心肺复苏的药品、设备，如抗心律失常药、升压药、心脏起搏器、氧气、吸引器、气管插管和人工呼吸器等设备。复律前多次检查复律器的同步性能。患者应禁食数小时，并在复律前排空小便，卸下义齿（假牙），建立静脉输液通道。

操作要点如下：

（1）体位病人宜仰卧于硬木板床上，不与周围金属物接触，将所有与患者连接的仪器接地，开启复律器电源。

（2）心电监护除常规描记心电图外，选择 R 波较高的导联进行示波观察。置电复律器"工作选择"为 R 波同步类型，再次检查与患者 R 波同步的准确性。

（3）麻醉用地西泮（安定）20～40 mg 以 5 mg/min 速度静注，边注射边令病人数数，当其中断数数处于朦胧状态、睫毛反射消失、痛觉消失即可进行电复律。用地西泮较为安全。如病人有青光眼或用地西泮有不良反应者，可选用硫喷妥钠，以 50% 葡萄糖液稀释后缓慢静注，以病人睫毛反射消失为停止注射指标。该药可抑制呼吸与循环功能，偶尔引起喉痉挛，且其尚可兴奋副交感神经，如窦房结功能低下则影响窦性心律的恢复，故现较少用。麻醉前后应给患者吸氧。

（4）安置电极将两电极板涂以导电糊或包以浸过生理盐水的纱布，分别置于胸骨右缘第 2 肋间及左腋前线第 5 肋间，或心尖区及左背肩胛区。

(5) 充电按充电按钮，充电到预定的复律能量（房扑 50~100 J，房颤 100~150 J，阵发性室上速 100~150 J，室速 100~200 J）。

(6) 复律按"放电"按钮，进行电复律。此时病人的胸部肌肉和上肢将抽动一下。随即观察心电图变化，了解复律成功与否，主要是密切观察放电后 10 余秒的心电图情况，此时即使出现 1~2 次窦性心律，亦应认为该次电复律是有效的。此后心律失常的再现，正是说明窦性心律不稳定或异位兴奋灶兴奋性极高。如未转复，可增加复律能量，于间隔 2~3 min 再次进行电击。用地西泮麻醉的病人，如需再次放电，常需给原剂量的 1/2~2/3，再次麻醉。如反复电击 3 次或能量达到 300 J 以上仍未转复为窦性，应停止电复律治疗。

(7) 密切观察：转复窦性心律后，应密切观察病人呼吸、血压、心率与心律变化，直至病人清醒后 30 min，卧床休息 1 d。

（五）术后处理

心房颤动病人继续以奎尼丁 0.2 g，每 6~8 h 一次口服，共 2 周，然后根据情况逐渐递减为维持量，但每日量一般不少于 0.4 g。心房扑动及阵发性室上速、室速转复后不一定用药物维持，必要时可选用奎尼丁、胺碘酮、美西律、普鲁卡因胺、普罗帕酮、普萘洛尔等维持。WPW 伴快速性心律失常复律后可给予胺碘酮等药物以防止复发。有栓塞史或二尖瓣病变手术时发现左心房内有血栓者，术前 2 周起抗凝治疗，术后继续用 4 周。

五、电复律的并发症及其防治

电复律较安全，且疗效迅速。其并发症一般不多，也较轻，发生严重并发症者多为病例选择、操作不慎或电复律前处理不当所致。常见有：

(1) 皮肤灼伤：几乎所有患者在电复律后电极接触部位均有皮肤灼伤，可见局部红斑，尤其是操作时按压不紧、导电糊不足时尤为明显。通常无需特殊处理。

(2) 心律失常：多数在复律后即刻出现，主要有各种早搏和逸搏，分别为电刺激和窦房结暂时受抑制所致，无需特殊处理。如室早频发呈二联律或短阵 VT，可静注利多卡因治疗。VF 极少出现，可因心脏本身病变程度、低血钾、洋地黄中毒、酸中毒、对奎尼丁过度敏感等多种因素所致，应立即予以非同步电除颤治疗。心房颤动电击后转为心房扑动，可能是复律能量小，仅使环行节律减慢而未能使其终止；亦有心房扑动电击后转为心房颤动者，可能是电击恰在心房的易损期所致，凡遇上述情况应先观察片刻，若仍不转复，可加大能量再次电击。

(3) 心肌损害：临床表现为局部性 ST 段暂时抬高，血清 AST、LDH、CK 轻度升高，血沉上升，低热，血压暂时性轻度下降等。心肌损害的程度与复律能量、电极面积及两电极安置的距离有关。因此，应避免使用不必要的高能量，宜用适当大的电极，并避免两电极距离过近。

(4) 呼吸抑制：主要见于约 25% 的用硫喷妥钠麻醉的病人，通常持续 1~2 min，予以人工呼吸可迅速恢复。改用地西泮麻醉可避免。

(5) 栓塞：栓塞的发生率为 1.2%~5.0%，多发生于房颤持续时间较长、左房显著增大的患者，尤以术前未接受抗凝治疗者为多。多发生于电复律后 24~48 h。过去有栓塞史者术前术后给予抗凝治疗可起预防作用。

(6) 急性肺水肿：多发生在二尖瓣和（或）主动脉瓣病变伴房颤电复律后 1~3 h，发生率约 3%，可能系经电击后虽恢复了窦性心律，但左心房、左室功能不全所致。按急性左心衰竭处理。极少数可能是肺栓塞引起，按肺栓塞处理。

附二 紧急床边心脏起搏术

人工心脏起搏是最近 50 年来治疗和诊断心脏病的新进展，其发展极为迅速，效果亦十分显著。目前全世界约有 300 万人安置了心脏起搏器，我国目前每年约安置 4 000 台。至于紧急的临时起搏，虽无确切的统计数字，但估计与永久性起搏的例次相近。心脏起搏技术发展到今天，在永久性起搏器的安置方面，其基本技术如电极的类型、插入径路和操作方法等都已基本定型和规范化，但在临时起搏，特别是紧急床边（无 X 线透视下）起搏方面，目前仍无统一的、能为大家都接受的好方法，而在临床上，特别是在基层医疗单位和急诊室，对心脏骤停和致命性缓慢心律失常的抢救又是十分迫切需要的。

紧急床边心脏起搏是指心脏骤停、致命性缓慢性心律失常的危重病人，只能在床边没有 X 线设备条件下的临时起搏。故要求：①起效迅速：治疗成败的关键是"快"，必须分秒必争；②效果稳定；③方法简易；④创伤或刺激性小，病人能耐受；⑤并发症少；⑥起搏效果易观察。

一、人工心脏起搏的机制

人工心脏起搏是通过起搏器发放一个短时限（0.5～15 ms）、低强度（5V）的电脉冲，经电极的传递刺激心肌，使心肌产生兴奋、传导和收缩，完成一次有效的心脏跳动，其有效的刺激使心脏按一定的起搏频率搏动，它犹如一人工的异位兴奋灶。若心肌已无兴奋、传导和收缩功能，电刺激则不能激起电极周围的心肌兴奋，即使局部心肌能兴奋，但不能扩散传播，亦不能引起心脏整体的有效收缩。

二、紧急床边心脏起搏的指征

主要有两方面：①心脏停搏；②致命性缓慢性心律失常：窦性停搏、完全性房室传导阻滞、频发阿-斯综合征。

三、紧急床边心脏起搏的方式与演变

1. 体外起搏：即经表皮电极起搏（又称经胸经皮紧急起搏）。1952 年，首先在临床上采用胸壁刺激法，对一例完全性房室传导阻滞合并阿-斯综合征病人起搏成功，从而引起了医学界和工程技术界的广泛重视，并在临床上推广应用。但因电极未直接刺激心脏，故起搏电能很高，皮肤和肌肉抽搐引起疼痛，清醒病人难以耐受，而且起搏成功率低，故进展不大，以致逐渐被放弃。

1981 年，Zoll 对早期胸壁表皮电极作了改进，扩大了电极面积（前胸 75 cm^2，背部 115 cm^2），并使用阻抗较高的导电糊，电刺激脉宽增加至 40 ms，从而降低了心脏起搏阈值，减少了胸部因刺激而致的疼痛。1985 年，Zoll 报告 60 例心脏骤停者的起搏成功率为 58.33%，此后国内开始应用，取得一定效果。但该法的起搏电流依然较高，由于人体骨骼肌电刺激的阈值较低，故有人指出该法几乎不可避免地会引起胸壁肌肉收缩，有近半数病人需要静脉给予镇静剂。1991 年 Luck 综述了最近有关文献，认为此法的前途仍不甚肯定，且病人不易耐受，加之进口的起搏器较昂贵，故不宜在我国推广应用。

2. 开胸心外膜或心肌起搏：1957 年 Weirich 对心脏手术病人进行开胸心肌直接起搏成功。由于此法只限于开胸手术或开胸心脏按压病人进行紧急起搏时应用，因而使用范围不广。

3. 经食管起搏：1969 年 Buraek 等创用经食管法起搏成功，所需起搏电流远较胸壁刺激法为低，

又属无创伤性，因而也引起了临床医师的重视。早期所用的双极导管电极所需的起搏电压仍较高，普通体外携带式起搏器刺激强度较低而不能起搏，而且电极较近心房而离心室后壁较远，有时难以起搏心室。1977 年德国学者改用单极气囊食管电极，显著地降低了起搏电压，对食管和膈肌的刺激等副作用亦明显减少。1983 年 Sad-owesk 报告采用该法对 54 例心脏停搏者的起搏成功率达 88.9%。1984 年以来，国内亦陆续报告采用特制的食管电极对心脏骤停者实施心室起搏成功。但对抢救心脏骤停者成功率仍较低。

4. 经气管起搏：1987 年国内王印首次报告气管起搏法，但由于有气管插管，病人清醒后不能耐受，且此法必须先作气管插管，较适宜于已行气管插管进行麻醉的病人使用。

5. 经皮穿刺心内膜、心肌起搏：1965 年 Roe 采用经胸壁穿刺法成功抢救了阿-斯综合征患者，引起临床医师的兴趣，但该法合并室壁撕裂和损伤冠状动脉较多见，影响其推广应用。随后，起搏电极和穿刺方法有了不断改进。1982 年 German 研制成前端 9 字形的电极，且主张从剑突下穿刺到右心室，报告 10 例均获成功，于是人们日益重视经皮穿刺法在紧急起搏中的应用。20 世纪 80 年代以来，该法在国内亦颇受重视，先后有采用头端呈锥形、钩状、柱状等电极和不同置入方法的研究报告。1986 年章隆泉教授等报告采用"紧急起搏装置法"（即所谓手枪式）的起搏法，成功率达 83.5%，但其头的锥形体电极在拔出时脱落在体内者竟达 42.1%。1984 年程心培等采用双极起搏钢丝法起搏成功 10 例，成功率达 90%。但此法的钢丝电极较粗较硬，心肌损伤相对较大，维持起搏时间不宜太长；且必须在穿刺到达右室、抽出血液证实后，才能从穿刺针内插入电极起搏，故紧急时首次穿刺的成功率和所耗的时间均受影响而不能令人满意。

6. 经静脉心内膜起搏：1958 年 Furman 等报告采用经静脉法进行心内膜起搏成功，该法的最大优点是效果稳定，且创伤性小，并发症少，特别在永久性起搏方面，迄今已成为唯一最佳的途径而被广泛应用。但在紧急起搏方面，因当时只限于经贵要静脉和股静脉等处插入电极起搏，耗时较长，且需在 X 线透视下进行，因而限制了它的推广应用。1981 年 Lang 运用气囊漂浮导管电极，能在不必依靠 X 线设备下，作盲目插管实施起搏。1990 年国内周兰清教授报告 16 例取得较好的效果。但在心脏骤停情况下，病人静脉血液回流已经停止，即使是漂浮导管电极，也无回心血流驱使电极到达右心室而起搏。

四、紧急床边心脏起搏术的方法及步骤

（一）经皮穿刺心内膜或心肌起搏

1. 仪器设备：①临时起搏器；②穿刺针；③细钢丝钩状电极；④连接配件。心腔内穿刺的 K 针头钢丝电极的前端、钢丝电极的末端，刺入皮下的普通针头、经皮穿刺细钢丝钩状单极心内膜或心肌起搏电极。

2. 操作步骤：①将病人连接好体表心电图机或监护仪进行心电监护。②准备和调节好体外临时起搏器，取 VVI 方式，频率 70～80 次/min，输出电压 5V，脉搏宽 1.5 ms，并启动起搏器。③用普通针头作阳极，刺入右胸皮下，并通过连接线插入起搏器的阳极输出插座。④准备好作心脏穿刺的电极，约 8 cm 的 9 号腰穿针头，伸出头端约 1 cm（导电部分）在针口处曲折呈 30°角，将钢丝电极的末端导电处，通过连接线连接上起搏器的阴极输出插座。⑤取剑突下偏左侧作穿刺点（常规剑突下心包穿刺点），上述带有钢丝电极的 9 号穿刺针与上腹部皮肤呈 30°夹角，针尖指向左、后、上方，迅速进针约 7 cm，然后固定钢丝，勿使弯曲，轻柔地拔出针头，钢丝电极钩住心内膜或心肌而起搏。⑥待起搏恒定、病情稍稳定后，有条件时可测试起搏阈值、电极系统的阻抗和 R 波的高度，并作心腔内电图和体表起搏心电图。⑦固定电极：将电极周围的皮肤作一小荷包口缝合结扎，电极即固定

在其中或用宽胶布直接固定。用绷带包扎以保护阴阳两电极而防止脱落或拔出。⑧此法不宜超过24 h，成功后应立即过渡经左锁骨下静脉心内膜起搏。⑨拔除电极：打开缝合的荷包口，稍稍用力，即可慢慢拔出电极。

优缺点评述：①此法最大优点是起效快（10～30 s），故能赢得抢救时机。②钢丝细软，创伤小，病人能耐受，并发症少。③器械简单、方法简易、价格便宜，适宜于广大基层医疗单位应用。④如电极固定不好，则易于脱出，但亦可再次穿刺起搏。

并发症：①心脏压塞；②电极脱出。

（二）经左锁骨下静脉心内膜起搏

仪器设备：①临时起搏器；②带指引钢丝、有长度标记的双极心内膜电极；③静脉穿刺导入器。

操作方法：①病人取头低脚高仰卧位（Trendelenberg 位，有心力衰竭、静脉压高者不必取此位），以提高静脉压，使血管扩张，一可利于针头刺入静脉，二可避免空气栓塞，锁骨下静脉充分扩张是穿刺能否成功的关键，静脉萎陷常导致穿刺失败。同时肩胛间垫一枕头，使穿刺侧的手臂取内收位；②锁骨下缘约 1 cm 水平、锁骨中点稍外侧为穿刺点，针头指向颈静脉切迹（胸骨上切迹），与胸壁平面呈 15°～25°角，压低针头进针，以恰能顺利穿过锁骨和第 1 肋骨的间隙为准；③穿刺时一面进针，一面抽吸，直到吸出静脉血（一般进针 5～6 cm 即可到达，进针过深易刺入锁骨下动脉），然后用左手固定针头，除去注射器，即可见暗红色血液缓慢流出；④插入指引钢丝（事先用肝素稀释液湿润），保留指引钢丝，拔出穿刺针；⑤在指引钢丝旁切开皮肤少许，并用止血钳扩张周围皮下组织，沿指引钢丝插入扩张管和外套管进锁骨下静脉；⑥保留外套管，拔出指引钢丝和扩张管，并用左手拇指按住外套管的外端口，防止血液流出或进入空气；⑦迅速插入电极到锁骨下静脉而达上腔静脉；⑧拔出和撕裂外套管；⑨在心腔内电图指引下把电极插到右心室并固定。电极从穿刺处至右心尖的长度约为 35 cm。

注意事项：①穿刺时如抽出血液呈鲜红色，或去除注射器后有搏动性的血液从针内流出，则提示误入锁骨下动脉，应即刻拔除针头，局部按压数分钟。②穿刺时如有疼痛和感觉异常并放射至手臂，则可能穿刺到臂丛神经处，亦应拔出针头。③如有空气吸出，提示可能穿入胸腔，应立即拔出针头，并密切观察有无气胸的症状和体征。④导入器的扩张管和外套管如不能插入锁骨下静脉，则提示锁骨和第 1 肋骨间隙较窄，可改在稍外侧处重新穿刺。⑤极少数病人的锁骨 S 形弧度较弯曲而又明显前凸，锁骨和第 1 肋骨没有间隙，亦可在稍外侧穿刺。⑥锁骨下静脉的压力较低，为 0～11.25 mmHg，吸气时可为负压，因此在更换接头、去除注射器或针头及插入电极时，均需取头低脚高位，让静脉血缓缓流出，或应嘱病人呼气或处于呼气后的屏气状态，并应迅速操作，以免吸入空气，发生气栓。⑦插入"J"字形指引钢丝（导入静脉扩张管）时，宜将钢丝的弯头指向下肢，病人头转向导线插入侧，以利向下迅速进入上腔静脉，避免误入颈静脉。⑧从外套管插入电极时，应将电极前端的弯度方向指向下肢。⑨作起搏时的体表心电图Ⅰ、Ⅱ和 V1-6 导联，可估计电极在心腔内的大致位置。⑩电极固定后，须将电极内指引钢丝拔除，否则太硬，可引起心肌穿孔。

优缺点评述：①效果稳定（最长起搏时间为 43 d）是其最大特点。②内有指引钢丝，且从左锁骨下静脉到右心尖适为一自然弧度，易于直达右心室，故起效迅速（平均 5.55 min）。③手术创伤和刺激性小，病人能耐受。④不足之处是手术不够简易，且耗时稍长，直接用于心脏骤停的起搏仍不理想。

并发症：①气胸：由穿刺针误入胸腔引起。少量气胸不必特殊处理，如为张力性气胸，应作紧急处理。②血胸：如血管损伤且流到胸腔则可致血胸，单纯的血胸少见，常为血气胸，必要时应同胸科医生一起积极处理。③误入锁骨下动脉：可见鲜红的搏动性血液喷出。只要拔出针头，局部压迫即可；如已插入穿刺鞘者，不要贸然拔出，需请胸外科医师会诊一起处理，以防产生灾难性后果。④锁骨下动静脉瘘：常由于进针太深，穿过静脉和动脉，形成通道，较少见，必要时需作修补术。⑤空气栓塞：发生率<1%。因为胸腔在吸气时负压，可在穿刺或插入电极的过程中吸入空气形成肺动脉气栓。预防的方法是取头低脚高位，穿刺后最好始终有静脉血缓缓流出，或嘱病人在呼气状态下屏气。⑥其他少见的并发症：损伤迷走神经和喉返神经、血栓形成、胸导管损伤、皮下气肿及臂丛神经损伤等。⑦局部出血。⑧心肌穿孔。⑨心律失常。

（三）经右锁骨静脉心内膜起搏

仪器设备：同左锁骨下静脉心内膜起搏。

操作方法：①病人取垂头仰卧位，使颈部静脉充盈，防止气栓发生。病人头转向左侧。②选择静脉穿刺点。标出右侧颈内静脉和颈总动脉的位置：令病人抬头离床面更能确定胸锁乳突肌的胸骨头和锁骨头。两头之间为三角区的底部，而三角的顶点在锁骨上 2 横指（3～4 cm），胸锁乳突肌外缘，此即为穿刺点；也可在中下端处进针。③局部麻醉后，先用小号针头穿刺以定位，穿刺时与皮肤呈 30°角，对准同侧乳头进针，一面进针，一面抽回血，直到吸出暗红色血液时，表明已刺入静脉，然后将此小针头拔出，随用 18 号薄壁针头穿刺，以相同的角度和方向进针。固定针头，以标准的 Seldinger 法，依次插入指引钢丝、拔出穿刺针、插入扩张管和套管、拔出指引钢丝的扩张管，保留套管并从此插入电极。④在心腔内电图指引下，将电极送到右心室。

优缺点及注意事项：①右颈内静脉管径粗大，与上腔静脉和右房几乎呈一直线，故电极导管很容易到达右室。②穿刺时需熟悉该部位解剖结构，不宜进针过深或偏内，避免伤及胸膜顶端或颈动脉。③缺点是位置高，电极导管需通过锁骨，路程较长。

五、紧急床边心脏起搏的基本参数

起搏阈值引起心脏有效起搏的最低电脉冲强度，有 mA 和 V 两种表示方法，紧急起搏时可以允许较高的起搏阈值。起搏频率起搏器发放脉冲的频率，一般取 70 次/min。脉冲宽度简称脉宽，是指单个起搏脉冲电流持续的时间，以 ms 表示，临时起搏器定为 1.5 ms。起搏器感知灵敏度指起搏器感知 P 波或 R 波的能力，通常以 P 波或 R 波高度 mV 表示。若在临时起搏时出现竞争心律，可调高感知灵敏度。阻抗指电极和心脏等人体组织的总阻抗。临时起搏时对阻抗要求不是太高。

六、心室有效起搏的判断

心脏是否有效起搏，是判断起搏成功与否的重要标志。至于患者是否存活，则与基础病变有关，不能单纯根据患者是否存活说明心脏起搏的有效与否。

心室有效起搏在心电图上必须具备三个条件：①有一脉冲刺激信号。②随后有一个畸形而宽大的 QRS 波。③其后有一个倒置的 T 波。如没 T 波，则脉冲刺激信号后可能并不是畸形的 QRS 波，而是脉冲电流的电位衰减曲线。

七、紧急床边心脏起搏的选择

心脏骤停、严重的窦性停搏或Ⅲ度 AVB 致频发阿-斯综合征者，宜行经皮穿刺心内膜或心肌起搏；待病情稳定后，立即过渡为经左锁骨下静脉心内膜起搏；若无条件的单位，可送上级医院进一步治疗。若病窦综合征或 AVB 患者，应用异丙肾上腺素尚能维持生存者（室率稳定大于 40～50 次/min），宜直接行经左锁骨下静脉心内膜起搏。

参考文献

[1] Grace A A, Roden D M. Cardiac arrhythmia: systems biology and cardiac arrhythmias. The Lancet, 2012 (380): 1498-1508.

[2] Heusch G, Cardio-protection: chances and challenges of its translation to the clinic. The Lancet, 2012, 380 (12): 60916-60917.

[3] 陈彬,林赛争. 床旁临时心脏起搏器在急性缓慢性心律失常抢救中的应用[J]. 中华重症医学杂志（电子版）, 2011, 4 (1): 39-41.

[4] 黄佐贵,杜国伟,殷波. 老年人短QT间期综合征与恶性心律失常的关系[J]. 中国当代医药, 2010, 17 (29): 9-11.

（编写：乐元吉　雷李美　蒋世平　倪笑媚　童跃锋　蒋国平）

第十三章 主动脉球囊反搏治疗技术新进展

第一节 概述

主动脉球囊反搏（IABP）是一种机械循环辅助方法，是目前各类急性心肌梗死并发心源性休克治疗指南中一级推荐的治疗方法，主要指有助于增加心肌血流灌注、减少心肌梗死面积、挽救患者生命。以往由于病情的严重性和复杂性，对此推荐治疗意见主要依据 IABP 注册登记中心的资料统计，而多中心随机对照研究资料较少。

随着生物医学材料的研发和导管设计技术的进展，导管管径更小，主动脉内球囊反搏治疗的适应证越发扩大，特别是对于心脏手术后心功能短期未恢复者以及高危患者 PCI 治疗前后的心功能维持。计算机微处理技术的改进和应用，主动脉内球囊反搏控制台，越发趋向于智能化和精确化。

最近多个临床研究表明，在使用主动脉球囊反搏治疗时候，非抗凝治疗并没有增加血栓栓塞及肢体缺血的并发症，而且减少了出血相关的并发症。这跟我们科室临床实际应用的情况相吻合。

但是，最近国际权威杂志新英格兰医学杂志（The New England Journal of Medicine，NEJM）2012 年 8 月 27 日在线版发表了德国一项多中心前瞻性非盲对照研究 IABP 的疗效提出质疑，本文结合其他数项多中心随机研究相关进展进行综述。

第二节 主动脉球囊反搏机制

主动脉球囊反搏是在主动脉内置入一特制的球囊导管装置（球囊具体位置在左锁骨下动脉约 2 cm，与肾动脉开口以上的降主动脉内），导管另一端连接反搏机器，在体外心电 R 波触发、自动微电脑的控制下，于主动脉瓣关闭时候，气囊迅速充气膨胀。充气的球囊使舒张压增加，改善大脑及冠状动脉的供血供氧。在左心室等容收缩期主动脉瓣开放时候，气囊放气，使左心室射血阻力降低，减少左室做功和耗氧。在心肌收缩力不变的情况下，增加心排血量、心脏指数、心、脑、肾动脉及周围循环血流灌注，减少了心肌耗氧量，有利于冠状动脉供血不足引起的心源性休克、难治性心绞痛、心衰、心律失常的恢复及脑、肾功能和机体内环境的改善。

第三节 主动脉球囊反搏技术适应证、禁忌证及其操作

一、主动脉球囊反搏技术适应证

主动脉球囊反搏主要适用于以下情况。

(一)内科适应证

1. 顽固性左心衰竭(如严重心肌病患者等)。
2. 冠脉血供不足者(如急性心肌梗死并心源性休克;梗死后再发心绞痛);乳头肌功能不全并急性二尖瓣关闭不全,或梗死后室间隔穿孔。
3. 冠状动脉血管介入治疗术围术期。
4. 心脏疾病高危病人(左心功能不全、左主干、三支病变或左室功能减低)冠状动脉血管移植术(CABG)围术期预防性使用 IABP。

(二)外科适应证

1. 心脏手术后脱机困难者。
2. 心脏手术后低心排综合征。
3. 重度左室功能不全者大型非心脏手术患者。
4. 左心功能不全病人在术前和术后的辅助处理。

二、主动脉内球囊反搏禁忌证

主动脉内球囊反搏禁忌证主要为:
(1)主动脉夹层动脉瘤。
(2)严重主动脉瓣关闭不全。
(3)经股动脉插入 IABP 导管的禁忌证(腹主动脉瘤或严重髂动脉、股动脉狭窄,或近期行腹股沟手术,或拟穿刺部位皮下组织受损或感染者)。
(4)严重凝血机制障碍、全身抗凝治疗者。
(5)严重的主动脉和外周血管粥样硬化。

三、技术操作的相关解剖、定位等知识

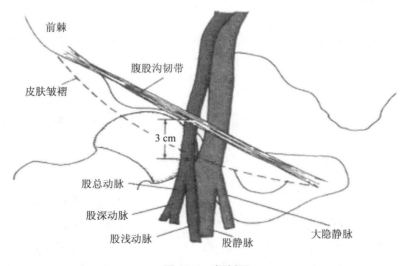

图 13-1 解剖图

图 13-1 股动脉和股静脉行走于腹股沟韧带下,后者连结髂前上棘和耻骨结节。动脉皮肤标志应位于腹股沟韧带下 1.5~2 横指,在股动脉搏动最强点上。

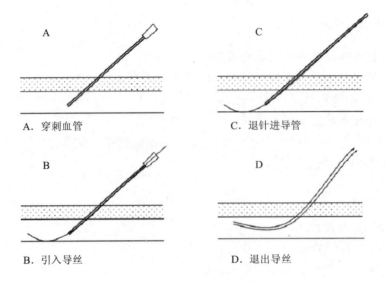

图 13-2 股动脉穿刺

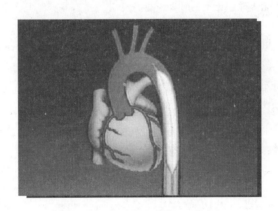

图 13-3 主动脉内球囊反搏位置

四、技术操作准备的物料

（一）手术准备

主动脉反搏气囊一套、纱布和铺巾、络合碘、盐水 100 mL：肝素 5 000 U 配成肝素盐水备用、压力套装、1%利多卡因 20 mL、尖刀片、3 号缝针、中号贴膜 3~4 块、固定用木板一块及绷带 2 卷。

（二）病人准备

1. 完善实验室检查结果，包括：血常规，出凝血时间，凝血象，乙肝五项。
2. 双下肢多普勒检查双下肢血流良好。
3. 向病人和家属解释操作过程，并签字同意。
4. 双侧腹股沟备皮，用碘酊酒精消毒铺巾和 1%利多卡因局麻后行股动脉穿刺。
5. 躁动不安者可给予镇静处理。建立一条可靠的静脉输液通道和心电血压检测以便随时观察病情变化，能及时抢救。

（三）操作人员的要求

1. 经皮穿刺术最好由有经验的心血管介入大夫 2 名操作，内科大夫一名观察病人反应，对危重病人指挥抢救用药、电除颤等。
2. 一名有经验的护士配合手术，操作大夫作好医护配合，血流动力学的连接、监测和用药。
3. 值班大夫和护士要熟练掌握主动脉反搏仪的使用和可能出现的问题。
4. 操作者一定要严格无菌观念进行插管以前操作的医生和助手应戴好帽子口罩和消毒手套，穿无菌手术衣。

五、技术操作步骤

（一）IABP 泵的安放步骤

1. 经皮股动脉穿刺插管

穿刺股动脉，放置指引导丝于股主动脉，从股动脉拔出穿刺针保留指引导丝。从指引导丝内将扩张管、鞘管组件插入股动脉然后拔出扩张管，将鞘管保留在股动脉。将球囊从包装盒内取出，用生理盐水冲洗内腔后放在无菌铺巾上，检查球囊有无破损等；测量球囊心尖端平对胸骨上窝下端至鞘管的距离，并做好标志。从主动脉内球囊导管中央管腔穿入指引导丝；再顺钟向旋转下将球囊管送入鞘管；缓慢将导管送至表面所测的标志处，然后再从球囊导管的中央管腔中拔出指引导丝。经中央腔抽回血后再用肝素盐水冲洗，与外接压力传感器相连；将球囊导管连接气泵装置上，在开始反搏前再次检查导管及其连接处是否牢固、连接是否正确、心电监护仪等设备是否正常备用状态、心电 R 波是否清晰、波幅能否感知等。开始反搏治疗后，应反复检查病人的反应及各参数的正常值，固定 Y 接头上鞘管与反搏导管的密封圈，用缝线和贴膜固定反搏导管在皮肤上以防止导管意外拔出。

2. 不保留鞘管的插入法

只留钢丝，将扩张器和鞘管一起退出，将球囊导管沿钢丝直接插入标志好的长度。

（二）主动脉反搏泵的操作与调试

按程序操作球囊泵。特别是了解球囊泵的基本构件。包括电源、气压装置、调整调控装置、心电和动脉压信号监测装置。

为获得精确的动脉压力波形，精确显示重搏波、切迹波的形态来调整放气旋钮应避免使用过长的连接管或多个三通导管，以防连接管及其连接三通等扭结，或影响有创压力测定的准确性等，按照患者凝血功能状态调整肝素微泵注射剂量，每小时用 2~3 mL 肝素化液体冲洗主动脉导管。

如选用心电图及波触法应获得可靠没有伪差且具有高尖反向 R 波导联的心电图极其重要。为获得较为满意的心电波，电极粘贴的注意事项为：充分清洁皮肤，必要时予剃毛等皮肤准备后再贴电极，不要将电极放于骨突起处、关节或皮肤皱褶等部位。

反搏频率开关选择 1∶2，以便观察反搏时增大的动脉波形或未反搏未增大的动脉压力波形比较。调整充气旋钮，使充气旋钮在动脉压力波形的重搏波切迹处（图 13-4）。辅助主动脉舒张末压低于舒张末压 6~15 mmHg。调节放气旋钮，使球囊辅助收缩压低于收缩压。

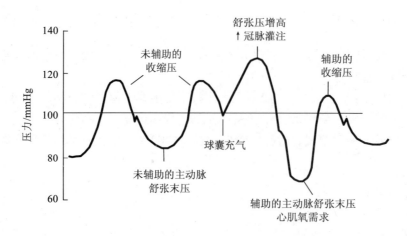

图 13-4　有创压力波形及 IABP 工作

窦性心率的主动脉内球囊反搏：主动脉内球囊反搏最有效的窦性心律为 80～110 次/min。如果窦性心率超过 120 次/min 则引起心脏舒张时间过短、可致舒张期压力不足及其对心脏冠状动脉的血液灌注时间过短而影响疗效，而且心动过速还可造成心脏耗氧量增加、并带来气泵充气、放气的涨缩过频的机械问题，跟踪较快心率导致 CO_2 气体流量和容量减少。因此心率较快的患者以使用氦气代替 CO_2 作驱动气体为佳。心率大于 120 次/min 球囊泵频率可调整至 1∶2，并采取适当措施减慢心率。

心房颤动时的主动脉内球囊反搏：不规则的 RR 间隔造成严重的定时问题，特别是当 R 波提早出现时。通过调节放大顺序至最短 R-R 间距即能获得最强的治疗效果；还应谨慎调节放气旋钮，使在 R 波顶峰时球囊放气，这样可避免收缩期充气。其他调整方法如使用地高辛减慢心率，如果没有严重的左室功能障碍也可使用维拉帕米（异搏定）。还可使用抗心律失常治疗或电复律恢复窦性心律以改善治疗效果。

室性心动过速时的主动脉内球囊反搏：如计时频率减小到 1∶3，室性心动过速常能触发球囊泵充气，还可使球囊充气时间缩短，随之球囊充、放气时间都有所减少。对此，可采用抗心律失常治疗或电复律纠正室性心动过速。

心室颤动时的主动脉内球囊反搏：立即电除颤，放电时停止主动脉内球囊反搏几秒钟。由于反搏系统未能完全与病人绝缘，故在除颤时有造成设备损害的危险。

心脏停搏时的主动脉内球囊反搏：用起搏器起搏或心脏规律按压力触发球囊泵。

（三）反搏机的撤离

在病情稳定后，有创血流动力学动态监测下，逐渐下调辅助比例；如病情能维持稳定，可停机观察一段时间，在保障病情稳定的前提下撤机。

取出球囊步骤：①去除穿刺点的敷料后，在插入点局部消毒铺巾，拆除所有将导管固定于皮肤上的缝线。②将反搏泵转到停止反搏位置，将球囊从控制系统上断开。③用手指紧压插入点远端的股动脉。④取出主动脉内球囊。如果使用了止血导入外鞘或止血装置，要在球囊与外鞘接触后，握住主动脉内球囊和止血导入外鞘或止血装置，将二者作为一个整体取出。⑤先按压动脉穿刺点远端的动脉，让血流流出数秒以冲洗穿刺点，然后按压动脉穿刺点的近端，使回流的血液冲洗动脉穿刺点数秒。⑥用力压迫穿刺点至少 30 min，或直至不再出血。

拔管前球囊放气、拔管；拔管后在股动脉穿刺部位至少按压 30 min，后予沙袋加压止血并密切观察局部有无出血、渗血、足背动脉搏动、穿刺侧下肢血液循环状况、肤色等。停机后关氦气、关电源、各导线清洁后妥善管理。

第四节 并发症及其防治措施

一、下肢缺血

下肢缺血为最常见的并发症，一般发生率为5%~19%。表现插管侧下肢动脉搏动消失，皮肤苍白、发凉、末梢循环差等，多由导管影响下肢动脉血流，或导管引起股动脉及其延伸支血栓形成所致。无鞘导管的应用可减少这类并发症的发生。选择合适的气囊管（表13-1）及抗凝治疗可以有效预防下肢缺血的发生。导管置入后需要监测足背动脉搏动情况，如果出现下肢缺血表现，应撤出气囊导管，如仍有持续性下肢缺血，应行紧急股动脉探查术、血栓切除术和修补损伤的血管。如仍需行IABP，可在对侧股动脉进行。

表13-1 合适的气囊导管的选择

主动脉球囊容积/mL	30	40	50
患者身高/cm	147~162	162~182	>82
患者体表面积/m²	<0.8	>0.8	>1.8

二、主动脉夹层

主动脉夹层的发生率<5%，表现为剧烈的腹痛或者腰背痛、低血压、心动过速、贫血等。多由气囊导管插入时损伤主动脉内膜所致。在透视下插管，动作轻柔，可减少这一严重并发症的发生。一旦发生，应停止反搏术。

三、出血、血肿形成

局部出血或血肿的发生率3%~5%，主要表现为置管局部的渗血和血肿，多发生在凝血功能不佳或血小板减少情况下，或者肝素抗凝过度。最近临床研究表明，无肝素化减少出血的风险同时，并不增加血栓或缺血等发生。当主动脉内球囊反搏导管插管完成后，在插管部位加压包扎，并注意更换敷料。需要监测凝血功能及血小板情况。

四、球囊损坏、漏气

主动脉内球囊穿孔的发生率和严重程度很难预测，这可能由于病人生理因素、意外触及尖锐器械或与动脉内钙化斑摩擦，并最终引起穿孔、大穿孔。小穿孔可导致无症状的气体外逸出。穿孔后，血液会出现在球囊内和氦气管内。导管置入时候需要注意如果遇到堵塞或阻力过大时须使用对侧腹股沟，而不是强行推进。如果你怀疑球囊穿孔，立即停止气泵工作。应考虑逐渐减小并最终停止抗凝治疗。采用推荐的球囊取出方法将主动脉内球囊取出。

五、其他并发症

感染、动脉损伤、插管困难等。需要注意操作的轻柔规范，注意置管及护理的无菌操作等，严格按照创伤性手术操作原则进行操作，合理应用抗生素。

第五节　IABP 常见故障及其排除方法

表 13-2　IABP 常见故障及其排除方法

显示的警报	常见报警及对策	
	可能故障原因	故障排除应对
POSSIBLE HELIUM LEAK 可能有氦气泄漏	①管路松动或接头漏气； ②导管折曲； ③血液出现导管内； ④放气时间太晚，充气太早； ⑤球囊太大； ⑥不规则触发或心律不齐	①检查 Balloon 连接插头是否插妥。可能球囊有破小洞必要时作测漏试验； ②先确认球囊在护鞘外，排除折曲拉直； ③立刻拔出，置入新的导管； ④先调整反搏比率至 1∶2，调整 Timing 至适当位置上，若仍警报作测漏试验； ⑤降低球囊充气量； ⑥放气时间提前，变更触发模式 PEAK，调整反搏比率至 1∶2，降低球囊充气量
LARGE HELIUM LEAK DETECTED 大量氦气泄漏	①球囊快速接头松脱； ②导管或 T 型接头漏气	①检查 Balloon 连接插头是否插妥； ②检查所有接点再予以修正
PURGE FAILURE 反搏推动失败	①未置入氦气瓶； ②氦气不足； ③漏失触发信号； ④导管没有与主机连接； ⑤前次警报状况没重置	①置入气瓶及开启氦气罐上方开关； ②置入新的满载气瓶； ③检查病人状况，电极片接触，电缆线情形、确认正确的触发信号选择或改变选择； ④将导管与主机连接； ⑤检查按熄 Reset 灯，重新激活 Pump On
HIGH BALLOON PRESSURE 球囊压力太大	①导管折曲； ②球囊太大； ③可能有部分球囊未能完全撑开所致（此警报在开机启用即测知）； ④可能 Balloon 的位置不好	①先确认球囊在护鞘外，排除折曲拉直； ②降低球囊充气量； ③取一支 50 或 60 cm³ 的空针筒，用手动方式将 Balloon 作若干次的充/放气； ④请重新依 X 光片调整位置
HIGH BASELINE 基准线压力太高	①导管折曲； ②可能有部分球囊未能完全撑开所致（此警报在开机启用即测知）； ③可能 Balloon 的位置不好； ④过度充气	①先确认球囊在护鞘外，排除折曲拉直； ②取一支 50 或 60 cm³ 的空针筒，用手动方式将 Balloon 作若干次的充/放气； ③请重新依 X 光片调整位置； ④立刻通知维修人员

第六节　技术进展及综合评述

即便是在早期接受经皮冠状动脉介入治疗（PCI）或冠状动脉旁路移植术（CABG），急性心肌梗死并发心源性休克患者的死亡率仍然很高。直到最近，仍鲜有替代疗法可以被有效地用于治疗血流动力严重不足的病人，主动脉内球囊反搏治疗仍是急性心肌梗死并发心源性休克目前应用最广泛的一种机械血流动力学支持治疗方法，因主动脉内球囊反搏治疗对血液动力学有明显的改善作用，如冠状动脉血流的增加、对重要脏器的灌注增加、维持栓塞动脉的通畅以及全身炎症反应的减轻等。在美国和欧洲的指南中，用主动脉内气囊在心源性休克治疗中的推荐级别分别是 IB 和 IC，其证据是主要基于 IABP 注册中心数据统计资料，一个只包括队列研究的荟萃分析，表明使用主动脉内气囊泵使得死亡风险减少了 11%。但是至今仍缺乏充分有力的随机对照研究。

最近的主动脉内气囊反搏技术在心源性休克（IABP-SHOCK）的小规模治疗研究试验中，45 例患者分为主动脉内球囊反搏组和接受标准治疗的对照组，尽管在 IABP 治疗组有脑钠肽水平的显著降低，但就评价病情严重程度的急性生理学和慢性健康Ⅱ评分（APACHE Ⅱ）却无显著差异。这不确定的证据在指南中推荐使用，但临床实践中心源性休克的患者当前使用主动脉内球囊的只有 25%~40%。IABP-SHOCK Ⅱ临床试验是被设计检验对实行血管再通的急性心肌梗死并发心源性休克病人，与单独使用其他最佳可用医疗手段相比，主动脉内球囊反搏治疗更能降低死亡率。

但是 2012 年德国莱比锡医学中心 Holger Thiele 博士等人历时 3 年，在 37 家医院完成这样一个中等规模的试验，实属不易。对 IABP 的前瞻性随机非盲对照研究结果显示，对于计划行血供重建的心源性休克合并急性心肌梗死患者，主动脉内球囊反搏术并不能显著性减少 30 d 死亡率。

在这个随机前瞻性多中心、非盲的对照研究中，将 600 例急性心肌梗死并发心源性休克患者分成两组，主动脉内球囊反搏（IABP 组，301 名患者）或非主动脉内球囊反搏（对照组，299 名患者）。所有的病人都要接受早期血管再通（通过经皮冠状动脉介入或旁路手术）和接受医学治疗的最佳可用方案。主要有效终点是 30 d 的全因死亡率。安全性评估包括严重出血、外围缺血性并发症、败血症和中风。

病人纳入试验的标准为急性心肌梗死（有或没有 ST 段抬高）伴心源性休克，通过 PCI 和 CABG 治疗早期实行血管再通。诊断心源性休克标准是收缩压小于 90 mmHg 超过 30 min 或者需要使用儿茶酚胺维持收缩压超过 90 mmHg，有临床症状的肺充血或者脏器灌注受损。诊断器官的灌注受损至少满足如下的一个条件：心理状态改变；皮肤和肢端湿冷；尿量每小时不到 30 mL；或血清乳酸水平≥2.0 mmol/L。

病人排除标准为超过 30 min 的复苏患者，或无自主心脏活动，或非药物所致的固定、散大瞳孔伴昏迷，或由机械原因引起的心源性休克（如室间隔缺损或乳头肌破裂），或筛选前出现休克超过 12 h，或伴有巨大的肺栓塞，或外周动脉疾病严重阻碍插入主动脉内气囊泵，或主动脉瓣反流程度大于二级（总共分Ⅰ至Ⅳ级，具有更高的分数表明更严重的反流），或年龄超过 90 岁，或除了急性心肌梗死外还有其他导致休克的因素存在，或者有一个严重的伴随疾病使得预期寿命不到 6 个月的患者。

随机化分组使用了一个基于互联网的计划，根据中心进行分层。符合条件的病人按 1∶1 的比例被随机分配到主动脉内球囊反搏（IABP 组）或不进行主动脉内球囊反搏治疗的对照组。主动脉内气囊反搏治疗在 PCI 之前或之后立即插入，主动脉球囊反搏治疗开始时机由调查员决定。球囊反搏支持开始使用 1∶1 心电 R 波触发，维持直到有持续的血液动力学稳定（即不用儿茶酚胺下收缩压高于 90 mmHg 超过 30 min 以上）；逐渐降低触发比率达到脱机要求。在随机化后只允许发生机械并发症后（室间隔缺损或乳头肌破裂），对照组的患者才能交叉到主动脉内球囊反搏组。所有的病人都要根据指南接受早期血管再通和接受最好的医疗措施。血管再通的方式（PCI 只治疗靶病变，靶病变治疗加上急诊或择期 PCI 的非靶病变，或 CABG）的决策权有具体临床医生决定。重症监护治疗是严格根据德国奥地利相关指南要求。

研究主要终点是 30 d 的全因死亡率。次要终点根据动态评价血清乳酸水平、肌酐清除率（测量中使用 Cockcroft-Gault 公式）、C 反应蛋白水平和使用简化的急性生理学评分（SAPS）Ⅱ评估疾病的严重程度决定。同时评估治疗过程的结果，如血管再通前后的血压、心率、血液动力学稳定的时间、儿茶酚胺治疗的剂量和持续时间、肾脏替代治疗的需求、住重症监护室时间、机械通气的需求和持续时间和经皮或手术植入左心室辅助装置或心脏移植等。

安全终点为严重或危及生命的大出血、住院期间的中等出血、根据"全球使用的打开闭塞冠状动脉策略"（GUSTO）标准评估外围缺血性血管并发症需要外科手术或介入治疗、有脓毒症的临床表现伴降钙素原水平升高（≥2 ng/mL），或依据新发的神经系统症状结合头颅 CT 检查发现缺血或出血迹象的中风。

其结果表明 IABP 组总共 300 名患者和对照组的 298 名患者被纳入主要终点的统计分析中。到 30 d 时，IABP 组的 119 名患者（39.7%）和对照组的 123 例患者（41.3%）死亡，相对风险 IABP 与对照组相比为 0.96（95%可信区间 0.79～1.17；$P=0.69$）。两组的次要终点和在治疗过程的措施没有显著差异，包括血液动力学稳定的时间、住重症监护室时间、血清乳酸水平、儿茶酚胺治疗的剂量和持续时间、肾脏功能等指标。在对照组有 30 例（10.0%）因病情需要改变治疗策略接受了一个主动脉内气囊反搏治疗（大多数在随机化后的第一个 24 h 内进行 IABP 治疗，其中 26 例被认为是违反研究计划协议，主要发生在五个中心，这进一步表明是否开始主动脉内气囊反搏治疗带有很大的主观性，试验协议允许根据调查员的临床判断插入心室辅助装置。

此外，13 个随机分配到 IABP 组（4.3%）的患者没有接受插入主动脉内气囊反搏治疗，主要原因是病人在主动脉内球囊反搏治疗导管插入之前即死亡。

早期血管再通治疗 95.8%患者采用 PCI，3.5%的患者接受了紧急心脏搭桥手术或初始采用 PCI，随后因病情恶化进行心脏搭桥手术，其中 3.2%的病人血管再通手术没有成功。

与 IABP 组相比，对照组心室辅助装置的植入比例更高。共有 33 例（5.5%）接受心室辅助设备，这些病人的死亡率高于没有心室辅助装置的患者（69.7%和 38.8%，$P<0.001$）。与 IABP 组相比，对照组植入心室辅助设备的比例更高。与球囊反搏相比，心室辅助设备提供更好的血液动力学支持，但是不良事件的发生率更高。

SAPS Ⅱ评分在第二和第三天时 IABP 组显著低于比对照组，但是基础状态和第四天比较有统计学意义。

急性心肌梗死并发心源性休克患者死亡大多因血液动力学的恶化，或多器官功能障碍，或全身炎症反应综合征加重。

研究者根据上述结果得出结论为在早期实行血管再通的心源性休克合并急性心肌梗死患者中，主动脉内球囊反搏的使用并不能显著地降低 30 d 死亡率。

但是这项研究存在一定的局限性。首先因为对急性心肌梗死并发心源性休克患者病情变化快，干预治疗的性质完全双盲是不可能的，故给临床多中心的前瞻性随机对照研究带来了较大的困难；尤其是对紧急情况下的突发性心肌梗死合并休克进行随机临床试验是非常困难的。虽然这项研究设计为减少偏差，使用了一个中央随机化系统，临床事件委员会的成员并不知道分组情况，但临床患者病情变化快极易导致治疗方案的改变，在这组纳入研究的病例中即有较高的比例更改了治疗方案。因此，交换型病人数量上的不对等会对基于意向性治疗原则的最终分析结果产生较大影响。其次，除了血压、心率、C 反应蛋白水平，没有进行血流动力学的监测和效果评估，也未进行炎症标志物的监测评估，给全面评估 IABP 的治疗效果产生一定影响。第三，纳入试验的患者中死亡率约占 40%，稍低于其他学者报道的 42%～48%，这说明可能本组试验病例包含更高比例的轻中度心源性休克患者，试验结果针对高风险病人的应用性不强。因此，难以将这一研究结论推广到严重心源性休克的患者。根据事后分析，收缩压小于 80 mmHg 的患者中主动脉内球囊反搏治疗并没有在降低死亡率上获益。第四，这一病例的研究结果并不能明确排除统计学上的Ⅱ型错误。但是死亡率的微小差异，加上二级终点不能获益，使任何有临床意义的积极效果值得怀疑。第五，由于本组病例主动脉内球囊反搏治疗使用的中位数仅有 3 d，对此要评估 30 d 后的临床获益显然是困难的。

综上所述，这项涵盖了 600 名患者的研究，因为其规模相对偏小而难具权威性，另外的 240 项支持 IABP 治疗主要终点事件有效的研究结论更具说服力。强调早期的心血管重构与基础内科治疗，可有效改变心肌梗死后出现的心源性休克的自然过程，降低患者死亡率可能更有价值。考虑到从多元研究和当前的试验中得出的数据的一致性，而部分数据并不支持 IABP 患者在急性心肌梗死并发心源性休克的使用。因此指南的制定和推荐现在面临极大的挑战。但不管怎样，目前即得出急性心肌梗死并发心源性休克主动脉内球囊反搏治疗效果进行客观评价结论显然较困难，有待进一步的深入研究。

参考文献

[1] Thiele H, Zeymer U, Neumann F J, et al. Intraaortic Balloon Support for Myocardial Infarction with Cardiogenic Shock. N Engl J Med, 2012, DOI: 10.1056/NEJMoa1208410.

[2] O'Connor C M, Rogers J G. Evidence for Overturning the Guidelines in Cardiogenic Shock (editorial). N Engl J Med, 2012, DOI: 10.1056/NEJMe1209601.

[3] Prondzinsky R, Unverzagt S, Lemm H, et al. Interleukin-6, -7, -8and-10predict outcome in acute myocardial infarction complicated by cardiogenic shock. Clin Res Cardiol, 2012 (101): 375-384.

[4] Prondzinsky R, Unverzagt S, Russ M, et al. Hemodynamic effects of intra-aortic balloon counterpulsation in patients with acute myocardial infarction complicated by cardiogenic shock: the prospective, randomized IABP shock trial. Shock, 2012 (37): 378-384.

[5] Thiele H, Schuler G, Neumann F J, et al. Intraaortic balloon counterpulsation in acute myocardial infarction complicated by cardiogenic shock: design and rationale of the Intraaortic Balloon Pump in Cardiogenic Shock II (IABP-SHOCK II) trial. Am Heart J, 2012 (163): 938-945.

[6] Werdan K, Ru M, Buerke M, Delle-Karth G, Geppert A, et al. Cardiogenic shock due to myocardial infarction: diagnosis, monitoring and treatment—a German-Austrian S3 Guideline. Dtsch Arztebl Int, 2012 (109): 343-351.

[7] Patel M R, Smalling R W, Thiele H, et al. Intra-aortic balloon counterpulsation and infarct size in patients with acute anterior myocardial infarction without shock: the CRISP AMI randomized trial. JAMA, 2011 (306): 1329-1337.

[8] Pucher Philip H, Cummings Ian G, Shipolini Alex R, et al. Is heparin needed for patients with an intra-aortic balloon pump. Interact Cardiovasc Thorac Surg, 2012 (1).

[9] Kogan Alexander Preisman Sergey Sternik Leonid Orlov Boris Spiegelstein Dan Hod Hanoch Malachy Ateret Levin Shany Raanani Ehud. Heparin-free Management of Intra-aortic Balloon Pump after Cardiac Surgery. J Card Surg, 2012 (4).

[10] De Waha Suzanne, Desch Steffen, et al. What is the evidence for IABP in STEMI with and without cardiogenic shock. Therapeutic advances in cardiovascular disease, 2012 (3).

[11] Buerke Michael Prondzinsky Roland Lemm Henning Dietz Sebastian Buerke Ute Ebelt Henning Bushnaq Hasan Silber Rolf-Edgar Werdan Karl. Intra-aortic balloon counterpulsation in the treatment of infarction-related cardiogenic shock-review of the current evidence. Artif Organs, 2012 (6).

[12] Unverzagt S, Machemer M T, Solms A, et al. Intra-aortic balloon pump counterpulsation (IABP) for myocardial infarction complicated by cardiogenic shock. Cochrane Database Syst Rev, 2011 (7): CD007398.

[13] Velazquez E J, Lee K L, Deja M A, et al. Coronary-artery bypass surgery in patients with left ventricular dysfunction. N Engl J Med, 2011 (364): 1607-16.

（编写：文怀 蒋世平 陈培服 温晓红 许兆军 童跃峰 蒋国平）

第十四章 重症患者胃肠功能障碍及其处理技术进展

欧洲重症医学会（ESICM）腹部问题工作组（WGAP）于2012年2月7日公布了最新的重症监护病人的胃肠功能障碍的最新指导意见，包括新的术语、定义及其处理。本文将指南推荐的关于ICU胃肠道功能障碍的内容综述如下。

第一节 WGAP建议的有关胃肠功能障碍定义

一、胃肠功能

人的胃肠道具有多种功能，包括促进消化吸收营养物质和水分、内分泌功能、免疫功能、屏障功能等。胃肠道适当的灌注、分泌、运动和肠道微生物相互作用的调节是一个充分的先决条件。直至今日，仍缺少有效的方法或指标来衡量胃肠功能。因此，不可能可靠地制定正常的急性胃肠道功能定义。

二、急性胃肠道损伤（AGI）的定义和严重度分级

急性胃肠道损伤（AGI）是指危重患者由于急性疾病造成的胃肠道功能障碍。根据病情轻重可分为下列几级。

（一）AGI Ⅰ级（具有发展成为胃肠功能障碍或衰竭的高危风险）

胃肠道功能部分受损，表现为已知相关的胃肠道症状，大多呈现为一过性的特征。基本的条件是在临床上发生胃肠道损害之后出现的，并且预期系暂时性的、自限性的胃肠道功能紊乱。比如腹部术后第一天内出现的恶心和（或）呕吐、术后的肠鸣音减少、休克的早期阶段的肠蠕动减弱等。

处理：一般情况下通常会逐渐改善，除了要通过静脉输液来满足液体生理需求量，对于胃肠道症状的具体干预措施是没有必要的。早期肠内喂养推荐在损伤后24～48 h内开始，但需要尽可能地避免使用损害胃肠道运动的药物（如儿茶酚胺，阿片类药物）。

（二）AGI Ⅱ级（胃肠功能障碍）

"胃肠功能障碍"是指消化道不能充分地完成消化、吸收人体所需营养物质和液体量的功能要求，患者的全身情况暂时不会因胃肠道病变发生明显变化。其特点是急性发生的胃肠道症状，需要治疗干预才能实现营养及液体满足机体需求。患者大多发生比预期的腹部医疗干预措施相关的胃肠道症状更严重，或非胃肠道疾病导致的胃肠功能损伤。例如，伴有高度胃潴留或反流的胃瘫、较低部位的消化道麻痹、腹泻、腹腔内高压Ⅰ级[腹内压（IAP）12～15 mmHg]、胃内明显的出血或大便出血等。

喂食不耐受：是指不能达到在 72 h 内通过肠内途径至少 20 kcal/（kg·d）[①]的营养物质需要量。

处理：AGI Ⅱ级（胃肠功能障碍）必须进行治疗，并采取必要措施防止向胃肠道功能衰竭发展。如治疗腹腔内高压，或使用促进胃肠动力药物恢复胃肠道的运动功能。同时可进行肠内喂养。在存在胃高度潴留或（和）反流时，或多次尝试少量的肠内营养（EN）后仍存在喂养不耐受的情况时，则肠内喂养宜慎重。胃轻瘫的患者当促进胃动力治疗无效时，应置鼻（口）—空肠管继续喂养。

（三）AGI Ⅲ级（胃肠功能衰竭）

即胃肠功能丧失，即使干预治疗后胃肠道功能都不能恢复，且患者的全身情况不能改善。在临床上被视为持续的肠内喂养不耐受且经治疗后仍无明显改善（如红霉素，放置空肠管）导致 MODS 的持续或恶化。例如，尽管已经经过治疗，喂养不耐受持续存在、高度的胃潴留、持续的胃肠道麻痹、肠管发生扩张或肠管扩张加重、持续的 IAH（腹腔内高压）Ⅱ级（IAP 15～20 mmHg）、腹腔低灌注压（APP）（低于 60 mmHg）等。喂养不耐受的存在或可能伴有 MODS 持续或恶化。

处理：阻止胃肠道功能衰竭恶化的措施是必要的，如动态监测和有目标性的治疗腹腔内高压（IAH），有胃肠道麻痹副作用的药物必须尽可能停用，应避免使用早期肠外营养（在 ICU 的第一周内）以补充肠内营养的不足，这与较高的院内感染的发生率相关。应考虑定期尝试少量肠内营养。对不明原因的腹部症状和体征，应尽早采取适当措施予以排除腹部疾病如胆囊炎、腹膜炎、肠缺血等。

（四）AGI Ⅳ级（胃肠功能衰竭并严重影响远隔脏器的功能）

AGI 进展成为直接或很快危及生命，并伴有多脏器功能不全的恶化和休克。急性胃肠损伤导致全身情况严重恶化并伴有远隔脏器的功能障碍。如伴有肠坏死的肠缺血、胃肠出血导致失血性休克、Ogilvie 综合征，或需要腹部减压的腹腔间隔室综合征等。

处理：AGI Ⅳ级没有证据表明保守治疗有效。出现威胁生命的指征时需要剖腹探查或其他紧急干预（例如结肠镜给予结肠减压）以挽救生命。

三、急性胃肠功能障碍和慢性胃肠功能障碍

急性胃肠道问题和以前就存在的慢性胃肠道问题的区分是非常困难的，可考虑使用相同的定义。如消化道出血、腹泻等情况下，也可能是由于一种慢性胃肠道疾病（例如克罗恩病）引起。长期胃肠外营养的患者，胃肠道功能衰竭（到 AGI Ⅲ级）应被视为是慢性的，没有进行紧急干预措施来恢复功能的指征。然而，腹内压的监测和新发生的急性腹部问题应予以排除，其治疗措施与 AGI 三级相同。

四、原发性急性胃肠功能障碍和继发急性胃肠功能障碍

原发性的 AGI：是指原发病或直接损伤胃肠道系统（是初次打击），一般情况下在胃肠道系统损害后第一天即可被早期发现。例如，腹膜炎、胰腺或肝脏损伤、腹部手术、腹部外伤等。

继发的 AGI：是没有胃肠道系统原发病变的重症患者的宿主反应的结果（第二次打击）。这种情况的产生一般没有胃肠道直接损害。例如肺炎病人、心脏病变、非腹部手术或创伤、复苏后综合征等出现的胃肠道障碍。

[①] 1 kcal = 4.186 8 J。

五、喂养不耐受综合征（FI）

喂养不耐受综合征（FI）是一个通用术语，指肠道喂养不耐受，无论哪种临床原因（呕吐、胃残留物、腹泻、消化道出血、肠皮肤瘘管的存在等）。诊断的根据是基于复杂的临床综合评定，没有一个独立的明确的症状或评价来定义 FI。

喂养不耐受综合征（FI）：是指不能达到在 72 h 内通过肠内途径至少 20 kcal/（kg·d）的营养需要量或因任何临床因素导致的肠内营养停止。因肠内营养是不可选的或者因操作不当导致的喂养中止不应该被认为是 FI。

FI 的特殊情况：用空肠管喂养的病人，FI 的定义应和胃内喂养类似。如果患者因为肠外瘘而不能肠内喂养，FI 应被视为存在。如果病人经过腹腔间隔综合征的外科处理或开腹手术换药后仍喂养不耐受，FI 应该被认为存在的，除非肠内营养是可以实行的。

喂养不耐受综合征（FI）的治疗：需要纠正喂养不耐受综合征（FI）以保持或恢复胃肠道功能。具体措施包括限制使用抑制胃肠蠕动的药物，应用促动力药物和（或）轻泻剂，并控制腹内压（IAP）。尝试少量的肠内营养应宜慎重。在不能耐受肠内营养的患者，应该补充肠外营养。最近的数据表明，延迟 1 周的肠外营养比早期静脉营养能加快患者恢复健康。

六、腹内高压（IAH）

腹内高压（IAH）：IAH 是 1～6 h 内至少进行两次测量后，IAP（腹内压）达到 12 mmHg 或超过 12 mmHg。正常的（腹内压）IAP 是 5～7 mmHg。腹内压会有一定的变化和波动。如果一天中经过至少四次测量平均腹内压大于或等于 12 mmHg，可确认为存在 IAH（腹内高压）。

处理：动态监测液体复苏是必要的，以避免过度液体复苏过量；连续硬膜外镇痛可能会降低原有腹内高压的术后患者的腹内压；通过胃肠减压排出胃肠管腔内容物；有腹腔积液的患者，可经皮导管穿刺减压。使床头抬高 20°有增加发生腹内高压（IAH）的危险。神经肌肉阻滞能使 IAP（腹内压）降低，但由于许多不良的副作用，一般仅用于某些特定的患者。

七、腹腔间隔室综合征（ACS）

（一）腹腔间隔室综合征概述

腹内高压（intra abdominal hypertension，IAH）和腹腔间隔室综合征（abdominal compartment syndrome，ACS）的概念系最近 10 年才得到重视。腹腔间隔室综合征（ACS）被定义为（1～6 h 内至少两次测量）IAP 超过 20 mmHg 以上，并有新发生的器官功能衰竭。

腹部原发性、继发性或复发性严重损伤均可并发腹腔间隔室综合征，如急性外伤性胰腺炎、腹部创伤、腹部急慢性血液循环障碍等。

1. 原发性腹腔间隔室综合征：曾被称为外科性、手术后或腹腔性腹腔间隔室综合征，指以腹腔内病因导致的，在相当短的时间内发生的急性或亚急性腹腔内高压为特征，多见于腹部严重创伤、感染、腹部术后，如腹主动脉瘤破裂、急性腹膜炎、腹腔积血、继发性腹膜炎、后腹膜出血或巨大血肿、肝移植等。

2. 继发性腹腔间隔室综合征：即既往所称的药物性或腹腔外病因所致的腹腔间隔室综合征，即以腹腔外致病因素导致的亚急性或慢性腹腔内高压为特征，多见于药物治疗、脓毒血症、毛细血管渗漏综合征、大面积烧伤或需要大量液体复苏的患者。

3. 复发性腹腔间隔室综合征：既往称为第三期腹腔间隔室综合征，此型患者病情凶险、预后极差，多为急性腹腔内压力急剧升高，可发生于手术腹腔开放时，亦可见于关腹术后新出现的进行性严重的急剧腹腔内压升高患者。

2007 年，Cheatham 发布了相关指南，其内容强调通过连续监测腹腔内压（intra abdominal hypertension，IAP）及早发现 IAH/ACS，建议采取多种治疗手段降低 IAP，以维护腹内脏器的血流灌注；对于难治性 IAH/ACS 宜采取及时的外科减压治疗。

（二）腹腔内压力的测量及诊断

腹腔内压力的测量分直接法和间接法，而以间接法在临床较为简便、实用、无创、安全可行，且与直接法测压具有良好的相关性，间接法测压包括膀胱测压法、胃内测压法、下腔静脉压测定法，以膀胱测压法应用最多。膀胱测压法：患者仰卧、放松腹肌，按规范操作导尿排空膀胱内尿液后注入无菌生理盐水 25 mL，以腋中线作为测定零点，在呼气末测定腹内压力值作为腹内压，单位 mmHg。

2007 年世界腹腔间隔室综合征协会（WSACS）达成共识，定义危重患者的正常腹内压为 5~7 mmHg，如出现持续性或反复的腹腔内压力病理性升高≥12 mmHg，作为腹腔内高压的诊断指标；腹腔内高压分级：Ⅰ级：12~15 mmHg，Ⅱ级：16~20 mmHg，Ⅲ级：21~25 mmHg，Ⅳ级：>25 mmHg。如腹腔内压力持续超过 20 mmHg（伴或不伴腹腔灌注压<60 mmHg），并伴有新的脏器功能不全或衰竭即可诊断为腹腔间隔室综合征。

（三）腹腔间隔室综合征的治疗

虽然腹内减压仍是唯一明确的处理 ACS（腹腔间隔室综合征）的措施，但确切的适应证和整个过程中的减压时机把握仍然存在争议。

1. 非手术治疗

非手术治疗系 IAH/ACS 治疗中的第一选择，主要的措施包括：

①体位、胃肠减压、促胃肠动力药使用：由于抬高上半身体位如半卧位等虽可预防呼吸机相关性肺炎，但可增加腹腔内压力，故如无禁忌不建议抬高上半身体位；俯卧位亦可增加腹腔内压力，应尽量避免；鼻胃管或鼻肠管减压常用于胃扩张或者肠梗阻的患者，具有较好的治疗效果；亦可选择性使用留置肛管、灌肠或内镜减压等方法减轻腹腔内压力，防治相关脏器的继发性损伤加重，对轻中度腹腔内压力增高者有一定效果；胃肠促动力排空的药物有助于排空胃肠内容物，可考虑试用。

②短期使用肌松药物：可有效改善腹壁顺应性，注意同时做好镇静、镇痛治疗。

③适当使用利尿剂、血液滤过治疗：利尿剂可以用来排出多余的液体，但在血流动力学不稳定的患者中应谨慎应用；利尿剂与白蛋白等胶体液联合使用有助于减轻第三间隙的水肿，可考虑试用；很多体外循环血液滤过或超滤技术如持续血液滤过（continuous venous-venous hemofiltration，CVVH）、持续肾替代治疗（CRRT）等方法更有利于危重症患者，既可达到稳定血流动力学、防治继发性损伤的加重，又可清除炎性介质、维持内环境及其代谢营养支持治疗目的，值得推荐使用。

④限制性液体复苏、维持腹腔内灌注压≥60 mmHg：限制性液体复苏被认为可以降低腹腔内压力，在维持血流动力学稳定的基础上减少液体量，有助于改善 IAH/ACS，增加相关器官的血流灌注、维持脏器功能极其重要。

⑤经皮穿刺引流：适宜于有较多腹腔积液、积气、积血或局部脓肿形成的患者，经 B 超等引导进行经皮穿刺引流具有方法简单，可以有效地降低腹腔内压力，达到腹部减压和脓肿引流等治疗目的。

总体而言，内科治疗尽管在很多患者中有效，但是持续进展的 IAH/ACS 患者仍需手术治疗来挽救生命。

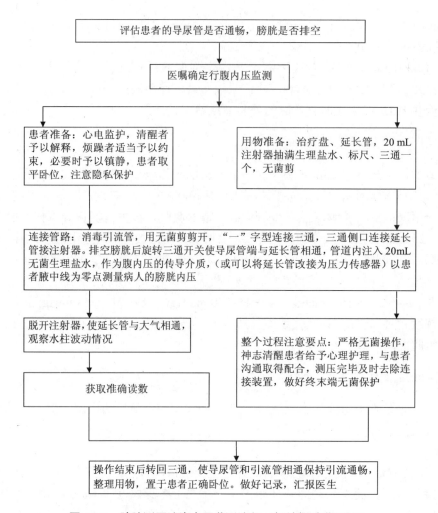

图 14-1 膀胱测压法腹内压监测流程（间接间歇监测法）

2. 腹腔间隔室综合征手术指征、时机及其手术后处理

目前仍推荐外科手术减压来治疗需要急诊抢救的其他方法难以纠正的 ACS（腹腔间隔室综合征）病人，并且对于有多重危险因素的 IAH/ACS 病人要优先选择剖腹手术减压。对极其严重的腹主动脉瘤破裂或严重腹部创伤等患者，可在初次手术时即考虑使用网孔状材料减压、覆盖保护肠管、辅助性关腹，并采用其他综合治疗，应尽可能避免进展为 ACS（腹腔间隔室综合征）。

目前关于腹腔间隔室综合征患者的手术指征尚无广泛承认的共识，需要综合考虑的因素包括 IAP 值、起病原因、是否有其他的手术指征等。Leppaniemi 等认为，当 ACS 患者非手术治疗不能逆转器官衰竭时，腹腔开放减压是合理的。

对于腹腔间隔室综合征手术时机，最主要是要判断 ACS 病情严重程度及其进展速度、预期非手术治疗有无缓解腹腔内压力可能、腹腔间隔室综合征形成时间、相关脏器功能状态等综合考虑。

世界腹腔间室综合征协会的指南也推荐在保守治疗无效的情况下，应尽早采取手术治疗。有数据显示，18 名患者在入院后 3 d 内接受开腹手术的腹腔间隔室综合征死亡率为 22.2%。近期 Mentula 等完成的一项包括 26 名患者重症急性胰腺炎合并 IAH 患者的研究，显示 IAH/ACS 起病 4 d 内的开腹减压可以有效改善肾功能和呼吸功能，并且降低患者的多器官功能不全综合征的发生率和死亡率。在儿科患者中，Pearson 等的研究认为，一旦出现乳酸持续升高、持续性少尿、气道压和膀胱压升高的 IAH/ACS 先驱症，即应考虑及时减压手术。

腹腔开放减压手术，最理想的实施环境无疑是具有良好无菌和照明条件的手术室，但对部分极其危重的急症患者亦可考虑在 ICU 床边行腹腔开放手术。此外，床边手术对急危重症患者有较大的优点，如可避免危重患者的转运风险、不必中断监护和其他治疗等。因此，在手术技术得到保证和较好的无菌环境下，选择合适的覆盖物，保留进入腹腔的通道并有助于逐步关闭腹腔，并在术后进行细致的观察和严格的管理，可以有效地降低病死率。

腹腔开腹减压术后大多数患者不宜直接关腹，可采用无菌真空膜、三升袋薄膜、硅橡胶袋等保护物覆盖，必要时予生理盐水或平衡液边冲洗边吸引引流，保持肠管和腹腔内脏器的湿润，严防干燥损伤肠管或腹内脏器。最近，有学者试用 VSD 材料覆盖肠管间断缝合于切口缘，并用负压吸引、加强护理等处理。

作者单位已试用三升袋薄膜开腹后覆盖于难以闭合的附壁，并用酌情置放单根或多根自制大管套小管的双腔管，生理盐水持续冲洗、湿润肠管等腹腔内组织和器官，同时应用低负压吸引冲洗液和腹腔内渗液等，至今已抢救多例重症腹腔间隔室综合征患者。从临床病程变化观察，采用合适的时机进行腹腔开腹减压术，有利于腹腔内脏器恢复良好的血液循环和下半身血液回流、改善心肺功能、促进损伤脏器功能的恢复，综合采用其他病因治疗、脏器功能支持治疗、营养代谢支持治疗等，取得了较好的临床效果。

腹腔开放减压术后出现出血和感染的概率并无显著高于其他腹部外科手术，最常见的并发症就是 IAH/ACS 的复发，其复发的原因大多系过于急切地关闭腹腔。因此，对于腹腔开放的患者，在原发病未解除前，必须保持腹腔的开放、减压，不宜急于关腹。

第二节　胃肠道症状

一、呕吐

发生任何可见的胃内容物反流即可被认为是呕吐，这和呕吐量的多少无关。多因肠道和胸腹壁肌肉组织的收缩，使胃肠内容物从口中流出。呕吐和反流相比，反流是胃内容物无肠道和胸腹壁肌肉组织的收缩反流至口中。在 ICU 患者很难分辨出是呕吐还是反流，因此，反流和呕吐应同等进行评估。术后恶心和呕吐的预防和处理的若干指南可参照执行。对机械通气的患者，至今尚无明确的呕吐处理规范和相关研究，故不作推荐。

二、高度胃潴留

如果单次胃容量超过 200 mL 被视为是异常，胃潴留的容量可相当大。没有足够的科学证据或生理学依据来定义高度胃潴留的精确值。胃潴留量的测定方法至今尚无标准，亦无进行相关验证确认。有学者建议如果胃残留量超过 200 mL，则应在床旁进行再次评估，不建议只是因为胃残留量为 200～500 mL 而停止肠内营养。尽管缺乏科学证据，WGAP 的成员认为胃残留总量超过 1 000 mL/24 h，是胃排空异常的标志，需要特别注意。

处理：指南推荐静脉使用胃复安和（或）红霉素作为高度胃潴留的治疗方法，而不建议使用西沙必利促进胃排空。在神经外科 ICU 的患者，针灸刺激可能促进胃排空。应尽量避免使用或减少使用阿片类药物和深度镇静药物。单次测量胃潴留量超过 500 mL，应停止鼻饲。这时，应考虑用十二指肠肠管喂养作为替代方法，但不作为常规替代方法，因在极个别病例，可能会导致严重的小肠扩张和穿孔。

三、腹泻

正常的排便频率为每周 3 次至每天 3 次。分泌性、渗透性、运动性和渗出性腹泻是能够鉴别区分的，但在 ICU 它往往分为病理性的、食物相关性的和药物相关性的腹泻。

处理：对症治疗包括补液、维持水电解质酸碱平衡、血流动力学稳定和脏器功能保护。例如：纠正低血容量以防止肾功能损害是最基本的治疗方法。同时，需要及时找到腹泻触发机制、可能的情况下停止使用泻药如山梨糖醇、乳果糖、有关的抗生素等，并对吸收障碍、炎症性肠疾病等进行治疗。危重病人喂食相关性腹泻可能需要减少鼻饲速度、调整鼻饲管的位置，或稀释肠内营养液、改变配方中可溶性纤维素的比例、减慢喂养速度等。对严重或复发性难辨梭状菌等感染相关性腹泻，可考虑口服万古霉素，其效果要优于甲硝唑的治疗效果。

四、胃肠道出血

胃肠道出血是指胃肠道的管腔内出血，在呕吐物、胃吸出物、引流物或粪便中肉眼可见的出血。无症状的内镜检查可见黏膜损伤出血在 ICU 患者中发生率较高。5%～25%的 ICU 患者临床上呈现明显的胃肠道出血，可见于较为严重的急性胃肠道病变或胃肠黏膜损伤。重度胃肠道出血，是指影响血流动力学或需要输血的胃肠道出血，在机械通气的患者中占 1.5%～4%的发生率。

处理：在临床上明显的胃肠道出血的情况下，治疗方法取决于血流动力学是否稳定。在出血致血流动力学不稳定的情况下，内镜检查明确病因系可选方法，但持续和大量的出血，影响内镜检查评估时，可选择 DSA 血管造影及其血管内栓塞治疗。上消化道出血早期（少于 24 h）推荐上消化道内镜检查，急性食管静脉曲张破裂出血的患者应更早地实施内镜检查（少于 12 h）。肾上腺素内镜下注射可以和其他方法结合使用，如与钛夹、热凝固术或硬化剂注射等方法结合使用。不必进行常规内镜复查，但在再次消化道出血的情况下，可进行第二次尝试内镜治疗。在排除上消化道出血的情况下，应进行结肠镜检查；如果结肠镜检查是阴性的话，要行小肠镜检查。在内镜检查下仍不能找到原因的进行性出血，应行开腹手术联合术中内镜检查，或行介入放射学检查治疗。

五、麻痹性肠梗阻

麻痹性肠梗阻（较低部位的消化道麻痹）是指由于肠道蠕动受损导致的排便不畅。临床表现为无机械性梗阻因素、连续 3 d 或大于 3 d 没有排便。肠鸣音可能有或也可能没有。在 ICU 以外的相对轻症患者中，可表现为便秘和顽固性便秘，包括排便不舒服或排便少、粪便质硬和排便疼痛。这些症状在 ICU 病人中，可能因病情影响无法表达，所以推荐使用下消化道麻痹的名称。"3 d 停止排便"的标准在大多数 ICU 的流行病学研究中使用。

处理：如果可能的话，一定要停止使用抑制胃肠道运动的药物（如儿茶酚胺类药物、镇静药、阿片类药物等），并纠正对胃肠道运动有损害的因素如高血糖、低血钾症等。由于缓泻剂发挥作用需要一定时间，故建议早期应用缓泻剂或进行预防性治疗。

不建议常规使用阿片受体拮抗剂，因其对长期疗效和安全性尚不了解。促动力剂如吗丁啉、胃复安和红霉素可用于刺激上消化道（胃和小肠）运动，而新斯的明能刺激小肠和结肠的蠕动。尽管尚缺乏良好的对照研究证据和足够的循证医学资料，对胃肠道动力性疾病仍推荐按标准方法使用促动力药。

六、肠鸣音异常

肠鸣音正常频率范围在 5～35 次/min，肠鸣音异常的临床意义尚不清楚。尚无任何一种听诊检查方法被证明具有特别优势。指南推荐在两个腹部象限内至少听诊 1 min，在连续的时段内至少重复听诊一次。应避免在听诊前行腹部触诊，因腹部的触诊检查可刺激肠蠕动致使出现额外的肠鸣音，从而影响判断的准确性。

（1）肠蠕动缺如：通过仔细听诊后仍没有听到肠鸣音。肠鸣音完全消失必定是异常的。但是，应该认识到肠鸣音存在并不代表患者无疾病，肠鸣音的再次出现并不代表肠麻痹改善。

（2）肠蠕动亢进：指腹部听诊听到过多的肠鸣音。较多消化道疾病均可表现为肠蠕动亢进的状态。肠蠕动亢进亦可见于肠梗阻，系肠梗阻时试图克服梗阻的那部分肠管蠕动引起的。

处理：对肠蠕动缺如或肠蠕动亢进无特别的处理建议。

七、肠管扩张

肠管扩张：如果结肠直径超过 6 cm（盲肠大于 9 cm）或小肠直径超过 3 cm（无论是上腹部 X 线平片或 CT 扫描），可判断为肠管扩张。肠管扩张是胃肠道任一部位阻塞的一种常见的表现，但也可能出现在没有肠道梗阻的患者。结肠炎引起的中毒性巨结肠、急性结肠假性梗阻或 Ogilvie 综合征等，常见于急性严重的结肠扩张。

处理：指南不建议择期剖腹手术的病人常规胃管留置，但鼻胃管减压对于肠管扩张的有益作用仅次于纠正患者的体液和电解质失衡。

对于盲肠直径大于 10 cm 和 24 h 内没有改善的患者，在排除机械性梗阻后，可考虑应用静脉注射新斯的明。而对盲肠直径大于 10 cm、保守治疗 24～48 h 后没有改善且选择非手术减压患者，可采用结肠镜检查及减压治疗。盲肠直径大于 10 cm、保守治疗 24～48 h 后没有改善的病人，高达 80% 的患者结肠镜减压治疗有一定效果，但是存在并发症和（或）死亡风险。保守治疗联合结肠镜检查减压治疗的患者可持续观察 48～72 h，但如发现盲肠扩张超过 12 cm 的患者宜选择手术治疗。在保守治疗无反应的情况下，有高度穿孔风险的病人具有手术指征。

腹腔镜手术时选择胸段硬膜外麻醉，在腹部手术后能适当增强肠道功能，并可能因此防止肠管扩张。

八、肠内营养方案

住院患者肠道进食减少及其营养不良是其死亡的独立危险因素。对重症患者的营养治疗可参照欧洲肠外肠内营养委员会指南建议执行。住院过程中，因各种医疗性干预如手术、诊断或治疗性干预、拔管等必须禁止肠内营养的指征需牢记，但肠内营养中断时间应尽可能酌情缩短，并需要每日评估肠内营养是否适当。

九、急性胃肠损伤诊断处理指南流程（图14-2）

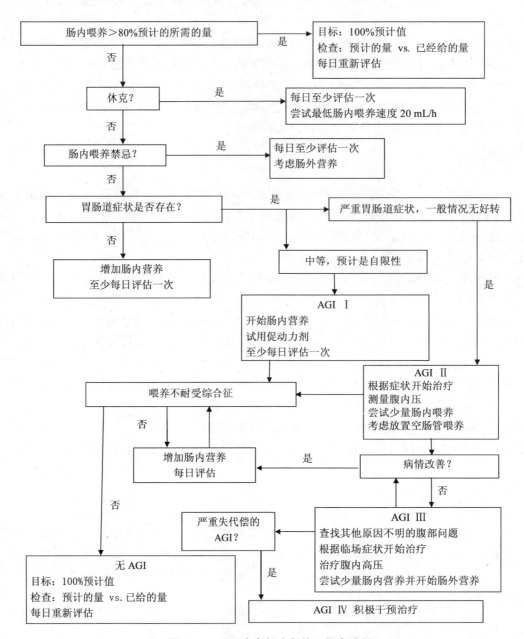

图14-2　AGI患者的诊断处理指南流程

参考文献

[1] Blaser A R, Malbrain M LNG, Starkopf J, et al. Gastrointestinal function in intensive care patients: terminology, definitions and management. Recommendations of the ESICM Working Group on Abdominal Problems. Intensive Care Med, 2012 (38): 384-394.

[2] Reintam A, Parm P, Kitus R, et al. Gastrointestinal symptoms in intensive care patients. Acta Anaesthesiol Scand, 2009 (53): 318-324.

[3] Piton G, Manzon C, Cypriani B, Carbonnel F, et al. Acute intestinal failure in critically ill patients: is plasma citrulline the right marker? Intensive Care Med, 2011 (37): 911-917.

[4] Cheatham M L. Abdominal compartment syndrome. Curr Opin Crit Care, 2009 (15): 154-162.

[5] 贾林, 陈奕金. WSACS 关于腹腔间隔室综合征诊治的共识意见[J]. 中华急诊医学杂志, 2009, 18 (4): 443-444.

[6] 查渝, 王锦权. 腹腔间隔室综合征引起肾损伤机制的研究进展[J]. 中华急诊医学杂志, 2008, 17 (7): 776-777.

[7] 门英, 李玉明. 腹腔内压监测与重症急性胰腺炎病情相关性研究进展[J]. 中华急诊医学杂志, 2008, 17 (9): 1003-1006.

[8] 王亚军, 孙家邦, 李非, 等. 腹腔压力与重症急性胰腺炎严重程度的关系[J]. 中华急诊医学杂志, 2009, 18 (6): 632-635.

（编写：乐元吉　胡旭军　杨群　许兆军　蔡挺　蒋国平）

第十五章 创伤现场急救技术及其新理念

第一节 创伤概述、初步评估与救治原则

一、定义

创伤（trauma）是指各种物理化学及生物等外源因素作用于机体，导致机体组织器官的完整性被破坏，伴发或继发功能和精神障碍的损伤。同一解剖部位或脏器的多处损伤叫做多处伤。同一致病因子引起的两处或两处以上的部位或脏器的损伤，其中至少一处损伤危及生命，称为多发伤。两个或者两个以上的致病因子引起的损伤，称为复合伤。多发伤和复合伤均属较严重的创伤，多在受伤暴力较大时发生，如车祸、塌方、高处坠落、爆炸等。

二、分类

1. 按致伤原因分类：如摔伤、挫伤、扭伤、切伤、刺伤、撕裂伤、挤压伤、火器伤等。
2. 按受伤部位和组织器官分类：如颅脑伤、颌面伤、胸部伤、腹部伤、骨折、关节脱位、血管伤等。
3. 按伤处与外界的关系分类：如开放伤、闭合伤、穿透伤、贯通伤等。

三、创伤的初步评估

（一）ABCDE 评估法

对病人进行迅速有效的首次评估非常重要，目的是为了在最短的时间内准确地判断伤情与生命体征情况，确立抢救的优先顺序。重伤患者，要优先处理威胁生命的因素，如心跳呼吸停止、大出血等。首次评估必须迅速有效，分秒必争，绝不可浪费时间，内容包括：

患者的一般情况：神志改变？是否处于明显的呼吸窘迫或心肺骤停？如患者有意识，应告之其不要移动头部或身体以防进一步的损伤。

A——Airway 检查气道是否通畅、有无异物等。（气道与颈椎）确定气道是否通畅。
B——Breathing 呼吸情况。
C——Circulation 循环情况以及大出血是否有效控制。
D——Disabling 肢体功能障碍、意识障碍状况。意识水平：Glasgow 评分、瞳孔。
E——Exposure/Environment 暴露受伤部位，避免遗漏严重致命伤，脱离危险环境。

（二）"CRASHPLAN" 二次评估

Freeland 的 CRASHPLAN 顺序：开放伤容易发现，闭合伤常常比较隐蔽，很容易被遗漏。为了不致遗漏重要的伤情，对伤员的体格详细检查，美国 Freeland 等建议，急救医师对创伤病人检查时

应遵循一定的检查顺序,牢记"CRASHPLAN"方法进行检查。即 C=Cardiac(心脏);R=Respiratory(呼吸);A=Abdomen(腹部);S=Spine(脊柱脊髓);H=Head(头部);P=Pelvis(骨盆);L=Limb(四肢);A=Arteries(动脉);N=Nerves(神经)。

检查后要回答的问题:全身情况是否稳定?有无损伤?损伤的严重程度?是否需要和允许辅助检查?采取何种治疗方案?

实验室检查及辅助检查

实验室检查:血常规、血型、血交叉、凝血谱、血气、电解质等。

辅助检查:心电图、B超、X线、CT等。

反复评估:当病情出现变化时随时再评估。

重复评估外伤病人必须经常重复评估以避免遗漏和寻找新发现,并且观察病情变化。当致命的伤害已被控制,其余可能致命的问题及较不严重的伤害可能会变得明显。潜在的内科问题可能会严重影响病人最终的愈后,必须保持高度警觉。必须连续监测生命征象及尿液输出量。成人要维持尿液至少 0.5 mL/(kg·h),超过 1 岁的小孩,至少要维持 1 mL/(kg·h)以上。危急的病人要使用动脉气体分析、脉搏血氧浓度、心电图及血压监测器,而插气管内管的病人要考虑用呼气末梢二氧化碳(End-tidal CO_2)监测。

多发伤诊断基本要求:简捷不耽误;全面不遗漏。

多发伤临床特点:

(1) 休克发生率高;伤情重、严重低氧血症、休克发生率高。

(2) 容易继发感染。

(3) 应激反应严重,高代谢高分解。

(4) 并发症多、容易发生 MODS。

(5) 病情复杂,容易漏诊、误诊。

(6) 处理复杂,常易顾此失彼。

(三)创伤评分

创伤评分是以计分的形式来估算创伤严重程度,分值的高低能反映伤员的预后,在大批伤员抢救时尤为实用。目前用于创伤评分的方案很多,下面简单介绍几种常用的简便易行的评分方法。

1. 院前指数(prehospital index,PHI):以收缩压、脉搏、呼吸和意识四项生理指标为依据,每项指标分别记 0~5 分,最高总分为 20 分。0~3 分为轻伤,4~20 分为重伤。如果伤员合并有胸部或腹部穿透伤,总分加 4 分。

表 15-1 院前指数评分表

收缩压/kPa	分值	脉率/(次/min)	分值	呼吸	分值	神志	分值
>13.3	0	51~119	0	正常	0	正常	0
11.5~13.2	1	≥120	3	费力或浅	3	混乱或好斗	3
10.0~11.4	2	≤50	5	<10 次/min 或需插管	5	言语不能理解	5
0~9.9	3						

2. 创伤指数:是以解剖部位、伤员生理变化、创伤类型为指标估算伤情。常用于院前现场急救。9 分以下为轻伤,10~16 分为中度伤,17 分以上为重度伤,应及时住院治疗。

表 15-2 创伤指数评分表

项目	分值			
	1	3	4	6
创伤部位	四肢	背	胸或腹	头颈
创伤类型	撕裂或挫伤	刺伤	钝伤	火器伤
循环状态	外出血	收缩压 60～100 mmHg	收缩压＜60 mmHg	无血压
		脉率 100～149 次/min	脉率＞150 次/min	脉率＜55 次/min
呼吸状态	胸痛	呼吸困难	发绀	呼吸停止
意识	嗜睡	模糊	浅昏迷	深昏迷

3．CRAMS 评分：是以生理变化和解剖部位评分，以循环（C）、呼吸（R）、腹部（A）、运动（M）、语言（S）为评分指标，每项正常记 2 分，轻度异常记 1 分，严重异常为 0 分，五项相加总分越小，伤情越严重。总分 8 分为重伤，可用于院前急救和院内急诊的创伤评估。

表 15-3 CRAMS 评分表

参数	指标值	分值
C：循环	毛细血管充盈正常和收缩压＞13.3 kPa	2
	毛细血管充盈延迟和收缩压 11.4～13.3 kPa	1
	毛细血管充盈消失和收缩压＜11.4 kPa	0
R：呼吸	正常	2
	异常（费力、浅或＞35 次/min）	1
	无	0
A：腹部	腹部或胸部无压痛	2
	腹部或胸部有压痛	1
	腹肌抵抗、连枷胸或腹部穿透伤	0
M：运动	正常或服从指令	2
	仅对疼痛有反应	1
	固定体位或无反应	0
S：语言	回答切题	2
	语无伦次或胡言乱语	1
	无或发音含糊不清	0

4．病伤严重度指数（illness injury severity index，IISI）：共观察八项指标（脉搏、血压、肤色、呼吸、意识、出血、受伤部位、受伤类型），每个指标分五级，各项评分相加，年龄小于 2 岁或大于 60 岁再加 1 分。

5．昏迷严重度评分（Glasgow coma scale，GCS）

表 15-4 格拉斯哥昏迷评分（GCS）的标准

睁眼	语言	运动
4-自发睁眼； 3-语言吩咐睁眼； 2-疼痛刺激睁眼； 1-无睁眼	5-正常交谈； 4-言语错乱； 3-只能说出（不适当）单词； 2-只能发音； 1-无发音	6-按吩咐动作； 5-对疼痛刺激定位反应； 4-对疼痛刺激屈曲反应； 3-异常屈曲（去皮层状态）； 2-异常伸展（去脑状态）； 1-无反应

将三项指标分数相加，各项评分相加，即可得 GCS 总分数，最低 3 分，最高 15 分，即正常反应。各指标选评分时的最好反应计分。需特别注意的是运动评分左右或上下肢反应可能有差异，选用反映较好的较高分数计入总分。

6. 院内评分：是指病人到达医院后，根据损伤类型及其严重程度对伤情进行定量评估的方法。从量化的角度对伤员的预后进行预测，对不同医疗单位的救治水平进行比较。

四、创伤的初步处置

（一）创伤的救治原则和程序

创伤的急救亦应遵循确保安全、初步评估和处理、启动应急反应程序、进一步评估和处理、合理转送这 5 个基本程序。

（二）创伤的现场救治优先顺序

1. 创伤现场不同部位伤情处理的优先顺序
最优先级：颈髓损伤、呼吸功能受损、心脏功能受损、严重的外出血。
优先级：腹部损伤、后腹膜损伤、脑脊髓损伤、严重烧伤、广泛的软组织损伤。
次优先级：泌尿生殖道损伤、外周血管损伤、外周神经损伤、肌腱损伤、骨折、关节脱位、脸部及软组织损伤、破伤风的预防。

2. 现场急救技术优先顺序
开放气道、心肺脑复苏、包扎止血、抗休克、骨折固定、安全地运送。

3. 院内急救
（1）院内急救程序：抢救优先于一切，应按"抢救-诊断-治疗"的程序进行。
（2）院内急救处理原则：以挽救生命为第一位，保留肢体、防止感染、避免和减少残疾依次排在第二、三、四位，力争四方面全达到要求，相互矛盾时舍肢保命。
（3）VIPCO 程序：V：通气；I：输液抗休克；P：心肺脑复苏；C：控制出血；O：确定性手术治疗。

严重多发性创伤的院前急救与院内复苏是救治成功的两个关键环节。

多发性创伤最初治疗的优先措施是复苏，确保所有生命器官都有充足的灌注和氧供，按照 ATLS 方案进行插管、通气和恢复容量。

液体复苏目的：恢复有效的循环血容量，疏通微循环，纠正体内各液体间隙交换的紊乱，为生命器官及组织充分的供氧创造必要的条件。

第二节 创伤现场救治四大技术

一、止血

（一）指压动脉止血法

1. 适应证
指压止血法是指抢救者用手指把出血部位近心端的动脉血管压在骨骼上，使血管闭塞，血流中断而达到止血的目的,这是一种快速、有效的止血方法,适用于头面四肢动脉出血。

指压动脉止血法的注意事项:

(1)动脉被压闭后,远端供血中断,有可能出现肢体损伤甚至坏死。

(2)很多动脉与神经相邻,压迫时应注意神经损伤的问题。

(3)很多地方有多支动脉侧支供血,故指压动脉止血法不能达到完全止血效果应配合其他方法使用。

(4)这种方法仅是一种临时的急救方法,不宜持久采用。止住血后,应根据具体情况换用其他有效的止血方法,如压迫止血法、止血带止血法等。

2. 头部止血法

(1)颌外动脉压迫法

①适应证:面部浅表皮肤黏膜出血。

②压迫点:颌外动脉搏动点。

③方法:一手固定伤员头部,用另一手拇指在下颌角前上方约 1.5 cm 处即咀嚼肌下缘与下颌骨交接处颌外动脉搏动点,向下颌骨方向垂直压迫,其余四指托住下颌固定头部。

(2)颞浅动脉压迫法

①适应证:头顶部出血。

②方法:双手食指垂直压迫耳屏上方 1~2 cm 处颞浅动脉搏动点。

(3)枕后动脉压迫法

①适应证:枕后出血。

②方法:用双手大拇指压迫耳后乳突后下方枕动脉搏动点。

3. 颈动脉止血法

(1)适应证:颈动脉近头端意外损伤大出血。非紧急的特殊情况,勿用此法。

(2)方法:用拇指在甲状软骨,环状软骨外侧与胸锁乳突肌前缘之间的颈动脉搏动处,向颈椎方向压迫,其四指固定在伤员的颈后部。严禁双侧同时压迫。

4. 锁骨下动脉止血法

(1)适应证:用于肩部、腋窝或上肢出血。

(2)方法:用拇指在锁骨上窝处向下垂直压迫锁骨下动脉搏动点,其余四指固定肩部。

5. 上肢止血法

(1)肱动脉止血点

①适应证:前臂大出血。

②方法:一只手握住伤员伤肢的腕部,将上肢外展外旋,另一只手向肱骨方向垂直压迫腋下肱二头肌内侧肱动脉搏动点。

(2)尺桡动脉止血点

①适应证:手部大出血。

②方法:双手拇指分别垂直压迫腕横纹上方两侧尺桡动脉搏动点。

(3)指动脉止血点

①适应证:手指出血。

②方法:拇指及食指压迫指根两侧指动脉搏动点。

6. 下肢止血法

(1)股动脉止血点

①适应证:下肢大出血。

②方法：用两手拇指重叠放在腹股沟韧带中点稍下方、大腿根部股动脉搏动处用力垂直向下压迫。

(2) 腘动脉止血点

①适应证：小腿出血。

②方法：用手拇指在腘窝横纹中点腘动脉搏动点处向下垂直压迫。

(3) 足背动脉与胫后动脉止血法

①适应证：足部出血。

②用两手拇指分别压迫足背中间近脚腕处（足背动脉），以及足跟内侧与内踝之间处（胫后动脉）。

(二) 填塞止血法

1. 适应证：本法用于伤口较深或伴有大的动、静脉损伤出血严重时，还可直接用于不能采用指压止血法或止血带止血法的出血部位。

2. 方法：用无菌的棉垫、纱布等，紧紧填塞在伤口内，再用绷带或者三角巾等进行加压包扎，松紧以刚好达到止血目的为宜。

(三) 加压包扎止血法

1. 适应证：动脉出血、静脉出血、毛细血管出血。

2. 注意事项：伤口覆盖无菌敷料后，再用厚纱布、棉垫置于无菌敷料上面，然后再用绷带、三角巾等紧紧包扎，以停止出血为度。伤口应尽量清洁，包扎要牢固。

(四) 止血带止血法

1. 适应证：加压包扎不能奏效的四肢大血管出血。

2. 材料：绷带、橡皮条、宽布条、三角巾、毛巾等，禁用铁丝、电线、绳索。

3. 注意事项

(1) 上止血带位置：上肢止血应在上臂上 1/3 或下 1/3 处上止血带。在实际抢救伤员的工作中，往往把止血带结扎在靠近伤口处的健康部位，有利于最大限度地保存肢体。但上臂中 1/3 会损伤桡神经，而前臂和小腿血管走行较深，止血带效果不佳。

(2) 在止血带上标明上止血带的时间。

(3) 结扎肢体 90 min 后远端组织开始出现坏死，故 45 min 左右应放松一次。每次 1~5 min（根据局部出血情况）。

(4) 解除止血带，应在采取其他有效的止血方法后方可进行。如组织已发生明显广泛坏死时，在截肢前不宜松解止血带。

4. 方法

(1) 充气止血带止血法：也可用血压计袖带代替，其压迫面积大，对受压迫的组织损伤较小，并容易控制压力，放松也方便，为首选方法。

(2) 橡皮止血带止血法：如听诊器胶管，它的弹性好，使用易使血管闭塞，但管径过细易造成局部组织损伤。操作时，在准备结扎止血带的部位加好衬垫，以左手拇指和食、中指拿好止血带的一端，另一手拉紧止血带围绕肢体缠绕一周，压住止血带的一端，然后再缠绕第二周，并将止血带末端用左手食、中指夹紧，向下拉出固定即可。还可将止血带的末端插入结中，拉紧止血带的另一端，使之更加牢固。

(3) 布带止血法：如无橡皮止血带，可根据当时情况就便取材，如三角巾、绷带、领带、布条等均可，折叠成条带状，即可当作止血带使用。上止血带的部位加好衬垫后，用止血带缠绕，然后打一活结，再用一质硬短棒的一端插入活结一侧的止血带下，并旋转绞紧至停止出血为度，再将短棒、筷子或铅笔的另一端插入活结套内，将活结拉紧即可。

（五）药物止血法

使用药物止血应严格按照规定程序使用。

二、包扎

（一）注意事项

(1) 包扎前要充分暴露伤口，判断伤情，采取相应措施妥善处理伤口。
(2) 所用包扎材料应保持无菌，包扎伤口要全部覆盖包全，防止再次污染。
(3) 包扎的松紧度要适当，过紧影响血液循环，过松敷料易松脱或移动。
(4) 包扎打结或用别针固定的位置，应在肢体的外侧或前面，避免在伤口处或坐卧受压的地方。
(5) 包扎伤口时，动作要迅速、敏捷、谨慎，不要碰撞和污染伤口，以免引起疼痛、出血或污染。
(6) 上肢的严重外伤包扎后应用三角巾悬挂固定，以保护伤肢（见三角巾固定法）。

（二）绷带的基本包扎法

(1) 一般包扎法：①环绕法（也叫环行带）。②螺旋法。③"8"字带法。
(2) 头顶部包扎法：①风帽式绷带。②下颌包扎法。
(3) 肘部"8"字形包扎法。
(4) 手部包扎法：①"人"字式包扎法。②拇指包扎法。
(5) 足部包扎法。
(6) 残端包扎。

（三）三角巾包扎法

(1) 头部包扎法。
(2) 眼部包扎法。
(3) 肩部包扎法。
(4) 胸背部包扎法。
(5) 腹部包扎法。
(6) 手足包扎法。

（四）特殊伤口包扎法

1. 腹部内脏脱出的包扎方法：当腹部受到撞击、刺伤时，腹腔内的器官如结肠、小肠脱出体外，这时不要将其压塞回腹腔内，而要采用特殊的方法进行包扎。先用生理盐水浸泡后的大块纱布覆盖在脱出的内脏上，用绷带或三角巾围成保护圈，放在脱出的内脏周围，再用合适大小的器皿罩在外面，然后用三角巾包扎固定。伤员取仰卧位或半卧位，下肢屈曲，尽量不要咳嗽，严禁饮水进食。

2. 异物刺入体内的包扎方法：异物刺入体内后，切忌拔出异再包扎。因为这些异物可能刺中重要器官或血管。如果把异物拔出，会造成出血不止和新的损伤。正确的包扎方法是：先将两块棉垫或替代品安放在异物显露部分的周围，尽可能使其不摇动，然后用棉垫包扎固定，使刺入体内的异物不会脱落。还可制作环行垫，用于包扎有异物的伤口，避免压住伤口中的异物。搬运中绝对不许挤撞伤处。

3．开放型气胸伤口的包扎：早期开放型气胸用纱布将伤口压迫止血后应尽快用大于伤口边缘 5 cm 的不透气敷料封闭伤口。对于晚期的张力型气胸可选用质软有弹性的敷料做成活瓣排气。

三、固定

（一）固定材料的选择

（1）木制夹板：最常用的固定材料。有各种长短不同的规格以适合不同部位的需要。

（2）塑料夹板：事先用热水浸泡软化，塑形化托住受伤部位包扎，冷却后塑料夹板变硬起到固定作用。

（3）充气夹板：为一种筒状双层塑料膜，使用时将塑料膜套在需要固定的肢体外，摆好肢体的功能位，下肢伸直，上肢屈曲，再向进气阀充气，充气后立刻变硬而达到固定的目的。

（4）可塑夹板：可根据伤肢状态塑形，然后用三角巾或绷带捆绑固定。

（5）牵引夹板：既能固定保护伤肢又能达到牵引效果，减轻疼痛。

（6）颈托：颈椎外伤后，怀疑颈椎骨折或脱位时必须用颈托固定。但颈托不能完全固定头颈部，搬运时必须配合头部固定器使用。

（7）三角巾固定法：利用三角巾悬吊法固定上肢，捆绑法固定下肢，简便易用。

（二）外伤固定的注意事项

（1）有开放性的伤口应先止血、包扎，然后固定。如有危及生命的严重情况先抢救，病情稳定后再固定。

（2）怀疑脊椎骨折、大腿或小腿骨折，应就地固定，切忌随便移动伤员。

（3）固定应力求稳定牢固，固定材料的长度应超过固定两端的上下两个关节。大腿应超过三个关节。

（4）固定后应检查远端供血情况，防止固定、填充物阻断血流。

（三）骨折固定法

1．上肢的固定

（1）三角巾大手挂

①适应证：上臂、前臂的外伤和骨折固定。

②方法：将三角巾放于患侧胸部，底边和躯干平行，顶角对着伤臂的肘部，伤臂肘部弯成 80°放在三角巾中部；三角巾上端越过健侧肩部从颈后转回患侧，下端绕过伤臂反折向上，两端在患侧锁骨上窝处打结；再将顶角折回，用别针或旋转固定；用另一条三角巾宽带将悬挂好的伤肢包裹在胸前打结固定，结下及伤肢腋下应放软垫缓冲。

（2）三角巾小手挂

①适应证：肩部外伤，锁骨骨折，手部外伤和骨折。

②方法：将受伤一侧的前臂斜放在胸前，肘部角度 30°～40°，手指贴着锁骨；三角巾展开，一侧边角覆盖在伤肢上，顶角从肘上折向肘后；再将下边折上托住伤肢；两端在健侧锁骨上窝处打结；用另一条三角巾宽带将悬挂好的伤肢包裹在胸前打结固定，结下及腋下放软垫缓冲。

（3）夹板固定法

①前臂固定，长度超过腕关节和肘关节；上臂固定，长度应超过肘关节和肩关节。

②夹板和代替夹板的器材不要直接接触皮肤，应先用毛巾等软物垫在夹板与皮肤之间，尤其在肢体弯曲处等间隙较大的地方，要适当加厚垫衬。

③夹板固定应在手臂外侧，不能压迫伤口，打结亦应让开伤口。

④夹板固定后应将上肢用三角巾悬挂在胸前，并用宽带固定。

（4）固定在躯干上

不能弯曲的肘部骨折固定：可用夹板固定或用三角巾按患肢状态固定在躯干上。

2．下肢固定

（1）三角巾固定法

①让伤者躺下，请旁人协助稳定及支持伤肢，把未受伤的下肢放在受伤的腿旁。

②抓住伤肢的足踝，将伤者小腿沿着肢体骨骼轴心，轻轻用力拉直，继续支持使足踝稳定。

③利用人体自然空间（例如膝及足踝下），滑入三条三角巾宽带及一条窄带。窄带放在足踝，宽带放在膝部及骨折的上方和下方。

④放软垫于大腿、膝及足踝间。

⑤以"8"字形包扎法，先绑紧足踝窄带，继而绑紧膝部和骨折上下的宽带，在未受伤一边打结。打结处下需放软垫。

⑥检查足部感觉，脚趾活动能力及足部血液循环。

（2）夹板固定法

①小腿固定，固定材料长度超过踝关节和膝关节；大腿固定，长度应超过髋关节和踝关节。

②其他同上肢夹板固定法。

四、搬运

（一）搬运伤员常用的工具及使用方法

（1）升降担架、走轮担架：为目前救护车内装备的担架，符合病情需要，便于病人与伤员躺卧。因担架自身重量较重，搬运时费力。

（2）铲式担架：铲式担架是由左右两片铝合金组成。搬运伤员时，先将伤员放置在平卧位，固定颈部，然后分别将担架的左右两片从伤员侧面插入背部，扣合后再搬运。

（3）负压充气垫式固定担架：使用负压充气垫式固定担架是搬运多发骨折及脊柱损伤伤员的常用工具。充气垫可以适当地固定伤员的全身。使用时先将垫充气后铺平，将伤员放在垫内，抽出袋内空气，气垫即可变硬，同时伤员就被牢靠固定在其中，并可在搬运途中始终保持稳定。

（4）硬脊板担架：专用于怀疑脊柱骨折的病人。

（二）搬运伤员时伤员常采用的体位

（1）仰卧位：它可以避免颈部及脊椎的过度弯曲而防止椎体错位的发生；对腹壁缺损的开放伤的伤员，当伤员喊叫屏气时，肠管会脱出，让伤员采取仰卧屈曲下肢体位，可防止腹腔器脱出。

（2）半卧位：对于普通胸部损伤的伤员在除外合并胸椎、腰椎损伤及休克时，可以采用这种体位，可减轻疼痛利于呼吸。

（3）侧卧位：在排除颈部损伤后，对有意识障碍的伤员，可采用侧卧位。以防止伤员在呕吐时，食物被吸进气管。伤员侧卧时，可在其颈部垫一枕头，保持中立位。

（4）患侧半卧位：对胸壁广泛损伤，出现反常呼吸而严重缺氧的伤员，可以采用患侧卧位。以压迫、限制反常呼吸。血气胸而致严重呼吸困难者亦可采取这种体位。

（5）坐位：适用于双侧胸腔积液、心衰病人。

（三）搬运伤员的注意事项

（1）搬运伤员之前要检查伤员的生命体征和受伤部位，重点检查伤员的头部、脊柱、胸部有无外伤，特别是颈椎是否受到损伤。

（2）处理伤员时首先要保持伤员呼吸道的通畅，然后对伤员的受伤部位要按照技术操作规范进行止血、包扎、固定。处理得当后，才能搬动。

（3）在人员、担架等未准备妥当时，切忌搬运。

（4）搬运体重过重和昏迷的伤员时，要考虑全面。防止搬运途中发生坠落、摔伤等意外。

（5）在搬运过程中要随时观察伤员的病情变化。重点观察呼吸、神志等，注意保暖，但不要将头面部包盖太严，以免影响呼吸。一旦在途中发生紧急情况，如窒息、呼吸停止、抽搐时，应停止搬运，立即进行急救处理。

（6）在特殊的现场，应按照特殊的方法进行搬运。

（7）对外伤患者转运目的地的问题，即究竟是转运到创伤中心还是最近的医疗机构进行早期诊疗，在学术上存在较大争议。结合本国实际，作者认为应根据患者当时的伤情严重程度、损伤部位、受伤机制、年龄、血压、全身情况、基础疾病、附近医疗机构的设备及其诊治能力等综合决定为宜。

（四）普通搬运法

表 15-5　单人搬运法

方法	适用于
扶行法（两人三足）	清醒而能够步行的伤者
背负法	清醒及可站立，但不能行走，及体重轻的伤者
手抱法	体重较轻的伤者
爬行法、毯拖法、拖运法	急救员无足够能力将伤者搬抬

表 15-6　双人搬运法

方法	适用于
双人扶腋法	清醒、上肢没有受伤的伤病者
前后扶持法	没有骨折的清醒伤病者
双手座	清醒但软弱无力的伤病者
四手座	清醒及能合作的伤病者

（五）水平搬抬法

（1）4 人水平搬抬法。

（2）3 人旋转法。

（六）"手锁翻转法"

脊柱损伤病人需要特殊手法和器材进行搬运，采用"手锁翻转法"，适用于疑有脊椎骨折的俯卧病人的翻转，最大限度地进行"原木样滚动"，稳定受伤脊椎，避免神经损伤。手锁方法有头锁、头肩锁、双肩锁、头胸锁、头背锁、胸背锁、膝锁等。急救人员要根据现场情况灵活运用上述手法。在搬运此类伤员时要注意搬运使力方法，避免患者进一步损伤。

（1）控制现场：救护员由正面走向伤者，环顾四周，确保环境安全的情况下接近伤者。如伤者清醒，向伤者解释并警告伤者不要做任何动作。

（2）将俯卧患者翻转成仰卧位。

①救护员 B 在伤者的身旁跪下首先用头背锁固定伤员头颈部，救护员 A 跪在伤者的头顶位置，对伤者进行头肩锁（改良斜方肌挤压法）固定头部，救护员 C 在救护员 B 身旁靠近伤者下肢处跪下。救护员 B 对伤者进行肢体摆放使伤者适合翻身，救护员 C 协助。

②三人按原木样滚动原则将伤者转到 90°侧位，转动时保持头颈胸腰腹在同一轴向。救护员 B 对伤者进行胸背锁固定完成并发出指示后，救护员 A 才可松开头肩锁，转换另一侧头肩锁（此时 C 可将硬脊担架从患者脚侧插入，紧贴患者后背，然后按后面顺序直接将病人转放在担架上）。

③救护员 A 指示救护员 B 及救护员 C 对伤者进行躯体轴位转动,使伤者成仰卧位。患者仰卧后，救护员 B 对伤者进行胸锁固定并发出指示，救护员 A 更换成头锁固定。

④当救护员 A 完成头锁并发出指令后，救护员 B 才可以松开胸锁，救护员 B 将一只手的食指放在伤者前胸正中央胸骨处，指引救护员 A 将伤者的头部向头顶测牵引后，慢慢转动调至正中位置。

⑤救护员 B 对伤者进行初步 RABC 检查。确定颈部无出血后，救护员 C 准备颈托固定。

（3）将仰卧伤者移到长脊板上。

①救护员 B 用胸锁固定伤者头部，救护员 A 转换成头肩锁固定伤者，救护员 B 和 C 做好转动伤者的准备。

②三人将伤者向救护员 B 方向转动成侧位，救护员 C 将长脊板紧靠伤者，救护员 B 检查伤者背部伤情。

③救护员 B 使用胸锁替换救护员 A，使救护员 A 转换成双肩锁（斜方肌挤压法）固定伤者，救护员 A 指示救护员 B 和 C，使用横推法，使伤者移上长脊板。

④救护员 B 用胸锁替换救护员 A 使其转换成头锁；救护员 B 和 C 调整伤者在长脊板上的位置并在伤者两腿之间放衬垫，然后为伤者进行安全带固定。

⑤救护员 B 使用胸锁，救护员 A 和 C 同时对伤者上头部固定器。转运途中注意保持呼吸道通畅。

手锁动作流程：头背锁—头肩锁（改良斜方肌挤压法）—胸背锁—头肩锁—胸锁—头锁—胸锁—头肩锁—胸锁—双肩锁—胸锁。

第三节 相关进展及综合评述

一、严重多发创伤的现场急救问题

早期的发达国家和现在的发展中国家多项流行病学研究资料表明，创伤病人的死亡呈三个峰值分布。

第一个峰值出现在伤后数秒至数分钟内，即伤者常不能送至医院的院前阶段即已死亡，称即刻死亡，约占创伤总死亡率的 50%，死因多为重要生命器官的严重损伤，如大脑、脑干、高位脊髓损伤、心脏严重损伤、主动脉及其他大血管的严重撕裂或断裂性损伤、呼吸道阻塞等。这些伤员由于伤情严重，救治生命极其困难。

第二个峰值为创伤发生后数分钟至数小时内，相当部分患者可送至就近医院救治，称早期死亡，约占创伤总死亡率的 30%，这一阶段的死亡率与院前救护和医院内抢救措施是否及时、得力有直接关系。死亡原因多为创伤后硬膜外或硬膜下出血、严重脑挫裂伤、血气胸、腹部实质内脏器官破裂、严重骨盆骨折大出血、多发性创伤，或难以控制的大出血，是最能反映一个国家或地区急救地点布局设置是否到位和应急救治能力水平的阶段。

第三个峰值一般出现在伤后数日至数周内，称后期死亡，约占创伤总死亡率的 20%，死因多为严重感染、毒血症和多脏器功能不全或衰竭，因此患者大多在 ICU 内死亡。

在第一、第二阶段，特别需注意现场急救及其与院前急救的衔接。在现场急救方面主要需做好以下几方面工作：

1．"钻石" 4 min：几乎没有医疗机构能够在 4 min 内完成将严重脑部创伤、颈椎损伤、胸部创伤或腹部创伤等造成的心搏骤停患者从现场转送至医院急诊手术室并打开胸腔，完成开胸心脏按压的所有必要准备条件。"没有按压，血液不会流动"。所以创伤性心搏骤停唯一的希望是依靠第一目击者的现场救治，如标准心肺复苏、开放气道、人工呼吸等急救措施。而这些能力又依赖政府相关机构、卫生行政主管部门加强对民众基本急救技能的普及性培训，提高其应急救治能力。

2．"铂金" 10 min：比黄金更贵重，这段时间内如果出血被控制，不发生窒息，即可避免很多创伤病人死亡。"铂金 10 min"期间是对大出血者进行现场紧急止血处置以减少或避免严重休克、心脏停跳的发生为处置目标，为后续的抢救赢得时间。

3．抗休克 30 min：是指伤后在休克发生早期，输注 250 mL 左右晶体液，持续 30 min 而提出的时间概念。它强调及时的、正确的液体复苏，以维持重要脏器基本的血流灌注、延长或维持为确定性救命手术创造安全的脏器功能条件，减少并发症。这也是对于休克的控制时间要求：即失血/创伤性休克要尽早得到循环支持治疗等有效干预。

因此，对特别严重的创伤患者必须重视现场早期阶段的急救处理。具体总结为以下几点：

（1）心跳停止的病人要争取在 4 min 内进行基本 CPR。

（2）可控制的出血、解除窒息保持呼吸道通畅应该在急救铂金 10 min 内完成。

（3）休克应该在抗休克 30 min 内有效干预。

（4）胸、腹、盆腔的内脏损伤出血、严重的颅脑伤应该在黄金 1 h 内进行确定性的救命手术。

（5）只有在上述时间窗分别正确有效的应对，才能真正保证从伤后到最终的救治在时间窗和措施上的连续性和完整性。

严重创伤急救新模式：随着医疗条件的改善，现在已完全能够将救护设施装备大力提升，依靠政府建立立体救护网络，将移动 ICU 及基本手术条件前移至受伤现场，初步做到一步到位，将救命性的外科处理、生命支持治疗、重要脏器的监护等延伸到事故现场。

有一支精干的经过强化训练的医疗救护队能对伤员具有快速反应能力，并进行现场快速判断，并对窒息或呼吸、心跳骤停的伤员就能迅速清理呼吸道、维持呼吸道的通畅，必要时行气管插管、环甲膜穿刺术，或行紧急气管造口、人工呼吸、体外心脏按压、电击除颤、基本的药物复苏、循环支持治疗等。

二、严重多发创伤患者急救时机及其生存链的无缝衔接

（一）急救时机及其生存链的无缝对接

目前，发达国家交通事故伤的流行病学特点已呈现单峰特征，其经验即是加强公众培训，提高第一目击者的应急救治能力，进一步加强对社会人群，特别是高危人群第一目击者培训的广度与深度，规范培训课程，完善培训评估体系，通过规范、实效的公众培训，完善生存链中的第一薄弱环节。

而在发展中国家仍呈现三峰特征。因此，对第二阶段、第三阶段的救治能力提高仍有很大的提升空间；对此非常需要当地政府、医疗卫生机构、院前急救人员、医院内急危重症专业人员及其民众共同努力，牢牢抓住各个急救时机，将现场第一目击者的现场急救、院前急救、院内急危重症专业人员

急救等救治生存链进行无缝对接,在最短的时间内,即黄金救治时间段内,将病人迅速转送至具有生命支持技术、确定性救命手术能力的医院进行全力抢救,则可大大提高严重创伤病人的救治成功率。

(二)黄金 1 h

黄金 1 h 是指从受伤瞬间至伤后进行确定性治疗的最有效救治时间,并不是指时间概念上的 1 h。它是以院前、院内抢救的连续性为基础的提高创伤生存率的最佳时间窗。以前的观念是在创伤发生后 1 h 内能到达急诊科进行处理,而当前的目标是在创伤发生后的黄金 1 h 内患者能够送达手术室或进行确定性治疗。

三、黄金救治时间段的主要致命性损伤及其救治

在黄金 1 h 内致人于死地的 12 种致命性创伤。

(一)致命性气道损伤

气道阻塞原因:舌根后坠、异物、血液或血块、呕吐物、颈部位置。

急救评估:鼻腔无气流进出、不能说话、窒息、发绀等表示气道可能完全阻塞,刺激性呛咳、喘鸣表示起到可能为部分阻塞。

急救处理:尽速采用一切措施开放气道,包括开放气道的手法、吸引、去除异物、安置患者于合适体位并注意保护颈椎,酌情使用口鼻咽通气管、气管导管、气管切开等。

(二)颈椎骨折

征象警示:任何具有锁骨以上水平创伤的患者都应怀疑是否伴有颈椎骨折。颈髓以下平面感觉和运动功能缺失、瘫痪、颈部疼痛、颈髓损伤性休克。

急救处理:在整个处理过程中的任何时候都应小心、可靠地固定颈部,有条件时可放置颈托保护患者的颈椎。

(三)颈部钝性创伤

原因:"晒衣绳"样创伤,撞击伤。

征象警示:局部肿胀、青紫、皮下捻发音、发音改变、喘鸣。

紧急处理:实施进一步开放气道的措施,应尽早实施气管插管。

(四)颈部穿透伤

征象警示:伤及气道或颈部血管产生的局部肿胀或导致气道的通气功能障碍。颈部活动性出血、局部血肿增大,颈脊髓创伤表现。

紧急处理:控制出血、保护颈椎、实施保持气道通畅的各种措施。注意观察患者的气道是否通畅、呼吸是否正常、循环状态是否稳定等情况。

(五)致命性呼吸系统损伤

1. 连枷胸

原因:多根肋骨骨折导致该部胸廓与其余胸廓部分的断离。

征象警示:严重的呼吸窘迫伴呼吸困难、青紫及缺氧;胸壁有反常呼吸运动;受伤部位剧烈的疼痛、明显的畸形和捻发音;有休克的症状和体征。

紧急处置：立即厚垫加压包扎、固定以纠正反常呼吸。有条件时，给予高流量湿化氧吸入，或辅助通气，必要时气管插管；同时快速建立静脉通路，密切监测液体输入量，防止体液过多；进行心电监护，观察有无伴随的心肌损伤，必要时给予止痛剂。

2. 张力性气胸

原因：创伤导致空气只能进入胸膜腔但不能排出，从而导致受累侧肺的萎陷，且对心脏和大血管产生病理性的压力。

征象警示：主诉胸痛、严重的呼吸窘迫伴呼吸困难及青紫、颈静脉怒张、心动过速、低血压、气管明显移位、受累侧胸廓胀满、听诊呼吸音消失、胸部叩诊呈过清音。

紧急处理：用粗针头排气解压，有条件时可放置胸腔引流管、保持气道通畅、给氧、开通静脉通路，密切观察病情变化。

3. 血胸

原因：胸部创伤导致胸腔内出血，未能控制的活动性出血导致肺萎缩。

征象警示：严重的呼吸窘迫伴呼吸困难及青紫；有胸部损伤的外在证据，受累侧呼吸音消失，叩诊浊音；颈静脉塌陷并伴有休克征象，如皮肤湿冷、低血压等。

紧急处理：液体复苏，在患侧腋中线第4～5肋间置入胸腔引流管（儿童可选用腋前线4～5肋间），或在有条件时，手术探查出血来源、部位并行手术止血；保持气道通畅、给氧、开通静脉通路；必要时准备自体输血有关的物品；持续观察出血和生命体征情况，做好各项术前准备。如果通过胸腔引流管快速引流出 1 500 mL 以上血液，或在 2～4 h 内持续引流液超过 200 mL/h，应立即考虑手术。

4. 肺挫伤

原因：肺部创伤导致肺组织挫伤且严重影响肺内气体交换。

征象警示：呼吸增快、发绀。

紧急处理：给氧、进一步呼吸支持治疗，必要时予气管插管和呼吸机治疗。

胸部创伤的再次评估：目的主要在于发现并评估具有潜在危险的胸部创伤，如心肌挫伤、胸腹联合伤、支气管断裂、食道破裂等。避免漏诊，尽早实施确定性手术治疗。

5. 胸部损伤伴有纵隔内血气肿

胸部创伤伴有纵隔内血肿或纵隔气肿急剧发生发展可能导致心跳骤停等威胁生命的征象。

征象警示：如发现气管明显移位、呼吸急促、发绀、烦躁不安、逐渐发生神志改变、早期休克征象等应高度警惕胸部创伤伴有纵隔内血肿或纵隔气肿可能。

紧急处理：液体复苏，胸腔引流置管，或在有条件时，手术探查出血来源、部位并行手术止血；保持气道通畅、给氧、开通静脉通路；必要时准备自体输血有关的物品；持续观察出血和生命体征情况，做好各项术前准备。

（六）致命性循环系统损伤

主动脉撕裂伤、心脏压塞、休克、心肌挫伤等。

1. 主动脉撕裂伤

原因：撕裂部位多在动脉韧带处，通常由于坠落或其他慢速性运动所致的损伤。

征象警示：两侧脉搏（上肢）强度不对称、低血压等。

紧急处理：液体复苏，尽早手术治疗，保持气道通畅、给氧、开通两路大的静脉通路，快速输液、输血；密切观察病情变化；尽快做好各项术前准备工作。

2. 心包填塞

原因：血液急剧聚积在心包腔，阻止或阻碍心脏舒张导致心排量下降。

征象警示：颈静脉怒张，通常可发现胸部有穿透性损伤；心音遥远，可出现奇脉；心动过速、低血压等。

紧急处理：心包穿刺引流，保持气道通畅、给氧、开通静脉通路、恰当控制输液量、进行心电监护，密切观察病情变化。

3. 休克

注意创伤所致失血性休克患者的病情可急剧恶化，学会识别休克的早期征象。

征象警示：休克的症状及体征包括：意识水平下降、烦躁不安、毛细血管充盈时间延长、皮肤苍白、湿冷、脉压缩小、心率加快等。

值得急救医生特别注意的是：创伤患者导致心率加快的因素很多，如恐惧、焦虑、激动或疼痛等，故心动过速并非为特异性的表现。但是如果成人的心率持续维持在 120 次/min 以上，应考虑有低血容量存在，除非有确凿的证据可以排除其可能性。

紧急处理：

①控制出血：可采用直接按压出血部位、受伤部位制动或夹板固定、减少骨盆容量措施，必要时手术探查止血。

②建立静脉通路：建立两路大的外周静脉通路（成人放置 16～18G 留置针或更大），必要时建立中心静脉通路；建立有困难时可考虑骨髓腔通路。并采取血标本进行血交叉和配血，进行术前准备。

③循环支持治疗：根据临床表现恰当补充血管内容量，尽早恢复脏器血液灌注、维持脏器基本功能。成人可酌情快速输入 2 L（儿童按 20 mL/kg 计算）温热晶体或胶体液，并观察对初步治疗的反应，并行针对性处理。为了使补液能快速进行，应注意尽可能使用软包装输液，以利于加压；选用较短的延长管，在促使药物和液体快速进入中心循环的同时，又增加换瓶和移动患者的灵活性。

④复苏状况的再评估：监测生命体征、GCS 评分、皮肤灌注、尿量和氧饱和度等情况，如尿量不足[成人＜0.5 mL/（kg·h），婴幼儿＜1 mL/（kg·h）]提示复苏不充分。

4. 心肌挫伤

注意观察患者循环状态是否稳定，尤其是快速输液后有无呼吸急促、发绀、两肺部出现湿啰音或湿啰音明显增多、范围扩大、颈静脉怒张、尿量减少、末梢循环欠佳等心脏功能不全或衰竭的征象。

紧急处置：适当控制液体入量、输液速度等，必要时予强心、利尿等对症处理。

（七）腹内出血

主要为腹部闭合性肝脾破裂、腹部闭合性胰腺损伤、腹部闭合性胆管系统损伤、腹部闭合性空腔脏器损伤等。

腹部创伤在平时或战时都较常见。腹部创伤如涉及腹内空腔脏器裂伤可引起腹膜炎等严重并发症，如涉及实质脏器或腹部大血管破裂则引起的腹腔内大出血、休克等，伤情多较严重，延迟抢救或救治措施不当，可引起严重后果，甚至死亡。

腹部创伤分为开放性腹部创伤、闭合性腹部创伤和腹壁创伤三类。

1. 开放性腹部创伤

是指腹部皮肤完整性受到破坏、深部组织器官直接与外界相通的腹部创伤。按腹膜是否被穿透分为穿透伤和非穿透伤，穿透伤同时存在入口和出口者称为贯通伤，只有入口无出口者称为盲管伤。致伤因素常见为锐器、枪弹性损伤和内镜、腹腔镜、血管介入性操作、诊断治疗的穿刺性操作等医源性因素所致。以肝、小肠、胃、脾、结肠、大血管肠系膜、膈肌、肾损伤较多见。

2. 闭合性腹部创伤

腹部皮肤完整的深部组织器官损伤，常见致伤因素有直接和间接的钝性暴力、冲击伤、挤压伤、撞击伤等。以肝、脾、肾、小肠损伤较多见。闭合性腹部创伤按有无内脏损伤分为单纯腹壁伤和腹腔脏器伤。

闭合性腹部损伤以实质性脏器损伤为主，近年空腔脏器损伤有增多趋向。伤情变化快，易发生重度失血性休克、感染、肾衰、呼衰和 MODS，后果严重，死亡率高，腹内脏器损伤常合并两处或两处以上器官损伤。

3. 腹壁损伤

腹壁损伤亦分腹壁开放性损伤和腹壁闭合性损伤。

腹壁闭合性损伤分级：Ⅰ级：腹壁皮下组织挫伤；Ⅱ级：腹壁肌肉血肿；Ⅲ级：腹壁单一肌肉断裂；Ⅳ级：全层腹壁肌肉断裂；Ⅴ级：全层腹壁肌肉断裂合并腹腔内脏器疝出；Ⅵ级：全层腹壁肌肉断裂合并内脏脱出。Ⅲ级、Ⅳ级腹壁损伤有发生迟发腹壁疝的可能。

腹部创伤因病情轻重差异较大，临床表现亦有较大不同，轻者除局部疼痛外无其他症状，部分患者甚至无任何不适，重者可有休克甚至死亡的可能。

病情轻者多无全身症状，部分患者有恶心、呕吐，有胃创伤的患者可能有呕血，直肠、肛管创伤可有血便或局部出血症状。病情重者可有急性痛苦病容、贫血貌、恶心、呕吐、四肢厥冷、头晕，甚至休克、昏迷、心跳呼吸骤停等。

腹痛是腹部外伤的主要症状。一般最先发生的腹痛部位多是局部脏器或邻近组织的损伤部位，腹痛多呈持续性，随后可因出血或内容物的蔓延扩散，腹痛最重的部位多为相应的较为严重的受伤器官。此外，还需了解腹部以外的其他部位的症状。

体格检查：应包括意识、神志、皮肤、血压、脉搏、呼吸等来了解有无内出血和休克等情况的存在，认真仔细的腹部视、触、叩、听检查是发现腹部损伤的重要的措施。腹部有无创口，有无瘀斑或血肿。腹部压痛的范围、程度，有无肌紧张和反跳痛。压痛最明确的部位常是受伤脏器所在的部位。肝浊音界有无缩小或消失，叩诊有无移动性浊音，听诊肠鸣音有无减弱或消失。直肠指检指套有无血染，腹膜外低位直肠伤可触及直肠破裂孔。

腹部的主要体征为腹胀、肠鸣音正常、减弱或消失、腹部压痛、反跳痛、腹肌紧张腹膜刺激征等。腹痛、腹部压痛、反跳痛、腹肌紧张范围可随病情的发展逐渐扩大；且随内容物的不同腹痛严重程度、腹膜刺激征有所不同，如出血导致的腹痛、压痛、腹膜刺激征相对较轻，出血量少时甚至腹部压痛反跳痛腹肌紧张不明显；而胃肠内容物、胆汁等导致的腹痛、压痛等腹膜刺激征多较严重，甚至形成"板状腹"。

一般来说，较早出现休克、昏迷、低血压等有效循环血量不足甚至心跳呼吸骤停等表现，同时有腹胀、腹膜刺激征等，腹穿有较多血液时，大多患者出血量较大（成人约 1 500 mL 以上），应高度怀疑肝脾等实质性脏器破裂或动静脉血管破裂可能。

如腹痛后肠鸣音较快减弱或快速出现肠鸣音消失、肠麻痹等多系空腔脏器损伤之故。腹腔内积液多时，移动性浊音阳性，如果腹部出血量较少或出血速度较快、腹腔内积聚较多血块时移动性浊音常不明显，但后一状况大多有腹胀等体征。

如果在外伤后或进行纤维结肠镜、胃镜检查等医源性因素后出现明显腹胀、叩诊发现肝浊音界不清或消失、叩诊鼓音、腹部积气较明显时，应高度怀疑为空腔脏器穿孔等损伤性病变。

腹部损伤的紧急处理：

腹部损伤的手术探查指征：①对于腹部损伤的患者，在临床观察过程中出现腹部弥漫性压痛或腹膜炎体征者；②血流动力学不稳定或存在不明原因、无法解释的低血压或血红蛋白、血球压积进行性下降者；③有较明确的实质脏器或空腔脏器损伤需要手术治疗者；④存在严重颅脑损伤、脊髓损伤等体格检查不合作或不可靠，且高度怀疑腹内脏器损伤者；⑤有腹部外伤史和严重的毒血症症状，甚至休克原因不明者。

（八）骨盆不稳定性骨折伴盆腔内脏器、血管损伤

多发伤中骨盆骨折的发生率较高占 40%～60%。骨盆骨折主要表现为骨盆变形及髂骨部压痛，会阴部可见瘀斑、血肿、撕脱伤、阴道出血常伴腹腔内脏的损伤，如膀胱、直肠、阴道、尿道等，骨盆骨折。

诊断依靠 X 线检查、骨盆 CT 检查、DSA 介入血管造影。

治疗：循环支持治疗、不稳定骨盆骨折的固定，必要时予 DSA 介入血管造影栓塞治疗。

（九）泌尿系统的损伤

多发伤中泌尿系统的损伤是多见的，泌尿系创伤大多作为多发创伤的一部分，发病率呈逐年上升趋势。

由于常与其他创伤相伴随，且泌尿系创伤有时无明显症状和体征，或被其他症状和体征所掩盖，如休克等低血压时常可掩盖肾损伤等表现，故应注意在其他部位创伤时，需注意泌尿系的创伤，在发现泌尿系创伤时注意其他部位的损伤。

骨盆骨折合并膀胱破裂有 15%，肾挫伤合并其他脏器的损伤为 60%～80%，血尿是诊断泌尿系统损伤的重要依据，多发伤中泌尿系统损伤约有 80% 伤员出现不同程度的肉眼血尿或镜下血尿。

但需注意的是，并非依据血尿的多少来衡量肾损伤的严重程度，全身检查时有腰部瘀血斑、压痛及腰大肌刺激征，在膀胱破裂时有下腹压痛和腹膜刺激征，尿道口见血迹可推断有尿道损伤。

泌尿系损伤的治疗：

（1）紧急处理：密切监测生命体征，如有必要快速予以抗休克治疗，根据肾损伤程度及其他部位的损伤情况制定合理的救治方案。如抗休克治疗疗效不佳，考虑可能为大出血所致，不宜继续等待血压上升，应予紧急手术治疗。

（2）保守治疗：适用于生命体征平稳、无其他合并伤、病情较轻的闭合性肾损伤患者。具体措施有：绝对卧床休息 2～4 周、密切监测生命体征；必要时留置导尿，观察尿液的颜色、性状特点、尿量变化情况，腹部肿块的范围、大小变化状况，动态监测血、尿常规，评估出血是否存在活动性特点，必要时给予止血治疗、支持治疗、抗休克治疗、抗感染治疗等。

（3）手术治疗：手术治疗的适应证为：开放性肾损伤；闭合性肾损伤腰腹部肿块进行性增大、急性大出血；血尿持续 24 h 无减轻、血红蛋白进行性下降；伴有其他脏器损伤、出血或出现腹膜刺激征；肾周血肿继发感染、抗菌药物难以控制；严重继发性出血难以控制；合并其他脏器损伤需手术治疗者。

参考文献

[1] 张连阳. 论严重创伤急救中的多学科团队模式. 中华创伤杂志，2011，27（5）：385-387.

[2] Golling M, Fonouni H, Mehrabi A, et al. Crush syndrome due to drug-induced compartment syndrome: a rare condition not to be over looked. surg today, 2009, 39（7）: 558-565.

[3] 蒋国平，倪笑媚. 《2010 美国心脏协会心肺复苏及心血管急救指南》解读（专家述评）. 浙江医学，2011，33（5）：611-614，618.

（编写：蒋森 谢战杰 邬弋 倪旻 许兆军 蔡挺 蒋国平）

第十六章　严重多发创伤的诊治进展

第一节　严重多发创伤概述

严重多发创伤大多因交通事故、高处坠落、建筑工程事故、矿难事故、工业生产过程中的锅炉爆炸或化工品爆炸、火灾、房屋坍塌、台风或地震等自然灾害所造成。其中，交通事故及其他意外伤害极其容易累及社会劳动力的主体人群，由此导致的医疗费用、死亡和残疾等导致的损失，给家庭、社会带来沉重的负担。

有数据显示，国内单纯的交通事故导致的创伤死亡已连续十年位居全球第一。仅 2011 年，即使在严格禁止酒驾后，汽车保有量达到 1.04 亿辆的中国，有 6.2 万人死于车祸。而汽车保有量在 7 000 多万辆的日本，车祸死亡人数只有区区 4 611 人。汽车保有量达 2.85 亿辆的美国，车祸死亡人数亦只有 4.2 万人。

世界卫生组织预计，至 2020 年单纯的交通事故伤（包括死亡和残疾）有可能升至全球第三位疾病费用的负担，严重创伤已经成为当今世界普遍面临的一个重大问题。

第二节　严重多发创伤患者的临床特点及急救体系

一、严重多发创伤的临床特点

严重多发创伤的特点是大多病情严重、伤情复杂、病程中病情快速多变、较易发生血液动力学不稳定、休克发生率较高，有时不同部位伤情特点表现不一致，某一部位伤情极易掩盖另一部位损伤，导致误诊或漏诊；患者应急反应剧烈、多具高代谢特点、极易并发创伤性凝血病、呼吸功能不全或衰竭、急性肝肾功能不全或衰竭、急性心包填塞、心源性休克、心功能不全或衰竭、水电解质酸碱平衡紊乱、营养代谢紊乱、免疫衰竭、严重感染、局部损伤后多继发严重的全身炎症反应综合征、继发性脏器功能不全或衰竭等，机体耐受力变差，严重者甚至储备耗竭，给临床的诊断处理带来极大的困难和挑战。临床有学者总结严重创伤出现严重代谢性酸中毒、低体温和凝血障碍，极易导致患者死亡，即所谓的严重多发创伤致死性三联征。

严重多发创伤对伤员的生命产生极大威胁，重型颅脑损伤、大出血、感染或脓毒症、多脏器功能衰竭是创伤死亡的主要原因。

严重多发创伤患者很多部位的损伤都是致命的，如颅脑损伤、胸部心肺大血管损伤或腹部肝脾胰肾胃肠的损伤等；即使某些部位的损伤系非致命性的，但由于存在多部位的损伤或患有基础疾病如血管性疾病、代谢综合征等，可引起不同部位的损伤或基础疾病与损伤相互影响，形成恶性循环，加重病情。而此时多系统器官的损伤对机体的损害不是简单的叠加，与随后继发的全身炎症反应综合征、休克、感染、多系统器官功能障碍等积聚一起，共同作用，对生命的威胁常常成几何倍数增长。对此给医务人员带来救治措施施行的困难，有时又存在着相互矛盾现象，或前后难以取舍，增加抢救生命的困难。

严重多发创伤患者由于伤情重，特别是昏迷病人、血流动力学不稳定等患者，不宜进行过多的搬动检查，对损伤严重的患者必须予以高度重视，并进行快速有效的救治；部分患者虽然表面上观察伤情不严重或损伤表现缺如或较隐匿，有时重要脏器的损伤表现易被剧烈疼痛等症状所掩盖，凡此种种，均极易造成疏忽或遗漏潜在的严重损伤，因此给医务人员进行早期诊断带来较大困难和挑战，这也是较易产生医疗纠纷的原因。

二、严重多发创伤的救治体系

对严重多发创伤患者的抢救，涉及从发病现场、院前急救到院内急诊、麻醉、ICU、专科救治、康复治疗等多学科团队的整体协作、统一协调，并贯穿于严重创伤救治的整个过程。如何提升和改善创伤急危重症的医疗救治效果，进一步降低死亡率、致残率仍然是世界性难题，核心是如何组建一支能统一指挥、整体协调、高效运作的严重创伤多学科组合的专业化的救治队伍；同时需要在当地政府的统一整体化管理下，完善急救救治体系的硬件建设。这样严重多发创伤的救治成功率将大大提高。

随着现代急诊医学研究的不断深入和医疗卫生服务体系建设的不断完善，对严重多发创伤患者的救治有了长足的进步。作者临床经验体会，对严重多发创伤的救治必须重视院前、院内"接力式"救治策略的一体化管理，并进行高效运作。重视"生存链"（The chain of survival）中的各个环节，对严重多发创伤患者实行多学科团队统一指挥管理，针对不同时期的主要矛盾分兵合击、切实执行整体性、时效性、预期性紧急医疗救治，以期获得提高生存率、降低死亡率和致残率的最佳效果。

第三节 严重多发创伤患者"生存链"急救流程及培训

25年前，美国外科医师学院创伤委员会（ACSCT）创立了创伤紧急救治"生存链"（The trauma chain of survival）雏形，并不断地加以改进、完善。ACSCT和世界麻醉学基金会专门从事创伤救治培训推广工作。其内容包括：

一、预防创伤（Prevention）

如果说救治重要，那么预防则是减少创伤死亡与致残的"上游"。致残以四肢创伤发生率最高，颅脑次之；死亡则以颅脑创伤第一，脊柱致残最为严重。

二、早期救治（Early Access）

1999年美国出版了"创伤急救体系的发展、评估与资金"报告，根据ACSCOT制定的创伤分类（Trauma triage）标准，遵循"CRASH PLAN"的查体程序，即Cardiac（心脏）、Respiration（呼吸与胸部）、Abdomen（腹部）、Spinal（脊柱脊髓）、Head（头颅）、Pelvis（骨盆）、Limb（四肢）、Arteries（动脉）和Nerves（神经），做到抓重点、不遗漏的原则，重点抓重要脏器的生命支持治疗，并减少漏诊误诊。

三、重视第一救护者（First responders）

创伤现场第一反应者的紧急救护（First aid）对于降低现场伤者死亡率最为重要。因此，有必要对全体公民进行创伤救护培训，对救护员、警察、驾驶员、公务员等进行重点培训。在救护人员到达后则依"VIPCO"原则进行抢救治疗，即Ventilation（保持呼吸道通畅、必要时予给氧等治疗）、

Infusion（开通静脉通道，进行适当补液等维持重要脏器的基本血流灌注）、Pulsation（维持循环功能）和 Control bleeding（控制出血、包扎固定等）、Operation（简捷救命手术等）。

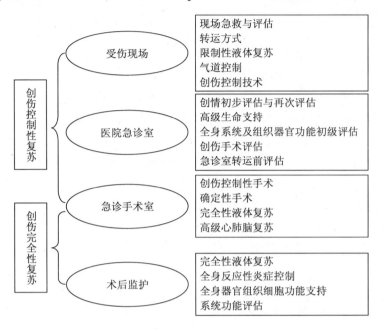

图 16-1　严重多发创伤患者生存链急救流程

四、伤员转送（Transport）

伤员要根据不同伤情进行不同的处理和转送。其中，转送时间对死亡率有重要影响。有资料报告，第一次世界大战期间转送时间为 18 h，死亡率 18%；第二次世界大战为 4～6 h，死亡率 4.5%；朝鲜与越南战争为 2 h，死亡率 2.5%。

五、院内救治（Hospital care）

院内救治按照"一个中心"（即纠正缺氧，改善循环灌注）、"两个重点"（即早期开展确定性救命手术，实行救命第一、保留组织器官和维护功能第二的救治原则）、"三个环节"（即重要生命体征与器官功能监测维护、营养支持和防治感染）的原则进行高效诊治治疗。有关人员配备需要多学科团队通力协作是院内救治的前提。

六、早期康复治疗（Rehabilitation）

在完成必要的确定性救命治疗后，及早开始系统康复治疗对于减少其致残率和提高生活质量具有相当重要的意义。

第四节　严重多发创伤患者的早期评估

一、严重多发创伤患者的初级评估

急诊创伤病人评估与治疗的优先次序是基于伤害程度、生命体征是否稳定和受伤机制等决定。

因此，严重多发创伤患者的早期判断应包括快速初级评估、稳定生命体征、详细再评估及初步确定性治疗。此种外伤初步评估与处置程序，主要架构在于ABC的优先级和为了及早辨认出致命性的问题，以便进行及时有效的救治。

（一）判断呼吸道通畅程度及颈椎的稳定性

创伤患者发生呼吸道阻塞是创伤患者早期死亡的重要原因之一，伤者可在很短时间内窒息死亡，或由于缺氧加重患者伤情。故对创伤患者初级评估中，先要判断伤者的呼吸道通畅程度，在抢救时必须争分夺秒地解除各种呼吸道阻塞原因，并保持呼吸道的持续通畅。

造成呼吸道阻塞的常见原因有：（1）颌面、颈部损伤后，血液、血凝块、骨碎片、软组织块、呕出物和分泌物及异物阻塞气道。（2）颈部血管软组织伤形成组织肿胀、血肿压迫或气管直接受损等造成气道阻塞。（3）重型颅脑伤致伤员深度昏迷、下颌及舌根后坠、颅底损伤出血或脑脊液渗漏、口腔分泌物、呕吐物吸入呼吸道或堵塞气道。（4）吸入性损伤时，喉及气道黏膜水肿，导致气道狭窄或窒息。（5）肺部爆震伤造成的肺出血、肺破裂致气胸或血胸，或气管、支气管损伤导致气管支气管胸膜瘘、气管食管瘘，或心脏、纵隔损伤、大血管损伤造成颈胸纵隔等巨大血肿压迫气管支气管等。

判断伤者的呼吸道通畅程度可根据受伤史、受伤部位、口鼻有无气流、伤员面色、肤色、口唇有无因缺氧而发绀、吸气性呼吸困难或呼气性呼吸困难、呼吸时的喉鸣音或呼噜音、痰鸣音、胸廓的完整性有无损坏、胸腹部有无反常呼吸运动或其他异常活动或气道阻塞、呼吸急促等，可作出呼吸道阻塞的判断。

（二）自主呼吸功能障碍程度的判断及救治

自主呼吸功能障碍是颅脑、颈、胸、腹部伤后最常见的伴发症状，要注意观察患者呼吸频度、幅度、节律有无异常和发绀、呼吸费力、胸腹式呼吸的运动幅度、吸气性呼吸困难、喘鸣、鼻翼扇动、三凹征、点头呼吸、反常呼吸等异常体征。胸部的损伤常见的有肋骨骨折伴血气胸、肺挫伤，严重者可出现连枷胸、张力性气胸、血气胸、纵隔气肿和血肿。伴有昏迷的自主呼吸功能障碍要注意有无脑干损伤、颅内血肿、脑疝等。如出现点头样呼吸大多提示呼吸中枢的损伤，病情危重。同时高位的颈髓损伤由于呼吸肌功能障碍也较易出现急性呼吸衰竭。

严重多发创伤引起的通气、换气功能障碍大多为胸腹部的直接严重损伤或其他部位的严重损伤继发急性呼吸窘迫综合征所致，一般病程进展快、多提示病情危重，故宜早诊断、早治疗。

临床上对严重多发创伤病人，迅速出现无效的干咳、严重呼吸困难、呼吸频快，呼吸频率增速可达30～50次/min或呼吸微弱、呼吸节律异常，查体发现气管位置偏离正中、患侧胸壁饱满、呼吸运动幅度减弱、胸壁塌陷、反常呼吸、单侧或双侧肺部呼吸音减弱或消失、局部叩诊鼓音或浊音等，同时存在发绀等征象时，应早期判断为急性呼吸功能不全或衰竭。

（三）循环功能障碍及出血程度判断及救治

创伤性休克（traumatic shock）是由于机体遭受剧烈的暴力打击重要脏器损伤、大出血等使有效循环血量锐减，微循环灌注不足；以及创伤后的剧烈疼痛、恐惧等多种因素综合形成的机体代偿失调的综合征。因此创伤性休克较之单纯的失血性休克的病因、病理要更加复杂。创伤性休克发生率与致伤物性质、损伤部位、致伤能量、作用时间、失血程度、患者平时生理状况和伤后早期处理均有关。创伤失血是低血容量休克最常见的原因。据国外资料统计，创伤导致的失血性休克死亡者占创伤总死亡数的10%～40%。

据国外资料统计，创伤导致的失血性休克死亡者占创伤总死亡例数的 10%～40%，急性失血量及失血速度是影响低血容量休克发展速度和严重程度的主要因素，临床上可将低血容量休克分为轻、中、重三度。

1. 低血容量休克的早期诊断、及时有效的干预对患者预后极其重要

传统的诊断主要依据病史、症状、体征，包括精神状态改变、皮肤湿冷、收缩压下降（<90 mmHg 或较基础血压下降大于 40 mmHg）或脉压差减少（<20 mmHg）、尿量<0.5 mL/（kg·h）、心率>100 次/min、中心静脉压（CVP）<5 mmHg 或肺动脉楔压（PAWP）<8 mmHg 等指标。近年来，有较多的研究提示传统的诊断标准对创伤的发生发展及其预后认识具有较大的局限性。实际上，氧代谢与组织灌注指标对低血容量休克早期诊断有更重要的临床意义。有研究证实血乳酸和碱缺失在低血容量休克的监测和预后判断中具有重要价值，在休克复苏中每搏量（SV）、心排量（CO）、氧输送（DO_2）、氧消耗（VO_2）、胃黏膜 CO_2 张力（$PgCO_2$）、混合静脉血氧饱和度（SvO_2）等指标也有一定的临床参考价值。

2. 循环功能障碍及出血程度判断征象

①神志改变：休克早期，脑组织缺血缺氧较轻，患者可有兴奋、烦躁、焦虑或激动等，但无特异性；随着病情发展，脑组织缺血缺氧加重，患者病情加重，神志改变为表情淡漠、意识模糊，严重者可出现昏迷等征象。

②面颊、口唇和皮肤色泽：周围小血管收缩、微血管血流量减少时表现为皮肤色泽苍白，严重者因缺氧、淤血，皮肤可呈现色泽青紫、花斑纹等。

③肢端温度：周围血管收缩，皮肤血流减少，肢端温度降低，四肢冰冷。

④毛细血管充盈时间：正常者可在 1 s 内迅速充盈，微循环灌注不足时，则充盈时间延长。

⑤血管搏动：休克代偿期，周围血管收缩，心率增快。收缩压下降前可以摸到脉搏增快，这是早期诊断的重要依据。休克中期一般只能摸到颈动脉搏动。

⑥表浅静脉充盈度：当循环血容量不足时，颈及四肢表浅静脉萎缩。

⑦血压：血压是诊断休克严重程度的重要依据。但在休克代偿期、极早期或基础血压较高的患者因交感神经兴奋、周围血管阻力增高，收缩压可以正常，舒张压甚至可升高，但脉压差一般小于 4.0 kPa（30 mmHg），多伴有脉率增快，对临床经验欠缺者较易出现误诊、漏诊。此时，如果将脉率、脉压差、收缩压、舒张压综合分析，有利于减少误诊、漏诊。

休克指数也有一定的判断价值。休克指数为脉率/收缩压（mmHg）比值，一般正常为 0.5 左右。如休克指数等于 1，表示血容量丧失 20%～30%；如果休克指数>1～2，表示血容量丧失 30%～50%。收缩压脉率差的正常值为 30～50 mmHg，数值由大变小，提示有休克的趋势。收缩压（mmHg）一脉率数（次/min）差值为正数或大于 1 大多为无休克征象；若等于 0，则为休克的临界点；若为负数或小于 1，则多伴有休克。负数越小，休克越严重。由负数转为 0 或转为正数，表示休克好转。但需注意对于老年患者或心脏传导系统存在病变时，休克指数容易导致误判，应慎重使用。但总的来说，对休克的早期诊断应特别注意脉率增快、脉压变小、肤色、毛细血管充盈时间、表浅静脉充盈度等早期征象，结合原发损伤部位、损伤程度综合分析，如待血压下降、症状明显时才诊断休克，很可能失去救治时机。

⑧尿量：正常人尿量约 50 mL/h。尿量是判断病人血容量、肾灌注的一个敏感指标，如无其他异常，在一定程度上可提示脏器有效灌注量。监测尿量最好的方法是留置导尿管持续监测尿量、比重、电解质、蛋白和 pH 值。

⑨中心静脉压监测：中心静脉压（central venous pressure，CVP）正常值为 6～12 cmH_2O。测量 CVP 可以了解血容量状态。值得注意的是 CVP 并不一定能准确反映血容量或液体需要量，因对 CVP

的影响因素较多。因此判断休克程度必须将血压、脉搏、每小时尿量、CVP测定综合分析，才能准确判断患者病情的严重程度。

⑩肺动脉嵌压（pulmonary arterial wedge pressure，PAWP）：采用漂浮导管从颈外静脉、颈内静脉、锁骨下静脉或头静脉插入至肺动脉，测定肺动脉及毛细血管嵌压。其正常值为6～12 mmHg。在呼吸、循环正常情况下，平均肺毛细血管嵌压基本与肺静脉压一致，因此能准确反映肺循环的扩张或充盈压力。此外，PAWP与左心房平均压有密切关系，如连接通路畅通、无梗阻，前者一般不高于后者1～2 mmHg。在无二尖瓣狭窄、左房黏液瘤等异常时，左心房平均压能反映左室平均舒张压；正常时后者高于前者2～6 mmHg，因此PAWP比CVP能更准确地反映左心房舒张压的变化和左室功能状态。若PAWP超过20 mmHg以上，提示左心功能不全；若＜6 mmHg，表示血容量相对不足，需增加左心充盈，以保证循环功能。若PAWP在12～18 mmHg，提示左心室功能基本正常。

3．神经系统评估

严重多发创伤患者如有原发颅脑损伤表现如昏迷，或窒息、严重休克、心跳骤停等危重迹象，在伤后早期即可有神经系统的变化征象。神经系统评估主要依据认知力、定向力、注意力和对外界的反应能力进行综合、分析判断，但在临床实践中，常常因颅脑损伤的严重程度不同有些患者仅能进行部分检查，并不能完成神经系统的全面检查。神经系完整的检查包括意识、瞳孔大小及其对光反应、肢体运动、感觉、语言应答能力、时间空间的定向力、认知力及精神注意力等。严重创伤病人必须常规监测格拉斯哥昏迷评分（Glasgow coma scale，GCS）（见表15-4），以反映神经系统伤害的程度及发展趋势，必要时进行头颅CT、CTA或MRI等客观检查，并做好相关记录。

将睁眼、语言、运动三项得分相加即为GCS评分。昏迷指数最多15分，即正常；GCS 13～15分，轻微损伤；9～12分，中度损伤；8分以下，严重损伤。最低3分，为极重型颅脑损伤。

下列因素可给严重创伤的格拉斯哥昏迷评分造成困难。

（1）眼部严重肿胀：头面部严重挫伤，如果眼皮太肿或眼部损伤严重而无法张开眼睛可造成评分困难。

（2）因医疗干预言语困难：因口腔部严重创伤或气管内插管不能说话时给评分带来困难。

（3）上下肢运动不一致：可给评分带来困难。

（4）脊髓的损伤：致四肢活动感觉的消失或运动功能的障碍，不适宜评分。

4．伤患部裸露及体温评估

急危重症医生面对创伤患者，必须有专业精神和职业道德，在保护隐私、家属或护士在场的情况下，充分暴露身体，以方便彻底检查和评估，不致遗漏伤情部位。

按作者多年的临床工作体验，为减轻或减少二次伤害，具体可采取以下措施。

（1）剪除衣物、充分暴露身体

在紧急时，可通过常规的剪掉患者的衣服，尽可能地裸露肢体进行必要的检查和评估，尤其是对某些隐私部位如会阴、肛周、大腿根部、胸部等处的损伤需特别注意详细检查，必要时尚需做直肠指检，以免漏诊。从作者多年的临床实践中体会到剪除衣物有以下优点和便利：①可解除对颈、胸壁的压迫，便于呼吸道梗阻的判断。②便于发现胸腹部较隐匿的创伤。③便于神经系统的伤情检查和程度判断。④便于四肢关节伤情判断。⑤便于创伤性低体温的判断。

（2）初次检查、评估，对开放创伤或表面部位伤情进行摄像

对多发伤患者，为避免不同专科会诊等反复检查等对创面或身体所造成的二次伤害，在急救初次检查、评估时，急危重症医生对裸露的创伤、创面有必要行高清晰摄像。近年，我院对创伤患者创面均采用摄像会诊，体现出较多的优点，具体有：①在其后的会诊提供摄像局部伤情资料，不必

再次翻看伤口,造成二次伤害。②在其后的治疗中有可供对比的客观资料。③保留原始的创伤客观证据,为临床研究提供便利。④为避免医患纠纷,保留客观证据,特别在关节附近的损伤或存在有肌腱、神经损伤、对功能恢复有影响的患者。

5. 在伤情初次评估时的注意事项

(1) 注意保温

值得急危重症医务人员重视的是在去掉患者衣服、初次评估完成之后,要赶快给患者盖上一个被单或者外部加温装置以防止体温过低,并且应该保持环境温暖(室温)。

(2) 注意周围血管损伤

周围血管损伤绝大多数是由于较为锋利的物器如刀片、玻璃碎片、枪弹等锐性物或高处坠落等强力的外力冲击所致的异物穿通伤,可造成相关脏器或血管壁的部分或全部断裂。非穿通性伤往往是由于锐性或钝性物直接挫伤或压迫血管所引起,如骨折断端损伤、撕裂或压迫血管。此外,挤压伤、高压力的爆震浪冲击伤、肢体的过度牵拉、扭曲等,均可造成血管损伤。血管损伤后随损伤程度的不同临床表现各异,常伴有大出血、早期休克等征象,并可伴有不同程度的血管痉挛、继发性血栓形成等。

6. 血管损伤可分为穿通伤、部分裂伤、完全断裂伤、挫伤和损伤性血管痉挛五种类型

(1) 穿通伤:常由小的尖锐物造成,由于伤口小,出血易被周围组织所限制,可形成局部血肿。部分患者血肿与破裂的动脉交通或部分交通,则形成外伤性假性动脉瘤。如同时伴有局部动静脉受伤,则可形成外伤性动静脉瘘。

(2) 部分裂伤:动脉可发生纵形、横形或斜形的裂开或撕破,但不完全断裂,由于管壁纵肌的收缩,使裂口敞开,常可引起持续性大出血、早期出现休克等。

(3) 完全断裂伤:动脉完全断裂后,血管两端回缩在血管外膜或周围组织内,同时由于管壁的环肌和弹力组织的收缩作用,管腔缩小,对中小动脉的损伤较易因局部血栓形成而出血自停。

(4) 挫伤:动脉挫伤易引起血管内膜损伤,撕裂时可堵塞管腔,或因管壁内出血,形成血肿,两者均较易继发血栓形成。

(5) 损伤性动脉痉挛:各种类型的血管损伤均可并发不同程度的动脉痉挛,但更多地发生于血管被牵拉压迫刺激所造成,如肩、肘或膝关节附近的骨折或脱位。

周围血管损伤是外科急诊常见的一种损伤,可有局部支配血管的出血或缺血的临床表现。重要的血管损伤常常伴有大出血、早期休克、肢体缺血坏死、肠管坏死等。如在组织间隙出血可出现搏动性肿块,并发展成假性动脉瘤。患肢的缺血表现为供血血管局部疼痛、皮肤苍白、发凉、感觉减退、肢端动脉搏动减弱或消失、肢端活动受限等。如肠系膜血管缺血,则临床表现为机械性肠梗阻,并快速产生弥漫性腹膜炎等严重征象,主要是因肠管坏死等所致。周围动脉瘤可以发生在颈动脉、上肢及下肢各主干动脉,其中以股动脉和腘动脉较常见。创伤后出现搏动性肿块提示为假性动脉瘤。根据搏动性肿块所在部位可以作出临床诊断。

二、初次评估后的辅助评估

接诊创伤患者,急危重症专业人员在初次评估同时,由护理人员协同进行辅助评估、检查,包括心电监护、Foley 导管、鼻胃管、床边超声检查和床边胸部平片检查等。对危重症患者,在诊治过程中应遵循的基本原则是:对急危重症患者能够不搬动患者的检查,尽可能在床边完成检查,以免造成二次伤害或发生意外风险。对某些无法到床边进行的大型设备检查,如 CT、MRI 等,有必要进行相关风险评估并充分告知家属相关风险并签字同意后,充分准备安全转运措施后送检。

（一）心电、呼吸、血压、指端氧饱和度等多功能监护

心电监护对所有外伤病人都十分重要，可及时发现心率、节律异常、评估休克的严重程度等，包括难以解释的心动过速、房颤、室早、室速、室颤、ST-T 改变等，都提示心脏钝性伤的可能。无脉搏心电活动（PEA，先前称为电机械分离）可提示急性心包填塞、张力性气胸、纵隔气胸或血肿和（或）重度血容量不足等可能。当存在心动过缓、差异传导和期前收缩时，应该马上考虑到缺氧和灌注不足的可能。需注意的是极度的体温过低也可能引起心电节律的异常。

此外，对呼吸、血压、指端氧饱和度等多功能动态监测十分重要，可以观察患者的病情变化发展趋向。

（二）导尿管

尿量是判断患者血容量状况、肾脏血流灌注的一个敏感指标。监测尿量最好的方法是留置导尿管，并进行定时计量。

对于怀疑有尿道横断伤的患者，禁止经导尿管留置导尿。

有下列情况者应怀疑有尿道损伤可能：①尿道口有血迹。②会阴部瘀斑。③阴囊内血肿。④膀胱过度充盈，排尿困难。⑤骨盆骨折等。

因此，在留置导尿管前应先进行直肠及外生殖器的检查。如果怀疑有尿道损伤，有条件时在留置导尿管前应先行逆行性尿道造影以确定尿道的完整性。

（三）胃管

留置胃管可以观察有无应激性溃疡出血、胃肠损伤、降低发生误吸的危险等，必要时可经胃管引流减轻胃扩张、减少胃分泌物进入十二指肠刺激胆汁、胰液、肠液的分泌、有利于胃胰十二指肠损伤的治疗等作用。

胃的减压可以减少误吸的发生率，但不能完全阻止其发生。固态及半固态的胃内容物一般不会通过胃管反流。值得注意的是在临床实践中，插胃管的过程中有可能因刺激迷走神经，发生心跳呼吸骤停或引发呕吐的可能。虽然发生率不高，但仍应重视这些并发症，并告知家属相关风险，签署胃管操作同意书，以免发生医患纠纷。

有经验的临床医生在留置胃管的过程中均会注意：操作轻柔、放置的位置正确、正确地接上吸引管并进行吸引，如此才能让胃管真正发挥作用。如胃管吸引出血液，可能提示颅底、口咽部损伤、出血吞入胃内、插管损伤或上消化道的损伤。如果存在或怀疑颅底筛状板损伤，应经口留置胃管，以防胃管误插入颅腔，任何经鼻咽的操作都存在潜在危险。

（四）床边 X 线检查

X 线检查应该谨慎选择，原则是不可延误或影响复苏抢救等。

颈椎正侧位片、前后位胸片及骨盆平片可以对钝性伤的病人提供较为重要的有用信息，以评估伤情的严重程度和指导复苏的进行，应作常规检查。

胸部 X 线检查可以探查到威胁生命的创伤并指导临床医生及时处理；骨盆平片可以发现骨盆骨折及其严重程度，并提示需尽早输血等指导临床治疗；颈椎平片可及时发现较为严重的颈椎损伤，为决策抢救措施提供参考。这些平片可以在创伤急救室用便携式 X 线检查仪较为便利地完成，但其前提条件是不得干扰复苏的正常操作。一般要求在生命体征监测相对稳定时、在二次评估的时候进行检查。

（五）胸腹部等重要创伤部位的超声评估（FAST）

胸部超声急诊评估、腹部超声（FAST）检查及诊断性腹腔灌洗（DPL）对于快速确定有无腹腔内出血有较大价值。

浙江医学院第二附属医院急诊科通过对 97 例研究对象的不同评估方法进行前瞻性对照研究，所有病例均由急诊医生应用超声 FAST 方案进行腹腔及心包评估，部位包括剑突下四腔心脏切面、左膈下及脾肾间隙、左结肠旁沟、右膈下及肝肾间隙、右结肠旁沟、盆腔等，根据有无游离液体判断腹腔及心包是否有损伤，同时与常规超声检查、CT 扫描及手术结果进行比较研究。认为只要经过适当培训，急诊科医生完全可以掌握 FAST 技术，对严重创伤患者腹部损伤及心包积液等作出快速准确的判断，早期鉴别腹腔内出血部位可以决定是否需要手术止血。

同时，在超声诊断气胸的价值研究中认为，可以很好地利用床旁超声对严重创伤患者呼吸、循环功能损害的常见问题进行快速评估，包括：①快速准确地诊断气胸，并能对气胸的程度作出半定量诊断，有助于严重创伤患者的快速处理。②对肺不张、肺实变作出快速准确的诊断，特别是能在床旁动态观察不张肺的变化，并直接指导临床肺复张，非常直观地评价相关措施的效果。③能对胸腔积液、积血量作出较为准确的估算，可方便地用于动态观察积液积血量的变化，有助于病情观察和作出临床决策。

第五节　应急救治

在进行初次评估的同时，急危重症专业医生应特别注意患者的生命体征变化，如有异常，立即进行生命支持治疗，如开放气道、维护呼吸道通畅、及时清除呼吸道分泌物、气管插管、人工呼吸、输血输液等呼吸、循环的支持治疗。

一、呼吸道阻塞的紧急救治

对存在呼吸道阻塞的伤员，必须果断地以最简单、最迅速有效的方式予以开放气道，维持呼吸道的通畅，同时再次评估梗阻解除情况。常用的方法有：

（一）手指掏出或吸引排出：适用于颌面部伤所致的口鼻腔内呼吸道阻塞。有条件时（急诊室）可用吸引管吸出。呼吸道通畅后如无禁忌应将伤员头偏向一侧或取侧卧位。清除完伤员口鼻腔内异物后，需对患者再一次行呼吸道通畅程度评估。

（二）抬起下颌：适用于颅脑伤舌根后坠及伤员深度昏迷而窒息者。用双手抬起伤员两侧下颌角，即可解除呼吸道阻塞。如仍有呼吸异常音，应迅速用手指掰开下颌，掏出或吸出口内分泌物、异物、血液、血凝块等。呼吸道通畅后，如无禁忌应将伤员头偏向一侧或取侧卧位。必要时可用牙舌垫、口咽通气管通畅气道。

（三）气管插管：能有效地保证气道开放、通气，并保护气道、减少误吸，为进一步检查和治疗提供了基本的生命支持治疗。对创伤患者来说，只要患者存在呼吸道不通畅，有口腔、颌面部、颅底严重损伤、颈部严重创伤，或 GCS 评分为 8 分或 8 分以下的患者均为气管插管的指征，能有效地减少创伤患者因为气道不通畅产生的各类并发症。近年来开展的光导纤维喉镜插管或可视气管插管等，能在插管过程中更准确地评估口咽气道的损伤情况。

（四）气管切开：严重的颅脑颌面部或是颈胸部严重创伤致呼吸不通畅者，常常会引起严重的低氧血症，使得伤情加重、病死率增高。如因创伤或其他原因不能进行插管时，应及时进行常规的气管切开术或经皮气管切开术，特别对合并严重颅脑损伤、颌面部、喉部损伤时可早期行气管切开术。

目的是保持呼吸道通畅，防止阻塞和误吸的发生，清除滞留在气管和支气管内的分泌物、异物、血凝块等，改善肺泡通气、换气，提高血氧浓度，预防坠积性肺部感染。对于合并颈椎脊髓损伤的患者，需要在气管切开操作时注意保护颈髓、避免二次损伤。

严重创伤患者选择早期气管切开的指征：①存在意识障碍、在吸氧条件下指端脉搏氧饱和度仍≤90%、PaO_2≤60 mmHg。②严重颅脑损伤、昏迷程度深、短时间内不能清醒、咳嗽反射较弱者。③呕吐频繁或颅底骨折严重而有大量出血或脑脊液漏，易造成误吸、窒息者。④合并有颅脑、颈、胸部、纵隔、心脏等多部位脏器损伤导致呼吸困难者，如颌面外伤、严重胸部损伤、呼吸道烧伤等。⑤存在高位颈髓损伤者。在进行常规气管切开术时，术者应尽量避免动作粗鲁、不要过度分离气管前筋膜等，注意观察术后并发症如出血、皮下气肿有无发生以及有无气管狭窄征象等，同时要注意保持呼吸道的通畅、及时清除分泌物等，并在相关操作时注意避免感染等。作者体会近年开展的经皮气管切开术，比常规气管切开术显示出更加简便、快捷、安全等优越性，值得推广。

二、急救实用简易解除气道梗阻法的应用

在无气管插管、快速气管切开、环甲膜切开等技术条件时，作者建议在紧急情况下可酌情采用较粗的针头等物直接穿刺气管，以维持呼吸道的通畅，避免大脑缺氧造成不可逆损害。

三、急性呼吸功能不全或衰竭的紧急救治

（一）针对急性呼吸衰竭的原因进行相应救治

如存在张力性气胸时，应立即做胸腔穿刺，解除张力性气胸。如存在胸壁塌陷、严重的反常呼吸时，可用厚棉垫局部填压包扎、固定胸部，抑制反常呼吸，提高呼吸效率。

（二）氧疗

当病人呼吸道通畅，且因胸部疼痛等限制呼吸时，可以在固定胸廓同时，行鼻导管给氧治疗，或用带储气囊的面罩给氧，增加吸入氧浓度（FiO_2），提高血氧分压。

（三）呼吸支持治疗

如患者存在严重胸肺心脑等损伤、存在严重胸廓塌陷、反常呼吸或继发急性呼吸窘迫综合征时，多需要气管内插管或气管切开行机械通气，并选用呼气终末正压（positive end-expiratory pressure, PEEP）通气。机械通气是纠正严重创伤引起的通气、换气功能障碍的有效方法。机械通气的目的是维持良好的肺部通气、气体交换、充分的组织氧合和排出二氧化碳，为原发病的治疗赢得时间。但应注意避免或减轻因机械通气引起的心输出量降低、肺损伤和氧中毒等并发症。

四、出血和循环功能不良的紧急救治

（一）紧急止血治疗

对局部创面活动性出血，应根据情况作相应的压迫止血、止血带止血等措施实行紧急止血治疗。对严重的肢体毁损、血管残端裸露的活动性出血，应立即用可找到的用具夹闭断端血管止血。

（二）限制性液体复苏

在进行确切性止血治疗前，对影响脏器有效血液灌注的过低血压的患者，作必要的液体复苏，

维持基本的脏器灌注和功能。

第六节 严重多发创伤患者的二次评估

在初级评估（ABCDE）完成、复苏建立及病人生命体征稳定后才开始全面的次级评估。采用的原则是简捷不耽误、全面不遗漏。创伤病人之次级评估包括询问病史、既往史、个人史、家族史，"从头到脚"的彻底检查，以及所有生命体征之再次评估。要在适当的时机进行 X 摄片检查、实验室检查、超声检查、CT、MRI 等影像学检查、诊断性腹腔灌洗术，或其他特殊检查如 DSA 等。

一、"AMPLE"法则询问病史

一般采用"AMPLE"法则询问病史：A 为过敏史（Allergies），询问有无对药物或食物过敏，尤其是外伤病人常用的抗生素或局部麻醉剂。M 为询问长期使用或目前使用之药物。P 为既往病史、妊娠史，如患者有无心脏病、高血压、糖尿病、慢阻肺等呼吸系统疾病或其他疾病，既往有无手术史以及避孕等情况。L 为最后一餐的进食时间和食物内容。E 为之前发生何事或处于何环境受伤的情况以及受伤机制等。

二、体格检查"HEAD TO TOE"或"CRASH PLAN"

体格检查简便易行，具有较大价值，临床医生必须重视检查操作的准确性和基本功的培训，有时甚至能发现 CT 等高档检查所不能发现的征象而挽救患者生命。如锁骨下动脉假性动脉瘤等静听真发现异常血管杂音即可诊断，而超声检查、X 线摄片检查、CT 检查常不易发现阳性征象。

（一）从头到脚的详细检查（HEAD TO TOE）

为了不致遗漏重要体征有学者建议采用从头到脚的详细检查的详细检查方法。（1）头部。（2）上颌颜面部。（3）颈椎及颈部。（4）胸部。（5）腹部。（6）会阴、直肠、阴道。（7）肌肉骨骼系统。（8）神经系统。

（二）"CRASH PLAN"程序体格检查

1999 年美国出版了"创伤急救体系的发展、评估与资金"报告，根据 ACSCOT 制定的创伤分类标准，遵循"CRASH PLAN"程序，主要是遵照重要脏器损伤先检查，再检查次要脏器的原则。按照该词英文字母的排序，早期评价包括 Cardiac（心脏）、Respiration（呼吸与胸部）、Abdomen（腹部）、Spinal（脊柱脊髓）、Head（头颅）、Pelvis（骨盆）、Limb（四肢）、Arteries（动脉）和 Nerves（神经）的顺序进行检查，以免遗漏损伤部位。

头部重点观察、检查头皮、头部有无出血、血肿的特点和有无撕裂伤、挫伤、骨折等。由于眼睛周围的水肿可能之后会影响眼睛深部的检查，所以眼睛必须再次检查视力、瞳孔大小、对光反应、有无结膜及眼底出血、穿刺伤、隐型镜片（要在水肿前移除）、晶体移位、有无因眼眶骨骨折造成眼外肌嵌陷而使眼球活动受限等。上颌颜面部外伤，较易合并颅底骨折伴颅内损伤、脑脊液漏、呼吸道阻塞或大量出血，应对危及生命的伤情进行处理后再进行次级评估。

头部检查需特别注意有无鼻、耳或口腔之出血或脑脊髓液漏、有无眼眶周围瘀血（即熊猫眼征象）、耳后乳突区瘀血、耳膜血肿等颅底骨折之征象。牙齿、下颚和上颌骨是否松动、骨折等。中颜面骨折可能合并颅底筛状板骨折，对此类病人，插胃管必须经口腔进行。存在上颌颜面或头部外伤的病人，必须考虑颈椎损伤的可能，在确认无颈椎损伤前应先予固定颈椎，直到所有颈椎检查完成并排除伤害。缺乏神经学异常并不是排除颈椎受伤的依据。

胸部：目视评估胸部，包含前后胸，确定有无如开放性气胸、大范围连枷胸、反常呼吸等是否出现。完整触摸整个胸廓，包含锁骨、肋骨及胸骨。假如胸骨骨折或肋骨软骨分离，胸骨压痛可能阳性。胸壁存在挫伤或血肿者，需注意可能的潜藏损伤。明显的胸部外伤可能会出现疼痛、呼吸困难或低氧血症等特征。评估包括听诊及胸部 X 光片。对坐立位者气胸可在前胸部高位听诊发现无呼吸音而明确诊断，而血胸可于后底部听诊或叩诊诊断。听诊心音遥远结合较窄的脉压差应高度怀疑心包填塞可能，应进一步做超声等检查确认。心包填塞及张力性气胸的其他体征为颈静脉怒张、低血压等，但值得注意的是低血容量状态下，可使颈静脉怒张表现不明显。局部听诊呼吸音降低、叩诊呈鼓音、低血压、休克等征象应高度怀疑张力性气胸的可能，须立即作胸部减压处理。床边胸部 X 光片或超声检查可证实出现血胸或单纯气胸。

腹部检查：主要检查腹部有无疼痛、压痛、反跳痛、开放性伤口、出血、腹胀、皮下血肿、瘀血、脏器外露、骨盆是否完整、肠蠕动声是否异常等。初始检查正常的就诊者并不能排除重要的腹内脏器损伤。对于腹部钝性伤的就诊者，要密切地观察、动态评估腹部体征变化，最好由同一人观察操作便于前后比较体征的变化特征，因为患者腹部损伤的体征改变可能较为细微。病人如果出现无法解释的低血压，需要考虑作腹部超声或腹部 CT 等检查。骨盆骨折或胸廓下缘肋骨骨折可能会影响腹部检查，因为当触摸腹部时，从上述区域导致的疼痛可能会引发病人的不适和不配合。会阴、直肠、阴道、子宫颈部应检查是否有挫伤、血肿、撕裂伤及尿道出血等损伤征象。

在清醒的病人，骨盆挤压征是骨盆骨折的重要表现。在耻骨、会阴或阴囊出现瘀血征象要高度怀疑骨盆骨折，并注意排除尿道损伤的可能性。

肌肉骨骼系统肢体要注意检视有无挫伤或变形。触摸骨质有无压痛，或连续性中断、骨擦音、异常活动等征象，对确认有无骨折有帮助。但需注意对新生儿、婴幼儿、儿童等骨质发育未完善者，警惕无阳性体征仍有骨折的可能，应予 X 线摄片检查确认。

四肢的动脉搏动的检查极其重要，可确认血管损伤或局部压力过高导致该血管供血区域严重缺血性损伤等可能。韧带断裂常可造成关节不稳定，肌肉、肌腱损伤常影响肢体活动。如果出现感觉功能障碍或丧失肌肉自主收缩，大多可能由神经受损或局部血管缺血所致，或由于严重的骨筋膜室综合征、腹腔间隔室综合征、颈椎、胸椎、腰椎、骶尾椎骨骨折或神经受损等引起。对此，可根据体格检查发现、受伤机制等进行综合分析判断。在肌肉骨骼检查时，需注意全面检查患者的背部及脊柱有无压痛、淤血、瘀斑、局部血肿等，否则可能遗露严重的损伤，如无神经损伤的脊柱压缩性骨折等。

骨盆脊椎损伤病人常需放置导尿管，放尿管之前应先作直肠指检，医师应检查肠道管腔内有无血液、有无高骑式之前列腺、骨盆骨折、直肠壁的完整性、手套有无带血或血迹及肛门扩约肌的张力等。男医生检查女性病人时，需注意隐私的保护并有护士或家人在旁，需要注意阴道穹隆有无血液、饱满度、完整性以及察看有无阴道撕裂伤等。

对所有生育年龄妇女应作妊娠试验监测，特别需注意意外怀孕等患者本人都易疏忽的情况，因直接关系到治疗用药等问题。

神经系统：完整的神经学检查不只包括肢体运动及感觉评估，也包括再次评估病人意识程度、瞳孔大小及对光反应、语言、时间空间的定向力评估，注意力及精神等方面的评估。昏迷指数 GCS 分数可发现神经状况改变及其趋势。任何丧失感觉、麻痹或无力的证据，表示对脊柱、中枢以及周边神经系统的重大伤害。用长背板或其他颈部固定设施来固定、限制患者活动，且必须持续到脊髓损伤等确定性排除。有头部外伤病人必须经常监测意识程度的恶化及神经学检查之改变，这些改变可反映出颅内损伤进展情况。

第七节 严重多发创伤急救技术

对严重多发创伤患者的急救初期主要是生命支持治疗。只有在此基础上，才能进行进一步的抢救治疗。故救治原则是重点把握生命支持，救治现场注重止血、包扎、固定、安全转运四大技术；到达医院急诊后按照 VIPCO 原则：V：ventilation，即保持呼吸道的通畅、维持必要的通气、换气功能、尽可能地使指端脉搏氧饱和度维持在 95%以上。I：infusion，即建立静脉通路、输注晶体、胶体液、浓缩红细胞、血小板、血浆、凝血因子，进行限制性液体复苏。P：pulsation，即维护心脏泵血功能、循环状态能满足重要脏器的基本需求。C：control，即控制出血。O：Operation，即按照损伤控制复苏原则进行确切性手术止血治疗。先急救、边诊断、边治疗。

同时把握好整体性、时效性、预期性原则，即在充分考虑患者整体耐受能力的基础上，尽可能采取及时、简捷、有效的技术手段进行确切性治疗，并对预期可能发生的状况（包括并发症）进行提前干预、预防或必要的治疗。

一、心肺脑复苏技术

如患者已经发生心跳、呼吸骤停，宜立即进行心肺脑复苏技术，抢救患者生命。对于可能存在急性心包填塞、心肌破裂、胸腔大血管损伤、纵隔气肿或巨大血肿、张力性气胸、严重血气胸、胸骨骨折等宜采取开胸心肺复苏技术。对连枷胸、反常呼吸明显者应予适当衣物等固定胸部，再行心肺脑复苏操作、救治。

二、呼吸道管理及呼吸支持治疗

对严重创伤患者呼吸道的管理极其重要，最紧迫的事情是判断有无呼吸道梗阻、窒息等致命性的伤情存在。根据当时的条件，酌情采取吸引、清除血块、呕吐物、异物等，解除呼吸道梗阻，如在短时间内无法解除呼吸道梗阻的紧急情况下，可先行快速经皮气管切开术或环甲膜切开术，以保障呼吸道通畅、维持人体基本的通气、换气需要，避免大脑不可逆损害而失去抢救时机；在无快速气管切开、环甲膜切开等技术时，紧急情况下可酌情采用较粗的针头等物直接穿刺气管，维持呼吸道的通畅，避免大脑缺氧造成不可逆损害。

在进行呼吸支持治疗时，需注意颈椎的保护，不宜在抢救的过程中做使颈部后仰的动作，以免进一步损伤脊髓等。

三、循环支持治疗

在接诊严重创伤患者后，护理人员紧密配合，立即监测生命体征、指端氧饱和度、神志、瞳孔等变化，并开通静脉通路，输注晶体液等。如患者血压偏低或较低时，可适当使用胶体液、血管活性药物等，即采用限制性液体复苏抗休克治疗，以保证重要脏器的基本血流灌注，故不必使血压升至正常水平，如无基础血压偏高等状况，一般维持收缩压在 90～100 mmHg 或动脉平均压在 60～65 mmHg 即可。对此类患者，如果血压升得过高，常常出血可能更多，进一步加重患者的损伤。

（一）急性失血休克的三个阶段的判断及补液原则

第一阶段：为活动性出血期。从受伤至确切性止血治疗，一般约数小时。此期的主要病理生理特点是急性失血、失液。治疗原则主要用平衡液、浓缩红细胞、血浆等复苏，具体比例按血源紧张状况掌握。一般不主张用高渗溶液（因为高渗溶液增加有效血容量、升高血压是以组织间液和细胞内液降低为代价的，对组织细胞可能造成二次损伤）、全血及过多的胶体溶液复苏（是为了防止一些小分子蛋白质在第二期进入组织间，引起过多的血管外液体扣押，同时对后期恢复不利）。如病人大量出血，血色素很低，可增加浓缩红细胞的输注量。另外，此期交感神经系统兴奋，血糖水平高，可适当减少葡萄糖液的输注。

第二阶段：为强制性血管外液体扣押期，历时 1～3 d。此期的主要病理生理特点是全身毛细血管通透性增加，大量血管内液体进入组织间，出现全身水肿、体重增加。治疗原则是在心、肺功能耐受的情况下积极复苏，维持机体足够的有效循环血量。同样，此期也不主张输注过多的胶体溶液，特别是白蛋白。值得注意的是，此期由于大量血管内液体进入组织间，有效循环血量不足，可能会出现少尿甚至无尿，此时不主张大量使用利尿剂，关键是补充有效循环血量。

第三阶段：为血管再充盈期。此期功能逐渐恢复，大量组织间液回流入血管内。治疗原则是减慢输液速度，减少输液量，同时在心、肺功能监护下可使用利尿剂。

（二）辅助循环支持治疗

对心脏大血管损伤严重者需及时予辅助循环支持治疗技术稳定、维持重要脏器血流灌注、积极挽救患者生命为第一原则。

四、确定性止血治疗

对严重多发创伤患者检查发现大出血或活动性出血等，在损伤控制复苏的原则下，即在最短的时间、以最有效的治疗技术控制出血。具体措施可酌情采用 DSA 血管造影介入治疗技术、手术止血等治疗，辅之以适当的药物止血和个体化按需补充凝血因子、血小板等。

损伤控制复苏策略：如果预期严重多发创伤患者因病情危重、不能耐受传统意义上的详尽手术时，宜采用最简捷、快速、有效的措施处理出血、污染、冲洗、包扎、暂时关闭创口或胸腔、腹腔等创伤部位，患者全身情况改善、生理系统稳定，并能耐受再次手术后再有计划地进行二期或三期手术修复创伤。

五、肝肾功能支持治疗

对肝、肾功能支持治疗主要是根据患者病情需要及其严重程度选择性地采用多种模式组合的血液净化治疗，以维持内环境的稳定，创造有利于患者康复的良好条件。

六、防止感染

按照创伤创面的污染状况，适当选用抗生素防治感染。

七、营养代谢支持治疗

按机体生理和病理生理需要进行营养代谢支持治疗，病情许可时尽早实施肠内营养。

八、并发症防治

对严重多发创伤患者极易发生创伤性凝血病、急性呼吸窘迫综合征、全身炎症反应综合征、多脏器功能不全综合征等，必须严密监测并发症是否发生、严重程度，适当、及时采用治疗措施治疗并发症。

九、复苏的终点

复苏的终点：一般认为须具备以下条件：（1）血流动力学稳定；（2）无低氧血症及高碳酸血症；（3）乳酸<2 mmol/L；（4）凝血正常；（5）体温正常；（6）尿量＞1 mL/（kg·h）；（7）不需要血管活性药物维持血压和强心药物维持泵血功能正常。

第八节　特殊创伤的诊断与治疗

一、挤压伤与挤压综合征

（一）挤压伤与挤压综合征概述

Bywater 等在二战时期首先对挤压综合征（crush syndrome，CS）进行了系统总结，当时发现建筑物砸伤者出现伤肢肿胀、循环障碍、酱油色尿和急性肾功能衰竭（acute renal failure，ARF），并提出"挤压综合征"的概念，故又称 Bywater 综合征，当时死亡率高达 90%～100%。现在仍是地震直接致死之后的第二位死因。挤压综合征是严重挤压伤的常见并发症，大多合并多器官功能损害，较其他病因的 ARF 有所不同，具有其特殊性和复杂性。大多在受挤压肢体解除挤压后，除局部软组织挤压性损伤外，可能很快发生肌红蛋白尿、高血钾、高血磷、酸中毒、氮质血症等为特征的 ARF 为主的症候群，易早期出现急性肾损害（acute kidney injury，AKI）。

软组织挤压伤临床主要表现因挤压部位、范围大小、受压严重程度及其时间长短、所涉腔室压力大小、处置是否及时与恰当等有关。局部损伤大多为缺血性坏死的病理改变，肾脏病变为急性肾功能衰竭的病理变化、肌（血）红蛋白在小管内沉积。

（二）挤压伤和挤压综合征的诊断

典型的挤压伤与挤压综合征的临床诊断不难。

1. 伤肢局部表现：肢体表面有受压痕迹、皮肤可有红斑、水疱或皮肤坏死；局部肢体肿胀、增粗、变硬，但肌肉收缩肌力及肌张力下降；在损伤肌肉处可触及肿块、局限性压痛；被动活动牵拉肌肉时，可引起伤肢剧痛。肢体肿胀严重时，可使末梢端血供障碍，表现为末梢端手足肤色苍白、血管搏动减弱或触不到。如局部肢体组织已坏死、破溃，则可出现大量血性渗液、恶臭或可见腐烂的坏死组织。值得注意的是即使肢体末端血管搏动存在，也不能否定肌肉有缺血坏死性的可能。

2. 休克征象：严重挤压伤所发生的休克可分为早晚两个阶段。早期休克表现为伤肢开始出现肿胀、疼痛后，血压可不下降，甚至略微升高，但大多有脉搏增快、脉压差缩窄、皮肤湿冷、末梢循环状态较差等。晚期休克多有伤肢肿胀加重，且有大量血浆外渗、恶臭及坏死组织等，且存在血压下降、脉搏细速、脉压差减小、中心静脉压降低、周围浅静脉萎陷、神志淡漠等低血容量性休克的征象。

3. 尿量、尿色变化：主要表现为肌（血）红蛋白尿的尿色变化、尿量减少的急性肾衰表现和内环境紊乱征象。

（1）尿色改变：其特点是尿呈酱油色，放置后无沉淀，镜检无红细胞或偶见红细胞，但肌红蛋白测定或尿潜血试验阳性，即为挤压伤时肌肉坏死、溶解的肌红蛋白尿。

（2）尿量改变：严重挤压伤后数小时至数日即可出现少尿（尿量<400 mL/d 或<17 mL/h）或无

尿（尿量<100 mL/d），开始可能为功能性肾衰，随时间延长发展为器质性肾衰。器质性肾衰一般持续1~2周，重者可持续数周或数月，以后进入多尿期。部分患者表现为非少尿型肾衰，尿量不减少，但血肌酐、尿素氮明显升高，值得临床医生重视，避免误诊。

（3）全身浮肿、急性肺水肿等征象：在少尿、全身炎症反应综合征或早期抗休克治疗输入较多液体，患者可出现全身水肿、表情淡漠、无力、嗜睡、神经反射迟钝、血压升高、呼吸急促、两肺满布湿啰音等急性肺水肿、急性心力衰竭、急性脑水肿等严重水钠潴留征象。

（4）尿毒症征象：血液学检查表现为氮质血症，血肌酐、尿素氮升高，坏死物质及毒素的吸收、代谢产物体内蓄积可引起全身各系统的症状。

（5）水、电解质酸碱紊乱：血液学检查可发现低钠血症、高钾血症、高磷血症、低钙血症、代谢性酸中毒等，是急性肾衰的主要死亡原因之一。

（6）内分泌及代谢异常：低血钙反应可使血清甲状旁腺激素水平升高，肾脏对降钙素分解减少使血清降钙素升高。总甲状腺素 T_3、T_4 降低，游离 T_3、T_4 吸收率和甲状腺刺激素（TSH）值升高；血清卵泡刺激素、睾酮、促红细胞生成素均降低，肾素-血管紧张素、醛固酮、抗利尿激素、生长激素升高，胰岛素、胰高血糖素水平升高等。

（7）注意并发症

挤压伤、挤压综合征极易合并感染和多系统器官功能障碍。

①感染：挤压伤、严重挤压伤常影响免疫功能，导致局部损伤部位感染或并发全身感染。该类患者常须留置尿管或气管插管，因而最易并发尿路感染和肺部感染，其次为全身性感染或各类脓毒血症。

②多系统器官功能障碍（MODS）：严重挤压伤可引起 MODS，如发生挤压综合征，则因水电解质紊乱更易诱发心衰、肺水肿、脑水肿等，促进 MODS 的发生和发展，MODS 一旦发生，病死率较高。

少尿期后尿量渐增至400 mL/d以上，6~7 d后可达3 000~5 000 mL/d，临床上称之为多尿期。多尿早期血肌酐、尿素氮仍可继续升高，随后肾功能逐步恢复，血肌酐、尿素氮开始下降，此期如不注意监测有部分患者易出现严重脱水、低血钾、低血钠等，极易因水电解质紊乱死亡。

大多患者约需半年以上时间，肾小管上皮细胞再生、功能康复，肾功能可恢复至正常。少数患者永久遗留不同程度的肾功能损害。

（三）挤压伤挤压综合征诊断注意事项

值得注意的是部分患者挤压软组织解压后，不一定即刻表现出严重症状，局部也无明显的伤口和出血，极易被误诊为轻伤导致严重后果。

因此，对挤压综合征的诊断应注意以下几点：

1. 多种形式的软组织挤压伤病史：①有受重物挤压史。②或肢体使用止血带史。③有醉酒、昏迷等意识改变所致的单一体位长时间同一体位史或自身压迫肢体史。④有使用或食用引起溶血或横纹肌溶解的动、植物、化学毒物史。

2. 临床快速出现以下征象：①肢体受压解除后快速出现肿胀、疼痛或麻木等缺血性损害表现，或局部张力明显增高的筋膜间隙综合征征象。②尿色异常：典型的如酱油色尿等肌（血）红蛋白尿。③不明原因的休克。④数小时或数日后出现全身浮肿、少尿或无尿。⑤血液学检查存在高血钾、酸中毒、氮质血症、血清肌酐、尿素氮升高，或血肌酐较正常上升50%。⑥尿液检查中有肾小管上皮细胞数量增多，有报告认为可反映肾脏缺血性损害的程度，且其变化早于血清肌酐、尿素氮的变化。

对出现以上征象者，应高度注意挤压综合征的可能性，及早采取相关措施，预防和治疗急性肾功能衰竭等。

3. 挤压伤挤压综合征的动态监测：挤压伤重点是受伤肢体局部征象的严重程度，辅助检查主要有监测血谷草转氨酶、乳酸脱氢酶、肌酸激酶和尿肌红蛋白等，必要时测定腹内压、超声动脉搏动监测、超声监测肌肉厚度及血流或DSA介入血管造影检查等。并及时采取适当措施，防止挤压综合征急性肾功能衰竭的发生和发展。

进入挤压综合征阶段后，应动态监测全身状况、心电图异常、尿量及尿色、血水电解质酸碱平衡紊乱、氮质血症的严重程度以及心肺脑肝肾胃肠等功能状态即成为观察重点。

病程中不同时期挤压综合征死亡的主要原因有：①即时死亡：主要是创伤直接致死，或长时间的挤压致局部组织严重坏死，在挤压解除后大量的坏死物质、毒素及大量细胞坏死后钾离子进入血液导致心跳骤停死亡。②初期死亡：大多为高血钾、低血容量或休克致死。③晚期死亡：主要系肾衰、凝血止血功能障碍、脓毒血症、多脏器功能衰竭死亡。

（四）挤压伤挤压综合征的救治

挤压伤和挤压综合征是同一疾病的不同发展阶段，在临床诊疗过程中的不同阶段，应根据不同阶段的主要矛盾，进行不同阶段的重点问题针对性处理。

近年来，随着对挤压综合征认识的提高和生命支持治疗技术水平的不断提高，挤压综合征的抢救成功率有了长足的进步，但死亡率仍占一定比例。为此，作者多年的临床体会，认为应特别强调对挤压伤者的早期救治。

挤压综合征的救治原则。

1. 强调现场急救应预防性处置解压后的高血钾、大量坏死组织及毒素吸收导致的心跳骤停等严重并发症

对于较长时间受挤压的局部肢体应作预防性处置解压后的高血钾、大量坏死组织、毒素吸收导致的心跳骤停等严重并发症。如对受压肢体在解压前予约束带在肢体近端固定，防止大量坏死组织、毒素、钾离子进入血液引起致命性心律失常或心跳骤停等。

2. 妥善处理受伤部位

主要措施有适当补液、解除压迫、镇静止痛、碱化尿液、患肢固定等，并严禁抬高患肢或局部按摩、热敷等。如属毁损性创伤可考虑截肢等措施救治患者生命，并应有效控制创伤后全身反应，保持有效的血液循环和脏器组织灌注。

3. 抗休克治疗

挤压伤所发生的休克可分为两个阶段，早期休克属于休克代偿期，损伤部位局部周围血管发生强烈的代偿性收缩所致，晚期休克系因大量血浆外渗、毒素及坏死物质吸收，出现低血容量休克所致。可适当补充胶体液、晶体液、浓缩红细胞、血浆等有效循环所需液体，保障重要脏器的血液灌注，防治继发性损伤。

4. 继发感染的防治

继发感染是仅次于急性肾功能衰竭的致死原因，特别是在开放性创面、伤口遭到污秽物污染或肌肉坏死时极易发生。在注意伤口局部彻底清创处理同时，及早应用有效的抗生素预防感染，并注意预防破伤风和气性坏疽。进一步根据感染严重程度、创面或血液细菌培养及其药敏情况、肾功能状态等适当调整抗生素及其用药剂量。

5. 筋膜间隙切开减压术

严密动态观察伤肢局部压力、血液循环状况，根据伤肢局部及全身情况，必要时尽早行筋膜间隙切开减压术，清除坏死组织，对严重毁损性损伤的肢体可考虑截肢手术。但值得注意的是有资料表明，1995年阪神地震、1999年Marmara地震和2003年Bingol地震的回顾性研究提示，筋膜腔切开、截肢比例升高、脓毒症的发生率及死亡率直接相关，其原因可能系灾难环境下盲目进行筋膜腔切开减压易导致感染，同时毛细血管壁弹性丧失，可出现难以控制的渗出或出血、凝血功能恶化等有关。所以，筋膜腔切开术应果断而慎重进行，并应注意加强抗感染治疗。

6. 防治肾功能不全或衰竭

（1）适当补充血容量：适当补充血容量后应用利尿剂有助于防治肾小管堵塞，例如20%甘露醇，在每小时尿量超过20 mL时静脉滴注，1~2 g/（kg·h），速度为5 g/h；有利尿、扩容、增加肾血流量、保护伤肢等作用。呋塞米、利尿酸钠等均可选择使用；但发病初期应当尽量避免使用可能导致尿酸性化的髓襻利尿剂。如利尿作用不明显，不应盲目加大利尿剂用量，而应采取积极措施寻找病因，对症处理并加强支持疗法，必要时进行透析治疗。早期解除肾血管痉挛对肾功能的保护非常必要。可使用山莨菪碱、罂粟碱、苄胺唑啉等药物。有多中心大型随机对照临床试验显示，多巴胺不能预防急性肾损伤的发生或改善其病程及病死率，也不能减少患者的透析比率。普鲁卡因肾周封闭有助于缓解肾血管痉挛，改善肾血流灌注。

（2）适当补充碱性液：适当补碱可纠正代谢性酸中毒、降低血清钾、碱化尿液等，对防治肾功能不全或衰竭有利，但需注意适量补碱，避免发生碱中毒、组织摄氧困难导致组织细胞缺氧。

7. 积极处理水、电解质、酸碱平衡紊乱

电解质紊乱中高血钾最为凶险，极易导致心跳骤停。如发现有高血钾，应尽快拮抗高钾效应和降钾治疗，主要措施有静脉输入葡萄糖酸钙、胰岛素＋葡萄糖、快速滴入碳酸氢钠、口服离子交换树脂等，严重者应立即进行透析。此外，应注意高磷、高钙、低钙、高钠、低钠等情况。纠正酸中毒可使用$NaHCO_3$溶液、三羟甲基氨基甲烷、乳酸钠等药物。补液则应根据肾功能状态遵循"量出为入，宁少毋多"的原则，有条件者进行中心静脉压的监测。

8. 及早行血液净化治疗

对于严重挤压伤患者，应及早行血浆置换治疗，以免肾功能发生不可逆改变，因肌红蛋白等系高分子量物质，常规的血液透析治疗主要清除小分子量物质，故一般的血液透析或肾替代治疗不能预防急性肾功能损伤或衰竭。

对于已经发生急性肾损伤者，现提倡及早进行人工肾脏替代治疗，迅速清除体内代谢产物，维持内环境稳定，减少并发症，高血钾等严重的水电解质紊乱更是治疗的绝对指征。目前提出"预防透析"的概念，可以减轻ARF所引起的继发性全身组织器官损伤，降低并发症和死亡率。

对于高分解代谢状态的患者，如无明显禁忌证，亦可进行预防性透析治疗，有利于内环境的稳定。如患者有严重低血压休克、凝血功能障碍、出血倾向、心功能不全，或极度衰弱等情况，则可选择低血流量持续人工肾脏替代治疗。这一方法克服了传统透析的缺陷，更适用于急危重患者，能更有力地去除炎症介质、对血流动力学影响小、对营养代谢干扰少等优点。

9. 营养支持治疗

挤压伤及挤压综合征患者常具有高分解代谢特点，应及时补充营养物质，以利损伤机体组织的损伤后修复，改善机体免疫反应。

10. 其他治疗

挤压伤后如发生厌氧菌感染或组织损伤难以愈合，可考虑高压氧治疗，以改善组织血供、氧供，减少渗出、解除低氧-组织水肿的恶性循环，促进局部损伤组织愈合。

11. 并发症的防治

对挤压伤、挤压综合征患者应注意多种并发症的防治。

二、骨筋膜室综合征

（一）骨筋膜室综合征概述

骨筋膜室是由骨、骨间膜、肌间隔和深筋膜所构成。骨筋膜室的壁坚韧无弹性，当损伤致内容物体积增大或间隔室的容积缩小，且使间隔室内压力增加达一定程度时，导致局部循环受阻、间隔室内肌肉、神经缺血、缺氧；进一步使毛细血管通透性增强，液体渗出增加、组织水肿更加严重、间隔室内压力进一步增加，形成恶性循环，由此导致的一系列症状和体征，称骨筋膜室综合征，故又称急性筋膜间隔室综合征、骨筋膜间隔区综合征。多见于前臂掌侧肌群间隔室或小腿、大腿肌群间隔室等。

前臂骨筋膜室内组织正常压力为 1.2 kPa（9 mmHg）当压力升至 8.66 kPa（65 mmHg）时，组织内的血液循环可完全中断。小腿骨筋膜间室正常压力为 2.0 kPa（15 mmHg），当压力升至 7.33 kPa（55 mmHg）时，血液循环可完全中断。骨筋膜室内神经缺血超过 30 min，其功能可发生异常，缺血 12~24 h，则发生永久性的神经功能缺损。骨筋膜室内肌肉组织缺血 2~4 h 可发生功能改变，缺血 8~12 h，则发生肌肉组织坏死，形成永久性损坏。

肌肉坏死时可释出大量细胞内 K^+、肌红蛋白。组织缺血、缺氧进行的无氧酵解可产生大量酸性代谢产物。受累肌肉组织因炎症反应，产生大量毒性物质。当血循环改善后可迅速进入血液循环，引起严重的休克、心功能障碍、心律紊乱、心跳骤停等严重后果。同时长时缺血的组织也可产生"再灌注损伤"，而导致间室内的肌肉神经继发性损伤。

（二）产生骨筋膜室综合征的病因

1. 骨筋膜室容积骤减

（1）医源性因素：因外伤或手术后敷料包扎过紧，或初期打好的石膏的塑形未能适应随后组织损伤引起的局部组织肿胀等引起骨筋膜室内容积相对不足。

（2）严重的局部外压：肢体受外来重物或身体自重长时间的压迫导致局部组织缺血、缺氧、水肿等。

2. 骨筋膜室内容物体积迅速增大

（1）缺血、缺氧后组织肿胀：组织缺血、缺氧后毛细血管的通透性增强，液体渗出、组织水肿、体积增大，在不可扩张的容积腔内压力达一定程度后可急剧升高，导致局部血液循环更差，进一步加重缺血缺氧，形成恶性循环。

（2）多种因素致局部损伤：损伤、挫伤、挤压伤、Ⅱ-Ⅲ度烧伤等多种因素致局部损伤等引起局部组织毛细血管通透性增强、渗出增加、组织水肿、容积增加。

（3）骨筋膜室内出血、血肿：局部的出血、血肿挤压致骨筋膜室内增高，超过一定程度后可致局部组织坏死等，进一步加重组织损伤。

（三）骨筋膜室综合征的表现、诊断及其处理

骨筋膜室综合征的典型临床表现为 5"P"：即苍白（Pallor），感觉异常（Paresthesias），无脉（Pulseless），瘫痪（Paralysis）以及拉伸骨筋膜室时产生的疼痛（Pain）。

疼痛往往出现在早期，几乎所有患者都会产生，除非原有神经功能障碍。疼痛的特点多呈现持续的、深在的、不能准确定位的疼痛，有时候与损伤程度不成比例。在骨筋膜室综合征早期，拉伸骨筋膜室内的肌肉群时局部疼痛加重。

感觉异常（如针刺感）也是常见的典型症状，是皮神经受累的表现。肢体瘫痪往往由于局部肌肉所支配的周围运动神经麻痹所产生。触诊可感觉到受累肢体局部皮肤张力明显增高。患者出现"无脉"现象较少见，因为引起骨筋膜室综合征的压力一般都低于动脉血压。

最容易出现骨筋膜室综合征的是肱骨髁上骨折，尤其是伸直型骨折，由于骨折的近折端向前下移位，极易压迫或者刺破肱动脉，加上损伤后的组织反应，局部肿胀严重，均会影响到远端肢体的血液循环，导致前臂骨筋膜室综合征。

如果急诊发现存在急性骨筋膜室综合征，如患者生命体征稳定需要急诊行筋膜切开术减压，以尽可能保存患肢功能；如生命体征或血流动力学不稳定，应积极寻找原因，对因处理，局部可予冰水冷敷，积极生命支持治疗后再予切开减压等治疗。

三、创伤性窒息

（一）创伤性窒息的概述

创伤性窒息是一类较为特殊的闭合性胸部损伤综合征。系胸部和（或）上腹部突然遭受强大外力挤压的一瞬间，且患者声门紧闭、气道及其胸肺内压急剧增高，挤压心脏及其大血管致血液逆流，产生组织静脉、毛细血管血液淤滞、过度充盈、破裂、出血和广泛性地出现上半身皮肤瘀点、瘀斑、眼睛球结膜出血等，严重者可出现急性小静脉破裂、急性脑水肿、急性肺水肿等，甚至危及生命。

（二）创伤性窒息的诊断

创伤性窒息致伤范围及其严重程度取决于致伤机制、外力作用大小及其一瞬间作用的速度。

大多见于胸廓弹性较好的儿童、青少年、中青年等，大多表现为头、颈、胸、上肢范围内的广泛性皮下组织、眼睛球结膜、口腔黏膜、鼻腔黏膜的瘀点、瘀斑，严重时呈紫红色伴浮肿，故又称外伤性发绀、挤压综合征、挤压伤发绀综合征等，眼球内出血较严重时可致眼球突出、视物模糊或失盲；颅内病变严重程度取决于脑内出血严重程度及其继发性损伤的严重程度，可有神志清楚直至昏迷的各种表现，可伴有或不伴有胸骨骨折、肋骨骨折、胸内或腹内脏器损伤、脊柱损伤或四肢损伤。

对创伤性窒息的诊断一般并无困难，但需注意全面检查，严防胸、肺、心、脑、肝、脾、肾、脊髓等重要脏器损伤的漏诊。

（三）创伤性窒息的救治

轻症创伤性窒息的救治应限制进液总量、注意限制静脉输液量及其输液速度，保持半卧体位、维持呼吸道通畅、给予适当氧疗、镇静、镇痛、预防感染等治疗。对皮肤、球结膜出血等不需特殊处理，待自然消退。

重症创伤性窒息的救治除上述轻症患者治疗外，应注意急性肺水肿、急性血气胸、急性心包填塞、心泵衰竭、休克、心肺脑肝脾肾等内脏损伤及其大血管损伤的处理。必要时予针对性地进行脏器功能支持治疗。

四、血流动力学不稳定型骨盆骨折

（一）血流动力学不稳定型骨盆骨折概述

血流动力学不稳定型骨盆骨折是较为多见的骨折，其发病率较高，可伴巨大的局部血肿、泌尿道损伤、生殖器官损伤、空腔脏器损伤、血管损伤等，且部分患者脏器损伤不宜早期发现导致严重后果，如结直肠损伤、生殖道损伤等极易误诊漏诊。

成年人骨盆骨折致伤原因最多见的是机动车辆事故、行人被车辆撞伤、高处坠落伤等。随着社会经济水平的发展和提高，交通事故、工伤、意外伤害的增加，高能量损伤常致骨盆骨折发生率显著增高，其中不稳定骨盆骨折占 7%～20%，严重威胁患者生命。骨盆骨折患者死亡率在 5%～30%。Mucha 报道血流动力学稳定的骨盆骨折患者死亡率为 3.4%，而血流动力学不稳定的骨盆骨折患者死亡率为 42%。Yasumura 等报道，伴有血流动力学不稳的骨盆骨折患者死亡率在 8.8%～35.5%，其主要原因是出血和并发症。Heetveld 报道伴有血流动力学不稳的闭合骨盆骨折患者死亡率近 27%，而开放骨折患者死亡率近 55%。国内报道近年来其死亡率呈上升趋势，尤其是不稳定骨盆骨折合并休克患者死亡率更高。骨盆骨折的治疗尤其是伴有血流动力学不稳定的骨盆骨折患者急诊救治一直是急危重症创伤医师关注的重点与难点。

（二）骨盆的血液供应及解剖特点

1．骨盆壁中等动脉丰富：主要有：①髂内动脉及分支：髂腰动脉、臀上动脉、臀下动脉、骶外侧动脉、闭孔动脉和阴部内动脉。②骶正中动脉。③旋髂深动脉。④腹壁下动脉耻骨支。⑤旋股内侧动脉。⑥旋股外侧动脉。

2．丰富的骨盆壁静脉与动脉同行形成血管网：与上述各动脉同名伴行。

3．盆腔具有较为丰富的静脉丛，损伤出血后不易止血。主要的静脉丛有：①骶前静脉丛。②阴部静脉丛。③膀胱静脉丛。④子宫静脉丛。⑤阴道静脉丛。⑥直肠静脉丛。

4．骨盆内外血管具有丰富的吻合支。主要的血管吻合支有：①双侧髂内动脉在正中平面形成广泛吻合。②阴部内动脉与臀下动脉吻合。③闭孔动脉与腹壁下、臀下动脉和旋股内侧动脉吻合。④臀上动脉、臀下动脉、旋股内侧动脉、旋股外侧动脉、股深动脉组成髋部十字吻合。⑤髂腰动脉髂支与第 4 腰动脉、旋髂深动脉、旋股外侧动脉、臀上动脉和闭孔动脉髂支互相吻合。⑥骶正中动脉与骶外侧动脉吻合。⑦直肠下动脉与直肠上动脉和肛肠动脉吻合。⑧输精管动脉与睾丸动脉吻合。⑨子宫动脉与卵巢动脉吻合。⑩腹壁下动脉与腹壁上动脉、下部肋间动脉、闭孔动脉和髂腰动脉吻合。

（三）骨盆骨折出血原因

不稳定型骨盆骨折大出血的原因主要源自骨盆的骨质绝大部分是松质骨，骨质内静脉窦较多，血供极其丰富，主要由髂内动脉系统供血，且骨盆骨折者常常骨折断面面积较大，不易止血。其次是丰富的静脉或盆腔静脉丛常附着于骨盆壁，骨盆骨折时易遭受直接或间接损伤，而静脉血管壁薄，极易受损破裂，且静脉收缩力差，其周围组织结构松软，难以产生压迫止血作用。动脉管壁厚，富有弹性，损伤破裂的几率低于静脉，破裂的动脉收缩力强，故造成大出血的几率相对较低。近年来，随着 DSA 介入血管造影的广泛开展，张英泽等报道 44 例骨盆骨折大出血中有 41 例造影证实为髂内动脉或其分支损伤，占 93.2%。骨盆骨折动脉损伤出血最多见于阴部内动脉、闭孔动脉和臀上动脉，其次是髂内动脉主干和髂腰动脉。少见的有盆腔内动脉、盆壁肌肉和盆腔内脏器损伤。

（四）血流动力学不稳定的骨盆骨折处理流程

血流动力学不稳定的骨盆骨折患者中，较多患者存在动脉损伤出血、巨大血肿、伴发其他脏器损伤等。处理血流动力学不稳定的骨盆骨折需要一个多学科的团队，处理的流程包括了诊断性评估、无创性骨盆固定的指征、腹部评估和关于腹膜外填塞、无损伤血管钳嵌夹、经皮穿刺腹主动脉球囊阻断术或经 DSA 介入血管造影栓塞治疗的关键性决定等内容。具体的处理流程如下：

1. 钝性伤导致骨盆骨折患者的血流动力学不稳定的定义为低血压（≤90 mmHg），并伴有需要大量输血（4～6 U 浓缩红细胞）、显著的碱缺失（BE≤−6 mmol/L）或两者兼有。要进行持续的复苏，注意纠正凝血功能、酸中毒和维持体温正常。要考虑早期执行大量输血的治疗方案。复苏开始就以 1∶1 的比例输注浓缩红细胞和冰冻血浆，每 5～10 U 浓缩红细胞输注 1 U 新鲜浓缩血小板。

2. 拍摄前后位的骨盆平片。采用 FAST 扫查快速评估腹部的情况，并在脐上进行诊断性腹膜穿刺（DPA）。如果 FAST 和 DPA 结果阳性，患者需送手术室进行剖腹探查。阳性的 DPA 结果是指抽到 10 mL 或以上的血。

3. 如果 FAST 和 DPA 结果阴性而患者血流动力学仍不稳定，X 片提示骨盆后环增宽或耻骨联合分离，需行无创性的骨盆固定。骨盆的外固定可采用一条床单紧紧包裹后以毛巾夹扣住，或使用专门的固定装置。床单或专门的固定装置要以大粗隆为中心并包裹臀部。为防止损伤部位或骨性突出处的皮肤坏死，包裹时间不能超过 24～36 h。

4. 对血流动力学不稳定和顽固的出血性休克患者，可首先选择经皮穿刺腹主动脉球囊阻断，也可选择腹膜外填塞。然后行紧急血管造影和血管栓塞或支架术。腹膜外填塞 24～48 h 之内去除或更换（如果纱布移除后有持续出血）纱布。如为开放性损伤，则可首选无损伤血管钳嵌夹临时控制大出血。

5. 在导管室紧急血管造影后如需转开腹或行骨盆稳定手术，立即联系手术室进行配合（由导管室护士长冯燕与手术室护士长项海燕负责协调）。

6. 血流动力学不稳定的骨盆骨折患者的全程救治由急诊科主导与协调，在决定是否行无损伤血管钳嵌夹、腹膜外填塞、腹主动脉球囊阻断或血管造影术前，应行紧急多学科床边会诊。会诊科室包括麻醉科、血管外科、骨科、放射微创，必要时请手术室和输血科参与，其他会诊酌情而定。

美国东部创伤外科学会关于骨盆骨折出血处理的指南建议排除腹内出血的最佳检查为：①对于骨盆骨折患者，针对创伤的超声重点评估（FAST）的敏感性不足以排除腹腔内出血（Ⅰ级）。②对于生命体征不平稳的骨盆骨折患者，在提示需要剖腹止血上，FAST 有足够的特异性（Ⅰ级）。③对于血流动力学不稳定的患者，诊断性腹腔穿刺（DP）/诊断性腹腔灌洗（DPL）是排除腹腔内出血的最好手段（Ⅱ级）。④对于血流动力学稳定的骨盆骨折患者，不论 FAST 结果如何，均建议行腹部和骨盆增强 CT 检查，以评估腹腔内出血（Ⅱ级）。

预测出血的影像学征象：①骨盆 X 线片显示的骨折类型不能单独地预测死亡、出血或是否需要血管造影（Ⅱ级）。②存在血肿及其位置并不能预测或排除血管造影和栓塞的需要（Ⅱ级）。③CT 是排除骨盆出血的很好筛查工具（Ⅱ级）。④CT 上未见造影剂外溢并不总能排除活动性出血（Ⅱ级）。⑤骨盆的血肿体积＞500 cm³ 时动脉损伤的可能性增加，需要血管造影（Ⅱ级）。⑥孤立的髋臼骨折和骨盆环骨折一样可能需要血管造影（Ⅲ级）。⑦如果需要行逆行尿道膀胱造影检查，应该在静注造影剂的 CT 检查之后进行（Ⅲ级）。

（五）血流动力学不稳定骨盆骨折的救治

对于血流动力学不稳定骨盆骨折的救治最主要的是及时、准确地评估出血的性质（动脉性出血、静脉性出血、静脉丛出血、吻合交通支出血、松质骨断裂面出血）、部位、原因、出血量、出血速度、血流动力学不稳定的严重程度等综合分析，并依据病情及其变化速度、当时当地医疗技术条件、是否能及时获得必需的血源制品（浓缩红细胞、血小板、新鲜血浆、凝血因子复合物、纤维蛋白原、白蛋白等）等，在进行有效循环支持治疗、保证重要脏器血液灌注基础上，合理选择、综合运用骨盆止血技术，是此类患者救治成功与否的关键。

目前常用的骨盆止血主要控制措施为骨盆骨折的整复与固定（应急情况主要用布带、床单等骨盆外固定技术、骨盆支架外固定技术）、通过 DSA 介入血管造影进行确定出血血管及其栓塞技术、腹主动脉球囊阻断止血技术、腹膜外填塞技术或盆腔内填塞压迫止血技术等，必要时行髂内动脉结扎术。

1. 不稳定型骨盆骨折大出血的骨盆骨折的整复、固定

因骨盆骨折大出血主要源自大面积骨折断面，故骨盆骨折的初步整复和固定是控制出血的首要措施。且如果骨盆骨折不稳定，在搬运或翻动患者时常常会导致骨折部位的再次损伤、出血部位的血凝块脱落而加重出血，出血消耗大量的血小板及凝血因子，或由于大量输入晶体液，易产生创伤性凝血病，进一步加重出血。骨盆骨折的固定方法应根据当时当地的具体技术条件决定，如在现场急救时或血流动力学严重不稳定，甚至危及生命等特别紧急情况时，可用床单、布条或其他临时可找到的物品迅速捆扎固定骨盆；有条件的医疗单位可根据患者病情及其严重程度、病情发展速度、医疗技术条件等行骨盆外固定支架固定术，必要时进行骨盆骨折切开复位内固定术。一般来说，外固定支架固定术可在患者床边进行，对骨盆骨折固定效果确定性较高，且操作简单、快捷，创伤小，对全身情况干扰小，对严重出血造成血流动力学不稳定的重症患者不失为优先选择的技术方案。Riemer 等报道证实对血流动力学不稳定的患者采用即刻外固定支架固定骨盆骨折可使患者死亡率由 22% 下降至 8%。

美国东部创伤外科学会关于骨盆骨折出血处理的指南建议下列病况可使用无创临时外固定装置：（1）临时骨盆带（TPBs）有明确的稳定骨折和减少骨盆容积的作用，还能有效地复位不稳定骨盆骨折（Ⅲ级）。（2）TPBs 可以限制骨盆出血，但似乎不影响病死率（Ⅲ级）。（3）在控制出血方面，TPBs 和紧急的骨盆外固定支架同样有效或甚至效果更好（Ⅲ级）。

2. 通过 DSA 介入血管造影及其栓塞治疗

运用 DSA 介入治疗技术进行动脉造影找到确切的出血部位并进行栓塞治疗，被认为是目前较为理想的止血方法，可根据病情、医疗技术条件等进行超选择性栓塞止血治疗。因其简便易行、创伤小，止血效果确切，成功率为 50%～87.1%，甚至更高，深受临床医生欢迎。但因局部血管栓塞后易导致供血区域组织萎缩、坏死、感染或影响性功能等问题，其术中、术后的医疗风险应充分告知家属，并获理解、签字同意。

美国东部创伤外科学会关于骨盆骨折出血处理的指南建议下列情况宜早期行紧急血管造影检查治疗。①骨盆骨折患者有血流动力学不稳定或在排除非骨盆来源的出血后有进行性出血征象，应考虑行骨盆血管造影/栓塞（Ⅰ级）。②骨盆 CT 发现静脉注射造影剂从动脉外渗，不管血流动力学状况，均需行骨盆血管造影和栓塞（Ⅰ级）。③骨盆骨折患者接受骨盆血管造影后无论是否行栓塞，在排除非骨盆来源的出血后仍有进行性出血征象，应考虑再次行骨盆血管造影和必要的栓塞（Ⅱ级）。④大于 60 岁的严重骨盆骨折（翻书样、蝶样或垂直剪切损伤）患者，不管血流动力学状况如何，均应考虑行骨盆血管造影（Ⅱ级）。⑤尽管骨折类型不能预测是否有动脉损伤或是否需要血管造影，骨盆前环骨折更容易并发前方血管损伤，后环骨折更容易伴随后方血管损伤（Ⅲ级）。⑥骨盆血管造影与双侧栓塞似乎是安全的，很少有大的并发症。已有报告在血流动力学不稳定患者中发生臀部肌肉缺血坏死、长期制动和臀部直接创伤也是可能的原因，并非一定是血管造影栓塞的直接并发症（Ⅲ级）。⑦双侧髂内动脉栓塞治疗似乎并不影响男性的性功能（Ⅲ级）。

3. 腹膜外或盆腔填塞压迫止血技术

对于确认为盆腔内骨松质骨折断面严重渗血，或静脉、静脉丛破裂大量出血造成血流动力学严重不稳定者如单纯的骨盆外固定、体外压迫止血效果不佳的紧急情况下，可选择使用腹膜外填塞或盆腔内填塞压迫止血作为救急的止血措施进行止血治疗。因为对静脉、静脉丛破裂出血或骨盆松质骨折断面广泛渗血,导致大量出血后血流动力学严重不稳定可能直接威胁生命,且DSA介入血管造影栓塞止血技术对此类患者的止血效果相对欠佳。但使用腹膜外填塞或盆腔内填塞压迫止血需注意防治盆腔感染、取出填塞物时再次大出血等并发症。

美国东部创伤外科学会关于骨盆骨折出血处理的指南建议下列病况可行腹膜后填塞止血治疗:①腹膜后盆腔填塞作为血管造影栓塞后的补救技术,能有效控制出血(Ⅲ级)。②腹膜后盆腔填塞作为骨盆骨折出血多学科处理的临床路径(包括T-POD/C形钳)内容之一,能有效控制出血(Ⅲ级)。

4. 腹主动脉球囊阻断止血技术

对于血流动力学不稳定骨盆骨折考虑出血性质系较大动脉或静脉破裂或撕裂的大出血者,常常病情危急,单纯依靠输血输液循环支持大多不能稳定血流动力学,且常可危及生命,在此紧急情况下,可选择应用腹主动脉球囊阻断止血技术达到暂时止血、稳定血流动力学、争取有效治疗时间窗,以便采取进一步的治疗措施,如开腹行髂内动脉结扎术等确切止血治疗。值得注意的是应用腹主动脉球囊阻断止血时机的选择十分重要,且腹主动脉阻断止血时间不宜过长,否则可能带来供血血管区域广泛性的组织坏死、感染等并发症。

5. 有效循环支持治疗

对于血流动力学不稳定骨盆骨折患者有效循环支持治疗、保证重要脏器血液灌注、维持重要脏器功能极其重要,这也是急危重患者救治生命的前提条件,可以为抢救生命争取尽可能多的治疗时间窗。此类患者不仅需要较多的晶体液、代血浆制品,还需要大量的血制品,如浓缩红细胞、血小板、新鲜血浆、凝血酶原复合物、纤维蛋白原、白蛋白等,对抢救患者生命至关重要,这在一定程度上依赖于血源制品能否及时供给到位。这一点值得临床医生高度重视,并在实际临床工作中作预期性安排处理,以提高抢救效率。

6. 重视合并伤的救治

骨盆骨折患者死亡原因除大出血外,主要是因伴发伤所致,如骨盆骨折导致结直肠损伤,进一步发展为弥漫性腹膜炎、脓毒性休克,因早期常不易发现,待发生腹膜炎或局部严重感染、脓毒性休克等时,病情已较危重。Young等报道侧方挤压损伤病人死亡的主要原因是头颅闭合伤,前后挤压伤患者死亡主要由于骨盆出血和内脏损伤。

血流动力学不稳定骨盆骨折的处理充满挑战,也存在着争议。在目前的报道中,此类患者最初24 h内死亡的主要原因通常是急性大出血,采用可行的标准流程进行处理,能够显著降低患者的死亡率。主要的流程环节为:①院前与急诊液体复苏策略。②高效规范的床边评估与损伤控制复苏外科策略。③DSA介入血管造影和血管栓塞止血治疗。④必要时,行腹膜外手术填塞止血治疗。⑤为救治患者生命,必要时可予经皮穿刺腹主动脉球囊阻断止血治疗。⑥动脉损伤的确定性止血控制处理。⑦多学科团队以病人为中心、统一指挥、协调作战、分兵突击、针对各时期的主要矛盾各个击破,最后成功抢救患者生命、恢复健康。

五、烧伤—冲击伤复合损伤

(一)烧伤冲击伤复合损伤概述

烧伤—冲击伤复合损伤(burn-blast combined injuries):对冲击外力未造成重要脏器损伤的患者,烧伤大多在整体伤情中可能起主导作用。以烧伤为主的复合伤,冲击伤一般为轻度或中度。所以,此类复合伤的临床经过和转归主要取决于烧伤的严重程度。动物实验研究表明,烧冲复合伤动物的活存时间与烧伤时的光冲量呈显著正相关;烧冲复合伤时,外周血白细胞数的变化、血便的发生率和烧伤面积直接相关,一般来说烧伤面积越大,血便出现越早。

烧冲复合伤基本病程与烧伤的病程特征相一致,一般需经历休克期、感染期和恢复期。主要临床表现早期以休克、呼吸急促、呼吸困难、发热等为主,局部创面的表现为渗出、结痂、感染征象,中后期大多存在全身感染征象,且大多属于严重感染。重症患者常出现心、肺、脑、肝、肾、胃肠、免疫功能障碍等。

(二) 烧冲复合伤临床主要特点

烧冲复合伤多在烧伤的创面基础上进行相关查体,给临床医生的诊断等带来困难。诊治过程中除注意表面的损伤外,需特别重视内脏的损伤,因皮肤等烧伤导致的剧烈疼痛常可掩盖内脏器官损伤的临床特征,从而极易造成误诊漏诊,进一步延误治疗或误导治疗方案的制定。

1. **休克发生率高**:重度以上烧冲复合伤患者,在烧伤引起液体大量渗出、疼痛、感染等基础上,又附加了冲击伤所致的出血和疼痛,损伤范围更加广泛、病情程度更为严重,故使休克发生率更高,且比单纯烧伤者休克发生更早、且休克严重程度更高。极重度患者可在伤后迅速出现严重的早期休克征象,尤其是合并颅脑损伤和重度脏器出血时,休克更加严重。中度以下烧冲复合伤一般无明显休克。

2. **感染发生早且程度重**:重度以上烧冲复合伤,伤后均有严重的全身严重的炎症反应综合征,呈持续性发烧;继发全身感染后病情更加严重,故可在积极治疗过程中亦可反复发生休克。加上肺部受冲击伤,易伴急性肺出血、急性肺水肿等,且较易并发肺部感染,血管通透性增加,极易继发急性呼吸窘迫综合征,重症支气管肺炎、急性呼吸窘迫综合征成为这类患者的主要致死原因。

3. **烧冲复合伤的烧伤创面**:烧伤和冲击力造成的外伤发生在同一部位时,局部反应常较单一伤更为剧烈,创面组织水肿显著,持续时间多较长,常伴严重的血液循环障碍,故局部组织坏死多较重,并发症多,骨髓炎和气性坏疽发生率较高,伤口愈合多较单纯外伤困难、有所延缓。

(三) 烧冲复合伤的治疗

在烧伤的治疗原则基础上,注意复合冲击伤后有无内脏器官损伤等复合因素,有时这些损伤可能带来较为严重的后果,故应进行严密观察病情、动态复查相关检查,并作积极有效的治疗。

1. **积极抗休克、循环支持治疗**

在进行积极抗休克治疗、维持循环状态基本稳定的同时,注意保护心、肺、脑、肝、肾、胃肠等脏器功能。对进出液体总量要结合烧伤创面的渗出液量、不显性蒸发液体量、脏器功能状态、进食量、尿量、休克程度、循环状态等综合分析,决定适当输液速度和输液总量。对于丢失大量液体、血容量不足、低血压和少尿患者,必须给予维持基本的循环需要、保障重要脏器的血液供应及其功能,必要时可予 CRRT、人工呼吸机等脏器功能支持治疗。一般来说,补液宜早不宜迟,并予适当氧疗。

2. **抗感染治疗**

重度以上烧冲复合伤感染发生率高、并发症多,故宜及早采取预防感染或抗感染治疗措施。同时加强保护创面、注意创面清洁、及时清除坏死物质、加强无菌操作管理等,并根据肠胃功能状态适当给予肠内营养,不足部分可改用静脉营养代谢支持治疗。此外,需注意免疫功能监测、及时补充所需的加强免疫能力的营养物质和必要的免疫支持治疗,增强机体抵抗力。

3. **保护心、肺、脑、肝、肾等脏器功能**

及早补液、维持基本循环功能稳定、避免长时间低血压和缺氧、保障脏器功能基本稳定。对少尿者酌情给予早期肾替代支持治疗。同时应严密监测脏器功能,并注意预防医源性因素对脏器功能的损害。

4. **外科处理**

有呼吸道烧伤或肺冲击伤者,不宜用乙醚麻醉。深度烧伤创面位于长骨骨折处时,可早期切痂、植自体皮。骨折可用加压钢板或石膏托固定。手术切口应尽可能避开烧伤创面，手术时机应尽可能选择在烧伤创面发生感染之前尽早进行。手术操作宜轻柔，逐层严密缝合切口，局部创面可酌情加用抗菌药物。

六、肢体毁损伤处理

肢体毁损伤的常见、最佳处理方式还存在争议，决策过程中需要多学科协作并综合考虑全身情况、肢体局部因素，是目前创伤救治中的重大挑战。

美国西部创伤学会基于专家观点和已有的观察性研究，制定了成人肢体毁损伤的处理流程，主要适用于和平时期的损伤，用来指导评估和处理急诊室的伤员，并不涉及院前处置。

需要强调的是，肢体毁损伤患者的初始评估和其他伤员没有大的区别，要避免被肢体伤的表象所迷惑，应该进行系统的评估，及时发现和处理更严重的损伤。肢体毁损伤唯一可能立即危及生命的情况是外出血，缺血的肢体并不会直接威胁到生命。常见的处理失误是将应用多普勒检查肢体远端的灌注作为初步评估的内容，有可能导致胸腹出血、颅脑损伤或其他致命伤的诊治延误。

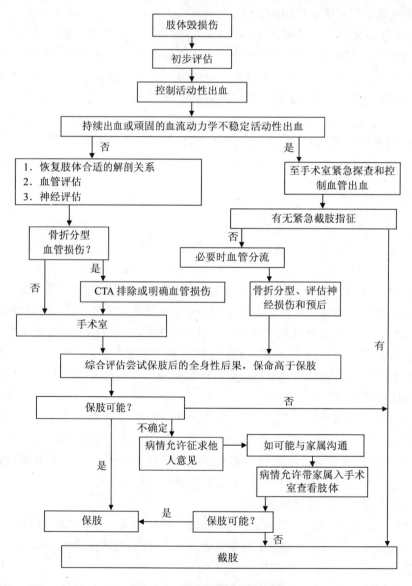

图 16-2　肢体毁损伤处理流程

如果缺乏肢体毁损伤的处理流程，也容易发生下列典型的失误，包括：未能及时恢复缺血组织的再灌注、相关专科高级医师之间低效的沟通导致处理延迟、不适当的血管成像检查导致不必要的耽搁、不充分的清创和骨折固定、软组织覆盖尝试上的延迟。美国西部创伤学会关于肢体毁损伤处理指南的具体流程见图 16-2。

1．患者到达医院时就应该通过徒手压迫或加压装置迅速控制活动性出血。如果存在危及生命的持续出血不能通过直接加压控制，可早期使用止血带能有效地救命。止血带尤其适用于远端肢体受伤者，可作为临时措施辅助复苏和争取快速诊断。应尽可能缩短止血带的使用时间，以免加重缺血。骨科手术中常用的止血带优于野战止血带。要注意止血带的适当压力，如果压力低于动脉收缩压，则会大幅度增加静脉压力（形成"静脉止血带"），加重肢体肿胀和筋膜腔间隙的压力，而没有达到阻断动脉出血的目的。

2．血流动力学不稳定急诊处治无效：在急诊室积极努力后，如果外出血不能控制或在排除其他部位出血后患者仍然血流动力学不稳定，应迅速将患者送入手术室控制出血。如果患者伴有体腔内出血，最好采用两组人员同时手术。如果没有条件，可使用止血带暂时控制出血，直到体腔内活动性出血的源头得到处理。应用损伤控制策略初步控制躯干部的出血，可为肢体伤的处理赢得时间。

3．对于血流动力学稳定肢体毁损伤的患者处理：最重要的初步处理是使用夹板或牵引固定法使骨折复位。这将有助于减轻血管扭曲、改善肢体血流灌注以及更好地评估骨和软组织损伤程度。充分的镇痛对于人道地实施骨折复位至关重要。可使用 25 μg 芬太尼重复静脉注射，同时注意评估血压和呼吸情况，并做好麻醉诱导和气管插管的准备。

4．伴肢体血管钝性伤的患者处理：需要截肢的可能高达 20%。多发伤患者由于要优先处理其他损伤，可能会延迟血管损伤的诊断。脉搏异常是骨折移位的常见并发症。早期血管评估有助于快速明确血管损伤和减少缺血时间。在肢体解剖复位和充分复苏后，先采用触诊脉搏的方法评估血管损伤。如果脉搏不可触及或弱于预期，应尝试进行床边多普勒检查。如果血管的多普勒信号存在，且组织缺失不影响检查，可测定踝-肱指数或肱-肱指数来指导是否需要其他血管成像检查。对于血流动力学稳定的患者，伤肢的多普勒指数小于 0.9 或脉搏缺失提示要进行放射学检查。踝-肱指数和肱-肱指数受血管损伤之外的很多因素影响，包括肥胖、低血压、低温/出血导致的外周血管收缩。应使用血压测量袖带来协助检查，并保证袖带与肢体大小相匹配。还应努力获得充分复苏和维持伤员体温，以保证多普勒指数的可靠性。

5．神经功能评估：必须进行全面的肢体神经系统检查，以评估周围神经的功能。神经功能缺失尤其是胫神经，提示肢体功能的预后不佳。然而也有前瞻性研究表明，外周神经功能缺失对肢体功能恢复不佳的预测并不敏感。在损伤的急性阶段很难区分神经失用、暂时损伤还是永久性损伤。因此，记录这些证据很重要，并且要结合到临床决策的过程中。

6．对于需要紧急手术来控制肢体或其他部位出血的患者处理：应该谨慎考虑保肢是否合适。熟悉肢体毁损伤不良预后的高危因素有助于临床决策。由于缺乏结论性的研究结果，要对这些危险因素的权重进行分析比较困难。在临床决策中还应考虑其他潜在的危险因素，包括糖尿病、外周血管疾病、吸烟史、肥胖症、高凝状态等。关于是否保肢，有时候非常明确，但相当多的情况下并不明确。在开始阶段尝试保肢是合理的选择，如果进一步的评估提示保肢不明智，就可以进行截肢。对于多发伤患者，肢体如作为一个孤立的损伤有可能保存，但相对于整体而言则增加了额外的负担，导致患者不能耐受。在这种情况下，早期截肢可以使外科医师集中精力处理更重要的损伤。在"生命重于肢体"的理念下，必须认真考虑整体情况和其他伴随的损伤。

肢体毁损伤可能需要截肢的高危因素：

（1）全身性高危因素：①年龄＞50 岁。②高能量损伤。③持续的低血压（＜90 mmHg）。

（2）骨骼高危因素：①Gustillo ⅢA 型骨折伴明显软组织缺损或神经损伤，伴腓骨骨折和移位＞50%，为粉碎性或很有可能需要植骨。②Gustillo Ⅲ B 和Ⅲ C 型胫骨骨折。③Ⅲ型开放性 Pilon 骨折。④ Ⅲ B 型踝部开放性骨折。⑤后足部或足中段严重开放性损伤。

（3）软组织高危因素：①大块、环周的组织缺损。②广泛闭合的软组织损伤或坏死。③骨筋膜间室综合征导致的肌肉坏死。

（4）神经高危因素：明确的神经断裂，特别是胫神经。

（5）血管高危因素：①延长的热缺血时间（＞6 h）。②血管缺损程度。③肢体近端的血管损伤（股血管比血管或更远端的风险大）。④缺少有活力的远端吻合部位。

在整个手术过程中要与麻醉团队建立良好的沟通，这对获得最佳的预后非常重要。这些患者需要积极的复苏，可能会发生腹腔间隙综合征等意外的后果。与麻醉师的良好沟通能够提醒外科医生注意这些潜在问题，避免因过度关注肢体而延误觉察到需要大剂量复苏的其他部位出血的征象。

7. 对于血流动力学稳定的患者，如果检查提示存在血管损伤，应选择另外的影像学方法来明确损伤的部位和性质。CT 血管造影（CTA）已经成为主要的检查手段，可作为首次筛查的内容。CTA 诊断血管损伤的敏感性/特异性与传统的血管造影相似，而且快捷易行，有助于缩短肢体的缺血时间。

对于缺血的肢体，需要注意选择血管影像学检查可能导致潜在的延迟。肢体 CTA 可使多发伤患者影像学检查的时间增加 10～20 min。选择传统的血管造影则带来更多设备方面的挑战。外科医生必须仔细权衡血管检查与患者病情延迟、造影剂的风险。如果无法获得 CTA，传统的或术中血管造影可用于确定和排除患肢的血管损伤。造影可以对血管进行动态评估，使外科医生直接观察到血管损伤、侧支循环是否充足和血管充盈状况。在 DSA 室实施传统的血管造影比较费时，新的杂交手术室可以减少血管损伤诊断时间，甚至允许手术医师在探查血管的同时实施血管造影。

在大多数医院，直接的手术探查对于明确和处理损伤最为便捷。如果有相应的设备和人员，术中血管造影可以作为紧急手术干预的辅助措施，以评估肢体远端血管的通畅情况。

8. 血管分流可作为恢复伤肢远端血流灌注的临时措施，同时继续完成评估，或者进行骨骼的评估或固定。在抗凝禁忌时，血管分流已经成功地用作确定性血管修复术前的临时性过渡措施。一些分流包括 Pruit Inahara 分流，有第三条通路，可方便地在局部使用抗凝剂和血管活性药物。当存在大段血管缺损时，或者首次手术时血流动力学不稳定而阻止了较大范围的血管修补，血管分流被证明尤其有价值。分流完成后，外科医生应该记录肢体远端可触及脉搏、多普勒信号或血管影像。

9. 肢体毁损伤的确定性评估一般要在手术室完成。此时伤员可以进行复苏和接受其他检查，包括骨骼摄片或透视、床边血管造影、直接检查软组织和解剖结构。决定保肢还是截肢的影响因素非常复杂，包括全身、骨骼、软组织、神经和血管的因素。应该反复评估这些因素，权衡损伤导致机体整体的负担，确保肢体评估/保肢的努力与维持生命、保证整体预后的措施不冲突。

软组织需要清创的程度是决定是否保肢和（或）截肢平面的重要因素。血管和骨骼结构需要软组织覆盖，软组织缺损则减少了保肢的意义。截肢平面的选择是另一个重要的决定。膝关节下比膝关节上的截肢保留更多的功能，膝上残肢长度越长越好，经大腿截肢比髋关节离断的功能好。软组织的完整性经常起决定性的作用。总体而言，保留较长的结构良好的肢体残端具有更好的功能。如果可能的话，采取修复性措施可能降低截肢的平面，改善最后的功能。

邀请矫形和（或）微血管重建外科医生会诊可能有助于获得新的选择，包括游离组织移植以争取更好功能的截肢平面。尽管会诊经常有帮助，但重要的是创伤外科医生仍要肩负"船长"的职责。会诊只提供特定解剖区域和（或）问题某一方面的建议。只有创伤外科医生负责伤员的整体，才能对整个病理生理状况有最好和最全面的理解。对某个亚专科医师而言，有时复杂的解决方案是可行和有吸引力的，但并不一定是伤员最佳的整体方案。决定是否适合保肢是创伤外科医生的责任，要避免因尝试保肢而将患者的生命置于危险之中。

10. 肢体的丧失带来严重的心理、社会、经济和生活方式上的负担，不应该被低估。尽量让伤员和（或）家人参与保肢和截肢的决策过程是明智的。应该让参与者全面了解决策的过程和所考虑的因素。即使在必须进行截肢以挽救生命的紧急情况下，尽早地联系家人仍然非常重要。如果病情许可，有经验的外科医生会允许家庭成员到手术室查看肢体，让他们在伤后的最早阶段就参与到决策过程中。外科医师也可以将手术照片拿到等候室展示给家属，尽管不一定合适，但有助于家属更直观地理解选择截肢。清晰和诚实地告知家属相关信息非常重要。家属一般会倾向于保肢，但如果外科医生认为这不是最明智的选择，那将它作为选项提供给家属也不明智。也有一些外科医生将手术照片放入医疗记录中。照片能够反映损伤的程度，在以后向患者和家属再次解释截肢必要性时有用，也可能在外科医生受到医疗失误的指控时会有帮助。

第九节 严重多发创伤的进展及评述

一、多学科团队急救模式建设、管理

由于临床医学发展的主流是专科化、专病化，导致临床专科医生越来越专，越来越单一，"一专多能"、"大外科"、"大内科"等综合化整体模式未受到应有的重视。但随着老龄化的加剧、意外事件、环境污染的频发等因素的复杂化，集多种疾病于一身的状况比比皆是，且临床疾病的发生发展及其治疗常常是综合性、多技术手段的综合运用。如近年对肿瘤的诊断治疗形成的多学科团队（multidisciplinaryteam，MDT）逐渐突出其优势，使MDT再度成为临床医学的热点。

严重多发创伤病情的复杂性、急迫性、危重性和创伤救治的特殊性即①事件的突发性，②应对的即时性，③诊治的时效性，④病程的整体性，⑤措施的适度性，⑥技术的综合性特点，严重多发创伤的救治过程即具有多层次、多因素、多学科交叉的综合复杂的内在规律特性，决定了构建多学科创伤救治团队的重要性。

近数十年来，临床学科呈现高度分化趋势，新技术、新理念不断创新、发展，急救新技术不断涌现，如损伤控制复苏、小潮气量通气、气道管理新理念、成分个体化目标治疗输血、限制性液体复苏、确定性外科救命手术、微创急救手术、DSA及其血管介入治疗技术、CTA或MRA影像诊断新技术、磁共振弥散成像或功能成像检查等新技术、重症监护及脏器功能支持治疗技术等技术高度发达。因此，目前在严重多发创伤急救过程中，最主要的不是发展新的技术，而是形成高效的组织救治模式，充分利用现有的成熟医疗技术能够综合、高效、及时地应用于急救患者，使急危重症医学的院内急救水平快速提高。

根据作者30多年对急危重症救治的临床实践体会，认为对多学科急危重症救治团队的建设、管理应具体做好以下几方面工作：

1. 制度保障：多学科创伤急危重症救治团队应具有严密的管理组织制度为保证，有明确的组织结构、启动机制、工作流程、院内紧急救治绿色通道、定期集中的业务学习、病例讨论、工作会议制度、效率评价及其奖励制度等，使创伤急救实体化的多学科团队队伍、技能能得到持续永久的维护和可持续发展。

2. 多学科团队构成：应以急危重症专家、有丰富临床经验的脑外科、骨科、血管介入治疗科、心胸外科、护理人员等为主组成，年龄结构应老、中、青人员共同组合。

3. 救治模式及宗旨：将急危重患者集中收治，统一管理。由多学科急危重症救治团队全程负责，

围绕以病人为中心这一主旨，针对急救过程中的关键生存链环节，将"现场抢救、院前转运、急诊复苏与生命支持治疗、确定性救命手术"等众多环节控制在"黄金时间"内，在注意局部损伤的同时，重视隐蔽部位、远隔部位的损伤检查、防治，阻断不同损伤脏器组织间功能障碍导致的相互影响、互为因果的恶性循环链条，避免继发性损伤加重原发性损伤、误诊、误治、漏诊、过度医疗或医源性损害（即损害控制），实行其急诊复苏、生命支持治疗、确定性救命手术、重症监护治疗、病情稳定后的二期或三期手术治疗的院内整体化救治模式。

4. 团队管理：团队所属的骨干和专家应在急危重症医学专家的统一管理指挥下，召之即来，来之能战，联合攻关，集团军作战；针对不同阶段的主要矛盾，分兵突击，各个击破，解决威胁患者生命的临床难题；团队成员之间平等协作，不分高低尊卑，谁能谁上，互助互谅，不争功名利禄。

5. 救治原则：对严重多发创伤的救治迫切需要构建救命第一、整体管理、时效优先、预防先治为原则，整体与局部优选、效率与精准兼顾、救治生命与脏器功能保存并重的团队攻关急救原则。

二、损伤控制复苏策略

1. 损伤控制理念的缺陷与不足

自 Stone 等于 1983 年在 Ann-Surg 专业杂志上率先提出了损伤控制的初步概念后，不断得到广大专业人士的补充完善。

从损伤控制理念（damage control surgery，DCS）来说，对严重的损伤患者尤其是多发损伤者，首先应采用快速干预措施保证基本循环功能稳定、维持脏器血流基本灌注需求、抢救休克等威胁生命征象的同时，应用简捷、快速、确切的措施控制出血与污染，尽快结束手术；其次在 ICU 进行生命支持治疗；最后，待患者生命体征稳定或有承受再次手术的能力后，再进行有计划的二期手术修复损伤脏器。自应用损伤控制理论后，可有效降低复杂创伤患者的死亡率。近年来，损伤控制理论已逐渐应用到泌尿、骨科、颅脑，特别是多发伤的临床救治，并取得一定的效果。

损伤控制理论对急危重症医学系一大进步。首先在理念上把外科手术看做是复苏过程整体中的一个环节，而不是全部的依靠。其次，认识到严重创伤的预后是由病人的生理极限决定的，而不是靠外科医生进行解剖关系的修复即能救命的。

1997 年，在损伤控制理论的基础上，Holcomb JR 在 J Trauma 专业杂志上提出了"损伤控制复苏"概念。认为损伤控制理论存在明显缺陷：①将严重创伤患者转入 ICU 积极救治仅以"致死性三联征"为重点。②对早期仅通过输注晶体液和浓缩红细胞等防治休克，而血浆、血小板等凝血底物的应用较迟。③对创伤性凝血病的纠正主要在 ICU 内进行，一定程度上加重了凝血病、酸中毒和低体温，对救治患者生命的预后不利。④在伤员内环境改善后即施行确定性修复手术。⑤对严重创伤患者简化止血和去污染手术的操作，带来一定的不良后果。⑥对早期复苏重视不足。

2. 多发性创伤的损伤控制复苏策略

损伤控制复苏（damage control resuscitation，DCR）的目的在于早期积极预防并处危及生命的严重创伤患者失血性休克，重视了循环复苏、止血控制复苏在严重创伤救治中的重要性。

"损伤控制复苏"的主要内容：①允许性低血压复苏（SBP = 90 mmHg）：即是以保障脏器血液灌注基本需要、维持脏器基本功能、防治加重继发性损伤为前提，对基础血压正常的患者来说，维持正常低限的收缩压（90 mmHg）即可达脏器血液基本灌注需求为治疗目标，通过有控制地适量液体输注（晶体液和胶体液）以保证重要脏器基本血流灌注需求、防止血液稀释影响凝血、止血功能，并有效预防血压升高增加出血的危险性。②识别和预防低体温。③纠正酸中毒。④早期防治凝血病。

DCR 和 DCS 的关键区别是将凝血病的防治提高到非常重要的位置，强调在创伤早期、实施 DCS 的同时就应该积极采取措施来纠治凝血病。

有研究报道，与损伤控制策略相比较，损伤控制复苏（DCR）策略可明显降低患者死亡率；同时使创伤性凝血病发生的医源性因素降至最低。

三、创伤性休克的救治新理念

创伤性休克系因创伤、疼痛、失血及体内循环液体中分布导致组织器官灌注不足、代谢障碍等一系列病理生理征象。液体容量复苏系休克救治的重要内容，其目的是冀望恢复有效的循环血容量、疏通微循环、纠正体内各液体间隙交换的紊乱、改善重要器官、组织、细胞充分的供氧、供血、代谢提供必要的条件。

休克的发生发展可分三阶段。第一阶段系活动性出血期，一般指从受伤到确切性止血的阶段，此期主要特点是急性失血、失液。故治疗原则主张适当适量地用平衡盐等晶体液、浓缩红细胞、血小板、新鲜血浆、凝血因子复合物、代血浆等液体进行复苏。

大多学者不主张用高渗盐溶液、全血及过多的胶体溶液复苏。高渗盐液：增加有效血容量，升高血压是以组织间液、细胞内液降低为代价，对组织细胞代谢不利。全血及胶体溶液：不主张早期过多使用是为了防止一些小分子量蛋白质在第二阶段进入组织间隙，引起过多的血管外液体扣押，同时对后期恢复不利。葡萄糖液：交感神经系统强烈兴奋，白糖水平不低，可不给。

创伤失血性休克的第二阶段是强制性血管外液体扣押期，一般历时 1~3 d。主要特点是全身毛细血管通透性增加，大量血管内液体进入组织间隙，出现全身水肿，体重增加。故治疗原则是在心、肺、肾功能耐受情况下，积极复苏，维持机体有足够的有效循环血量。不主张输注过多的胶体溶液，特别是白蛋白；不主张大量用利尿剂，出现少尿无尿关键是补充有效循环血量。

创伤失血性休克第三阶段是血管再充盈期。主要特点是机体功能逐渐恢复，大量组织间液回流入血管内。治疗原则要求减慢输液速度，减少输液量，在脏器功能监护下适量使用利尿剂。

创伤失血性休克早期液体复苏新理念：

（一）创伤性凝血病的早防早治

目前主张在创伤失血性休克的第一阶段即应注意创伤性凝血病的防治，即早防早治，按需补充凝血止血物质，实行个体化目标治疗策略。

（二）容许性低血压复苏

在确切性止血治疗前，不主张液体复苏达到正常的血压，仅需保障重要脏器基本血流灌注，维持其基本功能即可，即容许性低血压复苏理念。

（三）即刻复苏

既往传统的观念认为创伤休克低血压，应立即进行液体复苏，大力扩充循环容量，快速使用血管活性物质，尽快提升血压。这一观念现在基本被淘汰，因血压提升得过快、过高常常导致失血增多，进一步促进并加重创伤性凝血病的发生和发展，并对改善组织细胞的代谢紊乱不利。

（四）延迟复苏（Delayed Resuscitation）

对创伤失血性休克，特别是有活动性出血的休克病人，不主张快速给予大量的液体进行复苏，而主张在到达手术室彻底止血前，应给予少量的平衡盐液维持机体基本需要，在手术彻底处理后再进行大量复苏。

（五）创伤失血性休克超常值复苏

超常值复苏标准：心脏指数 CI＞4.5 L/(min·m^2)、供氧总量 DO$_2$＞600 mL/(min·m^2)、氧耗量 VO$_2$＞170 mL/(min·m^2)。

心脏指数（CI）：正常范围：2.6～4.0 L/(min·m^2)。

氧供量（DO$_2$）：是单位时间内运输到组织的氧总量，是 CO 与氧含量（CaO$_2$）的乘积。DO$_2$=CO×CaO$_2$×10。而氧含量 CaO$_2$=1.38×Hb×SaO$_2$+PaO$_2$×0.003 1，故供氧量 DO$_2$=CO×Hb×1.38×SaO$_2$。正常范围：600 mL/(min·m^2)。

氧耗量（VO$_2$）：机体实际耗氧量 VO$_2$=CO×Hb×1.38×(SaO$_2$－SvO$_2$)，正常范围：250 mL/(min·m^2)。

常用的提高 DO$_2$、VO$_2$ 的方法：①充分扩容，提高有效循环血量。②使用正性肌力药物（多巴胺、多巴酚丁胺）。③应用血管收缩剂（肾上腺素、NE、苯肾上腺素）。④改善通气，维持动脉血氧饱和度。

（六）早期限制性液体复苏

限制性液体复苏是指静脉补液的容量限制在足以维持重要脏器的基本血流灌注，待手术确切性止血后再行较大量的液体复苏。其目的在于通过限制过度液体的输入，以维持血压在较低水平范围内，从而充分调动机体的保护性代偿功能，保证心、脑、肾等重要脏器的血液灌注，同时减轻血液稀释、酸中毒和后续的继发性组织水肿、局部代谢障碍等，且不破坏机体本身的凝血机制。

创伤后持续出血可导致患者休克，严重者可致患者在数小时内死亡。在活动性出血仍存在的情况下，早期液体复苏将面临棘手难题。快速恢复恰当的、有效的循环血容量，保证组织供氧，是防止创伤后组织器官低灌注缺氧、缺血、代谢障碍性损伤的重要措施。

活动性出血存在的情况下，积极补液的结果常常是短暂的血压升高，紧接着患者出血增加，再次出现低血压。而补充更多的液体，会导致血红蛋白下降、凝血因子水平下降、体温过低、电解质平衡紊乱等，从而降低患者的抢救成功率。活动性出血期，液体复苏如果仅将血压维持在重要器官缺血阈值之上（允许性低血压），可最大限度地发挥机体自主止血功能并增加长期存活活率。在出血控制之前，液体复苏的目标是在合适的血压与出血之间寻求平衡，即把血压维持在刚好能对生命器官维持有效血供的水平。

目前尚无较为一致的看法，早期限制性液体复苏目标值应该为多少。具体应根据患者病情性质、严重程度、基础血压值、伴随疾病、当时当地的医疗条件等确定。大多学者认为，早期限制性液体复苏目标：①收缩压维持在 80～90 mmHg、平均动脉压维持在 50～60 mmHg，老年人或高血压患者的收缩压维持在 100 mmHg。②心率≤120 次/min；尿量≥0.5 mL/(kg·h)。③血细胞比容（HCT）25%～30%，Hb 80～90 g×10^9/L，血小板计数≥50×10^9/L，剩余碱（bas excess，BE）＞-5，血清乳酸浓度＜-1.6 mmol/L。④中心体温＞35℃，脉搏血氧饱和度＞96%。⑤神志清楚，能准确听从命令。

四、创伤性凝血病整体观及个体化治疗策略

（一）创伤性凝血病概述

创伤性凝血病的研究是近年的热点。较多学者认为，创伤性凝血病的发生机制与机体的凝血、止血系统（促凝血、抗凝血、纤溶、抗纤溶、血小板、血管及其内皮细胞功能）各部分功能的动态失衡有关。同时，创伤性凝血病发生的主要影响因素有组织严重损伤、低灌注、低体温、酸中毒、

血液稀释、炎症反应等。

结合近年的研究进展，笔者对创伤性凝血病的诊疗提出了相应的整体诊疗新观念。创伤性凝血病的诊断整体观：即早期高度重视发生创伤性凝血病的高危因素（有条件的单位可使用快速、可计算的预测模型以预测创伤性凝血病的高危患者，如 McLaughlin，TASH 以及 ABC 评分系统）；同时结合相关的实验室检测如血栓弹力图、凝血因子的快速检测和影像学检查（如创伤 FAST、CT）等，早期诊断创伤性凝血病，并作动态持续监测，严密、全面、整体地观察病程的动态变化。

而对于创伤性凝血病的治疗，笔者认为必须从整体观的角度着手分析，即对严重创伤且具有发生创伤性凝血病可能的高危患者，须具有高度的警觉性，并注重创伤后患者特质、伴随疾病、损伤部位及其严重程度、损伤后的不同阶段综合分析。同时，根据创伤不同阶段的主要影响因素可能各不相同的这一特征，采用不同的针对性治疗策略；确定其创伤后不同阶段主要存在的问题，实施早期个体化的目标治疗方案，从而提高创伤性凝血病的治疗效果，有效降低死亡率。结合近年的相关研究进展，对创伤性凝血病的诊治新观念作一综述。

（二）创伤性凝血病的发生机制研究进展

目前，有关创伤性凝血病的发生机制仍不清楚。较多的研究认为，创伤性凝血病是多种机制相互作用的结果，其主要发病机制为：组织损伤、灌注不足、血液稀释、低体温、酸中毒和炎症反应等。尽管，临床上针对以上主要发病机制所采取的治疗策略在一定程度上改善了预后、降低了死亡率，但仍然无法达到预期的治疗效果。值得注意的是有报道提示，医源性损伤也是诱发创伤性凝血病的一大因素，应引起临床医生的高度重视。与此同时，缺乏简便、快速、有效的诊疗指南，直接导致创伤性凝血病的诊疗进展举步维艰。

研究表明，正常止血过程是机体各生理系统之间相互作用的结果，以促进出血因素（抗凝、纤溶、组织损伤、血液稀释、酸中毒、低体温、组织低灌注等）与凝血因素（内源性凝血系统、外源性凝血系统、抗纤溶系统、血小板的质和量、正常的血管反应性、血管内皮细胞等）各部分达到总体动态平衡。其过程大致可分为三个阶段，即启动、扩增与传播阶段。

启动阶段：组织损伤和信号分子的暴露导致内皮细胞从静止转化为激活状态，从而使凝血过程局限于损伤部位。与此同时，内源性肝素分子从内皮细胞表面清除，抗凝分子凝血酶调节蛋白和抗凝血酶下调；组织因子暴露和内皮细胞表面磷脂组成成分改变，组织因子结合并激活Ⅶ因子，活化型Ⅶ（Ⅶa）激活Ⅸ因子和Ⅹ因子，后两者反过来将凝血酶原（Ⅱ因子）和Ⅴ因子分别转化为凝血酶与Ⅴa，启动血凝块形成。

血栓的扩增与传播阶段：活化的血小板黏附在内皮细胞表面，激活Ⅴ、Ⅸ和Ⅷ；同时，正反馈环路导致凝血酶的产生增加。除了将纤维蛋白原转化为纤维蛋白之外，凝血酶还有其他激活或加强止血的功能，包括进一步激活血小板。许多凝血因子是丝氨酸蛋白酶，凝血过程受丝氨酸蛋白酶抑制剂的调控，后者包括蛋白 C、蛋白 S、组织因子途径抑制剂以及抗凝血酶；这些因子抑制血凝块形成，并将其局限于损伤部位以免止血过度。与此同时，纤溶系统同样也被激活，其清除血凝块以利于创伤愈合和组织重构。

较多研究认为，严重创伤导致的组织损伤和灌注不足是早期创伤性凝血病形成的主要原因；而其他因素（如血液稀释、低体温、酸中毒和炎症反应等）可能加剧其在创伤后期阶段的进展。因此，应用整体观根据不同阶段的主要矛盾，进行针对性治疗可能有助于改善预后。

新近研究表明，蛋白 C 途径介导的抗凝作用与纤溶亢进可能是创伤性凝血病最主要的机制。蛋白 C 是血浆丝氨酸蛋白酶，其通过凝血酶依赖性反应激活，后者包括凝血酶-凝血酶调节蛋白复合物和内皮细胞蛋白 C 受体。蛋白 C 一旦被激活，活化蛋白 C（aPC）使Ⅴa 和Ⅶa 不可逆性失活，从而发挥极强的抗凝作用。此外，aPC 直接抑制纤溶酶原激活抑制剂-1（PAI-1）激活纤维蛋白溶解，进一步加强抗凝作用。在灌注不足的情况下，内皮细胞释放凝血酶调节蛋白，后者与凝血酶形成复合物，将凝血酶的凝血作用转变为抗凝作用。不仅如此，aPC 还能通过细胞表面受体如蛋白酶激活受体（PAR-1）产生多种细胞保护作用，包括抗炎、抗凋亡和内皮屏障功能保护作用等。动物实验证明，选择性抑制 aPC 的抗凝作用能有效地防止急性创伤性凝血病的发生。

此外，血小板数量和功能的改变、纤维蛋白形状的改变以及纤维蛋白网的立体构型改变所致的凝血块结构改变在血块形成的过程中相互作用，任何过程的损伤都会改变血凝块的质量并严重破坏纤溶系统。止血功能在创伤失血性休克后早期在极短时间内即发生改变；止血功能最早期的改变系血凝块强度降低，而纤维蛋白原的消耗和血小板功能改变可能对血凝块强度降低起着重要作用。

因此，从整体观的角度着手分析，创伤性凝血病的发病机制是机体的凝血、止血系统（促凝血、抗凝血、纤溶、抗纤溶、血小板、血管及其内皮细胞功能）各个部分的功能动态失衡所致，并且创伤的不同阶段其主要影响因素可能各有不同，从而带来诊断和治疗的困难。

（三）创伤性凝血病的诊断整体观

现阶段创伤性凝血病的诊断主要根据患者的受伤史、症状和体征、实验室常规检查如凝血酶原时间（PT）、活化部分凝血活酶时间（aPTT）、国际标准化比率（INR）、凝血酶原时间指数（PTI）、血小板计数、纤维蛋白原、D-二聚体等；同时结合临床医生的经验，首先需排除外科性出血原因（必须进行手术治疗的原因如血管损伤或撕裂出血、严重肝脾破裂等）。因此，临床作出诊断常常相对较迟，给治疗带来较多困难。

创伤性凝血病的诊断整体观：早期高度重视发生创伤性凝血病的高危因素，即引起创伤性凝血病的主要原因，有条件的单位可使用快速、可计算的预测模型以预测创伤性凝血病的高危患者，如 McLaughlin，TASH 以及 ABC 评分系统等；经影像学检查（如创伤重点超声评估法即 FAST、CT）等排除需手术治疗的原因；同时结合相关的实验室检测如血栓弹力图、凝血因子的快速检测，及时快速地发现凝血酶形成过程或相关因子的损害程度、凝血块形成的质量和稳定性是否异常等即可早期诊断创伤性凝血病，并作动态持续监测，严密、全面、整体地观察病程的动态变化。

1. 创伤性凝血病预测模型

（1）TASH 评分系统

TASH（Trauma-Associated Severe Hemorrhage）评分系统采用 7 项独立变量，包括收缩压（SBP）、血红蛋白（Hb）浓度、创伤重点超声评估法（FAST）、长骨和（或）骨盆骨折、心率（HR）、剩余碱（BE）以及性别，来确定患者需要接受大量输血治疗的可能性。具体规定如下：收缩压（<100 mmHg=4 分；<120 mmHg=1 分）；血红蛋白（Hb<7 g/dL=8 分；Hb<9 g/dL=6 分；Hb<10 g/dL=4 分；Hb<11 g/dL=3 分；Hb<12 g/dL=2 分）；存在腹腔内液体 3 分；长骨和（或）骨盆骨折即简略创伤量表（AIS）为 3/4=3 分；AIS 为 5=6 分；心率>120=2 分；碱剩余<-10 mmol/L=4 分；<-6 mmol/L=3 分；<-2 mmol/L=1 分；性别（男性=1 分）。分值范围为 0 到 28 分，TASH 评分越高则意味着患者需要大量输血治疗的可能性越大。但该评分系统变量相对较多，且还需经过复杂的加权，临床使用不方便，存在一定局限性。

（2）McLaughlin 评分系统

在 TASH 评分系统的基础上，McLaughlin 等在 2008 年创造性地提出了 McLaughlin 评分系统，其包括四项变量（HR>105，SBP>110 mmHg，pH<7.25，Hct<32%），每一项的出现记为 1 分，不存在则为 0 分。最终的预测方程为：

$$\log(p/[1-p]) = 1.576+(0.825\times SBP)+(0.826\times HR)+(1.044\times Hct)+(0.462\times pH)$$

McLaughlin 评分越高则输血治疗的概率越大。

(3) ABC 评分系统

同时，Nunez 等在 2009 年提出更简便的 ABC（Assessment of Blood Consumption）评分系统，该评分系统依据四项非加权的参数，即穿透机制、SBP＜90 mmHg、HR＞120 和创伤重点超声评估阳性，评分范围从 0 到 4，评分值为 2 或 2 以上则认为需接受大量输血治疗。相对于前两种预测模型，ABC 评分系统无需实验室检测，能在短时间内获取，为严重创伤伴出血患者的治疗赢得了更多时间。但该模型还需更多研究证实临床的应用价值。

2. 创伤性凝血病的监测

(1) 血浆常规凝血功能检测的优势与不足

实验室常规检查中，由于检测简单、快速、方便，PT 与 PTT 应用得较为广泛。研究证明，创伤患者 PT 异常较 PTT 异常更为常见，而 PTT 异常对于预后的预测特异性更好。但 PT、PTT 为早期凝血块的形成、高凝状态的判断等提供的信息有限，且无法对促凝与抗凝的相对活性、纤维蛋白原的功能等进行定量分析，且凝血功能测定结果易受人工胶体液、晶体液等输注量的影响。

常规的血小板计数仅能检测其数量，无法对其功能提供相关信息。而血小板的功能较之其数量对血凝块的形成质量、稳定性和完整性有着更大的作用，并在很大程度上影响患者预后。

不仅如此，常规凝血功能检测是利用血浆（红细胞在离心过程中去除）进行分析，而凝血早期发生在血小板与释放组织因子细胞的表面，且红细胞在止血过程中同样发挥着重要作用（如，在多发创伤和失血性休克时，红细胞能促进血小板在血管内边流，以便使血小板能更好地黏附、聚集于受损血管，从而促进血凝块的形成）。此外，标准常规凝血功能检测在大多数创伤中心需要 50～88 min，仅能描述血凝块形成的前 20 s 和 60 s，而血凝块形成的过程可能至少需要 15～30 min；因此，无法真实反映创伤患者因病情变化较快导致的凝血、出血实时快速动态变化，从而影响对治疗的实际指导意义；且无法评估凝块的质量与稳定性、纤溶亢进、纤维蛋白原浓度与功能，以及低体温、酸中毒、低钙血症及贫血对止血系统的影响。

从临床实际应用的角度来看，评估创伤性出血患者止血功能理想的实验室检测应当能反映血液凝血、出血等多因素的实时动态变化状态，并能及时、精确地指导临床医生快速做出正确有效的治疗决策。故种种原因导致常规凝血功能检测无法有效指导临床诊疗。

(2) 全血黏弹性试验

全血黏弹性测试[如旋转式血栓弹性测试（ROTEM）和血栓弹性图（TEG）]是利用全血而非血浆进行检测，且能在患者床旁快速检测，能更方便地实时、敏感地反映机体凝血状态的变化。一般来说，全血黏弹性测试能在 20～30 min 内以图形形式记录血块形成过程中黏弹性改变和血凝块溶解等凝血动态信息。TEG 的参数及其意义具体如下：反应时间（R 值），代表凝血活酶生成时间；凝固时间（K 值），反应凝血酶形成时间；血栓最大幅度（MA 值）反应纤维蛋白的稳定性；CL30 反应凝血块溶解的速度；CL 即凝血指数，同时反应血栓形成的速度与强度。高凝状态时，R 值、K 值缩短明显，MA 值则增宽；低凝状态时，R 值、K 值明显延长，而 MA 值变窄；早期纤溶亢进时 CL30 则小于 75%。同时，Doran 等研究证明，ROTEM 较 PT、aPTT 诊断创伤性凝血病灵敏度更高。

此外，应用 ROTEM 和血栓弹性描记法指导临床诊疗的另一大优势在于其可能减少输血量和相关费用以及对患者预后产生积极的作用。第十一届卫生技术评估报告将常规凝血检测与血栓弹性描记法和血栓弹性测试的临床疗效和成本效益进行了比较，并推荐应用黏弹性分析仪于临床创伤性凝血病的诊疗。这不仅是因为其成本效益，而且还能减少不恰当输血。总而言之，这份报告认为血栓弹性描记法和血栓弹性测试指导临床治疗有利于降低死亡率、并发症，改善预后。与此同时，全血黏弹性试验同样存在一定的局限性，如检测设备要求较高、国内检测费用较高，并且需要配备一定数量专业人员。

鉴于此，最新的研究认为，根据床旁快速检测（point-of-care test，POCT），如床旁快速血栓弹力描记术，通过对创伤性凝血病患者全血功能状态的监测，反应患者凝血功能触发因素、血凝块强度、凝血块形成的动态变化以及血凝块溶解动态信息等，更加真实全面地反映了患者对于输血输液的真实需求，能有的放矢地指导临床治疗。其可能的优点有：①通过特定的、有目的的处理凝血异常，从而减少输液量；②早期纠正凝血功能异常，更有效地恢复生理性止血功能；③在急性出血阶段，由于纠正凝血病改善止血，从而改善患者存活率；④在后期阶段，通过减少免疫炎症并发症[包括成人呼吸窘迫综合征（ARDS）和多器官功能衰竭（MOF）]以改善预后。这一观点与最新提出的"止血控制复苏"理论不谋而合，并将成为创伤性凝血病诊治的转折点。

尽管如此，我们同样不能忽视常规凝血功能检测的价值。只有将二者互补其短，以最大化价值应用于临床，才能为早期的治疗赢得更多宝贵时间，从而降低死亡率，改善预后。

即早期高度重视发生创伤性凝血病的高危因素（有条件的单位可使用快速、可计算的预测模型以预测创伤性凝血病的高危患者，如 McLaughlin，TASH 以及 ABC 评分系统）；同时结合相关的实验室检测如血栓弹力图、凝血因子的快速检测和影像学检查（如创伤 FAST、CT）等，早期诊断创伤性凝血病，并作动态持续监测，严密、全面、整体地观察病程的动态变化。

（四）创伤性凝血病的防治

对于创伤性凝血病的治疗，笔者认为必须从整体观的角度着手分析，即对严重创伤且具有发生创伤性凝血病可能的高危患者，找出创伤后患者特质、伴随疾病、损伤部位及其严重程度、损伤后的不同阶段综合分析。同时，根据创伤不同阶段的主要影响因素可能各有不同的这一特征，采用不同的有针对性治疗策略；确定其创伤后不同阶段的主要存在问题，实施早期个体化的目标治疗方案。具体措施为：①尽早采用确定性手术止血等损伤控制复苏策略；②早期干预创伤性凝血病的高危影响因素，如保温防治低体温等，降低其恶化创伤性凝血病的可能性；③应用平衡输液策略维持基本的组织、器官有效灌注，包括合理使用浓缩红细胞、新鲜血浆或血浆代用品、林格氏液等晶体液；④根据快速实验室检测以个体化目标治疗策略，量化应用凝血因子、新鲜血浆、浓缩红细胞、血小板等，维持凝血、止血各因素的整体动态平衡，防治凝血、止血过度或不足的风险。

1. 尽早采用确定性手术止血等损伤控制复苏策略

（1）损伤控制复苏（DCR）

损伤控制复苏（DCR）的目的在于早期积极预防并处理危及生命的严重创伤者失血性休克。其内容主要包括：①允许性低血压复苏；②低体温的识别与预防；③纠正酸中毒；④早期立即纠正凝血病。允许性低血压就是以正常低压（90 mmHg）为治疗目标，通过适量液体输注（晶体液和胶体液）以保证重要脏器基本血流灌注需求、防止血液稀释影响凝血块形成、有效预防血压升高增加出血等。损伤控制复苏（DCR）同样支持快速的手术确定性出血控制（如严重创伤创面的加压止血、手术止血、血管介入止血等），防治酸中毒、低血钙、低体温等。

有研究报道，与传统复苏策略相比较，损伤控制复苏（DCR）明显降低患者死亡率；同时使创伤性凝血病发生的医源性因素降至最低。

（2）早期干预创伤性凝血病的高危影响因素

大量研究认为，组织损伤和灌注不足在创伤性凝血病的早期发展过程中起着决定性的作用；而随着低体温、酸中毒、血液稀释以及全身炎症反应等因素的继发性作用，进一步加剧创伤性凝血病的发展。因此，在创伤性凝血病的治疗过程中，同样要防治各种原因所致的体温过低、酸中毒、血液稀释及全身炎症反应等高危影响因素。

（3）限制性液体复苏

限制性液体复苏是指静脉补液的容量限制在足以维持重要脏器的基本血流灌注，待手术彻底止血后再行较大量的液体复苏。其目的在于通过限制过度液体的输入，以维持血压在较低水平范围内，从而充分调动机体的保护性代偿功能，保证心、脑、肾等重要脏器的血液灌注，同时减轻血液稀释、酸中毒和后续的继发性组织水肿、局部代谢障碍等，且不破坏机体本身的凝血机制。

2. 止血控制复苏

"止血控制复苏"新观念强调监测患者止血、凝血功能状态，从而指导临床治疗。其认为，在大量输血治疗方案之前，对血流动力学不稳定的患者给予一定量的血小板和血浆能明显改善大量出血患者凝血功能；同时，结合血栓弹力图监测并指导输血治疗。目的在于早期应用含血浆和血小板的血液制品而不是大量的晶体液和红细胞代替丢失的血液，从而将稀释性凝血病减少到最低；同时，根据黏弹性试验（血栓弹力图）的结果对患者的真实需要进行个体化的止血复苏，这样能降低输血不足（增加出血）和输血过量（增加ARDS、急性肺损伤、脓毒症、多器官功能损伤）的危险。

Hellstern等研究认为，目前的输血指南缺点存在的可能解释是，在制定输血策略时，并没有考虑患者在凝血因子活性、血小板浓度、出血动态以及组织损伤程度和创伤类型的个体差异；同时，缺乏对凝血功能实时的评估以指导临床治疗。而"止血控制复苏"新观念从根本上弥补这些不足，这也意味着"止血控制复苏"可能成为创伤性凝血病诊治的转折点。

Johansson等进行了一项前后对照研究，该研究以2002年到2003年依据ASA指南治疗390名的患者作为对照组；而实验组以2005年到2006年接受止血控制复苏治疗的患者作为研究对象，共有442名。两组在人口统计学和入院时实验室检测之间没有显著差异。然而，入院24 h后，实验组患者血小板数量明显升高（114×10^9/L, VS 93×10^9/L, $P<0.0001$），INR值低于对照组（1.45, VS 1.51，$P=0.04$）。与此同时，实验组30 d与90 d存活率也明显改善（80%, VS 69%，$P=0.0002$；78%, VS 67%，$P<0.0001$）。此外，进一步研究证明，与依据现存输血指南治疗相比较，大量输血患者进行止血控制复苏治疗能降低患者死亡率（32%, VS 20%，$P=0.002$）；且可能降低大约35%的死亡率。

然而，"止血控制复苏"观念还仅是雏形，尚存在一定的局限性，如凝血黏弹性实验为考虑从低体温对凝血功能的影响、凝血激活剂的应用掩盖了抗凝药物的可能抑制作用以及内皮细胞对止血功能的作用并未体现出来等，这都需要大量的研究加以证明。

3. 凝血、止血成分个体化平衡输注策略

根据快速实验室检测（尽量采用量化指标如快速检测凝血因子成分等）、个体化目标治疗方案指导临床应用凝血因子、新鲜血浆、浓缩红细胞、血小板等凝血、止血成分输注，维持凝血、止血各因素的动态平衡，防治凝血、止血过度或不足的风险。

（1）凝血、止血成分个体化平衡输注策略

根据快速实验室检测（尽量采用量化指标如快速检测凝血因子成分等）、个体化目标治疗方案指导临床应用凝血因子、新鲜血浆、浓缩红细胞、血小板等凝血、止血成分输注，维持凝血、止血各因素的动态平衡，防治凝血、止血过度或不足的风险。

（2）血小板的临床应用进展

细胞基础的止血机制强调血小板在凝血、止血触发、凝血块形成动力学在影响血栓形成的质量和稳定性方面的重要作用。据统计，患者到达急诊室时，血小板计数<150 000/μL在损伤严重度评分为5的创伤患者中仅占4%，而在创伤严重度评分>18的患者中占18%。有研究提示，对严重创伤患者在入院后第一个24 h凝血因子和血小板消耗较多，早期补充输注血小板可降低死亡率。最新

欧洲指南建议，出血性创伤患者维持血小板＞50 000/μL 为宜；而严重脑损伤患者应＞100 000/μL。

（3）红细胞临床应用进展

浓缩红细胞（sRBC）：有研究证明，红细胞输注过多加剧患者死亡率。但红细胞参与凝血过程，且较高红细胞比容（Hct）有益于机体早期止血。故指南建议，血红蛋白＜10 g/L（6.2 mmol/L）时予以输注浓缩红细胞，以达到红细胞比容目标值30%。

（4）新鲜冰冻血浆（FFP）

较多研究提示：FFP 应用于 PT 或 aPTT 延长患者的止血治疗，有助于提高严重创伤患者的生存率，但需注意输注大量 FFP 可能导致并发症，如输血相关的急性肺损伤、输血相关的免疫抑制以及病原体传播等。

（5）FFP∶PLT∶sRBC 应用比例问题

大量的研究证明，早期输注高比例的 FFP∶PLT∶sRBC（建议 1∶1∶1）能明显改善大量输血患者的存活率、降低输血量。然而，有关 FFP∶PLT∶sRBC 输注的最佳比例仍然存在争议，这需要更多研究加以证明。

（6）大量输血治疗方案（MTP）

有研究表明，大量输血治疗方案指 24 h 内输注 rRBC＞10U 或 6 h 内输注 rRBC＞10U，结合 FFP/RBC＝1∶1.5，死亡率可降低 74%，并且 30 d 存活率增加、住院时间和机械通气时间降低。

（7）凝血替代疗法

①纤维蛋白原

纤维蛋白原对纤维蛋白网的形成很重要，其作为血小板表面 GPⅡb-Ⅲa 受体的配体，促进血小板聚集。纤维蛋白原是凝血的主要底物；有研究认为，纤维蛋白原是创伤早期最早降至临界低值的凝血因子，纤维蛋白原的输注能改善血凝块强度、减少出血量、降低死亡率。建议当创伤患者血浆纤维蛋白原浓度低于 1.5～2.0 g/L 时，考虑人工补充纤维蛋白原。

②活化的重组因子Ⅶ（rFⅦa）

重组体活化因子Ⅶ（rFⅦa）是一种促凝物质，可能限制出血并改善创伤预后。由于 FⅦa 对活化的血小板亲和力较低，对未激活的血小板几乎没有亲和力，故需要超过生理剂量的 FⅦa 才能达到止血作用。研究表明，严重创伤患者早期应用 rFⅦa 能降低 24 h 和 30 d 死亡率。然而，同样有研究认为，rFⅦa 减少血液制品输注量，但并未改善死亡率。

许多研究建议，对于创伤性出血患者，只有当传统治疗无效时，综合考虑并纠正其他伴随因素后，才考虑应用 rFⅦa。

③凝血酶原复合物浓缩剂（PCC）

研究表明，输注凝血酶原复合物浓缩剂（PCC）能使凝血过程正常化，明显地减少出血、改善存活率。然而，由于 PCC 为促凝药物，可能导致血栓栓塞，故应慎重使用。

④抗凝血酶（AT）

有研究表明，危重病患者应用抗凝血酶增加出血发生率，且不能降低死亡率。欧洲指南指出，进行性大出血患者抗凝血酶的应用可能加重出血，故不推荐使用。

⑤钙

低钙血症在危重病患者中很常见，且增加死亡率。有研究认为，离子钙浓度小于 0.6～0.7 mmol/L 能导致凝血功能缺陷，故建议维持钙离子浓度不低于 0.9 mmol/L。

（8）抗纤溶治疗

氨甲环酸（TXA）是赖氨酸合成衍生物，其通过阻断纤溶酶原表面的赖氨酸结合位点从而阻断纤溶，降低纤溶亢进的发生。Roberts 等研究证明，应用抗纤溶治疗（氨甲环酸（TXA））明显改善创伤患者生存率，且并未增加不良事件的危险度。进一步研究认为，早期应用 TXA（创伤后≤1 h）明显降低出血性死亡的危险度；而创伤后 3 h 应用 TXA 似乎增加出血性死亡的危险度。故建议，对于失血性创伤患者应及早应用 TXA，较晚时间的应用可能无效，甚至有害。

TXA 的应用为创伤性凝血病患者带来希望，但仍需要更多的研究去加以证实、完善。

（9）选择性活化蛋白 C（aPC）抑制剂

动物实验证明，选择性阻断 aPC 的抗凝作用能有效阻止由组织损伤和灌注不足所引起的创伤性凝血病的发生；然而，完全阻断 aPC 的抗凝和细胞保护作用后，小鼠在 45 min 内的死亡率达 100%，提示 aPC 可能将有助于临床创伤性凝血病的治疗。

（10）去氨加压素（DDAVP）

轻度体温过低（32~35℃）在创伤或危重病患者中很常见，大约 5% 的创伤患者入院时出现体温过低。体温过低影响止血功能，增加创伤患者出血和术间输血需求量。体外研究表明，轻度体温过低破坏血小板黏附作用。而 DDAVP 是后叶加压素的合成类似物，选择性兴奋 V_2 受体，增强血小板与血管壁的黏附，并增加血浆 FVIII 和 von Willebrand 因子（简称 vWF）浓度，从而改善止血功能。有研究报道，0.01~1 nmol/L 去氨加压素在体外部分改变体温过低诱导的早期止血功能损伤，可能有助于改善出血伴体温过低而快速复温无效的患者。而 Zotz 等研究认为，应用 DDAVP 的治疗能明显降低出血和 RBC 的输注。此外，有研究证明，DDAVP 还能纠正尿毒症和肝硬化患者早期止血功能损伤。因此，DDAVP 可能改善创伤患者止血功能状态，并在一定程度上改善患者预后。

4. 早期个体化的目标止血治疗

由于常规的凝血功能测定提供的信息有限，而血栓弹力图可提供凝血触发、凝血块的形成速度、凝血块形成的质量及其稳定性等多方面的信息。因此，可根据血栓弹力图的检测结果指导临床对严重创伤患者制定个体化目标治疗方案，根据患者的实际需要使用凝血因子、止血成分，以避免输血或输凝血因子等的过量或不足导致的高凝，或出血以及输注血制品导致的急性肺损伤、ARDS、MODS、脓毒血症、感染等严重并发症，持续地改善并维持良好的止血功能状态，有助于降低严重创伤患者的死亡率。

止血干预治疗的及时性对临床创伤性凝血病极其重要，因此快速、实时、动态监测凝血止血状态可为针对性早期个体化目标止血治疗提供依据。

总而言之，尽管创伤性凝血病的治疗已取得了一定的进展，但仍任重道远。如 FFP：PLT：sRBC 最佳比例仍旧不清楚；神经激素调节在创伤性凝血病中是否起着一定的作用；现有的诊疗指南无法达到预期的诊疗效果等，这都有待于进一步的探索。

五、气管支气管创伤的早期诊断与治疗进展

气管支气管损伤是并发严重并发症并导致创伤死亡的原因之一。外力冲击、挤压、爆震等作用均可致气管支气管损伤如气管支气管撕裂、断裂、破损等损伤，或导致气管支气管食管瘘，或气管支气管胸膜瘘等如不能在早期明确诊断，并进行适当治疗，常常产生严重液气胸、脓胸、脓毒血症、甚至并发张力性气胸、严重胸部感染、脓毒性休克或死亡等严重后果。因此，尽可能在早期明确气管支气管创伤的诊断，并予适当治疗至关重要，是减少胸部创伤严重并发症、降低死亡率、避免肺功能丧失的关键。有报道认为气管支气管损伤如能在住院的头 6~12 h 内及时诊断并进行手术治疗，可明显减少创伤并发症、提高治愈率、降低患者死亡率。

（一）气管支气管损伤的诊断

气管支气管损伤的早期症状、体征取决于损伤的部位、损伤的严重程度、气管支气管内膜有无

撕裂、脱落阻塞气道，或有无出血、出血量的多少以及是否伴有周围脏器损伤如纵隔、胸膜、食道、膈肌、心脏及其大血管有无损伤等。

由于气管支气管损伤早期可能毫无症状和体征，常缺乏特征性的症状或体征，或给其他严重损伤所掩盖或疏忽，给临床医生及时准确的诊断、治疗带来极大困难，极易导致误诊或漏诊，并产生严重后果。

Baici 等学者报道约 35%～68% 的患者因缺乏有关气管支气管的症状和体征延误诊断。此外，临床医生对交通事故伤、高处坠落伤等缺乏对气管支气管损伤特点的了解，仅仅满足于胸部损伤的气胸、血胸、颈胸部皮下气肿等诊断，往往忽略气道的损伤，直至出现胸部严重感染、张力性气胸、支气管食管瘘或胸膜楼等等严重后果时才想到气管支气管损伤的可能，可是此时患者大多已出现严重并发症，甚至存在死亡的威胁。根据作者多年的临床经验，认为做好以下几点有助于减少气管支气管损伤的漏诊，并作出及时诊断。

1. 气管支气管损伤诊断的注意事项

（1）提高对气管支气管损伤的认识。

（2）对胸部创伤患者存在严重颈胸部皮下气肿，甚至腹部亦有皮下气肿者需高度警惕外伤致气管支气管损伤的可能。

（3）对胸部损伤存在张力性气胸者在紧急救治张力性气胸后，需及时排除气管支气管损伤。

（4）对胸部损伤合并纵隔、心脏及其大血管、食道、膈肌及其上腹部损伤（肝脏、胃、横结肠、胰腺十二指肠、肾脏）损伤者，需高度警惕气管支气管损伤可能。

（5）对胸部外伤作气胸胸腔闭式引流后持续引流出大量气体的患者需高度怀疑气管支气管损伤导致气管支气管胸膜瘘的可能。

（6）对胸部肺部严重损伤并进行了高浓度吸氧或机械通气仍不易维持指端氧饱和度或动脉血氧饱和度的患者，常可能在严重胸肺部损伤的同时伴有气管支气管损伤。

对存在上述情况者，宜根据患者病情严重程度，在进行有效生命支持的前提下，及时进行纤维支气管镜检查。

2. 纤维支气管镜对气管支气管损伤检查的注意事项

（1）在纤维支气管镜检查前应仔细分析、观察 X 线胸部平片、胸部 CT 等影像学资料，有条件者最好进行高排螺旋 CT 增强造影检查，进行 CT 三维重建气管支气管树影像并进行详细分析。

（2）在检查的过程中，需特别注意观察不同的吸气和呼气周期时气管支气管的完整性、有无较隐匿的破损、破口、出血或渗血。

（3）对气道内血痂遮盖处需注意观察、小心处理，严防增加出血或漏诊气管支气管损伤。

（4）对气管隆突部位需特别仔细观察有无局部损伤。

（二）气管支气管损伤的治疗

气管支气管损伤诊断明确后，其治疗依据损伤的严重程度、损伤的部位、邻近脏器的损伤情况、呼吸循环功能状态、肝肾功能等综合分析、决定。总的来说，应按照重症创伤原则处理。以下几点建议值得注意，谨供参考。

气管支气管损伤治疗注意事项

（1）对气管支气管无明显瘘口的黏膜或较浅的气道壁损伤，仅需常规的创伤救治治疗。

（2）确诊为气管支气管断裂性损伤，应尽可能地行气管支气管修补或吻合术，且需尽可能地不切除或少切除支气管边缘组织，进行支气管壁的无张力修复；并避免肺切除术，尤其是需要尽一切可能避免全肺切除术，最大限度地保留肺功能，积极可靠、稳定地采用心肺功能支持治疗技术，降低死亡率。

（3）严重胸部创伤伴有重度毁损性肺损伤、气管支气管损伤患者，如对气管支气管损伤和肺组织损伤严重至无法修复者，则需当机立断切除毁损肺叶、尽可能缩短手术时间、积极使用维持重要脏器功能支持技术、抢救生命为唯一选择。

（4）对气管支气管存在明显瘘口的或较严重的气道壁损伤，如果合并严重胸肺部、纵隔、膈肌、食道、上腹部、腹膜后或心脏大血管损伤，需高度警惕机械通气可能加重病情，使患者病情迅速恶化，有条件的医疗单位应尽可能早期进行人工肺支持治疗（ECMO）或辅助循环支持治疗，并进行必要的手术治疗，以利气管支气管瘘口和严重心肺损伤的愈合。

（5）对存在胸部创伤伴支气管损伤、连枷胸伴胸壁的矛盾运动、呼吸急促、低氧血症、高碳酸血症、血流动力学不稳定者，应尽早采用心肺脏器功能支持技术，稳定呼吸循环功能，再择机进行肺支气管损伤修复手术。

（6）对重症胸部创伤、支气管断裂合并心脏大血管损伤的患者，应尽早进行辅助循环支持治疗，并进行支气管破裂或断裂修复术。

（7）严重胸部创伤合并支气管胸膜瘘的人工呼吸机治疗策略

支气管瘘按照瘘口的位置在段支气管以上者称为中央型支气管瘘，瘘口位置在段支气管一下者称为外周型支气管瘘两类。

有报道，人工呼吸机治疗后24 h内发现的支气管胸膜瘘称为早发性支气管胸膜瘘，其死亡率达45%；在呼吸及治疗24 h后发现的支气管胸膜瘘称为晚发型支气管胸膜瘘，死亡率可达94%。合并支气管胸膜瘘的急性呼吸衰竭需要进行人工呼吸机治疗的患者，总死亡率可达67%~94%。

合并支气管胸膜瘘的急性呼吸衰竭的患者常伴持续不愈的气胸表现，严重者可表现为张力性气胸、严重纵隔气肿及纵隔摆动等，甚至心跳呼吸骤停，预后大多较差。

对于合并支气管胸膜瘘的急性呼吸衰竭的人工呼吸机治疗策略：

首先要进行胸膜腔的通畅引流。这是最基本的治疗措施之一，主要作用是将漏入胸膜腔的气体及时引出，防治张力性气胸等威胁生命的征象。如不进行引流，较易出现张力性气胸而威胁生命；如果说已经进行胸膜腔引流，仍然出现张力性气胸，很有可能引流胸管过小所致。根据相关临床研究，胸膜腔引流管的直径直接影响引流效率，如对漏气量超过15 L/min的支气管胸膜瘘者，应用10 cmH$_2$O负压吸引，胸膜腔引流管的最小直径至少应≥6 mm。

其次，人工呼吸机治疗时必须考虑胸膜腔引流对胸肺力学特性、通气换气功能及其呼吸力学的影响，主要是人工呼吸机参数的设置必须考虑潮气量的漏失量、PEEP漏失、通气不足可能性、通气换气面积的下降、换气效率的下降、吸气触发紊乱、人-机拮抗较难消除等问题。另外，必须时刻注意胸膜引流管是否引流通畅，以免出现人工呼吸机使用时引流不畅导致出现张力性气胸等加重病情的风险。因此，对合并支气管胸膜瘘的急性呼吸衰竭的患者机械通气参数的设置应遵循以下原则：即最大限度地降低支气管胸膜瘘的漏气量，以最有力的措施促进瘘口愈合的可能性。具体的参数设置宜做好以下几点：①尽可能低的有效潮气量。②尽可能低的呼气末正压（PEEP）。③尽可能低的呼吸机机控频率。④尽可能缩短吸气时间。但这些原则的前提是必须保证提高机体呼吸系统对氧输送的基本代谢需要即通气换气功能需尽可能满足机体代谢需要。有条件的医疗单位，必要时可采用单肺通气、分侧通气，或高频喷射通气等方式治疗支气管胸膜瘘急性呼吸衰竭。

对合并支气管胸膜瘘急性呼吸衰竭的患者尚应配合其他治疗，如保持减少瘘口漏气的适当强制体位、严密观察病情，并根据病情变化随时调整呼吸机参数，达到不仅能满足患者通气、换气、氧合和排出二氧化碳对机体代谢的需要，又能尽快有效地促进瘘口愈合的理想状态。

此外，有技术能力的医疗单位，可进行支气管介入治疗封堵支气管胸膜瘘的瘘口，加快病变康复。一般来说，对支气管胸膜瘘需机械通气者不宜用常规的封堵剂对引流支气管所属肺叶、肺段进行封堵，如自体血加凝血酶、纤维蛋白原加凝血酶、聚乙二醇等。主要原因是这些封堵剂在必要时很难被立即取出或清除。但可考虑使用封堵器如球囊导管单向活瓣支架或支气管塞等，可能会更有利于此类患者的恢复，可减少潮气量的损失、维持适当的 PEEP，大大改善患者通气、换气功能，并可加快支气管胸膜瘘的痊愈。

六、预期性处置

预见性处置是针对性地观察某类疾病极有可能进展或发生的并发症，可以早期发现病情变化，并预先采取预防性措施防止并发症的发生或发展；如已发生相应的并发症，则可及时采取相应的治疗措施，从而改善患者的预后。

对于收住 ICU 的严重多发伤患者的可能性并发症，必须进行预期性处置。如对合并多发肋骨骨折、胸椎骨折、胸骨骨折、大量血气胸等胸部损伤的患者必须警惕心脏大血管损伤、纵隔血气肿、心肌挫伤、急性心力衰竭、休克、急性心包填塞、心搏骤停等可能。

参考文献

[1] Yucel N, Lefering R, Maegele M, et al. Trauma Associated Severe Hemorrhage (TASH) Score: probability of mass transfusion as surrogate for life threatening hemorrhage after multiple trauma. J Trauma, 2006, 60 (6): 1228-1236; discussion 1236-1237.

[2] McLaughlin D F, Niles S E, Salinas J, et al. A predictive model for massive transfusion in combat casualty patients. J Trauma, 2008, 64 (2 Suppl): S57-63; discussion S63.

[3] Nunez TC, Voskresensky IV, Dossett LA, et al. Early prediction of massive transfusion in trauma: simple as ABC (assessment of blood consumption)? J Trauma, 2009, 66 (2): 346-352.

[4] MacLeod J B, Lynn M, McKenney M G, et al. Early coagulopathy predicts mortality in trauma. J Trauma, 2003, 55 (1): 39-44.

[5] Tripodi A, Chantarangkul V, Mannucci P M. Acquired coagulation disorders: revisited using global coagulation/anticoagulation testing. Br J Haematol, 2009, 147 (1): 77-82.

[6] Davenport R A, Brohi K. Coagulopathy in trauma patients: importance of thrombocyte function? Curr Opin Anaesthesiol, 2009, 22 (2): 261-266.

[7] Spoerke N J, Van P Y, Differding J A, et al. Red blood cells accelerate the onset of clot formation in polytrauma and hemorrhagic shock. J Trauma, 2010, 69 (5): 1054-9; discussion 1059-1061.

[8] Lier H, Bottiger B W, Hinkelbein J, et al. Coagulation management in multiple trauma: a systematic review. Intensive Care Med, 2011, 37 (4): 572-582.

[9] Schochl H, Maegele M, Solomon C, et al. Early and individualized goal-directed therapy for trauma-induced coagulopathy. Scand J Trauma Resusc Emerg Med, 2012, 20: 15.

[10] Ganter M T, Hofer C K. Coagulation monitoring: current techniques and clinical use of viscoelastic point-of-care coagulation devices. Anesth Analg, 2008, 106 (5): 1366-1375.

[11] Davenport R, Manson J, De'Ath H, et al. Functional definition and characterization of acute traumatic coagulopathy. Crit Care Med, 2011, 39 (12): 2652-2658.

[12] Lier H, Krep H, Schroeder S, et al. Preconditions of hemostasis in trauma: a review. The influence of acidosis, hypocalcemia, anemia, and hypothermia on functional hemostasis in trauma. J Trauma, 2008, 65 (4): 951-960.

[13] Solomon C, Traintinger S, Ziegler B, et al. Platelet function following trauma. A multiple electrode aggregometry study. Thromb Haemost, 2011, 106 (2): 322-330.

[14] Doran C M, Woolley T, Midwinter M J. Feasibility of using rotational thromboelastometry to assess coagulation status of combat casualties in a deployed setting. J Trauma, 2010, 69 Suppl 1: S40-8.

[15] Craig J, Aguiar-Ibanez R, Bhattacharya S, et al. The clinical and cost effectiveness of thromboelastography/thromboelastometry. Health Technol Assess, 2008, 11: 1-70.

[16] Kashuk J L, Moore E E, Sawyer M, et al. Postinjury coagulopathy management: goal directed resuscitation via POC thrombelastography. Ann Surg, 2010, 251 (4): 604-614.

[17] Holcomb J B, Jenkins D, Rhee P, et al. Damage control resuscitation: directly addressing the early coagulopathy of trauma. J Trauma, 2007, 62 (2): 307-310.

[18] Spinella P C, Holcomb J B. Resuscitation and transfusion principles for traumatic hemorrhagic shock. Blood Rev, 2009, 23 (6): 231-240.

[19] Zink K A, Sambasivan C N, Holcomb J B, et al. A high ratio of plasma and platelets to packed red blood cells in the first 6hours of massive transfusion improves outcomes in a large multicenter study. Am J Surg, 2009, 197(5): 565-70; discussion 570.

[20] Teixeira P G, Inaba K, Shulman I, et al. Impact of plasma transfusion in massively transfused trauma patients. J Trauma, 2009, 66 (3): 693-697.

[21] Hess J R, Brohi K, Dutton R P, et al. The coagulopathy of trauma: a review of mechanisms. J Trauma, 2008, 65 (4): 748-754.

[22] Roberts HR, Hoffman M, Monroe DM. A cell-based model of thrombin generation. Semin Thromb Hemost, 2006, 32 Suppl 1: 32-38.

[23] Hess J R, Lindell A L, Stansbury L G, et al. The prevalence of abnormal results of conventional coagulation tests on admission to a trauma center. Transfusion, 2009, 49 (1): 34-39.

[24] Rossaint R, Bouillon B, Cerny V, et al. Management of bleeding following major trauma: an updated European guideline. Crit Care, 2010, 14 (2): R52.

[25] Beekley A C. Damage control resuscitation: a sensible approach to the exsanguinating surgical patient. Crit Care Med, 2008, 36 (7 Suppl): S267-274.

[26] Sambasivan C N, Kunio N R, Nair P V, et al. High ratios of plasma and platelets to packed red blood cells do not affect mortality in nonmassively transfused patients. J Trauma, 2011, 71 (2 Suppl 3): S329-336.

[27] Maegele M, Lefering R, Paffrath T, et al. Red-blood-cell to plasma ratios transfused during massive transfusion are associated with mortality in severe multiple injury: a retrospective analysis from the Trauma Registry of the Deutsche Gesellschaft fur Unfallchirurgie. Vox Sang, 2008, 95 (2): 112-119.

[28] Cotton B A, Au B K, Nunez T C, et al. Predefined massive transfusion protocols are associated with a reduction in organ failure and postinjury complications. J Trauma, 2009, 66 (1): 41-8; discussion 48-49.

[29] Mosesson M W. Fibrinogen and fibrin structure and functions. J Thromb Haemost, 2005, 3 (8): 1894-1904.

[30] Velik-Salchner C, Haas T, Innerhofer P, et al. The effect of fibrinogen concentrate on thrombocytopenia. J Thromb Haemost, 2007, 5 (5): 1019-1025.

[31] Spinella P C, Perkins J G, McLaughlin D F, et al. The effect of recombinant activated factor VII on mortality in combat-related casualties with severe trauma and massive transfusion. J Trauma, 2008, 64 (2): 286-93; discussion 293-294.

[32] Hauser C J, Boffard K, Dutton R, et al. Results of the CONTROL trial: efficacy and safety of recombinant activated

Factor VII in the management of refractory traumatic hemorrhage. J Trauma, 2010, 69 (3): 489-500.

[33] Dutton R P, Conti B M. The role of recombinant-activated factor VII in bleeding trauma patients. Curr Opin Anaesthesiol, 2009, 22 (2): 299-304.

[34] Hsia C C, Chin-Yee I H, McAlister V C. Use of recombinant activated factor VII in patients without hemophilia: a meta-analysis of randomized control trials. Ann Surg, 2008, 248 (1): 61-68.

[35] Duchesne J C, Mathew K A, Marr A B, et al. Current evidence based guidelines for factor VIIa use in trauma: the good, the bad, and the ugly. Am Surg, 2008, 74 (12): 1159-1165.

[36] Schochl H, Nienaber U, Hofer G, et al. Goal-directed coagulation management of major trauma patients using thromboelastometry (ROTEM)-guided administration of fibrinogen concentrate and prothrombin complex concentrate. Crit Care, 2010, 14 (2): R55.

[37] Dickneite G, Pragst I. Prothrombin complex concentrate vs fresh frozen plasma for reversal of dilutional coagulopathy in a porcine trauma model. Br J Anaesth, 2009, 102 (3): 345-354.

[38] Sorensen B, Spahn D R, Innerhofer P, et al. Clinical review: Prothrombin complex concentrates--evaluation of safety and thrombogenicity. Crit Care, 2011, 15 (1): 201.

[39] Afshari A, Wetterslev J, Brok J, et al. Antithrombin III in critically ill patients: systematic review with meta-analysis and trial sequential analysis. BMJ, 2007, 335 (7632): 1248-1251.

[40] Holcomb J B, Wade C E, Michalek J E, et al. Increased plasma and platelet to red blood cell ratios improves outcome in 466 massively transfused civilian trauma patients. Ann Surg, 2008, 248 (3): 447-58.

[41] Okamoto S, Hijikata-Okunomiya A, Wanaka K, et al. Enzyme-controlling medicines: introduction. Semin Thromb Hemost, 1997, 23 (6): 493-501.

[42] Shakur H, Roberts I, Bautista R, et al. Effects of tranexamic acid on death, vascular occlusive events, and blood transfusion in trauma patients with significant haemorrhage (CRASH-2): a randomised, placebo-controlled trial. Lancet, 2010, 376 (9734): 23-32.

[43] Roberts I, Shakur H, Ker K, et al. Antifibrinolytic drugs for acute traumatic injury. Cochrane Database Syst Rev, 2011, (1): CD004896.

[44] Roberts I, Shakur H, Afolabi A, et al. The importance of early treatment with tranexamic acid in bleeding trauma patients: an exploratory analysis of the CRASH-2 randomised controlled trial. Lancet, 2011, 377 (9771): 1096-101, 1101e1-2.

[45] Chesebro B B, Rahn P, Carles M, et al. Increase in activated protein C mediates acute traumatic coagulopathy in mice. Shock, 2009, 32 (6): 659-665.

[46] Wang H E, Callaway C W, Peitzman A B, et al. Admission hypothermia and outcome after major trauma. Crit Care Med, 2005, 33 (6): 1296-1301.

[47] Schmied H, Kurz A, Sessler D I, et al. Mild hypothermia increases blood loss and transfusion requirements during total hip arthroplasty. Lancet, 1996, 347 (8997): 289-292.

[48] Wolberg A S, Meng Z H, Monroe D M, 3rd, et al. A systematic evaluation of the effect of temperature on coagulation enzyme activity and platelet function. J Trauma, 2004, 56 (6): 1221-1228.

[49] Ying C L, Tsang S F, Ng K F. The potential use of desmopressin to correct hypothermia-induced impairment of primary haemostasis--an in vitro study using PFA-100. Resuscitation, 2008, 76 (1): 129-133.

[50] Zotz R B, Araba F, Bux I. Desmopressin (DDAVP) for minimising perioperative allogenic blood transfusion: a stratified meta-analysis. Hamostaseologie, 2009, 29: A53.

[51] Mannucci P M. Desmopressin (DDAVP) in the treatment of bleeding disorders: the first 20 years. Blood, 1997, 90

（7）：2515-2521.

[52] Hellstern P, Haubelt H. Indications for plasma in massive transfusion. Thromb Res, 2002, 107 Suppl 1: S19-22.

[53] Johansson P I, Stensballe J. Effect of Haemostatic Control Resuscitation on mortality in massively bleeding patients: a before and after study. Vox Sang, 2009, 96（2）：111-118.

[54] Johansson P I. Goal-directed hemostatic resuscitation for massively bleeding patients: the Copenhagen concept. Transfus Apher Sci, 2010, 43（3）：401-405.

[55] Geeraedts L M, Jr., Demiral H, Schaap N P, et al. "Blind" transfusion of blood products in exsanguinating trauma patients. Resuscitation, 2007, 73（3）：382-388.

[56] 蒋国平，倪笑媚.《2010美国心脏协会心肺复苏及心血管急救指南》解读（专家述评）. 浙江医学, 2011, 33（5）：611-614, 618.

[57] Sharma A, Sharp D M, Walker I X, et al. Colorectal MDTs: the teams perspective. Colorectal Dis. 2008, 10（1）：63-68.

[58] 张连阳. 论严重创伤急救中的多学科团队模式. 中华创伤杂志, 2011, 27（5）：385-387.

[59] 蒋国平，文怀，蔡挺. 创伤性凝血病的发生机制及止血控制复苏整体观. 中华危重症医学杂志, 2012, 5（3）：194-201.

[60] Kobziff L M S, et al. Traumatic pelvic fractures. Orthopaedic Nurses, 2006, 25：235-241.

[61] Golling M, Fonouni H, Mehrabi A, et al. Crush syndrome due to drug-induced compartment syndrome: a rare condition not to be over looked. surg today, 2009, 39（7）：558-565.

[62] 刘运双，俸家富，曾平，等. 汶川地震93例挤压综合征患者实验室检测结果. 临床检验杂志, 2009, 27（2）：142-143.

[63] 刘芳，付平，陶冶，等. 地震灾害后挤压综合征及急性肾功能衰竭救治. 中国实用内科杂志, 2008, 28（7）：598-600.

[64] Vanholder R, Van der tol A, Desmet M, et al. earthquakes and crush syndrome casualties: lessons learned from the kashmir disaster [J]. Kidney int. 2007, 71（1）：17-23.

[65] Talaie H, Pajouhmand A, Abdollahi M, et al. rhabdomyolysis among acute human poisoning cases [J]. Hum exp toxicol. 2007, 26（7）：557-561.

[66] Kataoka Y, Maekawa K, Nishimaki H, et al. Iliac vein injuries in hemodynamically unstable patients with pelvic fracture caused by blunt trauma. J Trauma. 2005, 58：704-710.

[67] Stover M D, Summers H D, Ghanayem A J, et al. Three-dimensional analysis of pelvic volume in an unstable pelvic fracture. J Trauma, 2006, 61：905-908.

[68] Ahmed J M, Tallon J M. Petrie D A. Trauma Management Outcomes Associated With Nonsurgeon Versus Surgeon Trauma Team Leaders. Ann Emerg Med. 2007（50）：7-12.

[69] 王正国. 创伤研究进展. 中华急诊医学杂志, 2012, 21（6）：565-567.

[70] 杨帆，白祥军，刘开俊，等. 严重多发伤并发症的早期控制. 中华急诊医学杂志, 2009, 18（6）：628-631.

[71] Cheatham M L. Abdominal compartment syndrome. Current Opinion in Critical Care, 2009, 15：154-162.

[72] 美国西部创伤学会关于肢体毁损伤处理的指南. J Trauma, 2012, 72（1）：86-93.

[73] 美国东部创伤外科学会关于骨盆骨折出血处理的指南. J Trauma, 2011, 71（6）：1850-1868.

（编写：文怀 蒋世平 蒋森 邬弋 倪旻 王子鸿 许兆军 蔡挺 蒋国平）

第十七章　急性肾损伤新理念及血液净化治疗进展

第一节　急性肾损伤新进展

改善全球肾脏疾病后果（KDIGO）2012 急性肾损伤临床实践最新指南，内容包括急性肾损伤新的定义、风险评估、评估、预防和治疗。本文将指南推荐的各部分内容综述如下。

一、急性肾损伤的定义、分期

1. 急性肾损伤定义

符合以下三条中的一条可诊断为急性肾损伤：①在 48 h 内血肌酐上升≥0.3 mg/dL（≥26.5 μmol/L）；②或者血肌酐确定或推测最近 7 d 时间内增加到基线值的 1.5 倍以上，这个基线值指最近 7 d 时间内的水平；③或者是尿量小于 0.5 mL/（kg·h），持续 6 h 以上。

2. 急性肾损伤的严重程度分期

一期：血肌酐值增加到基线值的 1.5～1.9 倍或者血肌酐在 48 h 内上升≥0.3 mg/dL（≥26.5 μmol/L），尿量小于 0.5 mL/（kg·h）达到 6～12 h。

二期：血肌酐增加到基线值的 2.0～2.9 倍，尿量小于 0.5 mL/（kg·h）的时间大于 12 h。

三期：血肌酐增加到基线值的 3 倍或者血肌酐上升≥4 mg/dL（≥353.6 μmol/L）或者是已经开始肾替代治疗或患者年龄＜18 岁，肾小球率过滤＜35 mL/（min·1.73 m^2），尿量小于 0.3 mL/（kg·h）时间超过 24 h。

二、常见非特异性损伤因素和易感因素

1. 非特异性急性肾损伤的常见因素

导致非特异性急性肾损伤的常见因素：脓毒血症、休克、烧伤、创伤、心脏外科手术（尤其是使用体外循环的手术）、非心脏大手术、肾毒性药物、放射造影剂、植物和动物毒素及危重疾病等。

2. 非特异性急性肾损伤的易感因素

脱水状态或循环容量不足、高龄、女性、黑种人、慢性肾脏疾病、慢性心肺肝疾病、糖尿病、贫血、癌症等。

KDIGO 2012 急性肾损伤临床实践最新指南认为：血清肌酐值和尿量仍然是监测肾脏功能的最好指标。

三、急性肾损伤危险性分层

急性肾损伤的病因应该尽可能的明确。根据病人的易感性及暴露情况，对急性肾损伤的病人进行危险性分层，以此来减少风险。根据血肌酐及尿素氮水平来评估急性肾损伤，根据病人的疾病危险程度及临床进程来确定个体化的监测频率和持续时间。综合评估急性肾损伤患者，及时确定导致急性肾损伤的病因，特别要注意到可逆性的原因。依照指南，用血肌酐和尿量来判断急性肾损伤病

人的严重程度，并且根据分期和病因来管理病人。

急性肾损伤 3 个月后，评估患者好转、新发急性肾损伤或已有的慢性肾病恶化。如果患者有慢性肾脏疾病（CKD），根据详细的 KDOQI CKD 指南管理这些病人；如果病人没有慢性肾脏疾病，但考虑到他们有慢性肾病的风险增加，根据详细的相关指南管理这些病人。

四、预防和治疗急性肾损伤

如果没有出血性休克，在有急性肾损伤危险的患者中建议使用等张晶体液而不是胶体作为初始扩容治疗。对于有急性肾损伤风险的血管性休克患者，建议使用升压药结合液体来治疗。对于围手术期或脓毒性休克患者，建议根据血流动力学指标和氧代谢指标，来防止急性肾损伤的高风险患者的肾功能发展和恶化。

在危重病人中，建议使用胰岛素疗法来控制血糖于 110～149 mg/dL（6.1～8.3 mmol/L）。任何阶段的急性肾损伤患者，总能量摄入控制在 20～30 kcal/（kg·d）。避免以预防或延迟开始肾替代治疗为目的的蛋白质限制摄入。

不需要透析治疗的急性肾损伤患者，建议蛋白质摄入在 0.8～1.0 g/（kg·d），肾替代治疗者 1.0～1.5 g/（kg·d），而在持续肾脏替代治疗和高代谢的病人可以达到 1.7 g/（kg·d）。急性肾损伤患者的营养供给途径，优先选择肠内营养。

除了治疗容量超负荷外，不建议使用利尿剂治疗急性肾损伤。不推荐使用低剂量多巴胺来预防或治疗急性肾损伤。不建议使用非诺多泮来预防或治疗急性肾损伤。不建议使用心房利钠肽（ANP）来预防或治疗急性肾损伤。不推荐使用重组人胰岛素样生长因子（IGF-1）来预防或治疗急性肾损伤。严重新生儿围产期窒息者，有急性肾损伤高危险性，建议采用单一剂量的茶碱治疗。

建议不使用氨基糖苷类治疗感染，除非没有更合适的肾毒性小的治疗方法可供选择。在肾功能正常的患者，氨基糖苷类治疗建议每日单剂量而多剂量的治疗方案。在每日多剂使用超过 24 h 的时候，建议监测氨基糖苷类药物血药浓度。而每日单剂治疗超过 48 h 的时候，建议监控氨基糖苷类药物的血药浓度。如果可以的话，建议氨基糖苷类局部应用（例如，呼吸道气溶胶，灌输抗生素粉末），而不是静脉注射。

建议使用两性霉素 B 脂质体而不是传统的两性霉素 B。如果预计治疗效果相似，在治疗系统性真菌病或寄生虫感染，建议使用唑类和棘白菌素类抗真菌药物，而不是传统的两性霉素 B。完全是为了减少围手术期急性肾损伤或肾替代治疗而选择不断流冠状动脉搭桥手术不被推荐。不建议使用 N 乙酰半胱氨酸（NAC）来防止在低血压的重症病人的急性肾损伤。不推荐使用口服或者静脉输注 NAC 来防治手术后的急性肾损伤。

五、造影剂相关的急性肾损伤

血管内造影剂使用后，需要对急性肾损伤进行判定和分期。对于肾功能改变的个体，需要明确血管造影剂相关急性肾损伤以及其他可能的原因导致的急性肾损伤。考虑到急性肾损伤的风险，特别是在已有肾功能损害的患者，内管内使用造影剂需要谨慎。

对有造影剂相关急性肾损伤危险的患者，尽量考虑其他的血管成像技术；对有造影剂相关急性肾损伤危险的患者，尽可能使用最低剂量的造影剂；对有造影剂相关急性肾损伤危险的患者，建议使用等渗或低渗造影剂，而不是高渗的碘剂；对造影剂相关急性肾损伤高危患者，我们建议等渗氯化钠或碳酸氢钠进行扩容治疗；对造影剂相关急性肾损伤高危患者，我们并不推荐单独使用口服液体，而应该是口服 NAC 联合静脉输注晶体液。不建议使用茶碱防止造影剂相关急性肾损伤；不推荐使用非诺多泮防止造影剂相关急性肾损伤。对造影剂相关急性肾损伤高危患者，我们不建议预防性使用间歇性血液透析（IHD）或血液滤过（HF）来清除造影剂的影响。

六、透析治疗急性肾损伤

当液体量、电解质和酸碱液体平衡有危及生命的变化时候，应该马上开始肾替代治疗。决定开始肾替代治疗，不能只关注血肌酐和尿素氮等实验室指标，更要考虑临床实际情况。如果肾替代治疗不再是必需的，或者患者自身肾功能恢复至足以满足病人的需要，或者因为肾替代治疗不再符合目标护理，则应该停止肾替代治疗。不建议使用利尿剂来加快肾功能恢复，或减少肾替代治疗的持续时间和频率。

在行肾替代治疗的急性肾损伤病人中，是否使用抗凝治疗取决于使用抗凝剂潜在的风险和好处评估。如果病人没有出血风险和凝血功能障碍，也没有接受全身抗凝治疗，建议在行肾替代治疗的急性肾损伤病人中使用抗凝治疗。

在间歇肾替代治疗中，建议使用肝素钠或低分子肝素。如果没有柠檬酸禁忌证，在持续肾替代治疗时，建议在局部使用柠檬酸，而不是普通肝素抗凝治疗。如果有柠檬酸禁忌证，在持续肾替代治疗时，建议使用肝素钠或低分子肝素抗凝治疗。

高出血风险的患者如果没有接受抗凝治疗，在肾替代治疗时建议以下为抗凝方法：如果没有柠檬酸禁忌证，在持续肾替代治疗时，建议在局部使用柠檬酸。有出血风险的连续性肾替代治疗病人，避免局部肝素化。

肝素诱导的血小板减少病人，所有的肝素必须停用，建议使用直接凝血酶抑制剂（如 argatroban）或 Xa 因子抑制剂（如 danaparoid 或 fondaparinux）而不是其他抗凝剂或不抗凝。

肝素诱导的血小板减少病人，如果没有肝脏疾病，建议使用 argatroban 而不是其他凝血酶抑制剂或 Xa 因子抑制剂。

急性肾损伤患者开始肾替代治疗治疗时，建议使用非袖口式透析导管或非隧道式导管，而不是一个隧道式导管。透析患者静脉置管时，需要考虑以下次序：第一个选择：右颈静脉；第二个选择：股静脉；第三个选择：左颈静脉；最后的选择：习惯穿刺侧的锁骨下静脉。

透析导管插入建议使用超声引导，在穿刺置管后，使用透析导管前建议胸部 X 光检查。在需要肾替代治疗的 ICU 急性肾损伤患者，非隧道式透析导管穿刺皮肤，不推荐局部使用抗生素。在需要肾替代治疗的 ICU 急性肾损伤患者，不建议使用抗生素预防非隧道式透析导管的导管相关性感染。

在急性肾损伤患者 IHD 或持续肾替代治疗时候，建议使用的透析器的膜有好的生物相容性。用连续、间歇肾替代治疗作为急性肾损伤病人的补充疗法。对血流动力学不稳定的患者，建议使用持续肾替代治疗，而不是间歇性肾替代治疗。对于急性脑外伤患者或其他原因造成颅内压增加者或广义脑水肿者，建议使用持续性肾替代治疗，而不是间歇性肾替代治疗。

行肾替代治疗的急性肾损伤患者，建议使用碳酸氢钠，而不是乳酸来作为透析的缓冲碱。对于肾替代治疗的急性肾损伤患者或者休克患者，建议使用碳酸氢钠，而不是乳酸来作为透析的缓冲碱。对于肾替代治疗的急性肾损伤患者或者肝衰竭患者或者乳酸性酸中毒患者，建议使用碳酸氢钠，而不是乳酸来作为透析的缓冲碱。

我们建议急性肾损伤患者的透析液和置换液，至少符合美国医疗器械协会（AAMI）关于细菌和内毒素的标准。每次肾替代治疗开始前，需要制定好肾替代治疗的剂量。提供肾替代治疗来实现电解质、酸碱、溶质和液体的平衡，满足病人的需要。在急性肾损伤时，建议当使用间歇或扩展肾替代治疗，提供每星期 3.9 Kt/V。我们建议在急性肾损伤患者，连续肾替代治疗的透析剂量为 20~25 mL/(kg·h)，这通常会要求一个高剂量的处方。

第二节 急危重症血液净化技术进展

血液净化是指利用一定的仪器和设备,将患者血液引出体外,经过一定程序清除体内某些代谢废物或有毒物质,再将血液引回体内的过程。急危重症血液净化技术是以缓慢的血液流速和(或)透析液流速,通过弥散和(或)对流,进行溶质交换和水分清除的血液净化治疗方法。具有清除体内多余的水分、维持水电解质及酸碱平衡,保持内环境稳定,同时清除尿素、肌酐等内外源性有毒物质以及某些炎症介质等特点,大大超过常规治疗能力所及范畴。血液净化技术作为一种急救技术,在急危重症中广泛应用,已成为危重病急救医学的重要组成部分。

主要的血液净化方法有以下类别,各有不同特点。现分别介绍如下。

一、血液透析(hemodialysis,HD)

(一)概述

血液透析系将患者血液引入透析器中,利用半渗透膜两侧溶质浓度差,经渗透、扩散与超滤作用,达到清除代谢产物及毒性物质、纠正水、电解质平衡紊乱的目的。是历史最悠久、技术最熟练,应用最广的一种血液净化技术,近年在急危重症中应用越来越广泛。

(二)方法

1. 建立血管通路,如颈内静脉、锁骨下静脉、股静脉通路等。
2. 选择透析器。
3. 肝素的应用与否:透析过程需要维持血液抗凝。抗凝方法则视患者凝血液功能状态来决定。在血液透析器预冲的过程中,在 1 000 mL 的预充液中放入 2 500~5 000 U 的肝素,使血液透析管路及其透析器先予肝素抗凝。在实际开始血液透析前可选用:①全身肝素化法:主要应用于全身血液凝血状态正常的患者,为常规治疗方法。透析前 5 min,给肝素 0.5~0.8 mg/kg,静注;透析开始后每小时追加肝素 10 mg;透析结束前 1 h 停用肝素。②局部(体外)肝素化法:用微量注射泵肝素以 0.25 mg/min 左右的速率持续注入动脉向管道,同时在静脉管道将鱼精蛋白以 0.25 mg/min 的速率注入,以中和肝素。透析结束后 3 h 静注鱼精蛋白 30~50 mg,以防肝素反跳。③边缘肝素化法:首次肝素剂量为 0.5~0.7 mg/kg,以后每小时补给肝素 5~7 mg,保持透析器内血液凝血时间在 30 s 左右,透析结束前 10 min 停用肝素。④无肝素血液透析:对于凝血功能异常的患者,如凝血酶原时间明显延长的患者,可不用肝素进行血液透析。
4. 透析液组成:可根据病情选用Ⅰ号或Ⅱ号透析液。Ⅰ号透析液配方:每升含氯化钠 6.6 g、氯化钾 0.3 g、氯化钙 0.185 g、氯化镁 0.1 g、碳酸氢钠 2.5 g、葡萄糖 2.2 g,而渗透压为 314 mmol/L。Ⅱ号透析配方:每升含氯化钠 6.0 g、氯化钾 0.3 g、氯化钙 0.185 g、氯化镁 0.1 g、醋酸钠 4.48 g、葡萄糖 2.2 g,而渗透压为 300 mmol/L。
5. 血液透析中的监护:在每次血液透析过程中,应记录患者的血压、心率、呼吸、神志和体温等。监测透析液流量、温度、负压、导管中血液流量,注意有无漏血、溶血及凝血现象,严防透析导管脱出而引起大出血,并观察患者有无不适症状、体征和不良反应。

（三）适应证

1. 急性肾功能衰竭：适用于血钾达 6.5 mmol/L 以上；无尿或少尿达 4 d 以上；二氧化碳结合力在 15 mmol/L 以下的患者。血尿素氮≥28.56 mmol/L（80 mg/dL），或每日上升≥10.7 mmol/L（30 mg/dL）；无尿或少尿 2 d 以上，而伴有下列情况之一者亦可进行血液透析：持续呕吐，体液过多，出现奔马律或中心静脉压持续高于正常；烦躁或嗜睡；血肌酐≥707.2 μmol/L（8 mg/dL）及心电图提示高钾图型者。

2. 慢性肾功能衰竭：适用于血尿素氮达 36 mmol/L（100 mg/dL）具有明显的尿毒症表现者；血肌酐 707.2 μmol/L（8 mg/dL）以上；内生肌酐清除率≤10 mL/min；合并充血性心力衰竭或有尿毒症性心包炎者；明显的神经系统症状；须施行较大手术的尿毒症患者，可用血液透析改善全身情况。

3. 急性中毒：能通过透析膜的药物或毒物均适用于血液透析治疗，如巴比妥类、眠尔通、安眠酮、副醛、利眠宁、水合氯醛、异烟肼、砷、汞、铜、氯化物、溴化物、氨、内毒素、硼酸、草蕈碱、四氯化碳、三氯乙烯、链霉素、卡那霉素、新霉素、万古霉素、多黏菌素等。上述所致急性中毒均可施行透析治疗。

（四）禁忌证

无绝对禁忌证，但应尽量避免在下列情况下施行透析，以免发生意外。

休克或低血压，难以控制的出血，显著的心脏扩大伴心肌严重受损，严重心律失常。未控制的严重糖尿病、脑溢血及年龄大于 70 岁者。

（五）操作准备的物料

血液透析器、血液透析管路、透析液、穿刺针、无菌治疗巾、生理盐水、一次性冲洗管、消毒物品、止血带、一次性手套等。

（六）操作步骤

(1) 物品准备；
(2) 开机自检；
(3) 血液透析器和管路的安装；
(4) 密闭式预冲；
(5) 建立体外循环；
(6) 回血下机。

（七）并发症及其处理

1. 透析失衡综合征：为常见的并发症。多见于初次透析、快速透析或透析结束后不久发生。表现为焦虑、烦躁、头痛、恶心、呕吐，有时血压升高；中度者尚有肌阵挛、震颤、失定向、嗜睡；重度者可有癫痫样大发作、昏迷甚至死亡。预防措施：首次透析时间不宜超过 4 h，透析液中钠浓度不宜过低，超滤脱水不宜过快。出现症状时，轻者给静注 50%葡萄糖液 50~100 mL，肌注异丙嗪 25 mg；重者应给甘露醇或白蛋白等，减低透析器中负压及流量。

2. 发热：透析早期发热，多由于透析系统冲洗不净，致热原存在或预充血液快速进入体内产生输血反应所致；如透析后体温持续上升多提示感染，应寻找发热原因，并作相应处理。

3. 心血管并发症：如低血压、高血压、心脏进行性张大、心力衰竭、心包炎、心律不齐等。

4. 贫血：尿毒症原已有不易纠正的贫血，加上透析中需反复抽血检查以及透析器中残留血液的丢失，可加重贫血，因此，应减少种种原因的失血，补充铁剂、叶酸或适量输血。

5. 透析性骨病：主要系因长期的肾脏功能不佳，使维生素 D 代谢障碍所致。

6. 感染：要防范动静脉瘘、肺部及尿路感染。

二、血液滤过（Hemofiltration，HF）

（一）概述

HF 是依照肾小球滤过功能而设计的一种模拟装置，以对流方式有控制地清除体内过多的水分和尿毒症、药物、毒物等对人体有害的毒素等物质。它具有对血液动力学影响小、中分子物质清除率高等优点。

（二）方法

1. 建立动静脉血管通道及肝素化法：同血透。

2. 血液滤过器装置：常用有聚丙烯腈膜多层小平板滤过器（如 RP6 滤过器）、聚砜膜空心纤维滤过器（如 Diafilter TM30 Amicon）、聚甲基丙烯酸甲酯膜滤过器（如 Filtryzer B1 型、Gambro MF202 型）等。

3. 将患者的动静脉端分别与血液滤过器动静脉管道连接，依靠血泵和滤过器静脉管道夹子使滤过器血液侧产生 13.33～26.66 kPa（100～200 mmHg）正压，调节负压装置，使负压达到 26.66 kPa，便可获得 60～100 mL/min 滤过液，与此同时补充置换液。如每次要求去除体内 1 000 mL 液体，则滤出液总量减去 1 000 mL，即为置换液的输入量。

4. 置换液的组成及输入方法：由 Na^+ 140 mmol/L、K^+ 2.0 mmol/L、Ca^{2+} 1.85 mmol/L、Mg^{2+} 0.75～1.0 mmol/L、Cl^- 105～110 mmol/L、乳酸根 33.75 mmol/L 配成。可由滤过器动脉管道内输入（前稀释型）或静脉管道内输入（后稀释型）。

5. 根据患者病情，HF 2～3 次/周，4～5 h/次。

（三）适应证

HF 适合急、慢性肾衰竭患者，特别是伴以下情况者：
（1）常规透析易发生低血压；
（2）顽固性高血压；
（3）常规透析不能控制的体液过多和心力衰竭；
（4）严重继发性甲状旁腺功能亢进；
（5）尿毒症神经病变；
（6）心血管功能不稳定、多脏器衰竭及病情危重患者。

（四）禁忌证

HF 无绝对禁忌证，但出现如下情况时应慎用：
（1）药物难以纠正的严重休克或低血压；
（2）严重心肌病变导致的心力衰竭；
（3）严重心律失常；

(4)精神障碍不能配合血液净化治疗。

(五)治疗方式和处方

1. 方式。前稀释置换法(置换液在血滤器之前输入)后稀释置换法(置换液在血滤器之后输入)或混合稀释法(置换液在血滤器前及后输入)。

2. 处方。通常每次 HF 治疗 4 h,建议血流量>250 mL/min。

(1)前稀释置换法。优点是血流阻力小,滤过率稳定,残余血量少和不易形成滤过膜上的蛋白覆盖层。缺点是清除率低,所需置换液量较大。建议前稀释法置换量不低于 40~50 L。患者需做无肝素血滤时,建议选择本方式。

(2)后稀释置换法。置换液用量较前稀释法少,清除效率较前稀释置换法高;但高凝状态的患者容易导致滤器凝血。后稀释法置换量为 20~30 L。一般患者均可选择本置换法,但有高凝倾向的患者不宜选择本方式。

(3)混合稀释法。清除效率较高,滤器不易堵塞,对于红细胞压积高者较实用。置换量可参考前稀释法。

(六)操作准备的物料

血液滤过器、血液滤过管路、安全导管(补液装置)、穿刺针、无菌治疗巾、生理盐水、一次性冲洗管、消毒物品、止血带、一次性手套、置换液等。

(七)操作步骤

(1)物品准备;
(2)开机自检;
(3)血液透析器和管路的安装;
(4)密闭式预冲;
(5)建立体外循环;
(6)回血下机。

(八)并发症及其处理

血液滤过可能出现与血液透析相同的并发症,详见血液透析章节,除此之外还可出现以下并发症:

1. 致热原反应和败血症

原因:HF 时需输入大量置换液,如置换液被污染可发生发热和败血症。

防治措施:

(1)定期检测反渗水、透析液及置换液的细菌和内毒素;
(2)定期更换内毒素过滤器;
(3)置换液配制过程无菌操作;
(4)使用前必须严格检查置换液、血滤器及管道的包装与有效使用日期,检查置换液的颜色与透明度;
(5)出现发热者,应同时做血液和置换液细菌培养及置换液内毒素检测;
(6)抗生素治疗。

2. 氨基酸与蛋白质丢失

（1）原因：随大量置换液滤出。
（2）治疗：建议增加饮食中的蛋白质摄入量。

三、血液透析滤过（hemodiafitration，HDF）

（一）概述

血液透析滤过（HDF）是血液透析和血液滤过的结合，具有两种治疗模式的优点，可通过弥散和对流两种机制清除溶质，在单位时间内比单独的血液透析或血液滤过清除更多的中小分子物质。它综合了 HD 和 HF 两者的优点。

（二）方法

1. HDF 专用机：如德国 2008H，可以作 HD，FU 和 HDF，瑞典 AK-200Ultra，三用机等。
2. 滤过器：可用高流量透析器，也可用血液滤过器。
3. 置换液：同 HF。
4. 技术条件：要求血流量 250～350 mL/min，透析液流量 500 mL/min，补液量 10 L，在 3 h 内完成。

（三）适应证

（1）适用于所有 HD 指征。
（2）要求短时高效的患者。
（3）对常规 HD 不耐受者，因为 HDF 时头痛、低血压明显低于 HD。

（四）禁忌证

禁忌证同血液透析。

（五）治疗方式和处方

1. 治疗方式：前稀释置换法、后稀释置换法及混合稀释法。
2. 处方
（1）常需较快的血流速度（建议＞250 mL/min）和透析液流速（500～800 mL/min），以清除适量的溶质。
（2）置换液补充量。后稀释置换法为 15～25 L，前稀释置换法为 30～50 L。为防止跨膜压报警，置换量的设定需根据血流速度进行调整。

（六）操作准备的物料

血液透析滤过器、血液透析滤过管路、安全导管（补液装置）、穿刺针、无菌治疗巾、生理盐水、一次性冲洗管、消毒物品、止血带、一次性手套、透析液等。

（七）操作步骤

同血液滤过操作步骤。

（八）并发症及其处理

1. 反超滤

（1）原因。低静脉压、低超滤率或采用高超滤系数的透析器时，在透析器出口，血液侧的压力可能低于透析液侧，从而出现反超滤，严重可致患者肺水肿。临床不常见。

（2）预防。调整适当 TMP（100～400 mmHg）及血流量（常大于 250 mL/min）。

2. 蛋白丢失

高通量透析膜的应用，使得白蛋白很容易丢失，在行 HDF 治疗时，白蛋白丢失增多，尤其是后稀释置换法。

3. 缺失综合征

高通量血液透析能增加可溶性维生素、蛋白、微量元素和小分子多肽等物质的丢失。因此，在行血液透析滤过治疗时，应及时补充营养。

四、连续性肾脏替代治疗（continuous renal replacement therapy，CRRT）

（一）概述

连续性肾脏替代治疗（CRRT）是指一组体外血液净化的治疗技术，是所有连续、缓慢清除水分和溶质治疗方式的总称。传统 CRRT 技术每天持续治疗 24 h，目前临床上常根据患者病情治疗时间做适当调整。CRRT 的治疗目的已不仅仅局限于替代功能受损的肾脏，近来更扩展到常见危重疾病的急救，成为各种危重病救治中最重要的支持措施之一，与机械通气和全胃肠外营养地位同样重要。

对于重症肾功能衰竭或多器官功能衰竭患者，目前采用连续性肾替代疗法治疗的方法在逐渐增加。比较成熟的方法有缓慢连续性超滤（slow continuous ultrafiltration，SCUF）、连续性静脉血液透析（conrinuous veno-venous hemodialysis，CVVHD）、连续性静脉血液滤过（continuous veno-venous hemofiltration，CVVH）、连续性静脉静脉血液透析过滤（continuous veno-venous hemodiafiltrarion，CVVHDF）。

CRRT 与间断血液透析相比，更具有优越性：

1. 血流动力学稳定 CRRT 与传统的间歇性血液透析（IHD）相比，其优点为连续性治疗，可缓慢、等渗地清除水和溶质，溶质浓度波动小，渗透压变化程度轻，容易调整液体平衡，对血流动力学影响较小，更符合生理情况。而 IHD 治疗中溶质和水分迅速变化，导致血浆渗透压骤然下降，血流动力学不稳定，加重或诱发急性肺水肿、脑水肿，加重肾功能损害，从而降低生存率。因此，原有严重心功能不全、休克或者严重低氧血症患者不能耐受 IHD。尤其是血流动力学不稳定的患者，通常难以 IHD 治疗中清除较多的液体。CRRT 也可能导致容量大量丢失，故在治疗中要严密监测出入量。

2. 有较好的生物相容性 CRRT 多采用高分子合成膜，具有较好的生物相容性。

3. 溶质清除率高 CRRT 时溶质清除率高，尿素清除率＞30 L/d（20 mL/min），而 IHD 很难达到，并且 CRRT 清除中、大分子溶质优于 IHD。CRRT 能更多地清除小分子物质，缓慢地清除小分子溶质时无失衡现象，能更好地控制氮质血症，有利于重症急性肾功能衰竭或伴有多脏器功能障碍、脓毒症和心力衰竭患者的治疗。

4. 清除炎性介质 严重感染和感染性休克患者血液中存在着大量的炎性介质，这些介质可以导致脏器功能障碍或衰竭。CRRT 使用无菌/无致热原溶液以消除通常在 IHD 中存在的炎性介质和细胞因子，并且使用高生物相容性、高通透性滤器，能通透分子量达 30 kD 的物质。

5. 改善营养 大多数急性危重病患者常伴有营养不良，营养不足将直接影响患者存活率。传统的透析治疗对水清除不足，往往入量大于出量，使制定的热量摄入量往往不能达到要求，常出现负氮平衡。而行 CRRT 时可以持续充分营养供给，不必限制液体入量，可达到正氮平衡。

6. 保持水电解质平衡 CRRT 能很好地控制水、电解质平衡。

7. 改善组织氧代谢 其机制为减轻间质水肿，改善微循环，使组织细胞吸收氧增加。

CRRT 的缺点。与 IHD 相比，CRRT 有诸多优势，但是也有不足：①需要连续抗凝；②间断性治疗会降低疗效；③滤过可能丢失有益物质，如抗炎性介质；④乳酸盐对肝功能衰竭患者不利；⑤能清除分子量小或蛋白结合率低的药物，故其剂量需要调整，难以建立每种药物的应用指南；⑥费用较高。

（二）方法

1. 缓慢连续性超滤（slow continuous ultrafiltration, SCUF）

（1）原理：SCUF 主要机制是超滤脱水，不补充置换液，也不用透析液，主要目的是为了除水，故对溶质的清除不理想，不能保持肌酐在可以接受的水平。目前临床主要用于对利尿剂抵抗的严重水肿、难治性心衰，特别是心脏直视手术、创伤或大手术复苏后伴有细胞外液容量负荷者。

（2）标准：SCUF 的条件：①应用低通量透析器或高通量透析器；②血流量 50～200 mL/min；③超滤量 2～8 mL/min。

2. 连续性静脉血液透析（continuous veno-venous hemodialysis, CVVHD）

（1）原理：CBBHD 溶质转运主要依赖于弥散及少量对流。当透析液流量为 15 mL/min 可使透析液中全部小分子溶质呈饱和状态，从而使清除率进一步提高。但在临床应用中，透析液流量很少超过 30 mL/min。

（2）标准：CBBHD 的条件：①应用低或高通量透析器；②透析液逆向输入；③借助血泵驱动血液循环；④血流量 50～200 mL/min；⑤超滤量 1～5 mL/min；⑥透析液量 10～20 mL/min。

3. 连续性静脉血液滤过（continuous veno-venous hemofiltration, CVVH）

（1）原理：CVVH 以对流的原理清除体内大、中及小分子物质、水分和电解质。根据原发病治疗的需要补充一部分置换液，通过超滤可以降低血中有害溶质的浓度，以及调控机体容量平衡。其原理与血液滤过（HF）相似，由于它是连续滤过和补充置换液，在模仿肾小球和肾小管功能上比血液透析（HD）更具有生理性，故比 HF 更接近于肾脏功能。

（2）标准：CVVH 的条件：①应用高通量血液滤过器；②借助血泵驱动血液循环；③补充置换液，补充量一般为 12～20 L/d；④血流量 50～200 mL/min；⑤超滤量 10～20 mL/min。

4. 连续性静脉血液透析滤过（continuous veno-venous hemodiafiltration, CVVHDF）

（1）原理：CVVHDF 是在 CVVH 的基础上发展起来的，增加血液透析（弥散）模式以弥补 CVVHV（对流）氮质清除不足的缺点，因此 CVVHDF 溶质转运机制已非单纯对流，而是对流加弥散，不仅增加了小分子物质的清除率，还能有效清除大分子物质。

（2）标准：CVVHD 的条件：①应用高通量血液滤过器；②借助血泵驱动血液循环；③透析液逆向输入，流量 10～30 mL/min；④补充置换液，补充量一般为 12～20 L/d；⑤血流量 100～200 mL/min；⑥超滤量 8～15 mL/min。

（三）适应证

1. 肾脏疾病

（1）重症急性肾损伤（AKI）伴血流动力学不稳定和需要持续清除过多水或毒性物质，如 AKI

合并严重电解质紊乱、酸碱代谢失衡、心力衰竭、肺水肿、脑水肿、急性呼吸窘迫综合征（ARDS）、外科术后、严重感染等。

（2）慢性肾衰竭（CRF）合并急性肺水肿、尿毒症脑病、心力衰竭、血流动力学不稳定等。

2. 非肾脏疾病

包括多器官功能障碍综合征（MODS）、脓毒血症或败血症性休克、急性呼吸窘迫综合征（ARDS）、挤压综合征、乳酸中毒、急性重症胰腺炎、心肺体外循环手术、慢性心力衰竭、肝性脑病、药物或毒物中毒、严重液体潴留、需要大量补液、电解质和酸碱代谢紊乱、肿瘤溶解综合征、过高热等。

（四）禁忌证

CRRT 无绝对禁忌证，但存在以下情况时应慎用。
（1）无法建立合适的血管通路。
（2）严重的凝血功能障碍。

（五）治疗方式和处方

1. 治疗模式选择

临床上应根据病情严重程度以及不同病因采取相应的 CRRT 模式及设定参数。SCUF 和 CVVH 用于清除过多液体为主的治疗；CVVHD 用于高分解代谢需要清除大量小分子溶质的患者；CHFD 适用于 ARF 伴高分解代谢者；CVVHDF 有利于清除炎症介质，适用于脓毒症患者；CPFA 主要用于去除内毒素及炎症介质。

2. 透析剂量

推荐采用体重标化的超滤率作为剂量单位[mL/（kg·h）]。CVVH 后置换模式超滤率至少达到 35～45 mL/（kg·h）才能获得理想的疗效，尤其是在脓毒症、SIRS、MODS 等以清除炎症介质为主的情况下，更提倡采用高容量模式。

3. 置换液的电解质浓度

原则上应接近人体细胞外液成分，根据需要调节钠、钾和碱基成分。

经典置换液处方：市售乳酸盐血液滤过置换液：钠 135 mmol/L、钾 2.0 mmol/L、钙 1.875 mmol/L、镁 0.75 mmol/L、氯 108.5 mmol/L、乳酸盐 33.75 mmol/L、糖 1.5 g/L。

Aplan 配方：第一组：等渗盐水 1 000 mL＋10%氯化钙 20 mL；第二组：0.45%盐水 1 000 mL＋$NaHCO_3$ 50 mL，交替输入。

Port 配方：第一组：等渗盐水 1 000 mL＋10%氯化钙 10 mL；第二组：等渗盐水 1 000 mL＋50%硫酸镁 1.6 mL；第三组：等渗盐水 1 000 mL；第四组：5%葡萄糖 1 000 mL＋$NaHCO_3$ 150 mL。

此配方含钠量较高，是考虑到全静脉营养液中钠离子含量偏低的缘故。必要时可将等渗盐水换成 0.45%盐水，钠可降低 19 mmol/L。

南京军区总医院配方：第一组：等渗盐水 3 000 mL＋5%葡萄糖 1 000 mL＋10%氯化钙 10 mL＋50%硫酸镁 1.6 mL；第二组：5%碳酸氢钠 250 mL。两组液体不能混合但可用同一通道同步输入。最终离子浓度为：钠离子 143 mmol/L、氯离子 112 mmol/L、碳酸氢根 34.8 mmol/L、钙离子 2.11 mmol/L、镁离子 1.56 mmol/L、葡萄糖 65.0 mmol/L，根据需要加入 10%KCl。

（六）操作准备的物料

准备置换液、生理盐水、肝素溶液、注射器、消毒液、无菌纱布及棉签等物品。

（七）操作步骤

操作规范以 CVVHDF 模式、肝素抗凝为例。

1. 治疗前准备

（1）准备置换液、生理盐水、肝素溶液、注射器、消毒液、无菌纱布及棉签等物品。

（2）操作者按卫生学要求着装，然后洗手、戴帽子、口罩、手套。

（3）检查并连接电源，打开机器电源开关。

（4）根据机器显示屏提示步骤，逐步安装 CRRT 血滤器及管路，安放置换液袋，连接置换液、生理盐水预冲液、抗凝用肝素溶液及废液袋，打开各管路夹。

（5）进行管路预冲及机器自检。如未通过自检，应通知技术人员对 CRRT 机进行检修。

（6）CRRT 机自检通过后，检查显示是否正常，发现问题及时对其进行调整。关闭动脉夹和静脉夹。

2. 治疗开始

（1）设置血流量、置换液流速、透析液流速、超滤液流速及肝素输注速度等参数，此时血流量设置在 100 mL/min 以下为宜。

（2）打开患者留置导管封帽，用消毒液消毒导管口，抽出导管内封管溶液并注入生理盐水冲洗管内血液，确认导管通畅后从静脉端给予负荷剂量肝素。

（3）将管路动脉端与导管动脉端连接，打开管路动脉夹及静脉夹，按治疗键，CRRT 机开始运转，放出适量管路预冲液后停止血泵，关闭管路静脉夹，将管路静脉端与导管静脉端连接后，打开夹子，开启血泵继续治疗。如无须放出管路预冲液，则在连接管路与导管时，将动脉端及静脉端一同接好，打开夹子进行治疗即可。用止血钳固定好管路，治疗巾遮盖好留置导管连接处。

（4）逐步调整血流量等参数至目标治疗量，查看机器各监测系统处于监测状态，整理用物。

3. 治疗过程中的监护

（1）检查管路是否紧密、牢固连接，管路上各夹子松开，回路各开口关/开到位。

（2）机器是否处于正常状态：绿灯亮，显示屏开始显示治疗量。

（3）核对患者治疗参数设定是否正确。准确执行医嘱。

（4）专人床旁监测，观察患者状态及管路凝血情况，心电监护，每小时记录一次治疗参数及治疗量，核实是否与医嘱一致。

（5）根据机器提示，及时补充肝素溶液、倒空废液袋、更换管路及透析器。

（6）发生报警时，迅速根据机器提示进行操作，解除报警。如报警无法解除且血泵停止运转，则立即停止治疗，手动回血，并速请维修人员到场处理。

4. 治疗结束

（1）需要结束治疗时，准备生理盐水、消毒液、无菌纱布、棉签等物品。

（2）按结束治疗键，停血泵，关闭管路及留置导管动脉夹，分离管路动脉端与留置导管动脉端，将管路动脉端与生理盐水连接，将血流速减至 100 mL/min 以下，开启血泵回血。

（3）回血完毕停止血泵，关闭管路及留置导管静脉夹，分离管路静脉端与留置导管静脉端。

（4）消毒留置导管管口，生理盐水冲洗留置导管管腔，根据管腔容量封管，包扎固定。

（5）根据机器提示步骤，卸下透析器、管路及各液体袋。关闭电源，擦净机器，推至保管室内待用。

（八）并发症及其处理

CRRT并发症种类同血液透析和血液滤过等技术，但由于CRRT治疗对象为危重患者，血流动力学常不稳定，且治疗时间长，故一些并发症的发病率较高，且程度较重，处理更为困难。如低血压、低钾或高钾血症、低钙血症、酸碱失衡、感染以及机械因素相关并发症。另外，由于治疗时间长，肝素等抗凝剂应用总量较大，故容易出血；但如血流量较低、红细胞压积较高或抗凝剂剂量不足，则容易出现凝血。如治疗时间较长，则可导致维生素、微量元素和氨基酸等丢失，应适当补充。

五、血液灌流（hemoperfusion，HP）

（一）概述

血液灌流技术是将患者血液从体内引到体外循环系统内，通过灌流器中吸附剂吸附毒物、药物、代谢产物，达到清除这些物质的一种血液净化治疗方法或手段。在急诊，主要用于抢救药物和毒物中毒。

（二）方法

1. 建立动、静脉通道及肝素化法：同血透。
2. 血液灌流装置由灌流罐、吸附剂、微囊膜组成。目前用于临床的主要有白蛋白火棉胶包裹活性炭、丙烯酸水凝胶包裹活性炭和醋酸纤维包裹活性炭等。
3. 血液灌流循环装置。管路连接同血液透析，但灌流罐要预先冲洗，用1 L生理盐水（含肝素1 250 U）慢速（50~150 mL/min）冲洗。冲洗过程中，使灌流罐静脉端朝上，尽量排出循环中气体，最后快速（200 mL/min）冲洗，以冲掉小的炭粒。
4. 肝素化。首先通过建立的血液通道立刻注入人体内肝素5 000 U，5 min后体外循环开始，再通过肝素泵注入肝素2 000 U，在治疗过程中注入肝素2 000 U/h，并监测凝血时间。
5. 治疗中注意事项。通常HP不超过3 h，若需要延长要更换灌流罐后继续HP。在HP过程中注意观察凝血情况，定期检查凝血时间，若动脉压增高，静脉压下降说明罐内有凝血。密切观察患者血压、心率、呼吸和神志变化。

（三）适应证

（1）急性药物或毒物中毒。
（2）尿毒症，尤其是顽固性瘙痒、难治性高血压。
（3）重症肝炎，特别是暴发性肝衰竭导致的肝性脑病、高胆红素血症。
（4）脓毒症或系统性炎症综合征。
（5）银屑病或其他自身免疫性疾病。
（6）其他疾病，如精神分裂症、甲状腺危象、肿瘤化疗等。

（四）禁忌证

（1）有出血倾向者。
（2）血小板≤$70×10^9$/L，应先输新鲜血或血小板。
（3）休克，应先输血扩充血容量。

(五)操作准备的物料

准备灌流器、生理盐水、肝素溶液、注射器、消毒液、无菌纱布及棉签等物品。

(六)操作步骤

1. 血管通路的建立。
2. 灌流器与血路的冲洗：

(1) 开始治疗前将灌流器以动脉端向上、静脉端向下的方向固定于固定支架上。

(2) 动脉端血路与生理盐水相连接并充满生理盐水，然后正确连接于灌流器的动脉端口上，同时静脉端血路连接于灌流器的静脉端口上。

(3) 启动血泵，速度以 200～300 mL/min，预冲盐水总量 2 000～5 000 mL 为宜。如果在预冲过程中可以看到游离的炭粒冲出，提示已经破膜，必须进行更换。

(4) 预冲即将结束前，采用肝素生理盐水充满灌流器与整个体外血路，最后将灌流器反转至动脉端向上、静脉端向下的固定方式，准备开始治疗。

3. 体外循环体系的建立。冲洗结束后，将动脉端血路与已经建立的灌流用血管通路正确牢固连接（如深静脉插管或动静脉内瘘），然后开动血泵（以 50～100 mL/min 为宜），逐渐增加血泵速度。当血液经过灌流器即将达到静脉端血路的末端出口时，与已经建立的灌流用血液通路正确牢固地连接。

4. 抗凝，达肝素化。

5. 体外循环血流量的调整一般以 100～200 mL/min 为宜。

6. 治疗的时间与次数灌流器中吸附材料的吸附能力与饱和速度决定了每次灌流治疗的时间。常用活性炭吸附剂对大多数溶质的吸附在 2～3 h 内达到饱和。因此，如果临床需要，可每间隔 2 h 更换一个灌流器，但一次灌流治疗的时间一般不超过 6 h。

(七)并发症及其处理

1. 生物不相容性及其处理。吸附剂生物不相容的主要临床表现为灌流治疗开始后 0.5～1.0 h 患者出现寒战、发热、胸闷、呼吸困难、白细胞或血小板一过性下降。一般不需要中止灌流治疗，可适量静脉推注地塞米松、吸氧等处理；如果经过上述处理症状不缓解并严重影响生命体征而确系生物不相容导致者应及时中止灌流治疗。

2. 吸附颗粒栓塞。治疗开始后患者出现进行性呼吸困难、胸闷、血压下降等，应考虑是否存在吸附颗粒栓塞。在进行灌流治疗过程中一旦出现吸附颗粒栓塞现象，必须停止治疗，给予吸氧或高压氧治疗，同时配合相应的对症处理。

3. 出凝血功能紊乱。活性炭进行灌流吸附治疗时很可能会吸附较多的凝血因子如纤维蛋白原等，特别是在进行肝性脑病灌流治疗时易于导致血小板的聚集而发生严重的凝血现象；而血小板大量聚集并活化后可以释放出大量的活性物质，进而诱发血压下降。治疗中注意观察与处理。

4. 贫血。通常每次灌流治疗均会导致少量血液丢失。因此，长期进行血液灌流的患者，特别是尿毒症患者，有可能诱发或加重贫血现象。

5. 体温下降。与灌流过程中体外循环没有加温设备、设备工作不正常或灌流过程中注入了过多的冷盐水有关。

6. 空气栓塞。主要源于灌流治疗前体外循环体系中气体未完全排除干净、治疗过程中血路连接处不牢固或出现破损而导致气体进入到体内。患者可表现为突发呼吸困难、胸闷气短、咳嗽，严重者表现为发绀、血压下降甚至昏迷。一旦空气栓塞诊断成立，必须立即停止灌流治疗，吸入高浓度氧气、必要时可静脉应用地塞米松，严重者及时进行高压氧治疗。

六、血浆置换（plasma exchange，PE）

（一）概述

血浆置换是先将人体内含有致病物质或毒素的血浆分离导出，或将异常血浆分离后经免疫吸附或冷却过滤等方法，除去抗体或抗原类致病物质，一般采用膜式血浆分离技术或离心式血浆分离技术把患者血浆分离出来，剩余的血液有形成分加入置换液后回输入体内，或再输入等量的血浆或替代品，以达到治疗疾病的目的，是一种用来清除血液中大分子物质的血液净化疗法。

清除大分子血浆量常用一室模型计算清除量。一般一个人体血浆量可清除大约60%的血浆大分子物质，1.4个血浆量可清除75%的大分子物质。

$$血浆量（L）=0.07×体重（kg）×（1-Hct）$$

（二）方法

1. 离心法：具体又分间断性离心分离技术和连续性离心分离技术，系利用专用设备（如IBM—2997，CS—3000），根据血液中各种成分比重的差异将血浆离心引出，并弃掉血浆。血液流速一般选择60~80 mL/min，血浆分离量15 mL/min。此法也可以分离出红细胞、颗粒白细胞、淋巴细胞、单核细胞和血小板。

离心法血浆分离血流速度慢，在四肢静脉即可作为血管通道，如果存在困难可采用中心静脉管路。通常采用ACD（枸橼酸盐）抗凝法，使用枸橼酸盐的剂量与血液比例为ACD/血液=1 mL/15.3 mL。

2. 膜式法：又分单滤血浆分离法和双滤血浆分离法，需要专用血浆分离机或血液透析机或血液滤过机，关键部件是血浆分离器，其装置结构与透析器相仿。通常中空纤维直径270~370 μm，膜厚度50 μm，孔径0.2~0.6 μm，膜面积0.5 m²左右。膜材料为高分子聚合物（如聚丙烯腈、聚砜等），生物相容性好。

膜式血浆置换血流量为100~150 mL/min，血浆流量为30~50 mL/min。血管通道以选用中心静脉管路为好。大多用肝素抗凝，首次肝素剂量为2 000~5 000 U，随后剂量为2 500~3 500 U/h，对有出血倾向者，以应用APTT法监测凝血时间为宜。

3. 置换液：不论离心法或膜式法，每次治疗需分离血浆2 000~3 000 mL，但双重滤过或冷滤过仅需补充300~500 mL液体即可。常用的置换液有：①4%~5%人血白蛋白林格液（HAS）。②白蛋白加生理盐水。③新鲜冷冻血浆（FFP）。④纯化血浆蛋白分离液（PPF）。⑤替代品，如羟乙基淀粉、右旋糖酐、林格液等。⑥新鲜血浆（RFP）。

（三）适应证

1. 自身免疫性疾病

（1）抗基底膜抗体病（Good-Pasture Syndrome）：为此疾病的首选治疗手段，可清除抗基底膜抗体、炎性介质。一般血浆分离置换技术为应急治标方法，加用免疫抑制治疗可减少抗体产生，达到控制疾病的目的。

（2）血栓性血小板减少性紫癜（TTP）：对危重型血栓性血小板减少性紫癜采用血浆置换治疗技术可明显降低病死率（采用血浆置换技术之前病死率为90%，采用血浆置换技术之后可降低至

10%～20%）。

正常情况下，血浆中的血管性血友病因子（vWF）为多聚体，经 vWF 裂解酶（vWF-CP）作用，可降解为二聚体或不同大小的多聚体，这些物质参与血小板膜糖蛋白（GP Ⅰb）与内皮下胶原结合，介导血小板在血管损伤部位黏附，同时作Ⅷ因子辅助因子发挥内源性凝血系统凝血作用。

20 世纪 80 年代，Moake 发现 TTP 患者血浆中存在大量超大分子量的 vWF，与血小板有超强结合能力，可促进血小板聚集，形成血栓及微血管病性溶血。TTP 的发病机制即与患者机体产生抗血管性血友病因子（vWF）裂解酶（vWF-CP）抗体，即抗 vWF-CP 抗体，抑制了 vWF-CP 活性，形成 vWF 超大分子量有关。因此，通过血浆置换清除这些大分子量物质即有治疗作用。

一般的治疗方案为血浆置换加免疫抑制治疗。血浆置换采用每日置换一个血浆量，一般 1～2 周为一个疗程，经一个疗程的治疗大多可缓解 TTP 的症状和体征。而免疫抑制治疗可抑制抗体的产生，从而达到治疗目的。值得注意的是在治疗过程中，如血小板过低，如血小板低于 $50\times10^9/L$，可以输注血小板预防出血。

（3）其他自身免疫性疾病：如系统性红斑狼疮（尤其是狼疮性脑病、狼疮性肾病）、难治性类风湿关节炎、系统性硬化症、抗磷脂抗体综合征等均适宜进行血浆置换加免疫抑制治疗。

2．免疫性神经系统疾病

（1）格林-巴利综合征（Guillain-Barrè syndrome）

Guillain-Barrè syndrome 的治疗主要采用血浆置换治疗技术＋静脉注射丙种球蛋白及支持治疗方案。血浆置换的目的是清除作用于神经的抗体。对患者的临床研究报道认为可减少机械通气时间和使用机械通气的比例，增强肌力，改善预后。一般经 4～6 次血浆置换即可，血浆置换时机宜选择在症状出现后 30 d 内，大多有明显效果；如能在症状出现后一周内进行血浆置换，则效果更好。

（2）重症肌无力

重症肌无力是累及神经肌接头突触膜乙酰胆碱受体的疾病，发病机制上系细胞免疫依赖补体参与的自身免疫性疾病。血浆置换可清除抗乙酰胆碱受体抗体，从而改善症状，一般隔日一次血浆置换即可，同时采用免疫抑制治疗，具有较明显的效果。

（3）其他自身免疫性神经疾病

其他自身免疫性神经疾病如 Lambert—Eaton 肌无力综合征、多发性硬化病、慢性炎症性脱髓鞘性多发性神经病等均适宜采用血浆置换加免疫抑制治疗，具有一定的效果。

3．消化系统疾病

消化系统疾病如重症肝炎、严重肝衰竭、肝性脑病、胆汁淤积性肝病、高胆红素血症等均适宜采用血浆置换治疗技术加其他血液净化技术综合运用较好。

4．血液系统疾病

血液系统疾病如高黏滞综合征，大多为巨球蛋白血症等使血液黏滞度明显增高，导致小动脉、毛细血管等微循环损害，产生缺血缺氧症状。采用血浆置换等治疗技术清除巨球蛋白，对改善症状有所帮助。

其他血液系统疾病如多发性骨髓瘤、高 γ-球蛋白血症、冷球蛋白血症、血栓性微血管病如溶血-尿毒综合征（HUS）、新生儿溶血性疾病、白血病、淋巴瘤、重度血型不合的妊娠、自身免疫性血友病甲等均适宜应用血浆置换技术治疗。

5．肾脏疾病

肾脏疾病如急进性肾小球肾炎、难治性局灶节段性肾小球硬化症、系统性小血管炎、重症狼疮性肾炎等均可试用血浆置换治疗技术。

6. 器官移植

器官移植前去除抗体（ABO 血型不兼容移植、免疫高致敏受者移植等）、器官移植后排斥反应亦可试用血浆置换治疗技术。

7. 自身免疫性皮肤疾病

自身免疫性皮肤疾病如大疱性皮肤病、天疱疮、类天疱疮、中毒性表皮坏死松解症、坏疽性脓皮病等进行血浆置换治疗可能具有一定效果。

8. 遗传代谢性疾病

遗传代谢性疾病如纯合子型家族性高胆固醇血症等亦可采用血浆置换治疗技术。

9. 药物中毒

药物中毒如药物过量（如洋地黄中毒等）、重金属中毒，或与蛋白结合率较高的毒物中毒是血浆置换治疗技术的主要适应证之一，在中毒后较早期治疗效果较好。

10. 其他

其他疾病如浸润性突眼等自身免疫性甲状腺疾病、Wegener 肉芽肿、多发性大动脉炎、多脏器衰竭等亦可试用血浆置换治疗技术。

（四）禁忌证

无绝对禁忌证，相对禁忌证包括：

1. 对血浆、人血白蛋白、肝素等有严重过敏史。
2. 药物难以纠正的全身循环衰竭。
3. 非稳定期的心肌梗死、脑梗死等。
4. 颅内出血或重度脑水肿伴有脑疝。
5. 存在精神障碍而不能很好配合治疗者。

（五）操作准备的物料

1. 按医嘱准备血浆分离器、血浆成分吸附器、专用血液吸附管路并核对其型号；准备生理盐水、葡萄糖溶液、抗凝剂、配制含有抗凝剂的生理盐水；准备体外循环用的必需物品，如止血钳、注射器、手套等。
2. 常规准备地塞米松、肾上腺素等急救药品和器材。

（六）操作步骤

由于血浆置换存在不同的治疗模式，并且不同的设备其操作程序也有所不同，应根据不同的治疗方法，按照机器及其所用的管路、血浆分离器或血浆成分分离器等耗材的相关说明书进行。

（七）并发症及其处理

1. 变态反应：系大量输入异体血浆所致，轻症者表现为皮疹、皮肤瘙痒、畏寒等，严重者出现高热、过敏性休克等。可在血浆输入前适量应用糖皮质激素预防；出现上述症状时减慢或停止血泵转运、停止输入可疑致敏的血浆或血浆成分，予以糖皮质激素、抗组胺类药物治疗，出现过敏性休克的按过敏性休克处理。
2. 低血压：与置换液补充量不足、血管活性药物清除或过敏反应有关，根据不同的原因进行相应处理。考虑置换液补充量不足者，应正确计算需要补充的血浆量，治疗开始时，减慢放血速度，逐步阶梯式增加，逐渐达至目标流量。对于治疗前已经有严重低蛋白血症患者，根据患者情况可酌情使用人血白蛋白、血浆等，以提高血浆胶体渗透压，增加有效血容量，管路用生理盐水预充。考虑血管活性药物清除所致者，必要时适量使用血管活性药物。考虑过敏者按过敏处理。

3. 溶血：查明原因，予以纠正，特别注意所输注血浆的血型，以同一血型血浆为宜，停止输注可疑血浆；应严密监测血钾，避免发生高血钾等。

4. 重症感染：在大量使用白蛋白置换液进行血浆置换时，可导致体内免疫球蛋白和补体成分缺乏。高危患者可适量补充新鲜血浆或静脉注射大剂量免疫球蛋白。

5. 血源性感染：可传播病毒、细菌等感染，主要与输入血浆有关，患者有感染肝炎病毒和人免疫缺陷病毒的潜在危险。

6. 出血倾向：血浆置换过程中血小板破坏、抗凝药物过量或大量使用白蛋白置换液置换血浆导致凝血因子缺乏。对于高危患者及短期内多次、大量置换者，必须补充适量新鲜血浆。

七、腹膜透析（Peritoneal dialysis）

（一）概述

腹膜透析是利用腹膜作为半渗透膜，根据膜平衡原理，将配制好的透析液经导管灌入患者的腹膜腔，这样，在腹膜两侧存在溶质的浓度梯度差，高浓度一侧的溶质向低浓度一侧移动（扩散作用）；水分则从低渗一侧向高渗一侧移动（渗透作用）。通过腹腔透析液不断地更换，以达到清除体内代谢产物、毒性物质及纠正水、电解质平衡紊乱的目的。

（二）方法

1. 腹膜透析法选择。①紧急腹膜透析。短期内作整日持续性透析。多作为急性肾功能衰竭及急性药物中毒的抢救措施。②间歇腹膜透析。每周透析 5～7 d，每日用透析液 6 000～10 000 mL，分 4～8 次输入腹腔内，每次留置 1～2 h，每日透析 10～12 h。用于慢性肾功能衰竭伴明显体液潴留者。③不卧床持续腹膜透析（CAPD）。每周透析 5～7 日，每日透析 4～5 次，每次用透析液 1 500～2 000 mL，输入腹腔，每 3～4 h 更换 1 次，夜间 1 次可留置腹腔内 10～12 h。在腹腔灌入透析液后，夹紧输液管，并将原盛透析液袋摺起放入腰间口袋内，放液时取出，置于低处，让透析液从腹腔内通过腹膜透析管流出，然后再换新的腹膜透析液袋。患者在透析时不需卧床，病人可自由活动。④持续循环腹膜透析（CCPD）。系采用计算机程序控制的自动循环腹膜透析机。患者在夜间睡眠时，腹腔内留置的腹膜透析管端与自动循环腹膜透析机连接，用 6～8 L 透析液持续透析 9～10 h，清晨在腹腔内存留 2 L 透析液，脱离机器，整个白天（10～14 h）不更换透析液，白天患者可自由活动。

2. 腹膜透析管。常用的有单毛套（cuff）、双毛套及无毛套三种硅橡胶腹膜透析管。

3. 置管方法。用套管针在脐与耻骨联合线上 1/3 处穿刺，然后通过套针将透析管送入腹腔直肠膀胱窝中，或手术分层切开腹膜，将腹膜透析管插入直肠膀胱窝中，即可行透析。对慢性肾功能衰竭需作长期腹膜透析者，可在腹壁下作一隧道，并用带毛套的腹膜透析管通过隧道穿出皮肤外，以助固定。

4. 透析液的配方。透析液可临时自行配制或使用商品化透析液。

临时透析液配方：5%葡萄糖液 500 mL，生理盐水 1 000 mL，5%碳酸氢钠 100 mL，5%氯化钙 12 mL，渗透压 359.4 mmol/L。

上海长征制药厂透析配方：氯化钠 5.5 g，氯化钙 0.3 g，氯化镁 0.15 g，醋酸钠 5.0 g，偏焦亚硫酸钠 0.15 g，葡萄糖 20 g，加水至 1 000 mL，渗透压 374.3 mmol/L。

5. 透析注意事项。要严格无菌操作，注意有无伤口渗漏；记录透析液输入及流出量（若流出量<输入量，应暂停透析寻找原因）；观察流出液的色泽及澄清度，并做常规检查，细菌培养及蛋白定量；遇有腹膜炎迹象时要立即采取措施控制。

（三）适应证

1. 急性肾衰竭或急性肾损伤（ARF或AKI）：如何选择腹膜透析的时机、方式及透析剂量，应根据患者的临床状态与生化指标综合考虑。
2. 终末期肾脏病（ESRD）
(1) 各种病因所致的ESRD。
(2) 肌酐清除率（Ccr）或估算的肾小球滤过率（eGFR）小于10～15 mL/min；糖尿病患者Ccr或eGFR≤15 mL/min。
(3) 尿毒症症状明显者，即使没有达到上述数值，也可考虑开始进行腹膜透析治疗。
(4) 如出现药物难以纠正的急性左心衰、代谢性酸中毒或严重电解质紊乱，应提早开始透析。
3. 急性药物与毒物中毒：适应于腹膜能够清除的药物和毒物，或尽管药理作用不明，而临床需要的各种中毒患者均可选择腹膜透析。尤其对口服中毒、消化道药物或毒物浓度高，或存在肝肠循环的药物或毒物，或不能耐受体外循环的重症中毒患者，腹膜透析有其独特的治疗优势。
4. 水电解质和酸碱平衡失调：对内科无法纠正的水电解质和酸碱平衡失调时，可选择腹膜透析。
5. 其他：内科或药物治疗难以纠正的下列情况：
(1) 充血性心力衰竭。
(2) 急性重症胰腺炎。
(3) 严重高胆红素血症。
(4) 高尿酸血症等。

（四）禁忌证

1. 绝对禁忌证
(1) 腹膜广泛粘连或纤维化。
(2) 腹部或腹膜后手术导致严重腹膜缺损。
(3) 外科无法修补的疝。
2. 相对禁忌证
(1) 腹部手术三天内，腹腔置有外科引流管。
(2) 腹腔有局限性炎性病灶。
(3) 肠梗阻。
(4) 腹部疝未修补。
(5) 严重炎症性或缺血性肠病。
(6) 晚期妊娠、腹内巨大肿瘤及巨大多囊肾。
(7) 严重肺功能不全。
(8) 严重腹部皮肤感染。
(9) 长期蛋白质及热量摄入不足所致严重营养不良者。
(10) 严重高分解代谢者。
(11) 硬化性腹膜炎。
(12) 不合作或精神病患者。
(13) 过度肥胖。

（五）并发症及其处理

1. 腹透管周围渗液：多发生在置管手术后几周或几个月。表现皮肤出口明显液体渗漏。导致皮下肿胀和水肿，体重增加，排出量减少。

2. 排液障碍：当排出量低于灌注量且无透析管周围渗漏证据时应考虑为排液障碍。常发生于插管早期，但也可以发生在腹炎膜时或透析管移位。透析液排出不规律，流出透析液有纤维蛋白或有便秘感是排液障碍的先兆。

3. 感染：出口感染常见，表现出口皮肤发红或出口有脓性渗出。隧道感染表现局部疼痛、肿胀、结节和红斑。皮肤出口向透析管的皮下扩展时，可出现隧道感染，可伴随全身发热。复发性腹膜炎时也可引起隧道感染。

4. 与腹透管相关的其他并发症

（1）涤纶套受侵蚀：皮肤感染可波及表浅涤纶套而受侵蚀。如深部涤纶套脱离肌层，表浅套也可以受到侵蚀。

（2）透析液流出时疼痛：疼痛常与下列因素有关，包括 pH 值异常，透析液温度过高，网膜吸附透析管，压迫附近器官等。

（3）腹疝：腹压增加或患者原有疝气，也可以发生切口疝，或使腹股沟疝加重。

第三节 血液净化技术进展及其综合评述

近年，血液净化在急危重症中的治疗应用范围越来越广泛，是目前不可缺少的急危重症治疗方法之一。

一、急性肾损伤治疗新理念

急性肾损伤（AKI）严重程度 RIFLE 分级标准：

急性肾损伤高危级：尿量每小时每千克体重小于 0.5 mL、持续 6 h 以上，肾小球滤过率下降超过 25% 或血清肌酐值增高 1.5 倍。

急性肾损伤级：尿量每小时每千克体重小于 0.5 mL、持续 12 h 以上，肾小球滤过率下降超过 50% 或血清肌酐值增高 2 倍。

急性肾衰竭级：尿量每小时每千克体重小于 0.5 mL、持续 24 h 以上，肾小球滤过率下降超过 75% 或血清肌酐值增高 3 倍，或血清肌酐值≥335 μmol/L，或血清肌酐值升高幅度超过 44.2 μmol/L。

急性肾失功：完全持续失去肾功能超过 4 周。

终末期肾脏：完全持续失去肾功能超过 3 个月。

急性肾损伤网络组织（AKIN）急性肾损伤分期标准：

急性肾损伤 1 期：尿量每小时每千克体重小于 0.5 mL、持续 6 h 以上，血清肌酐值（Scr）增高幅度超过 26.4 μmol/L（3 mg/L），或增高至基础值的 1.5～2.0 倍。

急性肾损伤 2 期：尿量每小时每千克体重小于 0.5 mL、持续 12 h 以上，血清肌酐值（Scr）增高至基础值的 2.0～3.0 倍。

急性肾损伤 3 期：尿量每小时每千克体重小于 0.5 mL、持续 24 h 以上或无尿超过 12 h，血清肌酐值（Scr）超过 354 μmol/L（40 mg/L），或 48 h 内血清肌酐值（Scr）急剧增高幅度超过 44 μmol/L（5 mg/L），或增高至基础值的 3.0 倍以上。

2012年新的急性肾损伤定义为：符合以下三条中的一条：①在48 h内血肌酐上升≥3 mg/L（≥26.5 μmol/L）；②或者血肌酐确定或推测最近7 d时间内增加到基线值的1.5倍以上，这个基线值指最近7 d时间内的水平；③或者尿量小于0.5 mL/（kg·h），持续6 h以上。

2012年急性肾损伤的严重程度分期：

一期：血肌酐值增加到基线值的1.5～1.9倍或者血肌酐在48 h内上升≥3 mg/L（≥26.5 μmol/L），尿量小于0.5 mL/（kg·h）达到6～12 h。

二期：血肌酐增加到基线值的2.0～2.9倍，尿量小于0.5 mL/（kg·h）的时间大于12 h。

三期：血肌酐增加到基线值的3倍或者血肌酐上升≥40 mg/L（≥353.6 μmol/L）或者是已经开始肾替代治疗或患者年龄<18岁，肾小球滤过率<35 mL/（min·1.73 m^2），尿量小于0.3 mL/（kg·h）时间超过24 h。

新的急性肾损伤诊断标准较原旧版的诊断标准明显降低，这其中主要体现了新技术进展首先是理念上的变化：趋向于血液净化技术早期干预治疗急危重症。如挤压综合征早期血液净化治疗、急性肾衰的治疗即主张早期的预防和治疗，即主张在急性肾损伤早期阶段即给予CRRT等治疗，并对急性肾损伤提出分级、分期标准。其次，新指南不主张采用速尿、小剂量多巴胺等增加尿量，或肾血流量的方式治疗急性肾损伤或急性肾功能衰竭，因根据循证医学证据这些药物并不能真正改善肾功能，而应从病因治疗着手加强治疗，并强调高危因素及时处置及其预防急性肾损伤的重要性。

二、血液净化技术方法进展

血液净化技术方法进展主要是充分利用各种不同的血液净化技术的各自优点和不足，进行串联或并联的方法，综合各自优势，既达到治疗目的，又可减少或避免不良作用。近年主要有以下新技术，现简介如下。

（一）杂合肾替代治疗（Hybrid renal replacement therapy）

杂合肾替代治疗系综合CVVH、间断性血液透析治疗各自优势组合而成。包括缓慢低效每日透析（Slow, low-efficiency daily dialysis/extended daily dialysis, SLEDD/EDD）、缓慢低效每日透析滤过，或称长时每日透析滤过（slow, low-efficiency daily diafiltration/extended daily diafiltration, SLEDDF/EDDF）。这些治疗兼具持续血液净化治疗的优势，由于治疗时间长，大多使用高通量透析器，可降低血流量、透析液流量，避免间歇性透析的缺点，更有效清除不同分子物质，且容量相对容易平衡，普通的透析设备即可开展工作，治疗成本可明显降低。杂合肾替代治疗一般治疗时间6～12 h，血流量100～200 mL/min，透析液流量100～300 mL/min，置换液流量20～100 mL/min，大多利用夜间进行治疗，可不影响患者休息，且可充分利用常规透析设备。

（二）杂合透析治疗技术（Hybrid dialysis techniques）

即将CRRT与其他方法串联的治疗技术。如偶联血浆滤过吸附透析技术（coupled plasma filtration absorption，CPFA），即将分离后的患者血浆通过药用碳吸附剂非选择性地清除炎性介质，并重新进入管路进行CRRT透析治疗。主要用于脓毒症等清除炎症介质等。有报道认为CPFA联合血液透析、CVVH，或高容量血液滤过治疗脓毒性休克较单纯用CVVHDF，免疫抑制改善较明显、平均动脉压明显升高，可明显减少去甲肾上腺素的用量等。

（三）生物人工肾（生物人工肾小管）

生物人工肾系使用非自体的人肾脏肾小管细胞植入透析器中空纤维内侧，模拟人体肾小管功能进行治疗，故又称生物人工肾小管（renal tubule assist device，RAD）。

生物人工肾串联 CRRT 治疗 MODS（或合并急性肾损伤）进行早期干预治疗，可明显降低血液中的炎症介质，改善肾功能，使肾功能恢复正常的比例明显增高，而死亡率明显下降。现正在进行相关研究。

（四）高容量血液滤过（HVH）

高容量血液滤过（high volume hemofiltration，HVH）指对血液滤过的超滤量明显提高至每小时每公斤体重 45 mL 以上，最高可达 215 mL/（kg·h），旨在增加炎性介质的清除，防治 SIRS 及其 MODS。

（五）高截留血液滤过

高截留血液滤过（high cut-off hemofiltration，HCOH），指使用高截留膜，使分子量为 6 万～15 万，即相当于血液中分子量为 4 万～40 万的物质均可经透析、对流作用给予清除，实际上这是一种高容量滤过的替代方法，旨在增加炎性介质的清除和毒素等物质的清除。但这一方法带来的一大不利作用是大剂量多次超滤极易导致白蛋白等重要营养物质的损失，值得警惕，宜慎重使用。

（六）血液分离技术（blood therapeutic apheresis，TA）

血液分离技术指通过引流血液至体外分离器的分离技术，达到清除或补充血液中某些物质而产生治疗作用。血液分离技术的发展得益于 20 世纪 70 年代无渗漏离心技术分离血液的应用，提高了安全性、经济性。20 世纪 80 年代膜分离技术的发明使血浆置换治疗技术产生了革命性的变化，结合微电子学、微电脑技术，目前的研发方向为：（1）较低的体外循环血量，减少有形细胞成分的损失。（2）监测：报警系统更加完善，如管路气泡报警、压力异常报警、血凝报警，并大多设置有自动停止保护系统。（3）自动化程度明显提高。（4）带储电电池的便携式机型：更加有利于急危重症患者的治疗。（5）高电脑化程序：按照不同患者的需求设置不同的电脑化程序，减少人工成本，使操作更加简便。

目前主要技术方式有：

1. 血浆成分置换

可适用于炎症性脱髓鞘神经疾病、Good-Pasture 综合征（抗基底膜抗体病）、格林-巴利综合征、遗传性高胆固醇血症、血小板减少性紫癜、输血后紫癜、重症肌无力综合征、冷凝集素病、多发性骨髓瘤、急进型肾炎综合征、溶血尿毒综合征、脏器移植抗排异急性肝脏衰竭、自身免疫性疾病、全身淀粉样变等。

2. 血液有形成分单采

适用于干细胞、血小板、白细胞、红细胞等血液有形成分的按需单独采集，或白血病等异常细胞的分离、捕获治疗等。具体适应证为高白细胞性白血病、镰状细胞病、血小板增多症、真性红细胞增多症、骨髓移植血型不合、器官移植抗排异淋巴细胞去除治疗、皮肤 T 淋巴细胞瘤、类风湿关节炎淋巴血浆置换、多发性硬化病、多发性肌炎、嗜酸细胞增多症等。

3. 吸附沉淀分离

适用于低密度脂蛋白的吸附分离技术等。

总的来说，不同的血液净化技术有不同的特性，适用于不同的疾病、患者病变的特点、患者经济状况、治疗效果的快慢、社会效益和经济效益等综合决定，故重点应根据患者的疾病特点采用个性化治疗原则，选择性应用不同类型的血液净化技术。

连续性肾替代治疗（CRRT）近年较多用于急危重症治疗，主要是 CRRT 所具有的技术特点，如对血流动力学的影响相对于传统的透析治疗更小，溶质清除率较高，容量波动更小，胶体压变化更小，且无输液限制，具一定的免疫调节作用，可清除部分炎性介质，减轻全身炎症反应综合征，具有脏器功能支持作用，有利于营养代谢支持治疗，维持机体基本的代谢需要。但也具有其不足之处，如大多患者需要全身长时间抗凝用药，对急危重患者出血风险增大；易出现血滤器及管路的凝血块形成，需特殊的专门设备及其耗材，相对成本较高；要求专业医务人员长时间专业管理，人力成本较高等。

参考文献

[1] Bagshaw S M，George C，Dinu I，et al. A multi-centre evaluation of the RIFLE criteria for early acute kidney injury in critically ill patients. Nephrol Dial Transplant，2008，23：1203-1210.

[2] Kellum J A，Bellomo R，Ronco C. Classification of acute kidney injury using RIFLE：What's the purpose？Crit Care Med，2007，35：1983-1984.

[3] Ricci Z，Cruz D，Ronco C. The RIFLE criteria and mortality in acute kidney injury：A systematic review. Kidney Int，2008，73：538-546.

[4] Thakar C V，Christianson A，Freyberg R，et al. Incidence and outcomes of acute kidney injury in intensive care units：a Veterans Administration study. Crit Care Med，2009，37：2552-2558.

[5] Joannidis M，Metnitz B，Bauer P，et al. Acute kidney injury in critically ill patients classified by AKIN versus RIFLE using the SAPS 3database. Intensive Care Med，2009，35：1692-1702.

[6] Ostermann M，Chang R W. Acute kidney injury in the intensive care unit according to RIFLE. Crit Care Med，2007，35：1837-1843.

[7] Ali T，Khan I，Simpson W，et al. Incidence and outcomes in acute kidney injury：a comprehensive population-based study. J Am Soc Nephrol，2007，18：1292-1298.

[8] Akcan-Arikan A，Zappitelli M，Loftis L L，et al. Modified RIFLE criteria in critically ill children with acute kidney injury. Kidney Int，2007，71：1028-1035.

[9] Kellum J A，Lameire N，Aspelin P，et al. KDIGO Clinical Practice Guideline for Acute Kidney Injury. Kidney innternational，2012，2（1，SUPPLEMENT 1）：124-138.

[10] Ricci Z，Cruz D，Ronco C. The RIFLE criteria and mortality in acute kidney injury：A systematic review. Kidney Int，2008，73：538-546.

[11] Thakar C V，Christianson A，Freyberg R，et al. Incidence and outcomes of acute kidney injury in intensive care units：a Veterans Administration study. Crit Care Med，2009，37：2552-2558.

[12] Joannidis M，Metnitz B，Bauer P，et al. Acute kidney injury in critically ill patients classified by AKIN versus RIFLE using the SAPS 3database.Intensive Care Med，2009，35：1692-1702.

[13] Hackworth L A，Wen X，Clermont G，et al. Hospital versus community acquired acute kidney injury in the critically ill：differences in epidemiology（abstr）. J Am Soc Nephrol，2009，20：115A.

[14] Levey A S，de Jong P E，Coresh J，et al. The definition，classification and prognosis of chronic kidney disease：a KDIGO Controversies Conference report. Kidney Int，2011，80：17-28.

[15] Hackworth L A，Wen X，Clermont G，et al. Hospital versus communityacquired acute kidney injury in the critically ill：differences in epidemiology（abstr）. J Am Soc Nephrol，2009，20：115A.

[16] Cerda J，Bagga A，Kher V，et al. The contrasting characteristics of acute kidney injury in developed and developing countries. Nat Clin Pract Nephrol，2008，4：138-153.

[17] Cerda J, Lameire N, Eggers P, et al. Epidemiology of acute kidney injury. Clin J Am Soc Nephrol, 2008, 3: 881-886.

[18] Levey A S, Eckardt K U, Tsukamoto Y, et al. Definition and classification of chronic kidney disease: a position statement from Kidney Disease: Improving Global Outcomes (KDIGO). Kidney Int, 2005, 67: 2089-2100.

[19] Levey A S, de Jong P E, Coresh J, et al. The definition, classification and prognosis of chronic kidney disease: a KDIGO Controversies Conference report. Kidney Int, 2011, 80: 17-28.

[20] Murray P T, Devarajan P, Levey A S, et al. A framework and key research questions in AKI diagnosis and staging in different environments. Clin J Am Soc Nephrol, 2008, 3: 864-868.

[21] Endre Z H. Acute kidney injury: definitions and new paradigms. Adv Chronic Kidney Dis, 2008, 15: 213-221.

[22] Amdur R L, Chawla L S, Amodeo S, et al. Outcomes following diagnosis of acute renal failure in U.S. veterans: focus on acute tubular necrosis. Kidney Int, 2009, 76: 1089-1097.

[23] Coca S G, Yusuf B, Shlipak M G, et al. Long-term risk of mortality and other adverse outcomes after acute kidney injury: a systematic review and metaanalysis. Am J Kidney Dis, 2009, 53: 961-973.

[24] Wald R, Quinn R R, Luo J, et al. Chronic dialysis and death among survivors of acute kidney injury requiring dialysis. JAMA, 2009, 302: 1179-1185.

[25] Zavada J, Hoste E, Cartin-Ceba R, et al. A comparison of three methods to estimate baseline creatinine for RIFLE classification. Nephrol Dial Transplant, 2010, 25: 3911-3918.

[26] Macedo E, Bouchard J, Soroko S H, et al. Fluid accumulation, recognition and staging of acute kidney injury in critically-ill patients. Crit Care, 2010, 14: R82.

[27] Doi K, Yuen P S, Eisner C, et al. Reduced production of creatinine limits its use as marker of kidney injury in sepsis. J Am Soc Nephrol, 2009, 20: 1217-1221.

[28] Prowle J R, Bellomo R. Continuous renal replacement therapy: recent advances and future research. Nat Rev Nephrol, 2010, 6: 521-529.

[29] Bouchard J, Soroko S B, Chertow G M, et al. Fluid accumulation, survival and recovery of kidney function in critically ill patients with acute kidney injury. Kidney Int, 2009, 76: 422-427.

[30] Vincent J L. Relevance of albumin in modern critical care medicine. Best Pract Res Clin Anaesthesiol, 2009, 23: 183-191.

[31] Ertmer C, Rehberg S, Van Aken H, et al. Relevance of non-albumin colloids in intensive care medicine. Best Pract Res Clin Anaesthesiol, 2009, 23: 193-212.

[32] McMahon B A, Murray P T. Urinary liver fatty acid-binding protein: another novel biomarker of acute kidney injury. Kidney Int, 2010, 77: 657-659.

[33] Magder S, Potter B J, Varennes B D, et al. Fluids after cardiac surgery: a pilot study of the use of colloids versus crystalloids. Crit Care Med, 2010, 38: 2117-2124.

[34] Prowle J R, Bellomo R. Fluid administration and the kidney. Curr Opin Crit Care, 2010, 16: 332-336.

[35] Kaplan L J, Kellum J A. Fluids, pH, ions and electrolytes. Curr Opin Crit Care, 2010, 16: 323-331.

[36] Gordon A C, Russell J A, Walley K R, et al. The effects of vasopressin on acute kidney injury in septic shock. Intensive Care Med, 2010, 36: 83-91.

[37] Mikkelsen M E, Miltiades A N, Gaieski D F, et al. Serum lactate is associated with mortality in severe sepsis independent of organ failure and shock. Crit Care Med, 2009, 37: 1670-1677.

[38] Brienza N, Giglio M T, Marucci M, et al. Does perioperative hemodynamic optimization protect renal function in surgical patients? A meta-analytic study. Crit Care Med, 2009, 37: 2079-2090.

[39] Murugan R, Kellum J A. Acute kidney injury: what's the prognosis? Nat Rev Nephrol, 2011, 7: 209-217.

[40] Siew E D, Himmelfarb J. Metabolic and nutritional complications of acute kidney injury. In: Himmelfarb J, Sayegh MH (eds.). Chronic Kidney Disease, Dialysis, and Transplantation. A Companion to Brenner and Rector's The Kidney, 3rd Edn: London, UK, 2011: 654-667.

[41] Van Cromphaut S J. Hyperglycaemia as part of the stress response: the underlying mechanisms. Best Pract Res Clin Anaesthesiol, 2009, 23: 375-386.

[42] Kosiborod M, Inzucchi S E, Goyal A, et al. Relationship between spontaneous and iatrogenic hypoglycemia and mortality in patients hospitalized with acute myocardial infarction. JAMA, 2009, 301: 1556-1564.

[43] Inzucchi S E, Siegel M D. Glucose control in the ICU-how tight is too tight? N Engl J Med, 2009, 360: 1346-1349.

[44] Finfer S, Chittock D R, Su S Y, et al. Intensive versus conventional glucose control in critically ill patients. N Engl J Med, 2009, 360: 1283-1297.

[45] Van den Berghe G, Schetz M, Vlasselaers D, et al. Clinical review: Intensive insulin therapy in critically ill patients: NICE-SUGAR or Leuven blood glucose target? J Clin Endocrinol Metab, 2009, 94: 3163-3170.

[46] Griesdale D E, de Souza R J, van Dam R M, et al. Intensive insulin therapy and mortality among critically ill patients: a meta-analysis including NICE-SUGAR study data. CMAJ, 2009, 180: 821-827.

[47] Clave S A, Hurt R T. Clinical guidelines and nutrition therapy: better understanding and greater application to patient care. Crit Care Clin, 2010, 26: 451-466, viii.

[48] McClave S A, Martindale R G, Vanek V W, et al. Guidelines for the Provision and Assessment of Nutrition Support Therapy in the Adult Critically Ill Patient: Society of Critical Care Medicine (SCCM) and American Society for Parenteral and Enteral Nutrition (A.S.P.E.N.). JPEN J Parenter Enteral Nutr, 2009, 33: 277-316.

[49] Fiaccadori E, Regolisti G, Cabassi A. Specific nutritional problems in acute kidney injury, treated with non-dialysis and dialytic modalities. NDT Plus, 2010, 3: 1-7.

[50] Fiaccadori E, Cremaschi E. Nutritional assessment and support in acute kidney injury. Curr Opin Crit Care, 2009, 15: 474-480.

[51] Salahudeen A K, Kumar V, Madan N, et al. Sustained low efficiency dialysis in the continuous mode (C-SLED): dialysis efficacy, clinical outcomes, and survival predictors in critically ill cancer patients. Clin J Am Soc Nephrol, 2009, 4: 1338-1346.

[52] Karajala V, Mansour W, Kellum J A. Diuretics in acute kidney injury. Minerva Anestesiol, 2009, 75: 251-257.

[53] Ho K M, Power B M. Benefits and risks of furosemide in acute kidney injury. Anaesthesia, 2010, 65: 283-293.

[54] van der Voort P H, Boerma E C, Koopmans M, et al. Furosemide does not improve renal recovery after hemofiltration for acute renal failure in critically ill patients: a double blind randomized controlled trial. Crit Care Med, 2009, 37: 533-538.

[55] Uchino S, Bellomo R, Morimatsu H, et al. Discontinuation of continuous renal replacement therapy: a post hoc analysis of a prospective multicenter observational study. Crit Care Med, 2009, 37: 2576-2582.

[56] Massie B M, O'Connor C M, Metra M, et al. Rolofylline, an adenosine A1-receptor antagonist, in acute heart failure. N Engl J Med, 2010, 363: 1419-1428.

(编写：雷李美　许兆军　童跃峰　蔡挺　文怀　陈新国　王谦　蒋国平)

第十八章 深静脉血栓、肺栓塞、抗血栓治疗进展

第一节 抗血栓治疗和血栓形成预防进展

一、概述

急危重症患者是静脉血栓形成及其并发症产生的高发人群，在静脉血栓形成及其并发症的发生、预防和治疗等方面有着明显的特殊性。

血栓形成原因主要有三大要素：静脉壁损伤、静脉血流滞缓和血液高凝状态。静脉壁损伤如创伤、烧伤、手术、感染、静脉曲张等可启动外源性凝血途径促进血栓形成。长期卧床、妊娠后期、产后、术后、肥胖以及左髂总静脉被夹在右髂总动脉和骶骨岬之间的解剖因素等可造成血流淤滞。某些遗传或获得性因素均可致血液成分异常产生高凝状态，如外伤、手术后、妊娠、避孕药、癌症、肾病综合征、烧伤后大量渗出、糖尿病、血液病、血液浓缩等均可致高凝状态。

对静脉血栓形成方面主要有以下几个相关概念作出统一定义。

1. 深静脉血栓形成（Deep vein thrombosis，DVT）：指血液在深静脉内异常凝结所致的一种静脉回流障碍性疾病。好发部位为下肢深静脉，可发生在下肢近端和远端，前者位于腘静脉或以上部位，后者位于腘静脉以下的部位。下肢近端 DVT 的主要并发症是肺血栓栓塞症，是后者栓子的主要来源。

2. 肺血栓栓塞症（Pulmonary thromboembolism，PTE）：指来自静脉系统或右心的血栓阻塞肺动脉或其分支所致的肺循环功能障碍性疾病。

3. 静脉血栓栓塞症（Venous thromboembolism，VTE）：DVT 和 PTE 统称为 VTE。因在发病机制上互相关联，DVT 和 PTE 可作为同一疾病表现为 VTE 在不同部位和不同阶段的临床两种重要形式。

美国胸科医师协会（ACCP）于 2012 年 2 月 7 日公布了第 9 版《抗栓与血栓预防临床实践指南》（AT9），发表于《Chest》杂志增刊，内容十分丰富，几乎涵盖所有血栓形成及血栓栓塞预防和治疗的内容。本文将相关的成人预防血栓及抗栓治疗的各部分内容结合临床实践经验综述如下。

二、深静脉血栓形成的高危因素

深静脉血栓形成的高危因素总体分为原发性和继发性两大类。

（一）原发性 DVT 高危因素

大多由遗传变异所致，包括凝血因子 V 因子的突变、先天性蛋白 C 缺乏症、先天性蛋白 S 缺乏症、冷凝球蛋白血症、抗凝血酶缺乏症等，患者可伴随其他遗传性缺陷，同时以反复发生静脉血栓栓塞为主要临床表现。

（二）继发性 DVT 高危因素

是指出生后获得的易发生 DVT 的多种病理生理异常，临床上最多见的诱发因素为骨折、创伤、手术、制动、血管性感染、恶性肿瘤、口服避孕药等。上述危险因素可单独存在，亦可同时存在、协同作用。

（三）深静脉血栓形成高危因素的分类

临床按深静脉血栓形成高危因素的烈度分为以下几类：

1. 低危险性因素：小手术（<30 min）＋病人小于 40 岁＋无其他危险因素。
2. 中度危险因素：
（1）小手术或大手术＋病人 40～60 岁＋无其他危险因素。
（2）大手术＋病人小于 40 岁＋无其他危险因素。
（3）小手术＋1 个危险因素。
3. 高度危险：
（1）大手术＋病人大于 60 岁＋无其他危险因素。
（2）大手术＋病人年龄 40～60 岁＋1 个危险因素。
（3）心梗和内科疾病病人＋1 个危险因素。
4. 极度高危因素：
（1）大手术＋病人年龄大于 40 岁＋DVT 或癌症或高凝状态病史。
（2）骨科髋关节或膝关节手术。
（3）大的创伤。
（4）脊髓损伤。
（5）卒中。

其中以骨科大手术如全关节或全膝关节置换术或髋部骨折手术发生深静脉血栓形成的危险性最高。

三、抗凝治疗

关于维生素 K 拮抗剂（VKA）使用方面的问题

1. 维生素 K 拮抗剂初始计量的选择

最新的第 9 版《抗栓与血栓预防临床实践指南》建议对依从性高的门诊患者初始维生素 K 拮抗剂剂量为华法林 10 mg/d 服 2 d，后根据国际标准化比值（INR）结果确定维持剂量。不推荐治疗前常规进行药物遗传学检测来指导剂量选择。但从作者的临床实践经验认识到，对于汉族人该初始剂量过大，应以相对较小的剂量较为安全。

2. 维生素 K 拮抗剂治疗期间的监测

（1）监测指标：对于维生素 K 拮抗剂治疗过程中的疗效监测指标，以凝血谱国际标准化率比值（INR）较为准确、可靠。一般应维持在 2.0～3.0（目标值 2.5）。对于抗磷脂综合征的患者，如果既往有动脉或静脉血栓栓塞，推荐 INR 范围为中等强度的 2.0～3.0，而不是更高的 3.0～4.5。

（2）INR 的监测间期：如果 INR 一直稳定，建议每 12 周而不是每 4 周检测一次 INR。对于接受 VKA 治疗的患者，有积极性并且证明具备完全自我管理的能力，同时有自我检测的设备，我们建议该类患者进行自我患者，而不是定期到门诊进行 INR 检测。

3. INR 监测超标值的处理

（1）监测过程中单次 INR 超过或低于治疗范围 0.5，建议继续当前剂量治疗，1~2 周再次检测 INR 值。如果先前 INR 一直稳定，单次 INR 低于治疗目标值，不推荐常规加用肝素治疗。

（2）INR4.5~10.0 且没有出血迹象，不推荐常规使用维生素 K。

（3）INR>10.0 且没有出血迹象的患者，建议口服使用维生素 K 治疗即可。

（4）对于 VKA 相关的大出血，建议采用含四个凝血因子凝血酶原复合物快速逆转凝血功能，而不是用血浆纠正过度的凝血障碍，并联合维生素 K 5~10 mg 缓慢静脉注射逆转抗凝，而不是单纯应用凝血因子纠正抗凝过度。

如果符合停用 VKA 指征，建议即刻停药而不是逐步减量。

4. 使用维生素 K 拮抗剂其他药物配伍使用问题

（1）与肝素类药物的配合使用或替代治疗

肝素、低分子肝素及磺达肝素的剂量选择问题：对于深静脉血栓形成（VTE）的患者，建议维生素 K 拮抗剂在低分子肝素或低剂量普通肝素治疗的第一天或第二天就同时开始使用。

最新指南建议静脉注射肝素使用首剂及维持剂量速度按患者疾病性质及其体重等因素进行调整。如深静脉血栓形成（VTE）患者初次注射 80 U/kg，以后 18 U/(kg·h)维持。心脏病或卒中患者首剂注射 70 U/kg，随后以 15 U/(kg·h)维持治疗；或者使用固定剂量方案如初次注射 5 000 U，随后 1 000 U/h 维持。从作者的临床实践经验，临床安全角度考虑，建议常规进行凝血酶原时间或活化凝血酶时间监测为宜。

皮下注射普通肝素剂量：对于接受门诊治疗的 VTE 患者，皮下注射普通肝素，建议根据体重调整药物剂量，一般首剂 333 U/kg，以后 250 U/kg，大多不需要监测，而不是固定剂量或根据体重调整加监测。

对于严重肾功能不全患者（肌酐清除率<30 mL/min）接受低分子肝素（LMWH）治疗时，LMWH 应予减量。对于体重大于 100 kg 的 VTE 患者，选择磺达肝素治疗时，剂量应从常规的 7.5 mg/d 增加到 10 mg/d。对于严重肾功能不全患者（肌酐清除率<30 mL/min）接受低分子肝素（LMWH）治疗，建议减少 LMWH 剂量。

（2）与非肝素类抗凝剂的配伍使用问题

建议避免同时使用非甾体类固醇类药物（NSAIDs，包括环氧化酶-2 选择性的 NSAIDs，即 COX-2 抑制剂）和特定的抗生素。

对于接受维生素 K 拮抗剂治疗的患者，建议避免同时使用抗血小板药物，除非是同时服用抗血小板药的获益明显大于出血风险，比如置入机械瓣膜的患者、急性冠脉综合征（ACS）患者或近期冠脉支架置入或搭桥患者。

5. 维生素 K 拮抗剂的停药问题

如果患者符合停用 VKA 的条件，建议即刻停用，不需要逐步减量至停药。

6. 应用维生素 K 拮抗剂治疗期间的管理

最新指南建议卫生保健提供者应以系统和协调的方式（包括病人教育，系统的 INR 测定，追踪，随访，和良好的与病人沟通检测结果和剂量选择）来管理口服抗凝治疗。

在维持维生素 K 拮抗剂治疗时，对于剂量的调整建议使用纸列线图，或有条件者可使用电脑给药剂量程序综合决策管理支持工具进行科学管理，减少发生意外风险的概率。

四、非手术患者预防 VTE

(一) 内科急性病住院患者

1. 对内科急性疾病住院的高风险血栓形成患者，建议低分子肝素、小剂量普通肝素（每日2~3次）或磺达肝素预防性抗凝治疗。药物预防血栓形成的用药时程不超过患者制动的时程，亦不宜出院后继续使用。

2. 对于血栓风险低急性内科病患者，或正合并出血或出血风险高但深静脉血栓形成风险较低者，不推荐使用药物预防性应用抗凝药物，亦不主张采用机械方法预防深静脉血栓形成。

3. 对于正合并出血或为出血高危人群，同时又有较高的血栓形成风险，建议使用机械方法预防血栓形成，如分级加压弹力袜（GCS）或间歇充气加压装置（IPC）等。当出血风险降低后，但 VTE 风险持续存在时，建议加用药物预防血栓方法替代机械预防血栓。

(二) 危重病患者

对于急危重症患者增加 DVT 发生的高危因素除上述原发性和继发性因素外，尚应高度注意医源性因素所致的增加 DVT 的高危因素，如约束带固定制动、长期深度镇静治疗、医源性高血糖、大剂量糖皮质激素冲击治疗、长期留置或多部位留置中心静脉导管、Swan-Ganz 导管长时间留置、临时或长期心脏起搏器置入、血液净化治疗、使用抗凝剂或输注血小板、凝血因子复合物、血浆等不合理、正压机械通气、应用缩血管药物等。此外，尚应考虑其他因素如高龄、既往 DVT 病史或 DVT 家族史、高脂血症、过度肥胖、超重、胰岛素抵抗、原发性或继发性高血压、输液不当致血液浓缩、医源性因素致局部循环不良、恶性肿瘤、严重创伤、脓毒症、急性生理和慢性健康评分-II（APACHE II）>12 分、手术（尤其急诊手术）、住院时间长、疾病因素制动等。有学者报告提示，成年急危重症患者股静脉置管后穿刺部位同侧发生髂股静脉 DVT 的风险明显增加，且导管相关 DVT 的发生与导管留置的时间未发现明显关系，可发生于导管留置时和拔管后任何时间。

建议应用低分子肝素或小剂量普通肝素预防性抗凝治疗，不推荐常规行超声检查筛检 DVT。如正合并出血或为大出血高危人群，建议使用机械预防血栓形成方法，如分级加压弹力袜（GCS）或间歇充气加压装置（IPC）等；当出血风险降低时，建议药物预防血栓方法替代机械预防血栓。

1. 门诊恶性肿瘤患者：不管是否置入中心静脉导管，如果没有合并其他 VTE 危险因子，不推荐常规应用低分子肝素、小剂量普通肝素或 VKA 预防性抗凝。如合并其他 VTE 危险因素，且出血风险较低者，建议使用预防剂量的低分子肝素或小剂量普通肝素。

2. 长期制动患者：如果居住在家或疗养院，不推荐常规应用血栓预防。

3. 长途旅行人群：如发生 VTE 风险较高，包括既往有 VTE 病史、近期手术或创伤史、活动性恶性肿瘤、妊娠期、应用雌激素、高龄、活动受限、严重肥胖或已知有凝血紊乱的人群，建议尽可能坐靠近过道的座位，经常行走、活动腓肠肌。并建议使用膝盖以下分级加压弹力袜。不推荐使用阿司匹林或抗凝药预防 VTE。

五、非骨科手术患者预防 VTE

(一) 普外或腹部盆腔手术患者

深静脉血栓形成（VTE）是外科手术患者常见的可预防的死亡原因。非骨科手术主要指进行普外、胃肠、泌尿道、妇产科、肥胖症、血管、整形或重建手术者。

根据 Rogers 评分和 Caprini 评分行 VTE 危险分层。不推荐放置下腔静脉滤网预防 VTE，不推荐定期行静脉加压、超声检查筛查 DVT。

对于普外腹部或盆腔手术者，按下列危险分层治疗：

1. 极低危患者（VTE 发生率<0.5%，或 Rogers 评分<7，或 Caprini 评分为 0）：推荐术后早期下床活动，不推荐药物及机械预防血栓。

2. 低危患者（VTE 发生率 0.5%~1.5%，或 Rogers 评分 7~10，或 Caprini 评分 1~2）：推荐机械预防血栓，首选 IPC。

3. 中危患者（VTE 发生率 1.5%~3.0%；Rogers 评分>10，或 Caprini 评分 3~4）：非大出血高危人群，建议低分子肝素、小剂量普通肝素药物预防或机械预防（首选 IPC），如为大出血高危人群，建议使用机械预防（首选 IPC）。

4. 高危患者（VTE 发生率 3.0%~6.0%，或 Caprini 评分>5）：非大出血高危人群，建议低分子肝素或小剂量普通肝素药物预防联合机械预防如弹力袜或 IPC，如为恶性肿瘤手术的高危患者，建议低分子肝素使用时间 4 周，如果低分子肝素和普通肝素使用禁忌，建议使用小剂量阿司匹林、磺达肝素；大出血高危人群，建议使用机械预防（首选 IPC）。一旦出血风险减小，开始加用抗凝药物预防。

（二）心脏手术患者

术后短期住院，建议机械预防，首选 IPC。因非出血性手术并发症需延长住院时间者，建议加用小剂量普通肝素或低分子肝素药物预防 DVT。

（三）胸外科手术患者

VTE 中危，围手术期出血风险低者，建议小剂量普通肝素或低分子肝素药物预防，或机械方法预防，首选 IPC。VTE 高危，围手术期出血风险低者，建议小剂量普通肝素或低分子肝素药物预防，同时联合机械预防如弹力袜或 IPC。大出血风险高时，建议应用机械方法预防，首选 IPC。

（四）开颅手术患者

建议机械方法预防，首选 IPC。VTE 高危（行颅内恶性肿瘤开颅治疗）者，在充分止血且出血风险低的情况下，建议在机械方法预防基础上加用药物预防。

（五）脊柱手术患者

建议机械方法预防，首选 IPC。VTE 高危（行恶性肿瘤手术或经前后联合路径手术）者，在充分止血且出血风险低的情况下，建议在机械方法预防基础上加用药物预防。

（六）严重创伤患者

建议应用小剂量肝素、低分子肝素药物预防或机械方法预防，首选 IPC。如果低分子肝素和普通肝素使用禁忌，建议机械方法预防，首选 IPC。VTE 高危者（脑外伤、急性脊髓损伤、脊柱损伤等），当下肢损伤没有禁忌时，建议在药物预防基础上加用机械方法预防。不推荐放置下腔静脉滤网预防 VTE，不推荐定期行静脉加压、超声检查筛查 DVT。

六、骨科手术患者预防 VTE

骨科大手术患者：包括全髋关节置换（THA）、全膝关节置换术（TKA）、髋部骨折手术（HFS）

为发生 VTE 最多的骨科大手术。

1. 全髋关节置换（THA）、全膝关节置换术（TKA）、髋部骨折手术（HFS）

建议使用低分子肝素（LMWH）、磺达肝素、阿哌沙班、达比加群、利伐沙班、小剂量普通肝素（LDUH）、调整剂量的 VKA、阿司匹林，或间歇充气加压装置（IPC）中的任一方法至少维持 10～14 d。

2. 术后抗血栓治疗的药物选择、开始时间及其使用方法

全髋关节置换（THA）、全膝关节置换术（TKA）、髋部骨折手术（HFS）建议首选 LMWH，术后 12 h 开始使用，用至术后第 35 d。其他药物仅作为替代用药。住院期间建议药物加机械联合预防 VTE。不宜进行药物注射或 IPC 者，建议使用阿哌沙班或达比加群（如果阿哌沙班和达比加群不能获得，建议使用利伐沙班或调整剂量的 VKA）预防 VTE。出血风险高者，建议只选 IPC 机械方法预防。对于药物及机械预防均禁忌的患者，不推荐放置下腔静脉滤网预防 VTE。无症状者，不推荐行多普勒超声筛查 VTE。

3. 其他骨科手术

需要腿固定的单纯的膝关节以下部位损伤患者，或膝关节镜检查患者：对于既往无 VTE 病史的膝关机镜检查患者，不推荐使用预防 VTE 措施。

七、围手术期的抗栓治疗管理

（一）维生素 K 拮抗剂（VKA）停用问题

1. 较大手术患者的维生素 K 拮抗剂停用问题

对于因手术需暂时停用 VKA 治疗的患者，建议术前 5 d 停用 VKA。对于心脏机械瓣植入、房颤或 VTE 患者如发生血栓栓塞风险高的患者，建议 VKA 停用期间使用肠外抗凝剂过渡抗凝治疗。如果术中止血充分，建议术后 12～24 h（当晚或第二天早上）恢复使用 VKA。

2. 小手术维生素 K 拮抗剂停用问题

对于牙科小手术患者，建议术前 2～3 d 停用 VKA 或者不停用 VKA，但需口服一种止血药。对于皮肤科小手术及眼科白内障手术患者，建议术前不停用 VKA。

（二）抗血小板药物停用问题

1. 行小的牙科、皮肤或白内障手术：建议围手术期不停用阿司匹林。对于应用阿司匹林作为心血管病二级预防的患者，行小的牙科、皮肤或白内障手术，建议围手术期不停用阿司匹林，不推荐术前停药 7～10 d。

2. 对于发生心血管事件中高危的患者，需行非心脏手术：建议围手术期不停用阿司匹林；低危患者，建议术前停用阿司匹林 7～10 d。

3. 冠脉搭桥手术患者：建议围手术期不停用阿司匹林。而对于接受两联抗血小板药物的患者，建议术前停用氯吡格雷或普拉格雷 5 d，不停用阿司匹林。

4. 接受两联抗血小板治疗的冠脉支架植入患者：裸支架植入后 6 周或药物洗脱支架植入后 6 个月内不宜手术。确实需在该时间段内手术者，建议围手术期继续使用两联抗血小板药物治疗。

（三）肠外抗凝剂过渡抗凝治疗问题

肠外使用抗凝剂作为过渡抗凝治疗，建议术前 4～6 h 停用普通肝素；LMWH 需要术前 24 h 停药。术后出血风险高的患者，建议术后 48～72 h 恢复使用治疗剂量的 LMWH，不推荐术后 24 h 内使用 LMWH。

八、VTE 疾病的抗栓治疗

（一）临床高度怀疑急性静脉血栓栓塞（VTE）或肺栓塞（PE）者

建议立即开始肠外抗凝治疗，不因等待检查结果而耽误治疗时机。低分子肝素（LMWH）和磺达肝素优于静脉或皮下注射普通肝素；选择低分子肝素抗凝，建议每日用药 1 次，肠外抗凝治疗当天开始加用 VKA，肠外抗凝治疗至少持续 5 d 且 INR≥2 不少于 24 h。

临床低度怀疑急性 VTE 患者，预计检查结果不超过 24 h，建议明确诊断后再予肠外抗凝治疗。

（二）急性下肢 DVT

1. 单独的远端 DVT

如果没有严重症状或血栓延伸风险的腿部深静脉血栓，2 周内动态观察深静脉影像学检查变化，不必急于使用抗凝治疗。如果有严重症状或血栓延伸至近端静脉风险者，建议立即抗凝治疗，不必等待深静脉影像学检查。

2. 近端 DVT

对于因手术导致下肢近端 DVT 的患者，建议抗凝治疗 3 个月，疗程过短或过长均不推荐。对于因一过性非手术危险因素引起的下肢近端 DVT 的患者，不管出血危险高低，建议抗凝治疗 3 个月。对于不明原因的下肢近端 DVT 患者，出血风险中低危，建议延长抗凝治疗时间（超过 3 个月），治疗 3 个月后需评估风险-获益比，决定是否延长治疗期。

对于首次发病的或再次不明原因的下肢近端 DVT 患者，出血风险中低危，建议延长抗凝治疗时间（超过 3 个月），如出血风险属高危，建议抗凝治疗时间为 3 个月，不建议延长治疗时间。

合并活动性恶性肿瘤下肢 DVT 患者，不管出血风险高低，建议延长抗凝治疗时间超过 3 个月。不推荐溶栓治疗。不推荐导管介入下溶栓（CDT）治疗。不推荐静脉切开取栓。不推荐在抗凝治疗基础上再放置腔静脉滤网。如有抗凝禁忌，建议使用腔静脉滤网。

对于急性有症状的下肢 DVT 患者和下肢栓塞后综合征患者，建议使用加压弹力袜。对于下肢栓塞后综合征较严重患者，加压弹力袜不能有效减轻症状，建议使用间断加压设备治疗，不推荐使用血管活性药物（芦丁、去纤苷酸、羟基地奥司明）。

3. 长期治疗的抗凝药物优先选择顺序及抗凝强度

下肢 DVT 不合并恶性肿瘤的患者，优先选择顺序为：VKA，低分子肝素，达比加群酯或利伐沙班。合并恶性肿瘤顺序为：低分子肝素，VKA，达比加群酯或利伐沙班。

对于急性下肢 DVT 患者，建议肠外抗凝治疗当天开始加用 VKA，肠外抗凝治疗至少持续 5 d，INR≥2 至少 24 h。对于急性下肢 DVT 患者，建议选择低分子肝素或磺达肝素，优于静脉注射或皮下注射普通肝素。对于急性下肢 DVT 患者，选择低分子肝素抗凝，建议每日用药 1 次。对于急性下肢 DVT 患者，如果家庭环境良好，建议在家开始治疗。不推荐住院治疗。

治疗期间 INR 维持在 2.0～3.0（目标 INR2.5）。

延长治疗期的抗凝药物选择同前 3 个月。

对于偶然发现的无症状的下肢 DVT 患者，其起始及长期抗凝治疗与有症状的 DVT 相同。

对于急性下肢近端 DVT 患者，建议抗凝治疗，不推荐导管介入下溶栓（CDT）治疗，亦不推荐溶栓治疗，不推荐静脉切开取栓。

对于急性下肢 DVT 患者行血栓清除术后，建议抗凝的强度及持续时间与未行血栓清除术治疗者相同。

对于急性下肢 DVT 患者，不推荐在抗凝治疗基础上再放置腔静脉滤网。对于急性下肢近端 DVT 有抗凝禁忌的患者，建议使用腔静脉滤网。选择放置腔静脉滤网作为抗凝治疗的替代治疗，建议在出血风险减小后行常规抗凝治疗。

对于急性下肢 DVT 患者，建议早期下床活动。

（三）急性肺栓塞（PE）

1. 溶栓治疗

对于大部分急性 PE 不合并低血压的患者，不推荐溶栓治疗。急性 PE 合并低血压（收缩压＜90 mmHg）的患者，没有出血高危因素，建议溶栓治疗。对于部分急性 PE 不合并低血压的患者，如出血风险低，开始抗凝治疗后临床表现提示发生低血压风险大，建议溶栓治疗。溶栓药物建议短时间内注射（2 h），通过外周静脉给药，不推荐经肺动脉导管给药。如急性 PE 合并低血压患者存在溶栓禁忌证，或溶栓失败，或严重休克在溶栓药物起效前可能死亡（数小时内），在条件具备情况下，建议经导管介入取栓；如导管介入取栓失败，有条件的医疗单位可采用外科手术取栓。

2. 抗凝治疗

临床高度怀疑急性 PE 者或已明确为急性肺栓塞者，建议立即肠外抗凝治疗，不因等待检查结果耽误治疗。治疗起始阶段应用肠外抗凝治疗（低分子肝素、磺达肝素、静脉注射或皮下注射普通肝素），低分子肝素或磺达肝素优于静脉或皮下注射普通肝素。接受低分子肝素抗凝治疗，每日用药一次。肠外抗凝治疗当天开始加用 VKA，肠外抗凝治疗至少持续 5 d，治疗期间 INR 维持在 2.0～3.0（目标 INR2.5），且 INR≥2 至少 24 h。对于低风险 PE 患者，如果家庭环境良好，建议早期出院（治疗 5 d 后）。

临床中度怀疑急性 PE 者，如预计等待诊断检查结果需超过 4 h，建议不等检查结果直接予肠外抗凝治疗。

临床低度怀疑急性 PE 者，预计检查结果不超过 24 h，建议明确诊断后再予肠外抗凝治疗。建议抗凝治疗至少 3 个月。

对于因手术导致的 PE 患者或因非手术一过性危险因素引起的 PE 患者，建议抗凝治疗 3 个月即可。

对于不明原因的 PE 患者，出血风险中低危，建议延长抗凝治疗时间（超过 3 个月），治疗 3 个月后需评估风险-获益比，决定是否延长治疗期。第一次发病的不明原因的 PE 患者，如出血风险高危，建议抗凝治疗 3 个月即可。对于再次发病的不明原因的 VTE 患者，如出血风险中低危，建议延长治疗期（超过 3 个月）；如出血风险高危，抗凝治疗 3 个月即可。

PE 不合并恶性肿瘤的患者，长期抗凝药物优先选择顺序为：VKA，低分子肝素，达比加群酯或利伐沙班。PE 合并恶性肿瘤的患者，长期抗凝药物优先选择顺序为：低分子肝素，VKA，达比加群酯或利伐沙班，不管出血风险高低，建议延长抗凝治疗时间（超过 3 个月）。对于偶然发现的无症状的 PE 患者，其起始及长期抗凝治疗与有症状的 PE 相同。

3. 腔静脉滤网

接受抗凝治疗的急性 PE 患者，不推荐使用腔静脉滤网。对于抗凝禁忌的急性 PE 患者，建议使用腔静脉滤网。对于急性 PE 患者植入腔静脉滤网替代抗凝治疗，建议在出血风险减小时常规加用抗凝治疗。初始及长期抗凝药物选择同急性下肢 DVT。

（四）浅表静脉血栓

下肢浅表静脉血栓长度≥5 cm，建议使用预防剂量的磺达肝素或低分子肝素抗凝治疗 45 d。磺达肝素 2.5 mg/d 优于预防剂量的 LMWH。

（五）急性上肢深静脉血栓（UEDVT）

上肢深静脉血栓（包括腋窝静脉或更中心的静脉）急性期，建议应用肠外抗凝治疗（低分子肝素、磺达肝素、静脉注射或皮下注射普通肝素），低分子肝素或磺达肝素优于普通肝素，首选抗凝治疗，不推荐溶栓治疗。对于急性上肢深静脉血栓患者，行溶栓治疗后，建议起抗凝强度及持续时间同未行溶栓治疗者。其起始及长期抗凝药物选择同急性下肢 DVT。对于与中心静脉导管相关的 UEDVT 患者，大部分不需移除中心静脉导管，如属病情需要可继续留置使用；如导管未移除，建议一直使用抗凝治疗直至导管移除后 3 个月。

（六）内脏静脉血栓

对于偶然检查发现的内脏静脉血栓（肝静脉、门静脉、肠系膜和（或）脾静脉血栓）患者，不推荐抗凝治疗。有症状者，建议抗凝治疗。

（七）慢性血栓栓塞性肺动脉高压（CTPH）

慢性血栓栓塞性肺动脉高压（CTPH）建议延长抗凝治疗时间。如具备经验丰富的动脉血栓内膜剥离手术团队，可行费动脉血栓内膜剥离手术。

九、肝素诱导的血小板减少症的预防和治疗

1. 使用肝素监测血小板问题

接受肝素治疗患者，如临床考虑 HIT 风险＞1%者，建议监测血小板计数，每 2～3 d 一次，肝素使用第 4 d 起至第 14 d。

2. 肝素诱导的血小板减少症（HIT）患者合并血栓的治疗问题

对于 HIT 患者合并血栓形成（HITT）患者，建议用非肝素抗凝剂，包括来匹卢定、阿加曲班、达那肝素。HITT 合并肾功能不全，建议只选阿加曲班抗凝。

3. HIT 患者输注血小板问题

HIT 患者严重血小板减少，建议只在合并出血或进行有创操作出血风险大时输注血小板。

4. VKA 使用问题

怀疑或确诊 HIT 的患者，不建议 VKA 治疗。如果血小板已基本恢复（至少 $150×10^9$/L），VKA 必须从小剂量开始（华法林最大剂量 5 mg 或 6 mg 苯丙香豆素）使用，并需与非肝素抗凝剂联合使用 5 d。如在明确诊断 HIT 前，已经使用 VKA，则建议给予维生素 K 治疗。

5. HIT 患者需行手术或介入治疗时的抗凝问题

对于急性 HIT（血小板减少，HIT 抗体阳性）或亚急性 HIT（血小板已恢复但 HIT 抗体仍阳性）患者，需行紧急心脏手术，建议使用比伐卢定抗凝，非紧急心脏手术，建议手术延期至 HIT 恢复、HIT 抗体转阴性时进行。急性 HIT 或亚急性 HIT 患者，需行急诊 PCI 治疗，建议使用比伐卢定或阿加曲班抗凝。需行肾移植治疗，建议使用阿加曲班或达那肝素抗凝。对于既往有 HIT 病史的患者，需行肾移植治疗或导尿管锁定，建议用局部柠檬酸，不推荐使用肝素或 LMWH。

6. 孕妇 HIT 的抗凝问题

妊娠合并急性或亚急性 HIT 患者，建议首选达那肝素。只在达那肝素不可用的情况下，建议选用来匹卢定或磺达肝素。

7. 既往有 HIT 病史患者的抗凝问题

既往有 HIT 病史的患者需行心脏手术，如肝素抗体已消失，建议使用肝素抗凝，仅限短期使用。如抗体仍存在，建议选用非肝素抗凝剂。

十、房颤的抗凝治疗

1. 非风湿性房颤患者脑卒中危险分层

根据 CHADS2 评分（充血性心力衰竭 1 分，高血压 1 分，年龄≥75 岁 1 分，糖尿病 1 分，既往卒中或短暂性脑缺血发作史 2 分）确定危险分层。低危患者（CHADS2 评分=0），无须抗栓治疗。中危患者（CHADS2 评分=1），建议抗凝治疗。抗凝禁忌时，建议联合应用阿司匹林和氯吡格雷。高危患者（CHADS2 评分≥2），建议抗凝治疗。抗凝禁忌时，建议联合应用阿司匹林和氯吡格雷。

2. 房颤患者抗凝药物选择问题

口服抗凝治疗，建议首选达比加群酯 150 mg，每日两次，优于调整剂量的 VKA（目标 INR2.0～3.0）。

3. 合并其他心血管疾病的房颤患者的抗凝治疗问题

房颤合并二尖瓣狭窄，建议调整剂量的 VKA 治疗（目标 INR2.0～3.0）。口服抗凝禁忌时，建议联合应用阿司匹林和氯吡格雷。

房颤伴稳定性冠心病，即 1 年内未发生急性冠状冠脉综合征（ACS），建议单独应用口服调整剂量的 VKA 抗凝治疗（目标 INR2.0～3.0）。不推荐联合应用 VKA 与阿司匹林。

房颤伴 ACS 危险支架植入者，中危或高危患者（CHADS2 评分≥1），建议 VKA 联合 1 种抗血小板药物（阿司匹林或氯吡格雷）治疗 1 年，低危患者（CHADS2 评分=0）建议两联抗血小板（阿司匹林与氯吡格雷）治疗 1 年，1 年后仅用 VKA 抗凝治疗。

4. 房颤患者行冠脉支架植入后的抗凝治疗问题

房颤卒中高危患者（CHADS2 评分≥2），植入金属裸支架 1 个月内、植入药物洗脱支架 3～6 个月内，建议应用 VKA、阿司匹林、氯吡格雷三联治疗，此后应用 VKA 联合 1 种抗血小板药（阿司匹林或氯吡格雷）治疗。1 年后仅应用口服 VKA 抗凝治疗。

中低危患者（CHADS2 评分 0 或 1 分），建议在支架（不管裸支架或药物洗脱支架）植入术后 1 年内进行两联抗血小板药物（阿司匹林与氯吡格雷）治疗，1 年后仅用 VKA 抗凝治疗。

5. 房颤复律时的抗凝问题

房颤持续时间>48 h 的患者行择期心脏复律，建议（1）复律前行经食道超声检查以了解是否存在左心房或心耳血栓。（2）如无条件行经食道超声检查，复律前需进行至少 3 周的充分抗凝治疗。

房颤持续时间<48 h 的患者行择期心脏复律，复律前给予足量的低分子肝素或普通肝素（按静脉血栓治疗剂量）后，立即行心脏复律。

血液动力学不稳定的房颤患者应立即行心脏复律（电复律或药物复律），在不耽误心脏复律的前提下，在复律前应用治疗剂量的肠外抗凝剂抗凝治疗，不管择期或紧急复律，复律成功后应继续抗凝治疗至少 4 周。

6. 房扑的抗凝问题

房扑患者的抗凝治疗原则同房颤患者。

十一、瓣膜病的抗栓及溶栓治疗

1. 风湿性二尖瓣疾病患者

窦性心律，且左心房内径＜55 mm，不推荐抗血小板或 VKA 抗凝治疗。当左心房内径＞55 mm 时，建议 VKA 抗凝治疗（目标 INR2.5，范围 2.0～3.0）。合并左心房血栓或房颤时，建议 VKA 抗凝治疗。既往有血栓形成病史者，建议 VKA 抗凝治疗。经食道超声检查证实存在左心房血栓者，不宜行经皮二尖瓣球囊扩张术。

2. 卵圆孔未闭（PFO）和房间隔瘤患者

无症状者，不推荐抗血栓治疗。合并不明原因脑卒中，建议阿司匹林（50～100 mg/d）治疗。合并不明原因脑卒中，尽管已行阿司匹林治疗，仍复发者，建议 VKA 抗凝治疗，并考虑封堵卵圆孔。合并不明原因脑卒中，同时有深静脉血栓（DVT），建议 VKA 抗凝治疗 3 个月，并考虑封堵卵圆孔。

3. 感染性心内膜炎患者

不推荐常规使用抗血小板或抗凝治疗。

4. 人工瓣膜感染性心内膜炎患者

对于人工瓣膜植入使用 VKA 抗凝治疗患者发生感染性心内膜炎，建议停用 VKA 抗凝治疗，直至患者病情稳定，无须进行有创操作；在病情稳定后，如无禁忌证且无神经系统并发症时恢复使用 VKA 治疗。

5. 非感染性血栓性心内膜炎患者

非感染性血栓性心内膜炎患者，存在体循环栓塞或肺栓塞的危险，建议使用足量静脉注射普通肝素或皮下注射低分子肝素抗凝治疗。

6. 心脏生物瓣换瓣术后患者

（1）术后 3 个月内：经开胸手术主动脉瓣置换且为窦性心律者，建议阿司匹林（50～100 mg/d）抗血小板治疗。若为经导管主动脉瓣置换者，建议阿司匹林（50～100 mg/d）联合氯吡格雷（75 mg/d）两联抗血小板治疗。若为二尖瓣置换，建议仅需 VKA 抗凝治疗。

（2）术后 3 个月后：若为窦性心律，建议阿司匹林治疗。

7. 心脏机械瓣换瓣术后患者

（1）术后早期（5 d 内）：术后 5 d 内联合应用 VKA 与普通肝素（预防剂量）或低分子肝素（预防或治疗剂量）抗凝，直到 INR 达目标范围。

（2）术后长期 VKA 抗凝治疗：主动脉瓣机械瓣置换的患者，INR 目标值为 2.5，范围 2.0～3.0。二尖瓣机械瓣置换或联合瓣膜置换的患者，建议 VKA 抗凝治疗，INR 目标值为 3.0，范围 2.5～3.5。如出血风险低，术后建议在 VKA 治疗基础上加用一种抗血小板药物如小剂量阿司匹林（50～100 mg/d）。

8. 瓣膜修补术后患者

二尖瓣修补术植入人工瓣膜的患者，如为窦性心律，建议术后 3 个月应用抗血小板治疗；对于主动脉瓣修补患者，建议阿司匹林 50～100 mg/d 抗血小板治疗。

9. 人工瓣膜血栓患者

右侧人工瓣膜血栓，如无禁忌证，建议溶栓治疗。

左侧人工瓣膜血栓较大，面积≥0.8 cm^2，建议早期手术治疗，手术禁忌时，建议溶栓治疗。左侧人工瓣膜血栓较小，面积＜0.8 cm^2，首选溶栓治疗。对于非常小且非流出道阻塞性血栓，建议静脉注射普通肝素抗凝治疗，同时连续行超声心电图检查监测血栓大小。

十二、缺血性脑卒中的抗栓及溶栓治疗

1. 急性缺血性脑卒中的溶栓问题

溶栓药物只推荐重组组织纤溶酶原激活物（r-tPA）。建议在症状出现后 3 h 内（推荐级别 1A 级）或 3～4.5 h（推荐级别 2C 级）内开始静脉注射 r-tPA 溶栓治疗。4.5 h 后，不推荐静脉注射 r-tPA 溶栓。对于近段大动脉闭塞的急性缺血性卒中患者，如已超过静脉溶栓条件，建议在发病 6 h 内行动脉 r-tPA 溶栓治疗。不推荐机械取栓。对于急性脑卒中患者，静脉溶栓治疗效果优于动静脉联合溶栓。

2. 阿司匹林使用问题

对于急性缺血性脑卒中或短暂性脑缺血发作（TIA）患者，建议在发病 48 h 内开始应用阿司匹林 160～325 mg/d。

3. 缺血性脑卒中患者预防 VTE

对于不能活动的缺血性卒中患者，建议皮下应用预防剂量的普通肝素（UFH）或低分子量肝素（LMWH）抗凝，LMWH 优于 UFH，或应用间断充气加压装置（IPC）预防 VTE，不推荐应用弹力袜。

4. 脑出血患者预防 VTE

对于不能活动的自发性脑出血患者，建议发病后第 2～4 d 开始应用皮下注射预防剂量的普通肝素或低分子量肝素抗凝，LMWH 优于 UFH，或应用间断充气加压装置（IPC）预防 VTE，不推荐应用弹力袜。

5. 脑卒中二级预防

（1）非心源性脑卒中：建议长期服用阿司匹林（75～100 mg/d）、氯吡格雷（75 mg/d）、阿司匹林/缓释双嘧达莫（25 mg/200 mg，每日 2 次）或西洛他唑（100 mg 每日 2 次）抗血小板治疗；氯吡格雷和阿司匹林/缓释双嘧达莫优于阿司匹林和西洛他唑。

（2）心源性脑卒中：合并房颤，包括阵发性房颤，推荐口服抗凝治疗。达比加群酯 150 mg，每日 2 次抗凝治疗优于 VKA。不适合口服抗凝者（如具有大出血的高危因素），建议联合应用阿司匹林与氯吡格雷。

6. 脑出血患者预防缺血性脑卒中

对于既往有脑出血病史的患者，不建议长期应用抗血栓治疗预防缺血性脑卒中。

7. 颅内静脉窦血栓患者

建议在疾病的急性期及慢性阶段均使用抗凝治疗。

十三、心血管疾病的一级与二级预防

冠心病（CAD）患者定义：ACS 发病 1 年后、既往行血管重建术、冠脉造影显示冠脉狭窄＞50%，和（或）诊断试验证实存在心肌缺血，同时包括既往行冠脉搭桥术的患者。

1. 阿司匹林使用问题

对于 50 岁以上的非症状性心血管疾病人群，建议小剂量阿司匹林 75～100 mg/d 预防心血管疾病。

2. 稳定性冠心病长期抗血栓治疗

建议长期使用单一抗血小板治疗（阿司匹林 75～100 mg/d 或氯吡格雷 75 mg/d）。不推荐两联抗血小板治疗。

3. 急性冠脉综合征（ACS）患者

（1）ACS 发病 1 年内未行经皮冠脉介入治疗（PCI）的患者：建议两联抗血小板治疗（替卡格

雷 90 mg，每日 2 次＋小剂量阿司匹林 75～100 mg/d 或氯吡格雷 75 mg/d＋阿司匹林 75～100 mg/d）。替卡格雷 90 mg/d＋小剂量阿司匹林 75～100 mg/d 方案优于氯吡格雷 75 mg/d＋阿司匹林 75～100 mg/d。

（2）ACS 发病 1 年内行 PCI 的患者：建议两联抗血小板治疗（替卡格雷 90 mg，每日 2 次＋小剂量阿司匹林 75～100 mg/d，氯吡格雷 75 mg/d＋阿司匹林 75～100 mg/d，普拉格雷 10 mg/d＋小剂量阿司匹林）。替卡格雷 90 mg，每日 2 次＋小剂量阿司匹林方案优于氯吡格雷 75 mg/d＋小剂量阿司匹林。

4．前壁心梗合并左室血栓或左室血栓形成高危患者

前壁心梗合并左室血栓或左室血栓形成高危患者指射血分数 EF＜40%，前壁、心尖部室壁存在反常运动的患者。

（1）未行冠脉支架植入：建议发病后的最初 3 个月应用华法林加小剂量阿司匹林（75～100 mg/d）治疗。3 个月后建议停用华法林，应用两联抗血小板治疗。1 年后单药抗血小板治疗。

（2）金属裸支架植入：建议术后 2～3 个月应用华法林加一种抗血小板药物治疗。之后停用华法林，应用两联抗血小板治疗。1 年后单药抗血小板治疗。

（3）药物洗脱支架植入：建议术后 3～6 个月应用三联治疗（华法林、阿司匹林、氯吡格雷）。之后停用华法林，应用两联抗血小板治疗。1 年后单药抗血小板治疗。

5．择期 PCI 患者

（1）金属裸支架植入：术后 1 个月内，建议两联抗血小板治疗，阿司匹林 75～325 mg/d＋氯吡格雷 75 mg/d。之后两联抗血小板治疗，小剂量阿司匹林 75～100 mg/d＋氯吡格雷 75 mg/d。12 个月后，建议单药抗血小板治疗。

（2）药物洗脱支架植入：术后 3～6 个月，建议两联抗血小板治疗，阿司匹林 75～325 mg/d＋氯吡格雷 75 mg/d。之后建议两联抗血小板治疗，小剂量阿司匹林 75～100 mg/d＋氯吡格雷 75 mg/d。12 个月后，建议单药抗血小板治疗。

（3）药物过敏：如果对于阿司匹林及氯吡格雷两种药物中的其中一种过敏或不能耐受，建议使用药物改用西洛他唑 100 mg，每日 2 次替代。

6．单纯收缩期左心室功能不全患者

不推荐抗血小板或抗凝治疗。合并左室血栓（Takotsubo 心肌病）建议中等强度华法林（INR 2.0～3.0）抗凝治疗至少 3 个月。

十四、外周动脉疾病的抗栓治疗

1．无症状的外周动脉疾病患者心血管事件的一级预防

建议阿司匹林 75～100 mg/d。

2．有症状的外周动脉疾病患者心血管事件的二级预防

建议阿司匹林 75～100 mg/d 或氯吡格雷 75 mg/d。不推荐阿司匹林＋氯吡格雷两联抗血小板预防。

3．间歇性跛行患者

对于不能通过运动治疗和戒烟纠正的间歇性跛行患者，建议在阿司匹林 75～100 mg/d 或氯吡格雷 75 mg/d 基础上加用西洛他唑。

4．严重肢体缺血患者

对于外周动脉疾病合并下肢严重缺血的患者，如不适合血管介入治疗，建议在阿司匹林 75～100 mg/d 或氯吡格雷 75 mg/d 基础上加用前列腺素类药物。

5. 抗凝及溶栓治疗问题

对于因动脉血栓形成或栓塞导致的急性肢体缺血患者,建议立即予普通肝素抗凝治疗;建议再灌注治疗,手术或动脉溶栓;手术优于动脉溶栓。对于选择动脉溶栓患者,建议选用 rt-PA,不推荐尿激酶或链激酶。

6. 血管重建抗栓治疗

对于行外周动脉经皮腔内血管成形术患者,不管是否植入支架,建议长期使用阿司匹林 75~100 mg/d 或氯吡格雷 75 mg/d。不推荐两联抗血小板治疗。

7. 旁路移植术后的抗栓治疗

对于膝部以下人工血管旁路移植的患者建议阿司匹林 75~100 mg/d 联合氯吡格雷 75 mg/d 两联抗血小板治疗 1 年。其他患者均建议单药抗血小板治疗。不推荐联合应用华法林。

8. 颈动脉狭窄患者

无症状者,建议阿司匹林 75~100 mg/d。有症状的颈动脉狭窄患者(包括最近行颈动脉内膜切除术),建议长期抗血小板治疗,应用氯吡格雷 75 mg/d、阿司匹林/缓释双嘧达莫(25 mg/200 mg 每日两次)或阿司匹林 75~100 mg/d。氯吡格雷 75 mg/d 或阿司匹林/缓释双嘧达莫(25 mg/200 mg 每日两次)优于阿司匹林 75~100 mg/d。

十五、VTE、血栓形成倾向、抗栓治疗与妊娠

1. 妊娠妇女

治疗 VTE 建议用 LMWH,优于 UFH,优于 VKA。长期使用 VKA 抗凝者,证实怀孕后,用 LMWH 替代 VKA。磺达肝素和肠外直接凝血酶抑制剂仅限用于不能接受达那肝素治疗的对肝素严重过敏(比如 HIT)的孕妇。孕妇禁用口服直接凝血酶抑制剂(达比加群)和抗 Xa 因子抑制剂(利伐沙班,阿哌沙班)。

2. 哺乳期妇女

哺乳期间可继续使用华法林、醋硝香豆素、UFH、LMWH、达那肝素或重组水蛭素及小剂量阿司匹林。禁用磺达肝素、直接凝血酶抑制剂(达比加群)和抗 Xa 因子抑制剂(利伐沙班,阿哌沙班)。

3. 采用生育辅助技术的孕妇

不建议使用预防性抗血栓治疗。合并严重卵巢过度刺激综合征时,建议预防性抗栓(预防剂量 LMWH)治疗至卵巢过度刺激综合征临床治愈后 3 个月。

4. 剖宫产术后预防 VTE

(1)无其他血栓危险因素:不建议血栓预防治疗。

(2)合并 1 个重要或 2 个次要的血栓危险因素:建议术后药物预防血栓(预防剂量的 LMWH),抗凝药物禁忌时选择机械预防血栓(弹力袜或 IPC)。

(3)产褥期仍合并多个其他血栓危险因素:建议术后预防剂量的低分子肝素联合使用弹力袜或 IPC。并延长预防性治疗至产后 6 周。

5. 孕妇 VTE 治疗

建议使用调整剂量的皮下 LMWH 抗凝至少至产后 6 周(整个疗程至少持续 3 个月)。产前(引产前或剖宫产麻醉前)停用 LMWH 24 h 以上。

6. 孕妇预防 VTE 复发

对于所有既往有 VTE 病史的孕妇,建议产后 6 周内应用预防剂量或中等剂量的 LMWH 或 VKA(INR2.0~3.0)抗凝。VTE 复发风险低(既往发生一次因一过性危险因素且与妊娠或应用雌激素无

关的 VTE）的孕妇，不建议产前预防血栓治疗。VTE 复发中高危（既往发生一次不明原因的 VTE，与妊娠及应用雌激素相关的 VTE 或未接受长期抗凝既往多次发生不明原因的 VTE）的孕妇，建议产前应用预防剂量或中等剂量的 LMWH 抗凝。对于长期接受 VKA 抗凝治疗的孕妇，建议整个孕期至产后恢复使用 VKA 这段时间内，使用调整剂量的 LMWH 或 75% 治疗剂量的 LMWH，不推荐使用预防剂量的 LMWH。

7. 具有血栓形成倾向的孕妇预防 VTE

对于既往无 VTE 病史的孕妇，如果已知为凝血因子 V Leiden 突变或凝血酶原 20210A 突变纯合子，并且有 VTE 阳性家族史的孕妇，建议产前应用预防剂量或中等剂量的 LMWH 抗凝，产后应用预防剂量或中等剂量的 LMWH 或 VKA（目标 INR 2.0～3.0）抗凝 6 周。无家族史者，产前无须抗凝治疗。

8. 具有血栓形成倾向的孕妇预防妊娠并发症

对于反复发作的早期流产（三次或三次以上怀孕不足 10 周即流产）妇女，建议筛选抗磷脂抗体（APLAs）。如符合抗磷脂综合征诊断，建议产前予预防剂量或中等剂量的 UFH 或预防剂量的 LMWH 联合小剂量阿司匹林（75～100 mg/d）治疗。对于有发生先兆子痫风险的妇女，建议从孕中期开始在整个孕期使用小剂量阿司匹林。

9. 心脏瓣膜置换孕妇

（1）机械瓣的孕妇，建议选用下列中的其中一种方案抗凝治疗：

①整个孕期调整剂量的 LMWH，每日两次。

②整个孕期调整剂量的 UFH，皮下注射，每 12 h 1 次。

③UFH 或 LMWH 用至 13 周以上后用 VKA 替代，产前再恢复使用 UFH 或 LMWH。

（2）人工瓣膜的孕妇，发生血栓栓塞高危者，建议小剂量阿司匹林 75～100 mg/d。

第二节 深静脉血栓、肺栓塞诊治进展

一、定义及流行病学

下肢深静脉血栓形成和肺栓塞均属于静脉血栓栓塞性疾病。下肢深静脉血栓形成的发生最常见于下肢，但也可见于上肢、肠系膜动脉、肠系膜静脉、门静脉系统、脑静脉等。本文专门论述下肢深静脉血栓形成和肺栓塞的诊治。尽管这些疾病有类似的综合征，但流行病学、诊断和治疗仍存在着重要差异。

在人口为基础的研究中，是否存在静脉血栓栓塞症性别差异尚未达成共识。在挪威的一项研究中，静脉血栓栓塞事件的发生率是每 1 000 人中每年 1.43，女性略高于男性。在瑞典一项研究中，发病率男女是相等的。在以社区为基础的研究中，发病率较高，男性发病率高于女性（男性与女性发病率之比为每年 1.14‰ 与 1.05‰）。在国际合作肺栓塞注册处资料显示，来自欧洲和北美七个国家 52 家医院入选的 2 454 例患者，在 3 个月的全因死亡率与急性肺栓塞相关的占 17%，肺栓塞被认为是 45% 患者的死亡原因。与肺栓塞死亡与预后有关的重要因素有超过 70 岁的高龄因素、癌症、充血性心脏衰竭、慢性阻塞性肺病、收缩期低血压、呼吸急促、超声心动图提示右心室运动功能减退等。

在马萨诸塞州伍斯特大都市区，门诊的肺栓塞患者 90 d 中各种原因造成的死亡率为 11.1%，另有学者报道的病死率相对较低，如在 RIETE 多中心研究中纳入的 6 264 例患者的静脉血栓栓塞、肺

栓塞三个月的累积总死亡率为 8.6%，直接致死的发生率为 1.7%。美国 22 个急诊科诊断为急性肺栓塞的 1 880 名患者，30 d 的总死亡率为 5.4%，其中直接因为肺栓塞死亡的仅仅为 1%。尽管一些研究报告急性肺栓塞短期死亡率较低，但相关的长期死亡率较高。在澳大利亚登记随访的 1 023 例确诊的肺栓塞患者，平均 4 年内的死亡率为 36%，但仅有 3%系在医院死亡。出院后每名患者每年 8.5%的死亡率高于年龄匹配和性别匹配的普通人群的 2.5 倍。出院后发生的 332 人死亡患者中，40%系因心血管原因死亡。

首次发生深静脉血栓或肺栓塞的较多患者均存在反复出现血栓栓塞的可能性。对部分患者，第一次发生静脉血栓栓塞常常不能确诊；另有部分患者在停止抗凝治疗后，静脉血栓栓塞即复发。

慢性血栓栓塞性肺动脉高压和血栓形成后综合征均属于较易出现肺栓塞或深静脉血栓形成相关性疾病。长期慢性静脉功能不全包括血栓形成后综合征可以是不明原因或由其他疾病引起。

慢性血栓栓塞性肺动脉高压定义为诊断肺栓塞后持续 6 个月平均肺动脉压力大于 25 mmHg，在急性肺栓塞的患者中发生率为 2%~4%，且不论是在休息或用力的情况下均可出现呼吸困难，预期寿命缩短，部分患者常死于心源性猝死；一般情况下是由于渐进性的肺动脉高压，最终导致右心衰竭死亡。血栓形成后综合征可导致慢性小腿肿胀，这可能会导致内踝部褐色的皮肤色素沉着，重症患者可出现皮肤经久难愈的静脉性溃疡，大多数为轻度至中度的血栓形成后综合征，重症患者较少见。在一项前瞻性多中心队列研究的 387 例有症状的下肢深静脉血栓形成的患者随访 2 年，发现 43%的患者存在血栓形成后综合征，其中轻度占 30%，中度占 10%，重度仅占 3%。

传统观念认为：静脉血栓和冠状动脉疾病的危险因素和病理生理学机制上是有所不同的，静脉血栓栓塞是形成红色血栓为静脉性疾病的特点，而动脉性疾病常形成白色血栓（血小板斑块），如冠状动脉病变的白色血栓，这一观点可能是过于简单化了。例如，急性肺动脉栓塞发病 4 年后，有超过一半的急性肺栓塞后生存的患者出现心肌梗死、中风、周围动脉性疾病、复发性静脉血栓栓塞、癌症、慢性血栓栓塞性肺高压等。

静脉血栓栓塞症和动脉粥样硬化有共同的危险因素和常见的病理生理机制，如炎症、血液高凝状态、血管内皮损伤等。有学者提出新观点即将静脉血栓形成定义为一种广义的血管综合征有关的疾病，广义的血管综合征包括冠状动脉疾病、外周动脉疾病、脑血管疾病等。静脉血栓栓塞的危险因素，如吸烟、高血压、糖尿病、肥胖，常常和动脉粥样硬化的炎症性疾病，如炎性肠病、全身性血管炎的危险因素相同，且均与静脉血栓栓塞相关联。在社区动脉粥样硬化风险（ARIC）研究中，90%C-反应蛋白（炎症标志物）的浓度高的患者中，静脉血栓栓塞的风险也常常大幅增加。

二、静脉血栓栓塞症的分类

静脉血栓栓塞症可分为特发性（原发性或不明原因）或继发性。

这种分类法过于简单，有时往往难以明确区分，且似乎没有一致的逻辑性。例如，因长时间乘机或乘车旅行发生的静脉血栓栓塞通常被认为是特发性的，而口服避孕药后发生的静脉血栓栓塞通常被认为是继发性的。患者如果停止抗凝治疗，特发性或原发性疾病的静脉血栓栓塞比那些继发性的患者更容易复发。静脉血栓栓塞症患者是否应进行易于发生血栓形成的筛选，仍然存在争议。血液高凝状态，如凝血因子 V Leiden 突变或凝血酶原基因突变与静脉血栓栓塞症首次发作有关。与肺栓塞相比较，凝血因子 V Leiden 与深静脉血栓形成有更深的关联，这个观察就是莱顿悖论。无论是凝血因子 V Leiden，或是凝血酶原基因突变，都不是预测复发性静脉血栓的较为理想的指标。

三、肺栓塞的主要危险因素

（一）特发性（原发性或不明原因）肺栓塞高危因素

特发性（原发性或不明原因）的肺栓塞高危因素主要为：不明原因的肺栓塞、高龄（≥65岁）、长时间乘机或乘车旅行、伴有易发生血栓形成倾向的疾病（如凝血因子 V Leiden 突变或凝血酶原基因突变）、肥胖、吸烟、高血压、代谢综合征、空气污染等。

（二）继发性肺栓塞高危因素

继发性肺栓塞高危因素主要为：制动、术后卧床、创伤、口服避孕药、妊娠、绝经后、激素替代治疗、急性疾病如急性肺炎、充血性心力衰竭等。

四、诊断

（一）临床概率评估

深静脉血栓形成和肺栓塞的诊断是依赖于几个主要的非侵入性诊断技术，应循序渐进地有选择地使用这些技术，已经被证明能显著减少并发症的风险，所以实施这样的标准化方法值得高度推荐。

大面积肺栓塞诊断必须当机立断、做出快速诊断。对于急症休克或血流动力学不稳定的患者必须考虑到存在急性肺栓塞的可能性。

临床概率评估的目的是确定在等待诊断检查结果时，具有高、中度临床发生概率的患者需要进行抗凝治疗。在低临床概率的患者，静脉血栓栓塞症的诊断完全可以用 D-二聚体检测进行排除诊断。

临床概率评估包括临床病史（包括个人和家族史）、症状、体征、氧饱和度、胸片、心电图异常。这种概率评估可以根据临床经验评估或者凭规则和计分评估。

评分系统对于临床医生和医学生诊断或排除静脉血栓栓塞是有价值的。对于疑似肺栓塞，两种评分方法已经被广泛应用：Wells 评分及经修订的日内瓦评分。Wells 评分可以被用于诊断疑似下肢深静脉血栓形成。对肺栓塞的 Wells 评分目前大多用于二分法即可能或不可能为肺栓塞的决策关键。对所有用于临床诊断疑似肺栓塞的预测规则的 Meta 分析表明，这些规则也有类似的精度，但不完全等同。各预测的规则和分类方案的选择应遵循当地肺栓塞的流行病学、是门诊患者还是住院患者及其 D-二聚体检测结果等决定。例如，经修订的日内瓦评分系统用于肺栓塞患病率超过 20% 人群中，而 Wells 评分是住院病人唯一认可的评分标准。动脉血气氧饱和度、心电图（ECG）、胸部 X 线检查的结果诊断肺栓塞的灵敏度和特异性均较低，在 WELLS 评分系统和修订后的日内瓦评分中都不列入。相反，心电图有时在排除肺栓塞诊断时可能是有用的，如可以明确诊断急性冠脉综合征，但胸部 X 线检查和动脉血气饱和度不常规使用。

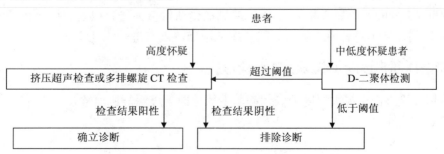

图 18-1 临床怀疑深静脉血栓形成和肺栓塞的诊断流程

临床概率评估的目的是确定在等待诊断检查结果时，具有高、中度临床发生概率的患者需要进行抗凝治疗。在低临床概率的患者，静脉血栓栓塞症的诊断完全可以用 D-二聚体检测进行排除诊断。

（二）深静脉血栓栓塞症和肺栓塞的严重度评估

1. 用于深静脉血栓栓塞症和肺栓塞的 WELLS 评分

癌症、石膏固定制动、卧床超过 3 d 或四周内进行过手术、深静脉触痛、全下肢肿胀、双侧小腿周径差超过 3 cm、患侧水肿、患侧浅表静脉怒张每项得 1 分，非深静脉血栓栓塞症的可能诊断减 2 分。

评分为 0 分系低危，1~2 分属中度危险，超过 3 分属于高危。

2. 用于肺栓塞的 WELLS 评分

既往曾有深静脉血栓栓塞症或肺栓塞、心率超过每分 100 次、最近有外科手术史或制动史每项得 1.5 分，临床有深静脉血栓栓塞症、可能性较小的肺栓塞的可疑诊断每项得 3 分，有咯血、癌症每项得 1 分。

初次诊断评分为 0~1 分系低危，2~6 分属中度危险，≥7 分属于高危。对二选一的诊断中，如果评分≥4 分可能是肺栓塞，如果评分≤4 分则不可能为肺栓塞。

3. 修订的肺栓塞日内瓦评分系统

年龄超过 65 岁得 1 分，既往有深静脉血栓栓塞症或肺栓塞史得 3 分，一个月内有全身麻醉的外科手术史或下肢骨折史、现有活动性或一年内被认为已治愈的恶性肿瘤（恶性实体瘤或血液系恶性肿瘤）、咯血每项得 2 分，单侧下肢疼痛、心率 75~94 次/min，每项得 3 分，心率≥95 次/min 为 5 分，单侧下肢水肿的深静脉触痛为 4 分。

修订的肺栓塞日内瓦评分系统评分为<2 分系低危，2~5 分属中度危险，≥6 分属于高危。

五、血纤维蛋白 D-二聚体的监测

血纤维蛋白 D-二聚体是交联的血纤维蛋白的降解产物，急性静脉血栓栓塞的患者血中其浓度增加。当通过定量 ELISA 或通过一些自动化的比浊测定分析，D-二聚体具有高度的敏感性（95%以上），在不含急性深静脉血栓形成或肺栓塞的患者通常是低于 500 μg/L 阈值以下。因此，D-二聚体低于 500 μg/L 阈值以下可排除急性静脉血栓栓塞，至少其发生率属于低、中等临床概率。根据一项荟萃分析报告，在 5 060 名疑似肺栓塞的患者中（VIDAS）D-二聚体排除测试分析（ELISA 法）3 个月时的血栓栓塞的风险相关性非常低（小于 1%）。一项 D-二聚体比浊测定分析对超过 2 000 例的患者中 3 个月的血栓栓塞风险也很低，其结果相类似。另外，全血床边胶乳测定法的结果也相类似，但观察者之间的结果有一定差异。

D-二聚体检测诊断的特异性在某些患者中有一定的不足，其诊断价值不如其他检验方法更有价值，如一些因另外原因收住院、具有较高临床静脉血栓栓塞概率的患者，在住院期间诊断疑似肺栓塞，尤其是超过 65 岁的老年患者和孕妇 D-二聚体的诊断价值欠佳。拟议的按年龄调整诊断阈值增加了 D-二聚体检测在老年患者中的价值，但临床应用尚待未来进一步证实。

六、血管挤压超声诊断下肢深静脉血栓形成

血管挤压超声检查已在很大程度上取代静脉造影诊断下肢深静脉血栓。

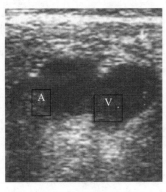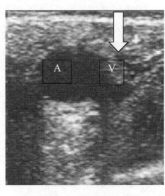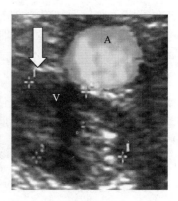

血管超声图 A　　　　　　　血管挤压超声图 B　　　　　　血管挤压超声图 C

图 18-2　血管超声波图

注：血管超声图 A 为超声探头未挤压正常超声血管成像；血管挤压超声图 B 为超声探头轻挤压后的正常血管成像；血管挤压超声图 C 为超声探头轻挤压后含静脉血栓的血管成像，静脉因存在血栓未能挤压。

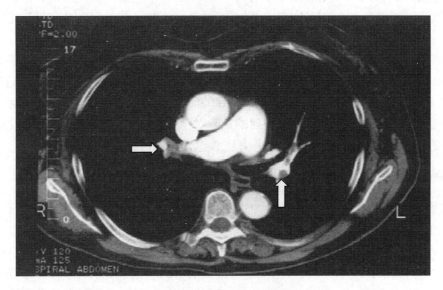

图 18-3　肺部 CTA 成像图

注：右肺动脉主干和左肺段动脉内血栓（箭头指向处）。

目前在临床实践中存在三种检查方法。

第一种方法仅探查小腿以上的近端静脉：在第一次检查阴性的患者一周后重复检查发现远端血栓，并逐渐向近端蔓延。这种方法要求检查仔细严格、繁琐，一般发现率非常低（第二次检查 1%~2% 的阳性率）。

第二种检查方法是利用血管挤压超声检查完整的评估近端和远端静脉：能及时发现静脉血栓形成，3 个月的血栓栓塞发生率较低。但是，这可能会导致许多患者单纯的远端小腿深静脉血栓的抗凝治疗，并由此发生增加出血的危险性。

第三种方法先进行近端血管挤压超声检查，必要时再进行全面的血管影像学检查：对低或中等风险的患者用这种方法检查阴性可排除深静脉血栓形成，而具有高风险的患者近侧血管挤压超声检查结果阴性，尚有必要进行其他的影像学检查，如远端静脉超声造影或静脉造影或连续的血管挤压超声检查。这种方法似乎与 3 个月的静脉血栓栓塞症的风险相关，其检查结果阳性率与全面的血管挤压超声结果相类似，且可减少30%～50%的患者不必进行抗凝治疗。

在2012年，修订后的美国胸科医师学会（ACCP）指南建议对无症状的单纯小腿深静脉血栓形成不必进行常规的抗凝治疗。以前的指南建议，远端深静脉血栓形成的抗凝治疗方案与近端深静脉血栓形成是相似的。

对于疑似肺栓塞患者，不论是有症状的或无症状的患者如有CT血管造影术禁忌证者，如果无近端深静脉血栓形成被认为是有充足的理由排除肺栓塞。

七、多排螺旋CT血管造影诊断肺栓塞

CT血管造影已在很大程度上取代通气—灌注（V/Q）肺闪烁扫描术，成为可疑肺栓塞的主要影像学检查方法。单排螺旋CT血管造影的灵敏度只有70%左右，如果检查结果阴性，尚需要结合血管挤压超声检查下肢近端静脉。多排螺旋CT血管造影比单排螺旋CT血管造影敏感性更高，可以排除肺栓塞的诊断，不必再进行下肢血管挤压超声检查。

列入的23项研究中的4 657名没有接受抗凝血治疗的CT血管造影（主要是单排螺旋CT检查）结果阴性者荟萃分析，总的结果是随后3个月的静脉血栓栓塞发生率为1.4%（95%CI为1.1～1.8），3个月的致死性肺动脉栓塞率0.51%（0.33～0.76），这是一个与正常的侵入性肺动脉造影相比，毫不逊色的结果。

值得一提的是，因越来越多地使用CT血管造影，其辐射有可能导致癌症发病率增加。辐射的危险提示CT血管造影检查的适应证应当更加优化。有鉴于此，结合使用CT肺血管造影和CT静脉造影应该受到质疑。有关肺栓塞诊断（PIOPED）Ⅱ的前瞻性研究中，不做盆腔静脉影像学检查，并没发现肺栓塞或深静脉血栓形成被漏诊。辐射的危险对孕妇特别值得重视，通气-灌注肺闪烁扫描术或单纯灌注肺的闪烁扫描术与CT血管造影各有优势，究竟如何选择仍存在争议。

八、怀疑下肢深静脉血栓形成和肺栓塞的其他影像学诊断方法

钆增强磁共振肺动脉血管造影（MRA）亦可用于诊断肺栓塞，且具有无辐射的优点。有关磁共振动脉造影（MRA）和静脉造影（MRV）技术的诊断准确性进行了前瞻性、多中心研究（PIOPED Ⅲ）。在七个参与的研究中心，因技术原因不能检查的比例为11%～52%，从适合检查者的MRA成像诊断敏感性为78%，特异性为99%，而在技术上适合检查的MRA和MRV成像两者综合诊断敏感性为92%，特异性为96%。但是370例患者中有194例（占52%）因技术问题不能进行检查，限制了其临床应用。

传统的肺血管造影和静脉造影仍然是诊断肺栓塞和深静脉血栓形成的金标准。由于这些检查手段是侵入性的，故现常用于对临床上其他方法无法诊断的患者，或需要进行血管内介入治疗的肺栓塞患者。

对各种检查方法诊断肺栓塞的可靠性能作系统综合评价：

诊断肺栓塞检查方法阳性可信度比值：通气-灌注肺闪烁扫描术阳性95%可信度比值18.3（10.3～32.5），CTA阳性95%可信度比值为24.1（12.4～46.7），下肢近端静脉血管挤压超声检查阳性95%可信度比值为16.2（5.6～46.7）。

排除肺栓塞检查方法可信度：通气-灌注肺闪烁扫描术正常或接近正常95%可信度比值0.05（0.03～0.1），CTA阴性（主要为单排螺旋CT）95%可信度比值为0.11（0.06～0.19），CTA和下肢近端静脉血管挤压超声检查均阴性95%可信度比值为0.04（0.03～0.06），下肢近端静脉血管挤压超声检查阴性95%可信度比值为0.67（0.5～0.89），定量ELISA D-二聚体检测值低于500 μg/L 95%可信度比值为0.08（0.04～0.18）。

注：95%的阳性可信度指检查结果阳性诊断肺栓塞的可能性比非肺栓塞的可能性高的值，如 CTA 阳性 95%可信度为 24.1，即此患者肺栓塞诊断成立的可能性比非肺栓塞的可能性高 24.1 倍。相反，如果检查方法阴性 95%可信度比结果为 0.1，即患者非肺栓塞可能性比肺栓塞的可能性高 10 倍。

九、肺栓塞严重度评估及其分级

（一）肺栓塞严重度指数评估

年龄≥80 岁男性、心衰病史、慢阻肺病史各计 10 分，心率超过 110 次/min、呼吸频率≥30 次/min、体温<36℃、动脉氧饱和度<90%各计 20 分，收缩压低于 100 mmHg、癌症病史各计 30 分，精神异常计 60 分。

按肺栓塞严重度指数评分 1~2 分为低危患者；3~5 分为高危患者。

肺栓塞病情严重度分级：一级≤65 分，二级 66~85 分，三级 86~105 分，四级 106~125 分，五级≥125 分。

（二）简化的肺栓塞严重度指数评估（根据 RIETE 资料）

年龄≥80 岁、心衰病史、慢阻肺病史、心率超过 110 次/min、收缩压低于 100 mmHg、动脉氧饱和度<90%各计 1 分。这一评分方法 0 分为低危患者，≥1 分即为高危患者。

（三）肺栓塞患者的预后危险分层

肺栓塞患者的预后危险分层应该根据预后、肺栓塞的严重程度指数和简化的以临床为依据进行危险分层。

其中低风险和中等风险者统称为非大面积肺栓塞。超声心动图或者生化检测指标，如肌钙蛋白或脑钠肽原可以细化预后危险分层，但对危险分层是否具有价值的效价比还有待进一步研究。

十、肺栓塞及下肢深静脉血栓形成的治疗

（一）肺栓塞患者的治疗指征

1. 高危患者

5%有症状或 15%存在短期死亡率的高危患者，需要积极地应用溶栓药物或外科手术或导管取栓术进行治疗。

2. 低危患者（大部分肺栓塞患者）

短期死亡率约为 1%的早期出院或者门诊治疗即能受益的患者。

3. 中等风险患者

占有症状患者的 30%左右，如可能需要住院或溶栓治疗潜在受益者或等待治疗疗效评估的患者。

（二）下肢深静脉血栓形成与肺栓塞的标准治疗

轻度的静脉血栓栓塞治疗分三个阶段：即初始阶段、早期维持阶段和长期二级预防阶段。

低分子量肝素和磺达肝素是下肢深静脉血栓形成及肺栓塞患者初始治疗的主要药物。肝素的治疗机制主要是通过与天然的抗凝剂抗凝血酶结合，极大地加速抗凝血酶对凝血酶和其他数个活化的凝血因子（包括活化的凝血因子 X，FXa）的灭活而发挥作用。普通肝素需要在初始剂量静脉注射

后，继续静脉滴注维持给药。由于肝素与血浆蛋白的结合有很大的个体差异，肝素实际使用剂量应该根据血液凝血功能测试结果如 APTT 或者抗-Fxa 活性进行调整。

低分子量肝素的主要优点是可以通过按体重调整剂量后，按固定剂量皮下给药，在大多数情况下无须进行凝血功能监测。其作用机制类似于普通肝素，但对 Fxa 和凝血酶有更明显的效果。低分子量肝素和普通肝素治疗下肢深静脉血栓形成已经临床研究证实具有同等效果。对肺栓塞的治疗研究有类似结果。

Fondaparinux（磺达肝素）系肝素的最小的组成成分，为乳糖胺五糖结构，同样具有抑制抗凝血酶作用，尤其是对活化的 Fxa 几乎有同等作用，与普通肝素及低分子量肝素由猪肠道提取的一类化合物相比较，磺达肝素属于人工合成的化合物，对深静脉血栓形成和肺栓塞的治疗效果并不比低分子量肝素和普通肝素差。

低分子量肝素和磺达肝素主要经肾脏清除，所以当肌酐清除率小于 30 mL/min 时应当谨慎使用，在这种情况下，抗凝治疗的选择则需要减少剂量、增加药物使用的时间间隔、监测 FXa 活性，或者改用普通肝素。肝素或黄达肝素至少应有 5 d 的时间与维生素 K 拮抗剂一起使用。当凝血谱中的国际标准化率达到 2.0 时，胃肠外的给药途径就应停止。

癌症患者的静脉血栓形成和肺栓塞推荐使用低分子量肝素至少 3 个月，而不应使用维生素 K 拮抗剂治疗。因为维生素 K 拮抗剂对阻断肝脏合成维生素 K 依赖性血浆凝血因子凝血因子 Ⅱ、Ⅶ、Ⅸ、Ⅹ作用较迟。由于循环血液中的凝血因子的半衰期各不相同，维生素 K 拮抗剂在 4～7 d 的时间内不能达到稳定的抗凝治疗效果。维生素 K 拮抗剂包括半衰期较短的香豆素类、半衰期中等的华法林和半衰期较长的苯丙香豆素。由于半衰期各不相同，并且考虑到基因导致的代谢变异以及食物中所含有的维生素 K 含量的差异，维生素 K 拮抗剂治疗窗口越发狭窄，且考虑到与其他药物的相互作用问题，维生素 K 拮抗剂的使用必须密切监测凝血功能如国际标准化率，其治疗的国际标准化率目标值是 2.5（2～3 范围内）。无论哪种给药方式，溶栓治疗都不是最佳的标准治疗方案，但能选择性用于髂内或者髂股静脉血栓形成和大面积肺栓塞的患者。

十一、抗凝治疗的安全性及其出血风险评估

所有抗凝药物均可能导致出血，尤其是在治疗初始阶段（例如本身存在容易出血的疾病），维生素 K 拮抗剂一般随着年龄的增长出血概率增加。临床评分如 HEMOR R2HAGES 出血风险评分系统和 RIETE 出血风险评分系统已经被前瞻性研究证实（非静脉血栓栓塞的 HEMOR R2HAGES 评分），并能够估计出血风险程度，维生素 K 拮抗剂治疗的安全性主要是可以提高患者服药的依从性、避免药物潜在的相互作用，同时可以限制酒精的摄入以及进行自我监测和自我管理（后者有待进一步论证）。此外，应尽量避免维生素 K 拮抗剂负荷剂量的使用，以防止因蛋白 C（半衰期很短的一种维生素 K 依赖性的凝血剂）的过量消耗导致出血危险。对快速代谢的基因检测指导华法林剂量的调整还有待进一步研究证实。

肝素诱导的血小板减少症是肝素和低分子量肝素治疗时产生的一种危险并发症。虽然这种并发症极其罕见（尤其是磺达肝素更少见），但如果发生肝素诱导的血小板减少症可以导致灾难性的静脉和动脉血栓栓塞性疾病。然而，在用普通肝素和低分子量肝素治疗期间监测血小板计数已经越来越有争议了，仅仅依靠积极的监测肝素 PF4 进行早期诊断尚不足以防治肝素诱导的血小板减少症。血小板功能常规监测应该在使用肝素后与肝素诱导的血小板减少症的临床风险进行综合评估。

（一）HEMOR R2HAGES 出血风险评分

肝脏疾病、肾脏疾病、酒精成瘾、恶性肿瘤、年龄≥75 岁、未控制的高血压、贫血、较高的跌

倒风险、脑血管意外、血小板数量减少或功能异常各计 2 分，既往出血病史计 2 分。

评分为 0 分者，大出血发生率每年 1.9‰，评分为 1 分者，大出血发生率每年 2.5‰，评分为 2 分者，大出血发生率每年 5.3‰，评分为 3 分者，大出血发生率每年 8.4‰，评分为 4 分者，大出血发生率每年 10.4‰，评分超过 5 分者，大出血发生率每年 12.3‰。

（二）RIETE 出血风险评分

最近大出血病史计 2 分，血色素男性<13 g/dL 或女性<12 g/dL、肌酐>12 mg/L 各计 1.5 分，临床典型的肺栓塞、恶性肿瘤、年龄超过 75 岁各计 1 分。

评分为 0 分者，大出血发生率每年 0.3‰，评分为 1~3 分者，大出血发生率每年 2.6‰，评分超过 4 分者，大出血发生率每年 7.3‰。

十二、下肢深静脉血栓形成和肺栓塞的治疗疗程

抗凝治疗的持续时间应该决定于：①已经治疗或者未治疗出现静脉血栓栓塞复发的风险程度。②治疗引起出血的风险程度。在 RIETE 研究中发现 75% 的静脉血栓栓塞患者正在进行抗凝血剂治疗的复发率为 7%。Kearon 和他的同事报道，为期 3 个月的抗凝治疗疗程其效果与 6~12 个月的疗程效果基本一致，而暂时性的可逆的危险因素如外伤、手术相关静脉血栓栓塞症，其复发风险较低。

抗凝治疗的最佳疗程可以根据个体临床症状、停止抗凝治疗 1 个月后的 D-二聚体浓度，或者是否残留下肢静脉血栓进行调整。目前认为下肢深静脉血栓或肺栓塞的患者至少治疗 3 个月。如果存在短暂的或可逆的高危因素，尤其是突发明确的静脉血栓栓塞可以停止抗凝治疗。对于特发性或不明原因的下肢深静脉血栓或肺栓塞患者，只要疗效与风险评估是有利的，则应继续抗凝治疗，而静脉血栓栓塞和癌症患者都应接受抗凝治疗，直到癌症被控制或治愈后停药。

十三、抗凝治疗进展

随着抗凝治疗的进展，一些新型的口服抗凝药物正在研发中。这些直接的 Fxa 抑制剂（即单独的抗凝血酶制剂，如利伐沙班、阿哌沙班）或凝血酶抑制剂（如达比加群）可以避免肝素的很多缺点，而在众多患者中已可取代维生素 K 拮抗剂和肝素。这些药物只要固定剂量给药，不需要监测凝血功能，并且只有很少的药物发生与其他药物或药物-食物相互影响。在随机双盲 RECOVER 试验中，急性静脉血栓栓塞患者给予肠外抗凝治疗的中位数 9 d（IQR8-11），口服达比加群酯 150 mg bid 且不予监测，在安全性上并不差于华法林（目标是国际标准化比值为 2.0~3.0）及低分子量肝素。在 EINSTEINDVT 和 EINSTEIN-EXTENSION 的多中心随机研究中，利伐沙班（15 mg bid×3 周然后 20 mg/d，不监测凝血功能）安全性也不低于维生素 K 拮抗剂联合低分子量肝素，具有类似的安全性。对于需长期二级预防的研究，利伐沙班 20 mg/d 的安全性优于安慰剂组，且包括复发性血栓栓塞事件及大出血的相对危险度降低 82%（HR 0.18，95%CI 0.09~0.39；$P<0.001$）。然而，临床相关的非大出血发生率从安慰组的 1.2% 增加到利伐沙班组的 5.4%。

十四、肺栓塞及深静脉血栓形成的预防

从严格的临床试验结果提示低剂量，或固定剂量的抗凝血药物预防静脉血栓证实了有效性和安全性。对于接受骨科手术如全髋关节或膝关节置换术的患者，已被批准用新型口服抗凝药物用于预防血栓形成，而非华法林、肝素、磺达肝素。

物理预防措施包括渐进性的弹力压缩袜和间歇性充气加压装置也被考虑用于那些不用药物预防血栓的高危患者。下腔静脉过滤器也可以用于一级或二级预防肺栓塞，但他们不能阻止血栓形成的

进展。在美国，下腔静脉过滤器在初级预防静脉血栓栓塞中的使用似乎大幅增加了。虽然预防静脉血栓栓塞的任务是为那些中等风险和高风险住院病人，但在患者出院后继续使用进行预防仍然存在困难。病人从住院直到准备出院或者到社区护理机构，静脉血栓栓塞的风险仍旧很难降低。而那些接受了熟练的护理及康复设施和上门提供医疗服务的患者可以缩短住院时间。入院期间，护士和治疗师一般会鼓励病人下床活动，并尽量减少制动时间。病人在出院后受到的物理治疗，如下床活动、加强锻炼比在住院期间会少得多，这也导致了增加静脉血栓栓塞的风险。早期出院可以最大限度地减少住院天数，但模糊了住院与门诊服务的传统观念。如妇女手术后的第 12 周其静脉血栓栓塞的风险仍然较高。

当代预防静脉血栓栓塞的重点是从医院到社区的持续护理。因此，对于全髋关节置换术建议延长预防至术后 5 周，病人住进医院接受治疗（在 2011 年美国大学心脏病学心脏病学会议）的麦哲伦试验的报道，那些接受传统的伊诺肝素预防 6~14 d 的疾病如心脏衰竭、呼吸衰竭、肺炎，他们在 5 周内与静脉血栓栓塞相关的死亡率为 1.0%，而大多数与静脉血栓栓塞相关的死亡都发生在出院后。从 1 897 名静脉血栓栓塞患者的回顾性研究提示，74% 的患者出现静脉血栓栓塞是在门诊诊疗时，而非住院期间。37% 的静脉血栓栓塞患者最近都有被送往医院接受治疗的经历，23% 的患者在发展成为静脉血栓栓塞前 3 个月内有过大手术病史，以前认为 3 个月内发生的静脉血栓栓塞事件中，67% 发生在出院后的第一个月内，中位数为 4 d 左右。

对存在高风险的心脏衰竭、呼吸功能不全、感染或活动减少的出院患者进行了延长预防静脉血栓栓塞的治疗时间研究。患者出院后接受延长预防静脉血栓栓塞的治疗，予伊诺肝素 40 mg/d，其发病率降低。总体而言，延长依诺肝素治疗疗程在 28 d 内可降低静脉血栓栓塞率（安慰剂组为 4.0%，依诺肝素组为 2.5%，绝对风险差异 -1.53，95%CI -2.54~0.52）。而在超过 30 d 的研究中，依诺肝素治疗疗程时间延长的患者比那些接受安慰剂的大出血发生率更高，说明增加了治疗的风险。另有一项 15 156 名入院治疗的患者中，184 名患者中的 45% 发生静脉血栓栓塞是在出院后，而不是在住院期间。静脉血栓栓塞的独立危险因素是：既往静脉血栓栓塞史、血栓形成倾向、癌症、年龄超过 60 岁、下肢瘫痪、至少 1 周以上的活动受限，或进入重症监护或冠心病监护单元等。

在医院预防静脉血栓栓塞症的最大的困难是预防性抗凝药物使用不足。在审查了近 200 万个被送往医院的美国病人，只有 34% 的中等风险或高风险的患者获得适当的预防静脉血栓栓塞治疗。在一个单独的队列研究中，来自 183 个美国机构的 2 609 名入院接受深静脉血栓形成治疗的病人，比 1953 年的非深静脉血栓形成的病人出现更多的肺栓塞并发症（分别为 22%、16%）。奇怪的是，接受药物治疗的病人接受静脉血栓栓塞预防措施的频率远不如没有接受药物治疗的病人高（分别为 25%、54%）。因此，接受药物治疗的病人很容易受到所谓的双重麻烦，因为他们往往忽略了预防，但是当他们发生静脉血栓栓塞，与没有接受药物治疗的患者相比往往是更广泛、更频繁地出现肺栓塞并发症。

未能防止静脉血栓栓塞事件在全球均有可能发生。在 ENDORSE 横向研究由遍布六大洲 32 个国家 358 医院参与的 68 183 例患者中，52% 为中度到高度风险的进展性静脉血栓栓塞。虽然预防率比较低，手术患者比药物治疗的患者更经常收到指南推荐的预防措施（分别为 58%、40%）。9 257 名来自 81 家医院的患者在预防静脉血栓栓塞的治疗方案存在很大的差异。排名前 1/4 的医院对 74% 的高危患者实施了预防，而排名后 1/4 的只有 40% 进行预防。表现最好的四分位数中的医院与最低四分位数医院相比较，前者有住院医师培训计划（分别为 43%、5%）、更多的床位数（分别为 277、140）、制定和实施个性化的全院的静脉血栓栓塞的预防协议更好（分别为 76%、40%）。

忽略具体的静脉血栓栓塞的预防战略的选择、体制和专业的文化似乎正在改变。对高危患者的静脉血栓栓塞的预防失败将不再被容忍。提高静脉血栓栓塞预防措施的执行率十分重要。然而，即使对住院的患者进行了药物预防，但未必能真正执行到位。有研究提示静脉血栓栓塞患者拒绝注射抗凝血剂药物为最常见的原因。多种不同的方法被用于住院患者，以提高临床预防静脉血栓形成的疗效。电脑化的决策支持与电子警报可以是向负责医师责令预防的一种监督方法，在随机对照试验中，减少了症状性静脉血栓栓塞率超过 40%。多屏幕提示比单屏幕上的提示可能会更有效。这种电子警报系统随着时间的推移保持其有效性。建立计算机系统的医院，医院的工作人员可以筛选不被预防的高危患者，用电话或页面提醒主管医师。消除大多数医院获得性静脉血栓栓塞是触手可及的。通过教育的努力与改变行为的技术相结合，实现可靠的预防策略可使预防治疗效果达到最大化。

第三节　颅内静脉窦与脑静脉血栓形成的诊治进展

颅内静脉窦血栓形成（cerebral venous and sinus thrombosis，CVST）顾名思义是指颅内静脉窦因各种原因导致的血栓形成，主要分为横窦与乙状窦血栓形成、海绵窦血栓形成、上矢状窦血栓形成、大脑静脉血栓形成；是缺血性脑血管病的一种较少见类型，目前估计约占全部脑卒中不足 1%。因其病因复杂、起病形式多种多样、各不相同，极易被误诊或漏诊。临床病情的发展速度各不相同，可在数小时或数天内产生变化。

近年来，随着临床医生对该病认识的提高和逐渐重视以及神经影像技术、神经介入放射学技术的快速发展，使该病大部分病例能够得到早期及时诊断和有效治疗，大大降低了该病的致残率和死亡率，提高了患者的生活质量和明显改善了预后；但尚有部分发展极为快速严重的患者不能得到及时有效的治疗，令人遗憾。

一、颅内静脉窦与脑静脉血栓形成病因和危险因素

颅内静脉窦血栓形成的病因多种多样，大体上概括起来可以分为感染性和非感染性两类。

感染性颅内静脉窦血栓形成系因各种感染导致颅内静脉窦炎症性损伤，或可能通过触发凝血的酶促级联反应产生高凝状态，从而导致颅内静脉窦血栓形成。既往认为感染是导致颅内静脉窦血栓形成的主要原因，目前由于早期检查与诊断水平的提高且强而有效抗生素的广泛使用，感染源性比例已经显著下降。

非感染性血栓主要为颅内静脉窦的非感染性损伤、血流动力学异常、颅内静脉窦的非感染性炎症性病变因素、凝血机制异常、血液系统疾病、口服避孕药等深静脉血栓形成高危因素的影响。

二、颅内静脉窦与脑静脉血栓形成的诊断

颅内静脉窦与脑静脉血栓形成的诊断要点主要为：

（一）横窦与乙状窦血栓形成的诊断

1. 临床症状：临床主要症状表现为发热、头痛、恶心、呕吐、耳痛、意识障碍等。
2. 乳突炎或化脓性中耳炎的病史：横窦与乙状窦血栓形成大多由乳突炎症或化脓性中耳炎所致，故大多存在乳突炎或化脓性中耳炎的病史。
3. 颅内压增高征象：存在双侧横窦与乙状窦血栓形成时，大多存在因脑血液回流障碍致脑水肿、颅内压增高的征象，如典型的喷射性呕吐、头痛等征象，但单侧的横窦与乙状窦血栓形成可毫无症状和体征，或仅见轻度颅内压增高征象。如颅内压明显增高则可出现不同程度地意识障碍、肢体瘫痪或局部抽搐等神经系统症状和体征。

4. 颅神经损害征象：当横窦与乙状窦血栓形成向下蔓延至岩窦、颈静脉窦时，大多出现岩骨尖综合征（Gradenigo 综合征）或颈静脉窦阻塞综合征，即颈静脉孔综合征。岩骨尖综合征（Gradenigo 综合征）表现为 V1、VI、VII 颅神经麻痹，同侧的眼、面部、初始为疼痛、继而麻木、眼外展神经麻痹、角膜反射消失等。颈静脉窦阻塞综合征表现为 IX、X、XI 颅神经麻痹征象。

（二）海绵窦血栓形成

1. 临床症状与体征：大多为急性或亚急性起病，头痛、高热、单侧或双侧眼球突出、水肿、视力下降或失明，眼球多呈固定状态，检查颅神经可发现 III、IV、V1、V2、VI 麻痹，眼底检查可发现眼底水肿、出血或视神经萎缩等，病侧 Horner 征等。
2. 感染史或面部危险三角区挤压史：可有脓毒血症病史或面部感染、鼻周围危险三角区挤压毛囊炎、疖痈等病史。
3. 并发症征象：海绵窦感染性血栓形成极易形成并发症。如脑脓肿、垂体感染、化脓性脑膜炎、后组颅神经功能障碍致吞咽困难、呛咳引起吸入性肺炎等。

（三）上矢状窦血栓形成

临床症状和体征取决于血栓的大小、位置、有无蔓延或扩散等。
1. 颅高压征象：如上矢状窦完全闭塞影响到顶枕部、中央回静脉可使脑脊液和脑静脉回流受阻，产生颅内压增高的征象，严重者可出现昏迷等意识障碍；如血栓仅局限于上矢状窦局部时可无症状和体征。
2. 血栓形成的高危因素：患者多有血栓形成的高危因素，好发于年老体弱者、伴有严重脱水、贫血、心力衰竭、外伤、头皮或额窦感染等患者。
3. 腰穿检查：腰穿测脑脊液压力大多增高，感染患者多呈感染征象。
4. 辅助检查：头颅增强 CT 或 MRI 可见上矢状窦血栓形成病灶征象。

（四）大脑静脉血栓形成

1. 临床表现：临床征象取决于血栓形成部位、血栓大小、有无脑水肿等。一般起病较急，多有发热、头痛、精神障碍、抽搐、瘫痪，严重者多有意识障碍，一般无颅高压征象，但如果病变影响到上矢状窦或引起广泛性脑水肿时，可产生颅高压征象。
2. 感染病史：患者可有头、面、耳部、乳突、副鼻窦等感染史。
3. 血栓形成的高危因素：患者可存在血栓形成的高危因素。

三、颅内静脉窦与脑静脉血栓形成的治疗

根据不同的病因采取不同的治疗措施。总体的治疗原则是针对原发病因和颅内病变同时进行治疗。

（一）降颅压治疗

对具有高颅压的患者，尤其是存在颅高压危象者应迅速采取措施降低颅内压，避免脑疝危象，可紧急使用甘露醇、速尿等脱水、降颅压治疗。

（二）抗感染治疗

感染性病例主要治疗方法是首先根据经验用药，选择使用有效的广谱抗生素抗感染治疗，辅以

脱水、糖皮质激素、循环支持治疗等。值得注意的是颅内感染性静脉窦血栓形成有复发趋势，应积极采用有效抗生素、长疗程的彻底治疗，对感染性颅内感染性静脉窦血栓形成一般不主张溶栓、抗凝治疗，因极易导致感染扩散、与治疗不利。体温恢复正常以后必须要有足够时间进行抗感染治疗，一般使用抗生素时间不应少于1个月。

（三）抗凝治疗与溶栓治疗

非感染性颅内静脉窦血栓形成患者，主要采取的措施是抗凝和溶栓治疗。近年来，大部分学者认为，抗凝和溶栓治疗可明显改善患者的临床症状和预后、提高患者的生活质量、预防血栓的扩展；并促使侧支循环建立、有利于保护未受损害的脑组织等，其获益远远大于其引起出血的危险性，无论有无出血性梗死都应进行抗凝及溶栓治疗。

1. 抗凝治疗

肝素是当前治疗非感染性颅内静脉窦血栓形成的第一线药物，即使对慢性患者亦应予以积极治疗，可有效减少患者的病死率及致残率。因此，欧洲已将肝素（剂量调节性静脉肝素或低分子肝素）为治疗非感染性颅内静脉窦血栓形成的首选治疗方法，其后口服抗凝药物3～6个月，使凝血酶原时间国际标准化比率（INR）维持在2.0～3.0。

先天性非感染性颅内静脉窦血栓形成患者和中度遗传性血栓形成倾向的患者可给6～12个月。对于发生两次以上非感染性颅内静脉窦血栓形成患者，具有明显遗传性血栓形成倾向者，可考虑长期抗凝治疗。皮下低分子量肝素治疗非感染性颅内静脉窦血栓形成的疗效与普通肝素相同，但较少发生出血并发症，剂量容易掌握，仅需按照体重校正、而不需实验室监测。

2. 全身静脉溶栓或动脉溶栓的治疗

全身静脉溶栓或动脉溶栓的治疗的溶栓药物包括尿激酶、组织纤溶酶原激活物（t-PA）等。可根据条件选择使用静脉溶栓治疗或动脉溶栓治疗。但值得注意的是血栓形成后局部血流淤积、溶栓药物常常在血栓局部浓度较低，不一定能起到治疗作用，尤其是合并出血性梗死时，并发出血可能性大、具较高的治疗风险，应与家属进行充分沟通并取得家属的理解、同意。有报道认为经股动脉插管将单弯导管选择性插入患侧颈内动脉岩骨段，尿激酶泵入进行局部给药溶栓，并联合低分子肝素治疗，且效果尚可，但缺乏大规模对比研究。

静脉窦内接触性溶栓：随着神经介入技术的开展，导管介入血栓局部药物溶栓的成功病例国内外报道均逐年增多，且溶栓药物局部应用，全身出血风险较低，再通率高，但有发生出血性梗死的风险。其方法是先将8F的导引导管插置静脉窦血栓形成侧静脉，或血栓形成较严重侧颈内静脉颅底水平，在微导丝辅助下将0.014μm导丝头端置于血栓远段对静脉窦内血栓进行接触性溶栓；脉冲式给药：以1万U/（mL·min）的速率经微导管注入稀释的尿激酶（UK），使用20～30万U后，若血栓溶解不明显，考虑为陈旧性血栓，留置微导管在静脉窦内，回病房后酌情继续使用尿激酶溶栓。

（四）血管内机械取碎栓、溶栓治疗

血管内机械碎栓溶栓治疗是最新治疗颅内静脉窦血栓形成的新方法。静脉窦内注入尿激酶20～30万U后，如血栓形态无明显变化，且患者病情危重，必须尽快开通静脉窦者，可试行这一方法。通过导引导管将微圈套器、塑形成螺旋状的导丝、保护伞或小球囊送入血栓内，来回拽动机械性破坏血栓，使血栓松动、破碎，并继续行接触性溶栓治疗，增加血栓与与尿激酶的接触面积，提高溶栓效率，增加静脉窦主干再通率。该法多用于血栓形成时间较长，尿激酶溶栓效果不显著或伴有颅内出血，而严格限制尿激酶用量的患者。总体来说，这一方法尚较安全，因导管到位后对血栓的机械性破坏都有助于清除大血栓，同时采取溶栓治疗，有助于消除局部血栓。术中从导引导管反复抽

吸血液或用回收装置回抽血液、脱落栓子，其量一般不多，即使脱落的栓子进入肺循环也不至于威胁患者生命。

（五）导管球囊静脉窦内成形术

用球囊导管扩张狭窄部位、结合局部间断注射尿激酶溶栓治疗。Guriey 报道 2 例累及颈内静脉、乙状窦血栓形成的患者，其中 1 例存在静脉狭窄利用球囊导管扩张狭窄部位，结合局部间断注射尿激酶，患者症状和体征消失。当存在狭窄时，球囊导管扩张成形术可防止血栓的复发，改善形成血栓的病理解剖学变化，有利于患者预后。

（六）球囊扩张加支架成形术

球囊扩张加支架成形术是近年来治疗静脉窦血栓或颅内高压的新方法。对于外伤性、手术损伤，或肿瘤浸润或转移性肿瘤累及局部所致的局限性静脉窦狭窄、血流缓慢导致的血栓形成，或对尿激酶不敏感的局限性陈旧性血栓形成患者，球囊扩张加支架成形术更为有效。静脉窦内支架成形术的关键是术前必须证实颅内压升高和局部静脉血栓形成是由于局限性静脉窦狭窄所致。如果局限性狭窄静脉窦两侧压力差超过 15 cmH_2O 的患者，提示静脉窦血栓栓塞已明显导致了静脉高压，这是消除局部狭窄、降低静脉窦压力的指征，可根据条件、技术水平等考虑进行球囊扩张加支架成形术，术后予抗血小板聚集和抗凝治疗。

（七）开颅血栓切除术

开颅血栓切除术的报道多见于血管内介入治疗出现以前，目前大多采用先行血管介入治疗，如有困难或难以进行介入治疗的患者，选择开颅血栓切除术；极少情况下如外伤性静脉窦血栓因其他原因需要同时开颅，或患者情况急剧恶化来不及行血管内介入治疗时，也可选择使用。

（八）静脉旁路手术

Sindou 报告 1 例 14 岁男性患者，横窦和颈内静脉血栓形成，伴有视力损害，行右侧横窦和颈外静脉间大隐静脉移植术，术后服用阿司匹林 1 个月抗凝，视力损害明显好转。

近年，对于静脉窦内血栓形成治疗方法已有较多进展。特殊的静脉解剖结构、血液动力学改变、不同的血栓质地、不同病变范围、不同病因和不同并发症决定了单一的血管内治疗方法疗效的局限性，但各地需根据其设备条件、技术水平等因素，综合决定采用何种方法治疗对患者最有利，进行充分的利弊、效益与风险分析，采用最优方案。因此，视患者具体情况选择不同的血管内治疗方法并联合应用，可提高临床效果、缩短治疗时间、减少药物剂量、降低并发症，有条件者可采用多途径联合血管内治疗方法治疗静脉窦血栓形成，彻底解决脑血液循环的流出道闭塞所导致的脑血流动力学障碍、主要病理生理改变包括脑组织静脉压升高，或灌注压不足引起的脑缺血和颅内高压等。

参考文献

[1] Kucher N. Clinical practice. Deep-vein thrombosis of the upper extremities. N Engl J Med，2011，364：861-869.

[2] Heit J A. The epidemiology of venous thromboembolism in the community. Arteriosclerosis Thromb Vasc Biol，2008，28：370-372.

[3] Spencer F A，Goldberg R J，Lessard D，et al. Factors associated with adverse outcomes in outpatients presenting with pulmonary embolism: the Worcester Venous Thromboembolism Study. Circ Cardiovasc Qual Outcomes，2010，3：

390-394.

[4] Laporte S, Mismetti P, Decousus H, et al. Clinical predictors for fatal pulmonary embolism in 15,520patients with venous thromboembolism: findings from the Registro Informatizado de la Enfermedad TromboEmbolica venosa (RIETE) Registry. Circulation, 2008, 117: 1711-1716.

[5] Pollack C V, Schreiber D, Goldhaber S Z, et al. Clinical characteristics, management, and outcomes of patients diagnosed with acute pulmonary embolism in the emergency department: initial report of EMPEROR (Multicenter Emergency Medicine Pulmonary Embolism in the Real World Registry). J Am Coll Cardiol, 2011, 57: 700-706.

[6] Ng A C, Chung T, Yong A S, et al. Long-term cardiovascular and noncardiovascular mortality of 1023patients with confirmed acute pulmonary embolism. Circ Cardiovasc Qual Outcomes, 2011, 4: 122-128.

[7] Piazza G, Goldhaber S Z. Chronic thromboembolic pulmonary hypertension. N Engl J Med, 2011, 364: 351-360.

[8] Kahn S R. The post-thrombotic syndrome. Hematology Am Soc Hematol Educ Prog, 2010: 216-220.

[9] Kahn S R, Shrier I, Julian J A, et al. Determinants and time course of the postthrombotic syndrome after acute deep venous thrombosis. Ann Intern Med, 2008, 149: 698-707.

[10] Klok F A, Zondag W, van Kralingen K W, et al. Patient outcomes after acute pulmonary embolism. A pooled survival analysis of different adverse events. Am J Respir Crit Care Med, 2010, 181: 501-506.

[11] Piazza G, Goldhaber S Z. Venous thromboembolism and atherothrombosis: an integrated approach. Circulation, 2010, 121: 2146-2150.

[12] Sim D S, Jeong M H, Kang J C. Current management of acute myocardial infarction: experience from the Korea Acute Myocardial Infarction Registry. J Cardiol, 2010, 56: 1-7.

[13] Folsom A R, Lutsey P L, Astor B C, Cushman M. C-reactive protein and venous thromboembolism. A prospective investigation in the ARIC cohort. Thromb Haemost, 2009, 102: 615-619.

[14] Chandra D, Parisini E, Mozaffarian D. Meta-analysis: travel and risk for venous thromboembolism. Ann Intern Med, 2009, 151: 180-190.

[15] Severinsen M T, Kristensen S R, Johnsen S P, et al. Smoking and venous thromboembolism: a Danish follow-up study. J Thromb Haemost, 2009, 7: 1297-1303.

[16] Ageno W, Dentali F, Grandi A M. New evidence on the potential role of the metabolic syndrome as a risk factor for venous thromboembolism. J Thromb Haemost, 2009, 7: 736-738.

[17] Baccarelli A, Martinelli I, Pegoraro V, et al. Living near major traffic roads and risk of deep vein thrombosis. Circulation, 2009, 119: 3118-3124.

[18] Blanco-Molina A, Trujillo-Santos J, Tirado R, et al. Venous thromboembolism in women using hormonal contraceptives. Findings from the RIETE Registry. Thromb Haemost, 2009, 101: 478-482.

[19] Lee A Y. Thrombosis in cancer: an update on prevention, treatment, and survival benefits of anticoagulants. Hematology Am Soc Hematol Educ Prog, 2010: 144-149.

[20] Corral J, Roldan V, Vicente V. Deep venous thrombosis or pulmonary embolism and factor V Leiden: enigma or paradox. Haematologica, 2010, 95: 863-866.

[21] Kyrle P A, Rosendaal F R, Eichinger S. Risk assessment for recurrent venous thrombosis. Lancet, 2010, 376: 2032-2039.

[22] Ceriani E, Combescure C, Le Gal G, et al. Clinical prediction rules for pulmonary embolism: a systematic review and meta-analysis. J Thromb Haemost, 2010, 8: 957-970.

[23] Carrier M, Righini M, Djurabi R K, et al. VIDAS D-dimer in combination with clinical pre-test probability to rule out pulmonary embolism. A systematic review of management outcome studies. Thromb Haemost, 2009, 101: 886-892.

[24] Douma R A, le Gal G, Sohne M, et al. Potential of an age adjusted D-dimer cut-off value to improve the exclusion of

pulmonary embolism in older patients: a retrospective analysis of three large cohorts. BMJ, 2010, 340: c1475.

[25] Johnson S A, Stevens S M, Woller S C, et al. Risk of deep vein thrombosis following a single negative whole-leg compression ultrasound: a systematic review and meta-analysis. JAMA, 2010, 303: 438-445.

[26] Kearon C, Kahn S R, Agnelli G, et al. Antithrombotic therapy for venous thromboembolic disease: American College of Chest Physicians Evidence-Based Clinical Practice Guidelines (8th edition). Chest, 2008, 133 (6suppl): 454S-545S.

[27] Righini M, Le Gal G, Aujesky D, et al. Diagnosis of pulmonary embolism by multidetector CT alone or combined with venous ultrasonography of the leg: a randomised non-inferiority trial. Lancet, 2008, 371: 1343-1352.

[28] Stein P D, Chenevert T L, Fowler S E, et al. Gadolinium-enhanced magnetic resonance angiography for pulmonary embolism: a multicenter prospective study (PIOPED III). Ann Intern Med, 2010, 152: 434-W143.

[29] Jimenez D, Aujesky D, Moores L, et al. Simplification of the pulmonary embolism severity index for prognostication in patients with acute symptomatic pulmonary embolism. Arch Intern Med, 2010, 170: 1383-1389.

[30] Aujesky D, Roy PM, Verschuren F, et al. Outpatient versus inpatient treatment for patients with acute pulmonary embolism: an international, open-label, randomised, non-inferiority trial. Lancet, 2011, 378: 41-48.

[31] Agnelli G, Becattini C. Acute pulmonary embolism. N Engl J Med, 2010, 363: 266-274.

[32] Schulman S, Kearon C, Kakkar A K, et al. Dabigatran versus warfarin in the treatment of acute venous thromboembolism. N Engl J Med, 2009, 361: 2342-2352.

[33] Bauersachs R, Berkowitz S D, Brenner B, et al. Oral rivaroxaban for symptomatic venous thromboembolism. N Engl J Med, 2010, 363: 2499-2510.

[34] Schwarz U I, Ritchie M D, Bradford Y, et al. Genetic determinants of response to warfarin during initial anticoagulation. N Engl J Med, 2008, 358: 999-1008.

[35] Garcia-Alamino J M, Ward A M, Alonso-Coello P, et al. Self-monitoring and self-management of oral anticoagulation. Cochrane Database Syst Rev, 2010, 4: CD003839.

[36] Bloomfield H E, Krause A, Greer N, et al. Meta-analysis: effect of patient self-testing and self-management of long-term anticoagulation on major clinical outcomes. Ann Intern Med, 2011, 154: 472-482.

[37] Matchar D B, Jacobson A, Dolor R, et al. Effect of home testing of international normalized ratio on clinical events. N Engl J Med, 2010, 363: 1608-1620.

[38] Warkentin T E, Greinacher A, Koster A, Lincoff A M. Treatment and prevention of heparin-induced thrombocytopenia: American College of Chest Physicians Evidence-Based Clinical Practice Guidelines (8th edition). Chest, 2008, 133: 340S-80S.

[39] Le Gal G, Kovacs M J, Carrier M, et al. Validation of a diagnostic approach to exclude recurrent venous thromboembolism. J Thromb Haemost, 2009, 7: 752-759.

[40] Bounameaux H, Righini M. Thrombosis: duration of anticoagulation after VTE: guided by ultrasound? Nat Rev Cardiol, 2009, 6: 499-500.

[41] Mavrakanas T, Bounameaux H. The potential role of new oral anticoagulants in the prevention and treatment of thromboembolism. Pharmacol Ther, 2011, 130: 46-58.

[42] Bounameaux H, Reber G. New oral antithrombotics: a need for laboratory monitoring. Against. J Thromb Haemost, 2010, 8: 627-630.

[43] Stein P D, Matta F, Hull R D. Increasing use of vena cava filters for prevention of pulmonary embolism. Am J Med, 2011, 124: 655-661.

[44] Geerts W H, Bergqvist D, Pineo G F, et al. Prevention of venous thromboembolism: American College of Chest

Physicians Evidence-Based Clinical Practice Guidelines（8th edition）. Chest，2008，133：381S-453S.

[45] Sweetland S，Green J，Liu B，et al. Duration and magnitude of the postoperative risk of venous thromboembolism in middle aged women：prospective cohort study. BMJ，2009，339：b4583.

[46] 中华医学会重症医学分会. ICU 患者深静脉血栓形成预防指南（2009）. 中华内科杂志，2009，48（9）：788-792.

[47] Guyatt G H，Norris S L，Schulman S，et al. Methodology for the Development of Antithrombotic Therapy and Prevention of Thrombosis Guidelines：Antithrombotic Therapy and Prevention of Thrombosis，9th ed：American College of Chest Physicians Evidence-Based Clinical Practice Guidelines. CHEST，2012，141（2）（Suppl）：53S-70S.

[48] Ubel P A，Angott A M，Zikmund-Fisher B J. Physicians recommend different treatments for patients than they would choose for themselves. Arch Intern Med，2011，171（7）：630-634.

[49] Decousus H，Prandoni P，Mismetti P，et al；CALISTO Study Group. Fondaparinux for the treatment of superficial-vein thrombosis in the legs. N Engl J Med，2010，363（13）：1222-1232.

[50] Homma S，Thompson J L P，Pullicino P M，et al. Warfarin and aspirin in patients with heart failure and sinus rhythm. N Engl J Med，2012，366：1859-1869.

[51] Shah S，Parra D，Rosenstein R. Warfarin versus Aspirin in Heart Failure and Sinus Rhythm. N Engl J Med，2012，367：771-772

[52] Scheiman J M. Prevention of damage induced by aspirin in the GI tract. Best Pract Res Clin Gastroenterol，2012，26：153-162.

（编写：朱雷雷　唐坎凯　何盛　文怀　嵇朝晖　温晓红　王谦　童跃峰　蒋国平）

第十九章 急性中毒诊断与治疗技术进展

第一节 概述

一、定义

某些物质在一定的条件下，以一定的剂量进入机体后，可与体液、组织相互作用，引起机体功能性或器质性损害，发生这些现象称之为毒效应或中毒。中毒是各种毒物毒作用的综合表现，凡是能引起中毒的物质，统称为毒物。接触毒物后在短时间内发病者称为急性中毒。

毒物，包括各种毒素，进入机体后主要作用于呼吸、神经、心血管、消化和泌尿等系统，损害机体功能；或抑制某些酶的活性；或迅速分解或转化成强毒性物质。毒物引起急性中毒的毒性大小，一般以引起50%的动物死亡的剂量或浓度，即半致死量（LD_{50}）或半致死浓度（LC_{50}）来表示。

二、毒物的分类

（一）按毒物的用途和分布范围可把毒物分为八类

1. 工业毒物：包括生产中的原料、中间产物、辅助剂、成品、副产品、废弃物等。
2. 生物毒素：包括动物毒素、植物毒素、细菌毒素等。
3. 农用化学物：包括农药、化肥、生长激素等。
4. 医用药物：包括药物本身的毒副作用、超量使用、药物相互不良作用、致敏或特异反应性。
5. 食品中的有毒成分：包括动植物本身所含毒素、变质后产生的毒素及防腐剂、添加剂等。
6. 嗜好、化妆品中有毒成分：如卷烟、某些染发剂、油彩、蚊香等的有毒成分。
7. 军用毒剂：如军用神经性毒剂、窒息性毒剂、失能性毒剂等。
8. 放射性核素：包括自然界的放射性元素、军用或民用释放的各种放射性元素。

（二）按毒物作用的部位和性质可把毒物分为五类

1. 腐蚀性毒物：此类毒物对组织有强烈的腐蚀作用，被接触的皮肤、黏膜可发生糜烂、坏死等病变，如强酸、强碱、酚等。
2. 神经性毒物：毒物进入机体后，导致神经系统的传导功能障碍，使之兴奋（如樟脑等）或抑制（如巴比妥类、乙醚等）。
3. 血液性毒物：此类毒物吸收后作用于骨髓抑制造血功能，如苯、某些抗肿瘤药物，或作用于红细胞产生溶血，如砷化氢、眼镜蛇毒等，或作用于血红蛋白使之失去携氧能力，如一氧化碳、亚硝酸盐等。此外，有些毒物可干扰出凝血系统而引起出血或血液凝固。
4. 窒息性毒物：如一氧化碳、二氧化碳、氰化物、光气、氯气等。
5. 内脏毒物：毒物吸收后造成器官功能障碍和损害，如四氯化碳、鱼胆、毒蕈等。

三、毒物的吸收途径

1. 经呼吸道吸收：有害气体主要是通过呼吸道进入机体。人体的肺泡总表面积很大（为 80~90 m^2），肺部的毛细血管较丰富，进入肺泡的有害物质可迅速被吸收而直接进入血液循环。
2. 经消化道吸收：液态或固体状态的毒物可随食物进入消化道；或因发生意外，误食有毒物质，以及过量服用等。毒物进入消化道后，主要由肠道吸收。
3. 经皮肤和黏膜吸收：有些毒物可直接或通过污染的衣服经皮肤吸收，而毒物经黏膜吸收较为快速。正常的皮肤有一层类脂质层，对水溶性毒物有一定的防护作用，但对于一些脂溶性毒物，可以穿透该层而到达真皮层，经血管和淋巴管网吸收。皮肤充血或损伤，或在高温度、高湿度的环境中，可加快毒物的吸收。
4. 注入：有毒动物咬、刺、螯伤时，毒素可直接注入机体。经皮下、肌肉或血管等超量或误注药物也可引起中毒。

四、毒物在体内的分布

毒物经各种途径进入血液循环后，一般首先与红细胞或血浆中某些成分相结合，再通过毛细血管壁进入组织。由于毒物分子的极性、脂溶性和化学特性，以及细胞膜结构的不同、细胞膜渗透性的大小和细胞代谢的差异，使毒物在体内的分布也不均衡。毒物通过淋巴、血液分布到全身，最后达到细胞内的毒作用部位而发生毒性，产生各种中毒表现。

毒物在血流内可以不同状态而存在：在血浆内呈物理溶解状态；与红细胞内血红蛋白结合；吸附于红细胞表面，或与其表面的成分相结合；同时分布在血浆和红细胞内；与血浆内各种成分相结合；在血浆内呈离子状态；在血浆内与有机酸成为复合物；脂溶性毒物与血液和淋巴内的乳糜微粒结合，形成胶体物质。

毒物进入组织大体的分布规律如下：① 能溶解于液体的毒物，在体内可均匀分布；② 主要贮存于肝脏或其他网状内皮系统；③ 对某一器官或组织具有亲和性；④ 脂溶性毒物与脂肪组织、乳糜微粒具有亲和性。

五、毒物的代谢与排出

1. 毒物的代谢

毒物进入机体后，与机体的细胞和组织内的化学物质起合成作用，通过酶的作用而代谢为其他物质。其代谢过程有两个步骤。

（1）氧化、还原和水解：各种毒物在体内的代谢方式以氧化为最多。不论有机或无机毒物在体内可与某些化学物质起氧化反应。大多数毒物氧化后可转变为低毒或无毒的物质，但也有转变成毒性更强的物质。一般经过进一步代谢后，仍可失去毒性。还原可以减低毒物的毒性，但也可以生成毒性更强的毒物。毒物在机体氧化、还原过程中，半胱氨酸、胱氨酸、谷氨酸、谷胱甘肽等起主要作用。毒物在体内不论其本身或在酶的催化下与水起反应，生成无毒的或有毒的化合物，都是代谢过程中的水解作用。

（2）结合：也称为合成。毒物经过氧化、还原、水解作用后，化学物质可获得活性基团，通过活性基团再进行结合。有些具有活性基团的化学物质则可直接与细胞和组织中的化学物质相互作用，结合成新的化合物。也有些化学物质虽有活性基团，但还需要进行反应，产生其他活性基团后，再进行代谢。

有毒物质在机体内代谢，主要是在肝脏内进行，肝细胞里的催化物质代谢酶，多数存在于微粒体内。毒物进入体内和排出时所经过的脏器和组织对毒物也都进行代谢和解毒作用。

毒物在体内代谢受到许多因素的影响。例如，有些人由于红细胞缺乏 6-磷酸葡萄糖脱氢酶（G-6-PD），对某些药物、毒物、食物过敏；胎儿因缺乏解毒的酶，对毒物更为敏感；女性在怀孕时肝细胞色素 P450 减少及血浆内雌激素量增高，使得许多解毒酶受到抑制；肝脏疾病患者的毒物结合能力下降等。上述诸因素均可影响毒物的代谢过程。

2. 毒物的排出

毒物在机体内发生代谢作用的同时，也在不断排出体外。其排出途径主要是呼吸道、肾脏和消化道，少量可随汗液、消化腺液、乳汁、月经等排出，也有在皮肤的新陈代谢过程中到达毛发而离开机体。能通过胎盘而进入血液的毒物可以影响胎儿的发育和发生先天性中毒。毒物在排出过程中可给经过的器官造成继发性损害，成为中毒的一部分临床表现。

毒物从机体内排出的速度视毒物的性质、溶解度、挥发度、毒物在组织中固定的程度，排泄器官的机能状况而异，并与血液循环相关。多数毒物进入机体后，能迅速代谢，较快地排泄，少数气态毒物以原毒物状态从机体排出。毒物在体内贮留的时间为数日、数月，长者达数年之久。

第二节 中毒机理

近年来由于各学科之间相互结合、相互渗透的结果，使中毒机理的研究不断深入和有所突破。

一、局部刺激、腐蚀作用

强酸、强碱接触皮肤等组织后，可吸收局部组织的水分，并与蛋白质结合，使之溶解，造成溶解性坏死。脂溶性溶剂（毒物）可溶解皮肤表面的脂溶性薄膜，使之脱鞘和皲裂。铬酸盐的氧化作用可使皮肤发生溃疡。银、汞、砷等金属能使皮肤蛋白质变性，造成损伤。吸入的某些气态毒物可致呼吸道损伤，使黏膜坏死或发生肺水肿。

二、缺氧

中毒后由于毒物的毒性作用不同，可阻止氧的摄入、运输和利用，引起机体缺氧。其主要原因是有些毒物损害了呼吸系统的功能，发生支气管痉挛、肺水肿、中枢性呼吸抑制等症候群，以致呼吸肌麻痹、呼吸衰竭。毒物也可引起血液成分的改变，如一氧化碳中毒引起的碳氧血红蛋白血症及砷化氢中毒引起的急性溶血等，引起组织缺氧。此外，毒物可直接引起心肌损害和休克，均可引起机体严重缺氧。

三、毒物抑制酶系统的活性

金属类中毒的主要机制，是通过对酶系统的抑制作用而引起。

1. 毒物影响酶的蛋白质部分的活性中心：酶的蛋白质部分是决定酶特异性的部位，某些酶的蛋白质内有金属离子，如细胞色素氧化酶中的铁，可通过 Fe^{2+}、Fe^{3+}而进行氧化还原反应。有的毒物可与 Fe^{2+} 结合，有的毒物可与 Fe^{3+} 结合，使酶的功能受到影响而发生细胞窒息。酶蛋白有许多活性基团形成活性中心，当活性中心或活性中心以外的必需基团被破坏后，酶的活力即被抑制。

2. 毒物与酶的激活剂作用：磷酸葡萄糖变位酶是生成和分解肝糖原的酶，其作用需要 Mg^{2+} 作激活剂，有的毒物与激活剂形成复合物，使该酶的活性受到抑制。

3. 毒物与基质竞争或直接作用：毒物与基质竞争同一种酶，而使酶产生抑制。如三羧酸循环中的琥珀酸脱氢酶能为某些与此酶的结构相似的毒物所抑制，以致破坏了正常的生化过程。有的毒物直接作用于三羧酸循环中的草酰乙酸，生化过程发生异常，致使三羧酸循环阻断。

此外，其他如毒物与辅酶作用，也可抑制某些酶的活性。

四、毒物干扰细胞生理功能

毒物可影响细胞内钙稳态的平衡，或自由基与脂质的过氧化作用，使细胞功能紊乱而产生中毒表现。有些毒物由于直接破坏细胞的线粒体结构，使其所含的酶释放到血液，使脏器的组织细胞受到损害，血液中某些酶活性增高。

此外，有些毒物作用于靶细胞后，在相应酶的催化下产生大量有毒的氧自由基，造成细胞抗氧化酶系的耗竭，使膜脂质失去保护，引起细胞结构和功能的改变，导致大量的细胞变性坏死，如百草枯。有些毒物可竞争性抑制和干扰呼吸链电子传递，使能量合成减少，引起细胞衰竭或死亡，如氰化物。

五、干扰 DNA 及 RNA 合成

毒物作用于核酸改变了基因的复制、转录和翻译，或抑制蛋白质合成，产生致突变、畸变和致癌作用。

六、免疫激活和炎性递质的作用

粒细胞和巨噬细胞被某些毒物直接或间接激活后，可合成和释放大量的细胞因子、炎性介质、趋化因子等多种生物学效应因子，从而引起继发性器官损害。

七、麻醉作用

有机溶剂和吸入性麻醉剂有强嗜脂性，积蓄于神经细胞膜后可干扰氧及营养物质进入细胞，使神经细胞不能发挥正常功能而出现麻醉状态。此类毒物包括乙醚、氟烷、溴甲烷、三氯乙烷、氯仿、四氯化碳、三氯乙烯、四氯乙烯、汽油等。

八、变态反应和易感性

少数急症发病，往往是由于个体对有毒物质、药物等的耐受量有很大差异，以致发生变态反应和易感性，这主要是由于外界环境中某些有害物质（变应原）或抗原在体内发生作用而引起的异常特异反应。某些有机、无机化学物质，金属和附有微生物的粉尘、生物性粉尘等，都可作为变应原而对特殊个体发生反应。

九、光敏作用

光敏作用分为两类。其一为光变态反应，某些物质进入机体后在日光照射下发生光化学变化，形成具有半抗原作用的物质，与皮肤组织蛋白结合形成致敏原，当再次接触日光照射时，则出现毒性反应，如灰黄霉素、去甲金霉素、四氯水杨酰胺及某些植物（紫云英、灰菜、芥菜等）。其二是光毒性反应。某些物质在日光照射下发生光化合反应，形成有毒物质，而对机体产生毒害，如煤焦油、沥青等。另一些物质与日光联合作用，增加了日光对皮肤的灼伤作用，如氯丙嗪、某些荧光染料等。

十、机体内环境平衡紊乱

机体的正常活动、协调运动要求机体的神经系统、内分泌系统的相对平衡，若平衡紊乱，则出

现病理状态。如阿托品等解痉药可导致平滑肌松弛引起少汗、尿潴留；垂体后叶素引起子宫收缩、血压升高；肝素等抗凝血药大剂量时可致出血，而大剂量 6-氨基己酸可致血栓形成。

第三节 中毒的临床表现及诊断

一、临床表现

根据毒物的性质，空气浓度（或剂量）和接触时间的不同，中毒的临床表现往往多种多样。常见的有以下各方面的表现。

1. 呼吸系统：中毒后可出现呼吸道黏膜刺激症状，严重者有肺水肿、急性呼吸窘迫综合征等，表现为发绀、呼吸急促、呼吸困难、呼吸衰竭，严重缺氧以致昏迷，心力衰竭也可相继出现，最后可致呼吸停止。这主要是由于抑制呼吸中枢、严重缺氧及（或）高碳酸血症，严重的肝、肾功能衰竭，水或酸碱平衡紊乱等所致中枢性呼吸衰竭；也可因呼吸肌麻痹引起呼吸衰竭或呼吸停止。有些毒物可因中毒产生细胞内窒息，导致严重的组织缺氧。

2. 心血管系统：某些毒物中毒可导致周围循环衰竭，血管运动中枢麻痹，休克，心动过速，心律不齐，心肌损害，心力衰竭或心脏骤然停搏。

3. 神经系统功能性或器质性病变所致表现：表现有头晕、头痛等神经系统症状及运动失调、步态蹒跚、周围神经炎、视神经萎缩、震颤、抽搐、精神障碍、烦躁不安、躁狂、癔症样发作、脑水肿、昏迷等临床征象。

4. 消化道症状：由于毒物的刺激，腐蚀黏膜，破坏组织，神经系统功能失调，均可出现恶心、呕吐、腹痛、腹泻等。毒物进入体内后，一般均经过肝脏解毒，因此增加了肝脏的负担。一些亲肝性的毒物，短时间内侵入机体并达到一定的剂量时，即可造成肝脏的损害。

5. 肾脏损害的表现：肾脏是毒物的主要排泄器官。随着毒物性质的不同，有些可使肾脏出现不同程度的损害。如出现蛋白尿、血尿、血红蛋白尿、尿频、尿量减少、尿闭；显微镜检查可见红细胞及管型，肾功能检查异常，严重者发生肾功能衰竭。

6. 血液系统的改变：可出现高铁血红蛋白血症、碳氧血红蛋白血症及溶血性贫血等。

7. 中毒性发热：可由于锌、铜、锑、锰等金属的烟雾及有机氟化合物生产中的裂解气或裂解物引起。

二、诊断

在处理急性中毒病人的过程中，首先必须明确诊断，才能得到恰当的处理。遇有急、危、重症患者，应根据病情，重点简要地询问毒物接触史、病史和体检，同时迅速采取急救措施，然后再进行调查研究进一步确诊。如一时不能确诊，可根据工种与接触毒物的种类，结合临床表现分析致病的因素，同时积极抢救和治疗，争取时间以取得满意的疗效。

1. **调查了解中毒过程，尤其应注意有无意外情况**

（1）是否在生产中接触了有害物质：如接触了有毒物质，则需询问毒物的种类、患者的工种、操作方法及防护措施等情况；同工种或同车间其他工人的健康状况，有无类似的患者，过去有无中毒者等。

（2）是否为误服毒物或用药过量，或是否为服毒自杀。

（3）是否进食过有毒动、植物，有无他人同食此类食物。

(4) 有无被有毒动物咬伤史。
(5) 是否服用过偏方。
(6) 室内是否设置煤炉，通风情况如何。

2. 掌握发病全过程

患者上班前有无疾病，如上班前有无什么不适？工作多少时间后开始发病？并追问发病的表现和经过，以及采取过的急救或治疗措施和使用过的药物等。

3. 体格检查

对急性中毒患者，原则上应做全面系统的检查。但由于病情急、时间紧迫，对危重症者只做重点检查，一旦明确诊断，就应做积极处理。即使尚未明确诊断，也要先给予对症治疗，待病情缓解时，再做补充检查。以下几点应做重点检查，其中最为优先的是生命体征的评估：

(1) 步态、面容、言语、神态。
(2) 体温、脉搏、血压。
(3) 患者衣物、呼气、排泄物的气味。
(4) 患者皮肤颜色、温度、湿度、弹性，皮肤有无伤口、炎症、出血、皮疹。
(5) 眼结膜有无充血，瞳孔大小及对光反射。
(6) 呼吸的节律、频率及幅度，肺部有无异常呼吸音。
(7) 心率、心律及心音强弱。
(8) 腹部有无压痛。
(9) 肌力、腱反射及病理反射。

4. 辅助检查

实验室检查有助于急性中毒的诊断和判断中毒程度。根据确定或可疑毒物进入机体后引起的特异变化，可有针对性地选择一些辅助检查项目。如一氧化碳中毒时检测血液中碳氧血红蛋白浓度，亚硝酸盐中毒、磺胺药及硝基苯等中毒时检测血液中高铁血红蛋白浓度，二氧化碳中毒时检测动脉血二氧化碳分压，有机磷农药中毒时检测血胆碱酯酶活力，碘中毒者呕吐物加淀粉后变蓝色，磷和磷化物中毒者的呕吐物及粪便放置在黑暗处可显露荧光。有些毒物可导致肺水肿、肺炎、心肌损害、心律紊乱、肝肾损伤，做相应 X 线、心电图、肝肾功能检查，则有助于病情判断。

5. 中毒地点的调查

可在有关现场调查中毒因素，发现可疑的药剂、空瓶及食物后，对诊断具有参考价值。

6. 毒物检测

毒物检测是诊断急性中毒的有效手段之一。采集被（或疑）毒物污染的空气、水、食物，检测毒物种类及量，留取呕吐物、胃内容物、排泄物或采集血液，测定毒物及毒物的代谢产物。但应指出，毒物分析需一定的条件和设备，有些毒物的检测需时较久，因此，不能因等待检测结果而延误治疗。

毒物现场快速检测是处理突发中毒事件中的关键技术之一。其方法包括感官检测法、生物试验法（动物毒性试验法、动物检测法、植物检测法）、理化分析法（化学法、便携式仪器法）、免疫学方法等。感官检测法和生物试验法是提供旁证性信息的方法，理化分析法是应用最为广泛的方法，免疫学方法是正在发展中的一种新型技术。

现代科技的进步给毒物现场快速检测方法带来了新发展：电子技术的发展使便携式气相色谱、便携式气相色谱-质谱的谱库更加完善；生物科学的发展促进了免疫学方法的广泛使用以及检测水的总毒性的发光菌法（Microtox 法）、检测农药、罂粟碱的蛋白质芯片，检测砷的细菌探针等前沿技术的出现。此外，流动实验室（mobile laboratory）的出现也为突发中毒事件的应急处置提供更有力的保障。

在掌握了必要的调查材料以后，综合分析，进行鉴别诊断，从而得出正确结论和给予有效治疗。

第四节　中毒的处理原则

一、现场急救

首先，迅速将患者移离中毒环境，至空气新鲜的地方，松开衣扣，保温。同时，进入有毒气体现场急救的人员须戴防毒面具，避免处于下风向；并设法切断毒气来源和排除环境中的毒气，必要时进行消毒处理，以防再发生中毒。护送人员需注意将患者的头偏向一侧，以免呕吐物发生误吸。若患者发生心肺骤停，立即开始CPR。

切记：救人的同时不能忘记保护自己！

二、清除毒物

脱去患者受污染的衣服，皮肤如受污染，立即用温水（忌用热水）清洗。如为碱性毒物，有条件时可用3%～5%的醋酸或柠檬酸冲洗；酸性毒物可用3%～5%碳酸氢钠溶液冲洗。

1. 催吐：适用于神志清醒，服用毒物较少，且能合作的患者。一次性饮入温水500～1 000 mL，然后用手指或压舌板刺激咽后壁或舌根部诱发呕吐，胃内容物立即涌吐而出，可反复进行，直到胃内容物完全吐净或吐出液洁净为止。

2. 洗胃：往往是抢救服毒者生命的关键。一般服毒者，除吞服腐蚀剂（强酸、强碱等）者外，一律要在6 h内迅速、彻底洗胃，超过6 h以上者，也要争取尽可能洗胃。同时应抽取胃内容物，及时送检。

（1）洗胃的液体：中毒原因不明时，洗胃液一般选用温开水或生理盐水。待毒物性质明确后，再采用对抗剂洗胃：安眠药中毒可选用1∶5 000～1∶20 000高锰酸钾溶液；有机磷农药、甲醇、乙醇等中毒可选用2%～4%的碳酸氢钠溶液；磷中毒服用少量硫酸铜后，再用大量清水彻底洗胃；服用汽油、煤等有机溶剂，可先用液体石蜡200 mL，使其溶解而不吸收，再用蒸馏水或生理盐水洗胃。

（2）胃管放置方法：清醒患者，一般来说将胃管经口腔或鼻腔插入均可。对于清醒合作的患者，说明洗胃的重要性和配合的注意事项，嘱患者做吞咽动作，快速将胃管置入胃内。对于昏迷患者，方法是当胃管插至14～16 cm时，将患者头部托起，使下颌靠近胸骨柄，以增加咽喉通道弧度，便于胃管沿后壁滑行。也可利用喉镜，看清食管口部位，从而保证插管的成功。对于躁动患者，可在压舌板、舌钳、开口器协助下放置口含管，迅速插入胃管，注意勿误入气管。胃管放置后，再连接电动洗胃机或洗胃漏斗，注入洗胃液反复冲洗，直到洗出液完全澄清无味为止。

（3）胃管插入长度：传统上，胃管插入长度是45～55 cm（贲门下段及胃体小部），目前认为以前额发际到剑突的长度为准，可延长至55～60 cm。也可个体化测量，经口插管时应准确测量"耳垂—鼻尖—剑突"的距离，并按此长度插入胃管，经鼻插管时，在实测长度的基础上再延长10～15 cm，此插管长度洗胃效果较好，胃黏膜损伤较少。

（4）洗胃液的量：临床上，一般以成人每次灌入量为300～500 mL为宜。

（5）洗胃液的温度：一般以25～38℃范围内为宜。过冷易导致体温下降，血液循环减慢从而心输出量减少，血压下降；过热促使胃内血管扩张，加快毒物吸收。

（6）洗胃的注意事项：

强腐蚀性毒物中毒时，不宜进行插管洗胃，以免引起黏膜穿孔或被腐蚀的血管出血，并按医嘱给予药物及物理性对抗剂，如牛奶、蛋清、米汤、豆浆、氢氧化铝凝胶等保护胃黏膜。

昏迷患者洗胃时，采用去枕平卧，头偏向一侧，防止分泌物或液体误吸，而引起吸入性肺炎和窒息。

洗胃中密切观察病情变化，配合抢救；若出现腹痛或吸出血性液体、血压下降等症状，立即停止洗胃，并通知医师，积极处理。

使用电动洗胃机进行洗胃时，应保持吸引器通畅，不漏气，压力适中。

3．吸附：在催吐、洗胃后，也可用活性炭混悬液进行毒物吸附。

4．导泻：洗胃后，也可口服或经胃管注入泻剂，使已达到肠道的毒物迅速排出体外。可用50%硫酸镁40～50 mL，或25%硫酸钠30～60 mL，也可使用20%甘露醇。如为中枢神经抑制剂中毒，不用硫酸镁，以免加深对中枢神经和呼吸肌的抑制。一般不用油类泻剂，因有机毒物易溶于油中，促其吸收。有严重脱水及腐蚀性毒物中毒者，禁用泻剂。如服毒超过6 h或服用泻药后2 h，仍未排便，可用生理盐水或肥皂水清洁灌肠。

5．血液净化治疗：有条件的医疗单位，也可对患者进行血液净化治疗，如血液灌流（Hemoperfusion，HP）。

三、对症抢救措施

危重患者可先进行抢救，然后再作清除毒物的处理。

1．呼吸衰竭的急救处理：即行吸氧，呼吸骤停者立即进行人工呼吸；对呼吸衰竭者应保持呼吸道通畅，必要时及早气管插管和机械通气。

2．心脏骤停的急救处理：立即进行胸外心脏按压，按压有效指标是观察颈动脉搏动及血压。按压效果良好时可扪及颈动脉搏动或血压维持在8～13 kPa（60～100 mmHg），静脉注射或气管内注入血管活性药物，如肾上腺素1 mg（急性苯中毒一般忌用肾上腺素）。

3．休克的急救处理：

（1）氧疗：这对于保证呼吸道通畅及充分的呼吸交换量很重要。

（2）补充血容量：输液内容可根据情况选择电解质溶液、低分子或中分子右旋糖酐、羟乙基淀粉，必要时给予血浆或白蛋白。同时存在肺水肿或脑水肿时，要合理选择输液的品种，掌握好输液量。

（3）使用血管活性药物：选用合适的血管活性药物，可起到提高周围血管阻力、加强心脏收缩、强化机体代偿机制及暂时维持血压的作用。

（4）维持电解质和酸碱平衡：代谢性酸中毒常用的缓冲剂是5%碳酸氢钠溶液。

（5）糖皮质激素：对缺氧或中毒细胞有保护作用，能结合内毒素，减轻对机体的损害。

4．肺水肿的处理：

（1）氧疗和保持呼吸道通畅：可用10%硅酮水溶液雾化吸入。如发绀加重、呼吸极度困难时，立即作气管插管或气管切开，并应用呼吸机给予机械通气，必要时，加用呼气末正压装置。

（2）限制液体输入量：输液量不可过多，并要缓慢滴入。

（3）使用减轻血管通透性的药物：如及早使用糖皮质激素，如甲基强的松龙、氢化可的松、地塞米松等。

（4）其他处理：并发心力衰竭时，可使用西地兰；根据病情选用抗生素等。

5．脑水肿的处理：

（1）氧疗和保持呼吸道通畅：脑水肿时出现脑微循环障碍，脑组织处于缺氧状态，故应给予氧气吸入，促进脑细胞的功能恢复。

（2）脱水疗法：应用晶体、胶体脱水剂，使高分子溶液进入血液后，改变血管内外渗透压，使组织与细胞间的渗透压明显改变，达到脱水的要求。

（3）激素：糖皮质激素可增强全身应激性，对抗毒物对机体的毒害，减少毛细血管的通透性，抑制垂体后叶抗利尿激素的分泌，增加血流量，使肾小球滤过率增加，故有降低颅内压、减轻脑水肿的作用。

（4）冬眠低温疗法：可使机体对刺激的反应降低，降低脑耗氧量及代谢率，从而提高神经细胞对缺氧的耐受性。但休克病人及有严重心血管、肝、肾疾病者应忌用。

（5）改善脑组织代谢：可应用三磷酸腺苷、辅酶A、细胞色素C等促进脑组织恢复功能的药物。

（6）呼吸兴奋剂：呼吸衰竭或停止时，可选用洛贝林、利他灵、回苏灵等药物，间隔短时间交替应用，必要时气管插管行机械通气。

（7）中枢兴奋剂：脑水肿恢复后，患者意识仍不清醒时，可选用氯酯醒、氨乙基异硫脲等中枢兴奋剂，改善患者的意识障碍。

（8）高压氧疗法：可以减低脑组织缺氧所致的血管和血脑屏障的通透性，改善脑的缺氧状态。

6. 急性肾功能衰竭的处理：首先要防止发生休克或血容量不足，避免应用使肾脏血管强烈收缩的药物，并设法减轻肾血管痉挛，改善肾脏血液循环。

（1）少尿期：应限制出入量，每日给予液体量应保持轻度负平衡为宜。给予高热、高糖、低蛋白饮食。对不能进食者可输入50%葡萄糖，必要时给予小量胰岛素，促进糖的利用。防止高血钾是少尿期的重要措施。出现低钠综合征、高血压、心衰或肺水肿时，积极采取对症处理，并根据情况，及时处理酸中毒，必要时可采取血液透析。注意防治感染。

（2）多尿期：开始时仍应按少尿期处理，每日尿量大于1 500 mL时，根据血钾浓度监测及心电图表现决定用量。在水肿消退后如尿量仍多，可适当补给葡萄糖盐水，并观察血钠浓度及血压等。在非蛋白氮浓度下降后，可逐步增加蛋白质，适应机体的需要。

（3）恢复期：注意营养，逐步增加活动，促进恢复。

7. 心肌损害或心力衰竭的处理：心肌损害患者，应给予糖皮质激素、葡萄糖、三磷酸腺苷、辅酶A、维生素B_6、维生素C等药物营养心肌。发生心力衰竭时，应给予西地兰。

8. 输血：因窒息性气体或高铁血红蛋白形成剂引起的严重中毒，必要时可考虑输血。

9. 急性肝功能衰竭的处理：主要表现为肝性昏迷。由于人体肝脏再生能力较强，因此除应用一般保肝药物外，积极抢救肝性昏迷甚为重要。此外，并需迅速去除诱发病因，治疗原发病，给予良好的支持疗法和防止并发症。抢救肝性昏迷的措施，一般是应用降血氨的药物。选用谷氨酸及其盐类、精氨酸、γ-氨酪酸等，同时限制蛋白质的摄入，促进蛋白质合成，抑制胃肠道产氨，以控制产氨的来源。肝性昏迷还可选用左旋多巴。中毒性肝病应用糖皮质激素可能会提高疗效。

四、特效解毒剂的应用

应用解毒药物是治疗急性中毒的重要措施。解毒药物的作用包括阻止毒物吸收，促进毒物排泄，降低毒物毒性和对抗毒物的毒理效应。解毒药物分为一般解毒药和特效解毒药。前者为非特异性解毒剂，如牛奶、蛋清、活性炭、氧化镁、鞣酸等，几乎可用于各种中毒，但解毒效果较差；后者为特异性拮抗解毒剂，解毒效果较好，但专一性很强，仅适用于某种毒物中毒。这些药物虽然有较好的解毒效果，但必须尽早及时准确地使用，严格掌握适应证和用法用量。同时，必须注意对症治疗，过分依赖解毒药物而忽视对症处理，往往会贻误救治或使治疗失败。

1. 金属解毒剂：本类解毒剂都具有两个或更多的供电子基因（氮、氧、硫），能与多数金属离子以配位键结合成环状的络合物，使被络合的金属改变其原有的性质，成为无毒或低毒的可溶性物质，从尿中排出体外。

（1）氨羧络合剂：

依地酸二钠钙（CaNa$_2$-EDTA）：可与多种金属络合成稳定的金属络合物，使其经肾脏排出。本品对铅中毒有特效，对锰、镉、锌、铜、钴等中毒也有效，对镭、镱、钚、钍等放射性金属的中毒也有效。

二乙烯三胺五乙酸三钠钙（促排灵，DTPA Na$_3$Ca）：作用与EDTA相似，促排铅效果较好，但副作用较大。可用于铅、钴、铬、锌、铁、锰等中毒，对钚、镱、钍、铀等放射性金属的中毒也有效。

羟乙基乙烯双氨三乙酸（HEDTA）：作用与EDTA相似，可用于铜、铁中毒，主要用于治疗肝豆状核变性和硫酸亚铁过量的中毒。

依地酸二钠：可与钙离子结合成可溶性络合物排出，从而降低血钙，临床用于治疗血钙过高或洋地黄中毒。

（2）巯基络合剂：

二巯基丙醇（BAL）：此药含有活性巯基（—SH），可与多种金属形成络合物经肾排出，并可夺取已与酶结合的重金属，使酶恢复活性。临床上对急性砷、汞中毒有特效，亦可用于锑、金、铜、铋、锰、铬、钨、镍、镉等中毒，对慢性汞中毒无效。

二巯基丙磺酸钠（Na-DMPS）：作用与BAL相似，但疗效较高，副作用少。本品对急性砷、汞中毒有特效，也可用于铋、铅、铜、镍、钴、钡、锌、镉、酒石酸锑钾等中毒，对慢性汞中毒效果差。

二巯基丁二酸钠（Na-DMS）：对锑、铅、汞、砷中毒有特效，对铜、锌、镉、银、钡、钴、镍等中毒也有效，本剂使用时应新鲜配制。

青霉胺：有促排铅、汞、铜、铬、镍、锌、金、银、铁等的作用。

（3）去铁胺：对铁离子的络合作用强，其100 mg可络合8.5 mg的铁，主要用于硫酸亚铁急性中毒，亦可用于慢性铁蓄积所致的疾病。

2. 高铁血红蛋白解毒剂：许多工业毒物（苯胺、硝基苯、多种染料等）、药物（伯氨喹啉、磺胺药、非那西汀）和含亚硝酸盐的植物中毒，均能使血红蛋白的二价铁变为三价铁，而成为高铁血红蛋白，高铁血红蛋白无携氧能力，并可阻止正常氧合血红蛋白中氧的释放，导致机体缺氧、发绀。还原剂能使高铁血红蛋白还原成正常血红蛋白而恢复携氧能力。

（1）美蓝（亚甲蓝）：小剂量美蓝进入机体后，被还原型辅酶I脱氢酶还原成还原型美蓝，还原型美蓝使高铁血红蛋白还原成血红蛋白，恢复携氧能力。在高铁血红蛋白被美蓝还原的过程中，美蓝本身则由还原型变为氧化型，再次参与高铁血红蛋白的还原，如此反复进行。剂量与用法：（小剂量）1%溶液5～10 mL（1～2 mg/kg），稀释于葡萄糖液40 mL中，缓慢静注，10 min以上注射完毕。若30～60 min后皮肤黏膜发绀不消退，可重复用药，剂量减半。

（2）维生素C：其具有还原和解毒作用，其本身脱氢使高铁血红蛋白还原为血红蛋白，而脱氢的维生素C被谷胱甘肽还原后，再作用于高铁血红蛋白。如此反复达到降低高铁血红蛋白浓度目的，但该药效果不如美蓝迅速彻底。临床上主要用于治疗轻度高铁血红蛋白患者，或作为重度高铁血红蛋白患者的辅助治疗。

3. 氰化物解毒剂：氰化物含有CN基，在体内代谢过程中析出氰离子（CN$^-$），CN$^-$能抑制40多种酶的活性。CN$^-$与细胞色素氧化酶中的三价铁结合后，由于亲和力较强，阻止三价铁还原，使细胞色素氧化酶失去活性，造成细胞内窒息而产生神经系统及全身各组织缺氧。其解毒方法有以下几种：

（1）亚硝酸盐-硫代硫酸钠法：取亚硝酸异戊酯安瓿1（0.2 mL），用纱布包裹后折断吸入，15 s后弃去，隔2～3 min再吸1支，一般不超过5支；随即静脉缓慢注射3%亚硝酸钠10～20 mL，使机体产生一定量的高铁血红蛋白；高铁血红蛋白与血液内氰化物络合成氰化高铁血红蛋白（高铁血红蛋白还能夺取已与细胞色素氧化酶结合的氰，使其恢复活力），随即用25%硫代硫酸钠50 mL缓慢静脉注射；硫代硫酸钠在体内硫氰酸酶的作用下，能使血中CN^-及与高铁血红蛋白结合的CN^-转变为毒性较低的硫氰酸盐排出体外。

（2）羟基钴维生素（即维生素$B_{12}a$）和氯钴维生素：此两药在体内与CN^-结合成无毒的氰钴胺（即维生素B_{12}），经肾从尿排出。

（3）依地酸二钴：与氰化物结合成氰钴酸盐，最后变成氰高钴酸盐，后者性质稳定，毒性小。

（4）美蓝（亚甲蓝）：大剂量用于救治氰化物中毒，此时美蓝需与硫代硫酸钠交替使用，此药仅在无亚硝酸类化合物时应用，效果不如后者。1%美蓝溶液50～100 mL，加入葡萄糖液20 mL，缓慢静注，注意观察口唇，出现暗紫发绀即可停药；继之，25%硫代硫酸钠50～100 mL（0.25～0.5 g/kg），于10～20 min内静脉缓慢注入。如果症状未消或以后症状反复，可重复上述药物，剂量减半。

注意事项：本品静脉注射过速，可引起头晕、恶心、呕吐、胸闷、腹痛等反应。本品剂量过大，除上述症状加剧外，还出现头痛、血压降低、心率增快、大汗淋漓和意识障碍。用药后尿呈蓝色，排尿时可有尿道口刺痛。

4．有机磷农药解毒剂：有机磷农药进入体内后，与胆碱酯酶结合成磷酰化胆碱酯酶，使其失去分解乙酰胆碱的能力，导致乙酰胆碱在体内积蓄而产生中毒。解毒剂有抗胆碱能剂和胆碱酯酶复能剂。

（1）抗胆碱能剂：此类药主要用阿托品，长效托宁、山莨菪碱、东莨菪碱也可应用。它们的作用是拮抗乙酰胆碱对副交感神经和中枢神经系统的作用，消除或减轻毒蕈样症状；但对胆碱酯酶无复活作用，也不能消除烟碱样症状。

阿托品解救有机磷中毒的注意事项：

剂量：尽早、足量应用，可在短时间内减轻或消除中毒症状。首次参考用量：轻度2～4 mg，中度4～10 mg，重度10～20 mg。

重复用药：有机磷经皮肤和消化道吸收中毒时，毒物从胃肠道或毒物贮存所（脂肪或其他组织）重吸收可造成病情反复，而阿托品作用时间短，半衰期约为2 h，因此必须重复用药。

阿托品化的指征：①瞳孔扩大，不再缩小（不小于5 mm）；②颜面潮红，皮肤干燥，腺体分泌减少，口干，无汗；③肺部啰音显著减少或消失；④病情有好转，意识障碍减轻或苏醒；⑤心率加快（每分钟100～120次）。但瞳孔扩大和颜面潮红不作为阿托品化的可靠指征。当患者出现阿托品化的指征后，应及时改为维持量。

（2）胆碱酯酶复能剂：目前主要应用肟类化合物，其有效基团是相互间有一定空间距离的肟和季胺氮，包括氯磷定、解磷定、双复磷等。此类药能与磷酰化胆碱酯酶形成共价结合，生成复合物，进而裂解，使胆碱酯酶重新游离出来，恢复其活性。复能剂也可直接与有机磷酸酯类结合，使之不能发挥毒性作用。

解磷定使用时的注意事项：

早期、足量给药：一般认为，中毒48 h以后再给复能剂，疗效较差或无明显的重活化作用。若中毒酶完全"老化"，再给复能剂或中毒后给予过量的复能剂，则与磷酰化CHE或者有机磷毒物形成有毒或毒性更强的磷酰肟。

重复用药：因该药排出较快，半衰期短，必须重复用药，以便维持适当的血药浓度。

5. 有机氟农药解毒剂：目前常用的有机氟农药为氟乙酰胺和氟乙酸二钠两种，它们进入体内分解成氟乙酸，与三磷酸腺苷和辅酶 A 作用，生成氟乙酰辅酶 A，然后再与草酰乙酸作用生成氟柠檬酸。氟柠檬酸是乌头酸酶的竞争性抑制剂，造成柠檬酸积蓄，从而阻断了三羧酸循环的正常进行，导致细胞不能正常代谢而中毒。常用解毒剂有以下几种：

（1）乙酰胺：在体内与氟乙酰胺竞争酰胺酶，乙酰胺夺得酰胺酶后，氟乙酰胺则不能脱氨生成氟乙酸，无法干扰三羧酸循环，即不产生中毒；本品与解痉剂及半胱氨酸合用，效果更好。

（2）乙醇：临床上可用于轻症患者，或缺乏乙酰胺时应用。

6. 其他：颠茄类中毒可用毒扁豆碱、新斯的明、毛果芸香碱；阿片类中毒可用纳络酮；肝素中毒可用硫酸鱼精蛋白；双香豆素中毒可用维生素 K；安眠药中毒则用氟吗西尼、美解眠等。

五、体外膜肺氧合

体外膜肺氧合（extracorporeal membrane oxygenation，ECMO）是走出心脏手术室的体外循环技术。其原理是经导管将静脉血引流到体外，在血泵的驱动下，经膜式氧合器释出 CO_2 并进行氧合，再把血流回输体内，从而在体外完成氧合与 CO_2 的清除，起到部分心肺替代作用，维持人体脏器组织氧合血供。ECMO 的基本结构：血管内插管、连接管、动力泵（人工心脏）、氧合器（人工肺）、供氧管、监测系统。临床上常将可抛弃部分组成套包，不可抛弃部分绑定存放，并设计为可移动，提高应急能力。

一些急性中毒患者可因急性循环和呼吸衰竭而迅即死亡，通过 ECMO 有效的呼吸循环支持，同时通过人工肾、人工肝等技术帮助毒物的排出，可以挽救此类患者的生命。近年来，ECMO 在急性重症中毒患者中应用日益增多，如急性光气中毒。

ECMO 的循环模式：ECMO 的管道回路模式主要分两种，即静脉-动脉体外氧合（VA-ECMO 模式）和静脉-静脉体外氧合（VV-ECMO 模式）。

VA-ECMO 模式经静脉置管到达右心房引流静脉血，通过动脉置管到主动脉弓处将排除了 CO_2 的氧合血回输动脉系统。新生儿一般选择右侧颈内静脉和颈总动脉置管，而成人可选择股动静脉。VA-ECMO 模式既可用于体外呼吸支持也可用于心脏支持，其中用于呼吸衰竭者，更适于心血管系统不稳定、不能维持足够心输出量者。

VV-ECMO 模式常规的插管通路有：颈 V-股 V、股 V-颈 V 或股 V-股 V 等，这取决于患者的个体情况及所用插管的长度与大小等。VV-ECMO 模式主要用于体外呼吸支持，临床上主要用于成人 ARDS 及新生儿呼衰的治疗。

第五节 中毒的血液净化治疗

一、中毒血液净化治疗适应证、禁忌证及其治疗时机

血液净化疗法治疗急性重度中毒，是借助体外血液循环及特殊解毒净化装置，从血液中直接、迅速清除药物或毒物，终止其对机体靶器官的毒性作用，从而迅速缓解或解除中毒症状，提高救治成功率。近年来发展很快，且临床证明行之有效。常用的方法有：血液透析、血液灌流、血浆置换等。其基本原理可归纳为：清除毒物，维持内环境平衡，维持及替代重要器官功能。

（一）主要适应证

1. 服毒（药）物剂量过大，血药浓度达到或超过致死量。

2．两种以上毒（药）物中毒，或不清楚所用药物及毒物剂量者，病情迅速进展，危及生命。

3．患者病情进行性恶化或出现意识障碍、呼吸抑制、低血压、低体温等。

4．机体对毒（药）物清除功能障碍如出现严重肝、肾功能不全。

5．毒（药）物对机体内环境有严重影响或有明显延迟效应（如甲醇、乙二醇、百草枯等）。

（二）以下中毒情况，不建议血液净化治疗：

1．作用迅速的毒物（如氰化物）。

2．毒（药）物的代谢清除率超过血液净化清除率时。

3．毒（药）物造成损害是不可逆的（如百草枯中毒后期）。

4．未造成严重毒性的药物（如对乙酰氨基酚、半胱胺）。

（三）中毒血液净化疗法的禁忌证：目前，尚无血液净化疗法的绝对禁忌证，但下列情况应需慎重考虑：有重要脏器的严重出血或有全身出血倾向以及应用抗凝药物禁忌证者；经积极扩容、升压药应用及全身辅助支持治疗，中毒患者仍处于严重持续低血压状态；严重的血小板减少者。

（四）血液净化治疗的时机选择：血液净化治疗在急性中毒发生后越早开始，其疗效越好，一般在 6~8 h 内，最好 1 h 内开始。血液净化治疗的早晚会影响治疗效果，原则上只要有血液净化指征就应尽早进行。

（五）血液净化治疗中毒的基本原则：

1．早期、足量，如有条件，可进行联合血液净化治疗。

2．治疗过程中，密切监测血毒物浓度和重要脏器功能。

3．常用的治疗方案：一般中毒，单泵全血灌流 1~2 次治疗；特殊中毒，如百草枯，早期、足量、多次；可引起肾功能损害的毒物，采用 HP 联合 HD 或 HF 治疗；清除炎性介质，采用 HP 联合 CVVH 治疗；治疗频率根据血毒物浓度及临床症状、体征综合判定。

二、血液透析（hemodialysis，HD）

（一）机制：将中毒患者的血液和透析液同时引入透析器，借助膜两侧的溶质的浓度、渗透梯度和水压梯度，通过扩散、滤过、渗透或吸附作用，血液中的有毒成分进入透析液，从而使血液净化。

（二）适应证

1．可透析毒物中毒：小分子[500 u 以下，1 u（原子质量单位）=1.660 54×10^{-27} kg]、极性高的毒物可透析（如甲醇、乙二醇、异丙醇、水杨酸类、氨基糖苷类、巴比妥类、氟、氯、溴、碘、乙醛等），由于其与血浆蛋白结合后透析效果差，故急性中毒时应力争在 8~16 h 内给予透析。

2．毒物急性中毒导致急性肾功能衰竭者。

三、血液滤过（hemofiltration，HF）

（一）机制：是通过机器（泵）或患者自身的血压，使血液流经体外回路中的一个滤器，在滤过压的作用下滤出大量液体和溶质，即超滤液；同时，补充与血浆液体成分相似的电解质溶液，即置换液，以达到血液净化的目的。

（二）特点

1．清除范围：一般小于（30~50）×10^3 u 的毒物。

2．模仿肾小球滤过（对流机制）和肾小管的重吸收功能。

3．需补充置换液（18~40 L/次），操作繁琐，工作量大。

4．血流动力学稳定，可有效调节水、电解质及酸碱平衡。

5．对于中、大分子毒物，不能比较有效清除。

6. 可引起氨基酸、微量元素及低分子量激素丢失。

四、血浆置换（plasma exchange，PE）

（一）机制：将患者的血液引出体外，经过膜式血浆分离方法将患者的血浆从全血中分离出来弃去，然后补充等量的新鲜冷冻血浆或人血白蛋白等置换液，这样便可以清除患者体内的各种代谢毒素和致病因子，从而达到治疗的目的。

（二）特点（优缺点并存）

1. 清除范围广、有效：可以清除小分子、中分子及大分子物质，特别对与蛋白结合的毒素有显著的作用。

2. 对常见的电解质紊乱和酸碱平衡失调的纠正有一定的作用，但远不及血液透析和血液滤过，且对水负荷过重的情况无改善作用。

3. 采用这种方法需要大量血浆，能补充人体必要的大量蛋白、凝血因子等必需物质，但多次大量输入血浆等血制品，有感染各种血源性疾病的可能。

4. 置换以新鲜冷冻血浆（FFP）为主，可加部分代替物如低分子右旋糖酐、羟乙基淀粉等。

五、血液灌流（hemoperfusion，HP）

（一）机制

是将患者血液引入装有固态吸附剂的灌流器中，以清除某些外源性或内源性毒素，并将净化了的血液输回体内的一种治疗方法。

（二）特点

1. 清除范围广：500至十几万u的毒物，均可有效清除。
2. 对于亲脂疏水及苯环状毒物具有更好的清除作用。
3. 使用的吸附剂需要具备良好的生物相容性，常用为树脂和活性炭。
4. 疗效较为迅速、确切。

（三）分类

1. **全血灌流（吸附）**
优点：相容性好，不需要血浆分离器，成本较低。
不足：清除效率相对较低，凝血风险增加。

2. **血浆灌流（吸附）**
优点：清除效率高，凝血风险降低。
不足：需要血浆分离器，成本较高。

六、连续性血液净化技术（continuous blood purification，CBP）

又名连续性肾脏替代治疗（continuous renal replacement therapy，CRRT），是指所有连续、缓慢清除水分和溶质的治疗方式的总称。

（一）机制

通过体外输入大量置换液（可高达140 L/d），连续不断地将患者体内有害物质直接、快速清除，提高急性中毒重症患者的生存率。

（二）特点（可提供非常重要的内环境平衡）

1. 血流动力学耐受性好，几乎不改变血浆渗透压。
2. 持续、稳定地控制氮质血症和酸碱、电解质平衡，可快速清除过多液体。
3. 可不断清除循环中的毒素和中分子物质。
4. 可按需提供营养及药物治疗，通过连续超滤的可调节余地很大。

（三）不足

1. CBP同样可以出现血液净化常见的一些并发症，如低血压、过敏、空气栓塞等。
2. 此外，有些高分解代谢患者，由于血钾升高明显，单纯滤过或血滤的效果不能满足机体的要求，可能会产生高血钾。

第六节　急性有机磷农药中毒毒物浓度监测及其临床应用

有机磷农药是我国目前使用最多的一种农药，常用的多达几十种，绝大部分为杀虫剂。有机磷杀虫剂具有毒力强、用药量少和杀虫谱广等优点，但其在生产、运输、储存和使用过程中，尤其是被过量接触、农作物上残留量过多、污染食品、被意外摄入及自杀故意吞服等均可造成人畜中毒。随着生活、工作节奏的加快，人们的压力越来越大，各种原因、各种途径的中毒事件越来越多，其中急性有机磷农药中毒（AOPP）占有相当比例。据不完全统计，我国中毒患者中有机磷农药中毒占80%以上，在农村和城郊结合部的农民及民工群体中，有机磷农药中毒占中毒患者的比例更高，达90%。因此，在日常工作、生活中，除了必须做好预防中毒事件的发生外，提高AOPP的总体救治水平具有重大的现实意义。

AOPP是急诊科常见的急危重症，中毒机制主要是有机磷农药通过抑制体内胆碱酯酶（ChE）活性，失去分解乙酰胆碱能力，引起体内生理效应部位大量乙酰胆碱蓄积，使胆碱能神经持续过度兴奋，表现毒蕈碱样、烟碱样和中枢神经系统等一系列中毒症状和体征。多年来我们主要通过有机磷农药接触史、临床表现（毒蕈碱样、烟碱样和中枢神经系统症状体征等）及血ChE检测进行诊断、病情判断和治疗。

血ChE活性是诊断AOPP的特异性实验指标，对判断中毒程度、疗效和预后极为重要。但有时候部分患者血ChE活性变化在诊断和病情估计时只能用于参考，这种情况必须引起临床医师重视。少数口服有机磷农药中毒患者早期血ChE变化与临床症状轻重呈现不平行关系，其原因可能为：①体内ChE可分为真性ChE和假性ChE两类，真性ChE主要存在于中枢神经系统灰质、红细胞、交感神经节和运动终板中，假性ChE存在于中枢神经系统白质、血清、肝、肠黏膜下层和一些腺体中。AOPP的症状和体征主要由于交感神经节、运动终板及中枢神经系统灰质内的ChE受抑制所致，而我们测定血清ChE活力主要是反映假性ChE受抑制程度，在中毒早期，有机磷农药对两种ChE抑制程度不一致，部分患者真性ChE较假性ChE抑制较重，故可出现血清ChE下降不多而临床症状比较重的现象，另有少数患者正相反，ChE很低但临床症状不严重。②患者入院后因用大量清水洗胃，并输入大量液体，这时测得的ChE值可能偏低，不能真正反映体内ChE水平，少数病例症状较轻而ChE较低出现不相符的现象。③有国外报道由于遗传因素，人群中约有3%的人血浆ChE活性降低，而红细胞内的ChE正常。少数病例血清ChE下降明显而临床症状较轻。④有学者认为肝脏受损时肝功能合成功能下降，ChE 活力降低。急性肺源性心脏病急性加重期 ChE 活力明显降低。要考虑到原发病对 ChE 的影响。

目前毒物检测、血药浓度（Plasma Concentration）监测的价值和应用范围越来越大。血药浓度（Plasma Concentration）系指药物吸收后在血浆内的总浓度，包括与血浆蛋白结合的或在血浆游离的药物，药物作用的强度与药物在血浆中的浓度成正比，药物在体内的浓度随着时间而变化。结合血液毒物检测、反复血药浓度（Plasma Concentration）监测对各种中毒特别是 AOPP 进行诊断治疗，对接触史不明确、症状不典型患者的诊断，对患者病情的综合判断和治疗等有重要价值。

ChE 复能药对甲拌磷、内吸磷、对硫磷、甲胺磷、乙硫磷等中毒疗效好，对敌敌畏、敌百虫中毒疗效差，对乐果和马拉硫磷中毒疗效不明显。通过血液毒物检测可明确是哪一种毒物，若是对 ChE 复能药疗效差或疗效不明显的毒物，则以清除毒物（反复洗胃及早期血液灌流）和胆碱受体阻滞药治疗为主，若是对 ChE 复能药疗效好的，除了强化上述措施外，还要加强 ChE 复能药的使用。

阿托品、氯磷定用量偏低、减量过快或停药过早，致阿托品与乙酰胆碱竞争不彻底，氯磷定不能使磷酰化胆碱酯酶尽快复活，多余的乙酰胆碱在体内堆积出现反跳；阿托品剂量过大、间隔时间过短易出现阿托品中毒。中间期肌无力综合征（IMS）主要表现为颈部上肢骨骼肌肌无力、呼吸肌麻痹、急性呼吸衰竭等，累及颅神经者可有眼睑下垂、眼外展困难、面瘫等，其发生机制一般认为与 ChE 长期受抑制，影响神经-肌肉接头处突触后功能有关，ChE 复能药使用不足或使用过晚等均可发生 IMS，因此要合理应用阿托品、氯磷定。

在中毒救治中 ChE 结合血药（毒物）浓度检测可指导阿托品、氯磷定应用。彭广军等研究结果显示：血药（毒物）浓度越大，病情愈重，氯磷定、阿托品应用量越大。氯磷定是治本，阿托品是治标，氯磷定不仅有复活磷酰化酶中毒酶的作用，而且直接对抗神经肌肉接头阻断，直接与有毒的有机磷酸酯化合物结合，成为无毒物质从尿中排出，还有拟胆碱酯酶的活性作用，尤其是在中毒早期，血药（毒物）浓度大，说明患者吸收的毒物量大，ChE 受抑制越明显，氯磷定应早期、足量、反复应用，还可减少阿托品用量，人们把 AOPP 早期患者予以阿托品治疗，当患者出现瞳孔散大、颜面潮红、皮肤无汗、口干、肺部啰音消失、心率增快表现时，称为"阿托品化"。然而，实际上阿托品化是一种偏于主观和经验性指标，这种指标，不同医师对其把握必然存在差异，借此指导用药也定会有差异。况且，如果合并脑水肿、酸中毒、血容量不足与组织缺氧等干扰阿托品化观察指标的存在，判断阿托品化更加有困难，有血药（毒物）浓度结合 ChE 活性这些客观指标，对 AOPP 早期患者病情的严重程度作出评估，血药（毒物）浓度大时，使用阿托品时用大量，血药浓度小时用小量，该停药时就停药，避免了阿托品使用的机械性和盲目性，同时注意氯磷定足量应用，标本同治，从而也就避免了阿托品不足、过量和中毒。因此，AOPP 早期 ChE 结合血药（毒物）浓度在早期的诊断、病情的估计及指导治疗等方面具有十分重要的作用。

呼吸衰竭是 AOPP 致死的首要原因，在临床上常常发生于循环衰竭之前。AOPP 引起的呼吸衰竭分为中枢性、外周性、混合性呼吸衰竭，中枢性呼吸衰竭主要是由于有机磷农药直接或间接抑制呼吸中枢，进而使呼吸中枢所支配的膈肌和肋间肌受到抑制，最终导致呼吸衰竭。其临床特点是发生早、伴有昏迷，临床表现有呼吸气促变为呼吸缓慢、节律不整或双吸气、叹气样呼吸与潮式呼吸等，最后出现呼吸停止。杨伟红等研究显示：AOPP 早期患者血药（毒物）浓度越高，发生中枢性呼吸衰竭的可能性越大，血药（毒物）浓度可作为预测 AOPP 早期急性中枢性呼吸衰竭的指标之一，在病情评估及指导治疗中有重要意义。

发生中枢性呼吸衰竭的一个主要临床因素是毒物清除不彻底。迅速清除毒物、减少毒物吸收是救治中毒的首要措施。AOPP 呼吸衰竭患者中有 20%与洗胃不彻底有关。因为口服有机磷农药中毒患者在彻底洗胃数小时后仍有大量的农药成分残留，其含量与血药（毒物）浓度成正比关系。有资料显示，洗胃后再给予留置胃管反复洗胃能有效减少血药（毒物）浓度，降低中枢性呼吸衰竭的发生率。

传统认为，有机磷农药通过胃肠道、皮肤吸收后6～12 h血中浓度达高峰，24 h后通过肾由尿排泄，48 h后完全排出体外。曹国辉等研究发现血液中毒物持续时间较此明显延长，多在3～5 d，少数达7 d，甚至更长。同时研究显示：中毒量大和血中初测浓度高者，血中残余农药持续时间长，口服中毒较皮肤中毒持续时间长。造成残毒持续时间长的原因：①洗胃不彻底，胃皱襞残留农药继续吸收入血；服毒量大，又未及时洗胃，吸收增加。②胃黏膜再分泌：已吸收入血的农药可在胃肠道发生再分泌，形成胃肠道—血浆—胃肠道循环，血浆浓度越高，分泌越多。③肝肠循环：有机磷农药吸收入血后在肝内代谢，生成毒性更强的物质，增毒后的毒物随胆汁排入肠内。中毒后洗胃较晚、洗胃不彻底及未反复洗胃者持续时间长，这为临床治疗AOPP必须早期彻底、反复洗胃，氯磷定使用时间延长提供了依据，同时反复洗胃持续时间的确定有了客观的指标。一般血液毒物测定消失者即可停止洗胃，多在3～5 d，少数达7 d。氯磷定应用时间亦较传统观念明显延长，多在4～6 d，但因影响因素较多，需结合临床实际情况具体确定。皮肤中毒血液毒物浓度低，消失较快，故解毒药物应用时间短、剂量较小。

洗胃及血液灌流清除毒物是AOPP治疗的关键措施之一。洗胃及血液灌流方案的应用、应用频率、维持时间一直以来是临床上难以掌握的问题。洗胃时间短、血液灌流不及时不能很好地清除毒物，洗胃时间长易引起电解质丢失、营养不足，血液灌流过早、过频易引起出血等不良反应，清除阿托品、氯磷定等解毒药物，增加患者的痛苦和经济负担。因此在抢救AOPP中掌握好洗胃方法、频率及持续时间，适时血液灌流。曹国辉等还研究发现：根据血药浓度监测结果调整洗胃次数（浓度高者洗胃间隔时间短）、确定洗胃时间（血液毒物消失者停止洗胃）及是否血液灌流（一般血药浓度＞1.00 μmol/L时行血液灌流），使毒物清除更彻底，减少洗胃和血液灌流的不良反应，减少反跳机会。

初测血药浓度高者，ChE恢复时间较长，增长较慢，氯磷定用量大、时间长，住院时间长；复测血药（毒物）浓度持续时间长者胆碱酯酶恢复时间、氯磷定用量及时间、住院时间影响更明显。血中毒物消失早者，氯磷定用量减少，氯磷定应用时间及ChE恢复至正常60%的时间缩短。因此清除血液毒物，临床除早期、彻底、反复洗胃外，亦应早期、反复血液灌流清除血液毒物，减少毒物胃肠—血液—胃肠循环。楮建新等报道血液灌流法能迅速降低血液中乙酰甲胺磷浓度，其下降的速度受制于乙酰甲胺磷的初始浓度和灌流开始时间，初始血药浓度较高和中毒后尽快进行血液灌流的患者，效果比较理想。

总之，在AOPP患者监测血药（毒物）浓度对明确诊断、准确进行病情轻重评估、预后判断、指导治疗均有重要价值，值得临床推广应用。

第七节　特殊中毒的诊治进展

一、铬中毒的诊疗进展

铬中毒在临床上并不常见，仅多见于职业病。但由于中毒患者在短时间内可能出现呼吸窘迫、胃肠道出血、肝肾功能衰竭等严重并发症，且死亡率极高。此外，研究表明，铬中毒的临床症状和病程程度与摄入量关系并不大。因此，临床越发重视铬中毒的研究。然而，有关铬中毒的研究仍旧很少，大多数以病例报告的形式出现。故这里综合阐述了铬的生理、毒理作用以及铬中毒的诊断、治疗和预后，为临床有关铬中毒的治疗提供依据。

（一）概述

铬是自然界中广泛存在的一种微量元素，对人体健康有着重要的作用。研究证明，铬参与人体糖类、脂类、蛋白质及核酸代谢。由于其强大的氧化作用，故广泛应用于工业生产中，尤其是电镀合金和染料生产。自然界中的铬主要以三价和六价的形式存在。其中，三价铬参与人和动物体内的糖、脂肪等物质代谢，是人体必需的微量元素；若缺乏，则会引起一系列代谢失调和疾病。相对而言，六价铬被认为有剧毒。由于其极易穿过细胞膜而致细胞损伤。入血后，被红细胞吸收并还原为三价铬，后者结合血红蛋白，损伤其携氧能力。进而导致呼吸窘迫、胃肠道出血、呕吐、腹泻、肾或肝功能衰竭、中枢神经系统紊乱、贫血及凝血病。此外，研究发现，铬化合物（如重铬酸钾和铬盐）是一种致癌物质，长期接触铬化合物的人群易患鼻咽癌、鼻窦癌、食道癌、肺癌、肝癌、胃癌等。因此，关于铬中毒应引起人们的重视。

（二）生理作用

铬是人体必需微量元素之一。正常成人体内铬总量在 0.4～6 mg，在新生儿期含量最高，3 岁以后开始逐渐下降至成人水平；以后仍继续随年龄增长而逐渐下降，到老年期常有铬缺乏现象。铬在体内分布较广，多蓄积在表皮组织（如毛发等）、骨骼、肝脏、生长、脾脏、肺和大肠等处，而其他组织（尤其是肌肉）蓄积很少甚至不存在。

尽管，铬在人体内含量很少。但其在糖、脂肪、蛋白质及核酸等物质代谢中起着重要的作用。Jeejebhoy 等研究证明，长期胃肠外营养导致患者出现糖尿病综合征以及明显葡萄糖耐受和体重下降。胰岛素治疗无效，仅在给予 250 μg 铬后患者症状才得以改善。进一步的研究证明，铬是胰岛素的协同因子，与胰岛素、胰岛素受体中的巯基配位形成三价铬配合体，促进胰岛素和受体间的反应；并影响葡萄糖耐受和胰岛素抵抗，参与糖代谢。此外，铬参与机体脂类代谢。其加速脂肪氧化，有助于动脉壁脂质的运输和清除，能预防动脉粥样硬化的发生和发展。研究证明，低铬可引起低密度脂蛋白增多，引起高脂血症诱发动脉粥样硬化症的发生和发展。不仅如此，三价铬似乎参与动物体内遗传信息的构成与表达。Okada 等研究表明，铬与核酸结合远大于其他金属离子，通过与染色质结合参与基因表达，从而导致起始位点和小鼠 RNA 合成增加。

铬的吸收很低，无机化合物为 0.4%～2.0%，而有机化合物的利用度是前者 10 倍。铬摄入后，一部分六价铬在胃中 H^+ 作用下转化为三价铬，再吸收入血。2%～10%的六价铬被吸收，而三价铬仅吸收 1%。吸收的铬与血浆 β-球蛋白结合并在血液中流动，再转运到组织与转铁蛋白结合。在肝脏与红细胞中，六价铬代谢成为三价铬从而毒性降低，最终大约 80%的三价铬通过肾小球滤过在尿液中排出，少数在汗液、胆汁和乳汁。

铬的日摄入量相对稳定，为 40～240 μg/d。一般认为，成年人每日铬的供给量应为 20～50 μg。美国营养标准推荐委员会建议，每人每日摄入铬量应为 50～200 μg。儿童、孕妇、老年人每日铬的摄入量应多一些。由于随着年龄增长，体内的铬含量反而减少。因此，老年人及营养不良（蛋白质不足）的儿童容易发生铬不足，应注意补充。

（三）毒理作用

由于六价铬具有强氧化性和腐蚀性，快速吸收后能导致皮肤或黏膜溃烂。且极易穿过细胞膜，在细胞内还原为三价铬，并与细胞内蛋白成分和核酸反应。故一般认为铬毒性主要由六价铬所致。

据报道，重铬酸钾的致死剂量为 0.1～10 g。铬盐可经呼吸道、消化道、皮肤进入体内，体内清除速率较慢，且有一定得蓄积作用。肝、肾是铬在机体吸收、代谢转化和排泄的场所，铬进入体内后迅速分布并蓄积于这些重要器官。

铬中毒主要以肺组织、肾脏和肝脏的解剖病理改变为特征。铬吸入后，呼吸系统黏膜出现充血、水肿等炎症反应，从而影响肺组织。且肺组织对六价铬较敏感，吸入后可出现支气管痉挛，甚至过敏反应。铬的慢性暴露还能导致鼻中隔穿孔以及小细胞型肺癌发生。肾脏作为铬化合物中毒的另一主要靶器官，中毒后能引起急性或慢性肾脏损害。早期主要表现为肾小管上皮细胞功能和形态的轻度改变；晚期由于肾小管功能障碍、急性坏死出现，以及溶血作用引起的血红蛋白管型可造成堵塞，使流经致密斑尿液的流速减慢，导致肾血管痉挛、肾脏缺血，以致发生急性肾小管坏死甚至肾功能衰竭。实验研究证实，肾脏染铬后，第1～2 d肾近曲小管上皮细胞变性、浊肿、线粒体肿胀空泡；第7 d高度肿胀、点片状坏死，刷状缘微绒毛损坏、脱落，远曲小管和集合管肿胀变性，肾小球充血。有研究认为，只有当摄入高剂量六价铬时，才出现肝实质坏死。国内研究证实，肝脏染铬第3 d，光镜下可见组织中央静脉区2～3层肝细胞出现浊肿、嗜酸细胞浸润；第7 d明显浊肿、点片状坏死、破裂，部分肝窦消失。而停止染铬 7 d 肝细胞开始修复。其损伤机制可能为：铬盐是蛋白质和核酸沉淀剂，在六价还原为三价铬过程中对细胞刺激作用，与生物膜结合或必须金属竞争配体，干扰细胞的物质转运、生物转化及能量生成；导致大量花生四烯酸、血栓素、氧自由基等生成，造成损伤；直接激活脂质过氧化反应破坏细胞结构等。

研究证实，六价铬化合物还具有致癌并诱发基因突变的作用。其致癌机理还并不完全清楚。主要有两种观点：一种认为是 CrO_4^{2-} 被细胞内的还原物质还原成五价铬和四价铬的过程中产生了大量的游离基，大量的游离基引发肿瘤；另一种认为是六价铬被细胞内还原物质还原为三价铬，生成的三价铬迅速与 DNA 发生了反应，引起遗传密码的改变，进而引起细胞的突变和癌变。此外，长期接触六价铬的父母还可能对其子代的智力发育带来不良影响。

（四）诊断

1. 毒物接触史

由于铬酸是工业用化学品，广泛应用于电镀合金和染料生产。因此，铬中毒常见于职业接触，患者可能有长期职业接触史。此外，口服铬化合物（如重铬酸钾）或摄入铬含量超标的食物、药物等，均可导致铬中毒发生。

2. 临床症状

（1）急性铬中毒：主要是有大面积接触铬化合物中毒（工业事故）、吸入性中毒以及口服中毒。

①大面积接触性铬化合物中毒：六价铬盐（如重铬酸钾和铬盐）具有强氧化和腐蚀作用，大面积接触后可见局部皮肤片状红斑、水肿、溃烂等症状。随着时间的进展，铬从皮肤破损部位吸收入血，患者可出现恶心、呕吐、全腹痛、腹泻、血便等症状，严重者可出现肾功能衰竭、血管内溶血、肝坏死、中枢神经系统病变甚至死亡。且研究表明，铬酸引起全身体表面积 10% 以上的外部灼伤可致命。

②吸入性中毒：吸入含铬气体到一定浓度可引起上呼吸道炎症和黏膜溃疡。常在咽、喉部出现红、肿、热、痛，还能引起血管性水肿、红斑、瘙痒、咳嗽、哮鸣、呼吸困难以及支气管痉挛。而最易受损的是鼻中隔前部，并易发生溃疡，严重者可引起鼻中隔穿孔。其后可能出现肾、肝功能损害症状，甚至死亡。

③口服中毒：误服铬化合物后数分钟至数小时，出现恶心、呕吐、吞咽困难、腹痛、腹泻、血便。由于剧烈呕吐、腹泻导致严重脱水，患者可出现烦躁不安、呼吸急促、口唇发绀、脉搏加快、血压下降，甚至休克。数天后，可出现神经系统病变，如嗜睡、痉挛、惊厥、晕迷、瞳孔散大等症状。严重者可出现肾、肝功能衰竭。肾功能衰竭主要表现为进行性氮质血症，以及肾小管重吸收和

分泌功能下降所致的水、电解质、酸碱平衡失调，有时合并肝、肺、神经、血液系统的广泛病变；而肝脏主要表现为肝大、触痛、谷丙转氨酶升高、血胆红素升高等肝功能异常。且死亡率极高。

(2) 慢性铬中毒：长期反复接触铬酸或铬酸盐及其烟尘等，或长期进食铬含量超标的食物、药物等导致的慢性中毒表现。

①接触性皮炎。长期反复接触铬酸或铬酸盐化合物，除对皮肤有刺激性作用，还能产生以急性或慢性湿疹为特征的过敏性接触性皮炎。其好发于面、颈、手、前臂等暴露部位，常表现为皮肤红斑、水肿、丘疹、湿疹有瘙痒感等症状，因瘙痒而抓伤后极易引起无痛性溃疡，其边缘隆起，底部有渗出物，称为铬疮。铬引起的干性皮炎呈银屑斑样，而湿性铬皮炎则呈湿疹样。

②呼吸道慢性炎症。由于鼻中隔前部血管较少，且最先接受铬及其化合物烟尘的刺激，故最早受损。主要表现为鼻中隔黏膜充血、水肿、萎缩、糜烂甚至穿孔。临床症状主要为流涕、鼻塞、鼻出血、灼痛感及嗅觉减退。此外，患者还常出现咽痛、咳嗽、哮喘甚至呼吸困难等症状。查体可见，咽部充血明显，肺部可闻及湿啰音，胸部 X 线检查可发现肺纹理增强、紊乱。

③肝、肾功能损害。肾功能衰竭主要表现为进行性氮质血症，以及肾小管重吸收和分泌功能下降所致的水、电解质及酸碱平衡失调，有时合并肝、肺、神经、血液系统的广泛病变。临床上主要表现为蛋白尿、血尿、少尿甚至无尿等症状，且尿液中铬、尿蛋白、尿糖及 β_2-MG 显著增高；而肝脏主要表现为肝脏肿大、疼痛明显，可有黄疸。谷丙转氨酶升高、血胆红素升高等肝功能异常。肝活检见肝细胞中大，静脉窦狭窄、消失，少量淋巴细胞浸润，电镜下肝细胞结构明显破坏，线粒体仅残留轮廓，胞质成块状，细胞外膜消失等表现。

④癌症。研究证实，六价铬化合物还具有致癌并诱发基因突变的作用。长期接触铬化合物的人群易患鼻咽癌、鼻窦癌、食道癌、肺癌、肝癌、胃癌等，从而出现相应的临床症状。

3. 实验室检查

(1) 血尿常规及肝肾功能：血常规：红细胞、单核细胞、嗜酸性粒细胞增多，白细胞减少，血高铁血红蛋白升高等；尿常规：尿沉渣、尿蛋白、尿糖及 β_2-MG 显著增高。血肌酐、尿素氮、转氨酶、胆红素等升高。

(2) 血铬、尿铬含量测定：血、尿中铬含量明显增高。由于三价铬不能通过红细胞膜，测定红细胞铬可反映六价铬接触情况。故，有学者建议，常规检测红细胞铬代替常规血浆或血清铬检测能更精确监测和诊断铬中毒。

(3) 影像学检查：胸部 X 线、B 超、CT 等，有利于病情的全面评估。

4. 诊断与鉴别诊断

(1) 诊断：主要根据铬化合物接触史、临床表现以及实验室检查（主要为明显尿铬增高），排除其他类似疾病后，即可确诊。

(2) 鉴别诊断：铬中毒发生的呼吸道刺激反应，需与刺激性气体、镍化合物以及五氧化二钒中毒鉴别；鼻中隔穿孔应与外伤、结核、梅毒以及五氧化二钒、砷中毒鉴别；接触性皮炎应与其他皮疹、皮炎等皮肤病相鉴别。

（五）治疗

目前，临床针对铬中毒的治疗主要以对症治疗为主，同时严格预防和控制严重并发症的发生。若出现肾功能衰竭或肝坏死，则考虑予以血液透析与肝移植。具体如下：

1. 清除铬的吸收

对于口服中毒患者，立即用温清水彻底洗胃，在洗胃过程中动作要轻，以免伤及已受损的口腔、食管、胃黏膜。最好是让患者口服清洗液后，再催吐反复进行数次，然后用牛奶或鸡蛋清保护食管和胃黏膜；对呕血或便血患者洗胃要慎重。对于吸入性中毒患者，迅速脱离现场，转移到空气新鲜处，保持呼吸道通畅，给氧等治疗。对于皮肤接触性中毒患者，用清水彻底将皮肤黏膜冲洗干净，防止从皮肤黏膜继续吸收引起全身中毒，铬溃疡可用10%的维生素C溶液湿敷，因维生素C可使六价铬变成三价铬，毒性降低。

2. 解毒剂的应用

由于缺乏特效解毒剂，从而导致临床上治疗铬中毒效果不佳。有研究报道，将六价铬还原成三价铬的物质对急性铬中毒的治疗有效。如已经证明槲皮素-5'-磺酸钠盐（NaOSA）治疗六价铬中毒有效；谷胱甘肽对六价铬在红细胞内活性降低起着重要的作用，也有利于铬中毒治疗；维生素C能促进六价铬还原为毒性较小的三价铬；N-乙酰半胱氨酸和二巯丙磺酸钠（DMPS）能明显增加铬的排泄。然而，仅小部分应用于临床，如维生素C、二巯基丁二钠（Na-DMS）。然而，特效解毒剂的研发有待于进一步的研究。

3. 手术切除患处皮肤

研究建议，当铬灼伤的总体表面积（TBSA）＞2%时，应切除患处皮肤以减少铬吸收和由此产生的全身反应；同时，建议使用磷酸盐和硫代硫酸盐，其能促进六价铬转化为三价铬，从而减少铬渗入。此外，其他药物（如10%乙二胺四乙酸（EDTA）软膏）的使用能进一步阻止铬的吸收。

4. 血液净化

有研究报道，连续性静脉-静脉血液滤过（CVVH）结合综合治疗，有利于改善预后。对重型患者早期施行CVVH，可持续低流率替代肾小球滤过，防止急性肾衰步尿期体液潴留导致的肺水肿，清除炎性介质，及时纠正血容量不足、缺氧和感染等，保证了静脉内高营养，从而缓解症状、改善预后。同样有研究认为，铬中毒后24 h内进行血液透析可清除循环血液中铬。但也有很多学者认为，血液透析、血液置换等在铬中毒治疗的效果并不明显，只有当患者出现肾功能衰竭时才必须进行。

5. 肝移植术

严重肝损害伴肝坏死则只能通过肝移植手术来挽救患者生命。有学者建议，摄入重铬酸盐后应首先快速予以支持治疗，同时考虑急性肾、肝衰竭。随后的治疗依据患者个人状况。只要患者状态稳定，则肝移植手术应尽可能地延迟。因为，肝脏作为过滤器，富含毒素，其从根本上降低循环系统中残留铬；而血浆低铬水平能防止新器官不可逆性损伤。

（六）预防

在工业生产和生活中，应严格注意铬及其化合物的存储与应用，从根本上避免铬中毒的发生。而对于已发生铬中毒的治疗，由于其可能导致明显的体液丢失和（或）出血，这通常导致早期死亡。故治疗过程中必须维持患者体液与电解质平衡，并密切监视患者呼吸系统、肝肾功能以及尿排出量。有学者认为，必须应用电感偶合等离子原子发射光谱分析法监测并控制血液、血浆和尿液中Cr、Cu、Zn和其他微量元素的浓度，以连续评估铬中毒的治疗。

二、急性铊中毒的诊治进展

（一）概述

急性铊中毒是近年发生的新型中毒类型，不论是城市还是农村，均可见到急性铊中毒患者，而且由于大多数人对铊缺乏认识，故给临床的及时诊断、治疗带来较大困难和挑战。

铊及其化合物为无色、无味，其发生中毒常具有隐匿性的特点，可经消化道、呼吸道或皮肤接触等途径进入人体内。铊在血液中以离子状态存在，不与血浆蛋白结合，可进入红细胞，随血液循环进入组织细胞，并可通过血脑屏障进入中枢神经系统。有学者检测发现，血细胞中铊含量较血浆高 9 倍，脑灰质中铊浓度是脑白质的 3 倍，排泄途径以肾肠道为主，少量铊经乳汁、汗腺、眼泪、唾液、毛发排出。铊及其化合物对人的急性致毒剂量为每千克体重 6～40 mg，儿童相对敏感，中毒剂量为每千克体重 8.8～15 mg，成人最小致死量（MLD）每千克体重为 12 mg。

（二）铊中毒机制

总的来说，铊及其化合物中毒的具体机制尚未完全清楚，主要有以下几种观点。

1. 铊离子与钾离子的竞争性拮抗作用：铊离子与钾离子理化性质类似，且进入细胞内后不易排出，与钠—钾 ATP 酶的结合力铊离子比钾离子大 10 倍，故可产生竞争性抑制作用，妨碍钾离子发挥正常的生理作用，导致一系列铊中毒的毒性作用。

2. 铊离子干扰核黄素的生理作用：铊离子进入体内后与核黄素（维生素 B_2）结合，干扰核黄素作为酶的辅因子对组织细胞代谢的生理作用，造成组织细胞代谢障碍，进而导致多器官系统的损害。

3. 铊离子与多种分子活性基团结合：铊离子进入体内后，可与体内多种生物活性基团如—SH、—NH_2、—COOH、—OH 等结合，影响这些分子的三维结构和功能，导致脑、肝、肾等脏器的功能损伤。

4. 铊离子的直接细胞毒性：铊离子进入细胞核，可干扰细胞 DNA 的合成代谢，诱发染色体突变、致畸或妨碍胎儿的正常发育等。

（三）铊中毒的诊断

铊及其化合物中毒的典型症状和体征为早期的胃肠道症状，随后的多发性、对称性、渐进性由肢体末端起始、呈向心性进展的神经病变和脱发脱毛。

1. 毒物接触史：铊中毒接触史常具有隐匿性的特点，临床医生如不仔细询问或一定的职业敏感性常常容易疏忽，由于铊中毒的特征不为大多数临床医生认知，故更应重视铊及其化合物的接触史了解，包括对某些诊断不明的多系统器官损害的患者有必要进行中毒相关的毒物接触史详细了解，值得注意。

近年职业性铊中毒有增多趋向，多为因职业意外事故、矿石加工、化学工业生产过程的污染等经呼吸道吸入、皮肤接触中毒，亦可经污染的食物误服中毒。非职业性中毒多为投毒、自杀或误服铊盐溶液，极少数为被人经静脉注射中毒。

2. 临床表现：接触铊及其化合物毒物后的潜伏期大多为 12～24 h。经胃肠道中毒者，铊及其化合物中毒早期主要表现为胃肠道症状，如恶心、呕吐、腹痛、腹泻、消化道出血等；早期仅有对称性指趾端感觉异常，2～5 d 后可出现相对特异性的感觉、运动障碍征象，如双侧对称性指趾末端酸、麻、痛，并逐渐加重且向近心端扩散、发展，轻触皮肤即剧烈疼痛，故患者常不能站立或行走；病情进一步发展则出现肢体瘫痪、肌肉萎缩、眼肌麻痹、视力减退、周围性面瘫等。其他非特异性的征象为：轻症中毒者可有头晕、头痛、乏力、睡眠障碍、情绪容易波动等，重症患者可有意识障碍如嗜睡、谵妄、昏迷或精神失常、抽搐等，部分重症患者可因呼吸、循环衰竭死亡。

其他铊及其化合物中毒相对特异性的征象为：急性中毒后 1～3 周出现成丛脱发、脱毛征象，形成斑秃甚至全秃；或同时存在眉毛、胡须、腋毛、阴毛等全部脱落，一般在 4 周后开始再生，3 个月后恢复正常。

中毒患者皮肤色素沉着、干燥、脱屑、皮疹、痤疮、掌跖部皮肤角化过度、指甲和趾甲出现"米字纹"，即白色横纹。

严重中毒者可有肝、肾、心肌损害的表现。

3. 辅助检查

（1）血铊、尿铊毒物检测：有条件的单位可进行石墨炉原子吸收法（GFAAS）或感应耦合等离子质谱分析法（ICP-MS）检测血铊、尿铊，正常参考值为<2 μg/L，当血铊＞100 μg/L、尿铊＞200 μg/L时应考虑为急性铊中毒，当血铊＞40 μg/L、尿铊＞100 μg/L 提示急性铊中毒可能。

（2）肝功能检查：几乎所有患者均存在肝酶及胆红素异常升高。

（3）心肌酶谱：部分患者可有心肌酶谱异常，提示心肌损害。

（4）神经肌电图检查：病变早期仅有对称性指趾端感觉异常时，神经肌电图即可表现为神经源性损害、感觉神经传导速度（SCV）、运动神经传导速度（MCV）的减慢，故神经肌电图是早期诊断铊中毒的敏感指标之一。

（四）急性中毒的诊断注意事项即急性铊中毒的分度

1. 急性铊中毒的诊断注意事项

（1）毒物接触史的详细了解：铊中毒接触史常具有隐匿性的特点，临床医生如不仔细询问或一定的职业敏感性常常容易疏忽，由于铊中毒的特征不为大多数临床医生认知，故更应重视铊及其化合物的接触史了解，包括对某些诊断不明的多系统器官损害的患者，或有脱发征象、皮肤病变等有必要进行职业相关的或其他的毒物接触可能性等，值得注意。

（2）注意急性铊中毒的代谢特点：经消化道误服等导致的急性铊中毒，血液中铊浓度在摄入后 4 h 即达峰值，铊在血液中的生物半衰期约 1.9 d，24~48 h 后即可有明显下降。因此，急性铊中毒时血铊水平不能反映体内铊负荷，仅适合作为急性铊中毒早期检测诊断指标，而尿铊却能弥补血铊的不足，既能在一定程度上反映体内铊负荷，又可作为急性铊中毒早期诊断指标，因铊离子主要经肾排泄。

2. 急性铊中毒的分度

（1）高度怀疑铊中毒者：具有以下表现或征象者列入密切观察对象：①明显双侧肢体对称性乏力、四肢肢端起始先有感觉障碍，再同时存在运动障碍，且具有向近心端扩散、蔓延、加重趋向者；②神经肌电图提示存在明显的神经源性损害，并可排除重症肌无力综合征、脊髓或脊神经根等周围神经损害性疾病；③尿铊检测明显增高。

（2）轻度铊中毒：双侧对称性指趾端感觉异常、痛觉过敏，指趾端对称性袜套样痛觉、触觉、振动觉障碍，且同时存在腱反射减弱、减退或消失，或视神经病变、视网膜病变，或明显脱发脱毛征象，或神经肌电图的神经源性损害征象。

（3）重度铊中毒：具有下列之一项者即为重度铊中毒：①四肢远端感觉障碍、腱反射消失，伴运动功能或肌力减退，或四肢远端肌萎缩。②神经肌电图提示明显的神经源性损害，伴神经传导速度明显减慢或诱发电位明显降低。③视神经萎缩。④中毒性脑病伴尿铊增高。⑤中毒性神经病变。

（五）急性铊中毒的治疗

1. 减少铊吸收

中毒的治疗原则首先需要脱离毒源，避免中毒进行加重或再次中毒，对呼吸道吸入性中毒者特别重要。对皮肤接触污染中毒者，可立即用肥皂水清洗去除毒源，避免毒物继续吸收。对消化道摄入中毒者，尽快予洗胃、导泻，减少毒物的吸收。

2. 驱铊治疗

①碘化钾或碘化钠治疗：可予 1%碘化钾或碘化钠溶液 200~500 mL 口服，使铊转化成碘化铊的不溶性铊化合物从肠道排出，减少铊在胃肠道的吸收。

②普鲁士蓝钾盐治疗：铊可置换普鲁士蓝钾盐中的钾离子，形成不溶于水的化合物随粪便排出。因此，对急性或慢性口服铊中毒者可予普鲁士蓝钾盐每天每千克体重 250 mg 化成 20% 甘露醇溶液，分四次口服，并予监测血钾，必要时予适当补钾治疗，拮抗铊对钾离子的竞争性抑制作用，并促进铊在胃肠道的排泄。值得注意的是补钾要以合适的速度，避免血钾浓度过高产生心律失常，或过高的钾离子促使铊从细胞内转移到细胞外，使血铊浓度急剧增高，加重铊毒性作用。

③双硫腙治疗：双硫腙可与铊形成无毒性的络合物从尿液中排出，一般使用双硫腙每天每千克体重 10~20 mg，分 2 次口服，5 d 为一个疗程，注意观察双硫腙的不良反应，如致糖尿病、甲状腺病变、视力损害等，故应进行血糖、甲状腺功能、视力的监测，如发现严重的不良反应即予停药。

3. 血液净化治疗

可采用血液灌流、血浆置换、血液透析等血液净化治疗技术尽可能地清除已经吸收入血液铊离子，提高铊中毒的治疗效果。治疗时机的选择：对重症铊中毒者尽早开始血液净化治疗，对常规治疗无效者也可进行血液净化治疗。有报道认为在急性铊中毒 20 d 后进行血液净化治疗仍然有效。

4. 减轻炎症反应

急性铊中毒后可早期给予糖皮质激素如地塞米松 5~10 mg 或甲基强的松龙 40 mg，静脉注射，每日一次，持续使用 1~2 周，有助于减轻全身炎症反应。

5. 营养代谢支持治疗和脏器保护性治疗

进行必要的营养代谢支持治疗；补充足够的维生素 B；给予神经营养治疗药物如神经生长因子；保护脏器功能，如护肝、护肾、心肺功能支持等治疗。

6. 对症治疗

对疼痛剧烈者可适当予止痛剂治疗等。

三、致惊厥性杀鼠剂毒鼠强中毒的研究进展

毒鼠强属于中枢神经系统兴奋剂类杀鼠剂，毒性极强，可不经代谢直接作用于中枢神经系统，产生毒性反应。毒鼠强为国家明令禁止生产、销售及使用的剧毒杀鼠剂，因其生产成本低廉，不法商贩为牟取暴利而导致毒鼠强在市场上的销售屡禁不止，中毒事件时有发生。据中国预防科学院中毒控制中心报告，毒鼠强中毒死亡人数占各种中毒致死的主要原因之一，毒鼠强中毒后死亡率极高。毒鼠强中毒国外报道极少，而国内相对较为多见，尤其是相对落后的农村地区更加多见。

临床上人们对毒鼠强中毒的认识还不够，因误诊或抢救措施不当较易造成严重后果。本文着重从近年有关诊断及治疗的进展加以总结，以期提高人们对毒鼠强中毒的认识，提高抢救成功率，降低死亡率，减少后遗症。

（一）毒鼠强的理化特性

毒鼠强，商品名有"三步倒"、"一扫光"、"没鼠命"、"王中王"等，化学名称为四亚甲基二砜四胺（tetramethylenedisulfotetramine），简称"四二四"，或 tetramine。分子式 $C_4H_8O_4N_4S_2$，分子量 248，化学结构式为环状，属于小分子有机氮化合物，化学性质极其稳定，微溶于水和氯仿、丙酮等溶剂，但难溶于乙醇。物理性状无臭无味，呈白色粉末状。

经消化道或呼吸道黏膜吸收入血，以原形存在于体内，并很快均匀分布于各组织、器官体液中。毒鼠强以原形从尿液和粪便中排泄，可致二次中毒。毒鼠强排泄较缓慢，每天以小于 25% 半数致死量浓度排泄，有学者报道毒鼠强中毒者 6 个月后尿中尚可测到微量毒鼠强浓度。该药毒力极强，毒性为氟乙酰胺的 1.8 倍、磷化锌的 15 倍、氰化钾的 100 倍。小白鼠 LD_{50} 为 0.2 mg/kg，人类 LD_{50} 为 0.1 mg/kg。人口服中毒后于数分钟至半小时内发病，若不及时抢救，多于 2 h 内死亡。

（二）毒鼠强中毒机理及病理改变

1. 毒鼠强中毒机理

毒鼠强属神经毒性灭鼠剂，其毒性作用主要表现为兴奋中枢神经，具有强烈的致惊厥作用。毒鼠强的作用机理主要是通过拮抗γ-氨基丁酸（GABA），阻断γ-氨基丁酸（GABA）受体，导致神经系统内抑制性作用减弱，兴奋阈值降低，使脑和脊髓内过度兴奋广泛传播，产生抽搐、惊厥或癫痫样发作。

GABA的作用与毒鼠强呈非竞争性抑制。因此，中枢神经过度兴奋致惊厥、抽搐、癫痫样作用是可逆的。有学者提出毒鼠强尚可直接作用于交感神经，导致肾上腺能神经兴奋症状及抑制体内某些酶的活性，如单胺氧化酶和儿茶酚胺氧位甲基移位酶，使其失去灭活肾上腺素和去甲肾上腺素的作用，导致促兴奋作用增强；与此同时，毒鼠强尚有类似酪氨酸衍生物胺类作用，使肾上腺素作用增强；并且，毒鼠强还能引起心肌的损伤，进一步导致循环系统功能紊乱、多脏器灌注不足及其功能损害。毒鼠强经胃肠道进入机体后，约数小时后即均匀分布于全身各组织、器官、体液中，可对多个脏器造成不同程度的损害，致多脏器功能不全。

2. 毒鼠强中毒致死的病理变化

尸检证实毒鼠强中毒死亡后，患者病理变化表现为脑、胃肠黏膜、心、肝、肺、脾、肾等脏器均有充血、水肿和广泛出血点，严重的可见到珠网膜下腔出血、肺水肿及肺间质淤血。尸检组织光镜检查可见脑组织明显的淤血、水肿，延脑呈散在、点灶状出血，小脑白质小血管周围偶见漏出性出血；肝细胞水肿变性、灶性脂肪变性，以肝小叶中央区较明显；检查心肌细胞水肿明显，乳头肌见多发性溶解坏死灶、心肌坏死；部分肾小管内有钙盐沉着及透明管型等。

（三）毒鼠强中毒临床特点

毒鼠强主要经口腔及胃肠道黏膜吸收入血，少数可经呼吸道吸收。中毒后数分钟至半小时内发病。迅速出现恶心、呕吐、抽搐及意识丧失。临床上以反复发作强直性抽搐呈癫痫样发作、惊厥及昏迷为其特点。严重病例可出现咯粉红色泡沫痰。其表现为序贯发生的以颅脑损害症状相对突出，同时伴有呼吸功能、心、肝及胃肠功能不全的多脏器功能失常综合征（MODS）。亦可出现精神症状、痴呆、识别能力、记忆力降低，恢复期可有全身多处肌肉疼痛。小儿患者可因中毒性脑病而长期智力低下。实验室检查发现白细胞总数明显升高；心肌酶明显升高，病情越重升高越明显。其升高原因主要由于脑组织严重缺氧、骨骼肌反复强直痉挛损伤所致，同时也与心肌直接受损有关。毒鼠强中毒后病人的脑电图多为中-重度异常，可见癫痫样θ波和σ波。作者临床观察证实，脑电图异常越明显，出现精神症状、痴呆及记忆力降低等中毒性脑病后遗症的可能性越大，持续时间越长。心电图可见窦律过速或过缓，同时可伴ST-T改变，少有其他严重的心律失常。中毒病人临床死亡原因主要为呼吸肌的持续痉挛导致窒息死亡；严重缺氧致脑水肿或毒物抑制呼吸中枢致呼吸衰竭；严重的心力衰竭致急性肺水肿等。

（四）毒鼠强中毒的诊断

临床上遇有进食后数分钟至半小时即出现恶心、呕吐、抽搐及意识障碍者应高度警惕毒鼠强中毒。

毒鼠强中毒的确诊则需抽血或取呕吐物、排泄物行毒物定性和定量检测。目前对毒鼠强浓度的定量检测方法主要有气相色谱测定法、气相色谱-质谱联合检测法、漫反射FTIR光谱检测技术、GC/MS选择离子检测法、固相微萃取-GC/NPD法。其中以固相萃取-GC/NPD法检测速度快捷、简便，且可靠性更高，一般 30 min 即可得出毒鼠强的毒物量化浓度，血中最低检测浓度为 0.002 μg/mL。

毒鼠强中毒的鉴别诊断：毒鼠强中毒的鉴别诊断尚需与其他抽搐、惊厥或神志改变的疾病鉴别，如原发性或继发性癫痫、脑血管意外、低血糖昏迷或抽搐、破伤风或精神分裂症、癔病等。

一般氟乙酰胺、磷化锌等其他中枢神经系统毒性杀鼠剂的潜伏期相对较长，氟乙酰胺中毒潜伏期为 2～12 h，磷化锌中毒潜伏期更长。

（五）毒鼠强中毒的治疗

1. 洗胃、导泻

中毒后 8 h 胃肠道黏膜中毒鼠强的毒物浓度仍然较高，故洗胃的原则为尽早且充分清除毒物，尽可能地减少毒物吸收。中重度中毒患者多有意识障碍，需注意误吸、窒息等，其洗胃的风险及中毒后的抢救困难等应充分告知家属，取得家属的理解和支持。一般来说，凡考虑毒鼠强中毒的患者均应立即放置胃管，予清水反复、充分清洗。洗胃结束后，可经胃管注入 50%硫酸镁或 20%甘露醇导泻，活性炭有助于吸附残留的毒物。

2. 有效控制抽搐

尽快、有效地制止抽搐是挽救病人生命，提高抢救成功率的关键。全身肌肉反复、持久地抽搐或痉挛，极易导致呼吸肌痉挛性麻痹甚至窒息，系大多患者死亡的主要原因。同时，全身肌肉反复强直性痉挛、剧烈抽搐或癫痫样大发作常常导致意外性损伤，如口舌咬伤、肌肉损伤、骨折、心跳呼吸骤停及其他脏器缺血缺氧等，进一步导致多脏器损伤。

早期使用巴比妥类镇静止痉剂对有效控制毒鼠强致惊厥有较好的治疗作用，一般首选苯巴比妥钠或安定等，但需严密观察患者呼吸、心跳等生命体征，尤其对重症中毒患者极易产生急性呼吸、心跳停止。因为一方面可能系中毒程度较深，中毒毒物本身有可能造成呼吸心跳停止；另一方面，为有效控制抽搐、痉挛或癫痫大发作，使用的镇静止痉剂药物因个体差异、药物敏感性不同，亦有可能抑制呼吸中枢导致呼吸停止。故有条件的医疗单位，应尽可能地创造条件，予气管插管、机械通气生命支持治疗，以防发生呼吸停止等意外。

有学者研究证实苯巴比妥钠、溴化钠等长效药物几乎可使所有毒鼠强中毒的实验动物免予惊厥抽搐，其他短效止惊镇静剂却不能完全控制抽搐、惊厥。推测其可能的原因是毒鼠强在体内代谢缓慢，只有长效的止痉剂、镇静剂才能有效地拮抗毒鼠强的作用。

苯巴比妥钠临床应用的策略是提倡尽早使用、慢慢减量，疗程足够。

苯巴比妥的使用方法：视病情严重程度、抽搐痉挛的危害性及其是否具有气管插管、机械通气等生命支持治疗措施等决定，一般可选用 0.1～0.2 肌注 Q 8 h；紧急时可予直接静脉注射止痉治疗，但必须有生命支持治疗作保证。

止惊药物应用时间：取决于毒鼠强中毒后洗胃是否彻底、毒物吸收入血的量的多少、毒物中毒严重程度、有无同时进行血液净化治疗、清除毒物是否彻底等。一般中毒程度不严重的患者使用止痉剂 1～2 周即可，严重病例最长可达 1 个月以上。苯巴比妥钠减量太快或维持时间太短，易造成病情反复。

抽搐难控制者的处理：对于单用苯巴比妥钠或仅用安定均不能有效控制全身抽搐、四肢痉挛似癫痫样大发作的重症患者，可选用苯巴比妥联用大剂量安定静脉点滴维持。安定的使用应遵循个体化原则，以有效控制患者痉挛、抽搐的体征为治疗目标。因病人对药物的敏感性存在较大的个体差异，一般为 50～200 mg 加入 5%葡萄糖液中微泵维持或持续静脉滴注（注意：安定不能用生理盐水稀释，否则易产生药物结块、沉淀），滴速以刚好能控制抽搐为宜。其优点是既可有效控制抽搐，又利于其他治疗的同步进行，如洗胃、血液净化治疗等。据笔者的经验，对于此类患者宜选择在早期止痉，与此同时尽早予气管插管、机械通气、血液净化治疗等生命支持治疗，对抢救患者生命、促进早期康复至关重要。

目前尚无特效解毒剂。有学者报道二巯基丙磺酸钠对控制毒鼠强中毒的抽搐亦较有效，动物实验证实巯基类化合物对毒鼠强中毒小鼠有一定的保护作用。其用法为 0.125～0.25 g/次，肌注，一般给药 5～8 支，在首剂二巯基丙磺酸钠肌注 3～8 h 后抽搐可完全控制。其临床使用效果尚有待进一步研究证实。

3. 血液净化治疗

对已经吸收、进入血液中的毒物，血液净化治疗是目前能有效、彻底清除体内毒鼠强毒物的方法，是近年对毒鼠强中毒治疗的主要进展。

目前，血液净化疗法已广泛用于治疗中毒性疾病，具有快速清除血中药物或毒物的优点，可根据毒物的物理、化学特性分别选用血液透析（hemodialysis，HD）、血液灌流（hemo-perfusion，HP）、血浆置换、血液置换（hemoexchange，HE）、持续性静脉静脉滤过或透析滤过等方法清除毒物。其中血液透析治疗适用于清除的药物或毒物，必须是水溶性、低分子量且与血浆蛋白结合率较低的物质；血浆置换适用于与血浆蛋白结合率较高的毒物；血液灌流治疗适用于清除脂溶性，或易被活性炭、离子树脂等吸附的药物或毒物，包括中分子、环状结构的小分子以及部分被血浆蛋白结合的物质。血液净化治疗不仅可迅速清除进入体内的药物或毒物，而且可清除血中的细胞因子、炎性介质等，达到预防、减轻或治疗 MODS 的目的。血液净化治疗如使用不当有可能产生血压过低、透析综合征，或引起血小板减少，或出血倾向等。所以，在血液净化疗法的同时，应加强综合治疗，并严密观察是否出现并发症征象，并及时进行相应处理。

笔者对毒鼠强急救的多年临床经验体会到，对重症毒鼠强中毒患者，宜早期予血液净化治疗，方法宜选择持续性血液透析滤过（CVVHDF）为佳，有条件者可辅以毒鼠强毒物浓度监测、指导治疗，必要时辅以血液灌流等方法。这一综合治疗方法具有血流动力学波动小、病情控制较为平稳、并发症发生率较低、抢救成功率高等优点，主要不足是治疗费用相对较高。临床资料证实对毒鼠强中毒患者行血液净化治疗后，血中毒鼠强浓度较治疗前迅速降低、脑电图恢复较快、整体病情恢复快。

值得重视的是，血液净化治疗后的二次反跳中毒现象，即在经过一次血液净化治疗后，各组织中的毒鼠强可缓慢释放至血液，致使经一段时间后血液中毒鼠强浓度又呈较大幅度回升，并再次出现中毒症状体征加重现象。据笔者体会，使用持续性血液净化治疗疗程必须足够，如能同时做血毒物浓度测定指导治疗，有利于防治二次反跳现象；如无条件进行毒物浓度测定，宜选择血液净化治疗后，间隔 8～24 h 后再进行血液净化治疗；严密观察病情，根据患者体征等变化决定治疗次数。

4. 防治 MODS

重症毒鼠强中毒临床上可引起脑、心、肺、肝、脾、肾、胃肠等多脏器功能不全。其中以脑、胃肠、心、骨骼肌损害相对较多见。因此，治疗上除制止抽搐及清除毒物外，应加强综合治疗，积极防治 MODS。

5. 营养代谢支持治疗及对症治疗

对中毒患者进行洗胃、导泻治疗后，如无明显的胃肠出血等损害，可适当用胃肠道保护剂，并应尽早实行胃肠内营养，维持必要的生理代谢，注意水、电解质及酸碱平衡等内环境的稳定。

6. 恢复期的高压氧治疗

中毒性脑病是毒鼠强中毒的主要后遗症，高压氧治疗是其恢复期的主要治疗措施，其疗程一般为 1～3 个疗程（10 d 为一疗程）。

四、有机氟类、生物碱类等神经兴奋类杀鼠剂中毒的诊治

除了毒鼠强致惊厥性中枢神经兴奋杀鼠剂之外，有机氟类、生物碱类等神经兴奋性杀鼠剂均属于速杀类杀鼠剂，且具有产生惊厥、抽搐等明显的神经兴奋作用，为剧毒类毒物，人畜中毒后死亡率极高。

有机氟类杀鼠剂较多见的中毒案例为氟乙酰胺、氟乙酸钠、甘氟等。此类毒物进入体内后均需经代谢脱胺后形成氟乙酸，与三磷酸腺苷和辅酶 A 相互作用，生成氟乙酰辅酶 A，然后再与草酰乙酸作用生成氟柠檬酸。氟柠檬酸是乌头酸酶的竞争性抑制剂，造成柠檬酸大量蓄积，妨碍、阻断了三羧酸循环的正常进行，导致细胞不能正常代谢，导致细胞组织器官损伤的中毒性病变。临床可表现为抽搐、惊厥、胸闷、乏力、心律紊乱等症状和体征。其中，甘氟中毒表现以中枢兴奋性症状体征为最突出的特点。

生物碱类致惊厥性杀鼠剂主要为士的宁、马钱子碱、番木鳖碱等毒鼠碱药物，特点是吞食后 10~20 min 即发病，半衰期为 10 h 左右，主要系选择性兴奋脊髓神经，大剂量中毒时可具有延脑兴奋作用的症状体征，可呈现癫痫样大发作的强直性抽搐、延脑麻痹等严重征象，直接威胁患者生命。

其他中枢神经兴奋性杀鼠剂如鼠特灵、甲基鼠灭定（鼠立死）、毒鼠硅等，均可出现阵发性或强直性抽搐。

有机氟类、生物碱类等神经兴奋性杀鼠剂中毒后主要的临床特点：首发症状大多先出现头痛、头晕、胸闷、乏力、嘴唇麻木或四肢肌肉的小抽搐，继而迅速进展为躁动不安、四肢剧烈抽搐，严重者神志改变、昏迷、呼吸急促、强直性抽搐或痉挛、窒息、严重心律失常等；中毒后抽搐症状以毒鼠强、毒鼠碱类相对氟乙酰胺等代谢类中毒药物更早，结合毒物接触史，有条件的单位可行毒物浓度检测对明确诊断更有帮助。此外，对毒物中毒具有抽搐、痉挛的患者，实验室化验检查大多有肌酸磷酸激酶、乳酸脱氢酶等升高，伴有心肌损害者多有心肌肌钙蛋白的增高，伴有低钙血症、血酮增高者需高度怀疑有机氟类杀鼠剂中毒。

值得临床医生高度注意的是对怀疑此类毒物中毒者，不应为明确诊断等待毒物检测结果再进行抢救处理，必须立即进行常规的中毒抢救治疗，否则极易错过最佳抢救治疗时机；且应特别注意排泄废物等的恰当处理，严防发生二次中毒。

有机氟类、生物碱类等神经兴奋性杀鼠剂中毒急救治疗：①催吐、洗胃、吸附（可用活性炭等吸附剂成人每次 50 g、儿童每次每千克体重 1 g 胃管内注入）、导泻（可用甘露醇或硫酸镁等）减少毒物的进一步吸收。②尽早使用特效解毒剂：有机氟类杀鼠剂的特效解毒剂为乙酰胺（解氟灵），2.5~5.0 g，重症者 5~10 g，肌注，每 6~8 h 一次，持续应用 5~7 d，首次给药为全日药量的一半为宜；另外，也可使用乙醇或乙二醇酸酯加入葡萄糖溶液中静脉滴注。对甲基鼠灭定（鼠立死）中毒者可使用维生素 B_6、烟酰碱、苯巴比妥等解毒剂。③镇静、止痉治疗：可酌情选用苯巴比妥钠、地西泮或咪达唑仑。如患者抽搐呈现癫痫大发作的严重状态，应首选地西泮 10~20 mg 缓慢静脉注射，儿童每千克体重 0.3~0.5 mg，静脉注射，注射过程密切观察抽搐及呼吸情况，必要时同时予气管插管、机械通气等生命支持治疗。对严重中毒或呈癫痫持续状态患者，前述药物仍不能控制抽搐者，可选用基础麻醉剂或肌松药控制抽搐。④血液净化治疗：有条件的医疗单位应尽早实施血液净化治疗清除血液中的毒物。⑤脏器功能预防性保护支持治疗：致惊厥性杀鼠剂大多存在不同程度的重要脏器损伤，尤其是心脑肝肾等功能的损害，必须在中毒发生的早期即予脏器功能预防性保护支持治疗。⑥营养代谢支持及对症治疗：对中毒程度各个不同的患者予生理性的营养代谢支持治疗，维持内环境的稳定，促进毒物和代谢废物的排泄。

五、抗血凝灭鼠剂中毒的诊治

抗血凝灭鼠剂属于慢性灭鼠剂，按化学结构分为香豆素类（如华法令、杀鼠迷、杀鼠酮、氯鼠酮、杀鼠灵、大隆素、溴敌隆等）和茚满二酮类（敌鼠、氯敌鼠等）两类。第一代香豆素类灭鼠剂为华法令、杀鼠迷、杀鼠酮、氯鼠酮、杀鼠灵、大隆素、溴敌隆、敌鼠等，发挥毒性作用相对较慢，常需使用数天后起作用，并需反复多次给药才能杀鼠；第二代抗血凝杀鼠剂保留了第一代鼠药的 4-羟基香豆素母核，增加了亲脂性的侧链，使半衰期及其毒性明显增强，单次使用后即可产生杀鼠作用，代表性鼠药为溴敌隆、大隆、硫敌隆、鼠得克等，以溴敌隆、大隆使用较多见。总的来说，近年使用逐渐增多，故导致人畜及野生动物中毒的事件也逐渐增多。

由于抗血凝杀鼠剂化学结构类似于维生素 K，故进入体内后与维生素 K 形成竞争性抑制，使维生素 K 依赖性凝血因子合成减少，凝血功能障碍，因凝血因子Ⅶ的半衰期仅 4～6 h，故凝血因子Ⅶ的作用首先受到影响，而凝血因子Ⅸ的半衰期为 16～30 h，凝血因子Ⅹ的半衰期为 30～34 h，凝血因子Ⅱ的半衰期为 36～72 h，故功能受影响相对较迟，一般抗凝血类杀鼠剂中毒后 5～10 d 达最大作用，产生慢性进行性的广泛性出血，在人畜中毒后的治疗过程中必须注意中毒后潜伏期较长的特点，严防过早停止治疗导致病情加重或威胁生命等严重后果。

一般抗血凝类杀鼠药中毒后约 4 h 后出现恶心、呕吐、腹痛、纳差、头晕、乏力、低热、精神萎靡不振等非特异性症状，轻度中毒者可无出血症状，不治自愈；较重者 72 h 后可出现出血，约 1 周左右发生广泛性严重出血症状和体征，如皮肤黏膜出血、渗血、瘀斑、咯血、呕血、便血、尿血及其出血部位相应的症状和体征，尤其是误服第二代抗血凝杀鼠药者，由于药物亲脂性增强，代谢作用时间更长，故潜伏期更长（半衰期可长达 16～69 d，因此治疗时间也应长达 8～10 周，个别患者甚至需治疗 1 年）。

因此，临床有出血征象、化验血小板正常、凝血酶原时间部分凝血活酶时间等凝血功能障碍者，不论有无明确的杀鼠药接触史，在排除重症肝病（重症肝炎或肝硬化等）、血友病流行性出血热后，均应高度怀疑抗凝血杀鼠药中毒的可能性，并作维生素 K 诊断性治疗试验，如治疗有效更加支持抗凝血类杀鼠药中毒的诊断。如能进行血、尿、胃内容物等体液毒物检测或代谢产物检测对明确诊断更有帮助。

抗血凝类杀鼠剂中毒的治疗

1. 减少毒物吸收：污染皮肤可用清水彻底清洗，不宜用肥皂水、2%硼酸溶液、3%～5%硫代硫酸钠溶液等清洗；口服中毒者 6 h 内可予催吐、温水或 1∶5 000 高锰酸钾溶液彻底洗胃，洗胃后可灌入 50～100 g 活性炭悬浮液，并以 50%硫酸镁 50 mL 或 20%甘露醇 200～250 mL 导泻，可辅以高位结肠灌肠等。

（2）解毒治疗：维生素 K 即为特效解毒剂，治疗原则是对轻度中毒者可先予对症治疗，观察 4～7 d 无明显出血征象、凝血谱检测正常者，不需进一步特殊治疗。对轻度血尿、凝血谱异常者，可予维生素 K 10～20 mg 肌注，每日 3～4 次；患者呈严重出血征象者，首剂给予维生素 K 10～20 mg 静脉注射，随后予维生素 K 30～80 mg 静脉滴注，一日使用维生素 K 总量可达 120 mg 以上（具体使用量根据病情及其凝血谱等调整，避免维生素 K 过量或不足），连续用药 10～14 d，直至出血现象消失、凝血谱检测正常。此后，应每周复查凝血谱，以防出血复发，对第二代抗血凝杀鼠药中毒者应密切观察 2～3 个月以上，个别比例甚至可能需要随访一年以上。

抗血凝类杀鼠剂中毒治疗的注意事项：

（1）维生素 K 需避光静脉注射，也不宜加入维生素 C 等酸碱药物，因维生素 K 遇光易分解、遇酸碱易失效。

（2）维生素 K_3、维生素 K_4、安络血（卡巴克洛）、氨甲环酸（止血芳酸）对抗凝血类杀鼠剂中毒治疗无效。

（3）抗凝血类杀鼠剂中毒者禁用药物：抗凝血类杀鼠剂中毒者禁用水合氯醛、甲芬那酸（甲灭酸）、萘啶酸、哌酸甲酯等，因可加重出血。

3. 重症出血的治疗：对抗凝血类杀鼠剂中毒严重的出血患者可紧急输入新鲜全血、新鲜血浆、凝血酶原复合物、凝血因子Ⅶ等凝血因子的血液制品或人源生物合成品，以达快速纠正凝血功能异常；同时对出血量较大者，予输红细胞悬液纠正严重贫血或治疗失血性休克等。

4. 营养代谢支持治疗：根据患者病情严重程度予适当的营养代谢支持治疗，维持水电解质酸碱平衡及机体内环境的稳定。

5. 对症治疗：根据病情需要做适当的对症治疗，减少患者痛苦。

六、百草枯中毒的临床诊治进展

（一）百草枯概述

百草枯（paraquat）又称敌草快、对草快、克无踪，化学名为 1,1'-二甲基-4,4'-联吡啶，对金属具腐蚀性，无挥发性，易溶于水，酸性条件下较稳定，但遇碱性溶液易水解，接触阴离子表面活性剂和土壤后较快失去活性，常用的制剂为 20%水溶液，是目前使用最为广泛的除草剂之一。

百草枯对人类毒性极强，人畜百草枯中毒大多为经消化道误服或自杀服毒，或经呼吸道、皮肤接触后吸收中毒。中毒后病情进展迅速，目前尚缺乏特效解毒药。一般成人百草枯致死量为 20%水溶液约 5~15 mL，或口服致死剂量为 30~50 mg/kg，对皮肤、肝脏、肺脏、肾脏、心脏、中枢神经系统等全身多个器官均有不同程度的损伤，尤其以肺受损最为严重，最终导致多器官功能衰竭而死亡。

急性重症中毒早期死亡多为多脏器功能衰竭所致；中重度中毒患者如度过急性期大多出现难以逆转的肺纤维化，因肺功能衰竭死亡。致病机制至今未明，可能与活性氧自由基等多种机制致多器官损伤有关。

百草枯口服 2 h 即达血浆浓度峰值，与血浆蛋白结合率极低，15~20 h 后血浆浓度即缓慢下降，其突出特点是百草枯极易浓聚于肺部，其浓度为血浆浓度的 10~90 倍，肌肉组织中存留的时间也相对较长。

（二）百草枯中毒的诊断

1. 确切的百草枯接触史：百草枯可经胃肠道、皮肤和呼吸道吸收。询问百草枯毒物接触史有一定的技巧性，对自杀患者常不愿说出实情，需要家属密切配合尽可能找寻到服用百草枯服毒的证据，如遗书、家中百草枯有无减少，或百草枯残留包装、残留毒物等；此外，亦可找寻密友，或知情人，或患者本人的叙述直接或间接了解百草枯中毒史，或进食染毒食物，或工作过程中可能的中毒史如喷洒百草枯除草等。

2. 典型的百草枯中毒临床表现：对于大量吞服百草枯者，大多早期即出现严重的急性肺水肿等多脏器功能衰竭表现；一般患者大多表现为渐进性的病情加重过程，约在短时间内（3~5 d 内）表现为不同程度的多系统器官功能损害，且肺、肾、肝、心、肾上腺等为主要的损坏器官，以肺部病变最为严重。

（1）消化系统：经口中毒者，可早期出现口腔、咽喉部、消化道黏膜糜烂、溃疡，严重时伴发消化道穿孔、大出血，故常有疼痛、恶心、呕吐、腹痛、腹泻、便血等，或出现中毒性肝病、肝脏衰竭如黄疸、乏力、纳差、肝功能异常等表现。部分患者可有急性胰腺损伤的表现。

（2）中枢神经系统：一般中毒患者大多神志清楚，可表现为头晕、头痛等，病情严重者可出现精神异常、嗜睡、肌肉痉挛、抽搐、幻觉、恐惧、脑水肿、昏迷等。少数患者可存在脑出血、脑梗死等异常。

（3）心脏：严重者可见血压下降、恶性心律失常、心电图 ST-T 改变等心肌损伤表现，部分患者有心包出血、各种心律失常、心肌缺血、心力衰竭等。

（4）肾脏：血尿、蛋白尿，血 BUN、Cr 升高。严重者多在 2～5 d 后并发急性肾功能不全或衰竭。

（5）肺脏：为百草枯中毒的主要损伤靶器官。按中毒程度不同，患者可表现为胸痛、咳嗽、发绀、呼吸困难。由于肺部细胞对其有主动摄取和蓄积作用，使得肺受损最为严重，极易并发 ARDS 等严重征象，大量口服者可于 24 h 内出现肺水肿、出血，1～3 d 内因 ARDS 而死亡。后期常导致肺间质水肿及肺纤维化。肺部病变出现越早、范围越大、预后越差。少数患者可发生气胸、纵隔气肿等并发症。

典型胸部 X 线平片和胸部 CT 征象：对百草枯中毒患者应进行连续动态的胸部 X 线平片和 CT 检查，以重点观察患者肺部的动态病理变化改变及其严重程度。在中毒早期（3 d 至 1 周）可表现为弥漫性肺部改变，肺纹理增多、肺野呈透亮度减低或点、片状阴影、典型的为肺野毛玻璃样改变或肺间质性炎症性改变，可伴有胸腔积液等征象，严重者呈肺广泛高密度影，形成"白肺"；中毒中期（1～2 周）呈肺大片实变，可伴有气胸、纵隔气肿、部分肺纤维化；中毒后期（2 周后）呈局限或弥漫性网状纤维化、肺间质改变等，部分患者可有肺不张、支气管扩张、囊性变等征象。

（6）毒物接触部位的症状体征：皮肤、黏膜：毒物接触部位出现皮肤烧伤，如红斑、水疱、溃疡、坏死等，经皮肤中毒吸收量大可造成全身性中毒损害。若眼结膜、角膜接触百草枯后，可引起严重炎症反应，出现怕光、流泪、眼痛、角膜灼伤、结膜充血等，并可继发虹膜炎、形成角膜溃疡、穿孔等，影响视力。经呼吸道吸入中毒者可有鼻痒、频打喷嚏、咽痛、刺激性咳嗽等鼻、喉、气管支、气管损伤表现。

（7）其他临床症状：如发热、贫血、血小板减少和高铁血红蛋白血症等。

3．百草枯定性、定量测定：在第一时间内收集血、尿、呕吐液、残留物标本等进行百草枯定性和定量检测，有助于确立诊断；尿定性、定量测定和血浆百草枯浓度测定除可明确诊断外，尚有助于指导治疗和判断预后。

（三）百草枯中毒的抢救治疗

到目前为止，百草枯中毒尚无针对性特效的解毒药物。但如进行积极的抢救治疗，有助于降低百草枯中毒的死亡率。

总体的治疗原则是：①一般在 2～6 h 内尽早、尽可能减少毒物吸收；②尽早实行血液灌流，或血液灌流联合透析清除吸收入血毒物；③促进毒物排泄；④加强消除或减轻炎症反应、防治肺纤维化治疗；⑤及时进行生命支持治疗。

1．阻止毒物继续吸收

应在发现百草枯中毒后，第一时间内即采取阻止毒物吸收的措施。

（1）皮肤污染者：立即脱去衣物，用肥皂水彻底清洗。眼睛污染者立即用流动清水冲洗，时间不少于 15 min，有条件者的地方可用 2%～4%碳酸氢钠溶液冲洗眼部后再用生理盐水冲洗。

（2）经口中毒者：尽早彻底洗胃，首选 2%$NaHCO_3$、生理盐水或清水，洗胃液至少 5 L，至洗胃液无色无味。洗毕可口服或经洗胃管给予吸附剂，可选 15%漂白土或 7%的皂土溶液 1 L（1 d 内分 2~3 次给药），或活性炭悬液（100 g/d），在现场急救中，如无前述条件亦可用普通黏土经纱布过滤后，给患者服用泥浆水，并反复催吐，尽快使胃肠中的百草枯失去活性。恶心呕吐明显可适量频服并结予胃动力药，然后进行导泻，可选用 20%甘露醇 250 mL 或 25%硫酸镁 60 g，也可选用生大黄，中毒 12 h 内排出绿色大便为导泻成功。

2．清除已吸收的毒物：血液灌流、血液透析能清除血液中的百草枯，前者对百草枯的清除率为后者的 5~7 倍，可选择二者联合应用，越早效果越好。在肾功能允许的情况下，适量补液，使用利尿剂，初期 3 d 内补液量不少于 4 000 mL/d，以加速毒物排出。

3．竞争性抑制剂：普萘洛尔可能与结合于肺组织的毒物竞争，使其释放出来，用法为 10~30 mg/d。

4．防治毒物原发及其继发性损伤

（1）及早使用自由基清除剂：如维生素 C（5~10 g/d）、还原型谷胱甘肽（1.8~2.4 g/d）、谷胱甘肽的前体药物 N-乙酰半胱氨酸（8 g/d）等。

（2）激素和免疫抑制剂治疗：能减轻中毒后免疫介导的非特异性炎症、维护细胞膜的稳定性、拮抗脂质过氧化、抑制肺纤维化等，可选用甲泼尼龙、地塞米松、环磷酰胺、环孢素 A 等药物。原则上应早期使用，并注意糖皮质激素和环磷酰胺等药物的不良反应，联用胃黏膜保护剂、钙剂等配套治疗。可予甲泼尼龙每天 500~1 000 mg，持续 3 d 后减量，环磷酰胺每天 200~400 mg，加入 5%葡萄糖溶液中静脉滴注，持续 1 周左右，能提高非爆发型中、重型患者的生存率。

（3）中药治疗：一些中药如银杏叶提取物、丹参等具有抗过氧化损伤和抗纤维化作用，可以试用。

5．氧疗问题：百草枯中毒氧疗需十分谨慎，尤其是高浓度氧疗可加速氧自由基形成，加剧百草枯的毒性，导致肺部损害及其纤维化的急剧加重，故使用氧疗必须慎重，只有在出现明显缺氧症状时才考虑低浓度、低流量吸氧，可吸入＞21%氧气或用设置一定水平 PEEP 的机械通气。百草枯中毒患者的氧疗目标一般以控制在 SaO_2 为 88%~92%，甚至有学者提出如 PaO_2 低于 40 mmHg 或出现明显的 ARDS 时才予以吸氧治疗或人工呼吸机 PEEP 治疗。如氧饱和度超过目标范围以上，不应给予氧疗，如氧合低于 88%，可给予低流量氧疗，尽量避免高流量氧疗，给氧方式可选择鼻导管吸氧或文氏管面罩吸氧，严重者可予机械通气治疗。吸氧后如氧合改善，应逐步下调甚至停用吸氧，只要维持氧合在目标范围即可。

6．保护胃黏膜、防治感染及对症治疗：推荐应用无肾毒性的抗生素，或大环内酯类抗生素，如阿奇霉素对防治肺纤维化或许有益处，可以考虑应用。加强营养支持治疗，有适应证时使用静脉营养，维持水、电解质、酸碱平衡，注意脏器功能保护性治疗。

百草枯中毒一般需要入住重症监护病房严密监测治疗，期间可能发生心脏骤停，并发全身感染、脓毒症等，也易发生其他意想不到的情况；而且要使用多种有创治疗手段（气管插管、呼吸机支持、血液净化等）以及多种贵重药物，治疗费用高且治疗周期长，但仍有很高的不良预后率，包括大部分最终死亡、少部分长期需要生命支持设备维持和后遗肺功能障碍等。

7．血液净化治疗：百草枯中毒有条件者均需行血液净化治疗，且越早越好。血液净化治疗方式可选用血液灌流、血液灌流联合血液透析、连续肾脏替代治疗（CRRT）等。血液净化疗程：总疗程长短目前尚无明确资料，可参照早期、反复、长疗程的方案。应于就诊后不迟于 2 h 开始，行血液灌流（如 HA 树脂罐灌流）2 h＋透析 4 h，前三天内根据情况间断 6~12 h 一次，三天后可每日一次或间隔 12 h 一次。有条件时根据尿、血液中毒物浓度决定总治疗时间，也可根据排便性状、胸部影像学表现、临床症状和患者耐受度来决定疗程。

8. 住院期间检查、观察项目

（1）入院急诊必须完成的检查：

①血常规、尿常规、有标本时及时行大便常规＋潜血。

②肾功能、电解质、血糖、血型、凝血功能、血气分析、心肌酶谱、肝功能、胆碱酯酶、HbCO（备选）。

③胸部影像学检查、胸部 X 线或 CT。

④心电图。

（2）住院期间需定期监测的检查项目：

①肝、肾、心、肺功能相关指标，凝血功能、血气分析、电解质。

②定期复查胸部 X 线/CT（隔天）。

③有条件连续监测血、尿毒物浓度。

9. 预后估计

（1）百草枯摄入少量即可致死，口服致死剂量为 30～50 mg/kg，相当于农用 20%百草枯液 5～10 mL，故中毒者大多预后极差，死亡率极高。

（2）少数轻型中毒患者临床症状轻，早期洗胃、导泻、血液净化治疗及时，肺部损害未出现或较轻，可在中毒症状缓解，胸部影像学正常，入院后距离中毒 3 到 4 周时考虑出院，有条件单位可依据血、尿中毒物含量监测结果综合考虑出院并随访观察。

10. 病情恶化及其原因

（1）出现多脏器功能衰竭：如肺纤维化、消化道出血、中毒性心肌炎、心脏衰竭、中毒性肝病、肝衰竭、肾功能衰竭、严重全身皮肤黏膜损伤等时，多为百草枯中毒患者后期累及多个脏器功能受损的表现，需借鉴受损脏器治疗的相应临床治疗手段，病人此时无特效治疗手段，需入住 ICU 行机械通气、脏器功能支持治疗，有条件可考虑行 CRRT，预后较差，大多死亡。

（2）出现感染等并发症：严密监测病原菌，及时更换有效抗生素。

（3）存在其他毒物合并中毒：参考相应毒物治疗手段，有条件时行联合治疗。

（四）百草枯中毒的病情知情及其治疗风险告知

由于百草枯中毒早期部分患者可能病情表现相对较轻，但随着肺纤维化等病变的加重，患者可能陷入死亡等危险。总体来说，目前对百草枯中毒的治疗效果相对较差，后果严重，即使医生告知患者家属尚有较多家属不相信其严重后果，造成不必要的医患纠纷。故临床医生在积极抢救的同时，应充分注意病情知情及其治疗风险告知，并获取家属签字确认。

附录一　百草枯中毒病史确认和知情告知书

患者姓名：_____　性别：___　年龄：____　床号：_____　住院号：_____

一、病史确认

由于百草枯的毒性极强，致死剂量小，病情进展迅速，目前尚缺乏特效解毒药，死亡率很高。确切了解患者的中毒情况对于病情的判断和进一步的救治非常重要，错误的信息直接影响后续的救治。我们已仔细向患方确认以下情况无误。

序号	内容		结果	备注
1	中毒原因			
2	毒物名称			
3	合并中毒		□ 无　□ 有	
4	中毒途径		□ 口服　□ 接触　□ 吸入	
5	中毒剂量			
6	服毒后是否呕吐		□ 无　□ 有	
7	入院距离中毒时间			
8	外院就诊情况		□ 无　□ 有（填以下内容）	
	1)	中毒至洗胃时间		
	2)	洗胃量		
	3)	血液净化情况		
	4)	特殊用药及剂量		
	5)	其他		

注：若表中情况家属不了解或患者无法提供请填写"不明"。

病情告知知情书

百草枯毒性极强，中毒后病情进展迅速，目前尚缺乏特效解毒药，是国际性的医学难题。人口服致死剂量为 30~50 mg/kg，可经胃肠道、皮肤和呼吸道吸收，对皮肤、肝脏、肺脏、肾脏等全身多个器官均有不同程度的损伤，尤其以肺受损最为严重，最终导致多器官功能衰竭而死亡。百草枯中毒后的常见临床症状如下：

1. 消化系统：经口中毒者出现口腔、消化道黏膜糜烂溃疡，严重时伴发消化道穿孔、大出血或中毒性肝病、肝功能衰竭。

2. 中枢神经系统：可表现为头晕、头痛、肌肉痉挛、抽搐、幻觉、恐惧、昏迷等。

3. 心脏：可见心肌炎、心包出血、各种心律失常、心肌缺血、心力衰竭等。

4. 肾脏：血尿、蛋白尿，严重者并发急性肾功能衰竭。

5. 肺脏：由于肺部细胞对其有主动摄取和蓄积作用，使得肺受损最为严重，常导致肺间质水肿及肺纤维化，后期并发 ARDS 等严重情况。肺部病变出现越早、范围越大、预后越差。肺纤维化多在中毒后 5~9 d 发生，2~3 周达高峰。也有慢性及轻度中毒者，早期呼吸道症状不典型，但 1~2 周内出现肺部症状，最终因肺纤维化、呼吸衰竭而死亡。也可在中毒 3 周后死于肺功能衰竭。

6. 皮肤、黏膜：接触部位出现皮肤烧伤，如红斑、水疱、溃疡等，经皮肤中毒吸收量大可造成全身性中毒损害。若眼结膜、角膜接触百草枯后，可引起严重炎症反应，继发虹膜炎、形成溃疡、穿孔等，影响视力。另可有鼻、喉损伤。

7. 其他临床症状：如发热、贫血、血小板减少和高铁血红蛋白血症等。

百草枯中毒一般需要入住重症监护病房严密监测治疗，期间可能发生心脏骤停，并发全身感染、脓毒症等，发生其他意外情况；而且要使用多种有创治疗手段（气管插管、呼吸机支持、血液净化），以及多种贵重药物，治疗费用高且治疗周期长，但仍有很高的不良预后率，包括大部分最终死亡、少部分长期需要生命支持设备维持和后遗肺功能障碍等。

附录二　百草枯中毒治疗方案知情、选择同意书

百草枯中毒的治疗包括常规性措施，如洗胃、毒物吸附、导泻、补液利尿、抗氧化剂和抗纤维化药物选择性使用等。另外还有一些特殊和供选择的治疗方案，已有资料提示有一定的效果，但存在下述问题：1）部分属有创性操作而有风险；2）治疗费用较高；3）使用后可能出现严重不良反应；4）有限的资料表明对某些患者可能有效，尚未广泛临床推广，使用后可能也会出现不良反应。包括以下内容：

1. 洗胃：属于百草枯中毒常规的抢救措施，一般要求 24 h 内应尽可能早地洗胃，放弃洗胃将导致毒物大量吸收而最终死亡。但洗胃过程中可能发生心脏骤停、反流、误吸、窒息、吸入性肺炎、消化道损伤而出血、穿孔等风险。

2. 血液净化治疗：血液灌流（HP）是常规的抢救措施，需尽早开展，另外联用血液透析（HD）、连续性肾脏替代治疗（CRRT）等可能有一定的好处，但治疗费用大大增加，治疗过程中相关风险见附页谈话表。

3. 激素治疗：糖皮质激素是常规的抢救措施，临床药理及经验证实对抗百草枯中毒致肺纤维化有效，通常开始选用甲强龙 80~400 mg/d，但可能会出现不良反应（见附页谈话表）。

4. 环磷酰胺治疗：对特定肺部表现的某些百草枯中毒患者（局限性肺病变）可能有效，但使用后可能会出现严重不良反应（见附页谈话表）。

本着对患者完全负责的原则，患方代表已经详细阅读上述内容，确保所提供的病史准确无误，并对病情的严重性、不良预后、可选的治疗手段以及治疗费用、治疗周期等问题充分了解，选择以下治疗方案：

1. 洗胃　　　　　　　□ 选择　□ 不选择
2. 血液净化治疗　　　□ 选择　□ 不选择
3. 糖皮质激素治疗　　□ 选择　□ 不选择
4. 环磷酰胺治疗　　　□ 选择　□ 不选择

主管医生_____　　　　　　　　患方代表_____（与患者关系：_____）

　　年　　月　　日　　　　　　　　　　　　　　　　　年　　月　　日

附录三　百草枯中毒糖皮质激素使用知情同意书

患者_____ 性别_____ 年龄_____ 床号_____ 住院号_____，目前诊断为急性百草枯中毒，可考虑使用糖皮质激素治疗，但使用糖皮质激素治疗可能出现以下不良作用：

1. 诱发或加重感染（包括结核）、如肺部感染等；
2. 诱发或加重消化道溃疡、重症发生消化道出血、穿孔；
3. 精神神经症状：可见欣快、激动、失眠、情绪异常等，大剂量时偶可诱发癫痫发作或惊厥；
4. 骨质疏松和无菌性股骨头坏死；
5. 影响创口愈合和儿童生长发育；
6. 肾上腺皮质萎缩或功能不全：常在停药、撤药时发生，症状如头晕、无力、恶心、呕吐、低血压、低血糖，甚至发生昏迷或休克；
7. 诱发或加重肝炎病毒复制，致肝炎爆发，甚至发生重症肝炎，危及生命；
8. 眼部并发症，可出现眼压增高、青光眼、白内障等；
9. 诱发或加重糖尿病，或造成严重水、电解质、血糖代谢紊乱；
10. 柯兴氏综合征：表现为肥胖、痤疮、多毛、无力、低血钾、浮肿、高血压、高血脂、糖尿病等；

11．其他可能发生少见意外情况，如全身过敏反应、荨麻疹、严重时发生过敏性休克；诱发心绞痛、严重时诱发心搏骤停。

以上情况均已详细告知患者及家属，百草枯中毒目前缺乏特效解毒药物，较大剂量、长疗程糖皮质激素用药在药理学上有抗肺纤维化作用，临床经验证实可能对百草枯中毒治疗有效；医师糖皮质激素治疗期间进行严密监测，并努力避免发生以上并发症，将风险降到最低程度，但仍有许多并发症是难以避免的，不能保证肯定不会发生。家属或患者如果对上述情况表示理解并愿意承担风险，同意使用糖皮质激素治疗，请签字为证。

主管医生_____　　　　　　　患方代表_____（与患者关系：_____）

　　　年　　月　　日　　　　　　　　　　　　　年　　月　　日

附录四　百草枯中毒环磷酰胺使用知情同意书

患者_____　性别____　年龄____　床号____　住院号_____，目前诊断为急性百草枯中毒，根据临床症状和检查所见，存在使用环磷酰胺针的指征。因百草枯中毒缺乏特效解毒药物，根据有限的资料表明，环磷酰胺针对该患者可能临床有效，但该药属免疫抑制剂，可能出现以下不良作用：

1．胃肠道反应：如恶心、呕吐、腹痛、腹泻，甚至消化道出血等；

2．肝脏损害：出现药物性肝损害、黄疸，或原有HBV、HCV活动，甚至出现爆发性肝炎、肝功能衰竭；

3．血液系统：出血白细胞减少，甚至三系减少等骨髓抑制情况；

4．神经系统：可能出现头痛、震颤、失眠、眩晕、焦虑等；

5．泌尿生殖：出血性膀胱炎，男性精子缺乏，女性月经紊乱、不孕不育等；

6．循环系统：出血性心肌坏死，心律失常、心力衰竭等；

7．呼吸系统：肺间质纤维化，呼吸衰竭；

8．免疫系统：患者免疫功能下降，继发全身各系统感染或导致原有潜在感染加重，甚至败血症、病毒血症，并可能导致结核感染或原有疾病播散；

9．免疫抑制剂存在潜在致癌、致畸、致突变副作用。

10．其他少见不良反应。

以上情况均已详细告知患者及家属，医师在使用环磷酰胺治疗后会进行严密监测，并努力避免发生以上并发症，将风险降到最低程度，但仍有许多并发症是难以避免的，不能保证肯定不会发生。家属或患者如果对上述情况表示理解并愿意承担风险，同意使用环磷酰胺针治疗，请签字为证。

主管医生_____　　　　　　　患方代表_____（与患者关系：_____）

　　　年　　月　　日　　　　　　　　　　　　　年　　月　　日

附录五　百草枯中毒血液净化治疗知情同意书

患者_____　性别_____　年龄_____　床号_____　住院号_____，目前诊断为急性百草枯中毒，需使用血液净化治疗，可考虑采取以下方式：（□ 血液灌流 HP；□ 血液透析 HD；□ HP＋HD；□ CRRT；□ 其他方式_____）；治疗过程中可能出现以下情况：

1. 低血压、心衰、心律失常、心搏骤停；
2. 需要抗凝等影响凝血功能，致颅内出血、脑疝及消化道（气道、伤口、腹腔、后腹膜）大出血、休克、死亡；
3. 破坏血小板、溶血等；
4. 空气和血栓栓塞；
5. 管道凝血、血栓形成，需要更换；
6. 导管相关感染、脓毒症；
7. 血管通路意外脱管、大出血；
8. 滤器凝血、堵塞而失效，需要更换滤器，费用高；
9. 失衡综合征；
10. 致热源反应；
11. 低体温；
12. 治疗费用高（医保不能报销），不能改善最终结果；
13. 其他未能预见的意外及并发症。

以上情况严重时可危及生命，医生将严格按照操作规范仔细进行，加强监测，并做好相应的防范和抢救措施，力争将风险降低到最低限度，但仍不能完全避免。以上事项已经详细告知，家属对可能不良后果表示充分理解，签字：

主管医生_____　　　　　患方代表_____（与患者关系：_____）

年　　月　　日　　　　　　　　　　　　　　　　　年　　月　　日

（五）百草枯中毒的治疗研究进展

1. 百草枯特异性抗体的研究进展

有学者对动物百草枯中毒模型应用百草枯特异性抗体进行治疗研究。结果表明可预防百草枯中毒作用，有助于百草枯与血浆分离，但不能阻止百草枯在组织内的浓聚。多项研究证实，百草枯在肺内的浓度并不因使用特异性抗体而变化，故治疗前景并不理想，有待于进一步深入研究。

2. 肺移植治疗

1997 年，国外有学者对一例 17 岁百草枯中毒患者在肺严重纤维化后（中毒后 44 d）进行了肺移植治疗，近期效果尚好，这为严重中毒肺纤维化的患者提供了一个较可行的治疗选择。但对肺移植治疗总体来说抗排异等治疗难题尚未完全解决，且百草枯中毒后短时间内浓聚在组织内的毒物尚有可能持续释放，进而有可能对移植肺造成再次损伤、纤维化，影响移植肺的中长期效果。

3. 干细胞治疗

近年，尚有学者应用干细胞治疗百草枯中毒后肺纤维化，但治疗时机及其疗效尚有待进一步研究观察。

七、塑化剂对人体的毒性及其防护

（一）塑化剂的定义与概述

塑化剂中毒表现为急性中毒较少见，除非是大量摄入或注射入人体内才会发生急性中毒事件；如果长期较大量地食用则大多表现为慢性中毒，尤其是不以为常人发觉的环境激素样作用、对人体造成不孕不育、致畸、致癌、致突变等作用。对此，企业的行为也充分地考验了企业的社会责任心，而不是仅在口头上或媒体宣传上表现的伪社会责任心。

塑化剂的定义：塑化剂（Plasticizer），又称增塑剂，产品种类多达100余种，是工业上被广泛使用的高分子材料助剂，即重要的化工产品添加剂，可使产品柔韧性增强，容易加工，大多为工业塑料制品中应用，故广泛存在于食品包装、化妆品、医疗器材以及环境水体中。

按照化学结构可分为邻苯二甲酸酯（Phthalate Acid Esters，PAEs）、脂肪族二元酸酯（如己二酸二辛酯、癸二酸二辛酯）、磷酸酯（如磷酸三甲苯酯、磷酸甲苯二苯酯）、环氧化合物（如环氧化大豆油、环氧油酸丁酯）、聚合型塑化剂（如己二酸丙二醇聚酯）、苯多酸酯（如1,2,4-偏苯三酸三异辛酯）、含氯塑化剂（如氯化石蜡、五氯硬脂酸甲酯）、烷基磺酸酯以及多元醇酯等。其中，邻苯二甲酸酯是使用最多的塑化剂，有邻苯二甲酸二（2-乙基己基）酯（DEHP）、邻苯二甲酸二异壬酯（DINP）、邻苯二甲酸二丁酯（DBP）、邻苯二甲酸丁苄酯（BBP）、邻苯二甲酸二异癸酯（DIDP）、邻苯二甲酸二正辛酯（DOP）、邻苯二甲酸二异辛酯（DIOP）、邻苯二甲酸二乙酯（DEP）、邻苯二甲酸二异丁酯（DIBP）等，有良好的防水性及防油性，但这类塑化剂并非食品或食品添加物，且对人体具有毒性作用。

美国环保署、食品和药物管理局等多家政府机构监管塑化剂，颁发了多项塑化剂管控法规条例，有较严格的控制标准，对空气、水、产品中的塑化剂含量设立"硬指标"。《资源保护和恢复法案》、《清洁水法》、《安全饮用水法》和《清洁空气法》等一系列法规条例都明确限定了塑化剂含量。如《安全饮用水法》规定，饮用水中塑化剂DEHP含量最高浓度为每升水0.006 mg，并不断更新可能危害人体健康的塑化剂"黑名单"。

（二）塑化剂的安全摄入量和对人体的毒性

1. 塑化剂的安全摄入量

塑化剂在环境中不易降解，并普遍存在于城市污泥、大气中而污染环境，进而危害人体健康。塑化剂对人体健康的影响主要取决于塑化剂的种类、摄入量的多少、持续的时间、肝肾功能和肠道排泄功能是否正常等。

按照世界卫生组织、美国食品与药品监管局和欧盟卫生部门的设定标准，分别为每人每天摄入1.5 mg、2.4 mg、3 mg以下的DEHP持续一生均是安全的，而DINP的毒性更低，即使每天摄入9 mg，也是安全的。偶然食用少量的受DEHP或DINP污染的食品不会对人体健康造成危害。目前没有证据表明塑化剂具有蓄积性。

健康动物试验表明，绝大部分DEHP可在24~48 h内随尿液或粪便排出体外，48 h内不再继续摄入含有DEHP的产品，体内DEHP浓度便快速下降。DINP在体内也被迅速排出体外，72 h内约有85%的DINP经粪便排出，其余部分则由尿液排出。但长期大量食用塑化剂仍可能给人体的生殖系统、免疫系统、消化系统等带来危害。

2. 塑化剂对人体的毒性

由于塑化剂种类繁多，各种不同的产品对人体的影响各不相同，且因普遍存在于空气、土壤和水中，故目前人类接触塑化剂已难以避免，对人体产生影响主要是作为一种环境激素产生作用，另有部分品种可能存在对人体致畸、致癌、致突变的作用。

塑化剂的急性毒性相对较低，并且存在动物种属差异。有学者对 DHP 和 DEHP 最高溶解度的水溶液对淡水无脊椎动物 Hyalella azteca、Chironomus tentans 进行急性毒性试验，结果动物全部死亡，表明 PAEs 对无脊椎动物具有一定的急性毒性。我国有文献报道表明，大鼠 LD_{50} 为经口 30～34 g/kg、腹腔注射 15～30 g/kg、静脉注射 1～2 g/kg，小鼠 LD_{50} 为 33.32 g/kg，家兔 LD_{50} 为 33.99 g/kg，豚鼠 LD_{50} 为 26.39 g/kg。

塑化剂对人体主要危害为对人体内分泌产生干扰作用，有类雌激素样作用。大剂量摄入可能导致内分泌紊乱。因雌激素效应可能干扰或导致生物体的生殖系统发育异常、生殖功能障碍、生殖系统及内分泌系统肿瘤以及神经系统发育和功能损伤等。具体地说即对正常月经周期、卵泡颗粒细胞的发育、自然排卵时间等产生影响，亦可产生精子畸形率明显增加、不育、尿道下裂、多囊卵巢、隐睾、睾丸萎缩、附睾畸形、胚胎发育受影响等致畸、致突变作用。

目前认为 DEHP 可能引起磷酸戊糖旁路代谢，进而加速引起睾丸内还原型烟酰胺腺嘌呤二核苷酸磷酸（NADPH）缺乏、睾酮合成障碍和酰基载体蛋白（ACP）活性升高，导致大鼠睾丸内某些酶的活性改变，从而影响生精过程的正常进行。

塑化剂可直接作用于细胞核染色体，使染色体的数目或结构发生变化，从而导致致畸、致癌、致突变作用，如使组织、细胞的生长失控，即为肿瘤；且这种变化有可能通过染色体的突变遗传给下一代，如发生在生殖细胞，则可造成流产、畸胎或遗传性疾病。美国国家毒理规划署（NTP）的实验报道了大鼠和小鼠能通过食物长期吸收 DEHP 可产生肝癌，同时 DEHP 的代谢单体 MEHP 也可引起睾丸间质细胞肿瘤等。同时通过实验发现 DEHP、MEHP 可造成人类血细胞 DNA 损伤。国际癌症研究署（IARC）、国家毒理规划署（NTP）将 DEHP 列为对人类可疑的促癌剂。

一次性大量服用塑化剂可产生胃肠道刺激、中枢神经系统抑制、麻痹、血压降低等症状和体征。塑化剂的慢性毒性可产生肾功能障碍、肾囊肿数量增加、肾小管色素沉着等，也可产生肝脏毒性、肺毒性、心脏毒性等。长期接触塑化剂可引起多发性神经炎和感觉迟钝、麻木等症状。有学者认为近年哮喘病的逐渐增多，也可能与人们在日常生活中接触塑化剂过多有关。

（三）塑化剂中毒的防护

日常生活中需要注意以下细节便可以避免或减少塑化剂可能带来的危害。

1. 尽量避免用塑料制品接触水或食物：在日常生活中尽量少用或不用塑料制品盛食物和食用油等，而选用宜完全不添加塑化剂的 PE、PVDC 材质容器；用微波炉加热食物时，最好使用陶瓷或耐高温的玻璃容器；尽可能少用保鲜膜，如聚氯乙烯（PVC）保鲜膜一般均添加了大量的塑化剂。

2. 尽量少吃或不吃勾兑酒、奶茶、奶糖、泡泡糖、非自然的加工饮料等人工加工类食品饮料：奶糖、泡泡糖、奶茶中等人工加工的食品饮料有可能添加了塑化剂以增强其稳定性和耐嚼性。有报道正常人如果每天嚼 7～8 块泡泡糖，便可能会危及健康。

3. 少用化妆品、指甲油等：有多次报道化妆品、指甲油中检测到塑化剂。因此，应尽量少用或不用化妆品、指甲油等，尤其是刚涂上指甲油后不要用手拿东西吃，特别是不能拿油条、油饼等油性食物。因为指甲油是脂溶性的，塑化剂易溶解于含油的食物中。

4. 慎穿有烫画的服装：烫画中含有的塑化剂，会通过皮肤接触进入人体。

5. 多喝煮沸过的新鲜开水、多运动、多流汗：培养健康的生活习惯，坚持多喝自然煮沸过的开水、多运动、多流汗，有利于塑化剂的代谢、排出。

总的来说，塑化剂广泛存在于日常生活中，对塑化剂的防护主要依赖于自身对生活、工作等多方面的注意、防护，而不能依赖于所谓的"企业社会责任心"。少量的塑化剂摄入不会影响到人体健康，长期大量摄入或一次性大量摄入则会危害健康。培养健康的生活习惯，远离白色污染，坚持多喝水、多运动，就可以减少或避免塑化剂带来的危害。

第八节 重金属污染诊疗指南（试行）

第一部分 铅、镉、砷、铬、汞污染潜在高风险人群健康体检

一、铅污染潜在高风险人群健康体检项目

（一）筛查

血铅。儿童血铅≥100 μg/L、成人血铅≥1.9 μmol/L（400 μg/L）者进行复查。

（二）复查

筛查血铅超标者[儿童血铅≥100 μg/L；成人血铅≥1.9 μmol/L（400 μg/L）]复查静脉血铅。

（三）专项体检

复查静脉血铅仍超标者进行专项体检，其内容为：

1. 症状询问：重点询问神经系统、消化系统和贫血症状，如头痛、头晕、乏力、失眠、烦躁、多梦、记忆力减退、四肢麻木、腹痛、食欲减退、便秘等。
2. 体格检查
(1) 儿科/内科常规检查；
(2) 神经系统常规检查。
3. 实验室和其他检查
(1) 儿童：静脉血铅；
(2) 成人及经静脉血铅复查证实为中度以上儿童铅中毒者：血常规、尿常规、肝功能、静脉血铅或成人尿铅；
(3) 成人：尿δ-ALA（尿δ-氨基-γ-酮戊酸）、血 ZPP（红细胞锌原卟啉）、EP（血红细胞游离原卟啉）。

二、镉污染潜在高风险人群健康体检项目

（一）筛查

尿镉：尿镉≥5 μmol/mol 肌酐（5 μg/g 肌酐）者进行复查。

（二）复查

筛查尿镉超标者（尿镉≥5 μmol/mol，肌酐 5 μg/g 肌酐）复查尿镉。

(三)专项体检

复查尿镉仍超标者进行专项体检,其内容为:

1. 症状询问:重点询问有关肾脏疾病和骨质疏松症的病史及相关症状。
2. 体格检查:内科常规检查。
3. 实验室和其他检查:血常规、尿常规、尿镉、尿β_2-微球蛋白/尿视黄醇结合蛋白、肝功能、肾功能、X线检查(骨盆、尺桡骨、胫腓骨)。

三、砷污染潜在高风险人群健康体检项目

(一)筛查

尿砷。超过当地正常参考值者进行复查。

(二)复查

筛查尿砷超标者(超过当地正常参考值)复查发砷或尿砷。

(三)专项体检

复查发砷或尿砷仍超标者进行专项体检,其内容为:

1. 症状询问:重点询问乏力、头痛、头晕、失眠、四肢远端麻木、疼痛、双下肢沉重感、消化不良、肝区不适等症状。
2. 体格检查:
(1)内科常规检查:重点检查消化系统,如肝脏大小、硬度、肝区叩痛等。
(2)神经系统检查:重点是周围神经系统,如感觉、肌力。
(3)皮肤科检查:重点检查皮炎、皮肤过度角化、皮肤色素沉着,即重点检查躯干部及四肢有无弥漫的黑色或棕褐色的色素沉着和色素脱失斑,指、趾甲 Mees 纹、手、足掌皮肤过度角化及脱屑等。
3. 实验室和其他检查:血常规、尿常规、肝功能、心肌酶谱、心电图、肝脾 B 超、发砷或尿砷、神经-肌电图。

四、铬污染潜在高风险人群健康体检项目

1. 症状询问:重点询问呼吸系统、鼻咽部、皮肤疾病史症状。
2. 体格检查:
(1)内科常规检查;
(2)鼻咽部常规检查;
(3)皮肤科常规检查。
3. 实验室和其他检查:血常规、尿常规、肝功能、胸部 X 射线摄片、心电图。

五、汞污染潜在高风险人群健康体检项目

(一)筛查:尿汞。尿汞>2.25 μmol/mol 肌酐(4 μg/g 肌酐)者进行复查。
(二)复查:筛查尿汞超标者[尿汞>2.25 μmol/mol 肌酐(4 μg/g 肌酐)]复查尿汞。
(三)专项体检:复查尿汞仍超标者进行专项体检,其内容为:
1. 症状询问:重点询问神经精神症状,如头痛、头晕、乏力、失眠、烦躁、多梦、记忆力减退、

易激动、多汗等及肾脏病史等。

2. 体格检查

（1）内科常规检查；

（2）口腔科常规检查：重点检查口腔黏膜、牙龈；

（3）神经系统常规检查（注意眼睑、舌、手指震颤的检查）。

3. 实验室和其他检查：血常规、尿常规、心电图、肝功能、尿β_2-微球蛋白/尿视黄醇结合蛋白、尿汞。

表 19-1　重金属污染潜在高风险人群健康体检项目一览表

污染物	筛查	复查	专项体检（复查后仍异常者）		
			症状询问	体格检查	实验室检查
铅	血铅	静脉血铅：筛查血铅增高者[儿童血铅≥100 μg/L；成人血铅≥1.9 μmol/L（400 μg/L）]予以复查	重点询问神经系统和贫血症状，如头痛、头晕、乏力、失眠、烦躁、多梦、记忆力减退、四肢麻木、腹痛、食欲减退、便秘等	1. 儿科/内科常规检查 2. 神经系统常规检查	1. 儿童：静脉血铅 2. 成人及经静脉血铅复查证实为中度以上儿童铅中毒者：血常规、尿常规、肝功能、血铅或尿铅 3. 成人：尿δ-ALA（尿δ-氨基-γ-酮戊酸）、血ZPP（红细胞锌原卟啉）、EP（血红细胞游离原卟啉）
镉	尿镉	尿镉：筛查尿镉增高者[尿镉≥5 μmol/mol 肌酐（5 μg/g 肌酐）]予以复查	重点询问有关肾脏疾病和骨质疏松症的病史及相关症状	内科常规检查	血常规、尿常规、尿镉、尿β_2-微球蛋白/尿视黄醇结合蛋白、肝功能、肾功能、X线检查（骨盆、尺桡骨、胫腓骨）
砷	尿砷	发砷或尿砷：筛查尿砷增高者（超过当地正常参考值）予以复查	重点询问乏力、头痛、头晕、失眠、四肢远端麻木、疼痛，双下肢沉重感、消化不良、肝区不适等症状	1. 内科常规检查：重点检查消化系统，如肝脏大小、硬度、肝区叩痛等 2. 神经系统检查：重点是周围神经系统，如感觉、肌力 3. 皮肤科检查：重点检查皮炎、皮肤过度角化、皮肤色素沉着，即重点检查躯干部及四肢有无弥漫的黑色或棕褐色的色素沉着和色素脱失斑，指、趾甲，手、足掌皮肤过度角化及脱屑等	血常规、尿常规、肝功能、心肌酶谱、心电图、肝脾B超、发砷或尿砷、神经-肌电图
铬			重点询问呼吸系统、鼻咽部、皮肤疾病史症状	1. 内科常规检查 2. 鼻咽部常规检查 3. 皮肤科常规检查	血常规、尿常规、肝功能、胸部X射线摄片、心电图
汞	尿汞	尿汞：筛查尿汞增高者[尿汞>2.25 μmol/mol 肌酐（4 μg/g 肌酐）]予以复查	重点询问神经精神症状，如头痛、头晕、乏力、失眠、烦躁、多梦、记忆力减退、易激动、多汗等及肾脏病史等	1. 内科常规检查 2. 口腔科常规检查：重点检查口腔黏膜、牙龈 3. 神经系统常规检查（注意眼睑、舌、手指震颤的检查）	血常规、尿常规、心电图、肝功能、尿β_2-微球蛋白/尿视黄醇结合蛋白、尿汞

六、其他

（一）开展健康体检工作的医疗卫生机构应当具备卫生行政部门批准的医疗卫生机构执业许可证，从事健康体检的医务人员应当具备相应的执业资格。

（二）开展健康体检机构应当严格按照铅、镉、砷、铬、汞污染潜在高风险人群的健康体检要求进行体检工作。

（三）对在健康体检中发现存在健康损害的人员，应当及时告知，并按照有关规定及时安排。相关诊断与治疗工作。

（四）开展健康体检机构应当客观真实地报告健康检查结果，并对其所出示的检查结果和总结报告负责。

第二部分　铅、镉、砷、铬、汞污染人群中毒诊断

重金属污染可能产生的人体健康损害，涉及神经系统、呼吸系统、消化系统、血液系统、肾脏、心血管及皮肤等组织器官，涉及多临床学科。

出具重金属污染中毒诊断的医疗卫生机构和相关专业技术人员，应当具备以下基本要求：

一、机构类型

（一）承担国家级和省级中毒救治基地职能的医疗机构。

（二）具备职业性铅、镉、砷、铬、汞中毒诊断资质的医疗卫生机构。

（三）卫生行政部门确定的承担铅、镉、砷、铬、汞污染人群中毒诊断的医疗卫生机构。

二、机构条件

（一）具有独立法人资格。

（二）持有《医疗机构执业许可证》，或卫生行政部门核发的卫生机构执业许可证。

（三）具备开展铅、镉、砷、铬、汞中毒诊断的质量管理体系，且有效运行。

（四）具备毒物检测实验室，经省级以上卫生行政部门指定机构组织的实验室室间质量评价合格，或者具有地市级以上标准计量部门颁发的计量认证或审查认可合格证书；所需仪器设备的种类、数量和性能等能满足检测工作需要并定期进行计量检定，有检定状态标识，运行良好；毒物检测实验室经国家或省级卫生行政部门组织的重金属检测质量控制考核，成绩合格；毒物检测技术负责人具备中等以上专业技术职称。

（五）铅、镉、砷、铬、汞中毒诊断医师必须取得执业医师资格。

（六）铅、镉、砷、铬、汞中毒诊断医师应当具有中级以上卫生专业技术职称任职资格，重金属中毒诊断技术负责人应当具备高级专业技术职务任职资格，从事相关诊断工作5年以上。

（七）具备开展铅、镉、砷、铬、汞污染潜在高风险人群健康体检的技术服务能力。

第三部分　铅、镉、砷、铬、汞中毒的诊断标准

重金属污染中毒诊断是一项技术要求很高、政策性很强的工作，诊断过程中，应当认真开展流行病学调查工作，认真筛查受污染区域的人群，结合环境监测指标，全面分析患者的症状、体征、辅助检查等实验室指标，并排除其他病因所致类似疾病后作出铅、镉、砷、铬、汞中毒诊断。

一、铅中毒诊断标准

(一) 成人慢性铅中毒诊断标准

有明确铅污染区域内生活接触史，出现以神经、消化、造血系统为主的临床表现，复查和专项体检血铅≥2.9 μmol/L（600 μg/L）或尿铅≥0.58 μmol/L（120 μg/L）者，可诊断为慢性铅中毒。

1. 轻度中毒

血铅≥2.9 μmol/L（600 μg/L）或尿铅≥0.58 μmol/L（120 μg/L），且具有下列一项表现者：

(1) 尿δ-氨基-γ-酮戊酸≥61.0 μmol/L（8 000 μg/L）者；
(2) 血红细胞游离原卟啉（EP）≥3.56 μmol/L（2 000 μg/L）；
(3) 红细胞锌原卟啉（ZPP）≥2.91 μmol/L（13.0 μg/gHb）；
(4) 有腹部隐痛、腹胀、便秘等症状。

如诊断性驱铅试验，尿铅≥3.86 μmol/L（800 μg/L）或 4.82 μmol/24 h（1 000 μg/24 h）者，也可诊断为轻度铅中毒。

2. 中度中毒

在轻度中毒的基础上，具有下列一项表现者：

(1) 腹绞痛；
(2) 贫血；
(3) 轻度中毒性周围神经病。

3. 重度中毒

具有下列表现之一者：

(1) 铅麻痹；
(2) 中毒性脑病。

表 19-2 铅、镉、砷、铬、汞中毒诊断参考标准

污染物	职业卫生标准	卫生行业标准	部门标准
铅	GBZ 37—2002 职业性慢性铅中毒诊断标准	WS/T 112—1999 职业接触铅及其化合物的生物限值	卫生部《儿童高铅血症和铅中毒分级和处理原则（试行）》
镉	GBZ 17—2002 职业性镉中毒诊断标准	WS/T 113—1999 职业接触镉及其化合物的生物限值	
砷	GBZ 83—2002 职业性慢性砷中毒诊断标准	WS/T 211—2001 地方性砷中毒诊断标准	
		WS 277—2007 地方性砷中毒病区和划分标准	
铬	GBZ 12—2002 职业性铬鼻病诊断标准		
汞	GBZ 89—2007 职业性汞中毒诊断标准		

(二) 儿童铅中毒诊断标准

有明确铅污染区域内生活接触史，连续两次静脉血血铅≥200 mg/L 者，可诊断为儿童铅中毒，并依据血铅水平分为轻、中、重度铅中毒。

轻度铅中毒：血铅水平为 200~249 mg/L；
中度铅中毒：血铅水平为 250~449 mg/L；

重度铅中毒：血铅水平等于或高于 450 mg/L。

儿童铅中毒可伴有某些非特异的临床症状，如腹隐痛、便秘、贫血、多动、易冲动等；血铅等于或高于 700 mg/L 时，可伴有昏迷、惊厥等铅中毒脑病表现。

二、镉中毒诊断标准

（一）慢性轻度中毒

有明确镉污染区域内生活接触史，复查和专项体检尿镉≥5 μmol/mol 肌酐（5 μg/g 肌酐），并有头晕、乏力、嗅觉障碍、腰背及肢体痛等症状，实验室检查发现有以下任何一项改变时，可诊断为慢性镉中毒：

（1）尿$β_2$-微球蛋白含量在 9.6 μmol/mol 肌酐（1 000 μg/g 肌酐）以上。
（2）尿视黄醇结合蛋白含量在 5.1 μmol/mol 肌酐（1 000 μg/g 肌酐）以上。

（二）慢性重度中毒

除慢性轻度中毒的表现外，出现慢性肾功能不全，可伴有骨质疏松症、骨质软化症。

三、砷中毒诊断标准

（一）亚急性砷中毒诊断标准

（1）有明确砷污染区域内生活接触史。
（2）复查和专项体检发砷或尿砷超过当地正常参考值。
（3）出现以消化系统、周围神经系统损害为主的临床表现。
（4）排除其他原因引起的消化系统、周围神经系统疾病。

（二）慢性砷中毒诊断标准

1. 慢性轻度中毒

有明确砷污染区域内生活接触史，具有头痛、头晕、失眠、多梦、乏力、消化不良、消瘦、肝区不适等症状，复查和专项体检发砷或尿砷超过当地正常参考值，并具有下列情况之一者：

（1）皮肤角化过度，尤在掌跖部位出现疣状过度角化；
（2）非暴露部位如躯干部及四肢出现弥漫的黑色或棕褐色的色素沉着和色素脱失斑；
（3）轻度肝脏损伤；
（4）轻度周围神经病。

2. 慢性重度中毒

在慢性轻度中毒的基础上，具有下列表现之一者：
（1）肝硬化；
（2）周围神经病伴肢体运动障碍或肢体瘫痪；
（3）皮肤癌。

四、铬中毒诊断标准

目前国内尚无环境污染引起铬中毒的相关资料，铬中毒诊断标准待定。

五、汞中毒诊断标准

由于环境污染引起的汞中毒事件罕见。如发生环境污染引起的汞中毒事件，则可参考以下慢性汞中毒的诊断标准：

（一）慢性轻度中毒

有明确的汞污染区域内生活接触史，复查和专项体检，尿汞＞2.25 μmol/mol 肌酐（4 μg/g 肌酐），具有下列任何三项者，可诊断慢性汞中毒：
（1）神经衰弱综合征。
（2）口腔—牙龈炎。
（3）手指震颤，可伴有舌、眼睑震颤。
（4）近端肾小管功能障碍，如尿低分子蛋白含量增高。
（5）尿汞增高[≥20 μmol/mol 肌酐（35 μg/g 肌酐）]。

（二）慢性中度中毒

在轻度中毒基础上，具有下列一项者：
（1）性格情绪改变。
（2）上肢粗大震颤。
（3）明显肾脏损害。

（三）慢性重度中毒

慢性中毒性脑病。

第四部分 铅、镉、砷、铬、汞中毒处置原则

一、铅中毒处置原则

（一）儿童铅中毒处置原则

轻度铅中毒：脱离铅污染源、进行卫生指导，营养干预。
中度和重度铅中毒：脱离铅污染源，卫生指导，营养干预，驱铅治疗。

1. 脱离铅污染源

排查和脱离铅污染源是处理儿童铅中毒的根本办法。
儿童脱离铅污染源后血铅水平可显著下降。血铅水平在 200 mg/L 以上时，往往可以寻找到比较明确的铅污染来源，应当积极帮助寻找特定的铅污染源，并尽快脱离。

2. 进行卫生指导

通过开展儿童铅中毒防治知识的健康教育与卫生指导，使广大群众知晓铅对健康的危害，避免和减少儿童接触铅污染源。同时，教育儿童养成良好的卫生习惯，纠正不良行为。

3. 实施营养干预

铅中毒可以影响机体对铁、锌、钙等元素的吸收，当这些元素缺乏时机体又对铅毒性作用的易感性增强。因此，对铅中毒的儿童应当及时进行营养干预，补充蛋白质、维生素和微量元素，纠正

营养不良和铁、钙、锌的缺乏。

4. 进行驱铅治疗

驱铅治疗是通过驱铅药物与体内铅结合并排泄，以达到阻止铅对机体产生毒性作用。

驱铅治疗只用于血铅水平在中度及以上铅中毒。驱铅治疗应当注意：

（1）使用口服驱铅药物前应当确保脱离污染源，否则会导致消化道内铅的吸收增加；

（2）缺铁患儿应当先补充铁剂后再行驱铅治疗，因为缺铁会影响驱铅治疗的效果。

驱铅治疗的具体方法及注意事项请按照《卫生部关于印发〈儿童高铅血症和铅中毒预防指南〉及〈儿童高铅血症和铅中毒分级和处理原则（试行）〉的通知》（卫妇社发[2006]51号）执行。

（二）成人铅中毒处置原则

1. 驱铅治疗，可用依地酸二钠钙、二巯丁二酸钠等注射，或二巯丁二酸口服驱铅治疗。
2. 对症支持治疗，注意检测血中铁、锌、钙等微量元素并及时补充。
3. 健康教育，改变不良生活习惯及饮食习惯，合理膳食。

二、镉中毒处置原则

（一）对症支持治疗

（二）健康教育

改变不良生活习惯及饮食习惯，合理膳食。

（三）由于依地酸钙钠驱镉效果不显著，在慢性中毒时尚可引起镉在体内重新分布后，使肾镉蓄积量增加、肾脏病变加重，因而目前多不主张用依地酸钙钠等驱排药物。

三、砷中毒处置原则

（一）驱砷治疗

可口服二巯丁二酸或用二巯丙磺钠或二巯丁二酸钠驱砷治疗。

（二）对症治疗

补硒、维生素C等对症支持治疗。

（三）健康教育

改变不良生活习惯及饮食习惯，合理膳食。

四、铬中毒处置原则

如出现与铬危害相关疾病，按照相关临床处理原则进行处理。

五、汞中毒处置原则

（一）驱汞治疗，可用二巯丙磺钠进行驱汞治疗。

（二）对症支持治疗。

（三）健康教育，改变不良生活习惯及饮食习惯，合理膳食。

第五部分 铅、镉、砷、铬、汞检测方法

一、复查检测方法

（一）WS/T 174—1999 血中铅、镉的石墨炉原子吸收光谱测定方法（详见中华人民共和国卫生行业标准）。

（二）WS/T 18—1996 尿中铅的石墨炉原子吸收光谱测定方法（详见中华人民共和国卫生行业标准）。

（三）WS/T 32—1996 尿中镉的石墨炉原子吸收光谱测定法（详见中华人民共和国卫生行业标准）。

（四）WS/T 37—1996 尿中铬的石墨炉原子吸收光谱测定法（详见中华人民共和国卫生行业标准）。

（五）WS/T 38—1996 血中铬的石墨炉原子吸收光谱测定法（详见中华人民共和国卫生行业标准）。

（六）尿砷原子荧光光谱测定法。

（七）血汞原子荧光光谱测定法。

（八）尿汞原子荧光光谱测定法。

二、铅、镉、砷、铬、汞实验室检测保证规范

（一）适用范围

本规范主要适用于接触重金属及类金属铅、镉、砷、铬和汞污染的潜在高风险人群健康筛查、复查和诊断过程中血、尿样品检测的质量保证措施。

（二）规范性文件

GBZ/T 173—2006 职业卫生生物监测质量保证规范。
血铅临床检验技术规范（卫医发[2006]10号）。
《医疗机构临床实验室管理办法》（卫医发[2006]73号）。
GB/T 22576—2008/ISO 15189：2007 医学实验室质量和能力的专用要求。

（三）实验室基本要求

1．从事重金属及类金属铅、镉、砷、铬和汞检测的实验室应当依法通过实验室资质认证，并依据质量控制手册、程序性文件和作业指导书对实验室检测全过程进行质量控制。

2．从事血、尿样品采集和实验室检测的人员应当经过技术培训，并掌握相应的标准、规范和检测技术。

3．实验室应当具有独立的样品预处理实验间和仪器设备间，并具有良好的通风排毒设施，避免对检测人员造成危害。

4．检测用仪器应当满足检测方法的要求。

（四）血、尿样品的采集

1. 血尿样品采集的用品和容器应当随机抽取进行空白检验，每种采样器材每个批号抽样量不得小于总量的 5%～10%，经检测其本底值应低于方法检出限。
2. 采血人员应当戴无粉乳胶或聚乙烯手套。
3. 样品采集应当在洁净的环境中进行。
4. 血液样品的采集应当采用肝素锂抗凝剂，同时采集 2 份血液样品，样品采集量不少于 2 mL；尿液样品采集应同时采集 2 份样品，不少于 50 mL。
5. 尿液采集后应当及时进行肌酐测定或比重测定；肌酐浓度 <0.3 g/L 或 >3 g/L 的尿样，比重 <1.010 或 >1.030 的尿样均应弃去，并重新采集。
6. 在每批样品采集时，应当至少带 2 套空白对照用品和容器。

（五）生物样品保存运输

血液和尿液样品应当密闭、低温储存和运输。

（六）样品测定质量控制

1. 测定用标准应当溯源至国家标准。
2. 测定过程中应当采用二级标准物质或质量控制样品进行质量控制。
3. 在测定样品溶液前，应当首先进行二级标准物质或质量控制样品测定，且结果在允许的参考值范围内。
4. 无标准物质或质量控制样品时，可采用加标回收率和平行样检测进行质量控制。
5. 建议实验室建立质量控制图对实验室进行质量控制。
6. 异常样品应当进行备用样品的复检，当检测结果变异小于 10% 时，方可出具检测结果报告。
7. 实验室可采用一级标准物质对样品检测结果进行修正。

（七）记录控制

实验室应当保存完整的实验检测、质量控制等原始记录。

（八）室间质量控制

进行血、尿样品检测的实验室应当参加国内外相应的实验室能力验证、实验室比对、测量审核或盲样考核。

（九）检测结果报告

样品检测结果报告应当含实验室名称、样品采集日期、样品检测日期、检测依据、检测仪器设备名称、仪器编号、样品编号、检测结果和报告签发人等信息。

文稿编写资料来源于《柳州医学》2012，25（2）：135-140

参考文献

[1] Lottie M.Cholinesterase inhibition complexities in interpretation [J]. Clin Chem，1995，41（12）：1814.

[2] 彭广军, 杨伟红, 赵慧卿. 急性有机磷农药中毒早期血药浓度与生化指标的关系及临床意义[J]. 临床合理用药, 2011, 4 (9B): 81-82.

[3] 石汉文, 佟飞, 田英平. 有机磷农药中毒的规范化治疗[J]. 继续医学教育, 2006, 20 (24): 45-47.

[4] 杨伟红, 彭广军, 常海哲. 急性重度甲胺磷农药中毒早期血药浓度与中枢性呼吸衰竭的关系探讨[J]. 临床合理用药, 2010, 3 (15): 56.

[5] 阳世宇, 钱晓明, 吴雪浩. 留置胃管间断洗胃救治甲胺磷农药中毒的探讨[J]. 中华急诊医学杂志, 2005, 14 (6): 512.

[6] 曹国辉, 王新平, 周岩. 有机磷农药中毒血药浓度监测及临床意义[J]. 医学研究与教育, 2010, 27 (3): 16-17, 29.

[7] 曹国辉, 王新平. 血药浓度监测在有机磷农药中毒病情评估中的意义[J]. 河北医药, 2010, 32 (18): 2524-2525.

[8] 楮建新, 沈驹华, 蒋文慧. 乙酰甲胺磷中毒血液灌流血药浓度的动态监测[J]. 法医学杂志, 2006, 22 (3): 217-219.

[9] Seth R, Chester D, Moiemen N. A review of chemical burns. Trauma, 2007, 9 (2): 81-94.

[10] Goulle J P, Saussereau E, Grosjean J, et al. Accidental potassium dichromate poisoning. Toxicokinetics of chromium by ICP-MS-CRC in biological fluids and in hair. Forensic Sci Int, 2012, 217 (1-3): e8-e12

[11] Pechova A, Pavlata L. Chromium as an essential nutrient: a review. VETERINARNI MEDICINA-PRAHA-, 2007, 52 (1): 1.

[12] Loubieres Y, de Lassence A, Bernier M, et al. Acute, fatal, oral chromic acid poisoning. J Toxicol Clin Toxicol, 1999, 37 (3): 333-336.

[13] Sanz P, Nogue S, Munne P, et al. Acute potassium dichromate poisoning. Hum Exp Toxicol, 1991, 10 (3): 228-229.

[14] Cohen M D, Kargacin B, Klein C B, et al. Mechanisms of chromium carcinogenicity and toxicity. Crit Rev Toxicol, 1993, 23 (3): 255-281.

[15] Thompson C M, Haws L C, Harris M A, et al. Application of the U.S. EPA mode of action Framework for purposes of guiding future research: a case study involving the oral carcinogenicity of hexavalent chromium. Toxicol Sci, 2011, 119 (1): 20-40.

[16] Jeejeebhoy K N, Chu R C, Marliss E B, et al. Chromium deficiency, glucose intolerance, and neuropathy reversed by chromium supplementation, in a patient receiving long-term total parenteral nutrition. Am J Clin Nutr, 1977, 30 (4): 531-538.

[17] Okada S, Taniyama M, Ohba H. Mode of enhancement in ribonucleic acid synthesis directed by chromium(III)-bound deoxyribonucleic acid. J Inorg Biochem, 1982, 17 (1): 41-49.

[18] Okada S, Suzuki M, Ohba H. Enhancement of ribonucleic acid synthesis by chromium (III) in mouse liver. J Inorg Biochem, 1983, 19 (2): 95-103.

[19] Okada S, Tsukada H, Tezuka M. Effect of chromium (III) on nucleolar RNA synthesis. Biol Trace Elem Res, 1989, 21: 35-39.

[20] Matey P, Allison K P, Sheehan T M, et al. Chromic acid burns: early aggressive excision is the best method to prevent systemic toxicity. J Burn Care Rehabil, 2000, 21 (3): 241-245.

[21] Stift A, Friedl J, Langle F, et al. Successful treatment of a patient suffering from severe acute potassium dichromate poisoning with liver transplantation. Transplantation, 2000, 69 (11): 2454-2455.

[22] Kłopotowski J, Metals, Metalloids. Chromium compounds. Clinical Toxicology (Polish). Eds.: Bogdanik T. PZWL, Warsaw, 1988: 419-420.

[23] Szelag A, Magdalan J, Kopacz M, et al. Assessment of efficacy of quercetin-5'-sulfonic acid sodium salt in the treatment of acute chromium poisoning: experimental studies. Pol J Pharmacol, 2003, 55 (6): 1097-1103.

[24] Lee C R, Yoo C I, Lee J, et al. Nasal septum perforation of welders. Ind Health, 2002, 40 (3): 286-289.

[25] Costa M. Toxicity and carcinogenicity of Cr (VI) in animal models and humans. Crit Rev Toxicol, 1997, 27 (5): 431-442.

[26] 李桂影, 李洄. 铬中毒的临床反应和实验研究. 国外医学 (医学地理分册), 2002, 23 (1): 3.

[27] 菅向东, 杨晓光, 周启栋. 中毒急危重症诊断治疗学. 北京: 人民卫生出版社, 2009.

[28] Baresic M, Gornik I, Radonic R, et al. Survival after severe acute chromic acid poisoning complicated with renal and liver failure. Intern Med, 2009, 48 (9): 711-715.

[29] Szajewski J, Feldman R, Gliñska-Serwin M. Lexicon of Acute Poisonings, 2000, PZWL, Warszawaof.

[30] Suzuki Y, Fukuda K. Reduction of hexavalent chromium by ascorbic acid and glutathione with special reference to the rat lung. Arch Toxicol, 1990, 64 (3): 169-176.

[31] Bradberry S M, Vale J A. Therapeutic review: is ascorbic acid of value in chromium poisoning and chromium dermatitis? J Toxicol Clin Toxicol, 1999, 37 (2): 195-200.

[32] 徐维明, 刘卫国, 张艳. CVVH 救治铬中毒所致肝肾功能障碍疗效观察. 医药论坛杂志, 2008, 29 (13): 2.

[33] Xiang J, Sun Z, Huan J N, Intensive chromic acid burns and acute chromium poisoning with acute renal failure. Chin Med J (Engl), 2011, 124 (13): 2071-2073.

[34] Korallus U, Harzdorf C, Lewalter J. Experimental bases for ascorbic acid therapy of poisoning by hexavalent chromium compounds. Int Arch Occup Environ Health, 1984, 53 (3): 247-256.

[35] Ryselis S, Abdrachmanovas O, Vitkuviene B, et al. Poisoning by chromium and its long lasting detoxication. Medicina (Kaunas), 2002, 38 (8): 830-834.

[36] 徐希娴, 赵赞梅, 关里, 等. 对职业性铊中毒修订标准的探讨. 中国职业医学, 2010, 37 (1): 55-57.

[37] 沈伟, 邱泽武, 彭晓波. 普鲁士蓝联合血液净化治疗急性铊中毒 2 例. 药物不良反应杂志, 2010, 12 (6): 419-420.

[38] 吴红燕. 毒鼠强的中毒患者的临床与脑电图分析. 现代电生理学杂志, 2008, 15 (2): 91-92.

[39] 李鲁娟. 血液灌流加常规急救治疗小儿毒鼠强中毒 33 例疗效观察. 河南大学学报: 医学版, 2011, 30 (2): 119-120.

[40] 保明芳. 急性毒鼠强中毒 15 例临床及脑电图分析. 临床研究, 2010, 17 (2): 21-22.

[41] 朱传红, 刘良, 刘艳, 等. 毒鼠强中毒实质性器官组织超微病理变化研究. 法医学杂志, 2005, 21 (2): 107-109.

[42] 姜海生, 杨存科, 刘慧英. 血液灌流联合透析救治氟乙酰胺中毒性心肌损害 1 例. 解放军医药杂志, 2011, 23 (3): 107-108.

[43] 赵迎春, 李翠玲, 宋俊红. 氟乙酰胺中毒脑电图与心电图分析及随访. 中国现代神经疾病杂志, 2008, 8 (6): 582-584.

[44] 孙世泽, 徐斌, 徐琴. 组合血液净化抢救急性四亚甲基二砜四胺中毒 15 例疗效分析. 中国煤炭医学工业杂志, 2010, 13 (8): 1105-1106.

[45] 黄林, 叶敏. 百草枯中毒肺损害首诊 CT 表现与预后的关系. 实用医学影像杂志, 2011, 12 (4): 214-216.

[46] 陈希妍, 胡莹莹, 石金河. 泥浆水、白陶土救治急性百草枯中毒疗效观察. 山东医药, 2010, 50 (11): 102-103.

[47] 王英, 邱泽武, 彭瑞云, 等. 血必净注射液联合地塞米松防治大鼠百草枯中毒慢性肺损伤的作用研究. 中华急诊医学杂志, 2008, 15 (5): 282-284.

[48] 张雁敏, 邱泽武, 刘广贤. 间充质干细胞对百草枯中毒肺损伤的保护机制研究. 中华急诊医学杂志, 2011, 20 (1): 102-103.

[49] 陈丽, 陆晓晔, 朱长清. 百草枯致线粒体损伤关系的研究进展. 2011, 20 (9): 1002-1004.

[50] 马玉腾, 石汉文, 高恒波, 等. N-乙酰半胱氨酸对百草枯中毒大鼠肺组织细胞凋亡及 Fas/FasL 的影响. 中华急诊医学杂志, 2011, 20 (12): 1282-1284.

[51] 毛锡金，范万峰，王山山，等. CT 对百草枯中毒肺损害脑损害的诊断价值. 中华急诊医学杂志，2009，18（2）：200-202.

[52] 范爽，李艳辉. 血液净化治疗在百草枯中毒中的应用. 中华急诊医学杂志，2011，20（11）：1216-1217.

[53] 韩继媛，张金萍，王一镗. 百草枯中毒致肺损伤：基因水平的改变和抗体的应用. 中华急诊医学杂志，2008，17（6）：668-670.

[54] 王文生，马增香，卢清龙，等. 大剂量甲泼尼龙联用环磷酰胺改善百草枯中毒患者肺组织损伤的临床研究. 中华急诊医学杂志，2007，17（7）：757-759.

[55] 张锡刚，鲁晓霞，何跃忠. 甲泼尼龙联合环孢素 A 对百草枯中毒的防治. 中华急诊医学杂志，2010，19（4）：351-356.

[56] 魏良，赵志刚. 国内生物制品安全性问题的回顾与思考. 药品评价，2010，7（12）：34-39.

[57] 张璇，汤桦，等. 国内外塑化剂相关法规比较. 标准科学，2010，439（12）：47-51.

[58] 李钟宝，蔡晨露，秀梅. 邻苯二甲酸酯类塑化剂合成与应用研究进展. 塑料助剂，2010（4）：8-15.

[59] 倪静. 邻苯二甲酸酯的毒理学效应及对人体健康的影响. 化工技术与开发，2010，39（11）：46-49.

[60] 沈霞红，李冬梅，韩晓冬. 邻苯二甲酸酯类胚胎生殖毒性研究进展. 中国公共卫生，2010，26（9）：1115-1216.

[61] Foster P M. Disruption of reproductive development in male rat offspring following in utero exposure to phthalate esters. Int J Andro，2006，29（1）：140-147.

[62] 王民生. 苯二甲酸酯（塑化剂）的毒性及对人体健康的危害[J]. 江苏预防医学，2011，22（4）：68-70.

[63] 王小逸，林兴桃，客慧明，等. 北京地区家庭中邻苯二甲酸酯类环境污染物的调查. 环境与健康杂志，2007，24（10）：820-821.

（编写：文 怀　蒋世平　陈新国　王 谦　蒋国平）

第二十章 颅高压危象诊治进展

第一节 定义及概述

颅内高压（High Intracranial Pressure，HICP）是颅脑损伤、脑肿瘤、脑动脉瘤破裂出血、脑内出血、蛛网膜下腔出血、大面积脑梗塞、脑积水和颅内炎症等所共有征象。由于上述疾病使脑组织肿胀、颅腔内容物体积增加、脑脊液分泌过多/吸收障碍、循环受阻或脑血流灌注过多等原因而导致颅内压持续保持在 2.0 kPa（15 mmHg）以上，从而引起相应的综合征，称为颅内高压。

临床上因各种病因引起颅内压急剧增高，均可推压脑组织由高压区向低压区移位，其中某一部分被挤入颅内生理空间或裂隙，压迫脑干或其他脑组织，导致病情加重，出现脑疝而危及生命的状态称为颅高压危象，又称脑疝危象。颅内压多大于 20 mmHg，最常见的为小脑幕切迹疝和枕骨大孔疝。

提高对该现象的认识，从而进行快速诊断和及时处理是挽救此类病人的关键。

第二节 脑疝形成的相关因素与病程发展的一般规律

一、脑疝形成的相关因素

颅内压增高是形成脑疝的先决条件：由于各种原因如颅脑损伤、脑肿瘤、炎症、脑血管病、寄生虫、中毒、缺氧等产生的颅内压增高是产生脑疝的先决条件。脑疝是颅内压增高的最终病理表现和结果，但颅内压增高并非发生脑疝的唯一条件。发生脑疝还与下述多种因素有关。

脑疝的发生与颅内压的高低及其增高的速度有关：一般来说，颅内压越高越容易发生脑疝，颅内压力增高速度越快越容易发生脑疝。比如：在颅内压力缓慢增高时，脑组织常可以较好地适应代偿，造成虽然压力达到相当高度却不一定发生脑疝的结果；相反，在颅内压力迅速增高时，虽压力增高不明显，也可以形成脑疝。

脑疝的发生与颅内病变的部位有关：因为大脑半球各脑叶的解剖部位及受压后各脑叶移位的情况不同，脑疝发生的容易程度也不同。比如：颞叶占位性病变最容易发生脑疝。

脑疝的发生与颅内的解剖结构有关：颅内的某些结构，如小脑幕切迹、枕骨大孔等在颅内压增高时是阻力较小的部位，当颅内一占位性病变发展到颅内再无代偿余地时就可挤压某些部位的脑组织向这些阻力较小的部位移动而形成脑疝。

脑疝的发生与颅内病变的性质有关：颅内局灶占位性病变较易发生脑疝，而弥漫性病变则相对较少引起脑疝。比如临床上弥漫性脑水肿和脑肿胀较少发生脑疝。

脑疝的发生与病人颅内的代偿能力有关：儿童由于颅缝未闭合，颅内压缓慢增高会发生颅缝分离，囟门扩大而使颅腔容积增大，扩大了颅内代偿空间而延缓了脑疝的发生。老年人由于脑萎缩使颅内容物体积缩小，颅内空间相对扩大，增加了代偿能力，使颅内压增高症状不明显，延缓了脑疝的发生。

二、脑疝病程发展的一般规律

颅内压力的增高依颅内病变的性质、形成快慢及其引起的脑水肿的轻重而分为急性颅内压增高和慢性颅内压增高。急性颅脑损伤的颅内压增高是以急性颅内压增高的形式出现的。颅内压增高的全过程，依其增高程度与颅内代偿情况不同而显示出其阶段性，一般分为以下三个阶段：（1）代偿阶段：在颅内压增高的早期，脑缺氧、脑水肿较轻。这时表现为脉搏缓慢而且洪大有力、血压逐渐升高，这是机体内在的主动性代偿作用。当颅内压增高到一定程度，颅内代偿能力也发挥到一定限度，病情就逐渐转化，由颅内压增高的代偿阶段进入脑疝形成的前驱期（初期），为脑疝即将形成前的一个短暂阶段，其主要表现为突然发生或再度加重的意识障碍、剧烈头痛、烦躁不安、频繁呕吐以及轻度的呼吸深、快，脉搏增快，血压升高，体温上升等。这些症状是由于颅内压增高致使脑缺氧突然加重所引起。（2）脑疝形成阶段：又称脑疝代偿期或中期。当颅内病变继续发展，使颅内压力继续增高，增高到颅内再无余地可以代偿时脑疝即形成。在此阶段全脑的病变较前驱期又有加剧，但尚能通过一系列的调节机制来继续维持生命。此时所见的症状，一方面是由颅内压增高所致的全脑缺氧和疝出脑部所致的脑干局部损害共同引起，如昏迷加深、肌张力改变、呼吸再加深或减慢、血压再升高而脉搏减慢，体温再升高等；另一方面则为疝出脑部所引起的局限性症状，如小脑幕切迹疝时所见的动眼神经及中脑脚受损害后反映出来的症状等。（3）失代偿阶段：又称脑疝衰竭期、晚期或瘫痪期。由于颅内压严重增高，脑疝继续发展，脑干已受到极为严重的损害，到了无力维持生命的阶段。此期最突出的症状是呼吸及循环机能衰竭，如周期性呼吸、肺水肿、脉搏细速不规则、血压的急速波动并逐步下降、体温下降、双侧瞳孔散大且固定，四肢肌张力消失，进而呼吸和心跳相继停止而进入临床死亡。至于上述各期的长短，则取决于导致脑疝的原发病变的部位、性质，形成脑疝的因素，脑疝发生的部位以及临床处理等情况。

第三节　颅高压危象的快速诊断

目前临床上针对颅高压的诊断要点包括：颅高压三联征（头痛、呕吐和视乳头水肿）；外展神经麻痹与复视、意识障碍、抽搐、去大脑强直发作、生命体征改变（血压升高、脉搏徐缓、呼吸不规则、体温升高等病危状态，甚至呼吸停止，终因呼吸循环衰竭而死亡等）；脑脊液压力＞200 mmH$_2$O。

1. 头痛：颅内压增高最常见的症状之一，头痛程度随颅内压的增高而进行性加重。当用力、咳嗽、弯腰或低头活动时常使头痛加重。头痛性质以胀痛和撕裂痛为多见。

2. 呕吐：当头痛剧烈时，可伴有恶心和呕吐。呕吐呈喷射性，易发生于饭后，有时可导致水电解质紊乱和体重减轻。

3. 视神经乳头水肿：颅内压增高的重要客观体征之一。表现为视神经乳头充血，边缘模糊不清，中央凹陷消失，视盘隆起，静脉怒张。若视神经乳头水肿长期存在，则视盘颜色苍白，视力减退，视野向心缩小，称为视神经继发性萎缩。此时如果颅内压增高得以解除，往往视力的恢复也并不理想，甚至继续恶化和失明。

以上三者是颅内压增高的典型表现，称之为颅内压增高"三主征"。颅内压增高的三主征各自出现的时间并不一致，可以其中一项为首发症状。颅内压增高还可引起一侧或双侧外展神经麻痹和复视。

4. 意识障碍及生命体征变化：疾病初期意识障碍可出现嗜睡，反应迟钝。严重病例可出现昏睡、昏迷、伴有瞳孔散大、对光反应消失，发生脑疝，去脑强直。生命体征变化为血压升高、脉搏徐缓、呼吸不规则、体温升高等病危状态，甚至呼吸停止，终因呼吸循环衰竭而死亡。

5. 其他症状和体征：头晕、猝倒，头皮静脉怒张。在小儿患者可有头颅增大、颅缝增宽、前囟饱满隆起。头颅叩诊时呈破罐声及头皮和额眶部浅静脉扩张。

颅内压的数值目前可以通过颅内压监护和腰穿获得，但显然颅内压的监测由于其有创及需要特殊仪器而使用并不普及，同时其结果受诸多因素影响，不适用于颅高压危象的快速诊断。而腰穿也为有创性，同时在颅高压情况下有诱发脑疝的危险，同样不适用于颅高压危象的快速诊断。所以颅高压危象的快速诊断还是要依靠临床表现来判断，颅高压三联征（头痛、呕吐和视乳头水肿）是主要的诊断依据，其中剧烈的头痛，以及此时的烦躁、血压升高、在头痛时伴有与进食无关的频繁喷射性呕吐最具临床诊断价值。

第四节　颅高压危象紧急治疗

紧急治疗包括五个方面：①改善静脉回流，包括：头部抬起、减少机械通气的吸气时间、肌肉放松等；②若引流脑脊液的导管在位，可适当放脑脊液；③过度通气：由于此时的过度通气是为了挽救频临死亡的脑组织，增加颅内脑组织的顺应性，故可短时间使用深过度通气，即使 $PaCO_2$ 达到 25~30 mmHg；④渗透脱水，使用甘露醇和（或）高渗盐水。一般推荐，院前急救中使用 20% 的甘露醇 0.2~1.0 g/kg，或 1~5 mL/kg。使用甘露醇的间期均应合并使用生理盐水，以防止渗透利尿所致的继发性低血压；⑤加深麻醉或镇静。

第五节　颅高压危象的病因及降颅压治疗

一、病因治疗

由于颅内高压的出现是由于颅内容物和颅腔容积矛盾失衡所致，即颅腔内容物的体积超出颅腔所能容纳的范围，如脑水肿或血肿使脑容积增大；或由于颅腔本身变小，如颅骨凹陷性骨折，但单独后者引起的颅内压增高较少见。故此，从这个角度而言，病因治疗的范围较大。如缺血性卒中的溶栓治疗、颅内血肿的清除、以及解除凹陷性骨折等均属对因治疗。然而，当病因无法治疗或已丧失治疗窗口，或病因治疗未能完全阻止矛盾的发展，此时下述治疗具有着重要的临床意义。

二、降颅压治疗

（一）脑脊液引流

该治疗手段多使用于手术中或术后。例如，在脑血管瘤破裂的手术治疗中，在硬脑膜打开后，即可通过引流脑脊液进一步减轻脑组织的张力。手术后的脑室外引流，不仅可监测颅内压，还是引流脑脊液降低颅内压的重要手段。

值得注意的是在进行确切地降低颅内压措施前，腰穿放脑脊液须极为慎重，严防因腰穿放脑脊液检查或引流，促发或加快、加重脑疝的发生。一般宜先行脱水利尿降低颅内压等处理后，再行腰穿为宜。

（二）渗透治疗

目前甘露醇仍是最常使用的渗透治疗药物。20%的甘露醇即刻的降低颅内压的作用，与其扩容后降低血液粘滞度，增加脑血流量有关，继而反射性脑血管收缩致颅内压下降。此后较持久的颅内脱水作用则与渗透性脱水相关。临床一般采用小剂量 0.25～0.5 g/kg，在 15～20 min 快速静脉滴入，一般 4～6 h 可重复一次。为了减少其副作用，有人建议在甘露醇使用的间期，除给予生理盐水防止低血容量外，尚须进行血浆渗透压的检测。当血浆渗透压大于 320 mmol/kg 应停止使用甘露醇，防止发生肾小管坏死。高渗或高张盐水也是可供选择的脱水药物，尤其是在多发伤或存在低血压倾向时。临床常使用 10%～20%氯化钠盐水 40～75 mL，在 30 min 静脉滴入，一天可数次。控制血钠在 145～155 mmol/L，血浆渗透压小于 320 mmol/L。对于甘露醇治疗效果不佳者，高渗盐水仍然有效。

（三）诱导性高血压

诱导性高血压亦称人工高血压。该学说的理论基础是，在脑血流自动调节存在的前提下，通过药物增加体循环血压而增加脑灌注压，继而引起脑血管收缩而使脑血容量下降，最终导致颅内压下降。反之亦然。Rosner 等利用此理论，在脑外伤的临床研究中进行血压管理，并取得较好的结果。然而，临床实际使用存在以下问题：其一，尽管急性脑损伤后大部分患者的脑血流自动调节是存在的，但是，对于具体患者而言，尚需通过颅内压或 TCD 对脑血流自动调节是否存在进行检测；其二，人工高血压具有引起颅内血肿，或增加血管源性脑水肿的可能；其三，增加患者心肺负荷的风险，尤其对于老年患者或本身有心血管功能异常者。故此，使用该种方法应权衡利弊，并做好颅内压和颈内静脉血氧饱和度的监测，以便在获得较好的脑灌注压（不超过 100 mmHg）的同时，使颅内压和颈内静脉血氧饱和度保持在理想水平。总之，目前该方法未作为常规抗颅内高压的措施。

（四）巴比妥人工昏迷疗法

巴比妥人工昏迷用于治疗顽固性颅内高压。其降低颅内压的机理主要是降低脑代谢率，从而降低脑血流量。此外，发现巴比妥具有减少钙离子的内流、自由基的释放和减轻脂质过氧化等脑保护作用。但是，该种治疗的副作用在一定程度上限定其使用的频率：其一，通过抑制心血管引起低血压；其二，有收缩颅内血管的作用，这可能是引起脑组织代谢/血流脱偶联和脑缺血的原因；其三，此类药物降低免疫功能，易引起肺部感染。

（五）过度通气治疗

针对颅内高压而言，过度通气治疗仅是一项在无有效措施治疗时的紧急状态下的权宜之计，因此，必须慎用。一般仅宜在其他方法无法降低颅内压的特殊情况下，为抢救患者生命临时应急使用。原因之一，过度通气是以收缩脑血管、减少脑血流为代价，来降低颅内压的；原因之二，低碳酸血症的作用只能持续一段时间（1～3 h）。随着脑脊液 pH 值的恢复（碳酸氢根下降），脑血管出现对过度通气的疲劳现象。必须使用时，亦宜控制 $PaCO_2 \geq 25$ mmHg、短期应用为佳，以免加重脑继发性损害。

（六）人工亚低温治疗

人工亚低温在心脏骤停和缺血性脑卒中的应用，主要治疗目标是脑保护作用。然而，在严重颅脑外伤中的应用，其主要治疗目标就是降低颅内压，尤其是对严重的、顽固性颅内高压症。

（七）去骨板减压术

对于所有内科治疗无效的颅内高压症患者，去骨板减压术成为一项可选择的治疗方法。它常与硬脑膜整形、清除病理性容积等手术联合实施。由于缺乏严格设计的随机对照研究资料，故该手术适应证的选择问题至今仍存在较大争议。在缺乏随机对照研究资料的前提下，是否实施该项手术多从以下因素综合考虑：①患者的年龄和一般情况；②患者发病后初始神经状况，如Glasgow昏迷评分；③初始的颅脑影像学资料，如颅脑CT；④监测指标，如脑灌注压和颅内压等；⑤对于脑复苏的治疗反应。除上述影响去骨板减压术长期疗效的因素外，神经内-外科、神经影像和重症监护的相互合作的程度，也对严重脑损伤患者的预后产生重要影响。

附：常用颅高压危象紧急处置技术

（一）紧急颅骨钻孔引流术

【适应证】

对于急性硬膜下或硬膜外出血所致颅高压急剧升高患者，在紧急抢救时，可作为开颅手术清除血肿的前奏或过渡手段使用，能起到延缓病情，为下一步手术治疗争取时间。

【操作要点】

根据CT结果，确定血肿位置，进行钻孔引流，不必理全发，不必拘泥于铺巾消毒等无菌操作，一切以争取时间为最高原则。一般而言以选取颞部为宜，因为颞部颅骨很薄，容易钻透，另外，硬膜下血肿多由于对冲伤引起，积血在颞部及颞窝为多，能很好地起到引流积血降低颅内压作用。

【优缺点】

优点是此术操作简便，费时短，创伤小，可在局麻下施行。缺点是仅能暂时缓解颅高压作用，必须紧接着进行确定性脑外科手术，同时不能进行止血操作。

（二）脑室穿刺和引流术

【适应证】

脑积水引起颅高压危象时，可先采用脑室穿刺作为紧急减压抢救措施。

【操作要点】

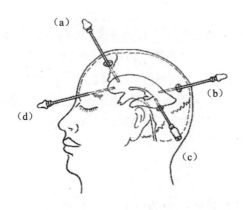

图 20-1　侧脑室穿刺部位

(1) 额入法（a 穿刺侧脑室前角）：最常用。穿刺部位在发际内 2 cm 旁开中线 2 cm 处，发际较高者可选眉弓上 7 cm 旁开 2 cm。穿刺方向与矢状面平行，对准两外耳道连线，深度不超过 5 cm。

(2) 枕入法（b 穿刺侧脑室后角）：穿刺部位选择枕外粗隆上方 4～7 cm 旁开中线 3 cm，穿刺方向，对准眉弓外端，深度不超过 5～6 cm。

(3) 侧入法（c 穿刺侧脑室下角或三角区）：穿刺侧脑室下角时，穿刺部位在耳廓最高点上方 1 cm 处，穿刺侧脑室三角区时，在外耳孔上方和后方各 4 cm 处，均垂直刺入，深度 4～5 cm。

(4) 经眶穿刺法（d 穿刺部位选眶上缘中点下后 0.5 cm 处）：经皮凿开眶顶，用脑针向上 45 度角并稍指向内侧做穿刺，穿入侧脑室前角底部。

【穿刺方法】

(1) 颅骨钻孔穿刺法：根据上述前角、后角、侧方穿刺位置，切口约 3 cm，钻孔后置放引流管。

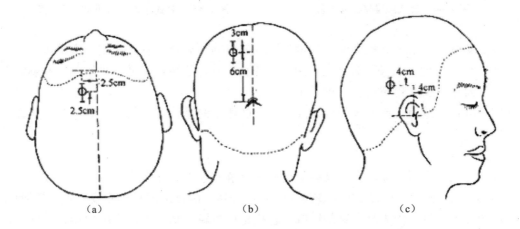

图 20-2　侧脑室穿刺切口示意图

a 前角穿刺；b 后角穿刺；c 侧方穿刺

(2) 颅锥穿刺法：使用颅锥，创伤小，简单易行。先固定颅锥穿刺深度，掌握好方向，左右稍快旋转，轻用力，以便锥透硬脑膜。注意手感。先用脑针穿刺成功后，勿放出过多脑脊液，然后导入细塑料管，固定包扎。

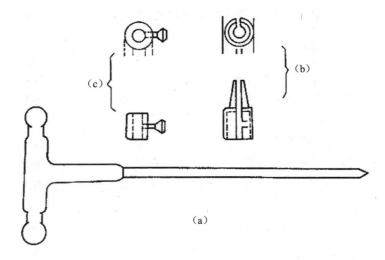

图 20-3　套式颅锥

a 颅锥；b 开槽套管；c 内固定螺旋

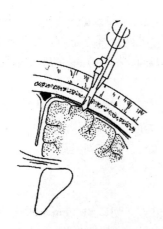
图 20-4　套式颅锥钻颅示意图

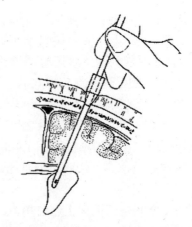
图 20-5　套式颅锥引导下穿刺侧脑室

（3）经眶穿刺：适用于无颅锥但需行紧急穿刺放出脑脊液降压者。常规消毒铺巾局麻后，在眶上缘中点下后 0.5 cm 处，用尖刀刺一孔，用圆凿或克氏针，凿穿眶上壁，换用脑室穿刺针或腰穿刺针，按穿刺方向穿刺进入侧脑室前角底。

经前囟穿刺：只适用于前囟未闭合婴儿。选前囟侧角的最外端，前囟大者平行矢状面，前囟小者针尖略指向外侧。

【术中注意事项】

（1）选择适当的穿刺部位，一般以穿刺侧脑室前角为方便，且成功率高。

（2）穿刺点和方向不对往往是穿刺失败的最主要原因，因此应严格确定穿刺点，掌握穿刺方向。

（3）需改变方向时，应先脑室穿刺针或导管拔出后重新穿刺，不可在脑内旋转方向，以免损伤脑组织。

（4）穿刺不应过急过深，以防减压太快引起硬脑膜下、硬脑膜外或脑室内出血。

【术后注意事项】

（1）术后每日更换引流袋，记录引流量，保持引流管通畅。引流时间一般不超过一周；

（2）每日化验脑脊液，并应用抗生素预防感染；

（3）需持续引流时应注意维持正常颅内压，保持引流管高度（正常时高于前角水平 10～15 cm 水柱）。严重颅高压，术前视力明显减退者应注意观察视力改变。

（三）简易定向微创颅骨钻孔颅内血肿引流清除术（软通道技术）

对于颅内压升高不是很迅速，程度不是很严重的颅内出血，我们推荐使用软通道微创技术清除血肿，此方法需要一定的时间才能够完全清除血肿，故此方法仅针对病情相对稳定，出血量不是很大的颅内血肿。

软通道技术其实质就是采用特殊的硅胶软管在 CT 平面导向下进行引流的技术，是相对于目前国内硬通道引流技术而言。该技术是目前国内开展十分广泛、操作十分简便且行之有效的技术。优点是能够用最小的创伤，在较短的时间内，较彻底地清除血肿，从而起到降低颅内压（图 20-6、图 20-7）。

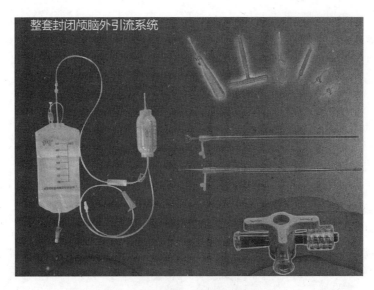

图 20-6　软通道引流整套器械 1

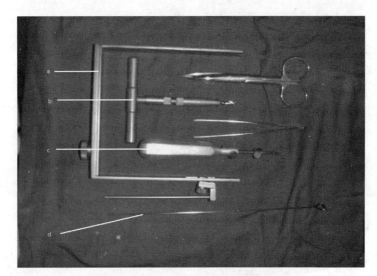

图 20-7　软通道引流整套器械 2

a 导向仪；b 颅骨钻；c 三棱锥；d 探针

【适应证】

高血压脑出血，各种原因引起的脑室出血。部分颅脑外伤后颅内血肿。

【禁忌证】

晚期脑疝，怀疑有动脉瘤，有出血倾向的疾病。

【操作要点】

CT 扫描确定穿刺平面时最好按听眦线（OM 线）扫描，这样有利于精确确定平面。利用 CT 扫描投影线可直接在头颅上标出所需平面（推荐该方法进行定位）。如果未能标出 CT 扫描投影线定位：则与 OM 线比较进行校准。多数患者行急诊 CT 检查，诸多因素致 OM 前后左右不同程度偏移，定位时必须矫正。以下选取目前应用较多的一种校准方法简要介绍如下：

可分四步骤进行：

①以眼球最大径和外耳道上下加减层数为基线，向上至血肿最大径处与基线画平行线。

②在平行线层面将血肿侧半球 2、4、8……等分,直至离血肿最近等分为穿刺点。

③画出侧裂体表投影,将穿刺点稍作移动,避开侧裂血管和功能区,同时调整穿刺角度。

④量出皮层至血肿中心距离为穿刺深度。

【操作步骤】

(1) CT 扫描辅助下标志定位线,确定所需的平面(多为血肿最大层面)。

(2) 确定头颅表面切口,常规术野消毒铺巾,以 2%利多卡因稀释 1 倍行局部浸润麻醉。

(3) 切开头皮 4 mm 直达颅骨外板并钝性剥离。开骨孔 4 mm 并突破硬脑膜。在导引下置入 12F (具体型号视所需而定,一般脑内血肿用 12F,引流脑脊液可用 10F) 引流管。注意深度,穿刺成功后一般可抽得暗红色血液或含血凝块。

(4) 固定引流管,外接引流装置。

(5) 术后注入尿激酶 2 万~3 万 U/次,2~3 次/d。以液化血肿利于引流。

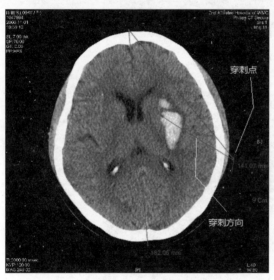

图 20-8　CT 平面上确定穿刺点及穿刺方向

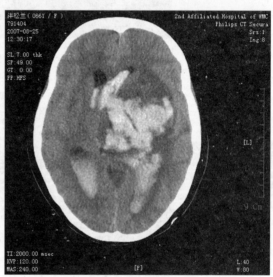

图 20-9　术前

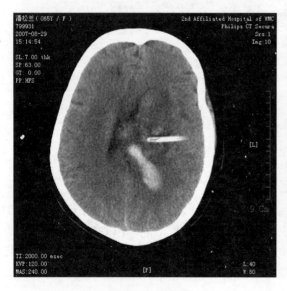

图 20-10　术后

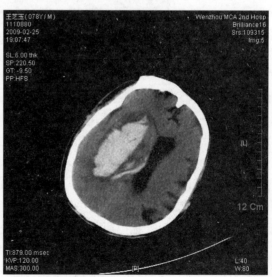

图 20-11　手术效果

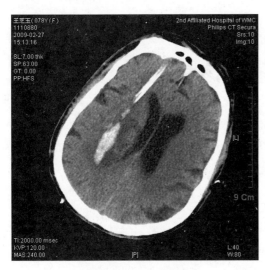
图 20-12　切口效果

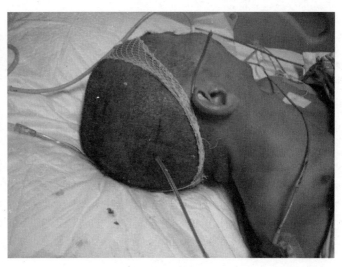
图 20-13　手术后患者

【注意事项】

（1）高血压脑内血肿穿刺引流术后要注意病人的病情变化。若病情加重可能是二次出血，要做好开颅手术前的准备。主要预防措施为：穿刺结束开始引流后要尽量将收缩压控制在 160 mmHg 以下，并适当使用镇静药，防止病人躁动。

（2）脑内血肿穿刺引流术前要特别注意避开颅内主要血管、静脉窦、脑功能区域，避免在穿刺中造成损伤。

（3）手术时机的掌握：一般出血量达到 15 mL 以上就可以考虑行穿刺减压，但若病人病情进行性加重，且时间在 6 h 以内，一般以开颅手术为妥。当然紧急情况也可先行穿刺，抽出部分血肿，缓解脑疝症状，为手术前准备赢得时间。

（4）术前要检查凝血功能，必须正常时再行操作。

（5）术后要注意引流管引流袋的管理和颅内压的监测，避免颅内压过高或过低，每日记录引流量。数日后复查 CT，血肿引流基本完全，可以拔除引流管。

（6）术后注意避免感染，注意监测感染征象，严防颅内感染的发生。

（编写：陈大庆　朱烈烈　林露阳　王沈华）

第二十一章 急性危象的诊疗进展

第一节 急性危象的特点及诊疗技巧

一、急性危象的定义及特点

（一）急性危象的定义

急性危象是指临床疾病的危急症（征）象。

急性危象的识别与救治是急危重症急救医学的重要组成部分，及时正确地识别各种临床急性危象是提高急救水平和医疗质量的前提，也是减少医疗差错十分重要的环节。

（二）急性危象特点及其分类

1. 临床常见的急性危象具有以下特点
（1）病情危急，进展迅速；
（2）症状体征多无特异性，极易误诊或漏诊并导致医患纠纷；
（3）如不及时诊断和恰当处理，预后较差。

2. 急性危象按其疾病特点可归纳为以下几类
（1）以代谢紊乱为特征的急性危象

以代谢紊乱为特征的急性危象系因内分泌疾病，或代谢紊乱，或因其他疾病影响导致的以代谢紊乱为主要特征的一类急性危象，主要有垂体危象、肾上腺危象、糖尿病危象、甲亢危象、甲减危象、甲状旁腺危象、低血糖、低钾血症、高钾血症等。

（2）以血细胞学变化为特征的急性危象

以血细胞学变化为特征的急性危象系因原发或继发性疾病导致的血液学变化为特征的急性危象，主要为急性溶血危象、再障危象、血小板危象、出血危象等。

（3）以血压变化为特征的急性危象

以血压变化为特征的急性危象主要特征是血压的急剧变化导致的急性危象，如高血压危象、嗜铬细胞瘤危象、重症中暑（热衰竭）、颅高压危象等。

（4）以体温变化为主要特征的急性危象

以体温变化为特征的急性危象主要为超高热危象、重症中暑（热射病）等。

（5）以抽搐、意识变化为特征的急性危象

以意识变化为特征的急性危象主要有：颅高压危象、重症中暑（热衰竭、热射病、热痉挛）、高血压危象、嗜铬细胞瘤危象、糖尿病危象（糖尿病高渗性昏迷、糖尿病非高渗性昏迷）、甲亢危象、低钙血症、低钠血症、低糖血症等。

二、急性危象早期诊断及其专业素质要求

对急性危象成功救治的关键取决于早期诊断、早期进行有效的生命支持治疗。而要获得急性危象的早期诊断重点在于提高对相关急性危象各种疾病的本质认识，同时具有高度的警觉性和对疾病的敏感性，在患者生命处于危急状态时不论诊断是否明确，均应予以积极的生命支持治疗，以抢救生命并为正确的诊断、治疗提供必要的有效时间窗。具体来说，对急性危象早期诊断、有效治疗的专业素质要求为：

（1）扎实的医学基础知识；
（2）广博的医学专业知识；
（3）丰富的临床实践经验；
（4）对各种危象的高度警觉性和敏感性；
（5）熟练的综合急救技能；
（6）高效的急救组织管理能力。

三、急性危象的治疗原则及其进展

急性危象治疗的主要进展：生命支持治疗对急危重症患者的有效临床应用大大提高了急性危象的抢救成功率，并为急性危象的病因和诱因治疗提供了有效的抢救治疗时间窗，为患者恢复健康创造了较好的可能性。

急性危象治疗理念的完善为急性危象的治疗提供了更完善的治疗策略，即急性危象治疗过程中应特别注意整体性、时效性、安全性、预期性，使病人能安然渡过病危难关。

（一）生命支持治疗

生命支持治疗的目的：首先是抢救患者生命；其次是对重要脏器的功能提供了良好的保障，再者可以同时获得有效的抢救治疗时间，为病因和诱因治疗提供了较好的机会。

1. 循环功能支持治疗：主要适用于发生心跳骤停、阿斯氏综合征、突发休克、循环功能不良、恶性心律失常的患者进行循环功能支持治疗。

2. 呼吸功能支持治疗：或不明原因的呼吸困难、四肢瘫软等严重呼吸功能障碍的患者均应及时有效地进行呼吸支持治疗。

3. 肝肾功能支持治疗：对严重肝肾功能不全或衰竭的患者进行血液净化治疗。

如近年大量应用于临床的肾替代治疗（CRRT）治疗范围已远远超出初始应用时的治疗概念，从笔者的临床应用体会至少具有以下几方面的作用：

（1）对急性危象患者心肺等重要脏器功能的支持保护作用：及时保护或避免高血压危象等导致的急性心、肺、肾等功能不全，有助于防治急性肺水肿等急性呼吸功能不全、急性心力衰竭、急性肝肾功能不全等。

（2）应用 CRRT 实行循环内降温治疗：具有降温速度快、降温较平稳和安全，不易引起畏寒、寒战等产热不良反应，亦可避免冬眠合剂等导致的低血压、呼吸抑制等严重副作用，有助于治疗甲亢危象、热射病、超高热危象等。

（3）维持体内的水、电解质、酸碱平衡、内环境的稳定：尤其是极易出现严重的高糖、低钾威胁生命的糖尿病危象、低血糖危象、高血钾危象、垂体危象、肾上腺危象等。包括营养物质的过多等 CRRT 等具有调节支持治疗作用，有助于稳定营养物质水平，避免高血糖、低血糖、高氨基酸血症等风险，有利于病情的康复。

（4）清除低分子激素类引起急性危象的物质：如甲状腺素、肾上腺髓质激素等。

（5）协助清除代谢废物及其急性危象的某些毒性物质：如急性溶血危象产生的代谢物质、高血钾危象、保护肾功能等。

（6）胃肠道功能保护作用：CRRT支持治疗有助于维持内环境的稳定、减轻胃肠壁水肿、维持胃肠道的生理功能、保持肠道黏膜屏障的完整性等具有至关重要的作用。

（7）有助于治疗急性脑水肿等继发性神经损伤：神经系统的直接或间接损伤、其他脏器功能的不全或衰竭均可影响脑功能，其细胞内钙离子浓度过高、兴奋性氨基酸的大量释放、自由基的脂质损伤、再灌注损伤等"继发性损伤瀑布"的形成，使脑组织不仅发生损伤性细胞坏死，同时也发生了凋亡性细胞坏死。CRRT具有针对性地减轻脑水肿、脑保护性治疗作用，有助于颅高压危象、高钠血症等治疗。

（8）免疫调节作用：CRRT对急性危象患者具有免疫功能调节作用等，有助于防治MODS等。针对性地对急性危象患者调节免疫功能、恢复或保护正常的免疫屏障；分子免疫吸附法祛除自身抗体、过量的炎症介质等，有助于狼疮危象等治疗。

（二）病因与诱因治疗

急性危象大多有一定的病因和诱因，故必须针对性地治疗才能标本兼治，获得良好的治疗效果，并大大改善患者的生活质量。

第二节 以代谢紊乱为特征的急性危象快速诊治

一、糖尿病危象

糖尿病未及时诊断或控制不理想，在感染、外伤、疲劳、强烈精神刺激等应激情况下，机体出现严重代谢紊乱如糖尿病酮症酸中毒、乳酸性酸中毒、糖尿病高渗性昏迷、糖尿病非高渗性昏迷等，此即为糖尿病危象。

（一）糖尿病酮症酸中毒

1. 糖尿病酮症酸中毒快速诊断要点

（1）症状体征：糖尿病患者或过度肥胖、体重超重等未明确诊断糖尿病患者，在上呼吸道感染、泌尿道感染、肠道感染、胆道感染、急性胃肠炎、外伤、疲劳或强烈精神刺激等应激情况下，如出现口渴加重、恶心、呕吐、乏力、精神萎靡不振或烦躁不安、谵妄、昏迷、抽搐、多饮、多尿等症状，应高度怀疑糖尿病危象可能。

（2）快速检查：立即做糖尿病相关检查，如血糖、血糖化血红蛋白、血电解质、血和尿酮体检查、动脉血气分析等。如血糖 16.7～33.3 mmol/L、血酮体升高、尿酮体强阳性、明显的代谢性酸中毒则可明确诊断。

2. 糖尿病酮症酸中毒治疗

糖尿病酮症酸中毒治疗原则：液体复苏补充丢失的水分和电解质、足量的胰岛素、纠正酸中毒、去除或治疗原发疾病和诱发疾病。

（1）液体复苏：诊断明确后应立刻开始积极液体复苏治疗，以恢复正常的血流动力学、维持循环功能正常、保障重要脏器的血流灌注及其功能。成人糖尿病酮症酸中毒患者，液体丢失量 5～7 L，占体重的 10%～15%。液体复苏开始时用生理盐水，实施先快后慢的原则，值得特别注意的是对循环功能不稳定的重症患者，或老年体弱患者如有条件时应尽可能使用中心静脉压、PICCO、超声静脉容量估测或肺动脉导管指导下进行补液，可能较为安全；一旦发现存在急性肺水肿、急性心力衰竭等征兆时，立即减慢输液速度，保障患者生命安全。

（2）输葡萄糖液时机：当血糖降至 250～300 mg/dL 时，应开始给予 5%葡萄糖液；如存在高钠血症，在容量复苏后，应给予 0.45%NaCl 溶液或 5%葡萄糖溶液纠正高钠血症。

（3）胰岛素治疗：

初始治疗：诊断明确后以胰岛素负荷剂量 0.1 U/kg 静脉注射，0.1 U/（kg·h）的速度持续微泵输注胰岛素，胰岛素输注治疗目标宜使血糖以 75 mg/（dL·h）的速度下降；必须持续到患者体内酮体被完全清除、恢复正常。

酮症纠正后胰岛素治疗：酮症酸中毒纠正后，如果患者可进食，应在停止微泵注射胰岛素，采用饭前 30 min 皮下注射常规胰岛素调节血糖。

（4）纠正酸中毒、水、电解质紊乱：

注意动态检测、及时补充钾、钙、磷离子等；酸中毒时一般情况下并不需要常规给予碳酸氢钠碱中和。当 pH 值低于 7.0 时，多数专业学者主张给予碳酸氢盐纠正机体内环境紊乱、有利于患者组织细胞进行正常代谢。

（二）糖尿病高渗性非酮症昏迷

1. 糖尿病高渗性非酮症昏迷诊断要点

（1）病史和体征：糖尿病高渗性非酮症昏迷患者的诊断要点：糖尿病病史；常见诱因为感染、急性胃肠炎、不合理限制水摄入，或食欲极差未及时补液、急性胰腺炎、脑血管意外、不合理的静脉高营养、使用糖皮质激素或免疫抑制剂、β-受体阻滞剂、不适当利尿治疗、严重肾脏疾病、血液透析不当等；严重脱水体征如皮肤严重干燥、眼球凹陷、血压下降等，并伴有不同程度的意识障碍，如嗜睡、昏迷等。

（2）血液学检查：血糖≥33.3 mmol/L、血 Na^+>145 mmol/L，血尿素氮及血肌酐升高、血浆渗透压>320 mmol/L，值得临床医生重视的是血肌酐、尿素氮的动态变化，严防肾功能不全或衰竭的发生。

2. 糖尿病高渗性昏迷的治疗

高渗性昏迷治疗原则：基本同酮症酸中毒。由于本症病情危重、并发症较多、死亡率较高，有学者报道达 40%～60%的患者可导致死亡；且此类病人大多为老年人，故值得临床专业医生高度重视，强调早期诊断、早期治疗，并按照患者的脏器功能状态及时调节输液和输注胰岛素速度、使血糖浓度稳妥下降；因患者多存在重度高钠血症，先多数专家主张先输等渗氯化钠溶液，以免低渗氯化钠的输注导致血浆渗透压急剧下降，从而诱发严重脑水肿、红细胞溶解破裂等严重并发症，尤其是治疗前已出现休克的患者，宜先输生理盐水、适量的胶体溶液等尽快纠正休克、改善循环，如有条件时应尽可能使用中心静脉压、PICCO、超声静脉容量估测或肺动脉导管指导下调整补液、扩容速度，维持循环功能的稳定。一般在休克纠正后或输注生理盐水后血浆渗透压仍超过 350 mmol/L、血钠超过 155 mmol/L 时可考虑使用 0.45%氯化钠的低渗溶液；在血浆渗透压降至 350 mmol/L 时，再改输等渗溶液。

静脉注射普通胰岛素首次负荷剂量使用后，应继续以 0.1U/（kg·h）的普通胰岛素输注速度降低血液中的葡萄糖浓度，但急危重症医生应高度注意的是血糖浓度是维持患者血容量的重要因素，如血糖浓度过快下降可导致血容量和血压的进一步下降，引起休克难以纠正等治疗困难；一般来说，血浆葡萄糖浓度应以 100 mg/(dL·h) 的速度下降为宜，当血糖浓度降至 16.7 mmol/L (300 mg/dL) 时，开始输注加入普通胰岛素的 5%葡萄糖溶液（葡萄糖与普通胰岛素的比值为 3:1~4:1），同时参考尿量适当补充氯化钾。与此同时，积极治疗原发病及其纠正诱发高渗昏迷的诱发因素。

值得高度警惕的是这类患者在治疗过程中极易出现脑水肿，应密切观察患者病情如神志、瞳孔、生命体征等变化，并积极及时地监测血糖、血钠、血尿素氮、血肌酐、血气分析等，根据病情变化及其监测的生化指标调整治疗方案。

（三）糖尿病乳酸性酸中毒

乳酸性酸中毒是一种较少见而严重的糖尿病急性并发症，血浆乳酸浓度取决于糖酵解及乳酸被利用速度，因各种原因导致组织缺氧、乳酸生成过多或因肝肾等疾病使乳酸利用减少和清除障碍，则血乳酸浓度升高从而导致乳酸性酸中毒。

1. 糖尿病乳酸酸中毒诊断要点

患者除糖尿病病史外，大多存在引起循环障碍的诱发因素，继而出现意识障碍、谵妄昏迷等神志改变，故糖尿病患者出现昏迷等征象时必须监测血气分析和血乳酸浓度，如果血 pH 值＜7.20、血 HCO_3^- 明显降低、血乳酸＞5 mmol/L、阴离子间隙＞18 mmol/L，则可诊断糖尿病乳酸性酸中毒。

2. 糖尿病乳酸性酸中毒治疗

糖尿病乳酸性酸中毒治疗原则：

基本同酮症酸中毒，补液治疗需注意避免输注乳酸类溶液，乳酸性酸中毒的纠正以血液净化治疗效果最佳，有条件时宜积极采用，尽快纠正乳酸性酸中毒；同时采取措施促使肝脏等利用乳酸、降低乳酸血液浓度。

二、低血糖危象

低血糖危象系多种病因引起的血糖浓度急速下降至正常水平以下的临床急危综合征，一般认为血糖低于 2.8 mmol/L (50 mg/dL) 即可认为血糖过低，具有低血糖典型临床症状者诊断较容易，但临床较多患者可无任何临床症状和体征，从而导致漏诊、误诊等。低血糖危象极易导致广泛的神经系统受损、严重者甚至威胁患者生命，是临床必须立即采取补充葡萄糖等措施的内科急症。

1. 低血糖危象的诊断要点

低血糖危象临床症状取决于疾病的病因、诱发因素、血糖下降程度与速度、个体反应性及其耐受性等。有时，低血糖危象的症状和体征可完全无特征性，必须依赖临床专业医生高度的警惕性和对低血糖危象的敏感性。

（1）低血糖高危因素：①胰岛素及其类似物过多，如胰腺β细胞瘤分泌胰岛素过多。②饮食摄入无规律、不吃早餐、减肥瘦身等糖摄入严重不足的患者。③严重呕吐、腹泻等疾病导致消化道吸收障碍。④存在肝脏疾病导致肝糖原储备不足、糖原异生障碍等极易发生低血糖的原发疾病。⑤交感神经系统兴奋性降低性疾病致肾上腺素、胰升血糖素等升糖激素不足。⑥垂体、肾上腺、甲状腺等功能障碍患者。⑦因高热、剧烈运动等导致组织消耗葡萄糖等能源物质过多、未及时补充。⑧迷走神经过度兴奋。

（2）低血糖危象的典型症状为：①交感神经系统过度兴奋症状如冷汗、焦虑、紧张、心悸、饥饿感、面色苍白、软弱无力、肢凉震颤、血压轻度升高等。②神经性低糖症状：因葡萄糖为神经系统的最主要能量物质，且脑细胞糖储量较少（每克脑组织储糖 2.5~3.0 μmol），仅可维持脑细胞活动数分钟，故极易发生脑功能障碍的症状和体征，如早期可出现注意力不能集中、精神萎靡不振、头晕、反应迟钝等，逐渐加重时可出现视物模糊、步态不稳、幻觉、行为怪异等精神失常症状，更严重者可出现大脑症状和体征外，进一步出现皮层下中枢、脑干的症状和体征，如吮吸，或做鬼脸等幼稚动作，或躁动不安、意识障碍、阵挛性或张力性痉挛，甚至出现癫痫样大发作、偏瘫失语、昏迷、血压下降等重症症状和体征。如低血糖持续超过 6 h 将出现脑细胞不可逆性损伤。

（3）低血糖危象诊断：典型低血糖危象的诊断依据 Whipple 三联征，即低血糖症状、发作时血糖低于 2.8 mmol/L、补充血糖后症状迅速缓解确立诊断。

对部分低血糖危象不典型患者的诊断注意事项：

①凡是存在低血糖危险因素的患者，突然出现部分交感神经系统过度兴奋症状（冷汗、心悸、饥饿感、面色苍白、手颤）和脑功能障碍症状和体征者，即应监测血糖。

②对昏迷患者应常规进行血糖监测。

③对不明原因的抽搐患者也应常规监测血糖，尤其是新生婴儿、年老体弱者需高度警惕低血糖危象可能。

④对部分突然出现精神异常症状的患者亦应想到低血糖危象的可能，进行血糖监测。

如果血糖测定结果＜2.8 mmol/L，可确立诊断，立即补充葡萄糖。

2. 低血糖危象的治疗

（1）低血糖危象的治疗原则：根据现场情况，立即进食或静脉滴注葡萄糖，必要时应用甘露醇和糖皮质激素。

（2）低血糖危象治疗的注意事项：

①密切观察补充葡萄糖等物质后的病情变化和血糖监测。

②部分病情严重或低血糖持续时间较久的低血糖危象患者经一二次静脉注射葡萄糖并不能提高患者血糖，宜反复静脉注射葡萄糖提升血糖浓度，必要时，可予氢化可的松注射液 100 mg 加 500 mL 葡萄糖溶液中缓慢静脉滴注，一天总量控制在 200～400 mg。

③对部分糖尿病口服降血糖药物诱发低血糖的患者，需特别注意口服的药物作用时间，有可能在静脉补充葡萄糖后再次出现低血糖的可能，故宜继续静脉滴注 5%～10% 的葡萄糖溶液，必要时可留观数小时至数天，直至病情完全稳定。

④注意病因和诱因的治疗。

三、特殊的低血糖危象

（一）荔枝病低血糖危象

荔枝病低血糖危象系因连续多日食用大量荔枝，且正餐进食量减少的情况下，较易产生发作性低血糖症。病因至今不明，大多发病患者为儿童，成年人相对少见。

荔枝病低血糖危象的特征：（1）发病于产荔枝季节。（2）患者多有连续多日大量进食荔枝史。（3）大多有常见的低血糖危象症状和体征，如乏力、多汗、面色惨白、口渴、饥饿感等，部分患者可有进食荔枝后腹痛、腹泻等症状，严重者出现昏迷、抽搐等。（4）血糖监测：血糖明显低于正常。

荔枝病低血糖危象的治疗：同常规的低血糖症。

（二）酒精性低血糖危象

酒精性低血糖危象系在饮用酒精类食品后出现的低血糖危象表现。大多见于长期酗酒者、肝脏疾病饮酒后等，部分患者可因慢性酒精中毒同时表现出下丘脑—垂体—肾上腺轴功能异常的症状。其机制为酒精在肝内抑制了乳酸转变成丙酮酸过程中的转化酶活性，进而导致糖异生作用减弱、机体的代谢使储存的糖原消耗后即可出现低血糖症状和体征。

酒精性低血糖危象治疗同低血糖症。

（三）药源性低血糖症

药源性低血糖症大多因随糖尿病的增加、服用降血糖药或注射胰岛素引起低血糖的患者逐渐增多。容易导致低血糖的药物主要有：（1）注射短、中、长效多种类胰岛素，尤其是半衰期各不相同的胰岛素混合使用，或转换使用不同规格、不同剂型或调整剂量、用法不当等，且伴有饮食不规则时，更易发生药源性低血糖症。（2）磺脲类口服降糖药，特别是氯磺丙脲、格列本脲等长效降血糖药较易发生低血糖症；老年人、肝肾功能差者更易发生低血糖症。（3）β-受体阻滞剂或激动剂、ACEI、单胺氧化酶抑制剂、水杨酸类药物、戊烷脒（喷他脒）、甲基磺胺恶唑、三环类抗抑郁药、司坦唑醇、对乙酰氨基酚等药物均可引起口服降血糖药物的药物代谢，从而使降血糖药物出现体内积聚，或代谢分解减慢等较易产生低血糖症。

（四）胰岛素自身免疫综合征

胰岛素自身免疫综合征（Insulin Autoimmune Syndrome，IAS）多伴发其他自身免疫性疾病，部分患者可因甲状腺功能亢进服用甲硫咪唑、丙硫氧嘧啶等药物史，部分患者为较长时间使用胰岛素注射治疗糖尿病所致，以女性患者居多，低血糖症状的发生大多与饮食无关，病情多较严重，糖耐量测定常降低，即使是未使用过胰岛素血抗胰岛素抗体检测呈阳性、血胰岛素与C肽浓度极高有助于确立胰岛素自身免疫综合征的诊断。有学者认为胰岛素自身免疫综合征的发生与机体通过自身免疫反应产生的抗胰岛素抗体与胰岛素形成复合物，如某种因素导致胰岛素从复合物中大量释放即可出现严重低血糖症。

（五）特发性功能性低血糖症

特发性功能性低血糖症临床较为多见，大多为非器质性疾病所致，可能与迷走神经兴奋性过高、植物神经功能紊乱、胰岛素分泌过多、胃排空过快、血糖利用过度等；以中年女性较多，特点是症状多、体征少，多在餐后 2~3 h 即发生低血糖症（早发性反应性低血糖症），血糖轻度降低，多种检查大多正常。

四、低血钾危象

血清钾低于 3.5 mmol/L 称低钾血症。临床上一般的低钾血症症状多较轻，治疗也较容易。而低血钾危象发生时，临床表现复杂，症状各异，变化多端，极易误诊和漏诊，如诊治不及时，可危及患者生命。引起低血钾危象的主要原因是钾摄入不足、钾排出增多及钾在体内分布异常。

（一）低钾血症危象的诊断要点

1. 低钾血症危象的诊断需特别注意：血钾水平不是判断危象唯一标准。
2. 一般来说，大多患者血清钾<3 mmol/L。但存在下列情况，且不能用原发疾病或其他伴随疾病解释者，应考虑为低血钾危象：
（1）突然出现的四肢瘫软、胸闷、心悸、烦躁不安、神志模糊、面色苍白或口唇发绀等。
（2）不明原因的呼吸困难、过度换气或屏气等。
（3）不明原因的声音嘶哑或欲说话而发不出声的患者。
（4）不明原因的阿-斯综合征患者。
（5）不明原因的血压下降或休克患者。

(6) 心音低钝或伴有各种心律失常（尤其严重的室性心律失常）难以找出原因的患者。

(7) 不明原因的严重的肠麻痹患者。

(8) 不明原因的心跳骤停患者。

(9) 难以解释的心力衰竭患者。

3. 心电图特点

(1) 典型低血钾的心电图特点：U 波增高，甚至可超过同一导联 T 波振幅；T 波低平或倒置；ST 段下垂性改变，可达 0.5 mm 以上；QT 间期延长出现各种心律失常，而以窦性心动过速、过早搏动、阵发性心动过速为常见。

(2) 恶性心律失常征象：危象发生时可伴有严重的心律失常，如Ⅲ度房室传导阻滞、室性心动过速、室颤等。严重的心律失常发生时，一般低血钾的心电图特点可不明显或消失。

(3) 难以解释的高尖 P 波：至于血钾低何种程度才可发生低血钾危象，不能单以血清钾的数值来划界。一般来说，其病情的严重程度与血清钾降低的程度、血钾降低的速度有关，还与是否伴有严重脱水、缺血、缺氧、伴随的电解质紊乱如镁、钠、钙、氯等同时降低的速度、降低的程度以及其细胞内外的比值等有关。

（二）低血钾危象的抢救治疗

治疗的关键是生命支持治疗、技术有效的补钾治疗和低钾的病因治疗。

1. 生命支持治疗：对于发生心跳骤停、阿斯综合征、突发休克、循环功能不良的患者，或不明原因的呼吸困难、四肢瘫软等患者均应及时有效地进行生命支持治疗，以获得有效的补钾等抢救治疗时间窗。

2. 静脉补钾：在进行生命支持治疗的同时，及时有效地进行补钾治疗是抢救成功的关键。

(1) 静脉补钾的浓度、速度与量

补钾的一般原则为：①补钾溶液浓度 0.3%、补钾速度 <20 mmol/h（氯化钾 1.5 g）。②特别紧急的情况下可酌情增加补钾剂量至 40 mmol/h（氯化钾 3.0 g），危急情况在不短于 15~20 min 时间内给予 5~10 mmol 氯化钾，必要时重复，或 10 mmol 静注，但注射时间不得少于 5 min。③24 h 总量一般不超过 8~10 g。④严重缺钾者，全天补钾一般不超过 15 g。⑤必要时予静脉输注硫酸镁溶液。

补钾速度根据病情严重程度及以下因素决定：①治疗开始时血钾水平与心电图变化。②肾脏排泄功能：每小时尿量超过 25 mL 时方可静脉滴钾，严重低钾血症影响心脏功能等情况例外。③患者对疼痛的耐受程度。④滴注钾盐时的心电图动态变化。

(2) 血钾和心电的动态监测：静脉补钾时必须进行心电监护，并定时做血钾测定动态观察心电、血钾的变化，严防因血钾输注过快导致心跳骤停。

3. 口服补钾：

(1) 待血清钾基本恢复正常后，再口服补钾维持 5 d 左右。

(2) 低钾伴尿少者可适当口服补钾。

4. 低血钾危象抢救的注意事项：

(1) 重症低钾患者或较长时间钾摄入不足者：多伴有低镁等其他电解质紊乱，而低镁多先于低钾。因此，重症低钾患者单纯补钾一般疗效欠佳，如同时给予镁盐治疗，低钾多能迅速纠正，补镁还可缓解高浓度氯化钾引起的静脉疼痛、静脉炎等不良反应。镁的补充剂量一般是每日（不宜一次性补充较多的镁）用 10%~25% 硫酸镁 2.5~5 g 加入 5% 的葡萄糖盐水 500 mL 中静脉滴注，或与钾盐同时加入液体中静脉滴注。

(2) 不宜补碱：除有严重酸中毒外，一般不用碱性药物，通常 pH 每上升 0.1 就可能将 0.1~

1.0 mmol 细胞外 K^+ 转移至细胞内,故应在纠酸前补足钾,可防止 pH 升高后血钾水平进一步降低。

(3) 抢救中尽量不用肾上腺糖皮质激素：少数人可能会出现血钾进一步降低,其机制主要是激素促进肾脏排钾,而钾主要来自细胞内。

(4) 注意钙剂的补充：合并低钙时低钙症状常不明显,补钾治疗后可出现手足搐搦或痉挛,应及时补钙。

(5) 注意暂时性高血钾致心跳骤停等：血清钾浓度突然增高可致心搏骤停,因此,高浓度补钾时必须进行心电监护、专人监守、血钾动态测定等。

出现缓慢心率大多为以下两种情况：(1) 低钾可以引起窦性心动过缓等缓慢性心律失常,不应视为禁忌证,必须即时、快速补钾才能挽救生命。(2) 滴注氯化钾中出现心率缓慢,应立即停药并用异丙肾上腺素、阿托品。

5. 血液净化治疗：

有条件时,对严重低钾血症患者可选用 CVVHD、CVVHDF、CRRT 等血液净化治疗,尤其是伴有严重高糖、低钾等代谢紊乱时更加适宜,有利于安全、高效、快速地纠正机体血糖、血电解质等代谢紊乱,稳定患者的病情。

五、水中毒危象诊治研究进展

水中毒是疾病或医源性因素水摄入量或进入机体内的水量超出人体排水的能力,以致水在体内大量潴留,引起血液渗透压下降、循环血量急剧增多的病理现象,又称水过多、水潴留性低钠或稀释性低钠血症。水中毒较少发生,但一旦发生若不及时诊治,往往会导致严重的并发症,甚至死亡等严重后果。

抗利尿激素、醛固酮或利尿排钠激素的分泌异常是水中毒的一个重要原因,临床症状初始表现为多饮、多尿,进而出现全身水肿,病理上表现为脑水肿、心脏及肺水肿,最后可出现神志淡漠、昏迷等精神、意识改变等,最终死亡。本文主要从水中毒的病因、发病机制及诊断治疗等方面对水中毒的研究进展予以综述。

(一) 水中毒的病因和发病机制

一般多因水调节机制障碍,而又未限制饮水或不恰当补液引起；但近年医源性因素也成为水中毒的原因之一,值得重视。

1. 抗利尿激素代偿性分泌增多

其特征是毛细血管静水压升高和（或）胶体渗透压下降,总容量过多,有效循环容量减少,体液积聚在"第三间隙"。常见病因为：①右心衰竭、缩窄性心包炎等所致的全身性静脉压增高。②下腔静脉阻塞、门静脉阻塞等引起的局部静脉压增高。③肾病综合征、低蛋白血症致血浆胶体渗透压下降。④肝硬化等致静水压升高和胶体渗透压下降。

2. 抗利尿激素分泌失调综合征（SIADH）

由于抗利尿激素"不适当"地分泌过多所致,其特征是体液总量明显增多,有效循环血容量和细胞内液增加,血钠低,一般不出现浮肿。可见于恶性肿瘤（最常见为肺燕麦细胞癌）、肺部感染（肺炎、肺结核等）、中枢神经系统病变（脑外伤、脑炎等）及氯磺丙脲等药物使用不当的患者。

3. 肾排水障碍

多见于急性肾衰竭少尿期、急性肾小球肾炎等致肾血流量及肾小球滤过率降低,且摄入水分未加限制时。水、钠滤过率低而肾近曲小管对钠、水的重吸收增加,水、钠进入肾远曲小管减少,水的排泄障碍（如补水过多更易发生）,但有效循环血容量大致正常。

4. 饮水过多或输液过多

饮水过多或静脉输入葡萄糖过多（如低渗性脱水时滥用不含钠的液体），尤其在心、肾功能较差的病人及肾稀释尿液功能较差的小婴儿，更容易发生水中毒。又如先天性巨结肠患儿，用大量清水灌肠后，大量水分由肠壁吸收入血循环可导致水中毒。

5. 医源性因素

药物或食物中毒患者洗胃时使用大量清水，且入量大于出量；妇科 B 超检查时，为了提高检查的准确率，需要膀胱充盈而大量饮水；口服硫酸镁行肠道清洁准备时，患者均需短时间内大量饮水，均可造成水吸收入血液中过多，导致血液渗透压下降，远端肾小管对水的重吸收减少，体内的水电解质和酸碱平衡失常，严重时出现水中毒。此外，前列腺电切术或宫腔镜电切术，可因不含电解质的灌洗液或膨宫液，进入开放的静脉窦或血循环，使血容量短时间内猛增，心脏负荷过重，发生急性左心衰竭及肺水肿，同时导致低钠血症，结果引起组织细胞肿胀，出现脑、肺等多器官水肿。

6. 药物因素

某些非典型抗精神病的药物，如利培酮或氯氮平等，可使患者产生精神性烦渴，致使其饮用过量的水分，究其原因是这种药物的副作用会影响到抗利尿激素的分泌，使病人觉得口渴而不断饮水。在较早的流行病学调查中，国外报道患病率为 6.2%～17.5%，国内未见报道。烦渴或多饮的病理生理机制尚无定论，可能的发生机制为：①下丘脑功能失调；②海马功能失调；③多巴胺假说；④精神药物的作用；⑤精神疾病共患症状及其所引起的精神紧张有关；⑥精神分裂症患者或许有嗜水性等。

其他药物如垂体后叶素用于消化道出血的患者，由于其包含缩宫素和加压素，后者又称抗利尿激素（ADH），部分肝硬化患者可因对 ADH 的灭活功能下降出现水中毒；过量服用索密痛片，因其包含氨基比林和非那西丁，两者同为前列腺素合成酶抑制剂，使前列腺素（PG）的生成减少，PG 是 ADH 作用的生理性拮抗物质，致 ADH 的作用增强，最终出现水中毒。

7. 其他

在淡水中溺水，气道和消化道短时间内吸入大量水分，可发生严重的水中毒；国外有文献报道，在西方国家举行的"饮水竞赛"中，参赛者可能因为在短时间内摄入大量不含电解质的水分而造成严重的后果。另外，在虐童事件、刑讯逼供及吸食毒品过程中，受害者可能因为被迫大量饮水，发生水中毒而死。

（二）水中毒的临床表现

细胞外液水过多和钠降低，呈低渗状态，水进入细胞内致细胞内水过多，细胞（特别是脑细胞）出现肿胀、低渗导致细胞代谢紊乱。临床表现与发生水过多的速度和程度有关。

1. 急性水过多和水中毒

起病急，精神神经症状表现突出，如头痛、视物模糊、精神失常、定向力障碍、共济失调、肌肉抽搐、癫痫样发作、嗜睡与躁动交替出现以至昏迷，也可呈剧烈头痛、喷射性呕吐、血压增高、呼吸抑制、心率缓慢等颅内高压表现，如脑疝形成则可致呼吸心跳停止死亡。

2. 慢性水过多和水中毒

病情发展缓慢，常被原发病的症状掩盖。轻度水过多仅有体重增加。当血浆渗透压低于 260 mmol/L（血钠 125 mmol/L）时，可有疲倦、表情淡漠、恶心、食欲减退等表现和皮下组织肿胀；当血浆渗透压降至 240～250 mmol/L（血钠 115～120 mmol/L）时，出现头痛、嗜睡、神志错乱、谵妄等神经精神症状；当血浆渗透压降至 230 mmol/L（血钠 110 mmol/L）时，可发生抽搐或昏迷。血浆钠在 48 h 内迅速降至 108 mmol/L 以下可致神经系统永久性损伤或死亡。

（三）水中毒的诊断与鉴别诊断

水中毒是临床中少见的严重并发症，容易漏诊、误诊，故在患者出现神经系统表现，如头痛、恶心、呕吐，甚至出现意识改变、共济失调、昏迷、呼吸衰竭等，在排除可能的原因外，结合大量饮入或输入非电解质体液时，需警惕水中毒的存在，并及时监测血气分析、血电解质检查等，结合其他相关的实验室检查尽可能地明确病因。

临床可依据有引起水过多和水中毒的病因，如抗利尿激素分泌过多、急性肾衰竭等及输入过多液体的病史，结合临床表现及必要的实验室检查所见，如血浆渗透压、血清钠降低，血浆蛋白、血红蛋白、红细胞、血细胞比容、平均红细胞血红蛋白浓度降低，平均红细胞体积增大，一般可以作出诊断。

除了水中毒的诊断外，尚需要对下列情况做出判断：①水过多的程度（如体重变化、24 h 出入水量、血清钠浓度等）；②有效循环血容量状态；③血浆渗透压计算或测定；④起病的缓急；⑤心、肺、肾功能状态；⑥病因。

应注意与其他低钠血症的鉴别，本症时尿钠一般大于 20 mmol/L，而缺钠性低钠血症的尿钠常明显减少或消失。

（四）水中毒的防治

1. 病因治疗

预防水过多的发生和控制其程度的加重主要靠积极治疗原发病，如治疗心力衰竭、肝硬化、肾病综合征，抗感染、抗肿瘤药物的应用，同时要控制水的摄入量，避免补液过多。

2. 轻症患者的治疗

轻症限制进水量，记录 24 h 出入水量，使入水量少于尿量，或适当加用利尿剂以依他尼酸和呋塞米等襻利尿药为首选。

3. 重症水中毒的治疗

（1）急危重症水过多和水中毒的治疗原则：要以保护心、脑功能为目标，以脱水和（或）纠正低渗为目的。

（2）高容量综合征为主者的治疗：以脱水为主，减轻心脏负荷。首选呋塞米或依他尼酸等襻利尿药，如呋塞米 20~60 mg，每天口服 3~4 次。急重者可用 20~80 mg，每 6 h 静脉注射一次；依他尼酸 25~50 mg，用 25%葡萄糖溶液 40~50 mL 稀释后缓慢静脉注射，必要时 2~4 h 后可重复注射。重症危急病例有条件时可采取血液超滤治疗，具有高效、安全等优点。保护心脏、减轻心负荷可用硝普钠、硝酸甘油等血管扩张剂。

（3）有效循环血容量不足患者的治疗：要注意补充有效血容量，重症危急病例有条件时可采取血液净化治疗，如 CVVHDF 等模式迅速纠正机体内环境紊乱。明确为抗利尿激素分泌过多者，可选用地美环素或碳酸锂治疗。

（4）严重低渗血症（特别是已出现精神神经症状）者的治疗：应迅速纠正细胞内低渗状态，除限水、利尿外，应使用 3%高渗盐水输注用于急性和严重低钠治疗，纠正速率控制在每天<12 mmol/L，过快纠正会出现渗透性脱髓鞘。临床中可将公式简化为输注 3%高渗盐水每天 1~2 mL/kg，每 2 小时密切监测血钠一次。如果患者出现昏迷或癫痫发作等严重低钠等直接威胁生命的征象，输注速率可提高到每小时 4 mL/kg。血钠提高速率控制在每小时<2 mmol/L 及每天<12 mmol/L，最初 48 h 升高<18 mmol/L。并严密观察心、肺功能等病情变化，可同时并用利尿药，以减少血容量。

4. 注意纠正钾代谢失常及酸中毒

水中毒是临床中少见的严重并发症，容易漏诊、误诊，故在患者出现神经系统表现，如头痛、恶心、呕吐，甚至出现意识改变、共济失调、昏迷、呼吸衰竭等，在排除可能的原因外，结合大量饮入或输入非电解质体液时，需警惕水中毒的存在，并及时监测血气分析、血电解质检查等，结合其他相关的实验室检查尽可能地明确病因，积极干预，如利尿、补钠，甚至床旁血液净化治疗，才能提高患者的生存率，改善疾病的预后。

六、垂体危象

垂体危象是垂体功能减退症未经系统、正规激素补充治疗，或虽经一定治疗但在某些诱发因素的作用下，出现多种代谢紊乱、器官功能失调等危及生命的征象，系急危重症常见的病因之一。

（一）诊断要点

1. 具有垂体功能减退症病史。
2. 应激状态等诱因：在遭遇感染、外伤、手术等应激状态时，不能适应机体病情变化进行神经内分泌的相应调整，极易出现严重的代谢紊乱、精神神经症状。
3. 严重的代谢紊乱征象：如低血钠、低血糖等。

精神神经症状和体征：如精神失常、意识模糊、谵妄、昏迷、抽搐等。

（二）垂体危象的抢救治疗

1. 纠正低血糖：给予静脉推注 50% 葡萄糖液 40~60 mL 以抢救低血糖，继而补充 10% 葡萄糖盐水。
2. 循环衰竭的治疗：有循环衰竭者按休克原则治疗，有感染败血症者应积极抗感染治疗，有水中毒者主要应加强利尿，可给予泼尼松或氢化可的松。
3. 内分泌激素补充治疗：
（1）氢化可的松 50~100 mg 静脉滴注，以解除急性肾上腺功能减退危象。
（2）低温与甲状腺功能减退有关，可给予小剂量甲状腺激素，并用保暖毯逐渐加温。
4. 禁用或慎用麻醉剂、镇静药、催眠药或降糖药等。

七、肾上腺危象

肾上腺危象是指发生于肾上腺皮质功能不全病人的休克等威胁生命的临床症状群。

（一）肾上腺危象的诊断要点

1. 肾上腺皮质严重破坏或慢性肾上腺皮质功能减低病史的患者。
2. 突发极度乏力、高热（>40℃）。
3. 低血压、低血容量性休克。
4. 呕吐、腹泻、严重腹痛、烦躁不安、意识障碍。
5. 实验室检查特征：三低（低血糖、低血钠、低皮质醇）、两高（高血钾、高尿素氮）和外周血嗜酸性粒细胞增高（>0.3×10^9/L）。
6. ACTH 刺激试验：可迅速而可靠地做出诊断，随机血清皮质醇水平超过 20 μg/dL，即可排除肾上腺功能不全的诊断。

（二）肾上腺危象的抢救治疗

1．脏器功能支持治疗：对伴有循环功能不全或衰竭者，宜积极予循环支持治疗、保障重要脏器灌注及其功能。

2．皮质类固醇替代治疗：确立诊断后或对可疑患者立刻予氢化可的松 75～100 mg，以后根据患者病情变化、血液学和内分泌激素检查结果，调整治疗方案，采用氢化可的松 75～100 mg、q 6～8 h 或者予地塞米松针 3～4 mg，q 6～8 h。

3．盐皮质激素替代治疗：如果用地塞米松，可考虑同时口服醋酸氟氢可的松每天 0.05～0.1 mg。

4．纠正代谢紊乱：如果存在低血糖应予补充葡萄糖治疗，并纠正水、电解质、酸碱紊乱，开始即予生理盐水等。即时动态检测血糖及电解质，直至恢复正常。

5．诱发疾病的治疗：确定并治疗诱发疾病。

八、嗜铬细胞瘤危象

嗜铬细胞瘤危象亦称儿茶酚胺危象，是由于嗜铬细胞肿瘤突然释放大量儿茶酚胺入血，或儿茶酚胺分泌突然减少、停止引起严重的血压和代谢紊乱的急性危象。

（一）嗜铬细胞瘤危象诊断要点

嗜铬细胞瘤危象的诊断要点为：

①有反复发作性高血压或持续高血压阵发加剧病史者。
②血压波动极大、有位置性低血压，或有高血压、低血压休克交替出现者。
③高血压伴有畏热、多汗、体重下降、情绪激动、焦虑不安、多种类型的心律失常、肢端震颤等疑似儿茶酚胺分泌过多症状者。
④高血压伴有糖耐量减低、糖尿病甚至酮症酸中毒者。
⑤有因外伤小手术（如拔牙）、按压腹部、排尿、吸烟等因素诱发高血压发作史者。
⑥腹部触及包块或 B 超、CT 等发现肾上腺或腹主动脉旁等部位有实质性肿块者。
⑦一般降血压药物治疗无效者。
⑧高血压伴难以解释的血白细胞增高者。

具有上述征象之一者均需进行后腹膜增强 CT 或 MRI 等检查，排除嗜铬细胞瘤的可能性。

（二）嗜铬细胞瘤危象的抢救治疗

危象急诊处理

嗜铬细胞瘤危象急救关键在于及早、恰当使用α和β-受体阻滞剂。

嗜铬细胞瘤危象病情变化迅速且复杂，可从高血压危象突然转为低血压休克，也可几种危象同时存在。因此必须准确分析病情、灵活采用治疗措施。急救时应立即建立至少两条静脉通道，一条给药，另一条补充液体，同时必须进行心电、血压监护、尿量监测、中心静脉压监测、心肺肝肾脑胃肠等脏器功能的保护和支持治疗。

（1）高血压危象治疗：急救时α-受体阻滞剂药宜选用酚妥拉明，因其作用迅速，静注后 1 min 内即见效，作用持续时间短（5～10 min），易于控制剂量不易蓄积。一般先立即静脉注射 1～5 mg，并持续 20 mg 酚妥拉明加生理盐水微泵根据血压调节输注剂量。

（2）严重心律失常治疗：由于儿茶酚胺浓度过高可出现多种多样的心律失常，β-受体阻滞剂有良好的针对性治疗效果。一旦发生频发性室性期前收缩或快速性心律失常，宜立即静脉注射普萘洛尔（心得安）1~2 mg，推注速度每分钟不超过 1.0 mg，或 5 mg 加入 5%葡萄糖液 100~200 mL 中静滴，心律控制后改为口服 10~20 mg，每 6 h 1 次。

应用β-受体阻滞药同时应合用α-受体阻滞药，以免因β-受体阻断后扩张小动脉作用消失，加重高血压。

对有心力衰竭、支气管哮喘史的患者：宜选用选择性心脏β-受体阻滞药，如阿替洛尔（氨酰心安）等。老年人常有冠心病所致心律失常对β-受体阻滞药疗效不佳者应使用胺碘酮、利多卡因等其他抗心律失常药，必要时可用电除颤、心内膜起搏等其他抗心律失常措施。

（3）低血压、休克治疗：积极液体复苏治疗，慎用去甲肾上腺素升压，血管活性药物一般宜微泵根据血压调节用量。

（4）急性左心衰竭、肺水肿治疗：本症通常由血压过高或血压升高速度过快等所致，治疗上主要应用α-受体阻滞药尽快控制血压减轻心脏后负荷。

九、甲状腺功能亢进危象

甲状腺功能亢进危象简称甲亢危象，是危及生命的甲状腺功能亢进征象的急剧加重，严重的甲状腺功能亢进时可导致机体代偿衰竭，甚至直接威胁患者生命的严重后果。

（一）甲亢危象的诊断要点

1. **甲状腺疾病史**：Graves 病、甲状腺毒性腺瘤或多结节性甲状腺肿患者未予控制或控制不佳。
2. **高代谢症状**：突然出现高热（>39℃）、大汗淋漓、心动过速（>160 次/min）、频繁呕吐、腹泻等。
3. **精神状态改变**：焦虑、震颤、谵语、昏迷。
4. **存在诱发因素**：如甲状腺手术、感染、创伤、急腹症、麻醉等。

（二）甲亢危象的抢救治疗

甲亢危象前期或甲亢危象诊断后，应立刻给予治疗。

甲亢危象的治疗目标是脏器功能的保护和维持、控制症状、尽快降低代谢率、治疗诱发疾病。

1. 控制甲状腺素的合成、释放及拮抗其功能亢进的作用

（1）抑制甲状腺激素生物合成：硫尿类抗甲状腺药可以抑制甲状腺激素的合成，一般认为以丙基硫氧嘧啶（PTU）最佳，不仅可以抑制甲状腺激素的合成，还可抑制外周组织中 5'-脱碘酶，从而阻断甲状腺素向生物活性更强的三碘甲状腺素转换。可经口口服或胃管鼻饲治疗，一般使用剂量为 200 mg，每 6~8 h 给药 1 次。

（2）抑制甲状腺激素向血中释放：无机碘可抑制甲状腺球蛋白水解、减少甲状腺激素释放入血中，口服或静脉滴注后能迅速控制患者严重的甲亢状态。复方碘溶液为紧急处理甲亢危象最有效的措施。每毫升复方碘溶液中含碘 126.5 mg，每滴约含碘 6 mg，口服可每次 10~20 滴，每 6 h 1 次。首次剂量加倍；静脉滴注则每天用量为 3~8 mL，最大用量为 10 mL，不宜超量使用。

（3）降低周围组织对甲状腺激素的反应：抗交感神经药物可减轻周围组织对儿茶酚胺的作用。常用的药物为β-肾上腺素能受体阻滞剂，如普萘洛尔等。甲亢危象时普萘洛尔用法为每 6 h 口服 40~80 mg，1 d 3 次；或静脉缓解注入 2 mg，能持续作用 12 h，可重复使用。对心脏储备不全、心脏传导阻滞、心房扑动、支气管哮喘等患者应慎用或禁用。

（4）血液净化治疗：血液净化治疗可清除部分甲状腺素，治疗模式可选用血浆置换、CRRT、CVVH 等，既可降低血中甲状腺素浓度，又可控制高热、过高热等威胁生命的危急病状。

2. 支持治疗

(1) 全身支持疗法：液体复苏治疗纠正水、电解质及酸碱紊乱。

(2) 退热镇静降低代谢率：积极物理降温，如冰敷、冰毯降温或药物降温，不宜用水杨酸类退热剂降温，因为此类药可使血中游离 T_3、T_4 浓度升高，且与甲状腺激素有正协同作用。

3. 治疗诱发疾病

十、甲状腺功能减退危象

甲状腺功能减退危象简称甲减危象，又称黏液性水肿性昏迷，是甲状腺功能低下失代偿的一种严重的临床状态，可直接威胁患者生命。

（一）甲减危象的诊断要点

1. 甲减病史和体征：如非凹陷性苍白水肿、眉毛和头发脱落、皮肤干燥、粗糙、寒冷等。
2. 突然出现精神、神经异常症状和体征：如定向力障碍、精神错乱、意识模糊、嗜睡、昏迷等；腱反射引不出或减退。
3. 绝对低体温（<30~35℃）。
4. 存在诱发因素：如感染、创伤、急腹症、麻醉等。
5. 血液学检查、甲状腺功能测定、动脉血气分析等：存在高碳酸血症性呼吸衰竭、甲状腺激素水平明显减低等。

（二）甲减抢救治疗

1. 生命支持治疗：呼吸、循环功能支持，体温需要逐步和积极的复温。
2. 甲状腺激素替代治疗：立即补充甲状腺素，严重者静脉注射 L-T3，首剂 40~120 μg，5~15 μg，q 6 h。或 L-T4 首剂 100~300 μg，50 μg 每天维持。如无注射剂，可予 L-T4 片剂，量同针剂，经胃管给药。有心脏病者首次剂量为常用量的 1/5~1/4。
3. 皮质类固醇替代治疗：甲状腺功能减退的病人，肾上腺功能不全的体征极可能被掩盖，可予氢化可的松，100 mg 静脉注射，q 8 h，待病情稳定后减量。
4. 去除诱因及治疗原发病。

十一、甲状旁腺危象

甲状旁腺危象临床较少见，包括甲状旁腺功能亢进（甲旁亢）所致的高血钙危象和甲状旁腺功能降低（甲旁减）所致的低血钙危象。

（一）高血钙危象

1. 高血钙危象诊断要点

(1) 甲旁亢病史。

(2) 存在诱发因素：如感染、创伤、急腹症、麻醉等。

(3) 甲旁亢患者突然出现意识状态改变：定向力障碍、精神错乱、昏迷；高热、厌食、呕吐、剧烈腹痛、进行性失水、多饮多尿、进行性肾功能损害、心律失常等。

(4) 血液学检测碱性磷酸酶及甲状旁腺素增高，血清钙>3.75 mmol/L。

2. 高血钙危象的治疗

高血钙危象的治疗目标：力争在 24~48 h 内将血钙降至 0.7~2.2 mmol/L。

具体措施：
（1）紧急处理：停止一切钙的摄入；输注生理盐水进行水化以恢复血容量、稀释性降低血清钙浓度。
（2）保护肾功能：容量恢复正常后，应联合应用生理盐水、呋塞米针，尽可能地维持尿量 3～5 mL/（kg·h）以上。
（3）必要时进行血液透析治疗清除血钙。
（4）应用破骨细胞抑制剂：如帕米磷酸钠 60～90 g 静脉滴注，时间应超过 4 h，每 7 d 1 次；降钙素 4 U/kg，静脉点滴，每 12 h 1 次，共 4 次；可能有一定疗效。
（5）糖皮质激素：淋巴瘤、结节病或维生素 D 中毒引起的高钙血症，可以使用糖皮质激素。

（二）低血钙危象

1. 低血钙危象诊断要点
（1）神经肌肉兴奋性增高：特征性的表现是发作性、阵发性手足搐搦，较重者可出现全身痉挛、喉头和支气管痉挛、惊厥、癫痫样抽搐等；Chvostek 征和 Trousscau 征阳性。
（2）心电图：常可见 QT 间期延长和心律失常。
（3）血清钙＜1.25 mmol/L。

2. 低血钙危象治疗
（1）立即注射钙剂和维生素 D。
（2）镇静止痉治疗：若抽搐不止可加用镇静止痉药物如咪唑安定、安定等，并测血镁、血磷等，必要时可酌情补给。
（3）持续性低钙抽搐的处理：可静脉注射葡萄糖酸钙，每 6～8 h 予 8～12 mg/kg 的剂量，反复使用。伴有急性严重高磷酸血症的病人，应将血中钙离子浓度作为参考标准进行补钙治疗。
（4）血液净化治疗：可用血液净化治疗高磷酸盐血症。

第三节 超高热危象

一、超高热危象的诊断要点

超高热：指用正规的方法测量人体体温，肛温大于 41.5℃ 或口温大于 41℃。
超高热危象：是指高热同时伴有抽搐、昏迷、休克、出血等危急征象。
体温的升高可引起新陈代谢增强，使物质分解代谢加强，产热更多，体温再次升高，造成恶性循环。体温超过 41℃ 时，可造成全身实质性器官的细胞，特别是脑细胞变性，可引起惊厥、抽搐、昏迷，发生心力衰竭、呼吸衰竭等多脏器功能障碍或衰竭，当体温超过 42℃ 时，可使一些酶的活性丧失，脑细胞不可逆性损害，导致死亡。

二、超高热危象的抢救治疗

（一）降温治疗

迅速将体温降至 38.5℃ 是治疗超高热危象的关键。

1. **物理降温**：通过体表散热达到降温的目的
（1）冰水擦浴：对高热、烦躁、四肢、末梢灼热者适用。
（2）温水擦浴：可用 32～35℃温水擦浴，适用于寒战、四肢末梢厥冷的患者，可减少寒冷刺激所致的血管收缩、产生散热障碍。
（3）30%～50%酒精擦浴。
（4）冰敷：可用冰帽、冰袋置于前额、腋窝、腹股沟窝等血管较丰富的部位。
（5）可用降温机（冰毯＋冰帽）进行控制性降温。

2. **药物降温**

药物降温可防止肌肉震颤，减少机体分解代谢，扩张周围血管，从而减少产热和利于散热。常用降温药物：①非甾类激素（消炎痛栓）、地塞米松等，使用时应防止患者大量出汗导致脱水。②人工冬眠药物（哌替啶 100 mg、异丙嗪 50 mg、氯丙嗪 50 mg）全量或半量静脉滴注，注意药物引起血压下降等不良反应，使用前应予补充足够的容量，避免加重血容量不足导致的休克，不利于循环的稳定和保护脏器功能，并密切监测血压动态变化。

3. **血液净化治疗降温**

直接用低温置换液输入体内进行体内中心降温，亦可以将动静脉外引流管置入冰水中加速降温。

（二）液体复苏

积极补充液体，纠正水、电解质及酸碱紊乱。

（三）原发病的治疗

积极治疗原发病和诱发疾病，如恶性高热、精神安定剂、麻醉剂诱发的恶性高热综合征，停用引起高热或致病的药物；此外，静脉给予 1 mg/kg 丹曲洛林，5 min 一次，最大剂量可达 10 mg/kg；恶性高热综合征还可以使用多巴胺激动剂如左旋多巴、溴隐亭等。

第四节　溶血危象

溶血危象（hemolytic crisis）较常见于在慢性遗传性溶血性贫血的过程中，红细胞的破坏突然增加，超出了骨髓造血代偿能力，而引起的严重贫血，多因急性或亚急性感染、劳累、受冷等因素而诱发。临床上多见于遗传球形红细胞增多症、地中海贫血等慢性遗传性溶血性贫血疾病过程中。

一、溶血危象诊断要点

（1）确诊为急性溶血性贫血（AHA）；或存在遗传球形红细胞增多症、地中海贫血等慢性遗传性溶血性贫血疾病，因急性或亚急性感染、劳累、受冷等因素而诱发。

（2）Hb 下降至≤70 g/L，同时出现出现面色苍白、乏力、呕吐、酱油色尿、气促、心脏Ⅲ级以上收缩期吹风样杂音、肾功能异常中 5 种以上，应高度疑诊为溶血危象。

（3）如伴高热、急腹症、血压下降、意识障碍、惊厥、心力衰竭或急性肾功能衰竭即可确诊。

（4）Hb 下降至 30 g/L 以下的极重度急性溶血性贫血，无论患者的其他表现如何，均应诊断为溶血危象。

（5）外周血 WBC≥20×10^9/L 和血清 LDH≥850 U/L 有助于溶血危象的诊断。

二、溶血危象抢救措施

1. 一般治疗：卧床休息，烦躁不安者给予小剂量镇静，吸氧，保证足够的液体量，注意纠酸、碱化尿液、保护肾功能等。

2. 去除病因：对诱发溶血危象的病因应及时去除。

3. 输注红细胞：是直接纠正贫血的措施，每次输注浓缩红细胞 10 mL/kg，可提高 Hb 20～30 g/L，以维持外周血 Hb＞60 g/L 为宜。没有成分输血时也可输全血。

输血注意事项：

（1）贫血程度极其严重者宜多次少量输血：每次输注红细胞量不宜过多，速度宜慢，以防引起急性心力衰竭。极重度贫血伴心功能不全者可予半量输血，根据患者反应情况再次予以输注。

（2）根据不同病因及贫血程度决定是否需要输注红细胞：

①G6PD 缺乏症：因伯氨喹啉导致的溶血性贫血在去除诱因后溶血多呈自限性，常于 7～10 d 后可自行恢复，如贫血不严重可不必输注红细胞，贫血较严重时可输 1～2 次红细胞。

②蚕豆病：溶血发展快、病情重，需及时输注红细胞。

③自身免疫性溶血性贫血：因输血后可使溶血加速，贫血加重，从而可能加重或加速发生急性肾衰竭，甚至危及生命，故输注红细胞悬液宜慎重；但严重贫血伴有循环衰竭或严重缺氧的情况下，输红细胞仍是抢救措施之一。

自身免疫性溶血性贫血输血指征：如果病人在应用糖皮质激素后仍有下列情况应考虑输血：①病人 Hb＜40 g/L 或血细胞比容＜0.13 直接威胁生命时。②虽然 Hb＞40 g/L，但患者起病急剧、进展快，且伴有心功能不全者。③患者出现嗜睡、反应迟钝、昏迷等中枢神经系统缺氧性损害症状。④因溶血危象导致低血容量性休克危及生命者。再生障碍危象通常一次输血治疗后，骨髓抑制便过渡到缓解阶段。

（3）根据不同病因选择血源：例如 G6PD 缺乏者不应输注 G6PD 缺乏症献血的红细胞；自身免疫性溶血性贫血要用洗涤红细胞（去除血浆中补体），且在配血时尽量选用病人血清和供者红细胞反应少的红细胞。

（4）对冷抗体型自身免疫性溶血性贫血应输保温 37℃ 的红细胞。

4. 肾上腺皮质激素：为温抗体型自身免疫性溶血性贫血的首选药物，有效率为 80%。对于其他非免疫性溶血性贫血，均不必使用激素。

5. 丙种球蛋白：静脉输注免疫球蛋白已用于治疗自身免疫性溶血性贫血，部分病人有短期疗效。少数再生障碍危象患者需要丙种球蛋白治疗，可改善骨髓增生不良状态。

6. 免疫抑制剂：多用于自身免疫性溶血性贫血对糖皮质激素治疗无效或需较大剂量糖皮质激素维持者，常选用环磷酰胺、环孢素和长春新碱等；美罗华（Rituximab）是一种针对 B 淋巴细胞抗原的抗 CD_{20} 单克隆抗体，有研究表明 375 mg/（m^2·d），中位数为 3 周治疗儿童自身免疫性溶血性贫血，安全有效，多数病人取得持续的效果，虽然可复发，但第二次治疗仍然可控制疾病。

7. 血浆置换：可用于自身免疫性溶血。

8. 脾切除术：对内科治疗无效者可考虑切脾治疗。

第五节　再生障碍危象

再生障碍危象（aplastic crisis）是指在慢性遗传性溶血性贫血过程中，由于某些诱因作用，突然发生的暂时性的骨髓红系造血抑制所引起的一过性严重贫血，或（和）伴有出血的急性征象，如出现发热、腹痛、恶心、呕吐、软弱、贫血迅速加重，而黄疸不加重或较原来减轻。再障危象为一过性，一般经 6~12 d 可自然缓解。再障危象还可发生于获得性溶血性疾病，如自身免疫性溶血性贫血（AIHA）、阵发性睡眠性血红蛋白尿症（PNH）等。此外亦可见于非溶血性疾病，如缺铁性贫血（IDA）、白血病和淋巴瘤等；还可见于非血液系统疾病，如重度营养不良等。感染是诱发溶血再障危象最常见的病因，目前认为，再障危象多由人类微小病毒 B_{19}（human parvovirus B_{19}，HPV B_{19}）感染所致。慢性溶血性贫血患者使用有些药物如磺胺药、解热镇痛药等，也可发生再障危象。叶酸缺乏也是慢性溶血性贫血患者发生再障危象的原因之一。维生素 C、核黄素、严重蛋白质缺乏与本病发生亦有一定关系。

一、再障危象诊断要点

（一）临床表现

除原发病症状外，主要为贫血突然加重，且缺乏急性溶血病情加重的表现，病情一般在 1~2 周内恢复。临床分为再障危象期和再障恢复期。

1. 再障危象期

（1）前驱症状：发病前常有 $HPVB_{19}$ 感染，出现发热、乏力、寒颤、干咳、咽痛、恶心、呕吐、腹痛、腹泻等急性上呼吸道感染或消化道感染的症状。感染症状一般较轻，但也有体温超过 40℃ 以上者。

（2）贫血突然加重：为本病最突出的症状。突然发生颜面及皮肤苍白，乏力加剧，但无溶血征象加重现象，即无黄疸或黄疸加重的表现，甚至少数慢性溶血性贫血患者发作时黄疸反而减轻或消退，此点与溶血危象不同。体格检查除发现颜面及皮肤苍白外，一般无其他阳性体征。重度贫血者若治疗不积极可发生贫血性心力衰竭。

（3）出血：少数患者累及巨核系时，使血小板生成减少，可出现程度不等的皮肤出血点、牙龈出血或鼻出血，罕有内脏出血。

2. 再障危象恢复期

病程多呈自限性，再障危象期一般持续 1~2 周（平均 10 d），随骨髓造血功能逐渐恢复，症状消退，血液学改变亦逐渐恢复正常。由于恢复期骨髓内红系及其他造血细胞大量增殖，可致骨髓腔扩大，患者可有骨髓胀痛，多于 2 周左右消退。

（二）实验室检查

血红蛋白、红细胞计数及网织红细胞明显降低，外周血的中性粒细胞与血小板计数一般正常，偶有粒细胞及血小板同时降低。骨髓象有两种征象：①红细胞系统受抑制，有核红细胞甚少；②骨髓增生活跃，但红系停滞于幼稚细胞阶段。HPV B_{19} 病毒抗体检测和病毒 DNA 检测有助于诊断。

1. 外周血象

原有贫血加重，Hb 急剧降低，常低至 20~60 g/L。红细胞形态变化依原发病而定。白细胞、血小板多正常，少数病例两者可减少，严重者出现粒细胞缺乏症和暴发性紫癜。网织红细胞明显减少，甚至完全消失。

2. 骨髓象

（1）再障危象期骨髓象：骨髓改变与急性再生障碍性贫血相似，红系增生明显受抑，有核红细胞减少或消失，可见巨大原始红细胞，为本病的特征之一。粒系可正常、减少或相对增多，以淋巴细胞为主。血小板减少时巨核系可减少。

(2) 再障危象恢复期：骨髓增生活跃，可见大量原始与早幼阶段的细胞（包括原始红、早幼红或原始粒、早幼粒），仍见巨大原始红细胞，粒系细胞核左移现象常见。

3. HPV B_{19} 检测：可为阳性表现。

4. 病因诊断：有助于确定原发病的病因。

5. 其他：血清胆红素正常或降低；血清铁、血清铁饱和度和促红细胞生成素水平在危象期上升，恢复期下降。

二、再障危象治疗

本病预后良好，多数在 1~2 周内自行恢复，治疗的关键在于帮助患者度过再障危象期。

（一）一般治疗

注意休息，饮食宜富含维生素和蛋白质的食品，尤其需要补充维生素 C、叶酸等。加强护理，必要时予吸氧。

（二）病因治疗

去除病因，治疗原发病：避免应用抑制骨髓药物，积极控制感染。目前尚无治疗 HPV B_{19} 特效药物，抗病毒药物如阿昔洛韦、更昔洛韦、膦甲酸及干扰素等均无肯定的临床疗效。有报道静脉用丙种球蛋白（IVIG）可提供中和抗体和免疫保护，能减轻病情，缩短病程，对部分病例有效。粒细胞减少时适当应用抗生素预防感染。积极处理慢性溶血性贫血原发病。

（三）输血支持

因本病在较短时间内发生严重贫血，故输血支持是保证患者度过危象期的最主要治疗措施。选择何种红细胞输注要依原发病而定，一般选择浓缩红细胞。但若原发病为自身免疫性溶血性贫血则应输注洗涤红细胞；贫血愈重，一次输血量应愈小，速度应愈慢，一般每次 5 mL/kg，输注 2~3 次，维持 Hb 在 60~90 g/L 即可。伴有血小板减少者，如果血小板计数（PLT）$<20\times10^9$/L 或临床有出血倾向者，应予输注血小板。

（四）细胞因子治疗

可用促红细胞生成素（EPO），50~100 U/（kg·次）皮下注射，开始剂量要小，监测血压和红细胞压积（HCT），逐渐加量，每周 3~4 次，连用 2~3 周。粒细胞减少时可应用粒细胞集落刺激因子（G-CSF），3~5 μg/（kg·次）皮下注射，连用 1~2 周以促进骨髓造血恢复。不主张采用粒细胞输注的替代疗法。

（五）防治并发症

注意维持水、电解质和酸碱平衡，防治心力衰竭。

第六节　血卟啉病危象

一、定义及概述

血卟啉病危象是指血红素生产过程中的先天性酶缺陷，致血卟啉及其前体物质在体内蓄积过多产生的代谢性疾病危象，为常染色体显性遗传，可为遗传性或在遗传性基础上经某些因素如药物等诱发所致。临床按症状特点分为四型：急性间歇性卟啉病、迟发皮肤型卟啉症、混合型卟啉症、遗传型粪卟啉症。

二、卟啉症分型

（一）急性间歇性卟啉症

以青年女性为多见，急性间歇性卟啉症临床表现主要特征为腹部症状和体征、神经精神症状和体征、尿液的特征性变化。腹部症状和体征主要表现为腹痛，神经学症状主要表现为周围神经性损害症状和体征、以抗利尿激素分泌异常导致的水中毒为特征的下丘脑-垂体病变表现及精神障碍表现为特征的症状，严重者可表现为声音嘶哑、呼吸肌麻痹等危及生命的症状和体征。

此外，患者常有水中毒、电解质紊乱等症状和体征，可表现为口渴多饮、精神神经症状，部分患者可有精神分裂症表现。血、尿检查主要异常为低钠血症、血渗透压降低、尿钠排出增多、尿液渗透压升高，主要系抗利尿激素异常所致。

尿色变化特征为发作期葡萄酒样红色尿，部分患者尿液排出时尿色正常，经日光暴晒后或加酸及加热后尿色变红，可持续数日或数月，高度提示卟啉病的可能，对诊断极有帮助。

（二）迟发皮肤型卟啉症

迟发皮肤型卟啉症表现为日光照射后的光敏性损害，临床可出现湿疹样、荨麻疹样、多形性红斑样皮损，皮肤受压后极易产生水疱，继而出现水疱内渗血、糜烂、结痂，随后形成瘢痕。

（三）混合型卟啉症

为急性间歇性卟啉症和迟发皮肤型卟啉症的混合症状和体征。

（四）遗传型粪卟啉症

大多在巴比妥类药物、甲丙氨酯即眠尔通、苯妥英钠、氯氮平、磺胺类药物、磺脲类降血糖药物（如甲磺丁脲、氯磺丙脲）、灰黄霉素、雌激素、避孕药物等及饮酒、饥饿、进食少、妊娠、月经、感染、创伤、疲劳、精神刺激等诱发因素作用后，出现急性间歇性卟啉症的临床症状和体征。声音嘶哑大多是呼吸麻痹的先兆症状，应引起高度警惕，随后很快出现吞咽困难、呼吸肌麻痹等急性呼吸衰竭症状和体征。

对具有以上特征性表现者应做尿卟胆原试验，有助诊断。但值得注意的是尿卟胆原试验阴性并不能排除卟啉病。因常规的尿卟胆原试验需尿中的尿卟胆原浓度超过正常上限 3~5 倍才能显示阳性。此时，为明确诊断可进一步检查尿δ氨基酮戊酸、卟胆原浓度的定量测定，可能更有价值。

对卟啉病的诊断应注意与铅中毒鉴别。铅中毒患者常有类似的临床症状和体征。如腹痛、周围神经损害性表现等，但患者大多有或明或暗的铅接触史，检查尿δ氨基酮戊酸、粪卟啉可升高，但尿卟胆原正常、卟胆原试验阴性、尿铅明显增高明确诊断。

临床对卟啉症危象误诊的原因大多为以下原因：（1）最主要的原因为临床医生对卟啉病的疾病本质不了解，认识不足。（2）卟啉病的腹痛症状和体征酷似胆绞痛、肠绞痛、肾绞痛、过敏性紫癜性腹部绞痛等内脏性绞痛特点，而前者系少见病，另外的疾病是常见病。为减少腹痛误诊，对腹痛患者必须想到询问尿色的变化特点，必要时留尿并予日晒或送尿作尿卟胆原检测，即可减少误诊，排除卟啉病的可能。（3）肝性卟啉病：对烦躁不安者应用苯巴比妥类镇静剂后诱发癫痫发作者，应高度怀疑肝性卟啉病的可能，应及时询问家族史（多有类似家族史），并作脑脊液、脑电图检查，此类患者大多存在脑脊液异常、脑电图异常改变。

三、卟啉病的发病机制

卟啉为四个连接亚甲基吡咯环的卟吩衍生物，系血红蛋白合成过程中的中间产物，是在人体内唯一的光敏物质。血卟啉病系体内卟啉和（或）卟啉前体物质产生过多、累积于体内，尿液等虽然排泄也增多，但无法完全排出，故体内不断累积，在日光照射、药物或其他诱发因素作用下产生光敏性皮肤损害、腹部、神经和精神性损害的三大症状和体征表现。卟啉症有两种皮损机制：一是水溶性尿卟啉、粪卟啉累积可导致产生皮肤水疱，另一种是脂溶性的原卟啉累积可产生光照部位快速烧伤性变化，即日照晒伤。卟啉在体内过多累积还可促使机体产生过量自由基，形成的脂质过氧化物、蛋白交联致细胞膜损害，引起细胞死亡。急性卟啉病的神经症状和体征即与卟啉前体δ-氨基-γ-酮戊酸（ALA）、卟吩胆色素原（PBG）、卟啉的累积、神经组织血红素含量降低有关。临床上按照发病机制分为急性卟啉症和非急性卟啉症两大类。急性卟啉症包括 ALA 脱水酶缺陷型卟啉症（ADP）、急性间歇性卟啉症（AIP）、遗传型粪卟啉症（HCP）、变异性卟啉症（VP）。非急性卟啉症包括迟发型卟啉症（PCT）、先天性红细胞生成性卟啉症（CEP）、红细胞生成型原卟啉症（EPP）。

四、卟啉病的治疗

（一）卟啉病的急诊治疗

1. 氯丙嗪：可缓解腹痛及神经精神症状和体征，注意可能出现的体位性低血压等不良作用，一般从小剂量开始，初次用药可每次 12.5 mg，1 d 3 次或 4 次，逐渐增大剂量，最大可达每次 100 mg，1 d 3～4 次。如有丙氯拉嗪效果较氯丙嗪更好，一般每次 5～10 mg，1 d 3～4 次。如病情较急、症状较重，也可采用肌注治疗，每 3～4 h 1 次。

2. 普萘洛尔：可抑制δ氨基酮戊酸合成酶活性，缓解心动过速、高血压、焦虑、腹痛，从小剂量开始，逐渐增至 100 mg，1 d 4 次。

3. 水电解质紊乱处理

严格限制饮水，一般控制在每日 800～1 000 mL，如有明显的低钠血症，可予 5%氯化钠 100～150 mL 1 h 内缓慢静脉滴注，必要时可重复应用。对严重低钠血症患者或并发急性心衰患者，可予速尿静脉注射或血液透析治疗，效果较好。

在治疗同时，注意补充钾离子。必要时，可同时补充硫酸镁 2～3 g，加入 5%葡萄糖液 200 mL 中缓慢静脉滴注（至少 2 h）。

去甲金霉素可抑制抗利尿激素对肾小管的作用，促进水的排出，有较好的治疗作用。一般每次 0.3～0.4 g，1 d 3 次口服。

4. 高血压及神经精神症状的控制

严禁用甲基多巴降低血压，因可加重症状。一般选用利血平、胍乙啶、普萘洛尔、噻嗪类利尿剂等。患者出现抽搐等症状时，可用水合氯醛止痉治疗，但禁用苯巴比妥、苯妥英钠等药物。

（二）逆转病情的治疗

1. 葡萄糖

葡萄糖可抑制δ氨基酮戊酸合成酶活性，使病情逐渐得到缓解。一般可使用葡萄糖每日 400～500 g，分次服用；或 10%葡萄糖每小时 100～200 mL，连续使用 24 h。

2. 羟高铁血红素

羟高铁血红素为血红素异构体，因此可通过负反馈抑制δ氨基酮戊酸合成酶活性，使 ALA、卟啉原、粪卟啉生成减少，从而缓解症状。一般适用于对使用葡萄糖治疗 48 h 效果不佳或症状加重者，可改用羟高铁血红素，剂量为每千克体重 3～4 mg，加入生理盐水中缓慢静脉滴注或静脉注射（但至少 10 min 以上），每 12 h 1 次，连续使用 3～6 d，大多数患者在使用 48 h 后，症状得到改善。值得临床医生高度注意的是大剂量使用羟高铁血红素可致肾脏损害、注射部位易出现血栓性静脉炎、血小板减少、凝血酶原时间延长等副作用。

（三）血卟啉病的复发治疗

尽可能避免诱发因素，饮食中多摄取高糖类食物、防治水电解质紊乱等，如患者血压较低，可适当使用强的松治疗。

第七节　重症肌无力危象

为重症肌无力患者病情加重，急骤发生呼吸肌无力、呼吸肌麻痹，导致不能维持正常的呼吸通气和换气功能的危急征象。

重症肌无力危象分三种类型：重症肌无力危象、胆碱能危象和反拗危象。抗胆碱酯酶药（anticholinesterase drugs）腾喜龙试验和新斯的明试验诊断价值相同，用于重症肌无力危象的诊断和各类危象的鉴别诊断。

一、重症肌无力危象的诊断要点

（一）重症肌无力危象

为抗胆碱酯酶药物剂量不足或疾病控制不理想进行性进展，突出表现为肌无力症状，且注射新斯的明或腾喜龙后症状可缓解。

（二）重症肌无力胆碱能危象

系抗胆碱酯酶药物过量所致，常有短时间内应用抗胆碱酯酶药物剂量过多、过频史，临床除肌无力症状外，尚有胆碱能中毒症状如瞳孔缩小、出汗、肌束跳动、流口水、腹痛、腹泻等，用阿托品后症状可好转，而使用腾喜龙后症状可加重或无变化。

(三) 反拗危象

又称无反应性危象，患者重症肌无力病情突然加重、抗胆碱酯酶药物失效，且找不到原因，应用新斯的明、腾喜龙、阿托品均无效。

二、重症肌无力危象治疗

1. 吸氧等一般治疗。
2. 调节抗 AchE 的剂量和方法。
3. 去除诱因治疗：①尽快控制感染（支原体感染、霉菌感染等）。②停用诱发肌无力加重的药物（如洁霉素）。③减少激素剂量。
4. 丙种球蛋白：蓉生静丙 0.2～0.4 g/（kg·d），静注，连用 5 d。
5. 采用血浆置换等血液净化治疗。
6. 气管插管、气管切开、使用人工呼吸器指征：①严重的呼吸困难。②肌注新斯的明无改善。③血氧分析 $PaO_2 < 50$ mmHg，$PaCO_2 > 50$ mmHg，$pH < 7.25$。
7. 暂停抗 AchE 剂 3～4 d。

第八节 狼疮危象

狼疮危象是指急性的危及生命的重症系统性红斑狼疮（systemic lupuserythematosus，SLE），包括急进性狼疮性肾炎、严重的中枢神经系统损害、严重的溶血性贫血、血小板减少性紫癜、粒细胞缺乏症、严重的心脏损害、严重狼疮性肺炎、严重狼疮性肝炎、严重的血管炎等。狼疮危象的发生严重影响 SLE 患者的预后。

一、狼疮危象诊断要点

在达到 SLE 诊断标准的基础上出现下述的 1 项或 1 项以上表现即可诊断为狼疮危象。

1. 心脏：冠状动脉血管受累、心肌炎、心包填塞、恶性高血压。
2. 肺脏：肺动脉高压、弥漫性出血性肺泡炎、肺梗死。
3. 消化系统：肠系膜血管炎、急性胰腺炎、严重肝脏损害。
4. 血液系统：严重的溶血性贫血、粒细胞减少症（外周血粒细胞计数 $<0.5\times10^9/L$），严重血小板减少（外周血血小板计数 $<20\times10^9/L$）、血栓性血小板减少性紫癜、动静脉血栓形成。
5. 肾脏：肾小球肾炎持续不缓解、急进性肾小球肾炎。
6. 严重中枢神经系统损害：抽搐、急性意识障碍、昏迷、脑卒中、横贯性脊髓炎、单神经炎/多神经炎、精神性发作、脱髓鞘综合征（均除外中枢神经系统感染和脑血管意外）。
7. 其他：严重的血管炎，非感染性高热有衰竭表现等。

二、狼疮危象的治疗

治疗目的在于挽救生命、保护受累脏器、防止后遗症。通常需要大剂量甲泼尼龙冲击治疗，针对受累脏器的对症治疗和支持治疗，以帮助患者度过危象。后继的治疗可按照重型 SLE 的原则，继续诱导缓解和维持巩固治疗。

（一）大剂量甲泼尼龙冲击治疗

通常是指甲基泼尼龙（甲强龙）500~1 000 mg，每天 1 次，加入 5%葡萄糖 250 mL，缓慢静脉滴注 1~2 h，连续 3 d 为 1 个疗程，疗程间隔期 5~30 d，间隔期和冲击后需给予泼尼松 0.5~1 mg/(kg·d)，疗程和间隔期长短视具体病情而定。甲基泼尼龙冲击疗法对狼疮危象常具有立竿见影的效果。甲基泼尼龙冲击疗法只能解决急性期的症状，疗效多不能持久，必须与其他免疫抑制剂，如环磷酰胺冲击疗法配合使用，否则病情容易反复。需强调的是，在大剂量冲击治疗前、治疗中、治疗后应密切观察有无感染发生。

（二）重型 SLE 的治疗

1. 急进性肾小球肾炎：表现为急性进行性少尿、浮肿、蛋白尿或（和）血尿、低蛋白血症、贫血、肾功能进行性下降、血压增高、高血钾、代谢性酸中毒等。B 超肾脏体积常增大，肾脏病理往往呈新月体肾炎，多符合 WHO 的 LN 的 Ⅳ 型。治疗包括纠正水、电解质、酸碱平衡紊乱、低蛋白血症，防治感染、纠正高血压、心力衰竭等并发症，为保护重要脏器，必要时予透析支持治疗。为判断肾损害的急慢性指标、明确肾损病理类型、制定治疗方案和判断预后，应抓住时机进行肾脏穿刺、病理活检。对明显活动性、非纤维化/硬化等不可逆病变为主的患者，应积极使用激素[泼尼松≥2 mg/(kg·d)]治疗，或使用大剂量甲强龙冲击治疗，同时用环磷酰胺 0.4~0.8 g，每 2 周静脉冲击治疗一次。

2. 神经精神性狼疮危象：必须除外化脓性脑膜炎、结核性脑膜炎、隐球菌性脑膜炎、病毒性脑膜脑炎等中枢神经系统感染。弥漫性神经、精神性狼疮危象在控制 SLE 的基础药物上强调对症治疗，包括抗精神病药物（与精神科医生配合）、癫痫大发作或癫痫持续状态时的积极抗癫痫治疗，注意加强护理。抗心磷脂抗体（ACL）相关神经精神狼疮，应加用抗凝、抗血小板聚集药物。有全身血管炎表现的明显活动证据，应用大剂量甲强龙冲击治疗。中枢狼疮包括横贯性脊髓炎在内，在除外中枢神经系统感染的情况下，可试用地塞米松 10 mg，或地塞米松 10 mg 加氨甲喋呤 10 mg 鞘内注射，每周 1 次，共 2~3 次。

3. 重症血小板减少性紫癜：血小板＜$20×10^9$/L，有自发出血倾向，常规激素治疗无效[1 mg/(kg·d)]，应加大激素用量用至 2 mg/(kg·d)以上。还可静脉滴注长春新碱（VCR）1~2 mg，每周一次，共 3~6 次。静脉输注大剂量免疫球蛋白（IVIG）对重症血小板减少性紫癜有一定疗效，可按 0.4 g/(kg·d)，静脉滴注，连续 3~5 d 为 1 个疗程。IVIG 一方面对 SLE 本身具有免疫治疗作用，另一方面具有非特异性的抗感染、增强免疫力作用，可以对大剂量甲泼尼龙和环磷酰胺的联合冲击治疗所致的免疫力损伤起到一定的保护作用，有助于提高各种狼疮危象治疗的成功率。无骨髓增生低下的重症血小板减少性紫癜还可试用其他免疫抑制剂，如环磷酰胺、环孢素等。其他药物包括达那唑、三苯氧胺、维生素 C 等。内科保守治疗无效者，可考虑脾切除。

4. 弥漫性出血性肺泡炎和急性重症肺间质病变的治疗：部分弥漫性出血性肺泡炎的患者起病可无咯血，纤维支气管镜有助于明确诊断。本病极易合并感染，常同时有大量蛋白尿，预后很差。迄今无治疗良策。对 SLE 累及肺脏应提高警惕，结合 SLE 病情系统评估、影像学、血气分析和纤维支气管镜等手段，以求早期发现、及时诊断。治疗包括氧疗、必要时机械通气、控制感染和支持治疗。可试用大剂量甲强龙冲击治疗、IVIG 和血浆置换等。

5. 严重的肠系膜血管炎：常需 2 mg/(kg·d)以上的激素剂量方能控制病情。应注意水电解质酸碱平衡、加强肠外营养支持、防治感染、避免不必要的手术探查等。一旦并发肠坏死、穿孔、中毒性肠麻痹等，则应及时手术治疗。

（三）免疫吸附治疗

免疫吸附（Immunoadsorption，IA）疗法运用抗原抗体特异性结合的原理，利用 IA 器高选择性吸附作用，经体外循环清除患者体内的致病物质，达到控制病变活动的目的。

第九节　重症中暑

一、重症中暑分类及诊断

重症中暑大多发生在高温、高湿度的环境下，因人体体温调节中枢功能紊乱、产热急剧增加、或散热功能紊乱，或产热与散热失平衡，或水电解质酸碱失衡等引起。重症中暑可对机体的组织细胞代谢及其功能造成严重损害，致使临床表现出极其广泛的脏器功能障碍。近年，脏器功能支持治疗等技术的在急危重症医学中的广泛临床应用，大大提高了重症中暑的抢救成功率。

按发生机制和临床表现的差别分为热射病（heat stroke）、热衰竭（heat exhaustion）、热痉挛（heat cramp）三类，但这三种病况可以单独存在、亦可以混合存在。因此，也可能给临床诊断治疗带来困难。

（一）热痉挛

热痉挛病人大多在高温环境下长时间的滞留、体力活动、剧烈运动等导致大量出汗后，突然出现肌肉强直痉挛性、对称性和阵发性疼痛，最常见于腓肠肌，亦可为热射病的早期表现。可能与大量出汗导致体内钠大量丢失、高温环境下张口呼吸散热的代偿性通气过度等有关。

（二）热衰竭

大多见于年老体弱、儿童、慢性疾病患者，在高温、高湿度的气温突然变化的热应激状态下，机体难以适应环境变化，再加上体液丢失、补充不足或补充液体不当等引起。临床表现特点为病情变化往往比较迅速，患者常先有头痛、头晕、眩晕、恶心、呕吐、直立性晕厥、低血压、心动过速、呼吸增快、乏力等，体温可轻度升高，病情轻重程度差别较大，严重者可出现高钠血症、肝肾功能检查异常、血球压积增高等，甚至继而发生循环衰竭、死亡的严重后果。

（三）热射病

以高热、无汗、意识障碍"三联症"为典型表现：直肠温度可超过 41℃，甚至高达 43℃；皮肤干燥、灼热而无汗；严重的神经系统症状，大多有昏迷、抽搐或癫痫持续状态等严重症状，可导致严重的神经系统不可逆损害，甚至死亡，西高温环境下常见的致命性急危重症。临床按产热过多或是散热障碍分为劳力性和非劳力性两类。劳力性热射病为高温环境下内源性产热过多所致，非劳力性热射病为高温环境下体温调节功能障碍、散热减少所致。

1. 劳力性热射病

大多在高温（环境温度超过 32℃较易发生）、高湿度（湿度超过 60%）、无风天气或无空气流通的条件环境下，急性重体力活动，或剧烈的体力运动等，少数情况下见于强直性、持续性长时间的抽搐或癫痫持续状态无法控制等病况下发生，约 50% 患者持续出汗，心动过速，心率可达 160～200 次/min，脉压差多增大，严重者可发生横纹肌溶解、急性肾功能衰竭、急性脑功能不可逆损伤、多脏器功能衰竭甚至死亡等。

2. 非劳力性热射病

以高温环境下居住在较为拥挤和通风不良的城市老人居多,其他高危人群为中风后遗症、精神分裂症、帕金森氏综合征、慢性酒精中毒、肝硬化、慢性肾脏疾病或截瘫等患者。临床表现与劳力性热射病不同,患者大多无汗,高热或超高热,起病之初可表现为多种多样的行为异常或抽搐,继而出现神志意识改变,如谵妄、昏迷、癫痫持续状态等严重征象,早期瞳孔可缩小,后期为散大,并可由恶性心律失常、低血压、休克、急性心力衰竭、急性肺水肿、严重脑水肿或急性肾功能衰竭等,亦可由弥漫性血管内凝血等 DIC 表现。少数可在短期内死亡。

临床专业医生遇到高热、意识障碍的神经系统征象的患者即应想到重症中暑的可能,但需注意与中枢神经系统感染性疾病等鉴别。

二、重症中暑的治疗

各型重症中暑治疗原则基本相同,主要是快速降低体温、保护重要脏器功能、生命支持治疗和对症治疗。

重症中暑的治疗过程中应特别注意整体性、时效性、安全性、预期性,使病人能安然度过病危难关。

(一)快速退热降体温治疗

(1)物理降温:冰水浴、应用冰帽、冰袋、冰毯、酒精擦浴等。
(2)药物降温:消炎痛、人工冬眠等。
(3)内降温:冰水灌肠等。
(4)体外循环内降温降温:CRRT、辅助循环等体外循环内降温具有降低体温速度快、控制体温效果好、降温较平稳等优点。

(二)生命支持治疗

生命支持治疗和脏器功能的保护性支持治疗对急危重症患者的有效临床应用大大提高了重症中暑的抢救成功率,并为严重的脏器功能损伤提供了有效的康复治疗时间窗,为患者恢复健康创造了较好的可能性。

生命支持治疗的目的:首先是抢救患者生命;其次是对重要脏器的功能提供了良好的保障,再者可以同时获得有效的抢救治疗时间窗。

(三)对症治疗

对抽搐患者予必要的镇静、止痉(予以安定、巴比妥)等对症治疗。

(四)糖皮质激素适量使用

(五)营养代谢支持治疗、纠正水电解质酸碱平衡紊乱

(六)感染等并发症的防治

参考文献

[1] Jang Y, Lee J H, Wang, Y, et al. Emerging clinical and experimental evidence for the role of lipocalin-2 in metabolic syndrome.Clinical and Experimental Pharmacology and Physiology, 2012, 39: 194-199.

[2] Hara S, Tsuji H, Ohmoto Y, et al. High serum uric acid level and low urine pH as predictors of metabolic syndrome: a retrospective cohort study in a Japanese urban population.Metablism Clinical and Experimental, 2012, 61: 281-288.

[3] 中华医学会风湿病学分会. 系统性红斑狼疮诊断及治疗指南[J]. 中华风湿病学杂志, 2010, 14 (5): 342-346.

[4] 董文英, 何敏华. 系统性红斑狼疮治疗的新进展[J]. 中外健康文摘, 2012, 9 (24): 426-427.

[5] Zhang J, Shi G P. Mast cells and metabolic syndrome. Biochimica et Biophysica Acta, 2012, 1822: 14-20.

[6] Pablo P M, Antonio G R, Javier D L, et al. Metabolic syndrome: Evidences for a personalized nutrition.Mol. Nutr. Food Res, 2012, 56: 67-76.

[7] Leroith D. Pathophysiology of the Metabolic Syndrome: Implications for the Cardiometabolic Risks Associated With Type 2 Diabetes. Am J Med Sci, 2012, 343 (1): 13-16.

[8] Prabhakaran D, Reddy K S. The Metabolic Syndrome: Looking Beyond the Debates, 2011, 90 (1): 19-21.

[9] Robinson K, Kruger P, Prins J, et al. The metabolic syndrome in critically ill patients. Best Practice & Research Clinical Endocrinology & Metabolism, 2011, 25: 835-845.

[10] Hsu S W, Yen C F, Hung W J, et al. The risk of metabolic syndrome among institutionalized adults with intellectual disabilities. Research in Developmental Disabilities, 2012, 33: 615-620.

[11] Ramachandrappa S, Farooqi I S. Genetic approaches to understanding human obesity. J Clin Invest, 2011, 121: 2080-6.

[12] Perez-Martinez P, Garcia-Rios A, Delgado-Lista J, et al. Mediterranean diet rich in olive oil and obesity, metabolic syndrome and diabetes mellitus. Curr. Pharm. Des, 2011, 17: 769-777.

[13] Kastorini C M, Milionis H J, Esposito K, Giugliano D, et al. The effect of Mediterranean diet on metabolic syndrome and its components: a meta-analysis of 50 studies and 534 906 individuals. J. Am. Coll. Cardiol, 2011, 57: 1299-1313.

[14] Paniagua J A, Perez-Martinez P, Tierney A C, Gjelstad I M F, et al. A low-fat high-carbohydrate diet supplemented with long-chain n3 PUFA reduces the risk of the metabolic syndrome. Atherosclerosis, 2011, 218: 443-450.

[15] Djousse L, Gaziano J M, Buring J E, Lee, I M. Dietary omega-3 fatty acids and fish consumption and risk of type 2 diabetes. Am. J. Clin. Nutr, 2011, 93: 143-150.

[16] Hirschhorn, J N, Gajdos, Z K. Genome-wide association studies: results from the first few years and potential implications for clinical medicine. Annu. Rev. Med, 2011, 62: 11-24.

[17] Alsaleh A, O'Dell S D, Frost G S, Griffin B A, et al. Single nucleotide polymorphisms at the ADIPOQ gene locus interact with age and dietary intake of fat to determine serum adiponectin in subjects at risk of the metabolic syndrome. Am. J. Clin. Nutr, 2011, 94: 262-269.

[18] Esposito P, Piotti G, Bianzina S, et al. The syndrome of inappropriate antidiuresis: pathophysiology, clinical management and new therapeutic options. Nephron Clin Pract, 2011, 119 (1): c62-c73.

(编写：文 怀 徐永山 蒋世平 陈新国 王 谦 蒋国平)

第二十二章 蛛网膜下腔出血的诊治进展

第一节 定义、分类、分级

一、定义

蛛网膜下腔出血是指各种原因引起的脑组织血管的血液渗出或损伤、破裂致血液渗出，或流入蛛网膜下腔的总称。

近年来，蛛网膜下腔出血在全世界均呈逐渐增多趋势，是发病和死亡的重要原因之一，如能进行早期发现诊断动脉瘤，并进行颅脑血管介入治疗，或开颅手术动脉瘤夹闭术等，可大大提高患者的生活质量，并明显降低病残率和病死率。目前，我国大多数医院蛛网膜下腔出血的诊治已由既往的主要由神经内科诊治转至神经外科诊治为主，这也从一个侧面反映了医学的快速进步。

尽管动脉瘤性蛛网膜下腔出血（aSAH）的发病率在不同人群大有不同，或许可能因为遗传基因的差异、对疾病有效诊疗的时间不足和经济困难、诊断疾病的方法和条件不同等影响，约至少 1/4 的 aSAH 病人死亡，粗略统计大约一半的存活者缺残留永久的神经功能缺损，大大影响患者的生活质量。有报道认为，致命性事件发生率似乎是在下降，但越来越多的数据表明，早期进行动脉瘤治疗以及对于并发症（比如脑积水、迟发性脑缺血）的积极处置均能提高患者功能的恢复程度。这些进步凸显了不断评估和干预治疗能为病人提供最大的利益需求，但遗憾的是迄今为止尚缺乏肯定有效的大型多中心随机试验数据。

世界卫生组织的一项调查发现，蛛网膜下腔出血在欧洲及亚洲国家经年龄校正的发病率有着 10 倍的差异，中国的蛛网膜下腔出血的年发病率为 2/10 万，而芬兰的蛛网膜下腔出血年发病率为 22.5/10 万。随后的另一个系统性回顾也证实了 aSAH 在芬兰及日本的高发病率；但在美国南部、中部的发病率较低，总体在美国的发病率为 9.7/10 万；其他区域的蛛网膜下腔出血年发病率为 9.1/10 万，为中等程度发病率。在最近的一次以人群为基数的系统性回顾性研究中，aSAH 的发病率从 2/10 万到 16/10 万不等，其中 aSAH 在低收入及中等收入国家的年龄校正的综合发病率为高收入国家的约 2 倍。但在住院病人样本中约每 10 万人中有 14.5 个病人，在收住入院前即已死亡（估计占 12%～15%）。因此，蛛网膜下腔出血的实际发病率或许更高。尽管一些以人群为基数的研究表明 aSAH 的发病在过去 40 年间保持相对稳定，但近期的 1 项年龄、性别校正的回顾性研究认为从 1950 年到 2005 年，除了日本、美国南部及中部地区、芬兰等地区 aSAH 的发病有略微的下降，这些数据与发病率随年龄增长而增加、好发于平均年龄大于 50 岁的人群的研究相一致。但近年的研究发现，中国等地区蛛网膜下腔出血的发病率似乎有所增加。aSAH 在儿童中相对罕见，发病率随儿童年龄增长而增加，发病率从 0.18/10 万人到 2.0/10 万人不等。大多数的研究也指出女性的 aSAH 的发病率高于男性。大多数近期的综合数据指出女性的发病率是男性的 1.24 倍（95%可信区间为 1.09～1.42）。这比之前的 1960 年至 1994 年的 1.6 倍略微偏低（95%可行区间为 1.1～2.3）。性别-年龄对于 aSAH 发病率影响的证据已经从综合研究数据中发现：在年轻男性（25～45 岁）、女性（55～85 岁）、大于 85 岁的男性有较高的发病率。aSAH 的发病在人种及种族中存在明显的差异，黑人、西班牙人、葡萄牙人较白种的美国人有更高的发病率。

二、蛛网膜下腔出血的分类与分级

蛛网膜下腔出血按发生的方式分为自发性蛛网膜下腔出血和外伤性蛛网膜下腔出血两类。

自发性蛛网膜下腔出血进一步分为原发性和继发性。继发性蛛网膜下腔出血指脑实质内的出血血液穿破脑组织进入蛛网膜下腔者，而原发性蛛网膜下腔出血是指多种原因的软脑膜血管破裂血液渗入蛛网膜下腔者。

其中，最常见的原因是高血压动脉硬化症、先天性或后天性动脉瘤、脑动静脉血管畸形、外伤、感染、自身免疫性疾病、原发性或转移性肿瘤、出血性疾病、中毒性疾病、血管炎症性疾病、医源性因素如抗凝治疗、溶栓治疗、介入治疗等。

动脉瘤好发于动脉分支部位，以颅底动脉环周围的动脉瘤较为多见，特别是颈内动脉与后交通动脉和大脑前动脉与前交通动脉分支处最常见。

动脉瘤性蛛血 Hunt Hess 分级标准

0 级：神志清楚，动脉瘤未破裂。

Ⅰ级：神志清楚，无或轻微头痛和颈项强直。

Ⅱ级：神志清楚，中度头痛和颈项强直，部分患者可有轻微神经功能缺失，如颅神经麻痹等。

Ⅲ级：意识模糊，部分患者有局灶性神经功能缺失。

Ⅳ级：昏睡，部分患者有局灶性神经功能缺失。

Ⅴ级：昏迷，部分患者去大脑强直。

三、aSAH 的高危因素

2012 美国心脏协会/美国卒中协会给予专业医学团队的指南认为：

1. aSAH 的高危因素：包括高血压、吸烟、酗酒、拟交感神经药物的应用如可卡因等。

2. 最新的研究认为

（1）位于前循环的动脉瘤更易于在＜55 岁的病人中破裂，然而后交通动脉瘤更易在男性病人中破裂，基底部动脉瘤破裂与酒精使用不足有关。

（2）高血压合并吸烟病人的动脉瘤破裂较那些只有其中一个高危因素者要小。

（3）强烈的精神刺激：在过去 1 个月里重大的生活事件（比如金融、法律问题）可能增加 aSAH 的风险。

（4）直径＞7 mm 的动脉瘤是破裂的主要危险因素。

（5）aSAH 在妊娠、分娩及产褥期并没有更高的发生风险。

3. 女性 aSAH 的风险随着下列因素而增高

（1）颅内未破裂动脉瘤：特别是有症状的、大的、位于后交通动脉或椎基底动脉系统的动脉瘤。

（2）既往 aSAH 病史：不论有无残留的或未经处理的动脉瘤，只要存在既往 aSAH 病史即属于高危患者。

（3）遗传性动脉瘤史：至少 1 名 1 级亲属有颅内动脉瘤，或至少有超过 2 名 1 级亲属有可疑动脉瘤史。

（4）aSAH 家族史。

（5）某些遗传综合征：如常染色体显性多囊肾、Ⅳ型 Ehlers-Danlos 综合征。

炎症在颅内动脉瘤的发生与发展中扮演重要角色。突出的介质包括 NF-κB、坏死因子、巨噬细胞以及生物氧化反应。目前，还没有在人群中进行控制对照研究，但有报道认为 3-OH-3-甲基戊二酰辅酶 A 还原抑制剂（statin），以及钙通道阻断剂可以通过抑制 NF-kB，或其他途径来延缓动脉瘤的形成。

在 aSAH 的危险因素中，明确的引起以及可改变的危险因素有极低的体重指数、吸烟、大量酗酒等。然而，尽管在过去一段时间里，高血压、高血脂的治疗有了显著改善以及吸烟率有了降低，aSAH 的发病在过去 30 年里没有改变。

节食可能增加普通人群的卒中风险，尤其 aSAH。在 1 项对芬兰吸烟者超过 13 年的流行病学研究发现，酸奶摄入越多（但并非所有奶制品），aSAH 的风险越大。蔬菜摄入越多，卒中及 aSAH 的风险越小。咖啡、茶、镁的摄入越多，卒中的风险越低，但 aSAH 的风险没有显著改变。

对于某个个体颅内动脉瘤发展的预测以及某个病人动脉瘤破裂的潜在可能性判断仍是有疑问的。在磁共振显像的随访中，大的动脉瘤（直径大于 8 mm）如果在相同的时间段增大较多，提示可能有更高的破裂风险。动脉瘤的形态学特征如瓶颈形状、动脉瘤与来源血管大小之比等与破裂相关，但是这些如何应用于病人个体来预测动脉瘤未来的破裂仍不清楚。每个病人的个体差异现在尚无法预测，但及时动态地观察却发现个体差异明显地改变了动脉瘤的发生及动脉瘤破裂的风险，而且有可能降低高风险病人的出血风险，并获得定期检查的益处。

考虑到 aSAH 的许多不确定性，如低龄化、人均寿命延长、更多的动脉瘤破裂发生率均使得未破裂动脉瘤的治疗变得更有优点，而且可减少致残率、死亡率。两项大型的家族性动脉瘤的观察研究认为监控这些病人无论在防止 aSAH 或者提高生活质量方面都获得了明显的益处。一些小型研究认为监控那些有 aSAH 一级亲属的病人可能也是合理的，但是对于那些先前有 aSAH 是否需要持续监测尚不清楚。在颅内动脉瘤治疗后再破裂（CARAT）的研究中，aSAH 的复发被预测与动脉瘤的不完全闭塞有关，而且平均发生在治疗后 3 d，但是 1 年后很少发生。随后的反复无创检查为筛选高风险病人或许并无效益，并不能提高人均寿命或者生活质量。对 aSAH 动脉瘤完全闭塞的病人，其 aSAH 的再发风险在此后至少 5 年是低的，尽管一些卷曲的动脉瘤需要二次治疗。

aSAH 的危险因素及预防的新建议：

1. 推荐使用抗高血压药物治疗高血压来预防缺血性卒中、脑出血以及心、肾和其他终末器官损伤。（Ⅰ类，A级证据）
2. 高血压需要治疗，而且它的治疗能够减少 aSAH 的风险（Ⅰ类，B级证据）。
3. 避免吸烟及酗酒，来降低 aSAH 的风险（Ⅰ类，B级证据）。
4. 动脉瘤破裂风险需考虑动脉瘤的大小、位置、病人的年龄、健康状况，还需要考虑动脉流的形态学及血流动力学特征（Ⅱb类，B级证据）（新建议）。
5. 增加蔬菜的摄入可以降低 aSAH 的风险（Ⅱb类，B级证据）（新建议）。
6. 对家族性（至少 1 名一级亲属）aSAH 和（或）有 aSAH 史的病人提供非侵入性监测来评估动脉瘤再发，或者经治动脉瘤的再生长可能是合理的，但是监测的风险及利益有待进一步研究（Ⅱb类，B级证据）。
7. 任何动脉瘤治疗后，一般推荐立即进行脑血管成像来发现可能需要治疗的动脉瘤的残留及再发（Ⅰ类，B级证据）（新建议）。

第二节　蛛网膜下腔出血的诊断

蛛网膜下腔出血的临床表现轻重差别极大，可发生于各年龄段，常急性起病，可在突然用力、咳嗽、情绪激动、排便、憋气等动作后，或在重体力劳动，或强烈的精神刺激、高强度的精神紧张等情况下发生，也可在病人进行日常活动中发生。主诉头痛最多见，"一生中最剧烈的头痛"是最有特征性的表现之一，对能回忆病程的病人中大约80%可有这一痛苦记忆。这种头痛以极其突然出现、立即达到最高峰为特点（晴天霹雳似的头痛）。部分重症患者可表现为突然倒地、昏迷甚至心跳骤停等严重病状，故有一定比例的患者来不及送医即已死亡。

较多患者伴有恶心、呕吐、面色惨白、精神症状、脖子僵硬、项背疼痛、肢体疼痛、畏光、短暂意识丧失、局限性或全身性抽搐，或者神经功能缺失（包括颅神经瘫痪）等。在对被证实患有aSAH的109名病人的回顾性研究中，头痛的发生率为74%，恶心或呕吐77%，意识丧失53%，颈强直35%，12%的病人在接受医学治疗前已经死亡。

先于aSAH相关的头痛的警示性的或前驱性的头痛在10%~43%的病人中被报道。前驱性头痛可增加早期再出血10倍的概率。

大多数颅内动脉瘤是无症状的，直到动脉瘤破裂出血的征象。

脑膜刺激征大多在发病后最初几天即可出现，主要取决于出血量、出血速度、出血部位及其所影响的周围组织的解剖和功能等。

蛛网膜下腔出血后的强烈刺激极易发生脑血管痉挛，一般为发病后即可发生一过性意识丧失、神经功能受损等，经历数分钟或数小时后可缓解；但在发病后5~15 d有可能再次发生意识障碍、精神异常、局灶性神经功能障碍体征等，大多为迟发性血管痉挛所致。

值得注意的是60岁以上的患者发生蛛网膜下腔出血的临床表现大多不典型，缺乏头痛、呕吐、颈项疼痛、颈项强直等征象，仅表现为精神异常、意识障碍、低热等，极易误诊、漏诊。

由aSAH引起的头痛类型、严重程度可有很大不同，因此，较易发生误诊、诊断延迟等。有报道在1985年之前，aSAH的误诊发生高达64%，最近的一些数据显示误诊率大约为12%。那些在初次就诊时有几乎没有神经系统症状或症状轻微的患者更易发生误诊，在1年内较其他人增高将近4倍的死亡或致残的可能性。最常见的诊断失误是没能进行头颅CT平扫。在一小群病人中，尽管没有进行普通的头颅CT以及脑脊液检查，基于临床表现的高度怀疑得出了正确的诊断；最近的一项研究显示1.4%的病人仅仅因为血管成像技术的使用而被诊断为aSAH。

病人可能叙述在动脉瘤大的破裂前的与小出血相关的症状，这些症状被称为前兆出血或警示性出血。这些小出血主要发生在明显的aSAH前的2~8周。与警示性出血相关的头痛常常较轻，与大的动脉瘤破裂出血相关的头痛有所不同，但是它可能持续一段时间。患者可能有恶心及呕吐，但是在前兆出血后发生假性脑膜炎并不常见。

发现警示性出血的重要性不能被过分强调。头痛是在急诊室里常见的主诉，并且蛛网膜下腔出血仅占急诊室所有头痛患者中的1%。因此，高度的怀疑需要有一定的证据，但因为在灾难性的破裂前对警示性出血或先兆性出血的诊断有助于挽救患者的生命，故必须提高警觉性。癫痫可发生于高达20%的aSAH后的病人，最常发生于最初24 h内，更多发生于并发脑出血、高血压以及大脑中动脉和前交通动脉瘤的aSAH病人。

头颅CT平扫发现多数脑沟、脑池、外侧裂等高密度影，严重者可存在局部血肿，仍是目前诊断蛛网膜下腔出血的基本检查，CT检查的敏感性在aSAH发病后头3 d具有较高（接近100%），随后有一定的降低。头颅CT增强血管造影检查（CTA）对于明确蛛网膜下腔出血的动脉瘤、动静脉畸形等原因十分有助，可根据患者生命体征状态尽可能争取进行检查。

蛛网膜下腔出血5~7 d之后，CT阴性率大大增加。此时需要行腰椎穿刺检查，主要观察脑脊液压力有无增高、有无大量红细胞、皱缩红细胞或脑脊液是否黄变等。一般无持续出血的患者，脑脊液中红细胞约在1~2周后消失，3~4周后脑脊液黄变也消失，但仍可见较多的含铁血黄素吞噬细胞，可持续数周至数月。

然而，大脑磁共振显像的进步，尤其是液体衰减反转恢复序列、质子密度加权成像以及梯度回波序列的应用，常常使得 CT 结果阴性但临床怀疑 aSAH 的病人得出正确的诊断，同时也避免了腰椎穿刺的创伤性检查。磁共振成像对中脑附近的 aSAH 的作用是有争议的。aSAH 的适应证仍旧较少，因为在设备的日常可使用率、人员保障（包括不能即刻对病人进行扫描）、对运动伪差的敏感性、患者的顺从性、检查所需时间较长且花费较高等限制。

CTA 对于直径＜3 mm 的动脉瘤的显像是不可靠，这导致即使 CTA 阴性也不能完全排除 aSAH 的情况有可能发生。在中脑周围蛛网膜下腔出血案例中，一些学者认为 CTA 阴性的结果足以排除蛛网膜下腔出血，并且血管造影是不必要的，对此仍然存在争议，临床医生应该谨慎地决定是否做进一步的影像检查。如果有弥漫性 aSAH，提示需要行数字减影血管造影术（DSA），并且如果初次 DSA 结果阴性，要求再次行 DSA 检查，可发现约 14%的小动脉瘤。当血液聚集在脑沟时，CTA 应该用来详细检查是否存在血管炎，DSA 推荐用来确诊。另外，一些研究显示 CTA 可能不能发现小的动脉瘤，并且应行二维或三脑血管造影，尤其当发生意识丧失的出血时。在弥漫性 aSAH 病例中，CTA 阴性仍需进一步行二维或三脑血管造影。在有血管退行性疾病的老年病人，如果成像好、分析充分，CTA 可以在大多数病例中替代脑血管造影，但颅骨可能对 CTA 有一定的干扰，值得注意。

一项新的技术，CTA-MMBE（多层同步匹配成像 CTA）可以精确发现任一部位的颅内动脉瘤，而没有颅骨的干扰，CTA-MMBE 对发现非常小的动脉瘤的敏感性受到限制。一些数据显示 DSA 及三维负向成像可以用来找出破裂动脉瘤的病灶血管（CTA 发现后、血管内治疗前）。另一项新技术，双能量-CTA 在发现颅内动脉瘤方面，跟 DSA 下 CTA 相比可以用较小的辐射剂量做出有诊断意义的成像，跟三维 DSA（但不是二维 DSA）相比有更高的诊断准确性。

脑血管造影仍旧内广泛地应用于 aSAH 的研究及破裂动脉瘤的特征描述。尽管当动脉瘤将被外科切除时，仅 CTA 有时被认为已足够，但对 CTA 是否能决定动脉瘤能否行血管内治疗仍一直有争议。在 1 项研究中，95.7%的 aSAH 病人使用 CTA 来做出进一步治疗。4.4%的病人，CTA 没能提供足够的证据来决定最佳治疗，对此就需要行 DSA 检查。61.4%的病人基于 CTA 检查，被推荐采取血管内治疗，而且 92.6%成功止血。多名学者认为 64 排 CTA 对于急性 aSAH 的检出敏感性已经足够，而且 CTA 对于决定动脉瘤需要填塞或切除是有用的。三维血管造影探测动脉瘤优于二维血管造影。二者联合常常可以提供动脉瘤的高空间分辨率的解剖学形态显像，当然这主要用于血管内治疗前的准备。

最近，射线剂量对于 aSAH 病人开始成为一个重要的以及令人担心的问题。头颅 CT 平扫有助于诊断 aSAH、脑积水引流管放置的确认、神经功能改变的研究，而 CTA 对诊断动脉瘤、CTA 或者 CT 灌注确认血管痉挛以及血管造影以行填塞治疗和血管痉挛治疗的联合使用，可导致对头颅的持续射线照射，从而可能导致射线损伤的可能，如头皮红斑、秃头。尽管一些或者全部这些放射性检查常常是必须的，但仍需努力尽可能降低 aSAH 可以病人的射线照射剂量。

总的来说，对急剧发病、伴有剧烈头痛、呕吐或精神异常、意识障碍者，不论有无脑膜刺激征或局灶性神经体征，均应进行头颅 CT 检查，大多可确定是否存在蛛网膜下腔出血，有条件者尽可能进行 CTA、脑血管造影等检查明确病因。

aSAH 的临床表现及诊断的推荐

1. aSAH 是一种经常被误诊的医学急症。对于突发剧烈头痛的病人应高度怀疑 aSAH（Ⅰ类，B 级证据）。

2. 急诊诊断性检查应包括头颅 CT 平扫，当无法确立诊断时，应该行腰椎穿刺（Ⅰ类，B 级证据）。

3. CTA 可考虑作为 aSAH 的辅助检查。如果 CTA 发现动脉瘤，可帮助指导动脉瘤治疗方法，但是当 CTA 不能做出诊断时，仍宜行 DSA 检查以除外可能为经典的中脑周围 aSAH（Ⅱb 类，C 级证据）（新建议）。

4. 磁共振成像（液体衰减负向成像序列、质子密度加权成像以及梯度回波序列）用于 CT 结果不能确定诊断的患者是合理的，尽管阴性结果不能避免行脑脊液检查的需要（Ⅱb 类，C 级证据）（新建议）。

5. 三维造影 DSA 检查可用于 aSAH 病人动脉瘤的检出（除非动脉瘤已被先前的无创造影检查诊断）以及指导治疗决定动脉瘤采用填塞或者显微切除手术治疗（Ⅰ类，B 级证据）（新建议）。

第三节　蛛网膜下腔出血的治疗

蛛网膜下腔出血的治疗原则是尽快止血、防治继发性脑血管痉挛、尽可能祛除病因、防止复发。

一、一般治疗

强调绝对卧床休息，尽可能不要搬动患者，而将必要的检查或会诊到患者床边进行；避免一切可能引起血压波动或颅内压增高的因素，如咳嗽、打喷嚏、用力排便、精神高度紧张、情绪激动等，予留置导尿，必要时予缓泻剂避免便秘、适当的镇痛和镇静治疗。

在治疗病因后，如脑动脉瘤夹闭术后，可用尼莫地平 20～40 mg，1 d 3 次口服，或每小时 0.5～1 mL 微量泵静脉注射 7～10 d。

二、止血治疗

根据患者蛛网膜下腔出血的病因、病情严重程度、基础疾病等酌情选择使用止血剂，一个转诊中心提出在病人转运过程中短期使用氨基己酸来防止再出血的策略。这在不增加迟发性脑缺血的风险下，降低了再出血的几率，但 3 个月的临床预后并不受影响。深静脉血栓形成但并非肺栓塞的风险提高。

对年轻患者，或无代谢综合征、无高黏血症、无冠心病、无脑血管病等易导致缺血性脑损伤的蛛网膜下腔出血患者，一般主张早期使用较大剂量的抗纤维蛋白溶解剂如 6-氨基己酸、对羧基苄胺（止血芳酸，PAMBA）、氨甲环酸、立止血等。但氨基己酸和氨甲环酸都未经美国食品和药物管理局批准用于动脉瘤再出血的预防。

三、脑动脉瘤破裂的外科手术及血管内治疗

既往均采用颅内动脉瘤显微外科手术切除，或夹闭动脉瘤是最基本的治疗方法。在 1991 年之后，Guglielmi 首创经血管内途径使用电解可脱式铂金弹簧圈闭塞动脉瘤。显微外科和血管内治疗技术水平的提高，使确定适当的病人范围和每个需要治疗的动脉瘤的特征进行得越来越精确。唯一的比较显微手术和血管内修复的多中心随机试验，ISAT（International subarachnoid aneurysm trial，国际蛛网膜下腔动脉瘤试验），从 42 个神经外科中心的 9 559 名 aSAH 病人中随机选取 2 143 名。对于入选合格的患者，由神经外科医师和血管内介入治疗医师共同决定动脉瘤治疗以哪种方式处理较为合适。主要的预后观察指标包括死亡，或生活不能自理；次要预后指标包括癫痫和再出血的风险。1 年期的初步成果显示，死亡率和残疾的发生率分别为显微手术的 31%，而血管内治疗者为 24%，这主要是由于幸存者中残疾率在血管内介入治疗患者降低 16%、而开颅术患者降低 22%，至少部分原因是

由于切除动脉瘤（19%）较填塞动脉瘤止血（8%）的技术性并发症发生率更高，其次可能需要更长的时间安全切除动脉瘤之故。

癫痫和明显的认知减退风险在血管内介入组较低，但是晚期再出血的风险以血管内介入组较高（血管内治疗 2.9%，开放手术 0.9%），而且仅 58%填塞止血的动脉瘤是被完全阻塞，但切除动脉瘤为 81%。一项大型的回顾性分析发现，动脉瘤的不完全闭塞率及随后的动脉瘤复发取决于它的颈部直径以及穿顶。并且微小动脉瘤（<3 mm）的完全闭塞也很困难，一项研究报道弹簧圈未展开者发生率为 5%的血管内介入手术治疗患者，残余穿顶或者残余瘤颈占 30%，并且较大的动脉瘤介入治疗有更高的操作并发症发生率。

虽然可以增加高孔隙支架来提高完全闭塞率，但这会增加并发症的风险，尤其是蛛网膜下腔出血患者，在很大程度上是因为需要进行围术期双重双抗血小板治疗以防止动脉血栓栓塞。有或无弹簧圈的低孔隙分流支架对于许多或绝大多数囊状动脉瘤破裂蛛网膜下腔出血患者来说是否是一个更好的选择仍需研究，但是这些支架在夹层动脉瘤患者既无法切除病变血管，且开颅显微手术可能有更高的风险，因而采用支架介入治疗可能为更好的选择。

另一个提高完全闭塞率的方法是使用有生物活性的支架，而不是纯铂支架。尽管一项无对照研究认为这可以降低动脉瘤再发的风险，但这仅是初步的研究结果，还需要更多的前瞻性对照试验来证实。因此，尽管血管内弹簧圈闭塞治疗较显微手术有更好的短期疗效，但仍应进行长期随访。

鉴于安全性、对手术的耐受性之间的微妙平衡，需要做更多的研究。大多数学者认为以现有的血管内治疗技术，使用弹簧圈填塞大脑中动脉瘤仍然具有困难，且外科治疗的结果也不理想。一些学者认为老年患者血管内介入治疗优于开颅外科切除手术，但其研究的人群样本量较小，现仍有争议。虽然脑实质内出血>50 mL 的病人预后更差，血肿清除一般在 3.5 h 内已显示出可以改善患者预后，对于大部分有较大血凝块的患者倾向于手术治疗。相比之下，血管痉挛期的病人，尤其确诊存在血管痉挛者，因为动脉瘤的解剖及与痉挛血管的关系，采用血管内治疗可能更好。血管内填塞似乎在临床评分低的病人受益更多，尤其是老年患者，因为这一技术使高龄患者能够耐受手术。

后循环动脉瘤的血管内治疗越来越受到广泛的接纳。一项 Meta 分析显示填塞一个基底动脉瘤的死亡率是 0.9%，持续性并发症的风险是 5.4%。最近，关于后循环动脉瘤的治疗，112 个破裂动脉瘤的发病率和死亡率分别是 3.7%和 9.4%。这些数据已导致越来越倾向于填塞破裂的后循环动脉瘤。一项研究，比较切除与填塞基底动脉尖部动脉瘤（44 个病人每个治疗组）发现预后不良率在血管内介入治疗组为 11%，手术组为 30%。在该研究中，主要的不同是外科干预期间缺血和出血率。再出血及迟发性脑缺血的发生率在两组间是相似的。

对于基底动脉瘤的血管内治疗，螺旋支架渐进性填充法使动脉瘤不完全闭塞、动脉瘤再发是一个相当大的挑战。在一项 41 例后循环动脉瘤的研究中，35 例（85%）获得即刻的影像学上的完全或接近完全的闭塞。该研究的后续时间为 17 个月，29 名患者得到了随访，那些动脉瘤完全闭塞的患者并没有完全闭塞。在剩下的接近完全闭塞患者，47%发生了再通，其中 1 例发生了再出血。基于这些发现，应该对患者行 DSA 随访，特别是那些接受支架治疗的后循环动脉瘤患者，尤其那些没有立即表现出完全闭塞的患者。

脑动脉瘤破裂的外科手术及血管内治疗方法的建议：

（1）aSAH 患者动脉瘤应行手术夹闭或介入栓塞以减少再出血的发生（Ⅰ类，B 级证据）。

（2）应尽可能完全闭塞动脉瘤（Ⅰ类，B 级证据）。

（3）动脉瘤的治疗方案应该由经验丰富的脑外科医生及血管专家结合患者病情及动脉瘤的特点制订治疗方案（Ⅰ类，C 级证据）（对先前指南的修正）。

（4）动脉瘤破裂的患者同时符合血管内介入治疗和外科手术治疗时，应优先考虑介入栓塞治疗

（Ⅰ类，B级证据）（对先前指南的修正）。

（5）无严重禁忌证、动脉瘤破裂行介入治疗或手术治疗应推迟到血管造影后进行（时间和方案应个体化），若临床症状持续，无论行夹闭或栓塞后均应进行再治疗（Ⅰ类，B级证据）（新建议）。

（6）脑实质血肿（>50 mL）和大脑中动脉瘤多考虑手术治疗；老年人超过70岁者、WFN分级（Ⅳ/Ⅴ）aSAH和基底动脉分叉处动脉瘤多考虑介入治疗（Ⅱb类，C级证据）（新建议）。

（7）动脉瘤破裂行支架置入术会增加发病率及病死率，应在除外其他低风险治疗方案后进行（Ⅲ类，C级证据）（新建议）。

aSAH的治疗首先表现在治疗手段上的突破和治疗理念上的根本性改变，手术夹闭和血管内介入治疗已经成为目前两种主要的治疗手段；其次需要重视治疗时机的选择和对患者手术耐受性、安全性等的风险评估，开颅显微技术水平的提高和器材的发展，扩大了急性期进行动脉瘤夹闭的指征，急性期治疗已是目前治疗的主流。但一般来说，如果单纯将指南生搬硬套、将问题简单化，虽然为广大一线医生提供容易操作的治疗准则，却忽略了个体化治疗的原则。相关专业的医生面临的是千变万化的个案病例，需要在较短的时间内作出"生死抉择"，故在现阶段需要规范化研究不断创新，同时针对不同个案的动脉瘤进行个体化治疗，使安全性达到最高、患者的预后最好的风险效益比。

四、外科手术和介入治疗中的麻醉管理

麻醉管理的总体目标除了常规的围手术期管理外，重要的是加强血流动力学控制，其目的是控制过高的血压以免增加出血、降低动脉瘤再破裂的风险、防止缺血性脑损伤和进一步的继发性损伤。

既往通过降低血容量来防止动脉瘤破裂，但研究显示具有潜在危害性，即发生早期神经功能障碍的风险明显增加，并有可能加重或延迟神经功能恢复。

一项回顾性研究显示，平均动脉瘤压下降>50%与不良预后相关；然而，年龄调整后，这个关联不再有明显地统计学差异。在行脑动脉瘤手术的患者中，术中高血糖伴随着长期的认知和神经功能下降。这与临床中经常发生的高血糖水平相关，如血糖浓度达到129 mg/dL，认知能力下降的风险加大，当血糖浓度为152 mg/dL，可伴随神经功能的障碍。许多药物制剂已用于改善颅内动脉瘤术中的脑保护，但未表明可改善预后。全身亚低温治疗已用于临床治疗颅脑损伤、缺血性卒中、循环骤停等患者预防缺血性脑损伤。一个多中心随机对照试验中，对破裂脑动脉瘤治疗的开颅手术时应用低体温进行评估。这项研究发现低温是相对安全的，但没有证据表明其能够降低临床评分高的aSAH患者的死亡率，并提高其神经系统功能预后。此外，术中低体温对aSAH后神经心理功能的恢复也无益处。这两项研究的著名之处是，它们都没能有力地发现更多低体温带来的收益，并且有使用低体温来改善二级临床重点的趋势。

临时夹闭经常被用来改善手术条件和防止动脉瘤在剥离手术的术中破裂。在一项回顾性的研究中，临时夹闭对预后并没有影响。高血压时，可以考虑限时的临时夹闭，预计时间为120 s，但是这项策略在动脉瘤手术中的价值并没有被充分研究。在纳入研究的大动脉瘤患者，在体外循环深度低体温循环骤停的方法已经显示出可行性及可能的有效性，但是仍缺乏预后的数据。腺苷导致暂时心脏停跳已被用来控制破裂动脉瘤手术期间的出血，或者缩小大动脉瘤以有利于动脉瘤夹闭的手术；但仍需要对照研究来证实。

一般来说，适用于脑动脉瘤破裂的开放手术治疗的麻醉管理原则同样适用于介入治疗。麻醉方法的选择取决于具体情况，最常见的技术是清醒镇静和全身麻醉。目前，没有比较这两项技术的研究。麻醉技术主要的目标之一是保持病人不动来获取进行血管内介入的最佳的影像；因此，一般气管插管、全身麻醉作为首选。

不同于开颅手术，在血管内介入治疗过程中遇到动脉瘤破裂是一大挑战，这可能会导致有或无

心动过缓的血压急剧大幅度增高，从而引起颅内压的升高。过度通气、渗透性利尿可根据需要进行颅内高压控制。对高血压的过度降压治疗可能导致脑缺血；因此，抗高血压治疗仅适用于有极度血压增高的患者。

血管内介入治疗不同于开颅手术，它常常在动脉瘤导管栓塞操作时，需要使用肝素进行抗凝。已经接受抗凝治疗的患者如果颅内动脉瘤破裂，需要使用鱼精蛋白进行快速的中和。随着血管内支架越来越多的应用，抗血小板制剂（阿司匹林、氯吡格雷、IIb/IIIa糖蛋白受体拮抗剂）的应用越来越常见。在治疗中发生动脉瘤破裂的案例，抗血小板治疗可由输注血小板来迅速逆转。

动脉瘤性蛛网膜下腔出血开颅手术和介入治疗中的麻醉管理的建议：

1. 在动脉瘤性蛛网膜下腔出血术中，若需要降低患者的血压，则应减少血压降低幅度和降压的时间（IIa类，B级证据）。

2. 根据现有的证据，我们尚无法建议在暂时夹闭动脉瘤时，应升高患者的血压，但也有病例证实其可被视为合理的方法（IIb类，C级证据）。

3. 对于某些动脉瘤患者而言，在术中控制性低温是一项合理的治疗选择，但我们并不将其作为常规推荐（III类，B级证据）。

4. 在动脉瘤手术中要预防发生高血糖的可能性（IIa类，B级证据）。

5. 在脑动脉血管瘤破裂的手术中使用全身麻醉对一部分患者有益（IIa类，C级证据）。

五、对 aSAH 后的脑血管痉挛和 DCI 的处理

aSAH 后的脑动脉造影显示狭窄（血管痉挛）非常常见，多发生在动脉瘤破裂后 7～10 d，21 d 后自行缓解。动脉狭窄瀑布效应开始于氧合血红蛋白与血管壁的接触触发，导致动脉狭窄的途径是大量基础研究的重点，但是至今仍没有发现有效的预防治疗措施。部分原因在于血管痉挛发生在动脉及小动脉循环的不同层面。在大动脉痉挛性狭窄血管造影仅 50% 案例出现缺血性神经症状，而且尽管大血管痉挛的严重程度与有症状的缺血之间有一定关联，但仍有严重大动脉痉挛的病人并不表现出症状，而仅有轻微痉挛的病人不但有症状，而且较易发生梗塞。导致缺血及梗塞发生的可能因素较多，包括但不限于远端微循环衰竭、低侧枝循环或遗传性、生理性的细胞缺血耐受的个体差异性。

迟发型脑缺血性损伤（DCI），特别是与动脉血管痉挛相关，仍然是 aSAH 患者死亡和残疾的主要原因。aSAH 导致的血管痉挛的管理复杂。自从先前版本的指南出版后，对于 aSAH 引起的血管痉挛以及 DCI 的了解取得了显著的进步，主要系口服尼莫地平预防及其常规剂量的维持，同时实施三重－H 治疗法（血流动力学增强疗法）和（或）应用扩血管药物治疗和球囊血管成形术。首先，尼莫地平效果更好，最近一项综合的 Meta-分析对其由防止血管痉挛（除了大血管痉挛）而带来的神经功能预后的提高做了肯定。尽管少有新的重要的数据显示预防血容量过多较常量的维持相比获益少，但新的数据显示基底动脉的预防性血管成形术与抗血小板药物预防性的使用都可以有效降低发病率。类似地，仅有一项来自病例对照研究的数据支持腰椎穿刺引流脑脊液，尽管有正在进行的关于这项干预对减少动脉痉挛及 DCI 的价值的研究。

关于鞘内溶栓注射治疗的研究，最近有一项关于 5 个随机对照试验的 Meta-分析提示，尽管该方法有缺陷，但治疗仍是有益的。另有研究提示，内皮功能紊乱（尤其在微循环水平）也是血管痉挛的一个决定性因素。

一些近期的临床试验已经研究了他汀类药物、内皮素-I 受体拮抗剂以及硫酸镁的效用。

他汀类药物已经被一些小的、单中心随机试验进行研究，但得出的结果不尽相同。尽管最近的一项 Meta-分析报道没有临床收益的证据，一项大型的 3 期试验（辛伐他汀在 aSAH 中的应用

<STASH>）取得了进展。

克拉生坦（1种内皮素-Ⅰ受体拮抗剂）已经在一项Ⅱb期试验（克拉生坦克服蛛网膜下腔出血后神经系统缺血及梗死<conscious-1>）中显示出与血管造影显示血管痉挛的剂量依赖的发生率降低有关；对于临床预后的益处最初并不明显，但是后来对血管痉挛相关的卒中更严格的定义进行研究，提示存在有利作用。然而，随后的一项试验（conscious-2）表明在动脉瘤夹闭后患者使用克拉生坦组在临床预后上并没有改善。但是，另一项弹簧圈填塞病人的（conscious-3）类似的研究在结束前即因严重的不良反应被强行终止。硫酸镁在一些试点实验中被研究。尽管一些认为镁的输注与迟发性脑缺血的减少相关，但仍没有 Meta-分析的结论来显示其益处。

一项 3 期临床试验（aSAH 静脉内硫酸镁的应用<IMASH>）并不支持输注镁相比较安慰剂可以带来临床获益。1 项更大的随机试验正在进行中。

关于迟发型脑缺血性损伤（DCI）的诊断常常是有疑问的，现在越来越清楚一系列的神经系统检查虽然重要，但是对于临床评分低的患者这些检查敏感性较低。因此，诊断方法应根据临床具体情况调整。各种诊断方法用于确定（1）动脉狭窄和（或）（2）血液灌注异常或大脑的氧含量降低。这些不同的工具有各自的优点及缺点。尽管进行了一些大动脉狭窄的诊断准确性的对比研究，目前仍无对使用不同诊断方法对于病人预后影响进行随机研究。现在有数据显示，灌注成像（可以显示低灌注区域）在发现迟发型脑缺血性损伤（DCI），可能比经颅多普勒（对动脉狭窄的解剖学成像及显示血流速度改变）更精确。灌注 CT 成像是一项有前景的技术，尽管再次进行检查有造影剂负荷及射线暴露的风险。

迟发型脑缺血性损伤（DCI）确诊后的初期治疗是诱导和增强血流动力学以改善脑灌注量。目前，还没有进行过这项干预的随机试验，但是多数患者迅速的症状的改善，以及过早停止治疗病情的恶化都是其令人信服的其有效性的证据。获益的确切机制仍不清楚。在一些病人，由于自身调节机制影响，平均动脉压的升高可能增加脑血流量。在另一些病人，可能有一些直接作用于血管腔的压力效应导致动脉扩张。传统上讲，血流动力学的增强包括血液稀释（在这一人群中经常发生），血容量过多以及高血压的扩血管治疗。大量文献已将将焦点从 3-H 治疗转移到等容的维持以及反应性高血压的治疗。

一项正在进行研究（获准为一个人道主义豁免的装置）的增强血流动力学的新方法是主动脉内球囊反搏治疗装置。介入治疗通常用于血流动力学没有改善以及突发的局灶性神经功能缺陷及损伤为主要症状的患者。干预措施包括应用动脉球囊扩张手术处理近心段的血管，注射血管扩张药物治疗更多远端血管。许多不同的血管扩张药物被应用于临床。通常使用钙离子通道阻滞剂，但 NO 供体被用于小型试验。罂粟碱使用的较少，因为它可产生神经毒性。血管扩张治疗最基本的局限性在于作用有效时间的短暂性。对于增强血流动力学，目前还没有这项干预的随机试验，但大型的病例分析已经显示出影像学及临床上的改善。

对 aSAH 后的脑血管痉挛和 DCI 的处理的建议：

1. 口服尼莫地平可降低 aSAH 所致各种严重并发症的风险（需要注明此药物改善神经功能预后，但不能改善脑血管痉挛。其他口服或静脉钙通道拮抗剂疗效尚不确定）（Ⅰ类，A 级证据）。

2. 建议维持正常血容量和有效循环血量以防止 DCI（Ⅰ类，B 级证据）（先前指南的修订）。

3. 不推荐在出现血管痉挛前进行预防高血容量或球囊成形术的治疗（Ⅲ类，B 级证据）（新建议）。

4. 建议用经颅多普勒超声监测动脉血管痉挛（Ⅱa 类，B 级证据）（新建议）。

5. CT 或磁共振灌注成像可用于识别潜在脑缺血（Ⅱa 类，B 级证据）（新建议）。

6. 建议对 DCI 患者行血压监测，除血压高于基线或已除外心功能状态（Ⅰ类，B 级证据）（先前指南的修订）。

7. 脑血管成形术和（或）选择性动脉内血管扩张治疗适用于脑血管痉挛，尤其是对降压治疗无反应的患者（Ⅱa类，B级证据）（先前指南的修订）。

六、对 aSAH 相关脑积水的管理

15%～87%的 aSAH 患者发生急性脑积水。另外，8.9%～48%的 aSAH 患者发生慢性分流依赖性脑积水。仅有一项随机对照试验空两项 Meta-分析关于 aSAH 相关脑积水的管理；其余的文献包括非随机病例对照，病例研究以及病例报告。对于 aSAH 并发急性脑积水的患者，常常可通过脑室外引流（EVD）或者腰椎穿刺解决。EVD 通常能够改善神经功能。有两项回顾性病例研究研究了 EVD 治疗动脉瘤再出血的风险，其中一项发现 EVD 有更高的再出血风险，然而其他两项研究没有发现更高的风险。

腰椎引流治疗 aSAH 引起的脑积水从以往的报告中得知是安全的（没有增加再出血的风险），但它仅在以往的回顾性研究中得到证实，其中一项特别的评估了在手术操作期间腰椎引流对于降颅压的作用。当决定采用何种脑脊液引流方法时，严重颅高压病人放置腰椎引流后颅内组织移位理论上的风险应该被考虑，尤其有脑实质内血肿的病人。当怀疑有脑积水阻塞时，应首选 EVD 治疗。原始数据表明腰椎引流可减少血管痉挛的发生率。持续性腰椎穿刺引流来管理急性 aSAH 相关脑积水被认为是安全的，但这项技术仅仅在小的回顾性研究中被评价。

安置脑室分流通常用于治疗与 aSAH 相关的慢性脑积水。只有一部分与 aSAH 相关的急性脑积水患者发展为分流依赖的慢性脑积水。决定那些病人需要脑室引流的方法被一项单中心前瞻性随机对照试验所研究，该试验的 41 名病人被随机分配到 EVD 的快速撤除（撤除时间<24 h），40 名病人随机分至 EVD 的逐渐撤除（撤除时间 96 h）。在引流放置率上两组没有区别（63.4%比 62.5%），但是逐渐撤除组较快速撤除组在 ICU 住院多 2.8 d（$P=0.002$），医院住院多 2.4 d（$P=0.0314$）。

一些回顾性研究已经尝试找出 aSAH 相关分流依赖的慢性脑积水于预测因子。一项对五项非随机研究（选取 1 718 名病人，其中 1 336 名进行了夹闭，382 名进行了填塞）的 Meta-分析发现在夹闭组（相对风险，0.74，95%可信区间，0.58～0.94）较填塞组有更低的分流依赖（$P=0.01$）；然而，仅其中一项研究显示独立的显著差异。

另外三项不包括在 Meta-分析中的非随机研究显示手术治疗和介入治疗对于分流依赖的慢性脑积水的治疗无显著性差异。终板造瘘被认为可以减少慢性分流依赖性脑积水的发病率，但一项对 11 项非随机研究（选取 1 973 名病人，其中 975 名进行了终板造瘘，998 名没有进行）的 Meta-分析显示并没有发现那些接受了终板造瘘的患者和那些没有接受终板造瘘的患者有明显的差异（终板造瘘组 10%比非终板造瘘组 14%，$P=0.09$）。一项没包括在 Meta-分析中的非随机研究比较了 95 名进行动脉瘤夹闭、出血清除的病人及 28 名有可比性的血管内介入、终板造瘘、出血未清除的病人，发现分流依赖的脑积水发生在 17%的外科病人，33%的血管内介入病人（统计学差异未报道）。

与 aSAH 相关脑积水的管理的建议：

1. 建议 aSAH 相关性急性脑积水症状行脑脊液分流术（脑室外引流或腰椎引流，有赖于临床方案制定）（Ⅰ类，B级证据）（对先前指南的修订）。

2. 建议 aSAH 相关性慢性症状性脑积水行永久性脑脊液引流（Ⅰ类，C级证据）（对先前指南的修订）。

3. 切断 EVD 超过 24 h，尚不能减少脑室分流（Ⅲ类，B级证据）（新建议）。

4. 终板造瘘不能有效减少分流依赖性积水，故不常应用（Ⅲ类，B级证据）（新建议）。

七、对 aSAH 合并癫痫的治疗

对 aSAH 相关的癫痫的发生率、对未来的影响及其管理仍存在争议。目前，没有随机对照试验可用来指导预防、治疗癫痫的策略。相当高比例的 aSAH 患者（超过 26%）经历了类似癫痫发作，但这些发作是否真是原发性癫痫仍不清楚。最近的回顾性调查认为癫痫发生率较低（6%～18%），而且其中两项研究发现这些病人中的大多数癫痫的发作在临床评估前。迟发性癫痫发生率为 3%～7%。回顾性研究已经指出一些关于 aSAH 相关的早期癫痫发生的危险因素，包括大脑中动脉瘤、较大的 aSAH 血块、脑实质内血肿、再出血、急性心肌梗死、神经系统功能低下、高血压病史等。

动脉瘤破裂患者的治疗模式也可能影响到后续癫痫的发作。一项关于血管内介入治疗的病人的研究报道在手术期间没有癫痫发生以及 3% 的迟发性癫痫的发生率。此外，对 ISAT 中病人的扩展随访显示，在血管内栓塞病人癫痫有显著的较低发生率。癫痫和 aSAH 功能性预后之间的关联仍不清楚。一些研究报道其对预后没有影响，然而其他一些发现癫痫作为独立因素导致较差的预后结果。最近的两项对 aSAH 病人大型回顾性单机构研究发现发生持续性癫痫、无抽搐性电休克状态时，通常显示 aSAH 的预后较差。尽管 aSAH 的日常抗惊厥药物应用缺乏高质量的证据，但短期预防性癫痫治疗仍常常用于 aSAH 患者，因为在 aSAH 危重病人发作癫痫可导致额外的伤害，或未确实处理好的动脉瘤的再出血。来自一些相对小的对于开颅手术病人的非随机研究支持这个观点，但是在 aSAH 后使用显微手术技术治疗的病人常规应用抗惊厥药物的功效仍未被证实。

任何对 aSAH 患者常规使用抗癫痫药物有益的结果，都必须经过一个潜在风险的评估。在一项大型单机构研究，这项研究常规使用抗惊厥药物，其中 23% 的病人出现了药物不良反应。另一项单中心回顾性研究发现预防性应用苯妥英钠是 aSAH 后 3 个月内认知功能预后较差的独立因素。来自其他治疗方法的影响的试验数据也认为抗惊厥治疗的病人预后较差，但抗惊厥的应用也与血管痉挛、DCI、发热等有关，这项建议可能存在对使用抗癫痫药物的误区。尽管回顾性研究没有显示 aSAH 后预防性抗惊厥应用的益处，但这些研究小型，而且受限制（比如，抗惊厥水平没有被常规监测）。

aSAH 合并癫痫的治疗的建议：

1. 可在 aSAH 出血后的超急性期，对患者预防性应用抗惊厥药（Ⅱb 类，B 级证据）。
2. 不推荐对患者长期使用抗惊厥药（Ⅲ类，B 级证据），但若患者有以下危险因素，如大脑中动脉瘤、脑实质内血肿、脑梗死以及高血压史等，可考虑使用抗惊厥药（Ⅱb 类，B 级证据）。

八、对 aSAH 并发症的管理

高钠血症和低钠血症是 aSAH 后急性期的常见并发症。低钠血症的报道的发生率为 10%～30%。低钠血症与超声影象及临床血管痉挛的出现相关。低钠血症可由不同机制在 aSAH 后发生。脑性盐耗综合征分泌过多钠尿肽导致过多尿钠排泄，从而引起低血钠导致低血容量。临床上脑性盐耗综合征多见于医疗条件较差、前交通动脉瘤破裂、脑积水的患者，可能是提示预后不良的一个独立危险因素。使用晶体或者胶体的非对照研究提示积极的容量复苏可减少 aSAH 后脑性盐耗综合征导致脑缺血的风险。一项回顾性研究已经提示 3% 盐水纠正低钠血症的有效性。此外，对临床评分高的 aSAH 患者使用高渗盐水似乎可增加局部脑血流量、脑组织的供氧以及提高患者的 pH 值。

两项随机对照试验已经进行来评估氟氢可的松纠正低钠血症和改善液体平衡的作用。一项试验发现氟氢可的松有助纠正低钠血症，另一项报道使用此盐皮质激素可减少液体用量以及提高血钠水平。一项相似的随机安慰剂对照试验显示使用氢化可的松的 aSAH 病人有降低的尿钠排泄以及低的低钠血症发生率。白蛋白作为 aSAH 血管痉挛期有效扩容剂的价值已经在非对照试验中显示，但仍旧没有明显的证据显示其在 aSAH 患者中较晶体液相比具有的优越性。

发热是 aSAH 最常见的并发症。非感染（中枢）性发热与严重的创伤、大量出血以及脑血管痉挛的发展有关，而且可能是血液及其代谢产物所引发的全身炎症反应的标志。有研究数据提示发热是认知预后较差的独立危险因素。有效控制发热可改善神经功能预后已被报道。

动物试验及人类病例研究都显示血糖浓度升高与缺血性脑损伤后的预后较差有一定的联系。解释这个在人类中联系的机制仍不清楚。对一系列 aSAH 病人使用历史对照来比较、标准的高血糖管理的数据提示在 aSAH 后有效地控制血糖能够大大降低预后不良的风险。然而，对于那些临床评分较低的患者，即使血糖水平在正常范围内，也可能伴有脑能量代谢障碍和乳酸、丙酮酸代谢障碍。

贫血在 aSAH 后较常见，并可能影响大脑氧供。在 aSAH 合并贫血病人输注红细胞可显著提高大脑氧供以及降低氧摄取率。对 aSAH 病人前瞻性注册数据研究提示 aSAH 后高的血红蛋白含量与改善预后相关。然而，输血量尚没有标准，因此在使用量上有很大不同。此外，在一些实验中，像日常临床实践那样输注红细胞与不良预后相关。近来，一项前瞻性随机试验已经显示出在 aSAH 病人（有高的血管痉挛的风险）维持高的血红蛋白量的安全性及可行性。然而，最佳血红蛋白值尚不清楚。

另两个 aSAH 并发症是肝素诱导的血小板减少症和深静脉血栓形成。基于三项单中心研究，前者的发生率约为 5%，而且似乎与预防深静脉血栓的肝素的应用无关，而与进行血管造影的数量有关。肝素诱导的Ⅱ型血小板减少症患者，血栓并发症发生率高、具有血管痉挛/DCI 的症状、死亡率高、预后较差。考虑到在许多造影过程中需要使用肝素，目前仍不清楚是否有实际的可防止肝素诱导的血小板减少症的方法，但是意识到这个并发症以来，避免使用更多的肝素以及在血液病专家指导下使用非肝素来替代，显然是重要的。对比之下，深静脉血栓在 aSAH 后经常发生已经被认识很久了，尤其那些因不良状态制动的病人。然而，在对常规预防应用（皮下肝素以及外穿弹力袜）的同类病人的研究，最近有数据表明，虽然可在部分病例中检测出无症状血栓，但肺栓塞在检测和未检测病例中发病率无显著差别。

对 aSAH 并发症的管理建议：

1．aSAH 不推荐输注大量低渗液体及维持血容量（Ⅲ类，B 级证据）。

2．对近期 aSAH 患者使用等渗液进行治疗时，应通过检测患者的中心静脉压、肺动脉脉楔压、液体平衡和体重等指标以监测血容量（Ⅱa 类，B 级证据）。

3．在 aSAH 急性期应通过体温调节中枢进行积极体温控制（Ⅱa 类，B 级证据）（新建议）。

4．对重症监护管理 aSAH 患者，应该注意控制血糖，严格避免低血糖的发生（Ⅱb 类，B 级证据）。

5．对有脑缺血风险的 aSAH 患者输浓缩红细胞治疗贫血是合理的，但理想血红素指标尚不明确（Ⅱb 类，B 级证据）（新建议）。

6．可以联合使用氟氢可的松和高渗盐水以纠正低钠血症（Ⅱa 类，B 级证据）。

7．肝素诱发的血小板减少症和深静脉血栓是 aSAH 的相对常见并发症，应早期识别和针对性治疗，但规范化鉴别筛查仍需进一步研究（Ⅰ类，B 级证据）（新建议）。

九、预防 aSAH 后再出血的医疗措施

动脉瘤再出血与存活者的高死亡率和功能恢复不良预后相关。最大的再出血风险是在头 2～12 h，有报告头 24 h 发生率在 4%～13.6%。事实上，超过 1/3 的再出血发生头 3 h 内，将近一半出现在症状出现后的 6 h 内，早期再出血较晚期再出血预后更差。与动脉瘤再出血相关的因素包括颅内动脉瘤较长的治疗时间，较差的神经系统状况，初始意识的丧失、先前的前兆性头痛（严重头痛持续＞1 h，但不能得出 aSAH 的诊断）、动脉瘤较大以及可能收缩期血压＞160 mmHg。尽管遗传因素与颅内动脉瘤的出现相关，但并不与再出血的发生率的增加相关。对破裂动脉瘤进行早期治疗

可以减少再出血的风险。对那些症状迟发并处于血管痉挛期的病人，延迟的动脉瘤栓塞治疗较早期栓塞有较高的再出血风险。

普遍认为在 aSAH 后应控制急性高血压，直到闭塞动脉瘤，但血压控制目标尚未定义。有各种经静脉滴注药物。尽管缺乏显示不同临床结果的数据，但尼卡地平血压可能提供较拉贝洛尔和硝普钠更平稳的血压。虽然降低脑灌注压力可能导致脑缺血，但一项神经系统危重病人的队列研究发现使用尼卡地平和减少的脑氧含量无关。氯维地平为极短效钙通道阻滞剂，是另一个控制急性高血压的选择，但现在缺少数据。

当未能及时闭塞动脉瘤时，溶栓治疗已被证明可降低动脉瘤再出血率。

预防 aSAH 后再出血的医疗措施的建议：

1．从 aSAH 出现症状到动脉瘤闭塞，应该使用静脉滴注药物来控制血压来平衡卒中、高血压相关再出血，及维持脑灌注压之间的风险（Ⅰ类，B级证据）（新建议）。

2．血压控制以降低再出血风险的目标值尚未确定，但收缩压下降至＜160 mmHg 是合理的（Ⅱa类，C级证据）（新建议）。

3．对延迟闭塞动脉瘤不可避免的病人，巨大的再出血风险，以及没有强烈的药物禁忌证，短期的（＜72 h）氨甲环酸或氨基己酸疗法对降低早期动脉瘤出血是合理的（Ⅱa类，B级证据）（先前指南的修正建议）。

十、aSAH 的自然史及预后

尽管 aSAH 的病死率在全世界一直是高的，但它的死亡率在过去的 25 年间在工业化国家有所下降。美国的一项研究报道从 1979 年至 1994 年每年有大约 1% 的降低。另外一些研究显示其病死率已经从 20 世纪 70 年代中期的 57% 降至 80 年代中期的 42%，然而 80 年中期至 2002 年，从 26% 升至 36%。死亡率在公开出版的流行病学研究报告中大不相同，从 8% 到 67% 不等。在流行病学调查中，中位死亡率从美国的 32% 到欧洲的 43%～44%，日本为 27%；但这些数据并没有充分考虑院前死亡率的影响。因为所观察到的病死率的降低与 aSAH 住院病人存活率的提高是直接相关的。

aSAH 的平均发病年龄有增加，对存活率有负面影响。存活者的性别、种族差异亦存在一定影响，一些研究认为女性死亡率高于男性，黑人、美国印第安人/阿拉斯加土著人以及亚洲人/太平洋岛民的死亡率高于白种人。

使用改良的 Rankin 评分量表发现 8%～20% 的存活者生活不能自理。此外，对于认知损害、行为改变、社会适应等指标相对不敏感，而且能力级别评估往往大大低估了 aSAH 对于存活者的各项功能及生活质量的影响。多个不同设计的研究均一致认为，智能损害在 aSAH 后十分普遍；认知功能在发病后的 1 年内有一定提高，但全面的认知损害存在于大约 20% 的患者，并与其功能恢复较差、生活质量较低相关。认知功能缺失及功能的降低经常由心境障碍（焦虑、沮丧）、疲劳以及睡眠障碍等有关。因此，评估幸福感及生活质量的量表将在 aSAH 病人的全面评估中相当有用，甚至在那些功能恢复较好的病人中亦有一定作用。对于那些功能已经恢复但难以重返原先工作岗位的患者，行为和心理问题以及身心方面的低承受耐力是其中最经常遇到的困难。

aSAH 后认知及功能缺失的原因以及对这些病人的智力预后及功能恢复的最好的评估方法仍有待于改进。aSAH 临床表现的严重性对提示预后是最重要的指标。最初的临床严重程度可以使用简易有效的量表来可靠地分类，如 Hunt 和 Hess 量表以及世界神经外科医师联盟量表。

动脉瘤的再出血是另外一个不良预后的主要指标。另外，不良预后的指标包括高龄、存在严重临床疾病、CT 检查提示全脑水肿、脑室内出血、脑实质内出血、症状性脑血管痉挛、迟发性脑梗死（尤其多发性）、高血糖、发热、贫血以及其他系统的并发症，如肺炎和败血症等。某些动脉瘤方面的因素，如大小、位置以及复杂的形状，可能增加病程中并发症的风险以及影响全面的预后。在能得到外科及血管内介入治疗的高等级医学中心接受治疗可能与好的预后有关。

aSAH 的自然史及预后的推荐：

1．aSAH 最初的临床严重程度应该立即使用简单有效的量表来评定（比如 Hunt 和 Hess 量表，世界神经外科医师联盟量表），因为它是 aSAH 预后最有效的预测指标（Ⅰ类，B 级证据）。

2．早期动脉瘤的再出血风险是高的，而且再出血与不良预后有关。因此，推荐对于疑似 aSAH 病人进行紧急的评估及治疗（Ⅰ类，B 级证据）。

3．出院后，建议 aSAH 病人做包括认知、行为及心理的综合评估是合理的（Ⅱa 类，B 级证据）（新建议）。

表 22-1　美国心脏病协会卒中委员会制定的证据分级标准

分类标准	证据
Ⅰ类	有明确数据证实和（或）普遍认为某治疗、操作有效
Ⅱ类	有不确定的数据证实和（或）有争议地支持某治疗、操作有效
Ⅱa 类	数据或观点倾向于某治疗、操作
Ⅱb 类	数据或观点不倾向于某治疗、操作
Ⅲ类	有明确数据证实和（或）普遍认为某治疗、操作无效，在某些情况下有害
治疗证据级别	
A 级	数据来自多个临床随机试验
B 级	数据来自单一临床随机试验或多个不随机研究
C 级	专家经验
诊断/预后证据级别	
A 级	数据来自多项有统一评价标准的前瞻性随机对照研究
B 级	数据来自单一 A 级研究或来自≥1 项的病例对照研究或多项无统一评价标准的研究
C 级	专家经验

表 22-2　Ⅰ类建议

A	1．推荐使用抗高血压药物治疗高血压来预防缺血性卒中、脑出血，以及心、肾和其他终末器官损伤 2．口服尼莫地平可降低 aSAH 所致各种严重并发症的风险（需要注明此药物改善神经功能预后，但不能改善脑血管痉挛。其他口服或静脉钙通道拮抗剂疗效尚不确定）
B	1．高血压需要治疗，而且它的治疗能够减少 aSAH 的风险 2．避免吸烟及酗酒，来降低 aSAH 的风险 3．任何动脉瘤治疗后，一般推荐立即进行脑血管成像来发现可能需要治疗的动脉瘤的残留及再发（新建议） 4．aSAH 最初的临床严重程度应该立即使用简单有效的量表来评定（比如 Hunt 和 Hess 量表，世界神经外科医师联盟量表），因为它是 aSAH 预后最有效的预测指标 5．早期动脉瘤的再出血风险是高的，而且再出血与不良预后有关。因此，推荐对于疑似 aSAH 病人进行紧急的评估及治疗 6．aSAH 是一种经常被误诊的医学急症。对于突发剧烈头痛的病人应高度怀疑 aSAH 7．急诊诊断性检查应包括头颅 CT 平扫，当无法确立诊断时，应该行腰椎穿刺 8．三维旋转造影 DSA 检查可用于 aSAH 病人动脉瘤的检出（除非动脉瘤已被先前的无创造影检查诊断），以及指导治疗（决定动脉瘤采用填塞或者显微切除）（新建议） 9．从 aSAH 出现症状到动脉瘤闭塞，应该使用静脉滴注药物来控制血压来平衡卒中、高血压相关再出血，及维持脑灌注压之间的风险（新建议） 10．aSAH 患者动脉瘤应行手术夹闭或介入栓塞以减少再出血的发生 11．应尽可能完全闭塞动脉瘤

B	12. 动脉瘤破裂的患者符合管内介入治疗和外科手术治疗时，应优先考虑介入栓塞治疗（对先前指南的修正） 13. 无严重禁忌证，动脉瘤破裂行介入治疗或手术治疗应推迟到血管造影后进行（时间和方案应个体化），若临床症状持续，无论行夹闭或栓塞后均应进行再治疗（新建议） 14. 低容量医院（如每年＜10例aSAH）应考虑将患者早期转入具有丰富经验的脑血管外科医生、介入专家及具备神经重症监护室的高容量医院（如每年＞35例aSAH）（对原先指南的修订） 15. 建议维持正常血容量和有效循环血量以防止DCI（先前指南的修订） 16. 建议对DCI患者行血压监测，除血压高于基线或已除外心功能状态（先前指南的修订） 17. 建议aSAH相关性急性脑积水症状行脑脊液分流术（脑室外引流或腰椎引流，有赖于临床方案制订）（对先前指南的修订） 18. 肝素诱发的血小板减少症和深静脉血栓是aSAH的相对常见并发症，应早期识别和针对性治疗，但规范化鉴别筛查仍需进一步研究（新建议）
C	1. 动脉瘤的治疗方案应该由经验丰富的脑外科医生及血管专家结合患者病情及动脉瘤的特点制订治疗方案（对先前指南的修正） 2. 建议aSAH相关性慢性症状性脑积水行永久性脑脊液引流（对先前指南的修订）

表22-3 新的和修订的建议

新或修正	建议内容
新	1. 讨论动脉瘤破裂风险时，除了动脉瘤的大小、位置以及病人的年龄、健康状况，还需要考虑动脉流的形态学及血流动力学特征（Ⅱb类，B级证据）（新建议）
新	2. 增加蔬菜的摄入可以降低aSAH的风险（Ⅱb类，B级证据）（新建议）
新	3. 任何动脉瘤治疗后，一般推荐立即进行脑血管成像来发现可能需要治疗的动脉瘤的残留及再发（Ⅰ类，B级证据）（新建议）
新	4. 出院后，建议aSAH病人做包括认知、行为及心理的综合评估是合理的（Ⅱa类，B级证据）（新建议）
新	5. CTA可考虑作为aSAH的辅助检查。如果CTA发现动脉瘤，可帮助指导动脉瘤治疗方法，但是当CTA不能做出诊断时，仍旧推荐行DSA检查（除外可能为经典的中脑周围aSAH的案例）（Ⅱb类，C级证据）（新建议）
新	6. 磁共振成像（液体衰减反转恢复序列、质子密度加权成像以及梯度回波序列）用于CT结果不能确定诊断的患者诊断aSAH是合理的，尽管阴性结果不能避免行脑脊液检查的需要（Ⅱb类，C级证据）（新建议）
新	7. 三维旋转造影DSA检查可用于aSAH病人动脉瘤的检出（除非动脉瘤已被先前的无创造影检查诊断），以及指导治疗（决定动脉瘤采用填塞或者显微切除）（Ⅰ类，B级证据）（新建议）
新	8. 从aSAH出现症状到动脉瘤闭塞，应该使用静脉滴注药物来控制血压来平衡卒中、高血压相关再出血，及维持脑灌注压之间的风险（Ⅰ类，B级证据）（新建议）
新	9. 血压控制以降低再出血风险的目标值尚未确定，但收缩压下降至＜160 mmHg是合理的（Ⅱa类，C级证据）（新建议）
新	10. 无严重禁忌证，动脉瘤破裂行介入治疗或手术治疗应推迟到血管造影后进行（时间和方案应个体化），若临床症状持续，无论夹闭或栓塞后应进行再治疗（Ⅰ类，B级证据）（新建议）
新	11. 脑实质血肿（＞50 mL）和大脑中动脉瘤多考虑手术治疗；老年人（70岁以上）WFNS分级（Ⅳ/Ⅴ）aSAH和基底动脉分叉处动脉瘤多考虑介入治疗（Ⅱb类，C级证据）（新建议）
新	12. 动脉瘤破裂行支架置入术会增加发病率及病死率，应在除外其他低风险治疗方案后进行（Ⅲ类，C级证据）（新建议）
新	13. 手术或介入治疗后均应每年监测并发症率（Ⅱa类，C级证据）（新建议）
新	14. 有资质的医院应保证治疗脑动脉瘤的医生应达到培训标准（Ⅱa类，C级证据）（新建议）
新	15. 不推荐在出现血管痉挛前进行预防高血容量或球囊成形术的治疗（Ⅲ类，B级证据）（新建议）
新	16. 建议用经颅多普勒超声监测动脉血管痉挛（Ⅱa类，B级证据）（新建议）
新	17. CT或磁共振灌注成像可用于识别潜在脑缺血（Ⅱa类，B级证据）（新建议）
新	18. 切断EVD超过24 h，尚不能减少脑室分流（Ⅲ类，B级证据）（新建议）

新或修正	建议内容
新	19．终板造瘘不能有效减少分流依赖性积水，故不常应用（Ⅲ类，B级证据）（新建议）
新	20．在aSAH急性期应通过体温调节中枢进行积极体温控制（Ⅱa类，B级证据）（新建议）
新	21．对有脑缺血风险的aSAH患者输浓缩红细胞治疗贫血是合理的，但理想血红素指标尚不明确（Ⅱb类，B级证据）（新建议）
新	22．肝素诱导的血小板减少症和深静脉血栓是aSAH的相对常见并发症，应早期识别和针对性治疗，但规范化鉴别筛查仍需进一步研究（Ⅰ类，B级证据）（新建议）
修正	1．对延迟闭塞动脉瘤不可避免的病人，巨大的再出血风险，以及没有强烈的药物禁忌证，短期的（<72 h）氨甲环酸或氨基己酸疗法对降低早期动脉瘤出血是合理的（Ⅱa类，B级证据）（先前指南的修正建议）
修正	2．动脉瘤的治疗方案应该由经验丰富的脑外科医生及血管专家结合患者病情及动脉瘤的特点制订治疗方案（Ⅰ类，C级证据）（对先前指南的修正）
修正	3．动脉瘤破裂的患者符合管内介入治疗和外科手术治疗时，应优先考虑介入栓塞治疗（Ⅰ类，B级证据）（对先前指南的修正）
修正	4．低容量医院（如每年<10例aSAH）应考虑将患者早期转入具有丰富经验的脑血管外科医生、介入专家及具备神经重症监护室的高容量医院（如每年>35例aSAH）（Ⅰ类，B级证据）（对原先指南的修订）
修正	5．建议维持正常血容量和有效循环血量以防止DCI（Ⅰ类，B级证据）（先前指南的修订）
修正	6．建议对DCI患者行血压监测，除血压高于基线或已除外心功能状态（Ⅰ类，B级证据）（先前指南的修订）
修正	7．脑血管成形术和（或）选择性动脉内血管扩张治疗适用于脑血管痉挛，尤其是对降压治疗无反应的患者（Ⅱa类，B级证据）（先前指南的修订）
修正	8．建议aSAH相关性急性脑积水症状行脑脊液分流术（脑室外引流或腰椎引流，有赖于临床方案制订）（Ⅰ类，B级证据）（对先前指南的修订）
修正	9．建议aSAH相关性慢性症状性脑积水行永久性脑脊液引流（Ⅰ类，C级证据）（对先前指南的修订）

参考文献

[1] Connolly E S, Rabinstein A A, Carhuapoma J R, et al. Guidelines for the Management of Aneurysmal Subarachnoid Hemorrhage: A Guideline for Healthcare Professionals From the American Heart Association/American Stroke Association. Stroke, 2012, 43: 1711-1737.

[2] Etminan N, Beseoglu K, Steiger H J, et al. The impact of hypertension and nicotine on the size of ruptured intracranial aneurysms. J Neurol Neurosurg Psychiatry, 2011, 82: 4-7.

[3] Miller T D, White P M, Davenport R J, et al. Screening patients with a family history of subarachnoid haemorrhage for intracranial aneurysms: screening uptake, patient characteristics and outcome. J Neurol Neurosurg Psychiatry, 2011, 83: 86-88.

[4] Eggers C, Liu W, Brinker G, et al. Do negative CCT and CSF findings exclude a subarachnoid haemorrhage? A retrospective analysis of 220 patients with subarachnoid haemorrhage. Eur J Neurol, 2011, 18: 300-305.

[5] Maslehaty H, Petridis A K, Barth H, et al. Diagnostic value of magnetic resonance imaging in perimesencephalic and nonperimesencephalic subarachnoid hemorrhage of unknown origin. J Neurosurg, 2011, 114: 1003-1007.

[6] Donmez H, Serifov E, Kahriman G, et al. Comparison of 16-row multislice CT angiography with conventional angiography for detection and evaluation of intracranial aneurysms. Eur J Radiol, 2011, 80: 455-461.

[7] Westerlaan H E, van Dijk J M, Jansen-van der Weide M C, et al. Intracranial aneurysms in patients with subarachnoid hemorrhage: CT angiography as a primary examination tool for diagnosis: systematic review and meta-analysis.

Radiology, 2011, 258: 134-145.

[8] Gelfand A A, Josephson S A. Substantial radiation exposure for patients with subarachnoid hemorrhage. J Stroke Cerebrovasc Dis, 2011, 20: 131-133.

[9] Taylor C J, Robertson F, Brealey D, et al. Outcome in poor grade subarachnoid hemorrhage patients treated with acute endovascular coiling of aneurysms and aggressive intensive care. Neurocrit Care, 2011, 14: 341-347.

[10] Guinn N R, McDonagh D L, Borel C O, et al. Adenosine-induced transient asystole for intracranial aneurysm surgery: a retrospective review. J Neurosurg Anesthesiol, 2011, 23: 35-40.

[11] Kramer A H, Fletcher J J. Locally-administered intrathecal thrombolytics following aneurysmal subarachnoid hemorrhage: a systematic review and meta-analysis. Neurocrit Care, 2011, 14: 489-499.

[12] Macdonald R L, Higashida R T, Keller E et al. Clazosentan, an endothelin receptor antagonist, in patients with aneurysmal subarachnoid haemorrhage undergoing surgical clipping: a randomised, double-blind, placebo-controlled phase 3 trial（CONSCIOUS-2）. Lancet Neurol, 2011, 10: 618-625.

[13] Shankar J J, dos Santos M P, Deus-Silva L, et al. Angiographic evaluation of the effect of intra-arterial milrinone therapy in patients with vasospasm from aneurysmal subarachnoid hemorrhage. Neuroradiology, 2011, 53: 123-128.

[14] Zhang G, Zhang J H, Qin X. Fever increased in-hospital mortality after subarachnoid hemorrhage. Acta Neurochir Suppl, 2011, 110: 239-243.

[15] Alaraj A, Wallace A, Mander N, et al. Risk factors for heparin-induced thrombocytopenia type II in aneurysmal subarachnoid hemorrhage. Neurosurgery, 2011, 69: 1030-1036.

[16] Lassila R, Antovic J P, Armstrong E, et al. Practical viewpoints on the diagnosis and management of heparin-induced thrombocytopenia. Semin Thromb Hemost, 2011, 37: 328-336.

（编写：叶 琳　陈新国　尚建基　王 谦　蔡 挺　蒋国平）

第二十三章 急危重症内镜诊治进展

第一节 纤维支气管镜在急危重症的应用

一、纤维支气管镜概述

纤维支气管镜（简称纤支镜）由日本 Ikeda 于 1964 年创制，我国 20 世纪 70 年代开始应用于临床的一项新的检查技术。纤支镜具有管径细，可弯曲性，易插入段和亚段支气管，可视范围大，视野清晰，可在直视下行上或下呼吸道检查，同时，对气管、支气管病变进行刷检、活检，有注射药物、放入支架、钳取异物等作用，携带方便、操作简单、安全、病人痛苦小等优点。纤支镜的普及不但在肺部疾病的诊断和治疗方面取得了巨大的进展。同时也是急危重症患者的气道管理、气道疾病的诊断和治疗的有效工具。急危重症患者的应用多为气管插管的患者，目的主要围绕气道管理和明确病原菌，而不是肺部疾病的诊断，因此操作和普通病房有所区别。

二、纤维支气管镜技术适应证

（一）诊断方面的应用

1. 胸片提示肺内不明原因病变。
2. 肺或支气管感染性疾病：严重肺部感染病原体不明确，反复发作的肺炎或肺部浸润影。
3. 出血：确定咯血的部位，明确咯血的病因。
4. 早期诊断气管支气管损伤性病变等，了解气道状态。

观察气管、支气管壁的异常，了解黏膜、软骨环的完整性。气管、支气管管腔异常，了解是否有新生物、异物等，评估气管食管瘘，胸部外伤、吸入性中毒或误吸、压迫等支气管损伤的范围和程度。评估气管插管或气管切开导管的相关问题，如导管移位、导管气囊脱垂、气道软化、管壁塌陷、气道阻塞。

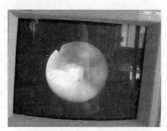

图 23-1 支气管管腔明显狭窄及管腔内肉芽组织增生

5. 不明原因的咳嗽，持续性肺膨胀不全，不明原因的局限性哮鸣音，不明原因的声音嘶哑，胸腔积液等病因诊断。

（二）治疗方面的应用

1. 气道管理方面

（1）气管插管：用于困难插管，如纤支镜引导进行气管插管，或辅助经皮气管切开。

（2）更换气管插管。

（3）解除大气道梗阻：钳取或冲洗、抽吸清除气道内异物、分泌物、黏液栓、凝血块、瘤栓或坏死组织。

2. 肺不张方面的应用

查明肺不张原因，重新使肺复张。主要用于以下病人：

（1）患者昏迷、衰弱，无力咳嗽，外伤、大手术、麻醉后，痰液或凝血块堵塞支气管，机械通气或有机磷农药中毒，阿托品化后，气道干燥，痰栓形成，病情危重，进展迅速，不能进行强有力的呼吸物理疗法。

（2）基础疾病的诊断不明确，如胸部外伤、怀疑有气管支气管损伤或断裂，为明确诊断和治疗肺不张。

（3）大片肺萎陷，对常规呼吸疗法无反应，患者病情不允许再观察。

（4）采用常规的针对肺不张的治疗方法，经过 24 h 治疗证明无效或反而进展。

3. 注入药物

经纤支镜局部注射抗生素，治疗肺及气道感染，向肿瘤组织中注射 5-Fu 等化疗药物。支气管肺泡灌洗治疗哮喘与急性重度中毒，如煤油中毒。

4. 咯血的治疗

①经纤支镜活检孔注入冰盐水。

②经纤支镜活检孔注入稀释的肾上腺素。

③经纤支镜活检孔注入稀释的立止血或凝血酶。

5. 经纤支镜行局部介入治疗

如激光、冷冻或热疗法等方法消除或减轻气道狭窄、金属支架长期植入、合金记忆支架的导入等。但对良性气道狭窄，有学者认为不宜使用金属支架长期植入、APC 等热治疗方法。

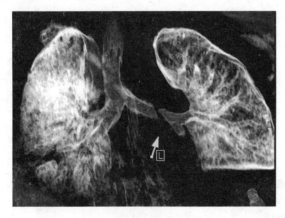

图 23-2　支气管三维重建显示：
左主支气管不连续

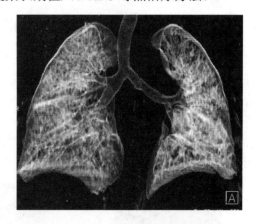

图 23-3　支气管三维重建显示：
左主支气管支架植入术后

6. 其他

纤支镜作引导放置胃管、纤支镜引导支气管阻塞器植入。

三、纤维支气管镜禁忌证

仅属于相对禁忌或暂缓纤支镜检查。但应慎重权衡利弊。

1. 活动性大咯血。
2. 肺功能严重损害。
3. 严重心功能障碍，严重高血压或心律失常。
4. 重症哮喘发作期。
5. 不能纠正的出血倾向，如凝血功能严重障碍。
6. 最近6周发生心肌梗死，或有不稳定心绞痛。
7. 严重顽固性低氧血症。
8. 血流动力学不稳定者。
9. 全身状态或其他脏器极度衰竭者。
10. 主动脉瘤有破裂危险者。

四、纤维支气管镜可能出现的并发症

取决于术前患者的评估、操作者的技术水平、操作措施的繁简等。

1. 低氧血症与高碳酸血症。
2. 麻醉药物过量或过敏。
3. 迷走介入性异常：反射性心动过缓，低血压，心跳骤停。
4. 呼吸道痉挛、气道阻力增高：喉痉挛或支气管痉挛、气道阻力增高。
5. 心血管系统并发症：心律失常，低血压，心跳骤停等。多发生原有心血管基础疾病患者。
6. 气胸。
7. 气道内出血。
8. 咯血。
9. 气胸。
10. 其他：感染、反流误吸等。

五、技术操作的相关解剖、定位等知识

1. 经口行纤支镜检查的解剖特征与定位

纤支镜通过咬口经口腔正中进入舌根与会厌之间的间隙（即会厌谷），看到会厌（见图23-4），呼吸时可看到会厌活动，挑起会厌，看到声门（见图23-5），从声门中间进入到气管（见图23-6）。

2. 经鼻行纤支镜检查的解剖特征与定位

纤支镜经一侧鼻腔，经下鼻道，到达鼻咽腔，看到会厌，呼吸时可看到会厌活动，挑起会厌，看到声门，从声门中间进入，看见气管。

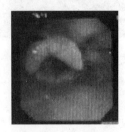

图 23-4　会厌

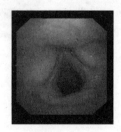

图 23-5　声门

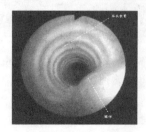

图 23-6　气管

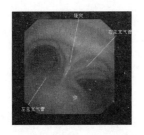

图 23-7 隆突及右、左主支气管

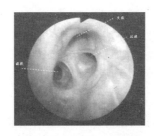

图 23-8 右肺上叶尖后前段

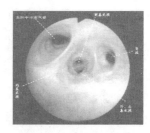

图 23-9 中间支气管

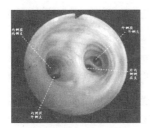

图 23-10 右中叶

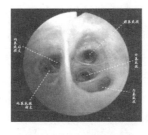

图 23-11 右肺下叶基底段

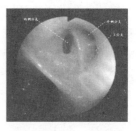

图 23-12 右下叶背段

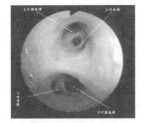

图 23-13 左主支气管及第二隆突（嵴）

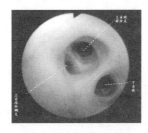

图 23-14 左肺上叶固有支及舌支

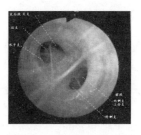

图 23-15 左肺上叶尖后、前段

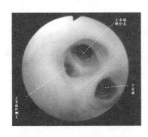

图 23-16 左舌叶开口

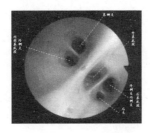

图 23-17 左下基底段

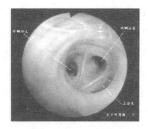

图 23-18 左下背段

3．经气管插管或气管切开导管行纤支镜检查的解剖特征与定位

机械通气状态下：纤支镜诱导更换气管套管（经口改经鼻），纤支镜经呼吸机延长管的 Y 形接口进入，经气管插管或气管切开导管进入气管。

非机械通气状态下：纤支镜直接经气管插管或气管切开导管进入气管。

4．纤支镜检查观察内容

任何途径进入主气管后，观察气管黏膜及软骨环，边进入边观察，看到隆突（见图 23-7），并可看到双侧主支气管开口，正常隆突吸气时边缘锐利，可见隆突血管搏动，呼气时隆突边缘略变短、变钝，黏膜光整，随呼吸有一定的活动度。

左右主支气管等大、对称，然后再窥清两侧主支气管，一般先检查健侧，后检查患侧。如病灶部位不明确时，先检查右侧后检查左侧，危重病人如病情不允许，先检查患侧。自上而下依次检查各叶、段支气管。

5. 纤支镜检查顺序

纤支镜检查顺序：先检查右侧后检查左侧程序，查右侧支气管时，一手拨动角度调节钮，另一手将镜体前端弯曲部向右（顺时针）旋转90°左右，使镜末端向右弯曲，向前外方推进，沿气管外例壁滑落，可见到右上叶支气管开口，继续进入可见到尖、后、前三个亚段，支气管开口呈"品"字型常见的一种类型分布。观察完毕，将纤支镜退出右上叶开口，拨动角度调节钮，调整镜体前端弯曲部，再进入中间支气管，可见中叶、下叶基地段与背段开口，中叶与下叶背段开口遥遥相对，以后按顺序检查各亚段支气管。观察完毕，退出纤支镜至隆突，查左侧支气管。

查左侧支气管时，一手拨动角度调节钮，另一手将镜体前端弯曲部向左（逆时针）旋转，对准左主支气管开口缓慢推进，见左上下叶嵴部，嵴的上方为左上叶，嵴的下方为左下叶，拨动角度调节钮，调整镜体前端弯曲部，进入左上叶开口，首先看到的是在内侧壁的舌段，进入舌段，看到上舌段与下舌段。观察完毕，将纤支镜略退出，拨动角度调节钮，将镜体前端弯曲部进一步加大并推进，进入左上叶，并看到左上叶前段与尖后段支气管开口。观察完毕，将纤支镜退出左上叶，拨动角度调节钮，稍微调节镜体前端弯曲部，缓缓推进，进入左下叶支气管，按顺序检查各亚段支气管（见图23-8至图23-18）。检查完毕，退出纤支镜。

六、技术操作准备的物料

（一）纤维支气管镜检查需要的设备物料

1. 常规纤支镜检查车：已消毒的功能完整适当型号纤维支气管镜一台（包括冷光源图23-20的光源系统）、显示器一台（可选）、脚踏式电动吸引器（图23-21）、纤支镜检查专用咬口、高频呼吸机（图23-22）、一次性注射器、生命体征监视器一台（血压、心律、呼吸、氧饱和度等）、使用呼吸机的患者需准备三通管一个、个人防护用品（手术衣、手套、口罩、帽子等）器材，运转正常。常规备有收集标本的用物：如灌洗管（图23-23）、细菌培养皿（图23-24）、玻片等。

2. 根据需要准备器械：冲洗管、异物钳、活检钳、一次性毛刷、保护性毛刷（图23-19）、穿刺针、标本收集器、试管、玻璃涂片、牙垫、人工气道、球囊导管、导引钢丝、枪泵、支架、激光冷冻设备等。

（二）术前药物的准备

1. 术前药物的准备：局部表面麻醉药品（2%利多卡因、0.25%丁卡因）、阿托品、生理盐水10 mL与500 mL、咪达唑仑或丙泊酚、芬太宁、肌松剂（万可松）、石蜡油、肾上腺素、止血药物等。

2. 急救药品与物品

（1）急救物品及设施：抢救车（内置常规抢救药品）、氧气、吸氧装置、气管插管装置、消毒石蜡油、治疗包（放置剪刀等）、纱布、消毒手套、10 mL、20 mL注射器、消毒的纤支镜浸泡桶、电插板等。

（2）急救器械：除颤仪、简易呼吸气囊、呼吸机等。

3. 术后清洗消毒工具（图 23-19）

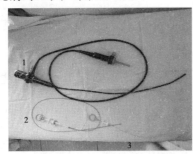

图 23-19　清洗消毒工具

注：1. 纤支镜；2. 活检钳；3. 保护性毛刷

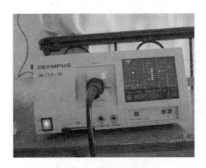

图 23-20　冷光源

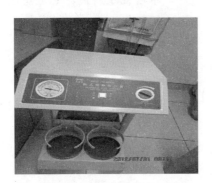

图 23-21　电动吸引器

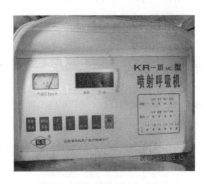

图 23-22　高频呼吸机

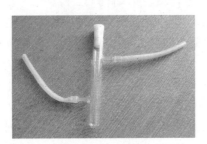

图 23-23　灌洗管

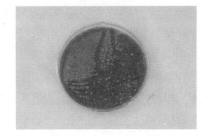

图 23-24　细菌培养皿

七、纤维支气管镜技术操作步骤

（一）术前准备

1. 环境准备

病床两侧宽敞，移去床头柜等物品，能放置各种设备与仪器，将病床向床尾移动，以利于操作，床头铺中单。

2. 患者准备

（1）了解病史：特别是过敏史、体格检查、辅助检查（重新阅读胸片或 CT，查阅血常规与凝血功能、乙肝表面抗原、梅毒筛查试验、HIV 等结果），评估病情、减少院内感染与其他并发症。

（2）签署知情同意书、术前评估患者的耐受能力、可能出现的并发症等，并准备必要的抢救设备、药品等。

(3)心理护理：消除疑虑、说明配合方法；术前 2 h 禁饮、4 h 禁食。

(4)术前镇静和镇痛药物应用：术前 30 min 根据病情可用少许镇静剂或胆碱能受体阻断剂。如咪唑安定、安定、阿托品等。

(5)麻醉及监护设备开启，纤支镜及设备的完整性检查。吸除气道内分泌物。

(6)准备局部表面麻醉药品（2%利多卡因、0.25%丁卡因、麻黄碱）、冲洗药物（生理盐水）及收集标本的用物。根据评估选择麻醉方式，局部麻醉药物化吸入和直接喷注。

(7)病人术前高浓度吸氧：机械通气患者，开始应用纤支镜前 15 min，增加 FiO_2 到 1.0，非机械通气患者，根据氧合情况给予 6~8 L 面罩给氧、直接面罩加压给氧或者经鼻采用高频喷射给氧，尽量改善病人缺氧，使指博血氧饱和度在 90%左右。

(8)患者体位，一般选择去枕仰卧位或枕头垫至肩下，肩部枕头垫高至 15°~20°，头略后仰，术者立于受检者头侧。坐位，坐于检查椅上，头略后仰，术者立于对侧。急危重病时体位可无特殊要求。放平床板，去除患者头侧床头护栏。

再次检查确认无误、准备完毕，进行操作。

（二）纤维支气管镜检查具体操作

1. 纤支镜诱导经鼻气管插管

(1)病人与器械准备

摆体位（仰卧位或枕头垫至肩部）→高浓度吸氧→鼻咽喉部局部麻醉→使用鼻黏膜血管收缩剂。

插管途径，经鼻，经口，经气管插管或气切导管。

纤支镜连接冷光源→调试清晰度与吸引力→功能正常→关闭冷光源→测试插管气囊是否漏气→用石蜡油润滑插管与镜子→取下插管接头→套插管于纤支镜插入管外。

(2)操作：术者左手握持纤支镜操作部，食指可按住吸引器管口做吸引，拇指拨动角度控制钮进行上下调节。右手辅助镜身前端徐徐插入。应尽量保证镜身前端在腔道的中间，利用左腕的屈伸进行镜身的旋转。

具体操作为：开启冷光源→一手握操作部、一手将纤支镜先端部送入一侧鼻孔→沿下鼻道缓慢进镜→旋动角度调节钮调节方向，（使镜体插入管的先端部略向上翘起）→边进镜边吸去分泌物→旋动角度调节钮回复原位→沿咽后壁进入（约 10 cm）→看到会厌→挑起会厌→看到声门→纤支镜先端部接近声门中央→吸气呼气时声门张开后→纤支镜从声门中央插入→见气管软骨环→进入气管→纤支镜进入离隆突上方 1~2 cm 停止再插入→已用石蜡油润滑的气管导管顺镜缓缓送入气管腔内→预计气管导管进入声门下 3~4 cm→退出纤支镜→用布胶将气管导管外端固定于鼻腔→净吸气道内分泌物→气囊充气→连接插管接头→接呼吸机机械通气。

根据解剖顺序逐级进入鼻腔或口腔，会厌声门，气管及各级支气管，仔细观察开口外形、管壁及管腔。此时，可按需局部注入利多卡因。一般先检查右侧肺叶后左侧，或先健侧后患侧。

根据目的要求进行吸引，毛刷，活检，冲洗，扩张，局部药物注入，支架植入及其他介入操作等，此时需助手仔细配合。

注意：鼻腔进镜过程中如感到摩擦阻力增大，插入困难，不要硬插，稍微退出一点，调整方向缓慢进入，注意观察鼻道与鼻甲，如患者存在鼻道狭窄，局部炎症或鼻甲肥大、鼻中隔偏曲、鼻息肉，退出纤支镜从另一侧鼻孔进入。

2. 纤支镜诱导经口气管插管

(1)病人与器械准备。

(2)摆体位（仰卧位或枕头垫至肩部）→高浓度吸氧→咽喉部局部麻醉→放置纤支镜检查专用

咬口→纤支镜连接冷光源→调试清晰度与吸引力→功能正常→关闭冷光源→测试插管气囊是否漏气→润滑插管与镜子→取下插管接头→套插管于镜外。

（3）具体操作：开启冷光源，调节亮度与视野→一手握操作部、一手将镜末端经咬口中央→送入口咽部→旋动角度调节钮调节方向，（使镜体插入管的先端部略向上翘起）→边进镜边吸去分泌物→旋动角度调节钮回复原位→沿咽后壁进入→看到会厌→挑起会厌→看到声门→纤支镜先端部接近声门中央→吸气呼气时声门张开后→纤支镜从声门中央插入→见气管软骨环→纤支镜进入离隆突前 1~2 cm 停止再插入→已用石蜡油润滑的气管导管顺镜缓缓送入气管腔内→预计气管导管进入声门下 3~4 cm→退出纤支镜→用布胶将气管导管外端固定于鼻腔→净吸气道内分泌物→气囊充气→连接插管接头→接呼吸机机械通气。

3．纤支镜诱导更换气管插管（经口改经鼻）

（1）病人与器械准备

持续机械通气状态→摆体位（仰卧位或枕头垫至肩部）→高浓度吸氧→鼻咽喉部局部麻醉→鼻黏膜血管收缩剂。

（2）纤支镜连接冷光源→调试清晰度与吸引力→功能正常→关闭冷光源→测试插管气囊是否漏气→润滑插管与镜子→取下插管接头→套插管于纤支镜插入管外。

（3）操作：开启冷光源→一手握操作部、另一手将纤支镜先端部送入一侧鼻孔→沿下鼻道缓慢进镜→边进镜边吸去分泌物边调节方向（先端略往前）→看到会厌→挑起会厌→到达声门上方→看到原来留置的气管导管→吸除分泌物后→由助手将高频喷射呼吸机接头插入纤支镜活检孔予高频给氧→机械通气时由助手将气管插管气囊放气→拔出气管导管→看到声门→纤支镜先端部接近声门中央→吸气呼气时声门张开后→纤支镜从声门中央插入→见气管软骨环→纤支镜进入离声门 1~2 cm→气管插管顺镜送入气管→插管气囊充气退镜→连接插管接头→固定插管→净吸分泌物→接呼吸机机械通气。

4．气管插管或切开病人的检查与治疗

（1）病人与器械准备。

（2）摆体位（仰卧位或枕头垫至肩部）→高浓度吸氧（经气管插管或气管切开套管）→吸引器吸除口鼻腔或气道内分泌物。

（3）纤支镜连接冷光源→调试清晰度与吸引力→功能正常→关闭冷光源。

（4）操作：开启冷光源，调节亮度与视野→一手握操作部、另一手将纤支镜先端部插入端送入气管插管或切开套管内腔→一边吸除分泌物一边将镜体插入管的先端部缓缓送入→根据反应情况经活检孔注入利多卡因→一边观察气管内腔，隆突、双侧支气管及亚段开口、黏膜等情况，一般检查顺序先健侧后患侧，若病灶不明确，先查右侧后查左侧。

5．持续机械通气状态下经气管插管或切开病人的检查与治疗

（1）病人与器械准备

持续机械通气状态下摆体位（仰卧位或枕头垫至肩部）→提高吸氧浓度→吸引器吸除口鼻腔或气道内分泌物→更换呼吸机三通延长管（Y 型管），一侧口接呼吸机机械通气，一侧口连接气管导管，一端为吸痰口。

（2）纤支镜连接冷光源→调试清晰度与吸引力→功能正常→关闭冷光源。

（3）持续机械通气状态→打开呼吸机三通延长管吸痰盖→将呼吸机三通延长管封闭吸痰端的膜部利用消毒剪刀剪两条十字形的缝→正好纤支镜能进出。

（4）操作：开启冷光源，调节亮度与视野→一手握操作部、另一手将纤支镜先端部从呼吸机三通延长管吸痰口进入→插入气管插管或切开套管内腔→一边吸除分泌物一边送入→根据反应情况经

活检孔注入利多卡因→一边观察气管内腔、隆突、双侧支气管及亚段开口、黏膜等情况。一边观察心率、心律、血压、血氧饱和度，如血氧饱和度进行性下降，$SpO_2<85\%$ 要提醒操作者，特别是 $SpO_2<75\%$ 应停止操作，予吸纯氧，待血氧饱和度回升到 90% 以上，继续操作。如发现严重心律失常，或病情加重结束操作。一般检查顺序先健侧后患侧，若病灶不明确，先查右侧后查左侧。

6. 持续机械通气状态下经气管导管旁路行纤支镜检查

（1）病人与器械准备

持续机械通气状态下摆体位（仰卧位或枕头垫至肩部）→提高吸氧浓度→鼻咽喉部局部麻醉→鼻黏膜血管收缩剂→吸引器吸除口鼻腔或气道内分泌物。

纤支镜连接冷光源→调试清晰度与吸引力→功能正常→关闭冷光源。

（2）操作：开启冷光源，调节亮度与视野→一手握操作部、另一手将纤支镜先端部送入一侧鼻孔→沿下鼻道缓慢进镜→边进镜边吸去分泌物边调节方向（先端略往前）→看到气管导管→从气管导管旁将纤支镜插入→直视下清除气囊上方分泌物→由助手将气管插管气囊放气→松开气囊，同时增加潮气量约 60～90 mL→纤支镜边进入边吸去分泌物→根据反应情况经活检孔注入利多卡因→一边观察气管内腔、隆突、双侧支气管及亚段开口、黏膜等情况。一边观察心率、心律、血压、血氧饱和度，如血氧饱和度进行性下降，$SpO_2<85\%$ 要提醒操作者，特别是 $SpO_2<75\%$ 应停止操作，予吸纯氧，待血氧饱和度回升到 90% 以上，继续操作。如发现严重心律失常，或病情加重结束操作。一般检查顺序先健侧后患侧，若病灶不明确，先查右侧后查左侧→操作结束后，下调潮气量至开始设置水平→气囊充气。

八、纤维支气管镜技术操作注意事项

纤维支气管镜技术操作注意事项如下。

1. 术前评估非常重要：包括既往史，过敏史，血压，凝血功能，术前肺功能及影像学资料等，明确纤支镜的检查目的及治疗方式的选择。

2. 麻醉方式方法的选择：有时直接决定技术操作是否成功及并发症的发生。危重病患者适当镇静剂的使用有助于操作的完成，短效肌松剂适用机械通气患者。局部利多卡因麻醉注意不要超量，一般认为 6～7 mL/kg 是安全的。

3. 对危重病患者进行操作：术者应当有相当的纤支镜使用基础。正确的手法应用，快速仔细的操作不仅明显降低并发症的发生，而且可减少纤支镜的损害。保证视野的清晰非常关键。

4. 操作时注意生命体征的监护与观察：支气管镜检查过程中及检查后，必须对患者进行连续的多导生命体征监测。如心电监护、血压、呼吸、血氧饱和度监测。操作中血氧饱和度下降明显时，可分次进行操作。心律、呼吸、血压、血氧饱和度监测能及时提示风险，缩短操作时间是关键。

5. 操作时体位控制：操作时采取仰卧位或枕头垫至肩部使头部后仰，减少气管与口咽部、鼻咽部的角度，容易暴露声门，纤支镜容易进入。检查过程头颈部保持自然状态，减少活动，避免纤支镜移位，刺激支气管壁，引起气道痉挛、出血或滑出。

6. 操作时纤维支气管镜的掌握及其注意事项：整个操作过程应注意纤支镜始终保持视野位于管腔中央，尽量避免碰撞管壁。尽可能减少刺激支气管壁，引起气道痉挛。

进声门时，不要硬插，以避免喉头损伤、痉挛或水肿。要看到声门后先在声门上方等待片刻，随呼气或吸气时声门张开后从声门中央插入，如患者紧张或声门活跃，插入有困难时，可在术前使用少量镇静剂，或术中经纤支镜注入利多卡因局麻。

7. 纤支镜诱导气管插管或更换气管插管时注意事项：操作者应边进镜边观察，评估呼吸道情况，进入声门后纤支镜前端送到气管中段后，再推送气管导管进入气管腔，以避免由于进镜过浅，在推送气管导管过程中纤支镜前段滑出声门，误入食管。如遇到阻力较大时应注意寻找原因，稍微退出一点，调整插管方向或选用较小型号套管，避免损伤呼吸道黏膜、血管而出血。

8. 经鼻插管注意事项：经纤支镜检查了解鼻腔状态，选择合适外径的气管导管。如遇到阻力较大时应注意寻找原因，稍微退出一点，调整插管方向，如存在鼻道狭窄，局部炎症或鼻甲肥大、鼻中隔偏曲、鼻息肉等，应退出纤支镜从另一侧鼻孔进入。避免损伤呼吸道黏膜、血管而出血，切忌暴力强插。

9. 对于严重畸形患者的纤维支气管镜检查：术前先予纤支镜检查，根据检查结果选择插管途径。如颈颏疤痕挛缩畸形患者，由于头过度前曲，后鼻道至咽后壁部弯曲度极大，应将经鼻改经口。

10. 神志不清楚或配合有困难者纤维支气管镜检查：经口插管为主，不能配合张口，插管难度增大，而且插管后会咬坏支气管，以经鼻为首选。

11. 保持呼吸道通畅：无论何种途径行纤支镜诱导气管插管，还是纤支镜检查与治疗，进出纤支镜时要吸净痰液，保持呼吸道通畅。

12. 低氧血症的处理：低氧血症的发生通常与较长操作时间、患者麻醉不充分、出现咳嗽及负压吸引等有关，因此充分的麻醉以及减少不必要的吸引，缩短操作时间，或者能给予高频喷射通气给氧可明显缓解低氧血症。如患者疾患危重可先行建立人工气道、机械通气支持，再行检查。机械通气患者操作前 15 min，应将吸入氧浓度设为 100%。

如果出现喉痉挛或喉头水肿，表现为憋喘加重，出现低氧血症，往往与病人紧张、麻醉不充分、操作手法粗暴、纤支镜通过声门不顺畅等有关，气道敏感患者如哮喘疾患容易发生。一旦出现，应退出纤支镜暂缓检查，大多在拔出纤支镜后病情可缓解。可给予吸氧，使用少量镇静剂，局部加用麻醉药，待病情稳定后再行检查。如病情进行性加重，即停止检查，必要时使用抗组胺药，或静脉给予肾上腺皮质激素。

当症状明显时，须即停止操作，给与吸氧、雾化吸入肾上腺素或布地奈德、支气管扩张药使用、静脉补液等综合措施，如效果不佳且呼吸困难严重应尽快气管插管或气管切开。

13. 注意麻醉药过敏或过量：用于表面麻醉的主要药物包括利多卡因和丁卡因。丁卡因的麻醉效果比利多卡因强 5 倍，但丁卡因过敏反应的发生率高于利多卡因，要在正式麻醉之前先用少许药物喷喉，如出现明显的过敏反应，不能再用该药麻醉。重症监护室患者行支气管镜检查的并发症发生率高于一般患者。并且患者往往存在神志不清或处于麻醉镇静状态，不能提供主诉，很难早期发现过敏反应，丁卡因在重症监护室已很少使用。利多卡因低剂量时具有抗室性心率失常作用；在治疗剂量时，对心肌细胞的电活动、房室传导和心肌的收缩无明显影响；无蓄积性，治疗剂量下无降压作用，是安全有效的表面麻醉药物。

但气道注入麻醉药后约有 30% 吸收至血循环，血药浓度进一步升高，可引起心脏传导速度减慢，房室传导阻滞，抑制心肌收缩力和使心排血量下降，高血药浓度下可引起心血管抑制和呼吸停止，超量可引起惊厥和心脏骤停。因此，经支气管镜注入利多卡因时应尽量减少其用量。《诊断性可弯曲支气管镜应用指南 2008 年版》认为成人利多卡因的总用量应限制在 8.2 mg/kg。对于老年患者、肝功能或心功能损害的患者，使用时可适当减量。在使用麻醉药过程中出现皮疹、胸闷、气短、发绀、面色苍白、出冷汗、脉搏细弱、血压下降、头晕、神志丧失、大小便失禁等，严重者可引起惊厥、心脏骤停、呼吸停止等。一旦出现立即停止使用麻醉药物与操作，并进行紧急抢救，提高吸氧浓度、肾上腺素 0.5～1 mg 作皮下注射，必要时 20～30 min 后重复，应用抗组织胺类药物及静脉滴注肾上腺皮质激素类药物。必要时使用血管活性药物、抗抽搐药物；对心动过缓者可适当应用阿托品，心跳停止者进行心肺复苏抢救，喉水肿阻塞气道者，立即行气管插管或气管切开等抢救措施。

14. 防治纤支镜检查过程中的出血：气道内出血，多于介入操作相关。有经验的内镜医师可减少此并发症的发生。

（1）经鼻操作：检查过程中鼻腔出血的原因可能是操作粗暴，损伤鼻道所致；因此操作应轻柔，避免用力过猛，始终保持纤支镜在管腔中心位置，操作过程中感到有阻力，不要硬插，应先退出纤支镜，用手指压迫鼻腔止血。如果鼻道狭窄，鼻甲肥大、鼻中隔偏曲、鼻息肉，冲洗镜面后从另一侧鼻孔进入。

（2）会厌、声门、气管黏膜出血：可能与插管不当，支气管镜不能保持在气管中央，触及气管壁有关。医师应熟练掌握操作技术，纤支镜在进入声门时，看清声门，待声门开大时将纤支镜迅速从声门中央送入气管，徐徐前进，避免镜头碰撞支气管壁使黏膜出血。

（3）操作刺激所致出血：麻醉不佳导致剧烈咳嗽，剧烈咳嗽者使用利多卡因追加麻醉。

（4）细胞刷检和活检出血：致黏膜破损、撕裂，或损失血管，创伤性出血；因此在取活检时，避开血管。血管丰富组织，在活检后注入 1∶20 000 肾上腺素 2～3 mL。

（5）病人凝血机制异常出血：诱发原基础病出血。术前要熟悉病人病情和病变部位，术前检测病人的血常规、凝血功能，有血小板与凝血功能减退，要提高警惕，尽量不做刷检或活检。

（6）出血治疗：少量出血可不必处理，也可通过纤支镜于出血部位滴注冰生理盐水，或者 1∶20 000 肾上腺素盐水、立止血或凝血酶等止血，大多很快停止，注意使用局部止血药时不要立即吸走，使局部的血液和药物有一定的反应时间，应当保持大气道的通畅或者防止健侧气道的阻塞发生。必要时静脉应用立止血、垂体后叶素、氨甲环酸等静脉止血药物。大出血立即按大咯血抢救程序抢救。内科治疗无效无手术禁忌时可考虑手术治疗。如条件具备血管介入亦可考虑。

15．注意心脏并发症的防治：由于麻醉药的应用与纤支镜操作过程的刺激，原有心脏疾病的患者并发症发生率要高于无心脏疾病的患者，因此操作前要慎重考虑适应证与禁忌证，有心脏疾病的患者检查要权衡利弊。操作前准备好抢救设备，操作过程中要严密监测心率、心律、血压、血氧饱和度变化。常见的心律失常为窦性心动过速、窦性心动过缓、室性早搏、房性早搏、阵发性心动过速，严重者出现心脏骤停。一旦出现心脏并发症，先暂停操作，观察几分钟，大多数停止刺激可自行消失，不必处理。如果出现严重心律失常停止操作，必要时使用抗心律失常药物，如心律平、胺碘酮、利多卡因、阿托品等药物，如出现心脏骤停，立即拔出纤支镜，即予心肺复苏。

16．支气管痉挛的防治：纤维支气管镜检查过程中支气管痉挛发生率较高，可能与病人紧张、麻醉不充分、操作手法粗暴，刺激气管壁等有关，表现为憋喘，刺激性咳嗽，纤维支气管镜下可见气管壁呈挛缩状态，气管腔弥漫性狭窄，呈动态变化，纤支镜插入部进入困难，听诊呼吸音明显减低或闻及哮鸣音，血氧饱和度进行性下降。为减少支气管痉挛的发生，术前应做好气管内麻醉。操作者应熟练掌握操作技术，手法轻巧，支气管镜尽量保持在气道中央位置，避免刺激气管壁。哮喘患者术前应先控制哮喘发作，情况允许，缓解 1～2 周再行检查。对疑有慢性阻塞性肺疾病或哮喘患者应在支气管镜检查前应预防性使用支气管舒张剂。术中发生支气管痉挛，先暂停操作，气管内追加麻醉药，必要时使用少量镇静剂，待病情稳定后再行检查。如病情进行性加重，即停止检查，必要时静脉给予氨茶碱、肾上腺皮质激素。

17．烦躁不安、不能配合患者：使用镇静药物（安定、咪唑安定、丙泊酚或吗啡等）。

18．助手配合：在支气管镜检查过程中至少要有两位助手配合，机械通气患者最好三位助手配合，一位协助固定气管导管与头部，防止转动头颅，气管导管脱出。另一位观察生命体征变化，及时处理并发症，另外一位负责支气管镜检查过程中的操作，如注入麻醉药、活检、刷检、灌洗等，其中一位必须是专职护士。

19．配备急救器材药品等：床边应配备有气管插管及心肺复苏的药品及设备。

20．经气管插管或气管切开套管操作：应根据气管插管内径来选择纤支镜外径的型号，气管插管内径必须大于纤支镜外径 1.5~2.0 mm。

21. 当对进行机械通气的患者进行纤支镜检查：由于纤支镜造成气道进一步狭窄，气道内压显著升高，相当于产生了自发的呼气末正压（PEEP），故操作过程中应停用或降低 PEEP，监护纤支镜顶端压力。

九、纤维支气管镜技术操作术后处理

1. 在支气管镜检查后持续吸氧。吸氧浓度根据病情调整。
2. 注意呼吸机模式与参数的调整。
3. 术后继续禁食、禁水 2 h。
4. 及时吸出口鼻部和气管内分泌物。
5. 严密观察患者生命体征变化，复查血气分析与胸部影像学检查 以排除气胸。
6. 使用镇静剂的患者，镇静剂可导致患者咳嗽和排痰能力减弱，影响呼吸功能恢复和气道分泌物清除。持续机械通气患者操作结束后及早减少或停用镇静剂，及时唤醒以评估其神智、感觉与运动功能，定期监测自主呼吸潮气量、分钟通气量等。重新评估病情。非机械通气患者，注意呼吸运动的监测，密切观察患者的呼吸频率、幅度、节律、呼吸周期比和呼吸形式，常规监测脉搏氧饱和度，酌情监测呼气末二氧化碳，注意保持呼吸道通畅，防止窒息。
7. 及时书写操作记录。
8. 标本及时送检。
9. 部分患者在支气管镜检查后，出现一过性发热，通常不需要进行特别处理。但需与其他感染进行鉴别。
10. 气胸：如发现气胸压缩面积<20%，且临床症状不明显者可自行吸收，持续吸氧，不必特殊处理。先予短期复查，如进行性增加或氧合功能障碍，及早行胸腔闭式引流处理。气胸超过 20% 短期复查未吸收者也应行胸腔闭式引流处理。

十、相关进展及其评述

支气管镜自 1897 年 Killian 发明了硬直支气管镜成功取出右主支气管异物至今已有 117 年的历史。1904 年 Jackson 将硬直支气管镜应用于临床。由于可视范围小，被检查者痛苦，目前仅用于耳鼻喉科。1964 年日本池田茂发现传统的硬质支气管镜的局限性和缺点后开始研制——光导纤维支气管镜（可曲性纤维光束支气管镜）。70 年代在世界迅速得到普及。纤维支气管镜在肺部疾病的诊断上起到了划时代的作用，适应证越来越广泛，目前支气管镜已成为呼吸内科最常用的一项重要诊断方法，临床应用 30 多年来得到迅速发展，使很多疾病明确了病因，也使很多疾病得到了治疗，不但在肺部疾病的诊断治疗方面起到了举足轻重的作用，也从普通的检查、治疗向急救延伸，从肺科发展到重症医学科、胸外科、急诊科、神经内科、耳鼻喉、麻醉科和放射科等多个临床学科。随着电子技术和光学技术的不断发展，80 年代日本 Asahi-Pentax 公司推出了电子支气管镜，电子支气管镜能获得优秀的支气管内图像，并可用做教学活动。已逐渐取代了纤维支气管镜。

可弯曲支气管镜（包括纤维支气管镜、电子支气管镜）检查是呼吸系统疾病临床诊断和治疗的重要手段，电子支气管镜的清晰度高，影像色彩逼真，能观察到支气管黏膜细微的病变，配合以高清晰度电视监视系统和图像处理系统，图像能以多种数字化形式储存，并能通过网络进行传输。操作简便，极大地方便了诊断、教学和病案管理。虽然电子支气管镜优势明显，但电子支气管镜由于移动不方便，不便于携带等原因仍无法完全取代纤维支气管镜的部分功能，如急危重病人急诊床边应用等。因此，电子支气管镜目前大多数单位还是局限在支气管镜室内进行诊断性操作。

纤维支气管镜虽有管腔狭小、吸引管口径小易堵塞，对于很多气道疾病如大咯血及气道异物的治疗受到了限制；光导纤维等光学器件传导的清晰度欠佳，使其对气管、支气管黏膜的早期细微病变无法识别等缺点，但纤维支气管镜具有纤细柔软，可弯曲，可进入全部段支气管；可视野范围大，视野清晰；操作简单，容易掌握；并且体积小、携带方便等优点，在病房床旁辅助治疗上发挥着重要作用。特别是急危重症病人中的应用，由于病人病情危重不适宜搬动，又需快速诊断与治疗，特别是重症病房，患者大多数在呼吸机机械通气状态下操作，必须在患者床旁严密监测下进行，如纤维支气管镜诱导气管插管、判定气管插管位置、床旁纤支镜下冲洗抽吸治疗肺不张、止血、活检等，以上这些功能电子支气管镜目前都是不能替代的。

随着医疗技术水平的不断提高，纤维支气管镜及配件也处于不断改进之中，其应用范围也逐渐扩大，急危重症快速诊断与治疗逐渐增多，在急危重症中的应用范围也在拓展。呼吸道管理是成功救治危重病人的关键措施之一，纤维支气管镜在了解气道状态与气道管理方面起到举足轻重的作用。急危重病人起病急剧，病情危重，进展迅速，行动不便，往往给诊断带来一定的难度，同时生命体征不稳定，存在一些相对禁忌证，给治疗也带来困惑。因此当出现以下情况时因权衡利弊，急诊床边行纤支镜检查。

（一）有严重的胸部外伤史

如严重肺挫伤、多发肋骨骨折、胸部塌陷或连枷胸等，出现胸痛、气促、呼吸困难，可伴有咯血，低氧血症，甚至休克，X线检查证明有血气胸、肺萎陷，血气胸经充分胸腔闭式引流后，症状不能缓解，甚至呈进行性加重，但肺仍未能复张者，应考虑存在气管或支气管黏膜损伤或断裂，应急诊行纤支镜检查。纤支镜能明确气管、支气管损伤的程度、断裂及狭窄的部位、长度以及支气管黏膜撕裂范围，对气道损伤有肯定的诊断价值，为下一步的治疗提供依据，并可依此拟定手术方案。而阴性的检查结果则可以排除支气管破裂的存在。

（二）重度吸入性损伤病人中的应用

当热力、烟雾、煤油、炭粒、有刺激性的化学物质等有害物质吸入，可以引起咽喉、气管、支气管、肺实质的损伤。表现为伤后立即或几小时内出现鼻咽部疼痛，吞咽困难，声音嘶哑，吸气性喘鸣，胸闷、气促、严重呼吸困难，口唇发绀、心率增快、躁动、谵妄或昏迷；咳嗽咳痰，咳血性痰；低氧血症进行性加重，坏死内膜脱落，可致肺不张或窒息，伤后几小时内导致急性呼吸功能衰竭而死亡。当气管切开仍不能缓解时；应急诊行纤支镜检查。优点：①纤维支气管镜可直接观察咽喉、声带、气管、支气管黏膜的损伤程度，确定损伤部位，能直观地反映支气管腔内的变化，发现异物、脱落黏膜、分泌物、痰栓、凝血块与坏死物阻塞，在纤支镜直视下操作可准确、完全地吸除，及时解除气道堵塞。②同时进行支气管或支气管肺泡灌洗，稀释并吸出支气管腔内分泌物、残余的致毒物质或坏死物质等，中断其继续损伤作用，包括气道内残留的原发性损伤因素（异物、烟雾微粒、分泌物、血液、脱落上皮、坏死黏膜等）和继发性损伤因素（炎症介质、氧自由基、内毒素、细胞因子、炎性渗出物、脓性分泌物等），减轻腐蚀性、刺激性和毒性，减轻继发性炎症反应，同时避免了常规吸痰管吸痰的盲目性，减少机械性损伤。③呼吸道吸入性损伤，呼吸道黏膜的充血，水肿，坏死，糜烂，气道内黏液分泌增多，脱落黏膜与坏死物阻塞细小支气管容易继发肺部感染，行纤支镜检查可以采集到呼吸道深部分泌物标本，进行细菌培养和药敏试验，而且纤支镜下取痰培养其病原菌培养阳性率高于普通取痰所取出的分泌物。能更准确为感染患者提供病原学诊断依据，较好地指导临床应用抗菌药物。灌洗后病变部位注入敏感抗菌药物，可提高局部药物浓度，直接发挥抗菌活性，同时减少全身大剂量用药的不良反应。支气管或支气管肺泡灌洗，根据病情需要每日或隔日在床边进行，可有效防止呼吸道阻塞、肺不张及减轻肺水肿与肺部感染的发生。

（三）急性肺不张

急性肺不张是危重患者较常见的并发症。支气管阻塞是导致急性肺不张的主要原因。危重患者造成支气管阻塞的主要物质有黏稠的痰液和痰痂、黏液栓子、血块、肿瘤坏死组织或误吸入肺的胃内容物堵塞气道，若发生突然并有大面积肺不张，可引起通气障碍，造成通气血流比例失调及弥散障碍，致低氧血症或伴有二氧化碳潴留，产生胸闷、呼吸急促、费力或发生人机抵抗，发绀、心律失常、躁动加重或昏迷加深。血氧饱和度进行性下降，甚至引起血液循环系统及中枢神经系统一系列症状，最后呼吸心跳停止。

支气管堵塞产生急性肺不张的常见原因主要为：

1．慢性阻塞性肺疾病、呼吸衰竭病人由于长期卧床或机械通气导致气道分泌物增多；同时全身衰竭、呼吸肌疲劳、痰液黏稠咳出困难。

2．颅脑损伤后意识障碍，或脑血管意外昏迷病人，由于长期卧床，痰液坠积，舌根后坠，吞咽和声门关闭不协调，同时咳嗽反射及吞咽反射减弱或消失，使口腔分泌物与胃内容物易反流误吸。

3．有害气体或液体吸入后在肺内大面积扩散，使表面活性物质失活产生肺水肿或肺不张。

4．外伤及大手术后，尤其是胸部外伤和胸部手术后导致支气管黏膜水肿，管腔变狭窄，并可能残留部分血液和血凝块。

5．机械通气状态下，气管导管细长，阻力大，如不及时湿化吸痰，痰液排出不畅，容易形成痰栓、痰痂。

6．腹带裹绑过紧以及携带各种引流管对体位的限制等因素，咳嗽运动减弱，咳嗽无力或不敢咳嗽，使痰液排出不畅。

7．胸腹部手术后麻醉剂对咳嗽的抑制；伤口疼痛，惧怕咳嗽，且肺功能下降导致排痰能力减弱。

8．外周神经、肌肉疾病导致呼吸肌和膈肌功能障碍，肌肉乏力，减弱了咳嗽能力，痰液不易咳出。

9．发热、术后补液不足，或消耗性脱水使气道分泌物黏稠易形成痰栓。

危急重病人由于病情危重、特别是机械通气状态、生命体征不稳定等原因不允许搬动，或意识障碍行动不便，同时不能自主提供主诉，很容易被基础疾病掩盖，没有进行及时的摄片等检查，容易导致误诊与漏诊。因此要注意以下情况：（1）慢性阻塞性肺疾病、呼吸衰竭病人咳嗽无力，出现痰液突然减少，病情急转直下者。（2）颅脑损伤、脑血管意外病人，痰鸣音明显，咳嗽无力，气急，高热不退者。（3）吸入烟雾、炭粒、刺激性的化学物质后，出现胸闷、气急、喘息严重者，特别是局限性哮鸣音者。（4）外科或术后突然胸闷、憋气，SpO_2进行性下降时。（5）胸部外伤后排除血气胸可能，而胸闷、气急明显者。以上病人出现明显的低氧血症者，应想到急性肺不张可能，应立即摄胸片检查确诊。一旦确诊及早行纤支镜检查与治疗，纤支镜能起到立竿见影的作用。

过去对急性肺不张病人往往都采取刺激咳嗽、深呼吸运动、拍背、体位引流、经口鼻或气管导管吸痰，雾化与祛痰药物化痰等方法治疗，但都难以有效彻底地清除痰液和痰栓。也有些人以为感染加重，使用大量抗生素治疗，不但疗效不理想，反而会导致二重感染，使病情加重。一侧或二叶以上急性肺不张病人低氧血症明显，如不能及时复张，PaO_2进一步下降，会发生病情恶化，心率紊乱，导致呼吸衰竭，甚至心跳骤停。尽快解除支气管阻塞是救治的关键，纤支镜既可以在直视下明确肺不张的具体部位和原因，还可通过反复的冲洗和抽吸彻底清除气道内的堵塞物、止血，在短时间内能消除气道梗阻，保持呼吸道通畅，维持机体正常通气功能，起到立竿见影的作用，因此一旦发现肺不张应尽早行纤支镜检查与治疗。

(四)咯血

咯血是临床上常见的症状之一,也是患者在急诊就诊的常见原因。引起大咯血的原因很多,根据患者症状,详细采取病史和物理检查,结合实验室检查结果然后确定出血部位,再进行病因诊断。引起大咯血的常见病因有:(1)呼吸系统疾病:支气管扩张、肺部感染、肺癌、肺脓肿、肺结核、支气管腺瘤。(2)心血管系统疾病:肺栓塞、肺水肿、血管畸形、二尖瓣狭窄。(3)全身性疾病:弥漫性肺泡出血综合征、血液系统疾病。(4)在 ICU 气管插管或气管切开后机械通气的患者,多为气管黏膜充血水肿、局部糜烂出血,以及气道湿化不足、吸痰动作粗暴损伤等有关,多以血性痰为主,少数有大咯血的表现。出血的部位大多与肺部的严重感染或存在原发损伤有关。

对咯血量的多少尚无统一标准,一般认为 24 h 咯血量在 100 mL 内为小量咯血,在 100~500 mL 为中等量咯血,在 500 mL 以上(或 1 次 300 mL 以上)为大量咯血。咯血量的多少可作为考虑病因的参考指标之一,但不能单以咯血量的多少来判定病因,否则将影响诊断的准确性。对病程长、体质差、咳嗽乏力或短时间、快速度出血的患者,即使是咯血量不多,但大量血液灌注入气管以及支气管内,血液阻塞气管、支气管引起窒息,也有可能引起死亡。所以不能以咯血量的多少作为病情严重程度的评判标准。

大咯血的治疗原则首先应该迅速判断其咯血量,是否存在休克、大咯血窒息等危及生命的潜在危险,区分是呼吸系统疾病引起的咯血还是心血管疾病引起的咯血,其次判断目前有无活动性出血。然后决定其治疗方案。应立即抢救生命,并在积极止血治疗的同时,尽快明确咯血的原因,对病因加以治疗,防止病情的进展,以确保病人的安全。

1. 对于大咯血患者的急救主要有以下方法:

(1)在传统上多采用保守治疗,除对原发疾病治疗外,主要采取保持呼吸道通畅、呼吸支持、改善氧合,循环支持、抗休克,止血药的应用:垂体后叶素、血管扩张剂、促凝血药、肾上腺皮质激素、普鲁卡因等,抗菌药物及一般对症支持等治疗,但效果有限且复发风险极高,也提高了患者的死亡风险。

(2)支气管动脉造影与栓塞治疗能够稳定大咯血的病情,可取得较理想的效果;但肺脏由支气管循环与肺循环参与的多重供血,出血部位多位于支气管动脉,只有少部分病灶位于肺循环或肋间动脉及锁骨下动脉等处。支气管扩张等咯血,出血来源主要是呼吸道,同时存在多部位出血的可能,肺以及体循环不排除为出血来源,由于病程长出血部位周围因代偿作用建立侧枝血管循环,存在多支动脉(腋动脉分支胸廓内动脉、肋间动脉)供血,支气管动脉栓塞后,其他血管供血的侧枝血管循环仍存在,止血效果不理想,一旦术中待栓塞的血管遗漏可导致咯血的术后复发。

(3)急诊外科手术是目前支气管动脉栓塞治疗后大咯血复发较有效的补救治疗措施。但要求患者一般状态能耐受手术治疗;病变为局限性,有明确的出血部位。手术时机的选择多数学者主张以咯血间隙或暂停期,而且该技术要在具备相关条件的医院才能进行。而且大咯血病人在活动性出血时,会因出血过多导致血液溢入健肺,出现两肺广泛血液播散,胸部 X 线片与胸部 CT 检查很难确定出血部位。使手术带来难处。

(4)纤维支气管镜治疗:纤维支气管镜具有操作简便,无须全身麻醉,损伤小等优点,在基层医院也已广泛应用。纤维支气管镜对中少量的出血可获得良好的效果,《诊断性可弯曲支气管镜应用指南 2008 年版》指出支气管镜检查禁忌证范围亦日趋缩小或仅属于相对禁忌证。活动性大咯血为纤支镜检查的禁忌证。出血期行支气管镜检查发生并发症的风险显著高于一般人群应慎重权衡利弊后再决定是否进行检查。若必须要行支气管镜检查时应在建立人工气道后进行,以降低窒息发生的风险。因此应用于大咯血的治疗尚存争议。一般认为对大咯血病因诊断不明,或经内科保守治疗止血效果不佳者，应及早施行支气管镜检查。过去对咯血患者往往不主张急性期行支气管镜检查与镜下治疗，避免因刺激气管导致剧烈咳嗽而诱导咯血加剧。如病情允许，大咯血者在咯血量减少或停止1周后的间歇期进行。近年来，许多文献报道认为咯血急性期行支气管镜下检查与治疗，证明在合适地掌握适应证及必要的救治措施下是可以安全完成支气管镜检查，并取得一定效果的。因此认为如经积极内科治疗仍咯血不止或有窒息可能时，应立即行纤维支气管镜检查，但咯血期间进行支气管镜检查具有一定危险性，检查前应作好必要的抢救准备，并且利与弊与家属要充分告知，签署知情同意书。

2. 咯血期间及早施行纤维支气管镜检查的意义：

（1）准确地确定出血部位：为治疗方法的选择和实施提供依据（如外科手术，支气管动脉栓塞术等）。大咯血病人在活动性出血时，会因出血过多或体位改变导致血液溢入健肺，出现两肺广泛血液播散，胸部X线片与胸部CT结果上有时会出现健侧比病变侧的病变更明显的假象，纤维支气管镜检查能明确出血部位，作为急诊外科手术术前准备的一项不可缺少的手段。一般先局麻下纤维支气管镜检并确定出血部位后，再决定治疗方法。紧急情况下也可行气管插管后再行纤维支气管镜检查。大咯血急症手术中双腔管气管插管病人，还可分别对两侧肺进行吸引血液，再次检查确定出血部位。

（2）提高咯血病因诊断的正确率：胸片和CT不能对出血病人行定位、定性的诊断，特别胸片和CT均正常而出血不止者，及早行纤维支气管镜检查，能发现出血部位，以及出血部位的病变情况，如支气管内肿瘤沿管壁生长、向腔内生长，或随未见肿瘤直接征象，但可见肿瘤相应部位远端支气管管腔内溢血，有利于肿瘤的诊断。外伤咯血，可了解有无支气管断裂。肺术后咯血，了解有无残端出血。纤维支气管镜可窥见活动性出血，可以于镜下直接注射止血药，使止血药直接作用于创面，直接对出血部位进行局部止血。还可采用电烧灼、微波治疗、激光治疗等均可达到止血的目的。

（3）清除气道内的积血、血凝块：有利于通畅呼吸道。

（4）治疗原发病：如肺脓肿、支气管扩张并感染者可通过支气管镜局部注入抗生素或吸出脓性分泌物，促进引流。

3. 借助支气管镜常用的止血措施和方法有

（1）支气管灌洗：通常支气管镜直视下可以看到血液从主肺段口、肺叶口、支气管口涌出，或直接看到渗血与出血，先吸除各段腔内积血，明确出血部位后，可把纤维气管镜前端楔入肺叶或肺段支气管内，采用局部注入0～4℃冰盐水（放置在冰箱冷藏箱内的盐水）5～50 mL，通过纤维支气管镜注入出血的肺段，留置片刻后吸出，连续数次。一般每个病人所需的灌洗液总量以300 mL为宜。冷盐水具有很好的黏膜血管收缩作用，经支气管镜局部冲洗，得局部血管收缩，血流减慢，从而促进了凝血，既可清晰视野，又可起止血作用。

（2）局部用药：通过纤维支气管镜将（1∶20 000）肾上腺素溶液1～2 mL或凝血酶溶液40 U/mL，5～10 mL、立止血滴注到出血部位，肾上腺素作用于α受体，可使局部血管收缩、血流缓慢，进而达到止血目的；凝血酶可促使纤维蛋白原转变为纤维蛋白，从而加速凝血过程，达到止血目的。凝血酶还可促进上皮细胞生长，有益于创面修复，故远期效果好。

（3）局部电凝止血：局部电凝刀具有较强的电凝作用，可使出血部位血管发生凝固而止血。

（4）球囊导管填塞：1993年Freitag等研制出的一种专门为使用纤维支气管镜而设计的双腔球囊导管，取得了止血迅速、安全、有效和易于耐受的效果。球囊导管填塞治疗咯血，是经纤维支气管镜将导管送至出血部位的肺段或亚段支气管，球囊导管放置后，通过导管向气囊内充气或充水，球囊膨胀填塞相应的出血支气管，压迫病变区域血管，致使出血部位的支气管填塞，达到止血的目的。同时还可防止因出血过多导致的血液溢入健肺，从而有效地保护了健侧肺的气体交换功能。置入球囊导管后，可立即向导管注入凝血酶等止血药物，达到局部止血作用。因咯血量大、出血时间长，患者心理负担重，精神紧张、焦虑，不利于止血，球囊导管置入后出血立即停止或减少，减轻精神压力，起到心理效应作用，也有利于止血。一般球囊导管留置24～48 h以后，放松气囊，观察几小时后未见进一步出血即可拔管。操作过程中，术前充分麻醉，术中操作要轻巧，以免引起咳嗽，出血加重。吸引负压要达到70 mmHg，应注意防止因气囊充气过度及留置时间过长，而引起的支气管黏膜缺血性损伤和阻塞性肺炎的发生。

纤维支气管镜操作时可能触发咯血，或使原来咯血量增加，一旦出血量超过纤维支气管镜的吸引能力，或反复出现血凝块玷污和堵塞纤维支气管镜时，会造成窒息。因此，检查前应作好必要的抢救准备，尤其是对窒息的抢救准备，一旦出现以上情况，应改用硬质支气管镜进行检查，先清除积血，及时吸引管腔或末梢被血凝块堵塞，然后通过硬质支气管镜应用纤维支气管镜，找到出血部位进行止血，或给予气管插管，便于纤维支气管镜镜面被血凝块堵塞后反复退出清洗和再入。同时防止出血量过大而造成窒息。

（五）支气管、肺部严重感染

支气管、肺部感染是危重患者最常见、最严重的并发症，支气管、肺部严重感染患者气道分泌物增多，况且重症患者胃肠道功能差，胃内容物易出现反流、误吸入呼吸道，而病人咳嗽能力弱，痰液不易咳出，易引起气道堵塞，诱发或加重支气管、肺部感染，甚至引起肺不张而使病情恶化。纤支镜可以对气道分泌物充分吸引，解除痰液和痰痂、黏液栓子、血块等堵塞引起的肺不张，同时开展纤支镜下肺、支气管局部给药，加速炎症吸收，还可减少抗生素的应用。纤支镜还可以直观了解气道病变情况，可以初步判断感染性病变的严重程度。并且在直视下对下呼吸道分泌物选择性准确采样，行病原学诊断。用纤支镜的保护性毛刷留取痰标本行细菌培养及药敏试验，可避免细菌污染。能更准确为感染患者提供病原学诊断依据，可进一步选择敏感抗生素治疗，避免抗生素的滥用，提高疗效。

（六）气道管理方面的应用

气道管理不当是危重病人死亡的主要原因之一，气道管理是采取必要的方式，保持呼吸道通畅，保障病人的氧供。近年来纤支镜在急危重症病人中的应用越来越广泛，纤维支气管镜引导将气管导管送入气管内，能够快速、准确、安全建立人工气道，提高急危重症病人的抢救成功率，有很重要的作用。目前已成为重症患者气道管理的重要工具。

1. 纤支镜引导进行气管插管或更换气管插管

主要用于困难插管患者，如严重颅脑损伤后颈强直、重度肥胖、颈椎颈髓损伤、颌面部骨折或软组织损伤等，头颈部的伸屈会加重脊髓损伤，或影响病人的张口度，给经口气管插管操作带来困难。同时，存在解剖异常，将气管导管直接经鼻盲探气管插成功率低，而且容易造成鼻黏膜损伤，不但不易成功且不安全。另外，危重患者常存在多器官损害，老年病人存在基础心、肺功能障碍，对医疗操作的耐受能力下降，喉镜直视下经口气管插管，在喉镜置入插管过程中，咽喉部刺激反应敏感，声门活跃，容易诱发支气管痉挛和心血管反应，发生反射性心跳骤停。

纤支镜引导进行气管插管具有以下优点：

（1）可以检查气道，明确引起气道急症的原因，并且直接除去可以逆转的病因，如清除气道分泌物或异物、痰栓、血块等，达到治疗的作用。

（2）床旁行纤支镜直视下进行插管，对会厌刺激小，不需使用肌肉松弛剂及大剂量镇静剂，操作简便、快速，插管成功率高，损伤小。

(3) 声门处给予利多卡因局部麻醉，患者反应较小，痛苦轻，清醒患者易于接受。

(4) 纤支镜进入气道后，可在镜下留取深部标本化验，提高阳性率，缩短抗生素使用时间。

(5) 并发症少，安全性高。

纤支镜检查缺点：

(1) 价格贵，需要专门维护、保养；广泛的配备有难度；因此不能很快地拿到仪器。

(2) 术前准备需要一定的时间，不适宜紧急抢救，因此只适用于有自主呼吸，并且病情允许进行术前准备的患者。

(3) 需要电源、吸引器等，携带不便；比不上间接喉镜轻巧，随身携带。

(4) 操作要专门培训，技术要求比较高，普及困难。

2. 纤支镜在双腔支气管导管插管定位中的应用

放置双腔支气管导管，主要用于胸外科手术，进行分侧肺通气，能使双侧肺分隔，术中保护健侧肺免受患侧肺污染，还能提供良好的手术视野。但术中由于手术操作以及各种外界因素造成患者体位的变动，手术体位改变后易引起导管位置改变，双腔气管插管位置不正确可能导致低氧血症、肺不张、高气道压、分泌物蓄积并增加术后感染率。一般临床上对导管位置的判断主要依赖临床检查，但单独依靠临床征象来判断双腔气管导管的位置有15.5%～24.0%的患者出现导管分隔失败。纤支镜通过双腔管的气管腔开口可以看到气管隆突，支气管开口，减少目测的误差。

3. 解除大气道梗阻

纤支镜能够明确病变部位，直视下操作更准确地钳取或冲洗、抽吸清除气道内异物、分泌物、黏液栓、凝血块、瘤栓或坏死组织，使气道恢复畅通。

（七）急危重症患者高风险纤支镜检查治疗的注意事项

纤支镜在急危重症的应用多为已建立人工气道或准备建立人工气道的患者，目的主要围绕气道管理和明确病原菌，而不是肺部疾病的诊断，操作和普通病房有所区别。《诊断性可弯曲支气管镜应用指南》提出应意识到重症监护室患者行支气管镜检查的并发症发生率高于一般患者。支气管镜检查过程中及检查后必须对患者进行连续的多导生命体征监测。对机械通气患者应采取积极措施（如提高吸入氧浓度、支气管镜通过三通导管进入气管导管等）保证支气管镜检查过程中经气管导管维持足够的通气和氧合。应当注意机械通气的患者在使用常规剂量的镇静/麻醉剂时，常会导致更深程度的镇静/麻醉效果。

1. 有以下情况的患者操作风险较大，接受检查前需谨慎考虑

(1) 机械通气时 PEEP$>$14 cmH$_2$O（1 cmH$_2$O = 0.098 kPa）、不能耐受分钟通气量的减少、检查前依赖高浓度氧疗。

(2) 颅内压高。

(3) PT 的 INR$>$1.5；

(4) 血小板$<$20$\times$10^{-9}/L。

(5) 气管套管直径$<$7.5 mm。

2. 纤支镜检查治疗的注意事项

(1) 充分的风险评估和医患沟通：以指南为依据，由于风险高于普通患者，接受检查前要准确评估权衡利弊，充分告知。

(2) 适度的检查前用药：根据病情需要术前 30 min 注射阿托品 1 mg，精神紧张或烦躁不安者术前加用咪唑安定或安定镇静，充分麻醉，提高吸氧浓度。

(3) 充分的急救准备：备好气管插管装置及人工呼吸气囊，把风险降到最低，减少医患纠纷。

（4）操作全过程持续动态生命体征监测：操作过程中应持续心电、血压、血氧饱和度、呼吸监测，做好抢救准备，机械通气下操作，最好在镇静状态下进行。危重病人往往存在低氧血症，而纤支镜整个操作可导致 PaO_2 平均下降 2.66 kPa，最多下降 4.84 kPa，加重缺氧，因此应持续吸氧，非机械通气者高频喷射接头插入纤支镜活检孔予高频喷射给氧，或经鼻给氧；机械通气者持续高浓度吸氧或吸纯氧。边插入边吸痰，如会厌、声门反射活跃或咳嗽反射强烈，经纤支镜活检孔注入 2% 利多卡因 2~5 mL，遇黏稠痰液予生理盐水 30~50 mL 冲洗后吸痰，遇镜面模糊或吸引阻力大，纤支镜退出 1~2 cm，再用生理盐水冲洗，总量不超过 300 mL，发现黏液栓、血块稠痰、胃内容物，冲吸困难，用活检钳或毛刷钳夹、推移或捣碎，使吸痰顺利进行，发现新鲜出血，用 1∶2 000 肾上腺素盐水冲洗止血，发现血氧饱和度进行性下降，尤其是 $SpO_2<75\%$，或出现严重心律失常等并发症，应退出纤支镜，予暂停操作，增加吸氧驱动压或吸氧浓度，待 SpO_2 回升到 90% 以上后再继续操作，如短时间回升困难，予结束操作。

我院呈遇到一例肺不张病人，在行纤支镜冲洗抽吸术中发现 SpO_2 下降到 65% 时，心跳骤停，立即停止操作，心肺复苏 10 s 后恢复，2 d 后第二次操作肺复张。可能与该患者病情严重、自主呼吸弱、术前采用 A/C 模式，耐受性差，SpO_2 下降到 75% 以下未及时停止操作有关。因此，$SpO_2<85\%$ 要提醒操作者，特别是 $SpO_2<75\%$ 应停止操作，予吸纯氧。结束前保护性毛刷局部刷检，灌洗液及刷检物送真菌和细菌培养，有利于抗生素的选择及肺部感染的控制。整个操作过程操作者必须技术熟练，操作时动作轻柔，尽量避免盲目操作和吸引，造成黏膜损伤、出血，尽量减少对管壁刺激，降低并发症。尽可能缩短每次气管内的操作时间（1~3 min），整个操作应在短时间内完成，一般在 10 min 内完成。治疗完毕后继续监测心率、心律、血氧饱和度、血压、呼吸变化，持续吸氧，根据病情调整吸氧浓度、呼吸机模式与参数、镇静剂的剂量，术后禁食，禁水 2 h，及时吸出气管内分泌物。及时复查胸片与血气分析，标本及时送检。同时积极治疗原发病。避免肺不张等复发。

纤维支气管镜应用于急危重症快速诊断与治疗，能查找出原因，并予相应的镜下治疗，效果显著；纤支镜引导气管插管、换管成功率高、效果好。特别在机械通气患者中可以发挥重要作用。纤支镜操作没有绝对禁忌证，急危重症病人进行支气管镜检查发生并发症的风险显著高于一般人群，只要慎重权衡利弊后再决定是否进行检查，操作者一定要技术熟练，在严密监护条件下进行纤支镜检查和治疗还是安全的。该技术在重症患者抢救中有着重要地位。

总的来说，纤维光束支气管镜近 30 多年以来得到迅速发展，适应证越来越广，现在已成为急危重症医学领域常规必备的设备之一。随着该技术的普及，临床的广泛应用，已经证明它是一种安全有效的诊疗工具。目前，支气管镜已成为呼吸内科、急危重症医学最常用的一项重要诊断方法。对肺部疾病的诊断起到了举足轻重的作用，使很多疾病明确了病因，而且在治疗方面亦提供了许多确切的技术手段。特别是对危重病患者的气道管理以及机械通气相关性肺炎的诊治方面几乎不可替代。气道的损伤及黏膜的病变即使已经产生严重的临床症状和体征，通过常规的检查及放射学方法有时很难判定，而纤维支气管镜可以非常方便的进行监测和明确诊断，甚至给予治疗。笔者最近遇到一例严重多发伤患者，机械通气状态，纤支镜检查确诊主支气管断裂，肉芽组织增生。给予球囊扩张后效果不佳，后在纤支镜辅助下植入支架，症状明显好转，很快撤离机械通气，康复出院。严重的肺部感染及痰液黏稠患者常规使用纤支镜进行气道管理，加强引流，可明显缩短机械通气和 ICU 住院时间。由于神经肌肉疾患引起的咳嗽无力，纤支镜检查治疗可显著降低肺部感染的发生率。

现今支气管镜检查设备已有了相当大的进展。电视电子支气管镜已逐渐取代传统的纤维支气管镜。电视支气管镜能获得优秀的支气管内图像，并可用做教学活动，图像能以多种数字化形式储存，并能通过网络进行传输。超细纤维支气管镜可应用于婴幼儿，有较大插入导管孔的纤维支气管镜可插入较大的活检钳、气囊导管、激光纤维和其他检查器件，以获得较大的、高质量的标本。超声支气管镜将微型超声探头通过支气管镜进入管腔，通过实时扫描获得气道管壁及周围邻近器官的图像从而提高诊断和介入操作的准确性。以上设施都已在临床开展应用。但是纤维支气管镜的介入操作特别是对危重病患者仍需进一步总结、规范。

第二节 上消化道内镜在急危重症中的应用

一、上消化道内镜在急危重症诊断中的应用

上消化道内镜在上消化道急危重症医学中的地位近年逐渐提高，目前已成为诊治中必不可少的手段之一，对急性上消化道出血的病因诊断、呕血与咯血的鉴别诊断、上消化道梗阻的病因诊断，或与剖腹手术结合探查上消化道腔内的病变均具有重要作用。

在目前急危重症医学的临床实际应用来看，其最大的优点是可在患者床边进行操作、具有内镜直视下快速诊断疾病的特点，真正符合现代急危重症诊治理念，即对急危重症患者尽可能实施病人不动设备动、病人不动医生动的新理念，且患者床边的内镜检查在掌握适宜的适应证的前提下，注意检查时的病情观察，如发现病情变化迅速终止操作，如此即能将内镜在急危重症的应用做到简便、高效、经济、安全的目的。

但值得注意的是急诊胃镜检查存在禁忌证，随着脏器功能支持治疗技术的提高，既往认为的许多禁忌证现均已变成为非禁忌证。如对急性呼吸衰竭既往认为是禁忌证，现在大多急危重症医学专家认为在得到必要的人工气道、呼吸支持治疗后仍可进行急诊消化内镜检查治疗。

目前，认为急诊上消化道内镜检查主要的禁忌证为：①急性腐蚀性口腔、咽喉、食管的炎症、溃疡。②精神病患者病情未控制者。③急性咽喉食管异物有可能损伤血管者。④急性重度咽喉部疾病内镜难以插入者。⑤恶性心律失常、急性心肌梗死、重度心力衰竭等重症心脏疾病未控制、病情未稳定者。⑥重症哮喘、急性呼吸衰竭未控制者。

二、上消化道内镜在急危重症的治疗应用

（一）床边上消化道内镜止血治疗

在消化内境内进行食管等上消化道黏膜下注射硬化剂治疗门静脉高压症所所致的静脉曲张、阻断分流，以防治消化道大出血已经多年，并具有较好的效果；对于不明原因的消化道出血，均可经消化内镜查明出血原因，并可根据不同的原因经内镜进行注射药物、激光，或氩气等治疗。

（二）床边胆源性急性胰腺炎的取石治疗

对胆源性急性胰腺炎可经十二指肠镜胆道取石治疗，或松解欧狄氏括约肌痉挛、解除胆道胰管梗阻或减压，有利于急性胰腺炎的病因治疗、促进病情恢复。

（三）床旁经皮内镜下胃/空肠造瘘术

对于严重脑干出血、梗塞、肿瘤、炎症、外伤等导致患者进食困难、经口进食极易发生呛咳或吸入性肺炎，严重者可发生窒息等严重后果；或急性胰腺炎、胰腺外伤等疾病导致肠内营养支持困难时；或严重多发伤者由于病情危重、大多数使用呼吸机或持续性血液滤过透析等脏器功能支持治疗手段等情况下；对于肠道吸收功能尚可的患者尽早给予肠内营养显得非常重要，但临床医生最

常遇到的难题是较长期营养径路的建立。

通过鼻胃管管饲有诸多缺点，容易发生食道反流误吸而使肺部感染难以控制；长时间留置胃管容易导致食道糜烂出血、肠道细菌移位、鼻咽部感染；病重患者耐受性差、易导致拔管等问题。

经皮内镜下胃造瘘术（Percutaneous Endoscopic Gastrostomy，PEG）是一项比较成熟的技术，但对于急危重症患者肠道吸收功能尚可的患者尽早给予肠内营养显得非常重要，因为出现多脏器功能不全或衰竭的一个重要的始动器官就是胃肠道。因此，对于脑干病变、胰腺病变、因昏迷或气管插管等原因而无法经口进食者，采用床边内镜下经皮胃或空肠造瘘术十分适宜。

从笔者单位的临床实践体会到，对急危重症患者在进行生命支持治疗的基础上，临床医生经适当的专科培训并积累一定的消化内镜、普通外科方面的经验后，经过短期相应的规范培训后于床边内镜下经皮胃或空肠造瘘术操作在技术上是可行的，一般在积累一定的操作经验后大多能在短时间内完成，基本不超过 15 min。安全性方面由于有完善的生命支持保障，因此比胃镜室更安全。

在床边内镜下经皮胃或空肠造瘘术技术上值得注意的是：①床边内镜下经皮胃或空肠造瘘术注重借鉴他人经验教训，严格、规范操作，特别在穿刺时严格执行透光试验和针吸试验。②常规于穿刺前行超声检查，充分了解局部解剖可能因先天解剖变异，或疾病影响，或手术影响导致邻近脏器的移位等改变，可明显降低肝脏、胆道、肠管、血管损伤等风险。③严格掌握适应证，对于有腹部阳性体征，或影像学检查发现明显腹胀或腹腔积液者均应作为禁忌证，而不宜进行床边内镜下经皮胃或空肠造瘘术。④对于不能进行良好配合的患者，或急危重症患者，或躁动不安的患者宜常规采用基础麻醉，避免因术中患者不合作而导致意外损伤或意外事件，并可使操作顺利进行、明显缩短操作时间。

第三节　内镜在急危重症肠道疾病的应用

一、内镜下小肠置管减压治疗

传统的胃肠减压方法是经鼻胃管减压，但由于幽门的阻挡作用，减压效果常常不太理想，鼻胃管常常只能降低胃内压力，并不能引流十二指肠、空肠内的液体或内容物而降低十二指肠或空肠的压力，故大多达不到降低上中段小肠内压力的目的。

日本石田康南教授发明的小肠引流导管为长达 3.5～4.5 m 的硅胶导管，管壁经亲水涂膜处理，导管前端附水囊和气囊各一个，通过消化内镜输送小肠导管通过幽门后进入小肠，充盈前端的水囊后导管可随小肠蠕动进入小肠深部，如有小肠梗阻则可达肠梗阻的上端，导管可起到引流、减压、冲洗等作用，其引流、减压效果明显好于鼻胃管。对小肠梗阻的减压、引流效果观察，置管 24 h 后胃肠引流量、腹围缩小的程度、腹部 X 线平片液气平面的消失时间、开始排便排气时间等均具有较好的效果，尤其适宜于粘连性肠梗阻患者。即使是机械性肠梗阻，也可以通过充分的引流、减压改善肠道局部的血液循环，从而避免肠壁的缺血坏死等严重后果。

此外，经内镜置好小肠导管后，尚可进行经导管注入造影剂进行肠腔造影检查，对明确梗阻原因和局部的病变严重程度带来较大的帮助，且因小肠导管能够充分引流，也不会造影剂的局部潴留等不良反应。

对较低位置的肠梗阻则可在纤维结肠镜的帮助下，通过肛门逆向置入小肠导管，同样可起到引流、减压等效果，或进行造影等检查，有助于降低急诊手术的风险，通过冲洗、清洁肠道、患者病情改善后，再施行择期手术，因此，可大大增强患者对手术等风险的承受能力。

二、内镜下肠道支架植入术

肠道支架植入术大多应用于急性结肠梗阻的术前过渡、良性或恶性疾病所致的结肠梗阻，或恶性肿瘤的晚期姑息治疗，较传统的结肠造瘘术具有能迅速缓解梗阻；可避免随后的严重并发症；对机体损伤小，即使是一般情况较差、病情严重的重症患者也能耐受；如果作为术前的过度治疗，则有利于改善患者的全身情况，增强患者的抵抗疾病能力和对手术等的承受能力，能够争取更多的时间和更好的条件（包括医疗条件和患者身体条件）得以进行择期手术；部分患者可减少手术的复杂性和风险程度，且有可能使多次多期的手术转为一次性一期根治术；可明显缩短住院时间；收益与风险相比较具有明显的优势，且并发症较少，易被广大医务人员、患者及其家属所接受，目前已较多地用于各种良性或恶性病变的结肠梗阻性疾病，特别是左半结肠的梗阻应用更多。

参考文献

[1] 中华医学会呼吸病学分会. 诊断性可弯曲支气管镜应用指南. 2008年版. 中华结核和呼吸杂志，2008，31（1）：14-17.

[2] 孙莉. 咯血的治疗及进展. 中国社区医师：医学专业，2012，14（9）：11-13.

[3] 刘大伟. 实用重症医学. 北京：人民卫生出版社，2010：191-201.

[4] 陈谕，伍惠仪，李时悦. 局部注射曲安奈德结合常规介入方法治疗难治性良性中央气道狭窄疗效及安全性的初步探讨. 中华结核和呼吸杂志，2012，35（6）：415-418.

[5] Torelli R, Sanguinetti M, Moody A, et al. Diagnosis of Invasive Aspergillosis by a Commercial Real-Time PCR Assay for Aspergillus DNA in Bronchoalveolar Lavage Fluid Samples from High-Risk Patients Compared to a Galactomannan Enzyme Immunoassay. J CLINICAL MICROBIOLOGY，2011，49（12）：4273-4278.

[6] Ernst G, Lompardía S, Russo R C, et al. Corticosteroid administration reduces the concentration of hyaluronan in bronchoalveolar lavage in a murine model of eosinophilic airway inflammation. Inflamm. Res，2012，(6)：DOI 10.100 7/s00011-012-0530-y.

[7] Botterel F, Cabaret O, Foulet F, et al. Clinical Significance of Quantifying Pneumocystis jirovecii DNA by Using Real-Time PCR in Bronchoalveolar Lavage Fluid from Immunocompromised Patients. Journal of Clinical Microbiology，2011，2（1）：227-231.

[8] Rodiño J, Rincón N, Aguila Y A, et al. Diagnóstico microscópico de neumonía por Pneumocystis jirovecii en muestras de lavado broncoalveolar y lavado orofaríngeo de pacientes inmunocomprometidos con neumonía. Biomedica，2011，31：222-231.

[9] 李雅昆. 床边经纤支镜支气管肺泡灌洗术在老年重症肺炎疗效观察. 临床研究，2012（4）：167.

[10] 王彬荣，姚立农，王艳，等. 不同麻醉方法下支气管肺泡灌洗术治疗肺部感染的比较. 现代肿瘤医学，2011，19（2）：347-349.

[11] 陈林. 支气管灌洗治疗应用研究进展. 心血管病防治，2012（3）：43-48.

[12] 周金萍，蔡璐，陈公锦，等. 右美托咪啶辅助表面麻醉用于患者支气管肺泡灌洗术的效果. 中华麻醉学杂志，2011，31（2）：208-210.

[13] 吕宾. 发挥内镜在急性肠梗阻治疗中的作用. 浙江医学，2011，33（8）：1113-1114，1170.

[14] 牛陆杰，孙立波，张斌，等. 应用肠梗阻导管治疗低位肠梗阻38例临床分析. 中华普通外科杂志，2010，25（1）：79-80.

[15] 李德春，李瑞红，王守军，等. 经鼻型肠梗阻导管在急性粘连性小肠梗阻诊治中的应用. 中华急诊医学杂志，

2010, 19 (4): 423-425.

[16] 郑晓玲, 何利平, 梁玮, 等. 经肛肠梗阻减压管在左半结肠癌伴梗阻中的应用价值研究. 中华消化内镜杂志, 2010, 27 (12): 639-641.

[17] 胡北, 叶珩, 陈纯波, 等. 重症患者螺旋型鼻肠管幽门后置管的影响因素. 中华急诊医学杂志, 2012, 21 (12): 1363-1366.

(编写：陈碧新　刘鹏　陈大庆　文怀　倪笑媚　吴定钱　童跃峰　蒋国平)

第二十四章 急危重症的超声技术应用进展

第一节 概述

超声作为一种重要的辅助检查手段，一直以副作用少为人所熟知。与临床工作中的另一种重要辅助检查方法——放射影像相比较，常规的 X 线检查精确度不足，有一定的辐射剂量对人体的影响，不适宜于孕妇等检查；而 CT 检查费用高、不能在患者床边进行检查，必须将急危重症患者送至特殊检查室，并可能由此增加了危重病人转运途中及其检查过程中心跳呼吸骤停等风险。而超声检查具有独特的优势，无辐射、费用低、可重复性高，特别是近年来随着超声设备的小型化、智能化发展，超声设备的移动简便性大大提高，床边超声越来越为急诊和 ICU 医生所重视，超声在危急危重症医学中的应用越来越广泛，可以毫不夸张地说，常规的影像学超声是临床医生的第三只眼睛，而多普勒超声是临床医生的第三只耳朵，超声设备已成为与临床医生应用数百年的听诊器一样，已经作为日常评估病人情况的一种常规手段，尤其是对于急危重症患者的应用已显示出更多的优势，也是近年急危重症医学的重大进展之一。

在许多国家，传统的超声检查由专门的超声科医生操作，他们可能花费很多时间评估病灶部位器官的结构和功能，常常不能按需要及时对某项医疗措施前后的疗效做出评估。因此，由临床医生来执行超声的操作就越来越受现代医学所需要。

与专门的超声科医生不同，临床医生所要求的超声更简洁，目标性更强。

而急危重症患者，由于病情的特殊性，很多情况下医生需要用超声检查在第一时间对病情做出迅速判断，并根据所获取的信息快捷作出医疗决策，且需在病情观察和治疗过程中反复动态评估，对病情的变化和治疗的疗效做出及时评价。如对急诊和 ICU 中的患者突发呼吸困难，超声可用于快速检测确认有无气胸、胸腔积液、肺不张、肺水肿、心包积液、心脏收缩功能等。此外，超声可用于容量的评估，有助于容量复苏的指导；协助胸腔积液、心包积液的穿刺引流；探查穿刺目标部位深静脉、动脉及其重要邻近脏器的解剖位置，指导穿刺置管，减少并发症，并为临床医生做出医疗决策提供重要依据。

第二节 超声在急危重症肺部疾病的应用

由于成像原因，除了胸腔积液外，肺一直是传统超声的禁区，似乎除了胸腔积液外，超声在肺的评估上毫无用处。然而，大量文献证实了肺的超声检查的作用，给"超声无用论"彻底画上句号。

肺的超声检查一般取病人的仰卧位，以两侧的腋前线和腋后线为分界线，将肺分为六个区：两侧的前区、侧区和后区。检查时先检查前区，再检查侧区、后区，最后再检查后背部，当检查后背部时，可让病人侧卧位或坐位。

肺部的超声检查原理是基于不同病理状态下，空气/液体比例的不同而形成不同的声阻抗。胸腔积液为单纯的液体，肺泡实变大部分为液体，间质综合征为少量液体混合气体，气胸为单纯气体。随着声波在不同比例气/液组织的成像不同，上述各病理状态呈现出各自有特征性的影像学变化。

一、正常的肺超声影像

正常的肺部超声可见肋骨阴影下方的一条透亮线，即胸膜线和胸膜线下方每隔一段规律距离出现的呈水平走向的 A 线。在 M 型超声图像上，表现为胸膜线上方静止的表浅层产生的水平线和胸膜线以下的弥散的点状结构（"沙滩征"）。"沙滩征"是由呼吸时肺在纵向位上的移动形成的。"沙滩征"证明了肺的滑移。

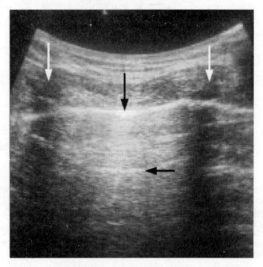

图 24-1 正常肺的超声

白箭头标示肋骨；竖行黑箭头标示胸膜线；横行黑箭头标示 A 线

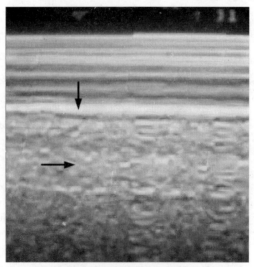

图 24-2 正常肺的 M 型超声

竖行黑箭头标示胸膜线；横行黑箭头标示"沙滩征"

有些情况下可见起源于胸膜线，向肺部深处延伸的垂直的 B 线。正常肺超声的 B 线随着向肺部深处延伸逐渐衰减，形成"彗尾征"。

二、胸腔积液肺超声影像

由于重力的影响，胸腔内的游离积液多位于胸腔内的最低处，坐位时位于胸腔下部近膈顶处。危重病人，特别是机械通气的病人，通常为平卧位或半卧位，胸腔积液多位于胸腔后部及下部。将探头置于腋后线，横膈稍上方，可见到大多数的胸腔积液。

在静态的超声图像上，胸腔积液表现为胸膜线和肺线之间的液性暗区。在纵切面上，由上下肋骨的阴影、胸膜线和肺线构成一个四方形。在 M 型超声图像上，胸腔积液表现为"正弦征"。吸气时肺离心扩张，呼气时向心缩小，在 M 型超声图像上肺的表面表现为随呼吸运动出现的逐渐递增递减的曲线波形，称为"正弦征"。

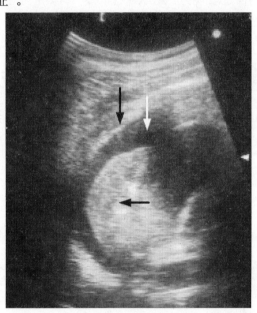

图 24-3 胸腔积液

竖行黑色箭头标示胸膜线；竖行白色箭头标示胸腔积液；横行黑色箭头标示不张的左下肺叶，肺叶内可见小片状高回声气体影

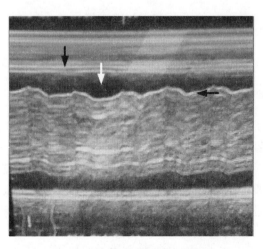

图 24-4 胸腔积液的 M 型图像

竖行黑色箭头标示胸膜线；竖行白色箭头标示胸腔积液；横行黑色箭头标示肺线。肺线随着呼吸运动形成"正弦征"

通过胸腔积液的分布位置及液性暗区的深度,可以估计胸腔积液量的大小及是否需要引流。超声提示了胸腔积液的量、类型及合适的胸腔穿刺部位,并可评估胸腔积液的性质。在液性暗区内见到分隔或可移动的微粒,提示渗出液、血胸或脓胸。

三、肺泡实变超声影像

在危重病人,特别是机械通气病人,由于肺的炎症、痰液引流不畅、肺的挫伤、胸腔积液的压缩等因素,常造成肺泡的实变。绝大多数肺泡实变位于肺的外侧带,靠近脏层胸膜,这为超声观察肺泡的实变敞开的方便之门。

典型的肺泡实变在超声图像上表现为"组织样征"及"碎片征"。由于肺泡实变时肺泡内大部分被液体所占据,在静态超声图像上表现为液体异常的组织样图像,在 M 型超声图像上表现为"正弦征"的消失。实变的深部边界与充气的肺组织相连,形成边界不规则的高回声样"碎片征"。

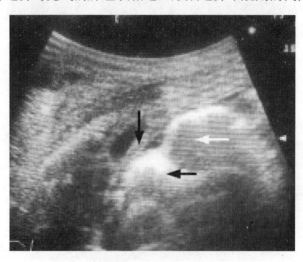

图 24-5 肺泡实变

竖行黑色箭头标示胸膜线;横行白色箭头标示肺泡不张;横行黑色箭头标示"碎片征"

超声可描述肺实变的体积、坏死的区域和支气管充气。动态的支气管充气提示不可收缩的肺实变、肺滑移的消失或肺梗塞。通过治疗前后评估肺泡实变区域的大小、位置及支气管充气的有无,可以评价肺复张的治疗效果。

四、间质综合征超声影像

在重症病人,间质综合征提示因血流动力学或炎症过程导致的间质水肿。在合并心功能不全的病人,肺间质水肿通常提示容量的超负荷。

评估间质综合征时,通常将探头置于第二和第五肋间隙前侧胸壁进行扫查。然而也有研究认为应该从侧面甚至后面进行扫查,认为可以更好地增加超声检查肺水肿的敏感性。

在超声图像上间质综合征的征象有 7 个特征:彗尾征;从胸膜线延伸;一直延伸至屏幕的边缘而不衰减;高回声;激光样;正常 A 线消失;与肺滑移同步。

气/液混合为声阻抗梯度的主要来源,导致超声束在胸膜下末端的小叶间隔的持续地来回运动,产生了一个特殊的彗尾征象——B 线。在静态超声图像上,B 线为一系列弥散的明亮的回声线,起源于胸膜线并且呈扇形向胸腔发散。正常肺部小的彗尾征像会随着向肺部深处的延伸逐渐衰减,并在胸膜线几厘米之内褪去。而肺水肿中的 B 线更明显并且延伸至图像远场而不衰减。同一屏幕中出现多条的 B 线称为"肺火箭"。弥漫的"肺火箭"提示间质综合征。同一屏幕中出现一条或两条 B 线不具临床意义。B 线相距 7 mm 提示小叶间隔增厚（B7 线）；相距 3 mm（B3 线）则提示两肺的毛玻璃区。

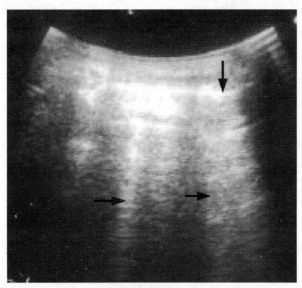

图 24-6　间质综合征

竖行黑箭头标示胸膜线；横行黑箭头标示 B 线

五、气胸的超声影像

传统气胸的诊断主要通过听诊、X 线和 CT。CT 为诊断气胸的金标准。X 线可发现大的气胸，对少量气胸容易造成漏诊。在急诊和 ICU 病房，特别是创伤病人，有时需在短时间内排除张力性气胸，这时由临床医生实行超声检查将体现出它的优势。

由于重力关系，当少量气胸发生时，气体首先位于胸腔的上方。当病人为平卧位时，则位于胸腔的前区。当气胸量增大时，则可延伸至侧区、甚至后区。检查时，先检查肺的前区，如观察到气胸的特征性图像，再逐渐向侧区、后区检查，明确气胸的范围。

气胸的超声影像有三项特征：肺滑移的消失；A 线征；肺点。

肺滑移的消失：在 M 型图像上，气胸表现为"沙滩征"消失，而被静止的水平线所替代——"平流层征"。观察到肺滑移可排除气胸，但肺滑移的消失不能诊断气胸。肺滑移的消失在危重病人中经常出现，单侧气管插管、急性呼吸窘迫综合征、肺膨胀不全、肺炎、胸膜粘连、纤维化、心肺停止、高频通气、不合适的超声探头等都可导致肺滑移的消失。当在一个肋间发现肺滑移消失时，临床医师可以向下方和两侧移动探头观察多个肋间隙，从而增加检查的可靠性。

A 线征：正常肺图像上有 A 线及不超过两条的 B 线。气胸时，B 线消失，只剩下 A 线。只要有一条 B 线，则可排除气胸。单独的肺滑移的消失和 A 线征诊断气胸的特异性不高，但当把肺滑移的消失和 A 线征结合时，特异性大大提高，高度提示气胸。

肺点：当在肺的前区观察到气胸的特征图像时，将探头向侧壁移动。当移动至某一点时，吸气时萎陷的肺轻度扩张接触到胸壁而重新观察到肺滑移和（或）B-线，这一点称为"肺点"。M 型超声图像上，吸气时表现为由"平流层征"突然转变为"沙滩征"。

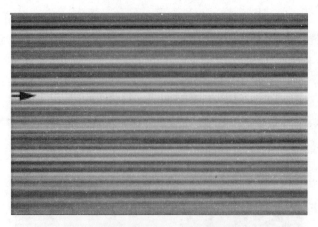

图 24-7 气胸和"平流层征"

在 M 型超声上,肺滑移消失,黑色箭头标示胸膜线

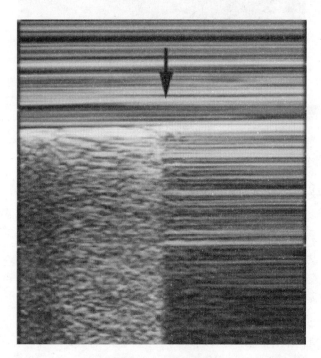

图 24-8 气胸和肺点

黑色箭头标示在呼气时肺体积缩小离开胸壁这一时刻,M 型超声由"沙滩征"突然转变为"平流层征"

肺点的位置有助于判断气胸的容积:前壁的肺点提示少量的气胸,多数不需引流;侧壁的肺点提示大量的气胸,绝大部分需要引流;后壁的肺点或肺点消失表明巨大的气胸,需立即穿刺引流。

第三节 容量的评估

危重病人的容量评估是日常工作中的一个重要方面。传统的评估液体负荷的手段有中心静脉压的测定、动脉脉搏曲线的分析、肺动脉漂浮导管等。床边心脏多普勒超声可检测左室腔大小及功能、心输出量、右室腔大小及功能、心包积液和容量评估。与中心静脉压测定及肺动脉漂浮导管等相比,超声可作为一种评估手段，而不是持续性监测方法。床边超声简便、无创，能较快获得所需的信息。缺点是对操作者的经验要求比较高，需要经过专门的超声/心脏多普勒超声的培训。

床边心脏超声检查通常取以下几个截面：胸骨旁长轴截面、胸骨旁短轴截面、心尖四腔截面和剑突下截面。用直视法可粗略评估心脏的收缩功能、左室的射血分数。下腔静脉的直径大小及随呼吸时的变异度可以对血管容量进行无创性评估。

推荐的对下腔静脉测量地方位于三条肝静脉汇聚下方，距离下腔静脉与右心室连接处约 2 cm 处。检查时将探头从上腹部位置移到剑突下标准四腔心切面，看到右心室，然后将探头向下朝脊柱方向旋转，找到下腔静脉和右心室的连接处，向下跟踪肝内下腔静脉段。

自主呼吸时，在吸气时由于胸腔产生的负压可以使血流从腹部流向胸腔，下腔静脉出现塌陷现象。用力吸气时这种变化更加明显。在机械通气时由于为正压通气，刚好与自主呼吸时相反，呼气时出现下腔静脉塌陷。

通常认为，下腔静脉随呼吸的变异度大于 80% 时，提示有效循环血量不足，需要液体复苏。而当下腔静脉随呼吸的变异度小于 20% 时，则提示有效循环血量充足，不需补液。美国超声心动图指南推荐直径小于 2.1 cm 的下腔静脉用力吸气时塌陷大于 50% 时相当于正常中心静脉压 3 mmHg（范围 0~5 mmHg），而直径大于 2.1 cm 的下腔静脉用力吸气时塌陷小于 50% 时相当于中心静脉压大于 15 mmHg（范围 10~20 mmHg）。当下腔静脉直径和塌陷不符合这些情况时，可以取中间值 8 mmHg（范围 5~10 mmHg）。

第四节　超声导引的穿刺技术

传统的胸腔积液病人当需要行胸腔穿刺引流时，通常取坐位，通过叩诊浊音界的位置来确定穿刺的部位。当胸腔积液量较少，或为包裹性积液时，传统的方法受到很大限制。特别是危重病人取坐位困难或机械通气的病人，传统的方法明显行不通。床边超声的出现解决了包裹性积液及少-中等量胸腔积液定位困难的问题。对于危重病人，床边超声可以在病人半卧位或卧位下确定安全的穿刺部位，提高穿刺的成功率，减少并发症。通常情况下心脏位于左侧胸腔，当左侧胸腔积液需胸腔穿刺引流时，积液毗邻心脏，一旦穿刺针置入心腔，将造成心脏破裂等严重后果。在这种情况下，胸腔穿刺前多次确定穿刺的部位、进针角度、进针深度将非常有必要，甚至可以在动态、全程超声引导下行胸腔穿刺，可以大大减少并发症的出现。

深静脉置管是危重病人管理的一项常规操作。常规的深静脉置管有颈内静脉置管、锁骨下静脉置管及股静脉置管。传统的深静脉置管采用盲穿法，穿刺的成功率、并发症很大程度上决定于穿刺者的操作熟练程度及病人的解剖变异。在休克状态，血管塌陷，可使穿刺失败率增高、并发症增多。超声辅助的深静脉穿刺包括超声定位穿刺和动态、全程的超声引导穿刺。与传统的盲穿法相比，超声定位穿刺和全程的超声引导穿刺在穿刺成功率、第一次试穿成功率、平均试穿次数及穿刺用时上都有提高。而动态的超声引导穿刺在穿刺成功率、第一次试穿成功率、平均试穿次数级及穿刺用时上都优于静态超声定位穿刺。因此，2001 年美国卫生保健研究与质量管理处（Agency for Healthcare Research and Quality）推荐动态、全程的超声引导穿刺。

以颈内静脉置管为例，操作者先取颈内静脉的短轴，确定颈内静脉与颈内动脉的位置关系。正常人群大部分颈内动脉位于颈内静脉内侧，少部分解剖变异者颈内动脉可位于颈内静脉下方或外侧。静脉管腔弹性小，将探头向颈部加压时，可见颈内静脉管腔随压力增大而缩小，而动脉管腔则变化不明显，此方法可辨别颈内静脉和颈内动脉。随后取颈内静脉长轴，在超声直视下将穿刺针置入静脉管腔内。

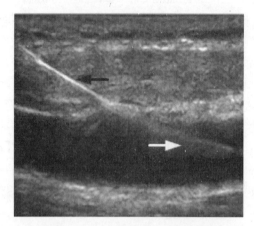

图 24-9　超声引导下颈内静脉穿刺

黑色箭头标示穿刺针，白色箭头标示导引钢丝位于静脉腔内

第五节　超声在急诊创伤中的应用

创伤病人特别是腹部闭合伤病人，在病人出现血流动力学不稳定时，急诊医生需用最短的时间判断是否有出血及出血部位。床边超声由于体积小、移动方便、检查迅速、可反复多次评估，在创伤病人的评估中发挥重要作用。为了推广超声在急诊危重症中的应用，美国急诊科医生和超声科医生组织编著了许多超声诊断课程，并从1994年制定了急诊超声的医生培训和规范。

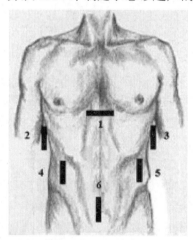

图 24-10　FAST 检查法

1. 剑突下横轴；2. 右上腹长轴；3. 左上腹长轴；4. 右下腹斜轴；5. 左下腹斜轴；6. 盆腔长轴及横轴

创伤重点评估法（Focussed Assessment with Sonograph for Trauma，FAST）有助于急诊医生在最短的时间内发现可危及病人生命的紧急情况。FAST 法检查的区域有：剑突下横轴（观察心包）、右上腹长轴（观察肝周）、左上腹长轴（观察脾周）、右下腹斜轴（观察右结肠旁沟）、左下腹斜轴（观察左结肠旁沟）及盆腔长轴、横轴（观察盆腔）。

第六节　超声在心力衰竭心脏失同步评价中的应用

超声心动图在心力衰竭心脏失同步评价中的应用是近年心力衰竭诊治过程中的新的应用进展。

心脏失同步化是心力衰竭发生的重要机制之一，目前评估心脏失同步化无创检查方法主要是体表心电图，具有简便、可重复检查等优点，但也存在较大的局限性；其他方法为心脏超声检查、磁共振成像法、核素检查等，但均较复杂，且成本较高。

体表心电图对心室内的机械性传导延缓预测价值不大，主要体现在心电图 QRS 时间与心室内机械性失同步的相关性不强，故不能反映心室的同步化状态，并作为治疗心力衰竭的依据。

而通过超声心动图评估具有影像学可视性强、可量化评价等优点。

相比较而言，以心脏超声检查具有无创、可重复性好、费用相对低廉等成为检查的主要优势。

第七节　超声造影在急危重症中的应用

超声造影应用于临床已经多年，最早由华中科技大学同济医学院协和医院的王新房教授应用于心脏疾病的诊断，如对心脏分流的诊断、对房室血栓的诊断等。近年，超声造影的应用范围不断扩大，如通过对胰腺实质的微循环灌注评价，可以准确评估胰腺病变是否存在坏死灶、坏死灶的大小范围、胰腺囊肿或胰腺脓肿的周围血供状况等，从而判定胰腺病变的严重程度；同时，超声造影尚可通过对胰周组织的血液循环灌注进行评价，可判定皂化区内有无存活组织、存活组织的范围大小、坏死组织的多少、有无充分液化等，便于在超声指导下进行积液引流和冲洗。

超声造影诊断急危重症患者除了前述的超声优势外，超声造影剂的选择尚具有以下优点：（1）目前，我国批准临床使用的超声造影剂系血池型气体微泡，与 CT 造影剂相比无肾脏毒性，也无其他器官毒性，可在 8~10 min 内经呼吸道排出，无体内蓄积作用，可重复使用、动态观察病情变化。（2）选用温盐水胃肠道灌注的方法有助于应用超声探查鼻胃管、鼻肠管的位置，指导营养管的放置到位、及时定位。（3）温盐水胃肠道灌注加超声造影对于肥胖和肠道积气干扰重者，可使胰腺整体结构得到清晰显示。

第八节　介入超声在急危重症中的应用

介入超声技术在急危重症的应用近年成为微创治疗技术发展的必备工具之一，可应用于头颅、胸腔、腹腔、盆腔、颈部、咽喉部、深部组织、腹膜后等部位的穿刺、抽液和（或）置管引流、冲洗等，其应用范围越来越广。如胆囊颈部或胆总管梗阻在介入性超声技术的指导下穿刺、引流十分安全、可靠；对急性胰腺炎重症患者的胰腺或胰周脓肿、假性胰腺囊肿的穿刺抽液、冲洗、引流；对于重症胰腺炎患者如果早期进行胰腺周围积液的穿刺、抽液，并加以持续冲洗、低负压吸引引流可明显减少胰酶周围组织的消化、腐蚀作用，超声引导的积液通畅引流、减低胰酶的局部消化作用、减少并发症极其重要；对具有高危因素的极可能发生腹腔间隔室综合征的患者，必要时可在介入超声引导下进行早期局部穿刺、抽液、腹腔减压、冲洗、引流，有助于减少腹腔间隙综合征的发生；对组织深部的巨大血肿经介入超声技术引导穿刺十分有效，可明显促进病变的恢复、加快病变的愈合。

介入性超声治疗与当今临床应用的其他微创治疗技术相比较有更多的优点，如与腹腔镜、经皮肾镜、CT 引导技术等比较，超声引导的介入性治疗可在患者床边进行，不必到特殊的检查室，减少了途中转运等增加的风险，因此更加人性化，尤其是目前的超声引导经皮治疗效果确切，可在患者就诊后的第一时间于床旁诊断明确后即刻进行。

第九节 超声的其他应用

近年来随着床旁超声被越来越多的临床医生所认可，床旁超声也不断拓宽它的应用领域。除了上述方面，在急危重症中超声还应用于、颅内血流的监测、超声引导下腰穿、气管插管位置的确定、超声引导下气管插管、超声引导下气管切开、感染性休克病人病灶的确定及引流等多种方面。有些应用尚处于摸索阶段，需进一步临床实践检验其可行性。

值得注意的是在充分发挥超声在急危重症诊治优势的同时，也不能忽视超声诊治中的局限性，如在疾病的诊断和治疗方面，不能克服常规超声的某些局限性如气体的全反射、骨组织对声波的吸收衰减等导致对图像质量的影响；对操作者的技术要求、临床经验要求较高；对小的病变诊断中具有一定的漏诊率，如对胰腺实质的评价腹部增强 CT 扫描更加客观可靠，目前尚不能完全替代。对于严重腹胀、肠胀气、或肠麻痹的急危重症患者，气体的干扰为介入性超声穿刺、抽液、置管引流增加了难度，正确识别局部组织的性质、坏死与存活组织的界限、避免误伤是操作技术的关键，在实际应用中需胆大而心细。

随着超声应用领域的不断扩展，相信在不久的将来，超声将逐渐取代部分 X 线及 CT 的地位。

参考文献

[1] Tsuji Y，Takahashi N，Tsutomu C. Pancreatic perfusion CT in early stage of severe acute pancreatitis. Int J Inflam，2012，497386：1-5.

[2] Brisinda G，Vanella S，Crocco A，et al. Severe acute pancreatitis：advances and insights in assessment of severity and management. Eur J Gastroerterol Hepatol，2011，23（7）：541-551.

[3] Tse F，Yuan Y. Early routine endoscopic retrograde cholangiopancreatography strategy versus early conservative management strategy in acute gallstone pancreatitis. Cochrane Database Syst Rev，2012，5：CD009779.

[4] Bharwani N，Patel S，Prabhudesai S，et al. Acute pancreatitis：the role of imaging in diagnosis and management. Clin Radiol，2011，66（2）：164-175.

[5] Lu Q，Zhong Y，Wen X R，et al. Can contrast enhanced ultrasound evaluate the severity of acute pancreatitis. Dig Dis Sci，2011，56（5）：1578-1584.

[6] 蔡守旺，刘志伟，黄志强，等. 腹膜后入路经皮肾镜下感染性胰腺坏死的治疗. 中华肝胆外科杂志，2010，16（8）：597-599.

[7] Volpicelli G，Elbarbary M，Blaivas M，et al. International evidence-based recommendations for point-of-care lung ultrasound. Intensive Care Med，2012，38：577-591.

（编写：文 怀　徐永山　蒋国平）

第二十五章　连续肾脏替代治疗中抗菌药物剂量调整

连续性肾脏替代疗法（Continuous Renal Replacement Therapy，CRRT）是在间歇性透析（Intermittent Hemodialysis，IHD）的基础上发展起来的，因 CRRT 治疗重症 ARF 的疗效优于 IHD．能改善重症 ARF 的预后，而被广泛应用于治疗急性肾功能衰竭及其并发症的危重患者。近年来，在 ICU 中也得到应用。由于急性肾功能衰竭和危重症的疾病状态、药物特性及 CRRT 模式等因素均可能使药代动力学发生改变，同时考虑抗菌药物的药代动力学和药效学关系，给药方案的调整则是合理用药的要求。

第一节　影响抗感染药物疗效的因素

一、表观分布容积

表观分布容积（V_d）与 CRRT 清除成反比。V_d（L/kg）=药物剂量（mg/kg）÷药物血浆浓度（mg/L）。

由于急性肾功能衰竭和危重症的疾病状态，毛细血管通透性增高。加上血流分布不均，继而发生毛细血管渗漏综合征。液体从血管内渗漏至组织间隙可导致 V_d 增加，并减少亲水药物如β-内酰胺类和氨基糖苷类的血浆浓度。重症患者和脓毒症可导致头孢曲松 V_d 增加，然而美罗培南 V_d 却未增加。阿米卡星 V_d 在重症及脓毒症患者中高于健康受试者。

二、药物的代谢途径

抗感染药物代谢途径是影响药物清除（通常为肾脏清除、肾外器官清除和体外清除的总和）的关键。急性肾衰竭（ARF）患者中，CRRT 主要影响通过肾小球滤过清除的药物。肾功能正常并接受 CRRT 的患者可能需增加药量以达到理想的血药浓度。若药物的体外清除率占总清除率的 25%～30%以上时，说明体外清除对药物的清除影响较大，CRRT 时必须调整药物剂量。非 CRRT 清除率主要由残肾功能和肝脏清除率决定。然而，其他替代清除途径，例如经肠道排泄（如环丙沙星）可能是补偿机制的代表，防止肾功能衰竭患者产生药物积聚。肾脏清除率大部分由肾小球滤过率决定，加上肾小管分泌和重吸收，但提高清除率的能力相对有限。但肝脏清除率，依据潜在器官功能衰竭程度有很大差异。肝功能损害不仅发生于急性肝功能衰竭或慢性肝脏疾病失代偿，也是重症患者的常见表现之一。相应地，对没有伴随肝功能损害的急性肾功能衰竭患者，肝脏药物清除率实际是增加的。因此，制订抗菌药物剂量方案前，需要定量或至少定性评估肝脏功能，特别是对于有多重清除途径药物（如环丙沙星和美洛培南）。

三、蛋白结合率

药物的蛋白结合率越高，越不易被 CRRT 清除。但其与患者自身状况相关，也易受血 pH 值、高胆红素血症、游离脂肪酸浓度、药物与蛋白之间竞争性结合等因素的影响。如果是由于蛋白结合率降低导致 V_d 增加，CRRT（和肾脏）清除将受药物自由态增加影响。总体来说，高 V_d（>1 L/kg）和高蛋白结合率（>80%）的药物很难经 CRRT 除去。

四、分子量

药物分子质量大小对药物清除的影响主要与药物的清除方式有关。分子质量大小主要影响弥散对药物的清除，对流对药物的清除与超滤率成正相关。常用的抗感染药物中，分子量越小的药物清除率越高。分子量大小对药物清除的影响还与滤过膜孔径的大小相关，孔径越小，大分子药物越难通过。

五、CRRT 机械因素

滤器膜的通透性、孔径大小、表面积、吸附力与抗感染药物清除率呈正相关。与高通量膜相比，纤维素膜和铜玢膜通透性较低。直到 20 世纪 90 年代中期，绝大多数透析过滤器的透析膜主要由纤维素、醋酸纤维素，或再生纤维素（铜纺）组成，通常不渗透分子量大于 1 000 u 的药物。在 21 世纪透析膜的主要组成为半合成的或合成的材料（例如聚砜、聚甲基丙烯酸甲酯或聚丙烯腈），为高通量透析膜，具有较大的孔尺寸。该特性允许通过大部分溶质，包括具有≤20 000 u 分子量的药物。微球蛋白、肿瘤坏死因子和氨基糖苷类抗生素等药物易被吸附。聚丙烯腈膜吸附力较强，尤其对氨基糖苷类和左氧氟沙星有很强的吸附能力。过滤器对药物的吸附也可能影响药物清除。左氧氟沙星和万古霉素的吸附对临床相关浓度无临床意义；但阿米卡星体外实验可有相当一部分与磺化聚丙烯膜不可逆结合。

六、药物电荷

带负电荷的药物容易被清除，而带正电荷的药物则较难清除。Gibbs-Donnan 效应指由透析膜血流侧的阴离子蛋白（如白蛋白）产生。如庆大霉素，蛋白结合率低、V_d 小、分子质量小，CRRT 时似乎容易被清除，但结果恰恰相反。其主要原因可能与庆大霉素带正电荷有关。阳离子药物如头孢他啶和头孢噻肟也可以被短暂保留。

第二节 抗菌药物剂量调整

不同种类抗菌药物，药代动力学终点和药代动力学结果之间的关系差别很大。理解这些关系对于决定剂量方案十分重要，以达到效率最大，耐药发生最低和毒性危险降至最小的目的。广义来分，抗菌药物可分为三类：时间依赖型抗菌药，浓度依赖型抗菌药和时间-浓度均依赖型抗菌药。这些药物特点在体外条件下已经决定。对于每种类型，都有一个药代动力学目标，就是接近于最佳杀菌效力。这些目标通常依据 MIC（表 25-1）表述而且能被用于指导剂量方案。

表 25-1 不同抗菌药物的杀菌特点和关于最佳杀菌效力的药代动力学目标

抗生素	杀菌特点	药代动力学目标
β-内酰胺类	时间依赖	40%～100%剂量间隔＞MIC 或 40%～100%剂量间隔＞5 倍 MIC
氨基糖苷类	浓度依赖	C_{max}：MIC 8～10
氟喹诺酮	浓度依赖/时间依赖	C_{max}：MIC 6～8，AUC_{24}：MIC 100～125（革兰氏阴性菌），34（肺炎链球菌）
万古霉素	浓度依赖	AUC_{24}：MIC≥400（金黄色葡萄球菌）
利奈唑胺	浓度依赖	AUC_{24}：MIC 50（肺炎链球菌），AUC_{24}：MIC 82（金黄色葡萄球菌）
大环内酯类、氮环内酯、酮内酯	浓度依赖	可能 AUC_{24}：MIC（药物浓度为目标值）。由于药物集中于组织，参考血浆浓度不可靠
甲硝唑	浓度依赖	不确定

一、青霉素类和β-内酰胺类

青霉素类和β-内酰胺类：包含青霉素、头孢菌素、碳青霉烯类和单环β-内酰胺类，是时间依赖型抗生素的典型药物，杀菌效力主要与血清浓度超过MIC的持续时间相关。超过阈值，增加浓度并不增加杀菌效力。合适的阈值并不确定，而是介于1～5倍MIC之间变化。最佳持续时间与β-内酰胺类药物的抗生素后效应有关。β-内酰胺类除碳青霉烯类以外，对革兰氏阳性菌有显著抗生素后效应，而对革兰氏阴性菌则无此效应。因此，如果缺少抗生素后效应，在90%～100%给药间隔，β-内酰胺类药物的血清浓度应该超过各自的MIC。不过，对于碳青霉烯类，40%可能已足够。此外，如果一半以上给药间隔时间，抗菌药物水平降至MIC以下，则易产生耐药菌株。

二、氨基糖苷类

氨基糖苷类是典型的浓度依赖型抗菌药物，杀菌活性均与分布后血浆峰浓度（C_{max}）与MIC之比（C_{max}/MIC）相关。推荐的最佳C_{max}/MIC比为8～10，最佳方式为通过延长给药时间间隔，大剂量药物减少给药频率方案。对肾功能正常患者，通常给予每日一次剂量。氨基糖苷类有显著的抗生素后效应（>3 h），抗生素后效应在通过给予大剂量和长间隔给药后增强。此外，增加时间间隔给药方案可降低谷浓度，从而减少毒性。

三、氟喹诺酮类

氟喹诺酮类（环丙沙星、左氧氟沙星和莫西沙星）是浓度和时间依赖杀菌药物的典型。氟喹诺酮类C_{max}/MIC达到10是预测细菌清除的重要变量，应该使24 h内药—时曲线下面积（AUC）与MIC比最大化。（AUC_{24}/MIC）。对革兰氏阴性菌和革兰氏阳性菌，推荐AUC_{24}/MIC比值分别为>125和>30。其他研究也已显示高AUC_{24}/MIC能减少耐药发生，对革兰氏阴性菌，AUC_{24}/MIC<100时可能产生耐药。因此，为获得氟喹诺酮类的最佳剂量，设定AUC_{24}/MIC阈值十分重要。

四、药物毒性考虑调整剂量

避免药物的毒性是设计给药方案时应考虑的重要因素之一。药物的毒性与血药浓度直接相关，而且这种相关性并不简单，往往受多种因素的影响，并且随药物的不同而不同。氨基糖苷类药物的副作用与较高的血药谷浓度有关。同样，万古霉素的毒性也与谷浓度相关。β-内酰胺类抗生素的中枢毒性与肾功能衰竭密切相关，部分原因是由于清除率的减少，同时还与CNS渗透性的提高有关。因此，血药浓度与药物毒性的关系是很复杂的。比如，头孢吡肟即使在常规剂量正常肾功能的情况下，也可能发生中枢毒性。

五、按脏器功能和药代动力学等调整剂量

（一）按脏器功能调整

有几种可供选择的药物剂量的方法。首先，在大部分的药品说明书、教科书以及抗感染药物指南中，肾功能不全患者的药物剂量调整均有推荐，上述药动学数据来源于健康患者或者慢性肾功能衰竭根据肌酐清除率进行药物剂量调整。其次，由于危重患者肾脏替代治疗模式以及药代动力学的不同，慢性肾功能衰竭行间断肾脏替代治疗患者的药物剂量调整方案可能并不适合于重症患者。

（二）按药代动力学调整

可供选择的方法是使用现有文献推荐的 CRRT 抗感染药物的药动学数据（表 25-2）。然而，文献推荐的 CRRT 抗感染药物剂量调整方案可能并不适合你，因为 CRRT 的模式和剂量可能与你的研究或临床并不相同。CRRT 的模式和剂量的差异是很大的，这不仅体现在两个研究之间，即使同一个研究之内，也可能有差异（表 25-3）。

初始剂量或负荷剂量由 V_d 决定，而维持剂量由总药物清除率决定。急性肾功能衰竭患者中，总清除率等于连续肾脏替代治疗（CRRT）清除率和非 CRRT 清除率（主要为残肾清除率和肝脏清除率）之和。

（三）剂量调整原则

临床应用过程中药物剂量调整应遵循下列原则：

1. 负荷剂量主要取决于药物分布容积，无须调整药物剂量。
2. 对于主要通过肾外器官清除的药物，基础肾功能不影响药物清除，不需调整剂量。如喹诺酮类抗生素。
3. 对于主要通过肾脏代谢的药物，若肾功能不全时，必须肾脏对药物清除的减少进行调整。
4. 肾脏对药物清除的减少能否被体外清除所代偿，取决于体外清除占整体清除的分数（F_{rEc}）。若 F_{rEc} 超过 0.25～0.3，必须调整剂量。以下为基于 F_{rEc} 的调整给药剂量或给药间隔方法。

$$维持剂量 = 剂量（无尿时）/（1-F_{rEc}）$$

$$给药间隔 = 给药间隔（无尿时）\times（1-F_{rEc}）$$

5. 通过所要达到的理想药物浓度调整药物剂量。

$$负荷剂量 = C_{ss} \times CL \times t$$

$$维持剂量 = (C_{ss} - C_a) \times CL \times t$$

式中：C_a 代表实际浓度，CL 代表清除速率，t 代表给药间期。

6. 当 CRRT 剂量调整时，或者由于 CRRT 时发生中断造成 CRRT 的给予剂量与处方剂量有很大不同时，抗生素剂量也需要调整。

六、结语

在 CRRT 时，推荐的抗感染药物浓度与其 MIC 范围上限相关。在达到最小毒性的同时保持必要的血药浓度是合理用药的目标。由于研究报道质量的参差不齐，无论是旧的还是新的剂量调整建议，都只是给出了估计剂量。因此，最合理的给药方案应建立在药物浓度的监测基础上，实行个体化给药。

表 25-2 CRRT 时抗感染药物的药动学和药效学参数

药物名称	蛋白结合率/%	主要代谢途径	表观分布容积/(L/kg)	半衰期/h	时间或浓度依赖性	目标浓度/(mg/L)
阿昔洛韦	15	肾	0.6	2～4	时间依赖	—
氨苄西林	28	肾	0.29	1.2	时间依赖	8
氨曲南	56	肾	0.2	1.7～2.9	时间依赖	8
头孢吡肟	16	肾	0.25	2.1	时间依赖	8
头孢噻肟	27～38	肾	0.15～0.55	1	时间依赖	8

药物名称	蛋白结合率/%	主要代谢途径	表观分布容积/(L/kg)	半衰期/h	时间或浓度依赖性	目标浓度/(mg/L)
头孢他啶	21	肾	0.23	1.6	时间依赖	8
头孢曲松钠	90	肝	0.15	8	时间依赖	8
西司他丁	40	肾	0.20	1	—	—
环丙沙星	40	肾	1.8	4.1	浓度依赖	1
克拉维酸钾	30	肝	0.3	1	—	—
克林霉素	60~95	肝	0.6~1.2	3	时间依赖	2
多黏菌素E	55	肾	0.34	2	浓度依赖	4
达托霉素	92	肾	0.13	8	浓度依赖	4
氟康唑	12	肾	0.65	30	时间依赖	8~16
亚胺培南	20	肾	0.23	1	时间依赖	4
伊曲康唑	99	肝	10	21	时间依赖	0.125~0.25
左氧氟沙星	24~38	肾	1.09	7~8	浓度依赖	2
利奈唑胺	31	肝	0.6	4.8~5.4	时间依赖	4
美罗培南	2	肾	0.25	1	时间依赖	4
莫西沙星	50	肝	1.7~2.7	12	浓度依赖	2
哌拉西林	16	肾	0.18	1	时间依赖	16
他唑巴坦	20~23	肾	0.18~0.33	1	—	4
替卡西林	45~65	肾	0.17	1.2	时间依赖	16
舒巴坦	38	肾	0.25~0.5	1	时间依赖	1~4
万古霉素	55	肾	0.7	6	时间依赖	10
伏立康唑	58	肝	4.6	12	时间依赖	0.5

表25-3　CRRT时抗感染药物的推荐剂量

药物名称	剂量（由血液滤过方式决定）	
	CVVH	CVVHD或CVVHDF
两性霉素B		
脱氧胆酸	0.4~1.0 mg/kg，q 24 h	0.4~1.0 mg/kg，q 24 h
脂质复合体	3~5 mg/kg，q 24 h	3~5 mg/kg，q 24 h
脂质体	3~5 mg/kg，q 24 h	3~5 mg/kg，q 24 h
阿昔洛韦	5~7.5 mg/kg，q 24 h	5~7.5 mg/kg，q 24 h
氨苄西林	3 g，q 12 h	3 g，q 8 h
氨曲南	1~2 g，q 12 h	2 g，q 12 h
头孢唑林	1~2 g，q 12 h	2 g，q 12 h
头孢吡肟	1~2 g，q 12 h	2 g，q 12 h
头孢噻肟	1~2 g，q 12 h	2 g，q 12 h
头孢他啶	1~2 g，q 12 h	2 g，q 12 h
头孢曲松钠	2 g，q 12~24 h	2 g，q 12~24 h
克林霉素	600~900 mg，q 8 h	600~900 mg，q 8 h
环丙沙星	200 mg，q 12 h	200~400 mg，q 12 h
多黏菌素E	2.5 mg/kg，q 48 h	2.5 mg/kg，q 48 h
达托霉素	4或6 mg/kg，q 48 h	4或6 mg/kg，q 48 h
氟康唑	200~400 mg，q 24 h	400~800 mg，q 24 h
亚胺培南/西司他丁	250 mg，q 6 h或500 mg，q 8 h	250 mg，q 6 h；500 mg，q 8 h或500 mg，q 6 h
左氧氟沙星	250 mg，q 24 h	250 mg，q 24 h
利奈唑胺	600 mg，q 12 h	600 mg，q 12 h
美罗培南	1 g，q 12 h	1 g，q 12 h
莫西沙星	400 mg，q 24 h	400 mg，q 24 h
苯唑西林	2 g，q 4~6 h	2 g，q 4~6 h

药物名称	剂量（由血液滤过方式决定）	
	CVVH	CVVHD 或 CVVHDF
哌拉西林/他唑巴坦	2.25 g，q 6 h	2.25～3.375 g，q 6 h
替卡西林/克拉维酸钾	2 g，q 6～8 h	3.1 g，q 6 h
万古霉素	1 g，q 48 h	1 g，q 24 h
伏立康唑	4 mg/kg，q 12 h	4 mg/kg，q 12 h

参考文献

[1] Nduka O O, Parrillo J E. The pathophysiology of septic shock. Crit Care Clin, 2009, 25: 677-702.

[2] Parrillo J E. Pathogenetic mechanisms of septic shock. N Engl J Med, 1993, 328: 1471-1477.

[3] Pea F, Viale P, Furlanut M. Antimicrobial therapy in critically ill patients: a review of pathophysiological conditions responsible for altered disposition and pharmacokinetic variability. Clin Pharmacokinet, 2005, 44: 1009-1034.

[4] Roberts J A, Lipman J. Antibacterial dosing in intensive care: pharmacokinetics, degree of disease and pharmacodynamics of sepsis.Clin Pharmacokinet, 2006, 45: 755-773.

[5] Joynt G M, Lipman J, Gomersall C D, et al. The pharmacokinetics of once-daily dosing of ceftriaxone in critically ill patients. J Antimicrob Chemother, 2001, 47: 421-429.

[6] Novelli A, Adembri C, Livi P, et al. Pharmacokinetic evaluation of meropenem and imipenem in critically ill patients with sepsis. Clin Pharmacokinet, 2005, 44: 539-549.

[7] Kielstein J T, Czock D, Schopke T, et al. Pharmacokinetics and total elimination of meropenem and vancomycin in intensive care unit patients undergoing extended daily dialysis. Crit Care Med, 2006, 34: 51-56.

[8] Ververs T F, van Dijk A, Vinks S A, et al. Pharmacokinetics and dosing regimen of meropenem in critically ill patients receiving continuous venovenous hemofiltration. Crit Care Med, 2000, 28: 3412-3416.

[9] Wallis S C, Mullany D V, Lipman J, et al. Pharmacokinetics of ciprofloxacin in ICU patients on continuous veno-venous haemodiafiltration. Intensive Care Med, 2001, 27: 665-672.

[10] Hawker F. Liver dysfunction in critical illness.Anaesth Intensive Care, 1991, 19: 165-181.

[11] Rolando N, Wade J, Davalos M, et al. The systemic inflammatory response syndrome in acute liver failure. Hepatology, 2000, 32: 734-739.

[12] Davis R, Markham A, Balfour J A. Ciprofloxacin. An updated review of its pharmacology, therapeutic efficacy and tolerability.Drugs, 1996, 51: 1019-1074.

[13] Jones E M, McMullin C M, Hedges A J, et al. The pharmacokinetics of intravenous ciprofloxacin 400mg 12hourly in patients with severe sepsis: the effect of renal function and intra-abdominal disease. J Antimicrob Chemother, 1997, 40: 121-124.

[14] de Pont A C. Extracorporeal treatment of intoxications.Curr Opin Crit Care, 2007, 13: 668-673.

[15] Cheung A. Hemodialysis and hemofiltration. In: Greenberg A, Cheung A, Coffman T, Falk R, Jennette J（eds）. Primer on Kidney Disease, 5th edn. WB Saunders: Philadelphia, PA, 2008.

[16] Matzke G R. Status of hemodialysis drugs in 2002. J Pharm Pract, 2002, 15: 405-418.

[17] Choi G, Gomersall C D, Lipman J, et al. The effect of adsorption, filter material and point of dilution on antibiotic elimination by haemofiltration an in vitro study of levofloxacin.Int J Antimicrob Agents, 2004, 24: 468-472.

[18] Tian Q, Gomersall C D, Leung P P, et al. The adsorption of vancomycin by polyacrylonitrile, polyamide, and polysulfone hemofilters. Artif Organs, 2008, 32: 81-84.

[19] Tian Q, Gomersall C D, Ip M, et al. Adsorption of amikacin, a significant mechanism of elimination by hemofiltration.

Antimicrob Agents Chemother, 2008, 52: 1009-1013.

[20] Bugge J F. Pharmacokinetics and drug dosing adjustments during continuous venovenous hemofiltration or hemodiafiltration in critically ill patients. Acta Anaesthesiol Scand, 2001, 45: 929-934.

[21] Roberts J A, Lipman J. Antibacterial dosing in intensive care: pharmacokinetics, degree of disease and pharmacodynamics of sepsis.Clin Pharmacokinet, 2006, 45: 755-773.

[22] Nicolau D P. Optimizing outcomes with antimicrobial therapy through pharmacodynamic profiling. J Infect Chemother, 2003, 9: 292-296.

[23] Craig W A. Pharmacokinetic/pharmacodynamic parameters: rationale for antibacterial dosing of mice and men. Clin Infect Dis, 1998, 26: 1-12.

[24] Turnidge J D. The pharmacodynamics of beta-lactams. Clin Infect Dis, 1998, 27: 10-22.

[25] Drusano G L. Prevention of resistance: a goal for dose selection for antimicrobial agents.Clin Infect Dis, 2003, 36: S42-S50.

[26] Fantin B, Farinotti R, Thabaut A, et al. Conditions for the emergence of resistance to cefpirome and ceftazidime in experimental endocarditis due to Pseudomonas aeruginosa. J Antimicrob Chemother, 1994, 33: 563-569.

[27] Rodvold K A. Pharmacodynamics of antiinfective therapy: taking what we know to the patient's bedside. Pharmacotherapy, 2001, 21: 319S-330S.

[28] Buijk S E, Mouton J W, Gyssens I C, et al. Experience with a oncedaily dosing program of aminoglycosides in critically ill patients. Intensive Care Med, 2002, 28: 936-942.

[29] Kashuba A D, Nafziger A N, Drusano G L, et al. Optimizing aminoglycoside therapy for nosocomial pneumonia caused by gram-negative bacteria. Antimicrob Agents Chemother, 1999, 43: 623-629.

[30] Preston S L, Drusano G L, Berman A L, et al. Pharmacodynamics of levofloxacin: a new paradigm for early clinical trials. JAMA, 1998, 279: 125-129.

[31] Forrest A, Nix D E, Ballow C H, et al. Pharmacodynamics of intravenous ciprofloxacin in seriously ill patients. Antimicrob Agents Chemother, 1993, 37: 1073-1081.

[32] Roberts J A, Kruger P, Paterson D L, Lipman J. Antibiotic resistance-what's dosing got to do with it? Crit Care Med, 2008, 36: 2433-2440.

[33] Arzuaga A, Maynar J, Gascon A R, et al. Influence of renal function on the pharmacokinetics of piperacillin/tazobactam in intensive care unit patients during continuous venovenous hemofiltration. J Clin Pharmacol, 2005, 45: 168-176.

[34] Ross G H, Wright D H, Hovde L B, et al. Fluoroquinolone resistance in anaerobic bacteria following exposure to levofloxacin, trovafloxacin, and sparfloxacin in an in vitro pharmacodynamic model. Antimicrob Agents Chemother, 2001, 45: 2136-2140.

[35] LaPlante K L, Rybak M J, Tsuji B, et al. Fluoroquinolone resistance in Streptococcus pneumoniae: area under the concentration-time curve/MIC ratio and resistance development with gatifloxacin, gemifloxacin, levofloxacin, and moxifloxacin. Antimicrob Agents Chemother, 2007, 51: 1315-1320.

[36] Golper T A, Marx M A. Drug dosing adjustments during continuous renal replacement therapies. Kidney Int Suppl, 1998, 66: S165-S168.

[37] Schentag J J. Antimicrobial action and pharmacokinetics/pharmacodynamics: the use of AUIC to improve efficacy and avoid resistance. J Chemother, 1999, 11: 426-439.

[38] Trotman R L, Williamson J C, Shoemaker D M, et al. Antibiotic dosing in critically ill adult patients receiving continuous renal replacement therapy. J Clin Infect Dis, 2005, 41: 1159-1166.

(编写：楼永海　徐颖鹤　蒋国平)

第二十六章 神经退行性病变生物标志物进展

第一节 概述

生物标志物（Biomarkers）是指可供客观测定和评价的一项普通生理、病理或治疗过程中的某种特征性的生化指标，通过对其测定可获知机体当前所处的生物学进程和状态。检查某种疾病特异性的生物标志物对疾病预测、早期诊断、预后判断、疗效评价以及疾病监测等方面具有重要的价值。因此，更多的研究者们将目光聚焦于生物标志物的探索。

随着人口老龄化不断加剧，神经退行性病变如阿尔茨海默病（Alzheimer's disease，AD）、帕金森病（Parkinson's disease，PD）及多发性硬化（Multiple Sclerosis，MS）等发病率逐渐增加，这给个人、家庭乃至社会造成重大的负担。因此，对神经退行性病变发病机制、诊断手段以及治疗措施的探索迫在眉睫。然而，由于神经退行性病变患者的活组织检查极为困难；故无法通过病理检测以明确诊断而妨碍该疾病的诊疗进展。

按照一般的科学原则，理想的生物标志物应当满足以下几个方面：（1）中枢神经系统特异性物质；（2）该生物标志物在疾病早期发生改变；（3）标志物的浓度与损伤严重程度相关；（4）不易受混合因素的影响；（5）常规临床应用具有可重复性且操作简单、无创、费用不高。

鉴于此，本文通过将多种神经退行性病变可能的生物标志物（如 S-100β、GTAP、MMP-9、MBP、Aβ、tau 蛋白等）做一简要综述，旨在为今后生物标志物的发展奠定基础。

第二节 神经退行性疾病生物标志物

一、S-100β

S-100β蛋白是一种由脑内活化的胶质细胞分泌的相对分子质量为 21×10^3 的酸性钙结合蛋白，在脑组织中含量丰富，是星形胶质细胞激活的标志之一。它主要分布于中枢神经系统的胶质细胞和外周神经系统的施万细胞内，在细胞增生、分化、基因表达、细胞凋亡中发挥重要作用。当中枢神经系统结构受损时，S-100β蛋白释放入脑脊液并通过血脑屏障入血，致使血液中 S-100β蛋白浓度升高，且不受溶血干扰，较为稳定。

在非神经系统破坏性疾病患者的脑脊液和血清中，S-100β蛋白含量极低；而在神经退行性病变时，破坏的神经元、星形细胞、小胶质细胞可释放 S-100β蛋白，后者可通过急性胶质反应，参与损伤部位的修复；与此同时，S-100β蛋白通过细胞间液进入脑脊液或穿过受损的血脑屏障入血。Naeimi 等研究发现，急性缺血性脑卒（ACIS）患者血浆 S-100β蛋白水平明显高于健康受试者。许多研究同样证明，中风和阿尔茨海默病患者脑脊液中 S-100β蛋白水平升高明显。此外，Vos 等研究认为，血清 S-100β蛋白水平能作为预测重度颅脑损伤预后的生化指标。因此，血清或脑脊液中

S-100β蛋白水平的测定，可用于判断缺血性脑卒中病变范围大小及预后评估，可能是早期评估神经缺损程度的可靠性指标。然而，血清 S-100β蛋白水平同样在失血性休克、长骨骨折以及肿瘤患者中升高。

二、胶质纤维酸性蛋白（GFAP）

胶质纤维酸性蛋白（GFAP）属于中间丝蛋白，是构成星形胶质细胞的主要细胞骨架蛋白，其表达水平与星形胶质细胞的功能状态相关。GFAP 的表达受多种生理、病理因素影响，其水平增高是中枢神经系统及星形胶质细胞受损的最常见特征性反应之一，已成为应用较为广泛的星形胶质细胞特异性标记物之一。此外，GFAP 对星形胶质细胞形态和功能的维持起着重要作用。

正常情况下，血清 GFAP 水平较低且保持稳定；但中枢神经系统发生急性损伤时，GFAP 从受损的星形胶质细胞溢出，进入细胞间隙，通过血脑屏障进入血液。然而，许多研究发现，神经退行性病变患者（包括中风、多发性硬化、格-巴二式综合征和阿尔茨海默病）的血清或脑脊液中 GFAP 水平明显升高。此外，与 S-100β蛋白相似，血清 GFAP 水平同样能用于预测重度颅脑损伤的预后。

三、神经元特异性烯醇化酶（NSE）

神经元特异性烯醇化酶（neuron-specific enolase，NSE）是烯醇化酶同工酶，其特异性存在于神经元、神经内分泌细胞和少突胶质细胞内。神经元对缺血缺氧最为敏感，当缺氧缺血性脑损害发生后，神经元坏死及神经末鞘崩解，胞质中的 NSE 进入脑脊液和血液，使脑脊液和血液中 NSE 增高。血清 NSE 水平的变化作为敏感的病理学标志蛋白以及中枢神经系统损伤时的定量指标正逐渐被重视。Mortberg 等研究认为，血清 NSE 水平可用于预测重度创伤性颅脑损伤预后。此外，Gao 等评估了血清和脑脊液中 NSE 和 S-100β蛋白与大鼠急性脊髓损伤严重程度的相关性；结果证实，脊髓损伤大鼠脑脊液和血清中 NSE 和 S-100β浓度在脊髓损伤后 2 h 显著升高，并在 6 h 达到高峰；同时，中度与重度脊髓损伤大鼠脑脊液和血清中 NSE 和 S-100β浓度较轻度脊髓损伤大鼠升高明显（$P<0.05$）。

四、基质金属蛋白酶-9（MMP-9）

基质金属蛋白酶-9（Matrix metalloproteinases-9，MMP-9）属于锌和钙依赖的内肽酶家族，主要由 T 细胞、中性粒细胞、血管内皮细胞、星形胶质细胞和小胶质细胞等分泌，与细胞外基质蛋白周转和降解有关。在组织重建、炎症、血管再生和肿瘤细胞转移中，MMPs 起着重要的作用。而在中枢神经系统炎症中有很强的破坏作用，通过攻击脑血管基底膜和破坏血脑屏障，导致脑出血和脑水肿，并对神经元有不同程度的毒性作用。正常情况下，脑组织 MMP-9 的表达通常不可检出；而在脑缺血时，MMP-9 表达增加明显。

五、α-突触核蛋白

α-突触核蛋白是 Lewy 小体的重要组成成分，其既参与正常突触功能的维持，又与各种神经退行性疾病有关。Tokuda 等研究认为，α-突触核蛋白不仅能作为帕金森病的生物标志物，还能作为该疾病进展的生物标志物。Tokuda 等进一步研究发现，α-突触核蛋白寡聚体在帕金森病患者脑脊液中含量升高。但仅检测寡聚体时，其诊断的灵敏度和特异性分别为 75%和 87.5%；而测定α-突触核蛋白比率和（或）总α-突触核蛋白时，灵敏度和特异性分别增加到 89.3%和 90.6%。

六、髓鞘碱性蛋白（MBP）

MBP 是髓鞘蛋白主要成分之一，在中枢神经系统和周围神经系统中分别由少突胶质细胞和雪旺氏细胞合成。其在髓鞘的形成中起着重要作用，并可维持髓鞘结构和功能的稳定。各种原因导致的髓鞘破坏均可导致血液或脑脊液 MBP 浓度增高，血液和脑脊液 MBP 水平在一定程度上反映了中枢神经系统有无实质性病变及病变范围，尤其是反映有无髓鞘脱失的较为特异的指标。创伤性颅脑损伤的研究表明，长期持续的白质丢失、髓鞘脱失的增加以及广泛性 MBP 降解在损伤后数小时内存在。Thomas 等研究发现，MBP 平均浓度在重度颅脑损伤患者损伤后数小时内显著升高，且损伤后第二天与第六天 MBP 平均水平在预后不良的患者中显著增高。

七、β 淀粉样蛋白（amyloid β peptide，Aβ）

Aβ 主要在神经元产生，来自于淀粉样前体蛋白（Amyloid precursor protein，APP）溶蛋白性裂解的产物。可溶性的 Aβ 在血液和脑脊液中都有发现，只是得 Aβ 及其相关代谢产物有希望成为候选生物标志物。Aβ 并不是一个单分子，而是一系列含有不同氨基酸的分子肽家族，其中 Aβ42 和 Aβ40 是老年斑（senile plaques，SP）的主要成分。同时，目前研究较多的便是脑脊液及血浆中 Aβ42 和 Aβ40 两种亚型。

脑组织中 Aβ 的聚集和沉淀是阿尔茨海默病最主要的病理学特征，提供了 Aβ 亚型成为阿尔茨海默病生物标志物的可能性。研究表明，阿尔茨海默病患者脑脊液中 Aβ42 的含量与正常对照组相比降低 50%，且在鉴别阿尔茨海默病与正常对照组的平均敏感性与特异性都高于 85%。但单一应用 Aβ42 尚不足以应用于鉴别阿尔茨海默病与其他神经退行性痴呆。而且，有研究表明，将 T-tau 蛋白和 Aβ42 结合应用于阿尔茨海默病的诊断时，其敏感性和特异性都得到改善。故此，应该注重脑脊液 Aβ42 与其他生物标志物的联合应用，从而最大化有利于临床诊疗。同 Aβ42 相比，阿尔茨海默病患者脑脊液中 Aβ40 的含量倾向于保持不变。但多数研究表明，阿尔茨海默病患者脑脊液中 Aβ42/Aβ40 比值降低，且较 Aβ42 水平降低更为显著，故认为此两项指标的联合应用对阿尔茨海默病早期诊断更有意义。

八、Tau 蛋白

Tau 蛋白是神经元微管相关细胞骨架蛋白，正常情况下广泛存在于神经元内，其中以轴突含量为最。Tau 蛋白通过 C 末端的微管结合区与微管结合，促进微管的组装，并参与轴突运输；N 末端称为外伸结构域，从微管表面外伸出来，与其他细胞骨架成分和细胞膜接触，在维持轴突的稳定中发挥重要的作用。Tau 蛋白的生物学功能是催化微管装配和稳定微管结构。

正常情况下，人脑脊液中 Tau 蛋白含量很低。Blennow 等早期研究认为，Tau 蛋白可以作为阿尔茨海默型轴索变性和神经纤维缠结（NFT）形成的生物学标志物。而后，许多研究结果支持了关于脑脊液总 Tau 蛋白水平反映轴突损伤和神经元变性的假说。Blennow 和 Zetterberg 的研究证明，与对照组患者相比，阿尔茨海默病患者脑脊液 T-tau 蛋白升高明显。然而，许多研究认为，反映脑内神经元和轴突损伤严重程度的脑脊液 T-tau 蛋白同样在新发中风、颅脑损伤以及克雅氏病（CJD）中升高显著。因此，单独应用 T-tau 蛋白可能不足以敏感地区分阿尔茨海默病与其他疾病（尤其是血管性痴呆和克雅氏病）。同时，最新研究认为，纤维蛋白缠结（NFL）由 T-tau 蛋白过磷酸化形式（P-tau 蛋白）组成，脑脊液中 P-tau 蛋白浓度反映脑内 tau 蛋白的磷酸化状态；因此，脑脊液 P-tau 蛋白水平的检测可能较 T-tau 蛋白的检测更为适用。

除上述多种生物标志物之外，还存在较多候选生物标志物，如神经丝轻链蛋白（NFL）、脂肪酸结合蛋白、淀粉样前体蛋白β位点裂解酶1（BACE1）、突触结合蛋白等，尚处在研究中。毋庸置疑，生物标志物的发现将使神经退行性病变的早期诊断与治疗将更加有效、更加合理。

参考文献

[1] Downing G J. Biomarkers and Surrogate Endpoints. Excerpta Medica, 2000.

[2] Kapural M, Krizanac-Bengez L, Barnett G, et al. Serum S-100beta as a possible marker of blood-brain barrier disruption. Brain Res, 2002, 940 (1-2): 102-4.

[3] Naeimi Z S, Weinhofer A, Sarahrudi K, et al. Predictive value of S-100B protein and neuron specific-enolase as markers of traumatic brain damage in clinical use. Brain Inj, 2006, 20 (5): 463-8.

[4] Herrmann M, Vos P, Wunderlich M T, et al. Release of glial tissue-specific proteins after acute stroke: A comparative analysis of serum concentrations of protein S-100B and glial fibrillary acidic protein. Stroke, 2000, 31 (11): 2670-2677.

[5] Peskind E R, Griffin W S, Akama K T, et al. Cerebrospinal fluid S100B is elevated in the earlier stages of Alzheimer's disease. Neurochem Int, 2001, 39 (5-6): 409-413.

[6] Jesse S, Steinacker P, Cepek L, et al. Glial fibrillary acidic protein and protein S-100B: different concentration pattern of glial proteins in cerebrospinal fluid of patients with Alzheimer's disease and Creutzfeldt-Jakob disease. J Alzheimers Dis, 2009, 17 (3): 541-551.

[7] Vos P E, Lamers K J, Hendriks J C, et al. Glial and neuronal proteins in serum predict outcome after severe traumatic brain injury. Neurology, 2004, 62 (8): 1303-1310.

[8] Malmestrom C, Haghighi S, Rosengren L, et al. Neurofilament light protein and glial fibrillary acidic protein as biological markers in MS. Neurology, 2003, 61 (12): 1720-1725.

[9] Notturno F, Caporale C M, De Lauretis A, et al. Glial fibrillary acidic protein: a marker of axonal Guillain-Barre syndrome and outcome. Muscle Nerve, 2008, 38 (1): 899-903.

[10] Mortberg E, Zetterberg H, Nordmark J, et al. S-100B is superior to NSE, BDNF and GFAP in predicting outcome of resuscitation from cardiac arrest with hypothermia treatment. Resuscitation, 2011, 82 (1): 26-31.

[11] Cao F, Yang X F, Liu W G, et al. Elevation of neuron-specific enolase and S-100beta protein level in experimental acute spinal cord injury. J Clin Neurosci, 2008, 15 (5): 541-544.

[12] Xue M, Hollenberg M D, Yong V W. Combination of thrombin and matrix metalloproteinase-9 exacerbates neurotoxicity in cell culture and intracerebral hemorrhage in mice. J Neurosci, 2006, 26 (40): 10281-10291.

[13] Tokuda T, Salem S A, Allsop D, et al. Decreased alpha-synuclein in cerebrospinal fluid of aged individuals and subjects with Parkinson's disease. Biochem Biophys Res Commun, 2006, 349 (1): 162-166.

[14] Tokuda T, Qureshi M M, Ardah M T, et al. Detection of elevated levels of alpha-synuclein oligomers in CSF from patients with Parkinson disease. Neurology, 2010, 75 (20): 1766-1772.

[15] Gale S D, Johnson S C, Bigler E D, et al. Nonspecific white matter degeneration following traumatic brain injury. J Int Neuropsychol Soc, 1995, 1 (1): 17-28.

[16] Liu M C, Akle V, Zheng W, et al. Extensive degradation of myelin basic protein isoforms by calpain following traumatic brain injury. J Neurochem, 2006, 98 (3): 700-712.

[17] Thomas D G, Palfreyman J W, Ratcliffe J G. Serum-myelin-basic-protein assay in diagnosis and prognosis of patients with head injury. Lancet, 1978, 1 (8056): 113-115.

[18] Hampel H, Shen Y, Walsh D M, et al. Biological markers of amyloid beta-related mechanisms in Alzheimer's disease. Exp Neurol, 2010, 223 (2): 334-346.

[19] Wattamwar P R, Mathuranath P S. An overview of biomarkers in Alzheimer's disease. Ann Indian Acad Neurol, 2010, 13 (Suppl 2): S116-23.

[20] Hulstaert F, Blennow K, Ivanoiu A, et al. Improved discrimination of AD patients using beta-amyloid (1-42) and tau levels in CSF. Neurology, 1999, 52 (8): 1555-1562.

[21] Mulugeta E, Londos E, Ballard C, et al. CSF amyloid beta38as a noveldiagnostic marker for dementia with Lewy bodies. J Neurol Neurosurg Psychiatry, 2011, 82 (2): 160-164.

[22] Blennow K, Wallin A, Agren H, et al. Tau protein in cerebrospinal fluid: a biochemical marker for axonal degeneration in Alzheimer disease? Mol Chem Neuropathol, 1995, 26 (3): 231-245.

[23] Hesse C, Rosengren L, Vanmechelen E, et al. Cerebrospinal fluid markers for Alzheimer's disease evaluated after acute ischemic stroke. J Alzheimers Dis, 2000, 2 (3-4): 199-206.

[24] Kapaki E, Kilidireas K, Paraskevas G P, et al. Highly increased CSF tau protein and decreased beta-amyloid (1-42) in sporadic CJD: a discrimination from Alzheimer's disease? J Neurol Neurosurg Psychiatry, 2001, 71 (3): 401-403.

[25] Blennow K, Zetterberg H. Cerebrospinal fluid biomarkers for Alzheimer's disease. J Alzheimers Dis, 2009, 18 (2): 413-417.

[26] Hesse C, Rosengren L, Andreasen N, et al. Transient increase in total tau but not phospho-tau in human cerebrospinal fluid after acute stroke. Neurosci Lett, 2001, 297 (3): 187-190.

[27] Ost M, Nylen K, Csajbok L, et al. Initial CSF total tau correlates with 1-year outcome in patients with traumatic brain injury. Neurology, 2006, 67 (9): 1600-1604.

[28] Wang G R, Gao C, Shi Q, et al. Elevated levels of tau protein in cerebrospinal fluid of patients with probable Creutzfeldt-Jakob disease. Am J Med Sci, 2010, 340 (4): 291-295.

（编写：文 怀　蒋国平）